海南国际医药创新联合基金会

Transcatheter Aortic Valve Implantation
Clinical, Interventional and Surgical Perspectives

经导管主动脉瓣植入术
临床、介入及外科学视角

原著　[意] Arturo Giordano
　　　[意] Giuseppe Biondi-Zoccai
　　　[意] Giacomo Frati

主审　胡盛寿　院士

主译　邵凤民　程兆云　葛振伟

中国科学技术出版社
·北　京·

图书在版编目（CIP）数据

经导管主动脉瓣植入术：临床、介入及外科学视角 /（意）阿尔图罗·佐丹诺,（意）朱塞佩·比昂迪－佐凯,（意）贾科莫·弗拉蒂原著；邵凤民，程兆云，葛振伟主译. — 北京：中国科学技术出版社，2023.1

书名原文：Transcatheter Aortic Valve Implantation：Clinical，Interventional and Surgical Perspectives

ISBN 978-7-5046-9522-2

Ⅰ.①经… Ⅱ.①阿… ②朱… ③贾… ④邵… ⑤程… ⑥葛… Ⅲ.①主动脉瓣—植入术 Ⅳ.① R654.2

中国版本图书馆 CIP 数据核字 (2022) 第 050429 号

著作权合同登记号：01-2022-1368

First published in English under the title

Transcatheter Aortic Valve Implantation: Clinical, Interventional and Surgical Perspectives

edited by Arturo Giordano, Giuseppe Biondi–Zoccai, Giacomo Frati

Copyright © Springer Nature Switzerland AG 2019

策划编辑	靳　婷　焦健姿	
责任编辑	靳　婷	
文字编辑	汪　琼　张　龙	
装帧设计	佳木水轩	
责任印制	徐　飞	

出　　版	中国科学技术出版社
发　　行	中国科学技术出版社有限公司发行部
地　　址	北京市海淀区中关村南大街 16 号
邮　　编	100081
发行电话	010-62173865
传　　真	010-62179148
网　　址	http://www.cspbooks.com.cn

开　　本	889mm×1194mm　1/16
字　　数	810 千字
印　　张	32
版　　次	2023 年 1 月第 1 版
印　　次	2023 年 1 月第 1 次印刷
印　　刷	运河（唐山）印务有限公司
书　　号	ISBN 978-7-5046-9522-2/R·2873
定　　价	298.00 元

译者名单

主　审　胡盛寿　中国医学科学院阜外医院

主　译　邵凤民　阜外华中心血管病医院

　　　　程兆云　阜外华中心血管病医院

　　　　葛振伟　阜外华中心血管病医院

副主译　（以姓氏汉语拼音为序）

　　　　胡俊龙　阜外华中心血管病医院

　　　　李庆民　阜外华中心血管病医院

　　　　邵泽华　阜外华中心血管病医院

　　　　王保才　阜外华中心血管病医院

　　　　王　圣　阜外华中心血管病医院

　　　　徐高俊　阜外华中心血管病医院

译校者　（以姓氏汉语拼音为序）

　　　　陈现杰　阜外华中心血管病医院

　　　　崔存英　阜外华中心血管病医院

　　　　丁付燕　阜外华中心血管病医院

　　　　郭应强　四川大学华西医院

　　　　李建朝　阜外华中心血管病医院

　　　　陆国庆　阜外华中心血管病医院

　　　　孟树萍　阜外华中心血管病医院

　　　　潘湘斌　中国医学科学院阜外医院

　　　　孙俊杰　阜外华中心血管病医院

　　　　王忠民　阜外华中心血管病医院

　　　　魏　来　上海复旦大学中山医院

　　　　谢瑞刚　阜外华中心血管病医院

　　　　谢涌泉　中国医学科学院阜外医院

　　　　熊　辉　中国医学科学院阜外医院深圳医院

　　　　轩继中　阜外华中心血管病医院

　　　　杨海涛　阜外华中心血管病医院

杨　剑　空军军医大学西京医院

张戈军　中国医学科学院阜外医院

张华坤　阜外华中心血管病医院

赵　亮　阜外华中心血管病医院

朱喜亮　阜外华中心血管病医院

内容提要

　　本书引进自 Springer 出版社，是一部系统介绍经导管主动脉瓣植入术的实用指导书。本书内容全面丰富，从主动脉瓣疾病的病理生理学及最有前途的转化医学角度，着重阐述了临床患者选择相关的直接因素，并从外科学视角聚焦介入治疗，对主动脉瓣疾病的病理生理学、严重主动脉瓣狭窄的诊断、TAVI 患者的适应证、TAVI 装置的替换选择、临床技术和结果及相应的工程技术等都进行了详尽的讲述。书中所述专业知识兼具深度和广度，可作为从事心脏介入的临床医师和外科医师的参考书。

　　补充说明：本书配有视频，读者可通过扫码关注出版社"焦点医学"官方微信，后台回复"经导管主动脉瓣植入术"，即可获取视频在线观看链接。

主审简介

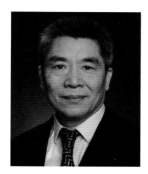

胡盛寿　院士

心血管外科学专家，中国工程院院士。现任国家心血管病中心主任，中国医学科学院阜外医院院长，心血管疾病国家重点实验室主任，国家心血管疾病临床医学研究中心主任，"国家杰出青年科学基金"获得者，教育部"创新团队"学科带头人，法国医学科学院外籍院士，英国牛津大学客座教授，中国生物医学工程学会候任理事长，两届中华医学会胸心血管外科分会主任委员（2006—2012），亚洲胸心血管外科医师学会轮值主席（2010）。主要学术贡献如下。

1. 建立了冠状动脉搭桥微创系列技术"三部曲"：1996 年在国内最早开展以"避免体外循环，减少心肌缺血再灌注损伤"为目的的正中切口、非体外循环、心脏搏动下的冠状动脉搭桥术；1997 年在国内率先建立了以"避免完全劈开胸骨、缩小手术切口"为目的的胸腔镜辅助下小切口冠状动脉搭桥术；1999 年与心脏介入科医师合作完成国际上首例胸腔镜辅助下小切口冠状动脉搭桥与冠状动脉介入支架植入相结合的术式，开创了我国"复合技术"（hybrid）治疗冠心病的新领域。引领并推动了中国冠状动脉搭桥微创技术的发展和普及，使冠状动脉搭桥手术成功率达到世界一流水平。

2. 创建了我国首个心血管再生医学实验室，其领导的团队在国际上创立了"固有免疫反应介导心肌再生"的理论，发表了系列高水平研究论文；开展了从细胞再生到心脏移植、人工心脏的系列研究；在国际上首次建立了致心律失常型右心室心肌病集临床预后、病理表型与基因型相连的精准分型。领导的心脏移植团队将阜外医院打造成为世界上最大的心脏移植中心之一，其近远期存活率已达国际领先水平；主持研制了具有自主知识产权的FW Ⅰ～FW Ⅲ 轴流泵，并与国内苏州同心公司合作将全植入磁悬浮人工心脏成功应用于临床。

3. 创立主动脉 – 肺动脉"双根部调转手术"，解决了复杂先天性心脏病外科治疗领域的一个难点问题，连续 3 年在美国胸外科协会年会（1987—1989）就该术式进行报告；2009 年应邀将该术式发表在 *Oper Tech Thorac Cardiovasc Surg* 上，作为首个中国人创立的心脏手术列入美国心脏外科医师继续教育课程。

主译简介

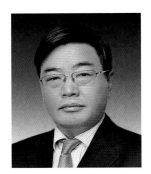

邵凤民　教授

博士、主任医师、二级教授、博士研究生导师、享受国务院政府特殊津贴专家、中原学者、中原名医。河南省人民医院党委书记、阜外华中心血管病医院党委书记、中国研究型医院学会副会长、中国医师协会肾脏内科医师分会副会长、中国医药卫生文化协会肾病与血液净化专业委员会副主任委员、中国中西医结合学会肾脏疾病专业委员会常委、河南省医学会副会长、河南省科协常委、河南省医学会肾脏病学分会主任委员、河南省肾病临床医学研究中心主任、河南省肾脏病免疫重点实验室主任、河南省肾脏病质量控制中心主任、河南省肾脏病研究所所长、《中华实用诊断与治疗杂志》主编。主持并参与国家级、省部级、厅级科研项目 40 余项。发表论文 200 余篇，获省、厅级科技成果 10 余项，主编、参编专著 14 部。

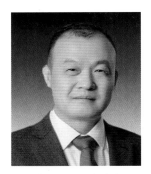

程兆云　教授

主任医师，博士，硕士研究生导师。阜外华中心血管病医院副院长，享受国务院政府特殊津贴专家，河南省卫生科技领军人才，河南省科技创新杰出人才，河南省杰出专业技术人才。河南省医学会心脏大血管外科分会主任委员，河南省医师协会心血管外科医师分会名誉会长（首届会长），中华医学会胸心血管外科学分会全国委员，中华医学会器官移植分会心脏移植学组全国委员，中国医师协会心血管外科医师分会常务委员，中国医师协会冠心病学术委员会全国副主任委员，中国生物医学工程学会机械循环支持分会全国委员，国际微创心胸外科学会（ISMICS）委员，亚洲心血管及胸外科学会（ASCVTS）委员，《INNOVATION》《中华医学杂志（英文版）》审稿人，《中华胸心血管外科杂志》特邀审稿人，《中华实用诊断与治疗杂志》副主编。获澳大利亚皇家外科医师学院颁发的"国际外科医师奖"（中国唯一）、中国心血管外科医师"金刀奖"、健康中国"金柳叶刀奖"、河南省"五一劳动奖章"、河南省高层次人才"中原千人计划——中原名医"称号、河南优秀医师奖，被评为河南省进一步提升服务能力优秀学科带头人。2013 年起，连续荣膺中国名医百强榜冠状动脉外科专家 TOP10。

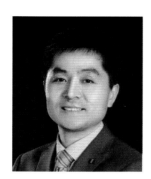

葛振伟　教授

医学博士，主任医师，硕士研究生导师，河南省学术、技术带头人，河南省卫生、健康中青年学科带头人，河南省首届高层次人才。河南省医学会心脏大血管外科分会副主任委员，河南省医师协会心血管外科医师分会副会长，亚洲心脏瓣膜病学会中国分会心脏瓣膜病介入治疗学术委员会委员，中国医师协会整合医学分会第一届委员会整合心血管外科委员会（学组）常务委员，国家微创心血管外科专业委员会委员，河南省医学会心血管病学分会第一届心脏康复学组委员。《中国心血管病研究》青年编委会委员，*Journal of Clinical and Nursing Research* 编委会委员。2014—2015 年赴美国纽约州圣约瑟夫医院 / 医疗中心访学、研修"心脏病微创外科治疗"。目前主要从事冠心病及瓣膜病、成人先天性心脏病及大血管疾病的临床治疗、教学及科研。拥有全面扎实的专业知识、高超的手术能力及丰富的围术期管理经验。擅长右胸小切口微创瓣膜成形或置换术、微创心脏不停搏冠状动脉搭桥术、主动脉瓣成形及主动脉根部重建术、房颤外科消融术、经导管主动脉瓣植入术（TAVI）、人工心脏植入及心脏移植手术等。在肺动脉高压的围术期治疗、重症心脏病围术期管理等方面积累了较深厚的经验。

目前承担省部级及厅级科技攻关科研项目 3 项，参与国家自然科学基金（面上项目）1 项，获省部级"科技进步二等奖"2 项，厅级"科技进步一等奖"3 项。发表英文 SCI 收录论文 6 篇（累计影响因子 24 分）、中华系列及国家级期刊论文 30 余篇。

中文版序

经导管主动脉瓣植入术，也称经导管主动脉瓣置换术，从第一例成功人体植入至今已近 20 年，期间经历了第一代产品初登大雅的"青涩"，第二代产品的更新和改进，再到目前处于高歌猛进的第三代产品研发，产品的易植入性得到很大改进和提升，临床经验日益丰富，影像系统更加成熟，从而保证了临床效果的确切性，极大减少了 TAVI 术后瓣周漏、永久起搏器植入、血管损伤及大出血等并发症的发生。同时，临床适应证也已从最初不能承受外科手术或外科手术高风险的患者向中风险患者扩展，目前也正在进行 TAVI 应用于外科手术低风险患者的临床研究；而且针对单纯性主动脉瓣关闭不全、主动脉瓣二叶畸形，甚至融合再生医学的血流动力学及耐久性更佳的产品已经面世。TAVI 相关的临床应用循证医学研究也正如火如荼地进行。可以明确地说，目前这一项技术一定会使越来越多临床工作者的技术水平得到扩展和提升，最终使广大心脏病患者获益。

诚如本书原著者的前言所述，尽管在此之前曾有零散关于 TAVI 的专业著作面世，但从未有一部专著像本书一样堪称里程碑式的教程。由国际知名学者 Arturo Giordano、Giuseppe Biondi-Zoccai 和 Giacomo Frati 等共同主编的主动脉瓣疾病综合治疗著作 *Transcatheter Aortic Valve Implantation:Clinical, Interventional and Surgical Perspectives* 一书独具特色。作者对主动脉瓣疾病的生理、解剖、病理解剖及病理生理学甚至分子生物学都进行了深度阐述，从多角度、宽视野就严重主动脉瓣狭窄的诊断、TAVI 患者的选择、TAVI 装置的选择、临床技术要点和结果、相关的工程技术等分别进行了详尽的讲解分析。本书最后，作者就本领域的前沿和未来发展趋势进行了展望，强调了心脏团队的价值，"心脏中心"运行模式的优良效果。本书篇幅巨大，内容翔实，循证论据充分且令人信服，对于每款 TAVI 产品的功能特点介绍及操作规程的讲述细致入微，是当今 TAVI（TAVR）领域不可多得的精良之作，是专业教科书的典范。不仅适合初学者，还可作为青年医师的入门引领，也可供熟练术者及高年资医师作为理论和临床参考、不同产品的对比及最终决策制订的指导。

喜闻阜外华中心血管病医院程兆云教授联合我国 TAVI 知名专家团队共同将此英文专业巨著译成中文，以飨广大中国学者，我甚为欣喜。近几年来，其团队无论是在心血管疾病的防控上，还是在临床治疗及基础研究、学术推广上均励精图治，获得了国内甚至国际上同行的瞩目和肯定。著作翻译工作枯燥乏味，远没有科研、临床工作生动多样、充满吸引力，而且翻译工作需要在繁重的临床工作之余进行。但是，这样的工作意义非凡、影响深远，对这个领域的广大学者深有裨益。我相信，他们细致、认真，不辞辛劳的努力，一定能在本书中文版得到体现，将使更多有志于且一直关注经导管主动脉瓣疾病介入治疗策略的基础研究人员、器械研发人员、临床工作者、工程学领域等工作者深获裨益！

祝贺《经导管主动脉瓣膜植入术：临床、介入及外科学视角》中文版面世！

中国工程院院士
国家心血管病中心主任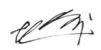
中国医学科学院阜外医院院长

原书序

介入心脏病学这个亚专业是出于对严重心血管疾病（最初是冠心病）以较小创伤进行治疗的临床需求而诞生的。在创造力和智慧的推动下，人们不断地认识并克服层层障碍，从而不断地推动着该专业的发展。在从球囊血管成形术到裸金属支架再到几代药物洗脱支架的发展过程中，伴随着血管内成像技术、病变的生理性评估和辅助药物治疗的进展，这种发展模式可见一斑。在过去 40 年，这些进展使治疗成功率提高、并发症减少、远期效果越来越好，因此，经皮冠状动脉介入治疗已成为迄今为止冠状动脉粥样硬化患者使用最广泛的血运重建方法，已证实能挽救生命并改善了全球千百万患者的生活质量。

随着冠状动脉介入治疗专业的日渐成熟，介入治疗的火花开始播散到其他领域，主要是用来治疗患有严重主动脉瓣狭窄的患者。主动脉瓣狭窄是一种"简单"却能使人体出现严重衰竭的疾病，能伤及 5% 或更多的老年患者，严重影响着他们的生活质量和生存寿命。随着人口老龄化的加剧，主动脉瓣狭窄已成为越来越严重的社会问题。1%～2% 的年轻患者患有先天性二瓣化的瓣叶，会过早衰败。幸运的是，外科主动脉瓣置换术（SAVR）是一项出色的手术，在大多数情况下都能获得成功。但是，SAVR 仍是一个大手术，因此围术期风险较大，并发症发病率也很高。一些患者接受 SAVR 的风险过高，而另一些患者则希望采用创伤性较小、并发症少、恢复快的方案。

经导管主动脉瓣植入术（TAVI，在欧洲最常被使用），也称为经导管主动脉瓣置换术（TAVR，在美国被更广泛使用），就是因这种临床需要而诞生的。现在看来，这是一个凸显才华而又简单的设计，TAVI 装置的核心是一个支架，内部装上人工生物瓣膜。压缩的支架瓣膜通常通过股动脉入路输送，大部分情况逆行通过狭窄的主动脉瓣膜，然后通过球囊扩张或自扩张特性植入到主动脉瓣瓣环中，而不是自身病变的瓣膜。第一例手术由 Alain Cribier 于 2002年 4 月 16 日在法国里昂完成，患者是一个随时面临死亡的 57 岁男子，患有严重的无法耐受手术的钙化主动脉瓣狭窄，处于难治性、心源性休克状态。该方法大获成功，极大激发了大家的热情，加快了开发工作，并随后证明了这种新方法的临床安全性和有效性，达到了迄今为止医学上从未有的高度。

最初，TAVI 用于治疗患有严重主动脉瓣狭窄高手术风险的老年患者。一项大规模的随机研究表明，球囊扩张（TAVI）装置显著改善了患者生活质量，降低了死亡率，每治疗 5 名患者可挽救 1 条生命，这几乎闻所未闻。在非随机研究中，给类似的患者人群使用自膨胀式TAVI 装置也获得了类似的结果。随后在大型随机研究中显示，包括球囊扩张式和自膨式两种形式的 TAVI 与 SAVR 相比，在具有外科手术高风险且符合条件的严重主动脉瓣狭窄患者中，具有相似甚至略高的生存率。但是，这些早期设备的并发症发生率很高，尤其是出血和血管事件等，在某些研究中，脑卒中比外科手术更常见。另外，一些只能行 TAVI 治疗的患者合并严重外周血管疾病，需要改经心尖入路进行，这是一种不太理想的途径，且并发症较多。

与介入心脏病学的历史一致，一旦认识到这些问题，便会通过工艺和技术改进来解决。精巧型装置的开发使用，可减少出血及恶性血管事件，并减少需要经心尖路径的数量；通过增加外部的密封裙边，减少了一些装置瓣周漏的发生。此外，一些装置通过最佳技术的引用降低起搏器的使用率，以及开发改进血管闭合的方法等。

伴随着这些改进，先后对重度主动脉瓣狭窄的中度风险患者和低风险患者在各种装置的使用上都进行了大规模的随机研究，证明了与最初得到的治疗结果相当的结论，而且最近得出了与 SAVR 相比能改善非脑卒中生存和非住院生存的结果。事实上，如此快速大量地产出高质量的随机研究证据来支持这些装置的安全性和有效性，这在医学史上也是不多见的。而且，更多的研究已经开展，如针对年轻患者的二瓣化主动脉狭窄、无症状的重度主动脉瓣狭窄、中度主动脉瓣狭窄伴心力衰竭、主动脉瓣反流为主的病变、衰败的外科植入瓣膜和瓣环的处理，以及关于具有严重瓣环钙化的自身二尖瓣病变进行装置植入等。另外，一些研究着眼于最佳的围术期和远期药物治疗，以防止 TAVI 术后瓣叶血栓形成，同时最大限度地减少出血。已经开发出新的方法来预防脑栓塞，以及避免或处理那些不常发生但一旦发生就非常严重的并发症，如冠状动脉阻塞和主动脉破裂。大口径（血管）封闭装置，有望进一步减少血管并发症并缩短活动时间和出院时间。数十种新颖的 TAVI 装置得以设计开发，以期更易于多次释放或回收，可增强其组织的生物相容性和使用寿命，可用来治疗主动脉瓣关闭不全和主动脉根部扩张的患者，能进一步提高手术的可重复性和安全性。

从 TAVI 的开发、更新、实践到未来，可以说是无可争辩的成功案例，应该记载在主流教科书中。就这方面而言，由 Arturo Giordano、Giuseppe Biondi-Zoccai 和 Giacomo Frati 共同编撰的 *Transcatheter Aortic Valve Implantation: Clinical, Interventional and Surgical Perspectives* 达到了这一目的，其中对主动脉瓣疾病的病理生理学、严重主动脉瓣狭窄的诊断、TAVI 患者的选择、TAVI 装置的替换选择、临床技术和结果及相应的工程技术等都进行了详尽的讲述，同时强调了心脏团队的作用，以及以知情患者的选择作为临床决策制订的中心思想。本书共48 章，由 100 多位作者参考撰写，详尽描述了这一成就的过去、现在和未来。

Gregg W. Stone

Columbia University Medical Center, New York, NY, USA

译者前言

根据《中国心血管病报告》，心血管疾病目前已成为我国城乡居民死亡的首要原因，给国民和社会带来重大的健康威胁与经济负担。随着社会老龄化进程的加快，瓣膜性心脏病的发病率呈不断升高趋势，而严重的瓣膜性心脏病可导致心力衰竭、心律失常及猝死等。

随着外科手术技术不断进步及经导管介入技术的持续发展与创新，如今瓣膜性心脏病的治疗方式也有了更多的选择。2002 年，Cribier 医师完成了全球首例人体经导管主动脉瓣植入术（TAVI），由此掀起了瓣膜性心脏病介入治疗的新篇章，开启了时代新潮流。2007—2020 年，将近 20 款不同设计风格的 TAVI 介入瓣膜获得欧洲 CE 认证；2013 年，德国 TAVI 手术量超过了传统外科开胸主动脉瓣置换手术量；2019 年，美国 TAVI 手术量超过传统外科开胸主动脉瓣置换手术量；2020 年，全球完成约 15 万例 TAVI 手术，且呈持续快速增长趋势。国内外瓣膜管理指南也逐渐将 TAVI 手术适应证由既往外科手术高危向中危、低危转变。

相较于西方国家，我国 TAVI 技术起步相对较晚，但是发展速度很快。2020 年统计结果显示，全国完成 TAVI 手术约 3500 例。同时，我国积极开展自主研发，目前杭州启明 Venus A、苏州杰成 J-Valve 及上海微创等介入瓣膜相继上市，为临床提供了多种选择，显示出了 TAVI 技术的广阔应用前景。然而，由于我国开展 TAVI 技术的历程相对较短，在诊疗体系的构建方面与国际先进水平相比仍有一定差距，尚缺乏权威、全面的参考书。由国际知名心脏病专家 Arturo Giordano 等编写的 *Transcatheter Aortic Valve Implantation: Clinical, Interventional and Surgical Perspectives* 一书汇集和展示了当今世界 TAVI 领域最优秀的心血管介入医师、心血管外科医师及研究者的最新经验和治疗观念，几乎涵盖了 TAVI 领域的全部内容，为帮助业内同仁理解最新诊治理念、判断最佳治疗决策、掌握最佳诊治技术等，提供了全面翔实的参考依据，这也是我们抱着学习的态度翻译本书的初衷。希望通过本译著的知识传递，我国这一领域的医师可以从中汲取新的专业知识，提高自身的水平，同时提升我国介入瓣膜治疗技术水平的发展。

由于自身水平的限制，本译著中可能会出现错漏和不恰当之处，望广大同仁及时指正，以利我们学习改进。

阜外华中心血管病医院

国家心血管病中心华中分中心

原书前言

开始是工作的最重要部分。

——柏拉图

心血管疾病是世界范围内造成死亡、并发症及资源占用的主要原因之一[1]。高收入国家心血管疾病死亡率的下降部分被其他国家一些心血管疾病发病率的增加而抵消，心血管疾病的病种也由冠心病向其他疾病转变。同时随着预期寿命的总体延长，临床工作人员发现退行性主动脉瓣狭窄的总体患病率和医疗负担也逐渐增加[2, 3]。

面对主动脉瓣疾病恰当治疗措施需求的日益增长，产生了如下挑战[4]。首先，预防和药物治疗的作用仍然非常有限（如果有），因此限制了简单、廉价和大规模可行方法的可能性[5]。其次，一般的主动脉瓣疾病，尤其是退行性主动脉瓣狭窄，常见于老年患者，并发症多，严重影响治疗方案的选择和后续管理[6]。最后，使用人工机械瓣或生物瓣进行外科主动脉瓣置换，一直是治疗严重主动脉瓣疾病患者的金标准[7]。然而，这些需要心脏停搏和体外循环的大手术，具有较大风险和花费问题。

正是 Gruentzig、Labadibi、Cribier[8-10] 及广大心血管疾病领域同仁们的不断创新，现在严重主动脉瓣狭窄可以通过微创技术实现，即经导管主动脉瓣植入术（TAVI），也称经导管主动脉瓣置换术（TAVR）。尽管 TAVI 技术还年轻，却已成功地达到并逾越了几个重要的里程碑，所用装置也确实从第一代大幅度地发展为更加精致的产品[11]。本书涵盖了随机对照研究、观察性研究和病例队列研究，大量的临床证据支持该技术在多种状况下的应用，包括外科禁忌患者、中等风险患者、生物瓣膜衰败、特定的主动脉瓣反流病例，以及最近的低风险受试者[12-15]。但是，TAVI 成功的最大驱动力无疑是所有研究人员、从业者和相关参与者从一开始就寻求的团队工作。事实上，TAVI 本身也已证明是心脏团队工作的最典型案例，共同参与到设备开发、患者选择、手术策略制订和后续管理中[16]。

关于经导管主动脉瓣植入或经导管瓣膜修复的多部优秀著作已出版，包括 Watkins 等[17] 最近出版的简明手册，以及 Ailawadi、Kron[18] 和 Tamburino 等[19] 的几部领先性教科书。然而，迄今为止，还没有一项工作是明确致力于概括心脏团队成就的，也没有一部是关于 TAVI 的构思严谨且具有引领地位的权威教材。

我们的目标很明确，撰写团队要包括一位 TAVI 介入心脏病学领域具有实践经验及引领地位的专家、一位在循证医学和非结构性心脏病介入领域有着良好业绩的临床心脏病专家、一位在瓣膜修复和转化医学研究方面有专长的心脏外科先驱。因此，他们都相信以心脏团队的方式，由领先的临床医师、介入心脏病学家和外科医师完成各个章节，可整合不同的观点，并最终造福于患者及参与治疗的所有人。

更准确地说，本书分为五篇。第一篇涉及主动脉瓣疾病的病理生理学及转化医学角度的全新展望，包括炎症的作用和关键性的血流动力学问题。第二篇着重于临床患者选择的直接相关因素，具体包括风险评估、影像评估、冠状动脉状况、性别差异和手术实施等的系统分析。第三篇包含了一些明显聚焦于介入治疗的章节，包括几章专门叙述各种可用的产品装置、个体化的产品装置选择及辅助管理（包括抗血栓治疗和肾脏保护）的专门介绍等。第四篇直接从外科视角强调心脏团队的作用、替代路径的使用和复合手术。第五篇则在药物治疗、单纯主动脉瓣反流和生物可吸收瓣膜等方面提供了更多发人深省的见解。

总之，我们相信这部关于 TAVI 的综合性著作将为临床医师、介入专家和外科医师提供大量重要信息，同时强调心脏团队参与和制订共同决策的必要性。

声明

经费赞助：无。

利益冲突：A. Giordano 医师曾为 Abbott Vascular 和 Medtronic 公司顾问；Biondi Zoccai 教授曾为 Abbott Vascular 和 Bayer 公司顾问。

参考文献

[1] Atlas Writing Group, Timmis A, Townsend N, Gale C, Grobbee R, Maniadakis N, Flather M, Wilkins E, Wright L, Vos R, Bax J, Blum M, Pinto F, Vardas P. European Society of Cardiology: Cardiovascular disease statistics 2017. Eur Heart J 2018;39:508–79.

[2] Domenech B, Pomar JL, Prat-González S, Vidal B, López-Soto A, Castella M, Sitges M. Valvular heart disease epidemics. J Heart Valve Dis 2016;25:1–7.

[3] Iung B, Vahanian A. Epidemiology of acquired valvular heart disease. Can J Cardiol 2014;30:962–70.

[4] Kanwar A, Thaden JJ, Nkomo VT. Management of Patients With Aortic Valve Stenosis. Mayo Clin Proc 2018;93:488–508.

[5] Freeman PM, Protty MB, Aldalati O, Lacey A, King W, Anderson RA, Smith D. Severe symptomatic aortic stenosis: medical therapy and transcatheter aortic valve implantation (TAVI)-a real-world retrospective cohort analysis of outcomes and cost-effectiveness using national data. Open Heart 2016;3:e000414.

[6] Kilic T, Yilmaz I. Transcatheter aortic valve implantation: a revolution in the therapy of elderly and high-risk patients with severe aortic stenosis. J Geriatr Cardiol 2017;14:204–17.

[7] Li X, Kong M, Jiang D, Dong A. Comparison 30-day clinical complications between transfemoral versus transapical aortic valve replacement for aortic stenosis: a meta-analysis review. J Cardiothorac Surg 2013;8:168.

[8] Gruntzig A. Transluminal dilatation of coronary-artery stenosis. Lancet 1978;1:263.

[9] Lababidi Z, Wu JR, Walls JT. Percutaneous balloon aortic valvuloplasty: results in 23 patients. Am J Cardiol

1984;53:194–7.

[10]   Cribier A, Eltchaninoff H, Bash A, Borenstein N, Tron C, Bauer F, Derumeaux G, Anselme F, Laborde F, Leon MB. Percutaneous transcatheter implantation of an aortic valve prosthesis for calcific aortic stenosis: first human case description. Circulation 2002;106:3006–8.

[11]   Gatto L, Biondi-Zoccai G, Romagnoli E, Frati G, Prati F, Giordano A. New-generation devices for transcatheter aortic valve implantation. Minerva Cardioangiol 2018. https://doi.org/10.23736/S0026-4725.18.04707-2. [Epub ahead of print].

[12]   Lindman BR, Alexander KP. O'Gara PT, Afilalo J. Futility, benefit, and transcatheter aortic valve replacement. JACC Cardiovasc Interv 2014;7:707–16.

[13]   Rogers T, Thourani VH, Waksman R. Transcatheter aortic valve replacement in intermediate- and low-risk patients. J Am Heart Assoc 2018;7:e007147.

[14]   Dvir D, Webb JG, Bleiziffer S, Pasic M, Waksman R, Kodali S, Barbanti M, Latib A, Schaefer U, Rodés-Cabau J, Treede H, Piazza N, Hildick-Smith D, Himbert D, Walther T, Hengstenberg C, Nissen H, Bekeredjian R, Presbitero P, Ferrari E, Segev A, de Weger A, Windecker S, Moat NE, Napodano M, Wilbring M, Cerillo AG, Brecker S, Tchetche D, Lefèvre T, De Marco F, Fiorina C, Petronio AS, Teles RC, Testa L, Laborde JC, Leon MB, Kornowski R; Valve-in-Valve International Data Registry Investigators. Transcatheter aortic valve implantation in failed bioprosthetic surgical valves. JAMA 2014;312:162–70.

[15]   Abdelaziz HK, Wiper A, More RS, Bittar MN, Roberts DH. Successful transcatheter aortic valve replacement using balloon-expandable valve for pure native aortic valve regurgitation in the presence of ascending aortic dissection. J Invasive Cardiol 2018;30:E62–E63.

[16]   Sintek M, Zajarias A. Patient evaluation and selection for transcatheter aortic valve replacement: the heart team approach. Prog Cardiovasc Dis 2014;56:572–82.

[17]   Watkins AC, Gupta A, Griffith BP. Transcatheter aortic valve replacement: a howto guide for cardiologists and cardiac surgeons. Cham, Switzerland: Springer International; 2018.

[18]   Ailawadi G, Kron IL, editors. Catheter based valve and aortic surgery. Cham, Switzerland: Springer International; 2016.

[19]   Tamburino C, Barbanti M, Capodanno D, editors. Percutaneous treatment of left side cardiac valves: a practical guide for the interventional cardiologist. 3rd ed. Cham, Switzerland: Springer International; 2018.

致 谢

普通的眼睛只能看到事物的表象，并仅限于此，但敏锐的目光
会刺穿并读透内心和灵魂。

——马克·吐温

当我试着回想那些在我职业生涯中给予过帮助的人时，我会情不自禁地将他们的名字加到"致谢"名单中，随后脑海中浮现出一份清晰的人员名单。在第一位、头等重要位置的是我的家人。我的妻子 Fiammetta 是一位充满热情的医学研究者，她发掘了我的热情，在所有困难的时刻都支持我，每天都在关心着我、激励着我。此外，她在抚养我们的孩子 Celeste、Carolina 和 Salvatore 方面功不可没，孩子们很优秀、很可爱、宅心仁厚，一直是我的强大动力。我还要感谢我的兄弟姐妹。然后，我要感谢引领我进入介入心脏病学领域的 Carlo Vigorito 教授，他是一位真正的老师，也是一位杰出的心血管病理生理学名家，我对他的感激无限。在他的学生中，Paolo Ferraro 一直是我在导管实验室的合作伙伴，他的技术水平、人文美德，尤其是他的耐心，使我们并肩作战，一起度过了全部的职业生涯。毋庸置疑，Nicola Corcione 是我们各项业务顺利开展的促进者，他是一位出色的临床心脏病学家和杰出的介入心脏病学家，而导管实验室更是他展示绝佳才能的舞台。此外，Giuseppe Biondi-Zoccai 在科学阐述和对我们工作的细致总结方面做出了巨大贡献。同样，我还要感谢我们导管实验室的终身合作伙伴 Pasquale 和 Riccardo，他们一直在确保患者安全和手术成功方面起着至关重要的作用。此外，感谢我们的秘书 Stefania、Eleonora 和 Raffaella，他们坚持不懈地组织、协调我们的日常工作，以及随后的学术活动管理。特别感谢 Vincenzo Schiavone 及他的妻子 Annamaria 和儿子 Beniamino，他们领导着 Pineta Grande 医院，感谢他们对我们工作的信任，感谢他们远见卓识地支持结构性心脏病学介入治疗项目。感谢在导管实验室与我一起工作的所有人员，这些同事对于保障手术的最佳结果至关重要，对患者同样也很重要。

Arturo Giordano
Castel Volturno, Italy

我很荣幸能通过本书向我父亲 Gianni 表示衷心的感谢，尽管面临着各种各样的困境，但他一直在不遗余力、竭尽所能地为家人默默付出。不论我的职业生涯和个人生活如何起伏不定，他对我的支持从未间断，他对我的爱与关怀无与伦比。我也非常自豪给我的一个儿子起名为 Giovanni Vincenzo，也是为了表达对父亲的敬重。然后，我要感谢我一生的挚爱——我的孩子们 Attilio Nicola、Giuseppe Giulio 和 Giovanni Vincenzo，他们持续鼓励和激励我在追求卓越的道路上不断努力，我们从不忽视人生旅途中同舟共济这一最重要的生活态度，而不是一个人孤身奋斗。最后，我要衷心感谢 Barbara Antonazzo，她以无微不至的关怀照亮了我的人生之路，使我烦闷的心得以安宁。

除了我的爱人、家人外，我很想向我的朋友、同事和老师们（诚然，也只有真正的朋友和同事才能成为见地良多的老师）表示感谢，特别是 Enrico Romagnoli、Pierfrancesco Agostoni 和 Antonio Abbate。无论是近在眼前还是远在天边，他们都在我努力成为一名合格的心脏病学专家的道路上，全心全意地给予我支持（是的，尽管这可能显得有点不合常理）。我还要感谢 Arturo Giordano 和 Giacomo Frati，他们一位是卓越的介入心脏病学专家，另一位是卓越的心脏外科医师，我们通力合作，共同完成了这部有关结构性心脏病治疗的里程碑式教科书，其中既包含了许多基础性工作的介绍，也不乏充满挑战的开创性探索。在精密计划、立志完成这项工作之初，如果没有真正的友谊和相互敬重，这项工作就不会有希望。

感谢我的父亲和其他家人，以及我能想到的许多介入心脏病学和心脏外科的先驱，在他们共同引领下经导管主动脉瓣植入领域才取得目前的成功。从 Andreas Gruntzig 和 Julio Palmaz 在球囊血管成形和金属支架上分别做出过发明性创造（不能被过分强调对 TAVI 的贡献）开始，经过许多人的努力实现了球囊主动脉瓣成形术，后来发展为第一代经导管主动脉瓣膜植入装置，然后是本书重点介绍的迭代更新的诸多产品。

Giuseppe Biondi–Zoccai

Latina, Italy

我非常骄傲能将本书献给我此生最疼爱的女儿 Greta。

Greta，你是我生命中的厚礼。

同样将本书献给 Giorgia，你是我一生的挚爱。

在此，还要特别感谢我亲爱的家人们：我的父亲 Luigi，您是我灵感的来源，是坚韧不拔的象征；我的母亲 Luciana，您作为一个文化底蕴深厚的女性，使我对学术研究充满了热情；我的姐姐 Paola，从过去到现在一直在我身边；此外，还有令我崇拜的外甥女 Caterina 及我的第二个女儿。

我也非常感谢所有帮助过我的朋友和同事们，他们是 Elena "Walking" De Falco、Isotta "Pro-VAX" Chimenti、Mariangela "Chicca" Peruzzi、Elena "Elenuccia" Cavarretta、Sebastiano "Maschio" Sciarretta、Roberto "also platelets" Carnevale、Nino "Conte" Marullo 感谢你们助我小有成就。

最后，我要向 Arturo Giordano 和 Giuseppe Biondi-Zoccai 表达非常诚挚的感谢，感谢你们与我合著这部关于结构性心脏病治疗的教科书。

特别感谢 Giuseppe，感谢你的友谊，感谢你持续的支持，感谢你宝贵的建议，感谢你无以计数的咖啡及与我的家人一起在泳池边度过的周末。

我还应该感谢更多人，但是篇幅限制让我只能驻笔于此。

Giacomo Frati

Latina, Italy

献　词

谨以本书献给我尊敬的父母 Salvatore 和 Celestina。　　　　　　—— A. Giordano

谨以本书献给我的父亲 Gianni。　　　　　　—— G. Biondi-Zoccai

谨以本书献给我的爱人 Greta。　　　　　　—— G. Frati

目　录

第一篇　病理生理学和转化医学的视角

第 1 章　经导管主动脉瓣植入术发展史 002

一、球囊扩张 TAVI 装置发展史 002

二、新的概念和新的临床结果 004

三、已获许可在临床应用的装置及其未来发展 004

第 2 章　主动脉瓣介入治疗解剖学 009

一、主动脉根部解剖结构 009

二、主动脉瓣狭窄 010

三、主动脉根部的"环" 010

四、半月瓣 011

五、冠状动脉开口 012

六、左心室流出道和中心纤维体 013

七、传导系统 014

八、二尖瓣 014

九、TAVI 手术入路 014

第 3 章　主动脉瓣狭窄的病理生理学 017

一、概述 017

二、CAVD 的发病机制 017

三、左心室肥厚 019

四、主动脉瓣狭窄时左心室功能从肥厚到扩张的演变 020

五、结论 021

第 4 章　经导管主动脉瓣植入术的预测计算模型 023

一、概述 023

二、文献综述的计算模型 024

三、球囊扩张装置的应用 026

四、在自膨胀瓣膜上的应用 031

五、结论 ……………………………………………………………………………………………………… 037

第 5 章　经导管主动脉瓣植入术的血流动力学问题 ………………………………………………… 039

一、概述 ……………………………………………………………………………………………………… 039

二、血流动力学注意事项 ………………………………………………………………………………… 040

三、生理性血流动力学 …………………………………………………………………………………… 041

四、结论 ……………………………………………………………………………………………………… 047

第二篇　临床医学的视角

第 6 章　主动脉瓣介入治疗的风险评分 …………………………………………………………………… 052

一、概述 ……………………………………………………………………………………………………… 052

二、风险模型建立的统计学 ……………………………………………………………………………… 052

三、手术风险评分和主动脉瓣手术 ……………………………………………………………………… 053

四、将外科风险评分应用于 TAVI ……………………………………………………………………… 055

五、TAVI 特有的风险模型 ……………………………………………………………………………… 056

六、临床意义及未来发展方向 …………………………………………………………………………… 057

七、结论 ……………………………………………………………………………………………………… 058

第 7 章　静息和负荷超声心动图在经导管主动脉瓣植入术中的应用 ………………………………… 062

一、静息超声心动图在主动脉瓣狭窄中的应用 ………………………………………………………… 062

二、静息超声心动图在经导管主动脉瓣植入术中的应用 …………………………………………… 065

三、负荷超声心动图在 AS 中的应用 …………………………………………………………………… 067

四、负荷超声心动图在 TAVI 中的应用 ……………………………………………………………… 069

第 8 章　计算机断层扫描在经导管主动脉瓣植入术中的应用 ………………………………………… 073

一、概述 ……………………………………………………………………………………………………… 073

二、TAVI 术前 CT ……………………………………………………………………………………… 074

三、手术后影像 …………………………………………………………………………………………… 079

四、结论 ……………………………………………………………………………………………………… 080

第 9 章　磁共振成像在经导管主动脉瓣植入术中的应用 ……………………………………………… 082

一、概述 ……………………………………………………………………………………………………… 082

二、术前计划 ……………………………………………………………………………………………… 083

三、瓣膜尺寸 ……………………………………………………………………………………………… 085

四、手术路径的选择 ·· 086

五、预后评估 ·· 086

六、主动脉硬化 ·· 087

七、技术局限性 ·· 091

八、未来展望 ·· 091

九、结论 ·· 092

第 10 章　冠心病与主动脉瓣狭窄并存 ····································· 097

一、概述 ·· 097

二、评估 TAVI 手术冠脉狭窄程度 ··· 097

三、TAVI 患者的血运重建适应证 ··· 098

四、血运重建的时机：同期 vs. 分期 ······································· 100

第 11 章　经导管主动脉瓣植入术与药物治疗在有禁忌风险患者的应用比较 ····· 106

一、概述 ·· 106

二、TAVR：游戏规则的改变者 ··· 106

三、随机对照研究 ·· 107

四、注册研究 ·· 108

五、患者风险分层 ·· 109

六、心脏团队 ·· 110

七、高危患者风险定义的共识 ··· 110

八、未来的发展方向 ·· 111

九、结论 ·· 112

第 12 章　经导管主动脉瓣植入术后临床和影像学随访 ····················· 115

一、概述 ·· 115

二、临床随访 ·· 115

三、影像学随访 ·· 118

四、结论 ·· 120

第 13 章　经导管主动脉瓣植入术相关心脏生物标志物 ····················· 124

一、概述 ·· 124

二、心肌损伤的标准化定义 ··· 124

三、生物标志物类型 ·· 127

四、新的生物标志物 ·· 133

五、结论 ·· 136

第 14 章　经导管主动脉瓣植入术后的主动脉瓣反流 ································· 140

一、概述 ··· 140

二、发生率 ··· 141

三、原因和预测因素 ··· 144

四、评估 ··· 145

五、对死亡率的影响和机制 ·· 148

六、治疗 ··· 151

七、结论 ··· 152

第 15 章　经导管主动脉瓣植入术后瓣叶活动异常 ································· 157

一、经导管主动脉瓣血栓形成 ·· 157

二、亚临床瓣叶血栓形成 ·· 159

第 16 章　经导管主动脉瓣植入术的性别差异 ······································· 163

一、概述 ··· 163

二、主动脉瓣狭窄的生理性改变 ··· 163

三、经导管主动脉瓣置换术 ·· 166

四、TAVI 手术方法和瓣膜尺寸 ·· 166

五、操作过程中并发症 ·· 167

六、结果 ··· 168

七、结论 ··· 169

第 17 章　实施经导管主动脉瓣植入术面临的审批、花费、支付和等待时间问题 ··· 174

一、概述 ··· 174

二、TAVR 审批途径 ··· 174

三、价格、支付能力 ··· 175

四、TAVR 等待时间 ··· 179

五、结论 ··· 181

第三篇　介入治疗学的视角

第 18 章　经导管主动脉瓣植入术的路径管理 ······································· 186

一、概述 ··· 186

二、经股动脉入路的相关解剖 ·· 186

三、术前股动脉评估 ·· 186

四、股动脉入路器械管理 189

五、建立动脉入路通路 189

六、血管入路并发症及其分类 190

七、血管并发症的预测因素 190

八、血管并发症的处理 ·· 192

第 19 章 　经导管主动脉瓣植入术中挑战性解剖难题 ·· 198

一、概述 ·· 198

二、主动脉瓣二叶畸形 ·· 198

三、严重的主动脉瓣钙化 ·· 200

四、主动脉迂曲成角 203

五、低位冠状动脉 203

六、具有挑战性的股动脉入路 205

七、主动脉瓣狭窄治疗方案的是与非 206

八、结论 ·· 207

第 20 章 　经导管主动脉瓣植入术的 Abbott 结构性心脏病方案 ·· 210

一、概述 ·· 210

二、Abbott Portico™ TAVI 系统 ·· 210

三、Portico™ TAVI 系统的临床经验总结 213

四、讨论 ·· 219

五、结论 ·· 220

第 21 章 　经导管主动脉瓣植入术的 Boston Scientific 方案 ·· 222

一、Lotus 瓣膜系统 ·· 222

二、ACURATE neo™ 股动脉瓣系统 228

第 22 章 　经导管主动脉瓣植入术的 Edwards 方案 ·· 231

一、概述 ·· 231

二、SAPIEN 经导管心脏瓣膜系统 231

三、SAPIEN XT 经导管心脏瓣膜系统 236

四、SAPIEN 3 经导管心脏瓣膜系统 238

五、CENTERA 经导管心脏瓣膜系统 239

六、结论 ·· 240

第 23 章　经导管主动脉瓣植入术的 JenaValve 方案 ……………………………… 243

一、JenaValve 技术现状 …………………………………………… 243

二、TAVI 的起源 ……………………………………………… 243

三、JenaValve 缩短的创意 …………………………………… 245

第 24 章　经导管主动脉瓣植入术的 Medtronic 方案 …………………………… 250

一、概述 …………………………………………………… 250

二、植入手术 ……………………………………………… 251

三、临床研究结果 ………………………………………… 256

四、前景 …………………………………………………… 258

五、结论 …………………………………………………… 258

第 25 章　经导管主动脉瓣植入术的 New Valve 科技方案 …………………… 262

一、概述 …………………………………………………… 262

二、技术特点 ……………………………………………… 262

三、Allegra 的优势 ………………………………………… 263

四、临床资料 ……………………………………………… 263

五、结论 …………………………………………………… 264

第 26 章　经导管主动脉瓣植入术中的自膨式瓣膜和球扩式瓣膜装置比较 …… 266

一、概述 …………………………………………………… 266

二、临床研究概述 ………………………………………… 269

三、临床方案 ……………………………………………… 271

第 27 章　经导管主动脉瓣植入术的个体化装置选择 ………………………… 289

一、概述 …………………………………………………… 289

二、Acurate neo …………………………………………… 290

三、Allegra ………………………………………………… 291

四、Evolut ………………………………………………… 291

五、Lotus Edge …………………………………………… 292

六、Portico ………………………………………………… 292

七、SAPIEN 3 ……………………………………………… 292

八、特征比较 ……………………………………………… 292

九、结论 …………………………………………………… 294

第 28 章　预扩张在经导管主动脉瓣植入术中的应用 ………………………… 297

一、概述 ……………………………………………………………………………………… 297

二、预扩张的技术要点 ………………………………………………………………………… 297

三、预扩张的并发症 …………………………………………………………………………… 298

四、常规预扩张或"直接 TAVI" ……………………………………………………………… 301

五、结论 ………………………………………………………………………………………… 302

第 29 章　球囊后扩张在经导管主动脉瓣植入术中的应用 ……………………………… 306

一、概述 ……………………………………………………………………………………… 306

二、TAVR 术后主动脉瓣反流 ………………………………………………………………… 306

三、TAVR 术后球囊后扩张的指征和结果 …………………………………………………… 308

四、TAVR 球囊后扩张的风险 ………………………………………………………………… 308

五、最佳方案以降低 TAVR 相关的 PVL ……………………………………………………… 309

六、特殊情况：人工生物瓣膜毁损瓣中瓣 TAVR …………………………………………… 311

七、结论 ………………………………………………………………………………………… 313

第 30 章　经导管主动脉瓣植入术中的脑保护装置 ……………………………………… 317

一、概述 ……………………………………………………………………………………… 318

二、TAVI 相关血栓栓塞性 CVE 发生时间和比率 ………………………………………… 318

三、TAVI 患者脑血管并发症的发生机制 …………………………………………………… 320

四、TAVI 患者血栓栓塞事件的临床表现 …………………………………………………… 321

五、EPD 的作用机制和应用条件 …………………………………………………………… 322

六、Sentinel 脑保护系统 ……………………………………………………………………… 322

七、EMBOL-X 装置 …………………………………………………………………………… 324

八、Embrella Embolic Delector 装置 ………………………………………………………… 324

九、TriGuard 脑保护装置 …………………………………………………………………… 325

十、综合证据 …………………………………………………………………………………… 325

十一、结论 ……………………………………………………………………………………… 326

第 31 章　经导管主动脉瓣植入术中及术后的抗血栓治疗 ……………………………… 329

一、概述 ……………………………………………………………………………………… 329

二、病理生理学 ………………………………………………………………………………… 329

三、抗血栓治疗的选择 ………………………………………………………………………… 329

四、抗血小板治疗的选择 ……………………………………………………………………… 330

五、TAVI 后抗凝治疗 ………………………………………………………………………… 332

六、心房颤动患者 ……………………………………………………………………………… 333

七、即将开展的研究 …………………………………………………………………………… 333

八、结论 ·· 334

第 32 章　经导管主动脉瓣植入术中对比剂致急性肾损伤的风险、结果、治疗和预防 ········· 337

一、概述 ·· 337

二、CIAKI 的风险 ·· 337

三、CIAKI 对 TAVR 结果的影响 ·· 339

四、CIAKI 的治疗 ·· 339

五、CIAKI 的预防 ·· 340

六、结论 ·· 341

第 33 章　经导管主动脉瓣植入术后传导异常和永久起搏器植入术 ···················· 344

一、概述 ·· 344

二、主动脉瓣和传导系统的解剖关系 ··· 344

三、TAVI 术后传导障碍的机制 ·· 346

四、左束支传导阻滞 ·· 346

五、需要植入永久起搏器的高度房室传导阻滞 ·· 347

六、TAVI 术后导致 LBBB 和 HAVB 的治疗 ·· 349

七、结论 ·· 350

第 34 章　经导管主动脉瓣植入术中辐射暴露 ···································· 354

一、概述 ·· 354

二、辐射测量 ·· 355

三、辐射剂量 ·· 355

四、TAVI 过程中的辐射暴露 ·· 356

五、讨论 ·· 359

六、结论 ·· 361

第 35 章　经导管主动脉瓣植入术的手术效益 ···································· 363

一、概述 ·· 363

二、瓣膜协调员和瓣膜临床 ·· 363

三、术前 CTA 评估 ·· 364

四、心脏团队 ·· 364

五、手术 ·· 364

六、内部质量改进计划 ·· 368

七、结论 ·· 368

第36章　成功完成经导管主动脉瓣植入术的预测因子 …………………………………… 370

一、概述 …………………………………………………………………………………… 370

二、死亡相关预测因子 …………………………………………………………………… 370

三、生存质量改进预测因子 ……………………………………………………………… 375

四、脑血管事件预测因子 ………………………………………………………………… 375

五、传导异常预测因子 …………………………………………………………………… 377

六、瓣周漏的预测因子 …………………………………………………………………… 378

七、血管和出血并发症的预测因子 ……………………………………………………… 381

八、展望 …………………………………………………………………………………… 383

九、结论 …………………………………………………………………………………… 383

第37章　经导管主动脉瓣植入术的学习曲线特征及临床结果与手术量的关系 ……… 388

一、学习曲线分析的一般原则 …………………………………………………………… 388

二、临床医学中的学习曲线现象 ………………………………………………………… 389

三、经导管主动脉瓣膜植入术的学习曲线 ……………………………………………… 389

四、TAVR 手术量与临床结局的关系 …………………………………………………… 392

五、TAVR 的手术量和临床结局关系 …………………………………………………… 393

六、临床实践的意义 ……………………………………………………………………… 394

七、结论 …………………………………………………………………………………… 395

第38章　主动脉瓣球囊成形术在经导管主动脉瓣植入术时代的作用 ………………… 398

一、概述 …………………………………………………………………………………… 398

二、主动脉瓣球囊成形术的历史和技术 ………………………………………………… 398

三、主动脉瓣球囊成形术的并发症 ……………………………………………………… 401

四、主动脉瓣球囊成形术的早期和长期结果 …………………………………………… 402

五、主动脉瓣球囊成形术作为过渡治疗 ………………………………………………… 404

六、主动脉球囊的作用：瓣膜成形术、经导管主动脉瓣植入 ………………………… 405

七、结论 …………………………………………………………………………………… 406

第四篇　外科学的视角

第39章　心脏团队在经导管主动脉瓣植入术决策制订中的作用 ……………………… 410

一、概述 …………………………………………………………………………………… 410

二、心脏团队 ……………………………………………………………………………… 410

三、结论 ·· 413

第 40 章　经导管主动脉瓣植入术与外科主动脉瓣置换术在中危患者中的对比 ············· 416

一、概述 ·· 416

二、确定主动脉瓣狭窄患者的风险 ·· 416

三、TAVR 与 SAVR 在中等风险患者中比较的临床证据 ·························· 417

四、前瞻性非随机队列研究 ·· 417

五、随机对照试验数据 ··· 418

六、当前数据的 Meta 分析 ·· 419

七、现存问题 ·· 419

八、结论 ·· 420

第 41 章　主动脉瓣疾病治疗新方法：从经导管主动脉瓣植入术到免缝合主动脉瓣 ········· 422

第 42 章　主动脉瓣疾病的杂交手术比较：经左胸前下部小切口心尖途径主动脉
**　　　　　瓣植入术与经右胸前上部小切口免缝合瓣膜植入术** ························· 427

一、概述 ·· 427

二、术前评估与患者招募 ··· 427

三、RAMT-AVR 和 TA-TAVI 的手术步骤 ··· 428

四、手术操作特点 ··· 429

五、术后效果 ·· 430

六、结论 ·· 433

第五篇　未来的视角

第 43 章　主动脉瓣疾病药物治疗 ··· 438

一、主动脉瓣狭窄与动脉粥样硬化 ·· 438

二、主动脉瓣狭窄与冠心病 ·· 439

三、他汀类药物与心脏外科 ·· 440

四、家族性高胆固醇血症中的主动脉钙化 ·· 441

五、现代医学治疗方法 ··· 441

第 44 章　经导管主动脉瓣植入术用于单纯性主动脉瓣反流 ·························· 444

一、诊断 ·· 444

二、治疗 ·· 445

三、结论 447

第 45 章　经导管主动脉瓣植入术的新生代产品 449

一、概述 449

二、对新技术的新（旧）挑战 450

三、对理想 TAVR 装置的不懈追求 453

四、结论 459

第 46 章　用于 TAVI 的生物再生瓣膜：从临床前期到临床应用的未来世界 464

一、概述（生物再生瓣膜的原理） 464

二、内源性组织再生 465

三、临床前结果：肺动脉带瓣管道 465

四、临床前期结果：主动脉瓣 466

五、从临床前期到临床 469

六、结论 470

第 47 章　关注经导管主动脉瓣植入术在低风险患者中应用 473

一、概述 473

二、低风险的定义 473

三、瓣周漏 475

四、永久性起搏器植入 475

五、解剖因素 476

六、脑卒中 477

七、耐久性、瓣叶血栓形成和瓣膜衰败 477

八、结论 478

第 48 章　结论 481

第一篇
病理生理学和转化医学的视角
Pathophysiological and Translational Perspectives

第1章　经导管主动脉瓣植入术发展史
History of Transcatheter Aortic Valve Implantation

Hans R. Figulla　Markus Ferrari　Marcus Franz　Alexander Lauten　**著**

程兆云 **译**　　胡盛寿 **校**

经导管瓣膜技术（transcatheter valve technology，TVT）最早开始用于治疗肺动脉瓣狭窄（1982年）、二尖瓣狭窄（1984年），后来发展到治疗主动脉瓣狭窄（1986年）[1-3]。1986年，经皮主动脉瓣球囊扩张术（percutaneous aortic balloon valvotomy，PABV）首次被用于治疗主动脉瓣狭窄（aortic stenosis，AS），以缓解 AS 患者的病情[4]。尽管经皮球囊二尖瓣或肺动脉瓣扩张术具有良好的远期效果，但主动脉瓣狭窄在 PABV 后再狭窄率却很高，因而从 20 世纪 90 年代初至 21 世纪初开启了经导管主动脉瓣置入术的研发。随后，Bonhoeffer 等首次为肺动脉瓣狭窄的患者经导管植入了肺动脉瓣，Cribier 等亦进行了经导管主动脉瓣置换术[5-9]。

当时的心脏瓣膜置换领域由外科医师主导，他们对 TVT 持保守态度，这使得早期经导管主动脉瓣置换术进入临床的道路充满了挫折和障碍。他们认为狭窄和钙化的主动脉瓣叶组织必须切除，而要置入的生物瓣膜不可以承受任何类似于对经导管瓣膜预处理时的卷裹挤压；尽管未经证实，但是每当论及经导管主动脉瓣植入术（transcatheter aortic valve implantation，TAVI），亦称经导管主动脉瓣置换术（transcatheter aortic valve replacement，TAVR）时，总会谈及瓣膜耐久性的问题。作为心内科医师，我们有个不成熟但成功了的观点，那就是根据我们做冠状动脉成形术的经验和透视所见的间接影像，钙化被支架挤压到邻近的组织内，因而不需要将这些钙化组织移除，一个通畅的管腔就此创立，所以钙化的主动脉瓣可能也不需要切除。

1995 年，我们申请了一种自膨式主动脉瓣支架瓣膜装置的专利，并在之后进行了第一次体外实验。该支架瓣膜装置可延伸至升主动脉，支架延伸至升主动脉依靠管壁与支架的摩擦力，从而使瓣膜不会因舒张期的动脉压力而移位到左心室（图 1-1 和图 1-2）。

我们当年也非常怀疑自膨式主动脉瓣支架瓣膜是否有足够的力量抵抗动脉血压，因为那时所有外科置换的主动脉瓣膜都是用多根缝线固定的，但即使这样有时也会因缝线断裂出现瓣周漏。令人意外的是，在体外实验过程中，瓣膜支架并未发生移动或脱落[10, 11]；还有一个让人担心的问题是，留在原位的患者自身的主动脉瓣膜可能会阻塞冠状动脉开口。事实上，当患者是大瓣环大瓣叶、低冠状动脉开口、小 Valsalva 窦时，冠状动脉开口阻塞的情况的确可能会发生。

一、球囊扩张 TAVI 装置发展史

20 世纪 90 年代初，Alain Cribier 开始应用

自膨式主动脉瓣支架瓣膜装置（1996 年）

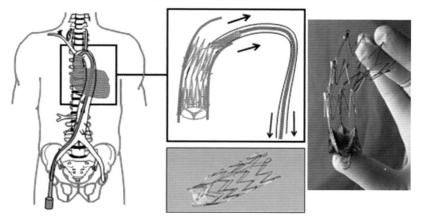

◀ 图 1-1　1996 年 H. R. Figulla 和 M. Ferrari 设计的自膨式主动脉瓣膜支架装置原型（图片由 H. R. Figulla 和 M. Ferrari 提供）

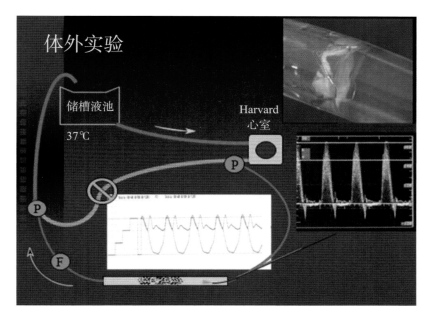

◀ 图 1-2　1995 年，H. R. Figulla 和 M. Farrari 首次进行体外实验，测量导致瓣膜支架移位的变力和通过瓣膜的血流动力学变化（图片由 H. R. Figulla 和 M. Ferrari 提供）

球囊扩张支架进行经皮置入主动脉瓣。Cribier 后来报道称，在 1995—1999 年间发现，人体主动脉标本中的主动脉瓣膜支架可以承受 2kg 的重量，但这一结果并未引起生物医药行业的兴趣，这也是当时期我们同样会面对的情形[12]。不过，他的这种见地已经被 Anderson 和 Knudsen 申请了专利保护，如果要把这个理念进行成功商业化，就必须购买 TAVI 专利[5]。1999 年，具有远见的经皮瓣膜技术公司（Percutaneous Valve Technologies，美国新泽西州李堡）创始人 Stan Row、Stan Rabinowitch 和 Martin Leon 等认可了

Cribier 这项专利，并资助他开展进一步的研究工作，直到 2002 年完成首例人体置入[4]。经皮瓣膜技术公司于 2003 年 12 月被美国 Edwards 生命科学公司（美国加州尔湾）收购，随后开发出了 Cribier-Edwards 主动脉瓣膜，它有两种型号，即环径为 23mm 和 26mm，导管鞘尺寸为 22F 和 24F。该瓣膜仅对部分病例"同情使用"，30 天死亡率为 20%，且瓣周漏高发（Revive Trial，Recast Trial 2005）[13, 14]。

Alain Cribier 进行的首例人体 TVAI 是经房间隔的顺行路径，携带有硬质主动脉支架瓣膜的球

囊可以通过静脉－动脉循环、房间隔及二尖瓣顺行进入钙化狭窄的主动脉瓣。手术过程困难，且存在损伤二尖瓣的风险。

可植入的主动脉瓣膜有两种尺寸，分别为23mm 和26mm；使用大型号瓣膜有利于避免在一期临床试验中常常出现的瓣周漏。John Webb 与 Edwards 公司合作开发了逆行经股动脉主动脉瓣膜植入术，术中所用的输送鞘管及导丝可弯曲偏转，能够顺利地通过主动脉弓和狭窄的主动脉瓣[15, 16]。

Webb 及其同事还实施了首例经心尖主动脉瓣植入术[17]。Edwards 经心尖途径（前门入路）植入术由 Walther 团队推广，与经股动脉路径相比，瓣膜释放更容易，因为经心尖路径的鞘管直径没有限制，可以植入大尺寸的瓣膜[18]。

二、新的概念和新的临床结果

经心尖路径植入主动脉瓣需要心内科和心外科医师紧密合作，从而诞生了"心脏团队"模式。然而，在所有风险调整倾向评分中，经心尖路径植入主动脉瓣的 30 天死亡率几乎是经股动脉路径的 2 倍。因此，目前只有在无法经股动脉路径植入主动脉瓣的情况下，才能使用经心尖路径。

继 2005 年 Laborde 在动物模型中经皮植入主动脉瓣及 2001 年 Jacques Seguin 创建 CoreValve 装置（美国加州尔湾）后，Eberhard Grube 于 2005 年进行了首例人体经皮植入 CoreValve 手术[19, 20]，其临床结果令人欣喜，并且这种自膨式瓣膜使 TAVI 的概念得到很好的诠释。

2006 年，在美国心脏病学会（American College of Cardiology，ACC）会议上，Grube 报道了 14 例经皮股动脉路径植入 CoreValve 装置的临床治疗结果，当时仅有 9 例患者在术后 14 天内没有发生意外事件。该装置通过股动脉途径置

入。CoreValve 装置在改进后，其操作变得更简便且更安全，并于 2009 年 2 月被 Medtronic 公司（美国明尼苏达州明尼阿波利斯）收购。

在当时，该技术的改进主要集中在研发更小的输送鞘管、更大尺寸的瓣膜（适于大瓣环患者）及其他的植入路径。CoreValve 装置也进行了经心尖路径的研发，并未获得成功，但其研发的直径 18F 导管鞘使更多的患者能够得到治疗，同时显著提高了手术成功率（图 1-3）。其他公司在 2005 年也报道了在实验动物中应用新型主动脉瓣支架瓣膜的试验结果，如带有固定锚点的 JenaValve 主动脉瓣、带有可充气聚酯纤维环固定结构的 Direct Flow 主动脉瓣，以及 Sadra Medical 开发的带网状金属丝支架的主动脉瓣等（图 1-4）。

三、已获许可在临床应用的装置及其未来发展

2007 年，Edwards 公司的 Sapien 瓣和 CoreValve 瓣率先经欧洲标准认证（Conformité Européenne，CE）进入欧洲市场，此后便开始了不断的改进。这两种主动脉瓣膜被许多患者所接受，尤其是在德国，并且整个欧洲的注册机构都在密切关注这两种瓣膜的安全性和有效性[21-23]。

2007 年，PARTNER 研究纳入了无法接受外科手术的患者进行随机 TAVI 或内科治疗。1 年的随访结果发现，内科治疗组的死亡率比 TAVI 组高 20%[24]。

PARTNER A 研究结果显示，对于外科高风险患者，TAVI 的临床效果和外科手术相同。因此，从 2012 开始，美国食品药品管理局（Food and Drug Administration，FDA）批准 CoreValve 和 Sapien XT 主动脉瓣膜产品在美国上市，用于治疗美国胸外科医师学会（Society for Thoracic

Medtronic CoreValve 自膨式主动脉瓣
临床试验：337 例患者
第一代 25F
第二代 21F
第三代 18F
（258 例）
14 例
65 例
2004—2005 年
2005—2006 年
2007 年 10 月
手术成功率：92 %
截至 2007 年 10 月经导管心血管疾病治疗大会

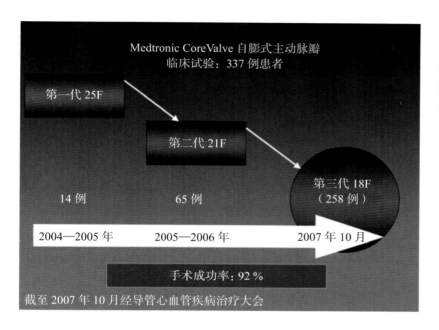

◀ 图 1-3　在不同手术风险患者中 CoreValve 主动脉瓣的演变

图片由 E. Grube 于 2007 年经导管心血管疾病治疗大会上提供

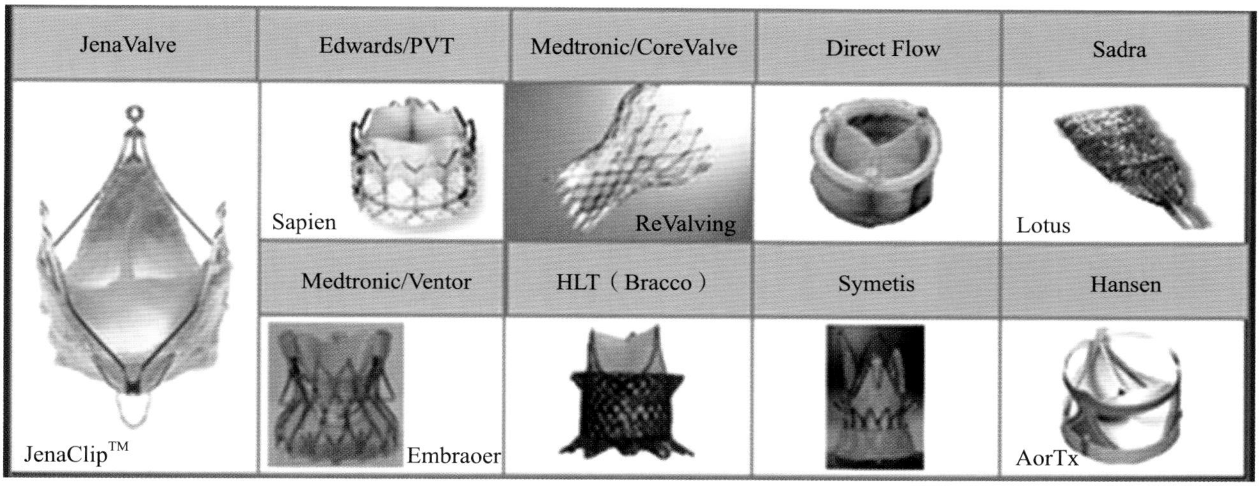

JenaValve
Edwards/PVT
Medtronic/CoreValve
Direct Flow
Sadra
Sapien
ReValving
Lotus
Medtronic/Ventor
HLT（Bracco）
Symetis
Hansen
JenaClip™
Embraoer
AorTx

▲ 图 1-4　经导管主动脉瓣种类（2005 年）

图片由 JenaValve 提供

Surgery，STS）评分高于 10 分的无法行外科手术或极高风险患者[25]。

自 2007 年以来，已有多家公司的主动脉瓣支架瓣膜上市应用，与此同时，也有一些公司由于技术或财务困境而退出市场。

JenaValve 经心尖途径支架瓣膜是唯一获得 CE 认证可用于治疗单纯主动脉瓣反流的装置。然而，该公司随后撤回了经心尖路径主动脉瓣支架瓣膜装置，与此同时，开展了经股动脉路径主动脉瓣支架装置的临床试验（见第 6 章）(图 1-5)。

心脏内科专家和主动脉瓣病变患者对 TAVI 治疗的高度认可已是不争的事实，因为早在 2006 年，在欧洲经皮心血管介入学会（Euro PCR）大会上，民意调查结果已经预示该技术将会取代大多数外科主动脉瓣置换手术（图 1-6）。

目前，对于 75 岁以上的老年患者，无论个体手术风险高低，TAVI 都是首选的治疗方式[26]。

目前正在研究 TAVI 的新适应证。如表 1-1

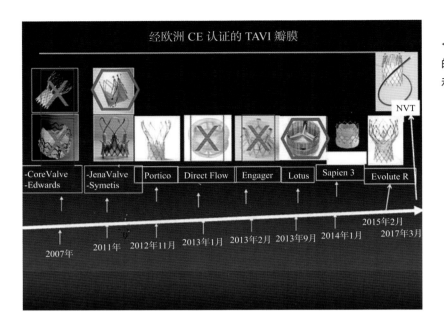

◀ 图 1–5　2018 年欧洲市场经 CE 认证的经导管主动脉瓣支架装置。JenaValve 和 Lotus 主动脉瓣膜暂不能使用

2006 年巴塞罗那经皮冠状动脉介入治疗大会上的发言："你认为经皮主动脉瓣置换术多久后会成为临床治疗的常规术式？"

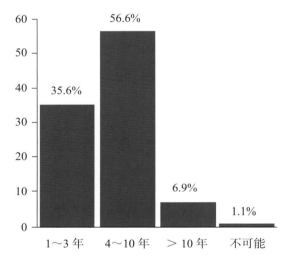

▲ 图 1–6　2006 年欧洲经皮心血管介入学会年会上关于经导管主动脉瓣植入术之未来的民意调查

图片由 H. R. Figulla 提供

所示，相关观察包括与外科手术行主动脉瓣置换术相比，TAVI 在低风险患者、严重主动脉瓣狭窄而无症状的患者、旨在降低后负荷的主动脉瓣面积大于 $1cm^2$ 且合并充血性心力衰竭患者、在外科高风险的主动脉瓣狭窄的患者中的应用等。

表 1–1　目前正在研究的 TAVI 的新适应证

- 低风险研究：PARTNER Ⅲ；Medtronic：低风险
- 无症状严重主动脉瓣狭窄（AS）：EARLY 研究
- 中度 AS ＋充血性心力衰竭（CHF）：UNLOAD 研究
- 高风险主动脉瓣反流（AR）患者

将来，TAVI 可能会完全取代外科主动脉瓣生物瓣置换术（surgical aortic valve replacement, SAVR）。如果 TAVI 手术风险低于外科手术，放宽治疗主动脉瓣狭窄的适应证是有必要的。

参考文献

[1] Buchanan JW, Anderson JH, White RI. The 1st balloon valvuloplasty: an historical note. J Vet Intern Med. 2002;16: 116–7.

[2] Inoue K, Owaki T, Nakamura T, Kitamura F, Miyamoto N. Clinical application of transvenous mitral commissurotomy by a new balloon catheter. J Thorac Cardiovasc Surg. 1984;87:394–402.

[3] Lock JE, Khalilullah M, Shrivastava S, Bahl V, Keane JF. Percutaneous catheter commissurotomy in rheumatic mitral stenosis. N Engl J Med. 1985;313:1515–8.

[4] Cribier A, Savin T, Saoudi N, Rocha P, Berland J, Letac B. Percutaneous transluminal valvuloplasty of acquired aortic stenosis in elderly patients: an alternative to valve replacement? Lancet. 1986;1:63–7.

[5] Andersen HR, Knudsen LL, Hasenkam JM. Transluminal implantation of artificial heart valves. Description of a new expandable aortic valve and initial results with implantation by catheter technique in closed chest pigs. Eur Heart J. 1992;13: 704–8.

[6] Pavcnik D, Wright KC, Wallace S. Development and initial experimental evaluation of a prosthetic aortic valve for transcatheter placement. Work in progress. Radiology. 1992;183:151–4.

[7] Ferrari M, Figulla HR, Schlosser M, Tenner I, Frerichs I, Damm C, Guyenot V, Werner GS, Hellige G. Transarterial aortic valve replacement with a self expanding stent in pigs. Heart. 2004;90:1326–31.

[8] Bonhoeffer P, Boudjemline Y, Saliba Z, Merckx J, Aggoun Y, Bonnet D, Acar P, Le Bidois J, Sidi D, Kachaner J. Percutaneous replacement of pulmonary valve in a right–ventricle to pulmonary–artery prosthetic conduit with valve dysfunction. Lancet. 2000;356:1403–5.

[9] Cribier A, Eltchaninoff H, Bash A, Borenstein N, Tron C, Bauer F, Derumeaux G, Anselme F, Laborde F, Leon MB. Percutaneous transcatheter implantation of an aortic valve prosthesis for calcific aortic stenosis: first human case description. Circulation. 2002;106:3006–8.

[10] Ferrari M, Figulla HR. Selbstexpandierende Herzklappenprothese zur Implantation im menschlichen Körper über ein Kathetersystem (DGK Abstract 565). Z Kardiol. 1996; 85(2):161.

[11] Lauten A, Ferrari M, Petri A, Ensminger SM, Gummert JF, Boudjemline Y, Schubert H, Schumm J, Hekmat K, Schlosser M, Figulla HR. Experimental evaluation of the JenaClip transcatheter aortic valve. Catheter Cardiovasc Interv. 2009;74:514–9.

[12] Cribier AG. The Odyssey of TAVR from concept to clinical reality. Tex Heart Inst J. 2014;41:125–30.

[13] Cribier A, Eltchaninoff H, Tron C, Bauer F, Agatiello C, Sebagh L, Bash A, Nusimovici D, Litzler PY, Bessou JP, Leon MB. Early experience with percutaneous transcatheter implantation of heart valve prosthesis for the treatment of end–stage inoper able patients with calcific aortic stenosis. J Am Coll Cardiol. 2004;43:698–703.

[14] Cribier A, Eltchaninoff H, Tron C, Bauer F, Agatiello C, Nercolini D, Tapiero S, Litzler PY, Bessou JP, Babaliaros V. Treatment of calcific aortic stenosis with the percutaneous heart valve: mid–term follow up from the initial feasibility studies: the French expe rience. J Am Coll Cardiol. 2006;47:1214–23.

[15] Webb JG, Chandavimol M, Thompson CR, Ricci DR, Carere RG, Munt BI, Buller CE, Pasupati S, Lichtenstein S. Percutaneous aortic valve implantation retrograde from the femoral artery. Circulation. 2006;113:842–50.

[16] Webb JG, Pasupati S, Humphries K, Thompson C, Altwegg L, Moss R, Sinhal A, Carere RG, Munt B, Ricci D, Ye J, Cheung A, Lichtenstein SV. Percutaneous transarterial aortic valve replace ment in selected high–risk patients with aortic stenosis. Circulation. 2007;116:755–63.

[17] Lichtenstein SV, Cheung A, Ye J, Thompson CR, Carere RG, Pasupati S, Webb JG. Transapical transcatheter aortic valve implantation in humans: initial clinical experience. Circulation. 2006;114:591–6.

[18] Walther T, Simon P, Dewey T, Wimmer–Greinecker G, Falk V, Kasimir MT, Doss M, Borger MA, Schuler G, Glogar D, Fehske W, Wolner E, Mohr FW, Mack M. Transapical minimally invasive aortic valve implantation: multicenter experience. Circulation. 2007;116:I240–5.

[19] Grube E, Laborde JC, Zickmann B, Gerckens U, Felderhoff T, Sauren B, Bootsveld A, Buellesfeld L, Iversen S. First report on a human percutaneous transluminal implantation of a self–expanding valve prosthesis for interventional treatment of aortic valve stenosis. Catheter Cardiovasc Interv. 2005;66: 465–9.

[20] Laborde JC, Borenstein N, Behr L, Farah B, Fajadet J. Percutaneous implantation of an aortic valve prosthesis. Catheter Cardiovasc Interv. 2005;65:171–4; discussion 175

[21] Thomas M, Schymik G, Walther T, Himbert D, Lefevre T, Treede H, Eggebrecht H, Rubino P, Colombo A, Lange R, Schwarz RR, Wendler O. One–year outcomes of cohort 1 in the Edwards SAPIEN Aortic Bioprosthesis European Outcome (SOURCE) registry: the European registry of transcatheter aortic valve implantation using the Edwards SAPIEN valve. Circulation. 2011;124:425–33.

[22] Eltchaninoff H, Prat A, Gilard M, Leguerrier A, Blanchard D, Fournial G, Iung B, Donzeau–Gouge P, Tribouilloy C, Debrux JL, Pavie A, Gueret P, France Registry Investigators. Transcatheter aortic valve implantation: early results of the FRANCE (FRench Aortic National CoreValve and Edwards) registry. Eur Heart J. 2011;32:191–7.

[23] Gilard M, Eltchaninoff H, Iung B, Donzeau–Gouge P, Chevreul K, Fajadet J, Leprince P, Leguerrier A, Lievre M, Prat A, Teiger E, Lefevre T, Himbert D, Tchetche D, Carrie D, Albat B, Cribier A, Rioufol G, Sudre A, Blanchard D, Collet F, Dos Santos P, Meneveau N, Tirouvanziam A, Caussin C, Guyon P, Boschat J, Le Breton H, Collart F, Houel R, Delpine S, Souteyrand G, Favereau X, Ohlmann P, Doisy V, Grollier G, Gommeaux A, Claudel JP, Bourlon F, Bertrand B, Van Belle E, Laskar M, France Registry Investigators. Registry of transcatheter aortic–valve implantation in high–risk patients. N Engl J Med. 2012;366:1705–15.

[24] Leon MB, Smith CR, Mack M, Miller DC, Moses JW, Svensson LG, Tuzcu EM, Webb JG, Fontana GP, Makkar RR, Brown DL, Block PC, Guyton RA, Pichard AD, Bavaria JE, Herrmann HC, Douglas PS, Petersen JL, Akin JJ, Anderson WN, Wang D, Pocock S, PARTNER Trial Investigators. Transcatheter aortic–valve implantation for aortic stenosis in patients who cannot undergo surgery. N Engl J Med. 2010;363:1597–607.

[25] Smith CR, Leon MB, Mack MJ, Miller DC, Moses JW, Svensson LG, Tuzcu EM, Webb JG, Fontana GP, Makkar RR, Williams M, Dewey T, Kapadia S, Babaliaros V, Thourani VH, Corso P, Pichard AD, Bavaria JE, Herrmann HC, Akin JJ, Anderson WN, Wang D, Pocock SJ, PARTNER Trial Investigators. Transcatheter versus surgical aortic–valve replacement in high–risk patients. N Engl J Med. 2011;364:2187–98.

[26] Baumgartner H, Falk V, Bax JJ, De Bonis M, Hamm C, Holm PJ, Iung B, Lancellotti P, Lansac E, Rodriguez Munoz D, Rosenhek R, Sjogren J, Tornos Mas P, Vahanian A, Walther T, Wendler O, Windecker S, Zamorano JL, Group ESCSD. 2017 ESC/EACTS Guidelines for the management of valvular heart disease. Eur Heart J. 2017;38:2739–91.

第 2 章　主动脉瓣介入治疗解剖学

Interventional Anatomy of Aortic Valve

Stefania Rizzo　Monica de Gaspari　Gaetano Thiene　Cristina Basso　**著**

程兆云 **译**　　胡盛寿 **校**

一、主动脉根部解剖结构

主动脉根部的解剖结构复杂，在心动周期中会发生形态学变化。主动脉根部起自主动脉瓣环基底部（最低点）延伸至窦管交界，主动脉根部的组成部分包括 Valsalva 窦（支撑半月瓣）、叶间纤维三角和主动脉瓣叶本身（图 2-1）。主动脉瓣功能的正常发挥依赖于主动脉根部各半月瓣之间的良好对合关系。半月瓣交界顶部通常位于窦管交接处，在此处各相邻瓣叶相互接触、紧密对合，并且三个瓣叶交界处是半月瓣附着处的上缘。在瓣叶交界处，存在明显的解剖不连续性；而在房室瓣交界处，相邻的瓣叶间存在一定的连续性。半月瓣交界处的间隙称为叶间纤维三角，是左心室流出道的最远端组成部分。此外，部分心室肌突破解剖心室 – 主动脉交界，成为 Valsalva 窦的一部分，这意味着解剖上的心室 – 主动脉交界不一定对应血流动力学上的交界[1]。每个叶间纤维三角都与周围空间结构存在潜在的联系，左右冠窦之间的纤维三角，其组织平面位于肺动脉下漏斗部的后方和主动脉的前方，无冠瓣和右冠瓣之间的叶间纤维三角包含膜部间隔。

对于心血管介入专家而言，在施行经导管主动脉瓣植入术（亦称经导管主动脉瓣置换术[2]）时，主动脉根部一些解剖因素与术后发生并发症的风险相关，可影响术中安全及主动脉瓣释放的准确性，如主动脉瓣环直径、Valsalva 窦大小、冠状动脉开口位置、瓣膜钙化的大小（体积）和位置、主动脉下间隔的厚度和形态，以及与膜性间隔及二尖瓣的解剖关系等[3-6]。

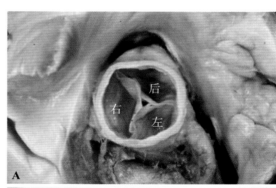

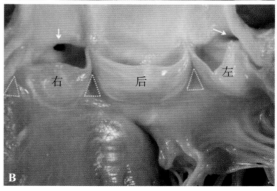

▲ 图 2-1　**A.** 主动脉瓣由三个附着于主动脉窦壁上的半月瓣组成；**B.** 半月瓣与主动脉窦壁呈冠状相连，半月瓣交界顶部通常位于窦管交接处，其交界处的间隙称为叶间纤维三角，可看到无冠瓣与主动脉 – 二尖瓣幕帘之间的纤维连续性。白箭所指为冠状动脉开口[2]

二、主动脉瓣狭窄

成人主动脉瓣狭窄的主要原因包括风湿性瓣膜病、三瓣叶退行性钙化、先天性主动脉瓣单叶或二叶瓣畸形的退行性钙化[7, 8]（图 2-2）。

风湿性瓣膜病是由瓣叶交界处不同程度的融合导致瓣膜中心开口减小，从而引起狭窄或狭窄合并关闭不全。风湿性主动脉瓣疾病常合并风湿性二尖瓣病变。

随着风湿热发病率的显著降低和预期寿命的提高，目前在发达国家中主动脉瓣狭窄主要由二瓣化畸形或者三瓣叶的退行性钙化引起。

三瓣叶退行性钙化的主要特点为瓣叶增厚和瓣叶主动脉面的粗糙钙化结节，可导致瓣叶逐渐僵硬、开放受限、瓣口进行性狭窄，但通常不伴瓣叶交界融合。在微观结构上，钙化瓣膜可见纤维组织增加、脂质堆积和钙盐沉积等改变。年龄增长、动脉粥样硬化病变程度增加导致主动脉逐渐僵硬，退行性主动脉瓣钙化患者常会出现主动脉根部或升主动脉瘤样扩张；从形态学上讲，主动脉瘤样扩张是动脉中层弹性纤维减少所致。

先天性主动脉瓣二瓣化畸形是最常见的先天性心血管畸形，在人群中的发病率为 1%～2%[9]。这种病变特征是主动脉瓣不是正常的 3 个半月瓣，而是仅有 2 个半月瓣，常常是左、右冠瓣相互融合所致，两者呈前后位排列；主动脉瓣二瓣化病变可增加主动脉瓣狭窄、主动脉瓣关闭不全、心内膜炎、升主动脉瘤样扩张及主动脉夹层等并发症的发生率[10]。上述并发症往往在患者年轻时即可出现。此外，其他类型的先天性心血管异常也可能与先天性主动脉瓣二瓣化畸形有关，尤其是主动脉缩窄。

三、主动脉根部的"环"

主动脉根部可见三个不同组织构建的环，但并不是都与独立的解剖结构相对应[11-13]。

- 虚拟基底环：即瓣叶附着的最低点，代表着左心室流出道进入主动脉根部的入口。
- 解剖环：心室 - 动脉交界，是由半月瓣附着在主动脉窦壁形成的冠状环形结构。
- 交界环：即窦管交界，为真性环，位于主动脉窦与升主动脉之间，是主动脉根部进入升主动脉的出口。

主动脉根部的形状和直径存在很大的差异性，甚至在心动周期内；TAVI 手术患者主动脉根部的测量应取收缩中期的时相进行，此时测的是最大值。大多数患者的虚拟环可能不是圆形而

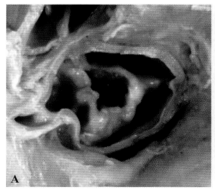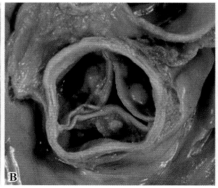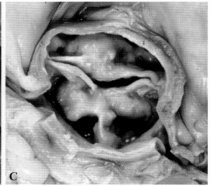

▲ 图 2-2 成人主动脉瓣狭窄的三个主要病因

A. 风湿性瓣膜病合并交界融合；B. 三瓣叶退行性钙化，其特征是瓣叶的主动脉侧可见粗糙的钙化结节，但是不合并交界融合；C. 先天性主动脉瓣二瓣化畸形的退行性钙化，其特征是左、右冠瓣融合，呈前后位排列

是椭圆形结构[14]，瓣环的偏心性常导致瓣周漏和瓣膜支架错位等，可致人工瓣膜因瓣叶撕裂或纤维化而变形和过早衰败。

拟行 TAVI 手术时，准确测量主动脉根部的直径对于确定是否适合 TAVI 手术和选取合适 TAVI 瓣膜直径是至关重要的，可减少瓣膜不匹配的风险；测得主动脉根部直径不在目前 TAVI 瓣膜可选型号内的患者不适于接受 TAVI 手术。TAVI 瓣膜型号过大可能引起瓣叶组织折叠，进而会改变其功能和降低瓣膜耐久性，而且 TAVI 瓣膜型号过大也会增加术中出现主动脉根部破裂、需植入起搏器的严重传导障碍、装置张开不全等并发症的风险。与此相反，若 TAVI 瓣膜直径太小，该瓣膜可以认为是狭窄的，并可能导致瓣周漏或器械栓塞。

四、半月瓣

主动脉瓣通常有 3 个半月瓣，其中 2 个在前方，1 个在后方（图 2-1）。右冠状动脉开口位于右前方的半月瓣内，左冠状动脉开口位于左前方的半月瓣内，后方的半月瓣又称为无冠瓣；无冠瓣与二尖瓣前瓣之间具有纤维连续性，并与左心房、房间隔和右心房之间存在联系。右冠瓣附着

在室间隔的心肌上（图 2-1B），而左冠瓣一部分与左心室前外壁的心肌相连，另一部分与主动脉 - 二尖瓣幕帘之间具有纤维连续性。因此，主动脉根部约 2/3 与肌性室间隔相连，其余 1/3 与二尖瓣之间存在纤维连续性，形成所谓的纤维三角。

右冠瓣与无冠瓣之间的叶间纤维三角与膜性间隔相连续（图 2-1），膜性间隔的后下边界是房室束的解剖标志（图 2-3）。

各半月瓣之间在舒张期时相互接触，通常是瓣叶游离缘下 1mm 处，以确保主动脉瓣开口闭合及避免动脉血液反流。在瓣膜闭合线的中部，可能会有一个小纤维结节，称为 Arantius 结节。

在微观结构上，半月瓣由三层组织构成（图 2-4）：①心室层，面向心室腔，由一层薄薄的弹性纤维层构成；②纤维层，面向主动脉壁，比心室面的纤维厚 3～4 倍，主要由胶原纤维构成，可使瓣叶在舒张期闭合，以及存在一定程度的扩张，从而确保了瓣叶的柔韧性和"弹性"[15]；③海绵层，介于上述两层之间，由非纤维状细胞外基质和蛋白多糖构成。

主动脉瓣三层微观结构中都存在间质细胞，尤以海绵层中的间质细胞最为丰富，而内皮细胞则分布在瓣叶的心室侧和主动脉窦侧。

在行 TAVI 前需要特别关注瓣叶的数量和形

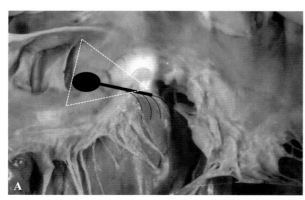
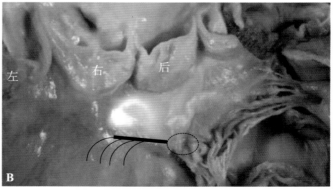

▲ 图 2-3　**A.** 膜性间隔；**B.** 房室传导结构。膜性间隔的后下边界是房室束的解剖标志，且房室束沿右冠瓣和无冠瓣的交界处向下走行

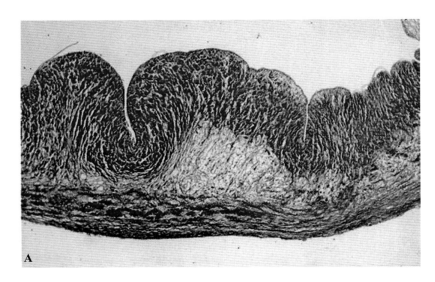

◀ 图 2-4 **A.** 半月瓣在组织学上分为三层：心室层（薄弹性纤维层）、纤维层（主要由胶原纤维构成）、海绵层（主要由非纤维状细胞外基质和蛋白多糖构成）；**B.** 在收缩期和舒张期时，主动脉瓣各层组织结构及胶原纤维和弹性纤维的形态示意图（改编自参考文献 **[8]**）

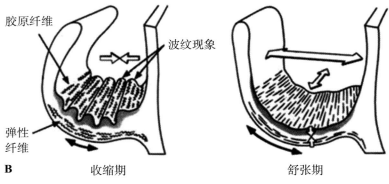

态、钙化的程度和分布等因素，这些都可以预测患者术后发生瓣周漏的风险。

　　主动脉瓣叶上大块的钙化组织有助于 TAVI 中瓣膜的定位，但也是引起动脉栓塞和瓣膜不对称扩张的危险因素，可导致瓣周漏[16]。

　　TAVI 术后发生瓣周漏的其他主要危险因素包括瓣叶环形钙化、主动脉 – 二尖瓣幕帘钙化、先天性主动脉瓣二瓣化畸形钙化[17]。长期以来，先天性主动脉瓣二瓣化畸形一直被认为是 TAVI 的禁忌证，原因是其解剖结构不佳，包括瓣叶的偏心性、不对称的瓣叶钙化、瓣叶大小不等，以及并发的主动脉病变等[10, 18, 19]。

五、冠状动脉开口

　　冠状动脉通常起源于前部的 2 个 Valsalva 窦，可见明显的冠状动脉开口，位于窦管交界的下方，在成人心脏，其距瓣叶基底部附着处 10～15mm。在心脏收缩期，主动脉瓣游离缘通常张开并紧贴在窦管交界，并不会阻塞冠状动脉开口[20, 21]（图 2-5）。部分患者的冠状动脉开口起源可高于窦管交界，在解剖学上属于冠状动脉起源异常[22]。

　　在拟行 TAVI 之前，冠状动脉开口位置的变异、冠脉开口高度与左右冠瓣长度的准确测量，对于减少心肌缺血风险至关重要。最新的指南建议对于冠状动脉开口距瓣叶基底部附着处低于 10mm 的患者，推荐行外科主动脉瓣置换术[23]。目前的 TAVI 瓣膜紧贴金属支架内部的边缘，可形成密封的结构，以避免发生瓣周漏。当冠状动脉在 Valsalva 窦内的开口较低和（或）TAVI 瓣膜释放位置较高时，瓣膜边缘可能堵塞冠状动脉

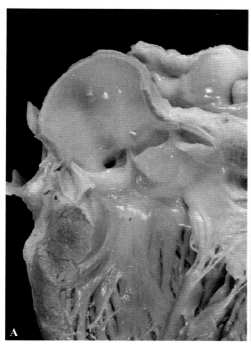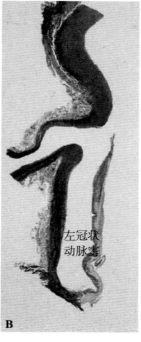

◀ 图 2–5　冠状动脉口通常位于窦管交界的下方，距瓣叶基底部附着处 10～15mm

A. 左心室流出道的大体视图；B. 冠状动脉窦内冠脉动脉开口处的组织学结构

开口[24]。在 TAVI 瓣膜释放过程中，原生主动脉瓣游离缘可能会阻塞冠状动脉开口。此外，瓣叶的钙化碎片可能在术中脱落，导致冠状动脉阻塞引起围术期心肌缺血。迟发性冠状动脉阻塞是 TAVI 罕见并发症，可于术后数小时或数天发生，多见于使用 TAVI 瓣中瓣和自膨式主动脉瓣膜支架时。一旦出现应及时行经皮冠状动脉介入支架置入治疗[25]。迟发性冠状动脉阻塞可能是由于钙化的原生瓣叶产生了移位、既往外科置入瓣叶 / 人工生物瓣血管翳形成、TAVI 瓣膜血栓脱落引起栓塞等。

六、左心室流出道和中心纤维体

左心室流出道（left ventricular outflow tract, LVOT）由肌性流出部（肌性室间隔）和纤维流出部（主动脉 – 二尖瓣幕帘）组成。主动脉下隔膜组织凸起、非对称性室间隔肥厚等可阻碍人工瓣膜在 LVOT 中的良好落座，并可能并发瓣周漏。沿主动脉 – 二尖瓣幕帘分布的钙化结节也可以使

TAVI 瓣膜释放错位而引起瓣周漏。

在主动脉瓣瓣叶的半月形附着处，左心室流出道的三个叶间纤维三角延伸至窦管交界。这些叶间纤维三角由 Valsalva 窦之间的主动脉壁形成，与周围空间结构都有潜在的联系。与无冠瓣相邻的两个叶间纤维三角也与左右纤维三角、二尖瓣及膜性间隔之间存在纤维连续性[12, 26]。

纤维组织在心室的附着处增厚并形成左纤维三角和右纤维三角，无冠瓣和左冠瓣之间的叶间纤维三角也是该纤维组织的一部分。人工主动脉瓣膜在左心室流出道内放置过低时，可能会损伤二尖瓣前瓣并阻碍其正常功能。右冠瓣和无冠瓣之间的叶间纤维三角与下方的膜性间隔相延续。房室传导束位于肌性室间隔嵴部（通常位于膜性间隔的下缘）。膜性间隔和右纤维三角共同构成心脏的中心纤维体[26, 27]。

"瓣膜释放锚定区域"破裂是 TAVI 术中一种罕见但致命的并发症，主要发生在左心室流出道的环下区域[28]（图 2-6）。

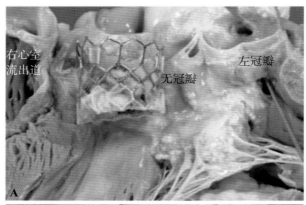

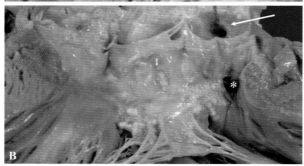

右心室流出道　　无冠瓣　　左冠瓣

▲ 图 2-6　TAVI 术后瓣膜释放区域破裂

A. 切开左心室流出道后，可见 TAVI 瓣膜的释放位置准确，并未损伤左冠瓣、右冠瓣、二尖瓣前瓣及主动脉下膜性间隔等结构，左冠瓣的底部可见主动脉瓣环破裂（探针指向穿孔处）；B. 切除 TAVI 瓣膜后左心室流出道的组织结构：沿主动脉 - 二尖瓣幕帘及左右纤维三角区域内可见大量的钙化结节，左冠瓣的底部可见穿孔（*），位于左冠状动脉开口下方 1cm 处，与 TAVI 中向外侧移位的钙化结节相对应

七、传导系统

房室结位于右心房内的 Koch 三角内，上界为 Todaro 腱，下界为三尖瓣隔瓣叶，后界为冠状窦开口（图 2-3A）。房室结的位置恰好位于膜性间隔相邻的叶间纤维三角顶端的下方，传导束在主动脉瓣的无冠瓣和右冠瓣之间通过。因此，房室结非常接近主动脉瓣下区域和左心室流出道的膜性间隔[1, 29]（图 2-3B）。主动脉瓣病变，尤其是退行性钙化，可导致心脏传导阻滞或心室内传导异常。房室结发出房室束，穿过中心纤维体在室间隔肌部偏左侧走行，此时房室束位于膜性间隔的正下方，并沿着室间隔嵴部继续走行发出左束支[29]。

心脏局部解剖学可以解释 TAVI 术后心脏传导阻滞的发生[30-32]。

TAVI 术后会有 10%～50% 的患者并发需植入心脏起搏器的房室传导阻滞，这种情况最常见于 CoreValve 瓣膜患者（植入过深）[31]（图 2-7）。

图 2-3 显示了主动脉瓣环与传导系统的解剖毗邻关系。

八、二尖瓣

二尖瓣瓣环的退行性钙化常与退行性主动脉瓣狭窄有关，这可能是由 TAVI 术后引起的二尖瓣反流和传导阻滞所致[33-34]。

由 TAVI 所致的二尖瓣并发症首次是在经房间隔路径中发生的，在 TAVI 输送系统通过二尖瓣前瓣的过程中可能会损伤瓣叶，尤其是 TAVI 瓣膜在左心室内的位置较低时，可能会影响二尖瓣前瓣的生理功能[35]。

九、TAVI 手术入路

在各种可能的手术路径中，经股动脉路径是 TAVI 的首选路径。然而，股动脉明显曲折硬化、瓷化主动脉、主动脉局部严重钙化或弯曲、腹主动脉瘤、既往大血管手术史等，是经股动脉路径的禁忌证。对于此类患者，备选路径包括经心尖、经主动脉、经腋动脉或锁骨下动脉、经颈动脉等[36]。与其他手术路径相比，左前肋间切口经心尖和经主动脉路径行 TAVI 对患者的创伤更大。因此，通常用于伴有严重外周血管疾病的患者。

TAVI 围术期脑卒中可由血栓栓塞[37]、感染性心内膜炎[38]、主动脉损伤（如夹层或动脉粥样硬化斑块脱落）、低血压、出血或 TAVI 期间钙化结节脱落等引起。围术期脑卒中的发生与选择何种手术路径无关。

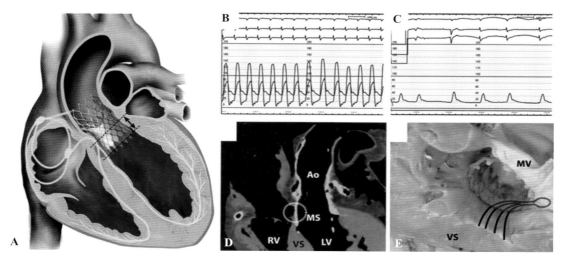

▲ 图 2-7　TAVI 术后医源性房室传导阻滞

A. 左心室流出道内植入 TAVI 瓣膜过深对心脏传导系统的影响解剖示意图；B. 心电图显示右束支传导阻滞及 60mmHg 基线跨瓣压差；C. 心电图显示 TAVI 瓣膜释放后即刻出现完全性房室传导阻滞；D. 尸检切除的患者心脏经电子计算机断层扫描显示：过深置入的 CoreValve 瓣膜与左心室流出道、膜性间隔及室间隔嵴部等结构之间的位置关系，虚线圆圈显示瓣膜框架压迫膜性间隔部分；E. 自瓣膜下方观察左心室流出道的大体解剖所见：人工瓣膜在主动脉瓣下方区域释放后其框架压迫室间隔及左束支的近端分支（虚线）。Ao. 主动脉；LV. 左心室；MS. 隔膜；MV. 二尖瓣；RV. 右心室；VS. 室间隔

就穿刺部位的出血而言，血管相关并发症在 TAVI 患者中最为常见，可导致手术死亡，尤其是伴有严重周围血管疾病的患者。随着 TAVI 输送系统的不断小型化，严重血管损伤有望减少。这项改进 TAVI 输送系统的项目得到了意大利威尼托地区心脑血管病理学注册局的资金支持。

参 考 文 献

[1] Cribier A, Eltchaninoff H, Bash A, Borenstein N, Tron C, Bauer F, Derumeaux G, Anselme F, Laborde F, Leon MB. Percutaneous transcatheter implantation of an aortic valve prosthesis for calcific aortic stenosis: first human case description. Circulation. 2002;106:3006-8.

[2] Basso C, Rizzo S, Thiene G. Anatomy: the pathology of aortic incompetence. In: Schafers J, editor. Current treatment of aortic regurgitation. Bremen: Uni-Med Verlag; 2013. p. 15-31. ISBN: 9783837414066.

[3] Roberts WC, Stoler RC, Grayburn PA, Hebeler RF Jr, Ko JM, Brown DL, Brinkman WT, Mack MJ, Guileyardo JM. Necropsy findings early after transcatheter aortic valve implantation for aortic stenosis. Am J Cardiol. 2013;111:448-52.

[4] Loeser H, Wittersheim M, Puetz K, Friemann J, Buettner R, Fries JW. Potential complications of transcatheter aortic valve implantation (TAVI)-an autopsy perspective. Cardiovasc Pathol. 2013;22:319-23.

[5] Fishbein GA, Schoen FJ, Fishbein MC. Transcatheter aortic valve implantation: status and challenges. Cardiovasc Pathol. 2014;23:65-70.

[6] van Kesteren F, Wiegerinck EM, Rizzo S, Baan J Jr, Planken RN, von der Thüsen JH, Niessen HW, van Oosterhout MF, Pucci A, Thiene G, Basso C, Sheppard MN, Wassilew K, van der Wal AC. Autopsy after transcatheter aortic valve implantation. Virchows Arch. 2017;470:331-9.

[7] Turri M, Thiene G, Bortolotti U, Milano A, Mazzucco A, Gallucci V. Surgical pathology of aortic valve disease. A study based on 602 specimens. Eur J Cardiothorac Surg. 1990;4:556-60.

[8] Roberts WC, Janning KG, Ko JM, Filardo G, Matter GJ. Frequency of congenitally bicuspid aortic valves in patients ≥80 years of age undergoing aortic valve replacement for aortic stenosis (with or without aortic regurgitation) and implications for transcatheter aortic valve implantation. Am J Cardiol. 2012;109:1632-6.

[9] Basso C, Boschello M, Perrone C, Mecenero A, Cera A, Bicego D, Thiene G, De Dominicis E. An echocardiographic survey of primary school children for bicuspid aortic valve. Am J Cardiol. 2004;93:661-3.

[10] Nistri S, Grande-Allen J, Noale M, Basso C, Siviero P, Maggi S, Crepaldi G, Thiene G. Aortic elasticity and size in bicuspid

aortic valve syndrome. Eur Heart J. 2008;29:472–9.

[11] Piazza N, de Jaegere P, Schultz C, Becker AE, Serruys PW, Anderson RH. Anatomy of the aortic valvar complex and its implications for transcatheter implantation of the aortic valve. Circ Cardiovasc Interv. 2008;1:74–81.

[12] Anderson RH. Anatomy: clinical anatomy of the aortic root. Heart. 2000;84:670–3.

[13] Anderson RH, Devine WA, Ho SY, et al. The myth of the aortic annulus: the anatomy of the subaortic outflow tract. Ann Thorac Surg. 1991;52:640–6.

[14] Doddamani S, Bello R, Friedman MA, et al. Demonstration of left ventricular outflow tract eccentricity by real time 3D echocardiography: implications for the determination of aortic valve area. Echocardiography. 2007;24:860–6.

[15] Schoen FJ. Aortic valve structure–function correlations: role of elastic fibers no longer a stretch of the imagination. J Heart Valve Dis. 1997;6:1–6.

[16] Razzolini R, Longhi S, Tarantini G, Rizzo S, Napodano M, Abate E, Fraccaro C, Thiene G, Iliceto S, Gerosa G, Basso C. Relation of aortic valve weight to severity of aortic stenosis. Am J Cardiol. 2011;107:741–6.

[17] Tarantini G, Gasparetto V, Napodano M, Fraccaro C, Gerosa G, Isabella G. Valvular leak after transcatheter aortic valve implantation: a clinician update on epidemiology, pathophysiology and clinical implications. Am J Cardiovasc Dis. 2011;1:312–20.

[18] Himbert D, Pontnau F, Messika–Zeitoun D, et al. Feasibility and outcomes of transcatheter aortic valve implantation in high–risk patients with stenotic bicuspid aortic valves. Am J Cardiol. 2012;110:877–83.

[19] Zhao ZG, Jilaihawi H, Feng Y, Chen M. Transcatheter aortic valve implantation in bicuspid anatomy. Nat Rev Cardiol. 2015;12:123–8.

[20] Muriago M, Sheppard MN, Ho SY, Anderson RH. Location of the coronary arterial orifices in the normal heart. Clin Anat. 1997;10:297–302.

[21] Cavalcanti JS, de Melo NC, deVasconcelos RS. Morphometric and topographic study of coronary ostia. Arq Bras Cardiol. 2003;81:359–62.

[22] Manghat NE, Morgan–Hughes GJ, Marshall AJ, et al. Multidetector row computed tomography: imaging congenital coronary artery anomalies in adults. Heart. 2005;91:1515–22.

[23] Falk V, Baumgartner H, Bax JJ, et al. 2017 ESC/ EACTS Guidelines for the management of valvular heart disease: the Task Force for the Management of Valvular Heart Disease of the European Society of Cardiology (ESC) and the European Association for Cardio–Thoracic Surgery (EACTS). Eur J Cardiothorac Surg. 2017;52:616–64.

[24] Ribeiro HB, Nombela–Franco L, Urena M, Mok M, Pasian S, Doyle D, et al. Coronary obstruction following transcatheter aortic valve implantation: a systematic review. JACC Cardiovasc Interv. 2013;6:452–61.

[25] Jabbour RJ, Tanaka A, Finkelstein A, et al. Delayed coronary obstruction after transcatheter aortic valve replacement. J Am Coll Cardiol. 2018;71:1513–24.

[26] Sutton JPIII, Ho SY, Anderson RH. The forgotten interleaflet triangles: a review of the surgical anatomy of the aortic valve. Ann Thorac Surg. 1995;59:419–27.

[27] Mori S, Tretter JT, Toba T, et al. Relationship between the membranous septum and the virtual basal ring of the aortic root in candidates for transcatheter implantation of the aortic valve. Clin Anat. 2018;31:525–34.

[28] Tarantini G, Basso C, Fovino LN, Fraccaro C, Thiene G, Rizzo S. Left ventricular outflow tract rupture during transcatheter aortic valve implantation: anatomic evidence of the vulnerable area. Cardiovasc Pathol. 2017;29:7–10.

[29] Basso C, Ho Y, Rizzo S, Thiene G. Anatomic and histopathologic characteristics of the conductive tissues of the heart. In: Gussak I, Antzelevitch C, editors. Electrical diseases of the heart. London: Springer; 2013. p. 1–25. ISBN: 9781447148814.

[30] Auffret V, Puri R, Urena M, et al. Conduction disturbances after transcatheter aortic valve replacement: current status and future perspectives. Circulation. 2017;136:1049–69.

[31] Fraccaro C, Buja G, Tarantini G, Gasparetto V, Leoni L, Razzolini R, Corrado D, Bonato R, Basso C, Thiene G, Gerosa G, Isabella G, Iliceto S, Napodano M. Incidence, predictors, and outcome of conduction disorders after transcatheter self–expandable aortic valve implantation. Am J Cardiol. 2011;107:747–54.

[32] Roten L, Wenaweser P, Delacrtaz E, et al. Incidence and predictors of atrioventricular conduction impairment after transcatheter aortic valve implantation. Am J Cardiol. 2010;106:1473–80.

[33] Cortés C, Amat–Santos IJ, Nombela–Franco N, Muñoz–Garcia AJ, Gutiérrez–Ibanes E, De La Torre Hernandez JM, et al. Mitral regurgitation after transcatheter aortic valve replacement. JACC Cardiovasc Interv. 2016;9:1603–14.

[34] Abramowitz Y, Kazuno Y, Chakravarty T, Kawamori H, Maeno Y, Anderson D, et al. Concomitant mitral annular calcification and severe aortic stenosis: prevalence, characteristics and outcome following transcatheter aortic valve replacement. Eur Heart J. 2017;38:1194–203.

[35] Wong DR, Boone RH, Thompson CR, Allard MF, Altwegg L, Carere RG, et al. Mitral valve injury late after transcatheter aortic valve implantation. J Thorac Cardiovasc Surg. 2009;137: 1547–9.

[36] Otto CM, Kumbhani DJ, Alexander KP, Calhoon JH, Desai MY, Kaul S, et al. 2017 ACC expert consensus decision pathway for transcatheter aortic valve replacement in the management of adults with aortic stenosis: a report of the American College of Cardiology Task Force on Clinical Expert Consensus Documents. J Am Coll Cardiol. 2017;69:1313–46.

[37] D'Onofrio A, Rizzo S, Besola L, Isabella G, Rancitelli V, Randi ML, Campello E, Falasco G, Basso C, Thiene G, Gerosa G. Hyperacute valve thrombosis after transapical transcatheter aortic valve replacement in a patient with polycythemia vera. JACC Cardiovasc Interv. 2016;9:1746–7.

[38] Santos M, Thiene G, Sievers HH, Basso C. Candida endocarditis complicating transapical aortic valve implantation. Eur Heart J. 2011;32:2265.

第3章　主动脉瓣狭窄的病理生理学
Pathophysiology of Aortic Valve Stenosis

Gabriele Di Giammarco　Daniele Marinelli　著

程兆云　译　　胡盛寿　校

一、概述

在西方国家中，钙化性主动脉瓣疾病（calcified aortic valve disease，CAVD）是心脏瓣膜病的最常见原因。欧洲心脏调查报告称，一般人群的患病率为 43.1%，其中最常见的原因是退行性疾病（81.9%）。在 70 岁以上的人群中，有 54.3% 的主动脉瓣狭窄患者适合 TAVI 手术[1]。

过去认为，主动脉瓣狭窄（AS）是单纯由于瓣膜退行性改变过程所导致。最近，越来越多的证据表明，瓣膜以外的左心室流出道病变与狭窄程度的发展有关。

二、CAVD 的发病机制

（一）主动脉瓣瓣叶的解剖学研究

主动脉瓣瓣叶的厚度小于 1mm，其表面被内皮细胞覆盖，内部结构由三层组成。

- 心室面，即主动脉瓣瓣叶的心室面。由富含弹性蛋白的纤维组成，以径向和垂直于瓣叶边缘方向的方式排列。
- 动脉面或纤维层，位于瓣叶的主动脉侧，由轴向排列的强力胶原纤维组成。
- 海绵层，位于上述两层之间，由间质细胞、成纤维细胞和富含黏多糖的基质组成的疏松结缔组织构成。

这三层组织赋予了瓣叶柔顺性及韧度特性，保证在收缩期左心室射血时阻力极低，并在舒张期能够支持高主动脉压。

（二）硬化是主动脉瓣的初始改变

主动脉瓣硬化的定义是在超声心动图中发现局灶性瓣叶增厚，并保留未受累瓣叶的活动性；在 64—75 岁的人群中，其发病率接近 25%，而在 84 岁以上的患者中，其发病率上升到 48%[2-4]。

虽然瓣膜硬化在体格检查中可能会出现收缩期杂音，但不会引起血流动力学改变。超声心动图检查发现主动脉瓣流速通常低于 2.5m/s。

AS 的过程很复杂，并且涉及许多不同的机制，如表 3-1 所示。

在兔高胆固醇血症模型中，主动脉瓣硬化与进行性的脂质沉积、内皮破坏、结缔组织修复及调骨素的存在和炎性细胞的浸润等有关[5]。Otto 等发现了粥样硬化与 AS 存在某些相似之处，在人主动脉瓣的尸检标本上（包含疾病进展的不同阶段）发现了基底膜破裂、基底膜和弹力层之间的增厚、脂质在细胞内外的浸润等。同时，他们还发现两者在平滑肌细胞的数量和钙化进程上有明显不同，这也说明两种病理过程有重大差异[6]。

表 3-1　主动脉瓣硬化、钙化的机制及危险因素

- 年龄
- 粥样硬化的危险因素
  - 高血压
  - 血脂异常
  - 吸烟
  - 代谢综合征
- 脂质堆积
- 炎症
- 氧化过程
- 基因突变
- 机械应力
- 钙代谢改变

炎症在 AS 的发展中也起着至关重要的作用。在主动脉瓣标本中，一些学者证明了 T 淋巴细胞浸润及非泡沫巨噬细胞和泡沫巨噬细胞的存在[7, 8]。由于基质金属蛋白酶 -1 的活性增加和细胞钙化进程加快，导致可溶性炎症介质如白介素 -1β 和转化生长因子 -β1 在 AS 和 CAVD 中过表达，从而引起细胞外基质重构，最终导致细胞凋亡[9, 10]。

血管紧张素转化酶和血管紧张素 Ⅱ 也在主动脉瓣病变的过程中过表达，表明慢性炎症过程用正反馈机制增加钙化[11]。

支持 AS 的炎性起源的另一个因素是细胞间黏附分子 1（ICAM-1）、血管细胞黏附分子 1（VCAM-1）和内皮选择素（E-selectin）的过表达[12]。

二瓣化主动脉瓣的特征是瓣叶上受到的剪切应力增加。人们发现，二瓣化主动脉瓣的钙化更为迅速，这也验证了机械应力对于促进主动脉瓣叶病理变化的作用，尽管患有主动脉瓣二瓣化畸形的患者也可能具有钙化遗传易感性[13]。

有文献报道，主动脉瓣钙化与高血压及主动脉根部僵硬具有相关性，这可能导致瓣膜机械应力的增加[14]。

如前所述，粥样硬化和主动脉瓣硬化的发病机制存在部分相似性。CAVD 患者通常也有血管动脉粥样硬化相同的危险因素，如高血压、血脂异常、吸烟、糖尿病和代谢综合征[15-17]。此外，在临床中也经常见到罹患 CAVD 的患者并没有并发系统性和（或）冠状动脉粥样硬化的表现。

Miller 等证实了氧化过程在主动脉瓣膜钙化患者中是增加的，并且与未耦合的一氧化氮合成酶活性有关。因此他们提出，主动脉瓣狭窄与动脉狭窄相比其氧化进程差异很大[18]。

遗传因素对于形成 AS 和 CAVD 的影响表现为信号转录调节因子 NOTCH-1 的突变[19]，它与主动脉瓣二瓣化畸形的钙化和各种主动脉瓣发育畸形相关。

（三）从 AS 进展到 CAVD

从 AS 到 CAVD 和严重主动脉瓣狭窄的进展速度很少有前瞻性研究报道。在其中一项招募超过 2000 名患者的最大型研究中，从 AS 到主动脉瓣狭窄的进展率为 16%，其中轻度狭窄为 10.5%，中度狭窄为 3%，重度狭窄为 2.5%。从诊断出 AS 到瓣膜狭窄的平均时间为 8 年[20]。

从瓣膜硬化发展到瓣膜狭窄的最重要的决定因素是钙盐的沉积。它导致瓣叶运动减退，进而使得跨瓣压差增加。

钙在瓣叶中的积累受到成骨细胞和一系列钙化前体介导的骨化机制的促进，最终导致软骨和骨组织存在于瓣膜中[21]，这在手术切除的主动脉瓣小叶的组织学检查中可以看到。

（四）主动脉瓣狭窄的血流动力学

主动脉瓣狭窄的进展可以通过跨瓣流速和有效几何面积进行评估。根据流速随访报道，从最初明确诊断开始，主动脉瓣狭窄的血流动力学进展速率为每年 0.3m/s，主动脉瓣面积减少 0.1cm^2。主动脉瓣狭窄进展的决定因素尚未得到很好的阐明，因为许多研究都是回顾性的。老年、男性、高血压、高体重指数、慢性肾病、钙代谢异常、

主动脉瓣膜初始面积、超声心动图上是否存在瓣膜钙化及 CT 扫描都是疾病进展和不良事件发生率的预测指标[22, 23]。

主动脉瓣狭窄的进展是产生左心室压力超负荷并由此导致心肌肥厚和纤维化的关键因素。

三、左心室肥厚

由主动脉瓣狭窄产生的压力超负荷引起左心室向心性肥厚，其特征是肌节平行复制，并导致室壁厚度增加。此过程的主要目的是将心肌的最大收缩张力维持在正常范围内，以保持左心室的收缩力[24]。

但是，有大量证据表明，由主动脉瓣狭窄导致的心肌肥厚最终是一种不良的适应过程。

Framingham 研究最早证明了心肌肥厚与心力衰竭发生率的相关性[25]。

左心室流出道梗阻程度相同的患者，其左心室肥厚程度却不相同。

这可能是左心室流出道梗阻程度相同的情况下，临床表现却不尽相同的原因。

目前已非常明确的是，左心室流出道梗阻的程度和左心室肥厚没有直接相关性，这可能提示有其他因素，如体液、行为和遗传性相关因素，也都参与到左心室对相同梗阻程度下不同反应的机制当中[26-28]（表 3-2）。

表 3-2　除主动脉瓣狭窄外影响
左心室肥厚程度的因素

- 年龄
- 男性
- 肥胖
- ACE 基因多态性
- 系统性高血压
- 动脉硬化进展

梗阻程度与左心室肥厚没有直接相关性的现

象，最初由经胸超声心动图发现，最近磁共振技术也证实了这一点。Dweck 等对 91 例单纯主动脉瓣狭窄患者进行磁共振分析，结果显示阻塞程度与左心室肥厚的程度和类型无关，而且他们还发现，一些主动脉瓣狭窄的患者还有另外一种类型的心肌肥厚，表现为非对称性，不同于典型的向心性特征[29]。

一些遗传因素在心肌肥厚的发生及发展中发挥重要作用。研究表明，在相同程度梗阻的情况下，存在血管紧张素转化酶基因多态性是造成更明显肥厚的原因。据报道，I/D 多态性与左心室质量的变化有关[30]。

同时存在的高血压和动脉后负荷增加，在左心室肥厚的发展中至关重要。

在"辛伐他汀和依折麦布与主动脉瓣狭窄研究"的子研究中，Riek 等证明了在无症状的主动脉瓣狭窄患者中高血压与左心室重构的关系。作者测量了左心室质量、直径、室壁厚度、肥厚程度和其他功能参数，证明了高血压是影响左心室几何形状、增加左心室质量、室壁厚度和肥厚发病率的因素[31]。

主动脉瓣狭窄患者的动脉顺应性下降是一个普遍现象，因为这些患者往往是老年人，受系统性高血压、糖尿病等导致动脉硬化因素的影响。

Briand 等研究了动脉顺应性降低对主动脉瓣狭窄患者出现左心室后负荷增加的影响。考虑到后负荷增加的两个因素（主动脉瓣狭窄和动脉顺应性降低），他们计算了瓣膜 - 动脉阻力（Z_{va}）。在多变量分析中，对后负荷增加和左心室功能降低（表现为左心室射血分数降低）唯一的血流动力学预测因素是瓣膜 - 动脉阻力，这个预测比值为 4.2（1.7～10.3）[32]。

瓣膜 - 动脉阻力的增加会影响主动脉瓣狭窄患者的预后。Hachicha 等在一项 4 年的随访研究中发现，无论是否进行主动脉瓣膜置换术，Z_{va} 值大于 3.5 的患者与 Z_{va} 值较低的患者相比，预后较差[33]。

左心室高度肥厚是患者预后不良的一个重要的危险因素。Cioffi 等清楚地表明，无症状主动脉瓣狭窄患者如果左心室过度肥厚（左心室体积大于预期的 10%）是评估预后不良的一个重要的判断标准（Exp b=3.08，CI 1.65～5.73），并独立于糖尿病、跨主动脉瓣峰值压差和瓣膜钙化程度等因素之外。在左心室肥厚患者中，左心室肥厚严重者发生不良事件的风险比左心室肥厚不严重者高 4.5 倍[34]。

严重的左心室肥厚患者的不良结局往往与发生心室扩张和临床心力衰竭有关。

总之，AS 患者的左心室重构只是部分地由瓣膜狭窄的严重程度引起，还有许多其他的因素影响着心室对后负荷增加的反应。

四、主动脉瓣狭窄时左心室功能从肥厚到扩张的演变

随着疾病的进展和左心室后负荷的增加，通过一个包括细胞凋亡、心肌纤维化和缺血事件等的复杂过程，最终演变为左心室扩张（表 3-3）。

表 3-3　从心室肥厚到扩张的决定因素

- 细胞凋亡
- 氧供失衡
- 心肌缺血
- 心肌纤维化

这个阶段与主动脉瓣狭窄的症状相一致，往往导致预后不良、不良事件增加。

据报道，肥厚性心肌细胞凋亡可导致每年 5%～10% 的心肌损失，超过了心肌细胞再生的数量，最终导致心肌净损失[35]。Cheng 等证明心

肌细胞张力的增加使得凋亡率增加 21 倍[36]。此外，他们还发现，随着氧化应激的增加，心肌收缩力相应降低。另一个重要的促凋亡刺激因子是血管紧张素 II。心肌张力可直接刺激血管紧张素 II 的释放。此外，血管紧张素 II 本身会激活 p53，增加心肌细胞凋亡。使用 AT-1 受体拮抗药可阻断细胞凋亡过程[37]。

左心室功能障碍的另一个机制是存在心肌缺血，这是由于室壁张力增加、毛细血管密度降低和需氧量增加造成的。

众所周知，在生理性肥厚中，增加的肌肉质量和毛细血管网络存在恒定的常数，从而维持正常的心肌灌注速度。在病理性肥厚中，如在主动脉瓣狭窄的情况下，毛细血管的生长速率（毛细血管网络与心肌细胞的距离平行增加）不足以满足心肌需氧量的增加，从而导致心肌受损[38]。

在主动脉瓣狭窄患者，凋亡通路和缺血事件相关的细胞丢失是左心室心肌纤维化不断增加的原因，已有报道清楚地证明了心肌间质纤维组织增加[39,40]。

纤维化增加的机制是基于心肌成纤维细胞和肌成纤维细胞增强了 I 型和 III 型胶原的合成，基质金属蛋白酶没有改变或减少 I 型和 III 型胶原的降解[41]。心肌的机械性过度拉伸在 I 型胶原蛋白的产生增加和胶原酶活性的降低中发挥了作用，这最终趋向纤维化增加[42]。

在最近的一篇论文中，Treibel 等评估了 133 例严重主动脉瓣狭窄患者的术中左心室活检标本的心肌纤维化，还利用磁共振技术评估延期钆增强显像并量化细胞外基质容积分数。所有测量结果均显示存在三种类型的心肌纤维化，即心内膜纤维化、微瘢痕（主要在心肌内膜下）、弥漫性间质纤维化。他们还阐明，使用延期钆增强显像技术和量化细胞外基质容积分数的多参数评

估，可以充分预判患者术后左心室功能恢复顺利
与否[43]。

五、结论

了解主动脉瓣疾病进展和钙化的机制，可能
为发现新的治疗靶点提供新起点，以期能够降低
病患率、优化外科手术或经导管主动脉瓣植入的
时机，改善患者的预后。

声明

利益冲突披露：无披露。

参 考 文 献

[1] Iung B. A prospective survey of patients with valvular heart disease in Europe: The Euro Heart Survey on valvular heart disease. Eur Heart J [Internet]. 2003;24(13):1231–43. http://eurheartj.oxfordjournals. org/content/24/13/1231.long

[2] Lindroos M, Kupari M, Heikkilä J, Tilvis R. Prevalence of aortic valve abnormalities in the elderly: an echocardiographic study of a random population sample. J Am Coll Cardiol. 1993;21(5):1220–5.

[3] Stewart BF, Siscovick D, Lind BK, Gardin JM, Gottdiener JS, Smith VE, et al. Clinical factors associated with calcific aortic valve disease. J Am Coll Cardiol. 1997;29(3):630–4.

[4] Otto CM, Lind BK, Kitzman DW, Gersh BJ, Siscovick DS. Association of aortic–valve sclerosis with cardiovascular mortality and morbidity in the elderly. N Engl J Med [Internet]. 1999;341(3):142–7. http://www. nejm.org/doi/abs/10.1056/NEJM199907153410302

[5] Cimini M, Boughner DR, Ronald JA, Aldington L, Rogers KA. Development of aortic valve sclerosis in a rabbit model of atherosclerosis: an immunohistochemical and histological study. J Heart Valve Dis. 2005;14(3):365–75.

[6] Otto CM, Kuusisto J, Reichenbach DD, Gown AM, O'Brien KD. Characterization of the early lesion of "degenerative" valvular aortic stenosis: histological and immunohistochemical studies. Circulation. 1994;90(2):844–53.

[7] Wallby L, Janerot–Sjöberg B, Steffensen T, Broqvist M. T lymphocyte infiltration in non–rheumatic aortic stenosis: a comparative descriptive study between tricuspid and bicuspid aortic valves. Heart [Internet]. 2002;88(4):348–51. http://www.pubmedcentral.nih. gov/articlerender.fcgi?artid=1767380&tool=pmcentrez&rendertype=abstract

[8] Olsson M, Rosenqvist M, Nilsson J. Expression of HLA–DR antigen and smooth muscle cell differentiation markers by valvular fibroblasts in degenerative aortic stenosis. J Am Coll Cardiol. 1994;24(7):1664–71.

[9] Kaden JJ, Dempfle CE, Grobholz R, Tran HT, Kilic R, Sarikoc A, et al. Interleukin–1 beta promotes matrix metalloproteinase expression and cell proliferation in calcific aortic valve stenosis. Atherosclerosis [Internet]. 2003;170(2):205–11. http://www. ncbi. nlm.nih.gov/entrez/query.fcgi?cmd=Retrieve&db=PubMed&dopt=Citation&list_uids=14612199%5Cn http://www.

sciencedirect.com/science/article/pii/ S0021915003002843

[10] Jian B, Narula N, Li QY, Mohler ER, Levy RJ. Progression of aortic valve stenosis: TGF–β1 is present in calcified aortic valve cusps and promotes aortic valve interstitial cell calcification via apoptosis. Ann Thorac Surg. 2003;75(2):457–65.

[11] Helske S, Lindstedt KA, Laine M, Mäyränpää M, Werkkala K, Lommi J, et al. Induction of local angiotensin II–producing systems in stenotic aortic valves. J Am Coll Cardiol. 2004;44(9):1859–66.

[12] Ghaisas NK, Foley JB, O'Briain DS, Crean P, Kelleher D, Walsh M. Adhesion molecules in nonrheumatic aortic valve disease: endothelial expression, serum levels and effects of valve replacement. J Am Coll Cardiol [Internet]. 2000;36(7):2257–62. http://www.sciencedirect.com/science/article/pii/ S0735109700009980

[13] Weinberg EJ, Kaazempur Mofrad MR. A multiscale computational comparison of the bicuspid and tricuspid aortic valves in relation to calcific aortic stenosis. J Biomech. 2008;41(16):3482–7.

[14] Robicsek F, Thubrikar MJ, Fokin AA. Cause of degenerative disease of the trileaflet aortic valve: review of subject and presentation of a new theory. Ann Thorac Surg. 2002;73: 1346–54.

[15] Stritzke J, Linsel–Nitschke P, Markus MRP, Mayer B, Lieb W, Luchner A, et al. Association between degenerative aortic valve disease and long–term exposure to cardiovascular risk factors: results of the longitudinal population–based KORA/MONICA survey. Eur Heart J. 2009;30(16):2044–53.

[16] Stewart BF, Siscovick D, Lind BK, Gardin JM, Gottdiener JS, Smith VE, et al. Clinical factors associated with calcific aortic valve disease. Cardiovascular Health Study. J Am Coll Cardiol [Internet]. 1997;29(3):630–4. http://www.ncbi.nlm. nih.gov/pubmed/9060903 .

[17] Olsen MH, Wachtell K, Bella JN, Gerdts E, Palmieri V, Nieminen MS, et al. Aortic valve sclerosis relates to cardiovascular events in patients with hypertension (a LIFE substudy). Am J Cardiol. 2005;95(1): 132–6.

[18] Miller JD, Chu Y, Brooks RM, Richenbacher WE, Peña–Silva R, Heistad DD. Dysregulation of antioxidant mechanisms contributes to increased oxidative stress in

calcific aortic valvular stenosis in humans. J Am Coll Cardiol. 2008;52(10):843–50.

[19] Garg V, Muth AN, Ransom JF, Schluterman MK, Barnes R, King IN, et al. Mutations in NOTCH1 cause aortic valve disease. Nature. 2005;437(7056):270–4.

[20] Cosmi JE, Kort S, Tunick PA, Rosenzweig BP, Freedberg RS, Katz ES, et al. The risk of the development of aortic stenosis in patients with "benign" aortic valve thickening. Arch Intern Med [Internet]. 2002;162(20):2345. http://archinte.jamanetwork.com/ article.aspx?doi=10.1001/archinte.162.20.2345

[21] Mohler ER, Gannon F, Reynolds C, Zimmerman R, Keane MG, Kaplan FS. Bone formation and inflammation in cardiac valves. Circulation. 2001;103(11):1522–8.

[22] Freeman RV, Otto CM. Spectrum of calcific aortic valve disease: pathogenesis, disease progression, and treatment strategies. Circulation. 2005;111:3316–26.

[23] Clavel M–A, Pibarot P, Messika–Zeitoun D, Capoulade R, Malouf J, Aggarval S, et al. Impact of aortic valve calcification, as measured by MDCT, on survival in patients with aortic stenosis results of an international registry study. J Am Coll Cardiol. 2014;64:1202–13.

[24] Grossman W, Jones D, McLaurin LP. Wall stress and patterns of hypertrophy in the human left ventricle. J Clin Invest. 1975;56(1):56–64.

[25] Levy D, Garrison RJ, Savage DD, Kannel WB, Castelli WP. Prognostic implications of echocardiographically determined left ventricular mass in the Framingham Heart Study. N Engl J Med [Internet]. 1990;322(22):1561–6. http://www.ncbi.nlm.nih.gov/pubmed/2139921

[26] Salcedo EE, Korzick DH, Currie PJ, Stewart WJ, Lever HM, Goormastic M. Determinants of left ventricular hypertrophy in patients with aortic stenosis. Cleve Clin J Med. 1989;56(6):590–6.

[27] Kupari M, Turto H, Lommi J. Left ventricular hypertrophy in aortic valve stenosis: preventive or promotive of systolic dysfunction and heart failure? Eur Heart J. 2005;26(17):1790–6.

[28] Gunther S, Grossman W. Determinants of ventricular function in pressure–overload hypertrophy in man. Circulation. 1979;59(4):679–88.

[29] Dweck MR, Joshi S, Murigu T, Gulati A, Alpendurada F, Jabbour A, et al. Left ventricular remodeling and hypertrophy in patients with aortic stenosis: insights from cardiovascular magnetic resonance. J Cardiovasc Magn Reson [Internet]. 2012;14(1):50. http://www. pubmedcentral.nih.gov/articlerender.fcgi?artid=3457907&tool=pmcentrez&rendertype=abstract

[30] Orlowska–Baranowska E, Placha G, Gaciong Z, Baranowski R, Zakrzewski D, Michalek P, et al. Influence of ACE I/ D genotypes on left ventricular hypertrophy in aortic stenosis: genderrelated differences. J Heart Valve Dis [Internet]. 2004;13(4):574–81. http://www.ncbi.nlm.nih.gov/pubmed/15311863.

[31] Rieck AE, Cramariuc D, Staal EM, Rossebø AB, Wachtell K, Gerdts E. Impact of hypertension on left ventricular structure in patients with asymptomatic aortic valve stenosis (a SEAS substudy). J Hypertens. 2010;28(2):377–83.

[32] Briand M, Dumesnil JG, Kadem L, Tongue AG, Rieu R, Garcia D, et al. Reduced systemic arterial compliance impacts significantly on left ventricular afterload and function in aortic stenosis: implications for diagnosis and treatment. J Am Coll Cardiol. 2005;46(2):291–8.

[33] Hachicha Z, Dumesnil JG, Pibarot P. Usefulness of the valvuloarterial impedance to predict adverse outcome in asymptomatic aortic stenosis. J Am Coll Cardiol. 2009;54(11):1003–11.

[34] Cioffi G, Faggiano P, Vizzardi E, Tarantini L, Cramariuc D, Gerdts E, et al. Prognostic effect of inappropriately high left ventricular mass in asymptomatic severe aortic stenosis. Heart. 2011;97(4):301–7.

[35] Bishopric NH, Andreka P, Slepak T, Webster KA. Molecular mechanisms of apoptosis in the cardiac myocyte. Curr Opin Pharmacol. 2001;1(2): 141–50.

[36] Cheng W, Li B, Kajstura J, Li P, Wolin MS, Sonnenblick EH, et al. Stretch–induced programmed myocyte cell death. J Clin Invest. 1995;96(5):2247–59.

[37] Pierzchalski P, Reiss K, Cheng W, Cirielli C, Kajstura J, Nitahara JA, et al. p53 induces myocyte apoptosis via the activation of the renin–angiotensin system. Exp Cell Res. 1997;234(1):57–65.

[38] Camici PG, Olivotto I, Rimoldi OE. The coronary circulation and blood flow in left ventricular hypertrophy. J Mol Cell Cardiol. 2012;52:857–64.

[39] Anderson KR, Sutton MGSJ, Lie JT. Histopathological types of cardiac fibrosis in myocardial disease. J Pathol. 1979;128(2):79–85.

[40] Krayenbuehl HP, Hess OM, Monrad ES, Schneider J, Mall G, Turina M. Left ventricular myocardial structure in aortic valve disease before, intermediate, and late after aortic valve replacement. Circulation. 1989;79(4):744–55.

[41] Berk BC, Fujiwara K, Lehoux S. ECM remodeling in hypertensive heart disease. J Clin Investig. 2007;117:568–75.

[42] Bishop JE, Lindahl G. Regulation of cardiovascular collagen synthesis by mechanical load. Cardiovasc Res. 1999;42(1): 27–44.

[43] Treibel TA, López B, González A, Menacho K, Schofield RS, Ravassa S, et al. Reappraising myocardial fibrosis in severe aortic stenosis: an invasive and non–invasive study in 133 patients. Eur Heart J [Internet]. 2017. https://academic.oup.com/eurheartj/article–lookup/doi/10.1093/eurheartj/ ehx353

第4章 经导管主动脉瓣植入术的预测计算模型
Predictive Computational Models of Transcatheter Aortic Valve Implantation

Simone Morganti　Michele Conti　Alessandro Reali　Ferdinando Auricchio　**著**

程兆云 **译**　胡盛寿 **校**

一、概述

在过去的 10 年里，计算工具越来越广泛地应用于经导管主动脉瓣植入手术的虚拟模拟。原因有两个：①从医学角度来看，TAVI 不仅是适合于那些无法接受外科手术患者的微创技术，而且即使是在外科高或中风险患者中也是一种很有前途的解决方案[1-4]；②从工程学的角度来看，计算工具和仿真技术正变得越来越强大，可以在很短时间内逼真地虚拟再现真实的、甚至非常复杂的手术过程。

计算机模拟 TAVI，实际上能够针对特定的患者在装置植入后的形态做出可靠的预测，这也是该类创新性技术大获成功的主要原因。特别是微创治疗（不是开胸），模拟结果会让医疗团队有可能探究到其他方法不可能观察到的方面和细节，但重中之重的是，模拟结果可能就是对手术结果的预测，这才是工具巨大潜力的真实体现。显然，计算模型需要准确、可靠和稳健，以恰当地反映现实情况，并为治疗实施者提供正确的方案。

为了满足这种准确、可靠和稳健性的要求，计算模型必须兼顾患者特定的解剖细节、动脉的特征（如弹性）、条件（即如此精密的装置如何与周围的结构实现运动学上的固定）、作用在组织结构上的负荷等。

所有这些条件特征数据都可以转化为数学方程，旨在模拟特定的物理现象。在一般的微分方程中，它们过于复杂，无法用经典的解析方法求解。因此，人们引入了数值方法，让计算机以近似的方式求解这些方程。目前，有限单元法（finite element method，FEM）无疑是在这一背景下最为流行和应用最广泛的技术[5-7]。

简单地说，有限单元法就是把所研究的区域细分为更小的部分（称为有限单元），然后对每个单元进行近似性（通常是多项式）分析。为了明确起见，图 4-1 总结了以主动脉瓣（健康的或病变的）为例，用有限单元法预测其舒张期性能所需的主要数据成分。

对于这种例子，TAVI 计算机模型必须考虑更复杂的、已知会显著影响置入后最终结果的其他因素（除了上述所说的数据内容外），如钙化的位置和大小，同时还有拟置入瓣膜的几何形状和材料成分。此外，扩张过程必须通过模拟相应的毗邻条件及对模型进行加载负荷才能得以真实再现。

如前所述，如果所有这些方面都能被虑及并正确建模，那么计算机有限单元法模拟可能会预

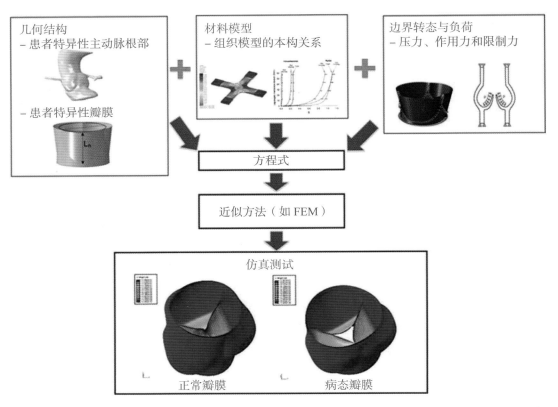

▲ 图 4-1　通过有限单元法（FEM）获得主动脉瓣膜性能预测的近似求解过程所需要的主要条件内容

健康和患病瓣膜的模拟预测图像改编自参考文献 [8]

测出经导管瓣膜置换的治疗前景。

特别是在实施 TAVI 手术操作过程中确实可能出现某些并发症，这种情况可以通过使用虚拟模拟工具来进行预测，并有望在设计手术方案时应用该技术，从而避免这些并发症。此外，特别是相对于复杂的流体 - 组织结构相互作用方面，那些简单化的结构分析在结果预测方面的功能更显强大。

举例来说，与植入后逆行血流相关的血流动力学并发症——瓣周漏和瓣中漏，可以通过简单的结构模拟来相当准确地预测植入瓣叶在舒张期可能存在的孔隙（瓣中漏），或装置边缘与患者的根部结构之间存在的孔隙（瓣周漏）。

只需观察植入装置的模拟形状，即可轻松评估冠状动脉阻塞和装置变形。同时，可以简单地进行应力计算，以测量植入瓣膜在患者组织上的作用力（预测可能的损伤或炎症过程）或传导损伤的风险（通过评估应力大小和瓣环下的位置）。

在本章中，我们先对文献进行综述，然后重点阐述有限单元分析法在 TAVI 中的两种装置进行单纯结构分析方面的应用：一种是球囊扩张装置，一种是自膨胀装置。因此，本章的目的是用真实的案例展示计算工具在捕获植入设备的真实工作状态，以及预测植入的人工瓣膜术后性能方面的真实能力。

二、文献综述的计算模型

如图 4-2 所示，在过去 10 年中，关于 TAVI 有限单元模拟的出版文献数量不断增加。关于这个主题的主要出版文献的详尽摘要可以在参考文献 [9] 中找到。

从 Dwyer 等[10] 发表的第一篇旨在描述能够导致人工瓣迁移的心脏射血力的文章开始，陆续一些使用患者特征性数据的文章也被报道出来。在此我们回想到由 Sirois 等[11] 推出的第一项使用患者数据（来自一名 68 岁男性）进行的研究。TAVI 的流程比较复杂，其主要步骤可归纳为装置的压缩、定位和扩张。此外，前面列出的每一个步骤都涉及一些重要的物理现象，如对由非线性变形材料制成的复杂形状装置的强力压缩或该装置扩开时与局部组织和钙化物的相互

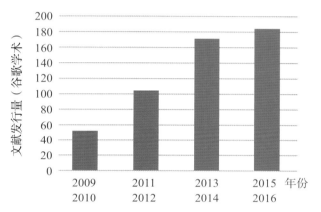

▲ 图 4-2　使用"谷歌学术"检索到的文献数量（以 2 年为周期分组）

关键词为"TAVI 有限单元"

作用。因此，许多作者把他们的工作集中在整个 TAVI 过程的某些特定方面。如，Wang 等[12] 只专注于球囊扩张装置在特定患者的经医学图像重建后的主动脉根部的释放问题。与其相似的是，Gunning 等[13] 利用一个特定病例分析了自膨胀瓣膜展开后生物瓣瓣叶变形现象。为了简单起见，一些作者在他们的数据研究中只考虑支架：Schievano 等[14] 和 Capelli 等[15] 提出了一种基于有限单元分析的方法，在经皮肺动脉瓣植入计划中提供信息并帮助临床医师。在这些工作中，使用刚性单元分析对锚定部位进行了简化，同时忽略了瓣膜的存在。相反，其他许多研究集中在瓣叶上而不考虑支架：如 Smuts 等[16] 通过 FEA 开发了不同的经皮主动脉瓣几何形状的新概念，而 Sun 等[17] 研究了不对称经导管植入技术对生物瓣膜的影响。值得一提的是，Auricchio 等[18] 提出了一种循序渐进的策略，来模拟由金属框架和生物瓣叶组成的真实瓣膜模型从压缩到扩张的整个植入过程（图 4-3）。

Capelli 等[19] 通过患者特征性分析探讨了那些微创入路临界性病例在形态学上接受 TAVI 的可行性。Tzamtzis 等[20] 比较了自膨胀瓣膜

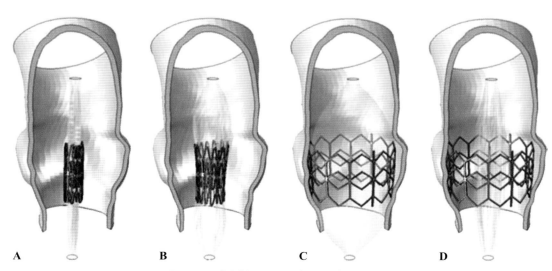

▲ 图 4-3　球囊扩张和支架打开锚定的不同状态

A. 初始形状；B. 球囊开始扩张支架；C. 球囊完全扩张，支架完全展开；D. 球囊放气后的最终形状（引自参考文献 [18]）

（即 Medtronic CoreValve）和球囊扩张瓣膜（即 Edwards Sapien 瓣膜）产生的径向力。Gessat 等[21]也研究了自膨胀瓣膜的径向力，他们研发了一种通过对植入装置后期成像计算测量这种径向力的新方法。

下面将详细描述有限单元方法在模拟 TAVI 和获得预测指标等方面的应用，它们在进行治疗决策时具有潜在价值。下面几节的目的是阐述计算工具的潜力和能力，重点是自膨胀瓣膜和球囊扩张瓣膜两种不同的装置。

三、球囊扩张装置的应用

本节我们将重点介绍一种目前可用的，并且可能是最著名的一种经皮主动脉瓣瓣膜，即 Edwards Sapien 球囊扩张瓣膜。它的基本构造是三个生物瓣叶缝合在钴铬合金支架内，细节见参考文献 [22]。

我们采用结构有限单元分析法对 2 例经导管主动脉瓣植入的临床病例进行讨论。我们将重点分析患者自身主动脉瓣的解剖性特征对 Edwards Sapien XT 球囊扩张装置术后性能的影响。对 2 例患者的应力分布、几何变化、瓣叶对合值和瓣周漏的风险等进行计算和评估。最后，将获得的计算数值结果与术后在体测量结果进行比较，旨在证明所提出的模拟策略是预测 TAVI 临床相关问题的一种有价值的工具。本文提出了一种基于计算机仿真 TAVI 程序虚拟设计技术，以提高操作技术的有效性，并为决策过程提供支持。

（一）临床病例

回顾性选择 2 名接受 TAVI 治疗的患者。第 1 例患者 TAVI 术后结果良好，而第 2 例患者术后超声心动图和造影显示有瓣周漏。2 例患者都允许在两种完全不同的情形下对工程模型模拟

进行测试。患者分别为 83 岁和 84 岁，均为男性，术前患有严重的并发症，包括心外动脉病变和冠状动脉疾病，并已接受支架植入术和冠状动脉旁路移植术。对每个选择接受 TAVI 的患者都进行超声心动图、CT 扫描和冠状动脉造影分析。2 名患者在杂交手术室接受 TAVI 治疗，均选择经主动脉路径。全身麻醉，诱发室性心动过速（180～190 次 /min），使心脏几乎静止。在血管造影下，使用 20mm Edwards 可扩张球囊进行瓣膜预扩张，然后进行瓣膜输送和导管撤离(表 4–1)。

表 4–1　手术数据

	患者 1	患者 2
TAVI 手术日期	2010-01-25	2011-08-19
入路	经心尖	经心尖
麻醉	全麻	全麻
瓣膜	Edwards Sapien XT 26	Edwards Sapien XT 26
总手术时间（min）	140	90
对比剂用量（ml）	430	130
透视时间（min）	8	9

TAVI 手术很成功。在手术室进行了血管造影和超声心动图检查：2 例患者的跨主动脉瓣压差均正常，但患者 2 有轻微的瓣周漏。患者 1 的治疗无特殊，于术后第 9 天出院。患者 2 有严重脑卒中，在 ICU 滞留时间较长，于瓣膜植入术后第 28 天出院转到一家康复医院。

2 例患者均在出院前接受超声心动图检查。只有患者 2 出现了瓣周漏。

患者 1 在 TAVI 术后 1、6、12、24、36 和 46 个月时接受了临床和超声心动图随访。跨瓣压差仍有下降，瓣内反流未加重，未见瓣周漏。患者 2 在康复中心治疗后神经系统状况得到改善，但术后 3 个月死于急性肺炎。在术后 1 个月的超声心动图随访中，跨瓣压差无变化，但仍有轻度

瓣周漏。

（二）材料与方法的有限单元分析

所采用的模拟经导管主动脉瓣植入的计算框架大致可以分为四个主要步骤。

- 步骤 1：医学图像处理。
- 步骤 2：创建适合分析的模型。
- 步骤 3：执行重现整个临床过程所需的所有分析。
- 步骤 4：对模拟结果进行后处理，并与随访数据进行对比。

步骤 1：医学图像处理。术前在圣马特奥（意大利帕维亚）的 IRCCS 家庭诊所使用双源计算机断层扫描仪（Somatom Definition，德国福希海姆西门子医疗公司）进行 CT 检查。注射碘对比剂以获得增强图像。心脏 CT 扫描的主要参数为：扫描方向，头足；切片厚度，0.6mm；螺距系数，0.2；球管电压，120kV。

使用 ITK-Snap v2.4 对 CT 数据集进行处理[23]。具体来说，利用软件的对比度增强、裁剪和分割功能，从整个重建体中提取出特定的分析区域（即从左心室流出道到窦管交界的主动脉根部范围）。使用不同的 Hounsfield 单位阈值，可以从周围的健康组织中分辨出钙化成分，并从位置和大小两方面对其进行评估。提取出分割区域后，我们输出主动脉腔和钙沉积作为立体光刻（STL）文件。利用 2D 超声波技术可以看到主动脉瓣瓣叶。使用 Prosound Alpha 10 机器（ALOKA，日本东京）测量特定的瓣叶尺寸，特别是瓣叶游离缘的长度。

步骤 2：适合分析的模型。本节我们描述获得适合分析的模型的方法和过程，包括钙化的自体主动脉瓣和植入装置。

自体主动脉瓣模型：获得的主动脉根部 STL 文件用 Matlab（The Mathworks Inc.，美国麻省纳蒂克）进行处理，该程序能够设定一组曲线，类似于主动脉腔的截面轮廓，利用这些曲线自动生成主动脉根部周壁的容积模型，最终导入 Abaqus CAE 软件（Simulia，Dassáult Systems，美国罗得岛州）进行有限单元分析设置。通过 STL 文件处理得到的主动脉根部几何模型是 TAVI 有限单元分析的起点。需要说明的是，我们不仅生成了主动脉壁，还生成了自体实际的瓣叶，从而获得一个完整和真实的模型进行模拟（见参考文献 [22]）。

图 4-4 显示了患者 1 的主动脉根部模型，包括主动脉壁、自体瓣叶和钙化斑块等。该模型与医学图像三维重建结果的叠加具有良好的对应关系，特别是图 4-4B 和 C 是通过模拟主动脉瓣关闭而获得的实际主动脉瓣关闭模型，它突出显示了真实患者的斑块和钙化壳元素部位上的高度一致性。

为了简单起见，我们假设自体主动脉组织材料是各向同性和均质的，如参考文献 [19]、[24] 所给出的假设那样。特别是，一个几乎不可压缩的简化多项式形式，校准了从人类样本中获得的每个单叶和窦的实验数据[25]，被用来重现材料特性。假设主动脉壁和原瓣叶厚度均匀，分别为 2.5mm 和 0.5mm[18]。根据文献 [19] 所述，假设钙化组织的弹性模量为 10MPa，泊松系数为 0.35，密度为 2000kg/m³，钙化壳单元的厚度为 1.4mm。

瓣膜模型：两名患者均使用 Edwards Sapien XT 26 介入瓣膜治疗。基于对实际瓣膜样品的高分辨率微型 CT 扫描数据（Skyscan 1172，分辨率为 0.17μm），建立可靠的介入装置几何模型。对于经过固定处理后的牛心包人工瓣膜的结构特征，人们的认识有所不同。在本研究中，我们将叶片模型为同性材料[26]，特别是弹性模量为

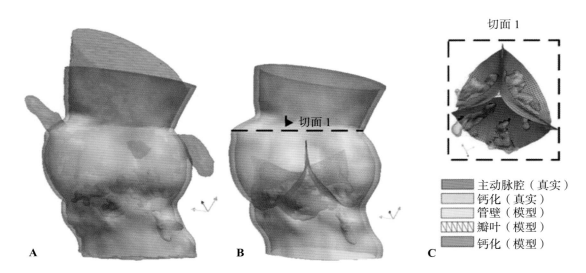

切面 1

主动脉腔（真实）
钙化（真实）
管壁（模型）
瓣叶（模型）
钙化（模型）

▲ 图 4-4　渲染 STL 文件与模拟创建的主动脉模型

A. 真实的主动脉根部腔（红色）和钙化灶（黄色）与主动脉壁模型（灰色）重叠；B. 本模型封闭的原瓣叶（蓝网格）与处理 CT 图像获得的真实钙化物完全匹配；C. 俯视图（图片改编自参考文献 [22]）

8MPa，泊松系数为 0.45，密度为 1100kg/m³ [27]。

步骤 3：有限单元分析。TAVI 的复杂介入过程由若干步骤组成。为了真实再现整个过程，我们建立了包括以下两个主要阶段的模拟方案。

- 瓣膜压缩装载和释放：在这一步中，对瓣膜支架模型进行压缩装载以与导管直径相匹配（经心尖入路时，导管直径通常为 24F）。然后，在患者特有的主动脉根部内扩张瓣膜支架，从而再现球囊扩张时的瓣膜植入过程。

- 瓣膜定位和闭合：将瓣叶定位在拟植入的支架上，并施加生理压力以虚拟地重建植入瓣膜的舒张期活动状态。

所有数值分析都是涉及大变形和大接触的非线性问题。为此，采用 Abaqus Explicit（Simululia，美国普罗维登斯）求解器进行大变形分析。

瓣膜压缩装载和释放：圆柱形表面从初始直径 28mm 逐渐压缩到最终直径 8mm（24F）。对于支架附着模拟的设置（图 4-5A），将瓣膜压缩装载分析产生的拉伸状态作为初始状态，重新导入支架的变形构型。为了再现支架的扩张，我们逐渐对刚性圆柱形表面的节点施加单纯而均匀的径向位移，这代表对扩张球囊的壁的假设。刚性圆柱体的初始直径为 6mm，最终直径为 26mm。在支架扩张期间，球囊轴始终保持固定。术中血管造影可以观察到这一假设，轴的旋转和平移轻微到可以忽略不计。

瓣膜定位和关闭：按照参考文献 [18] 中的步骤，为了再现置入瓣膜装置的真实表现并评价术后瓣膜的性能，将置入的瓣膜瓣叶定位到植入支架上：如图 4-5C 所示，将预先计算的位移分配到瓣膜基部和瓣叶连接处的小节处，从而实现植入瓣膜装置的完整结构。如此，有了植入瓣膜装置的完整模型，我们就能够重现 Sapien XT 瓣膜在循环瓣膜打开 / 关闭方面的患者特定的术后行为。我们对瓣叶施加了 0.01MPa 的均匀生理压力，来模拟瓣膜在舒张期末的状态。

步骤 4：后处理和模拟结果。利用所开发的计算工具得到的结果可分为两类：①通过模拟支架扩张，我们可以评价金属支架框架对主动脉固有钙化根部周壁的影响；②通过模拟瓣膜闭合，

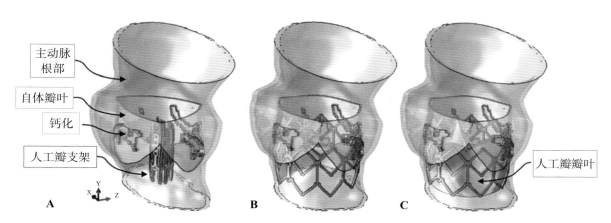

主动脉
根部

自体瓣叶

钙化

人工瓣支架

人工瓣瓣叶

A　　　　　　　　B　　　　　　　　C

▲ 图 4-5　通过计算机模拟策略重现 TAVI 的程序步骤

A. 将卷曲支架正确放置在主动脉根部模型内；B. 支架在患者特有的主动脉根部内扩张；C. 再现植入瓣叶闭合
以评价术后表现（图片改编自参考文献 [22]）

可以预测术后的装置性能。

图 4-6 以 2 个患者为例，从两个不同的角度显示了由支架扩张对主动脉壁产生的 von Mises 等效应力。理想情况下，这种分布应该是均匀的，反映出支架瓣膜与主动脉根部的均匀相互作用。结果表明，应力却不是均匀分布的。特别需要指出的是，在这两种情况下，应力最集中的地方对应着主动脉内壁和支架的金属框架交界之处。

图 4-7A 所示为扩张支架基底支架冠与主动脉内壁点向距离的等高线图。患者 2 的数值更高（最高可达 2mm），而患者 1 扩张支架后获得了良好而均匀的黏附程度。图 4-7B 也证实了这一结果，图 4-7B 代表了植入装置的两个近端横截面。与患者 1 相比，患者 2 的支架和主动脉根壁之间的孔隙更大（总面积为 36.9mm²），患者 1 的瓣周漏面积为 4.1mm²，可以忽略不计。

主动脉根部的固有形态，特别是钙化物的数量和位置，可能导致植入装置呈非圆形。在这 2 个患者中，植入装置都是椭圆形的。

（三）获取结果的讨论

众所周知（且文献也已广泛报道），选择瓣膜的大小和类型对于避免（或至少减少）主动脉瓣反流和（或）其他 TAVI 并发症非常重要。这一关键的选择不仅取决于主动脉环的尺寸，还取决于主动脉根部形态的复杂性，以及钙化灶的位置和大小[28]。计算分析既考虑了患者自身主动脉瓣的特定结构，又考虑了对钙化的准确评估，可以用来预测几个参数，这些参数对临床有用，可以用来支持和指导器械的选择。在本章其他部分中，已经开发出一个完整的重建经导管主动脉瓣植入的构架，并应用于两个真实的临床病例。应力分布的特点是支架与主动脉壁接触引起应力值较高的集中点（图 4-6）。此外，与参考文献 [12] 一致，最大主应力是在靠近钙化的主动脉区域。一方面，应力值越高，支架与主动脉壁的黏附力越大；另一方面，集中在瓣环区域的高应力现象提示主动脉破裂的风险较高[29]，这可导致心脏压塞和随后致命事件的并发症。如果说主动脉破裂并不多见，但瓣周漏却是最常见的并发症之一，它可发生在 TAVI 术后，这可能是瓣膜支架与主动脉壁贴附不完全所致。对于两种情况下的患者，我们可以定量评估瓣周空隙的面积，它可以被认为与瓣周逆行血流量（即瓣周漏）成正比。有意义的是，得到的结果与术后临床资料一致。事实上，如图 4-8 所示，在舒张期记录观察

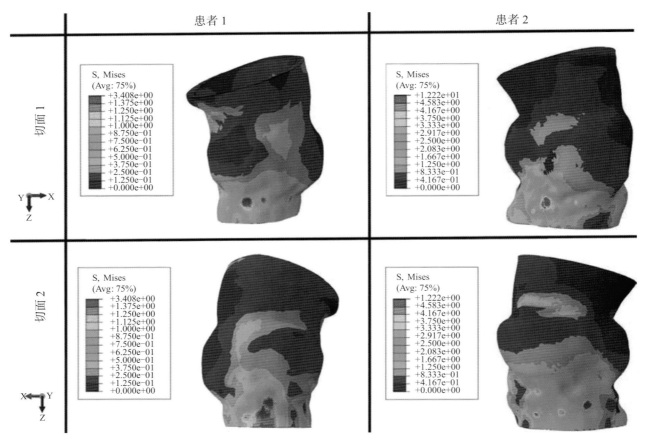

▲ 图 4-6　人工瓣植入对主动脉根部的影响

von Mises 等效应力（MPa）沿血管分布评估人工瓣支架与主动脉根部壁之间的相互作用，在最大应力值方面的巨大差异是可以观察到的。这是由于主动脉根部钙化的位置和延伸，以及术前主动脉环的结构。对于患者 2，从 CT 图像中提取了非常不规则的椭圆形形状（图片改编自参考文献 [22]）

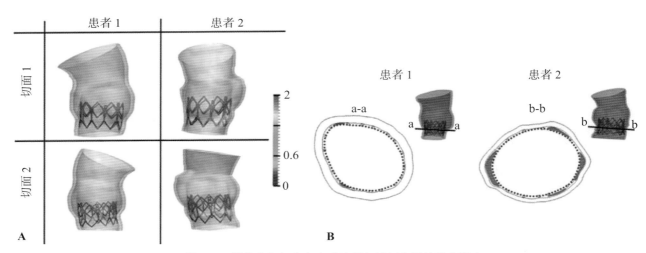

▲ 图 4-7　评估支架与患者主动脉根部解剖之间的贴合程度

A. 重建的主动脉根部模型为浅灰色，支架为深灰色；在支架基底冠上，支架植入结束时应与主动脉环完全贴合，并绘制主动脉内壁与植入支架外表面间的径向距离等高线图；B. 对于 2 例患者，植入装置近端横切面可以显示出支架和主动脉根壁之间的孔隙，这是导致瓣周漏的原因（图片改编自参考文献 [22]）

到，术后定量多普勒超声心动图显示患者 2 的反流明显高于患者 1。此外，瓣膜植入后的血管造影所见与我们的结果相一致，以对比剂呈现的术后逆向血流量在患者 2 比患者 1 中更明显。最后，植入支架的偏心率计算结果表明，对于这 2 例患者，放置的支架呈非圆形。在患者 2，我们曾预测到了最坏的情况。植入支架的偏心度直接影响瓣膜闭合，特别是结合处。事实上，非对称闭合的发生是由于椭圆形支架的结构所导致，这与参考文献 [30] 的结果一致。参考文献 [30] 显示一个瓣叶在其他两个瓣叶下面闭合，产生一个小的中央间隙，引起反流（图 4-8B）。尽管我们认为支架的几何不对称是导致心脏舒张期产生中央间隙的主要决定因素，但是值得强调的是，瓣叶材料模型的选择，已被证明对于瓣叶对合值有很大影响 [31]，可能会改变结果。然而，由此产生的瓣内间隙与随访评估是一致的，在这 2 例患者中，都显示出明显的中心性"轻度瓣内漏"（取自患者 1 和患者 2 的术后医学报告）。

四、在自膨胀瓣膜上的应用

在本节中，我们将展示对自膨胀型经导管主动脉瓣装置的工程模型的预测能力，同样是针对特定的患者，并特别关注瓣膜位置对手术结果的影响。更多细节已由 Morganti 等报道 [32]。目的是表明，通过计算模型和分析，可以预先计算出瓣膜的最佳位置，该位置可能受到患者特异性瓣膜形态和钙化程度的影响。

（一）有限单元分析：材料与方法

为了建立支架扩展分析，我们遵循参考文献 [22] 中引入的框架。因此，我们采用 ITK-Snap v.2.4 从一位 75 岁男性患者的 CT 图像中提取主动脉根部 STL 表征和钙化沉积物。采用内部代码对 STL 文件进行处理，生成包括自体瓣膜在内（采用均匀壳单元建模）的主动脉根部有限单元网格（采用四面体单元建模）。分别从 CT 三维重建和短轴超声图像中获得瓣叶附着和游离边缘的长度线。不考虑那些较小的钙化点，特别是在升主动脉水平提取的钙化点。然后使用 VMTK（Vascular Modeling ToolKit，http://www.vmtk.org）对钙化的 STL 文件进行处理。鉴于本研究主要关注瓣膜装置术后结构和性能的比较，我们采用简化的弹性特性来模拟主动脉组织、自体瓣叶和钙化物。

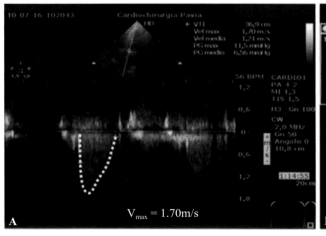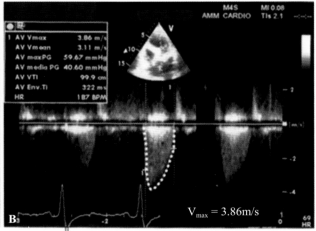

▲ 图 4-8　术后多普勒超声心动图记录显示患者 1（A）的逆行血流流速低于患者 2（B）的血流流速

图片改编自参考文献 [22]

本章所述及的所有模拟均采用 Abaqus 显式求解器。以运动学约束的定义来耦合瓣叶上的钙化沉积物和瓣叶本身的运动。通过对实际人工瓣膜的微 CT 扫描生成 CoreValve 模型（尺寸 29），以此保证非常精确的几何重建。采用能够再现超弹性效应的 Abaqus 内置本构模型，根据参考文献 [33] 将材料属性分配到结构化支架网格的六面体单元。人工瓣膜的模拟植入分以下步骤进行：首先，如图 4-9C 所示，将人工瓣膜的无应力开放配置压缩装载在以表面元素为模型的刚性圆柱体中，直径为 6mm（18F）。其次，通过向上滑动将刚性导管逐渐移出，利用镍钛合金的超弹性效

应使支架扩张（图 4-9D）。最后，将人工瓣膜定位在植入的支架内部，并对瓣叶施加均匀的生理性压力，以重现舒张过程（图 4-9E）。其主要的仿真步骤见图 4-10。

以上述模拟方案，反复评估不同的定位选择对人工瓣膜术后构型和性能的影响，尤其 3 种不同的植入深度和角度进行了重点分析，如图 4-11 所示。植入深度 d 的定义为：人工瓣膜金属框架下端到主动脉瓣环平面的距离（主动脉瓣环平面指连接三个窦的最低点的平面）。植入角 φ 定义为：在瓣环水平处主动脉根部中心线的切线与压缩装载的（即在扩张之前）瓣膜的轴线的角度。

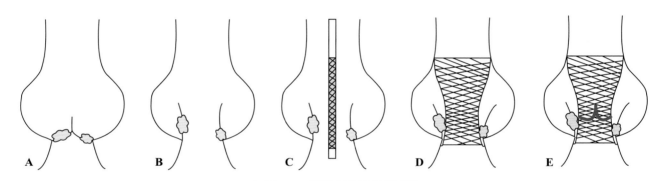

▲ 图 4-9　模拟工作流程示意图

A. 利用 CT 图像和超声测量重建舒张期自体主动脉瓣模型；B. 自体瓣膜开放；C. 瓣膜支架卷曲后的形态；D. CoreValve 支架扩张；E. 缝制于支架内的人工瓣叶和瓣叶闭合（图片改编自参考文献 [32]）

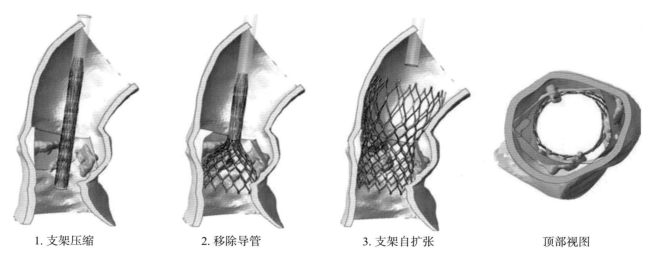

| 1. 支架压缩 | 2. 移除导管 | 3. 支架自扩张 | 顶部视图 |

▲ 图 4-10　通过计算机模拟策略再现了 CoreValve 植入的程序步骤

（二）后处理和模拟结果

对每个模拟的结构进行后处理，以提取以下量度指标：①人工瓣支架变形；②装置移位等级；③人工瓣膜性能。特别是，支架变形是通过测量设备横截面的偏心度来评估的。图 4-12 报道了一个名为 T2 配置的偏心率测量示例（图 4-11）：左侧显示的是三个代表性横截面（支架底部、中间及顶部）。提取特定截面对应的支架节点（图 4-12A，红点），拟合一个椭圆（蓝线），从中突出显示短轴（a）和长轴（b）。将偏心率评估为两个轴之间的比率：e=b/a。如图 4-12B 所示曲线为沿瓣膜高度偏心率的示例。

因此，可以通过测量支架和主动脉根部的接触面面积（我们称之为支架 - 根部相互作用面积）来评估人工瓣膜附着的等级和相应的锚定措施。特别是，我们只考虑了在支架扩张模拟后接触压力大于零的主动脉根部单元面，然后将所考虑的主动脉根部内表面的所有单元面面积相加。这种"接触"措施可以通过测量扩张后支架接触引起的主动脉根部的应力来改进和完善。瓣周漏风险可能与一侧植入 CoreValve 支架与另一侧主动脉瓣结构（包括钙化）的不匹配（即贴附缺失）有关。按照参考文献 [22] 中提出的策略，潜在瓣周漏指数与这种产生瓣周孔隙的不匹配总面积（图 4-13，红线）有关，该总面积是测量整个

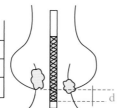

序号	描述	d（mm）
T0	高	1
T1	中	4
T2	低	8

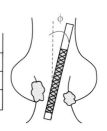

序号	描述	ϕ（°）
T1_R-10	左倾	-10°
T1	垂直	0°
T1_R+10	右倾	+10°

▲ 图 4-11　患者主动脉瓣模型内模拟装置配置总结

我们将每个结构命名为：T0，植入装置的下端低于环水平 1mm；T1，植入装置下端低于环水平 4mm；T2，下端距植入环水平以下 8mm；T1_R-10，压缩装置的轴线与主动脉根部轴线成 -10°；T1_R+10，卷曲装置的轴线与主动脉根部的轴线成 +10°（图片改编自参考文献 [32]）

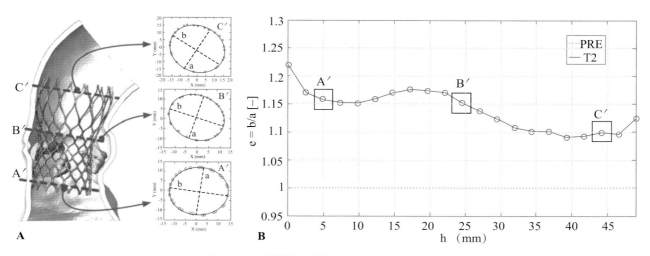

▲ 图 4-12　模拟结果后处理：支架植入后的偏心率

A. 显示了植入装置的三个代表性横截面；B. 绘制了 21 个等间距支架截面所得的偏心率（图片改编自参考文献 [32]）

模型上以穿过人工瓣膜三个瓣叶交界连合点（图4-13A，C1、C2 和 C3）的平面横截面而得来（图4-13B 和 C，Ω）。最后，计算对合面积（由测量瓣叶彼此接触的总面积得到），以评估人工瓣叶的性能。

（三）关于所获结果的讨论

在这种情况下，计算工具可以评估放置位置对经皮主动脉瓣置换术中使用的人工瓣膜的术后结构和性能的影响。为了实现这一目标，我们从一个真实病例的医学图像出发，建立了有限单元模型，得到以下结果。

- 术后人工瓣膜形态（在支架变形和瓣叶对合方面）：测量植入瓣膜的椭圆形形状用来评价支架变形。在图 4-14A 中，离心率（如下文所述测量）与构型 T0、T1 和 T2 的支架高度进行了标绘。图 4-14B 为构型 T1、T1_R-10 和 T1_R+10，突出了定位角度 φ 的影响。T1_R-10 构型的变形最大（e=1.32），而 T1_R+10 的构型植入后形态最规则。

众所周知，植入瓣膜的性能受到支架变形的影响很大[34, 35]，植入深度和角度对支架变形有显著影响。特别是植入瓣膜越低，术后支架的规则性和对称性越差，甚至只是一个形状就会（如 T2）导致很差的结果，即偏心率高于10%，严重导致金属支架在几乎所有层面的不完全扩张（图 4-14A）。植入角度也影响瓣膜形态，好的情况（即 T1_R+10）能显著改善其规则形状，而另一种情况（即 T1_R-10）则打开形态不良（图 4-14B）。

有趣的是，这种植入后支架变形的测量与瓣膜度的贴合度测量有关（图 4-15），如构型 T2 和 T1_R-10。如图 4-14 所示，显示支架变形较剧，其特征是贴合面积值（54.8mm^2 和 60.3mm^2）较低，而其他三种形态显示相似的扭曲程度，与相似的接合面积值相关。这一结果证实了植入装置金属框架的变形影响了瓣叶的结构，正如参考文献 [35] 已经证明的那样。

- 瓣周漏的测量：膨胀的支架与主动脉根部表面的不匹配程度（就瓣口面积而言）在通过人工瓣膜的三个连合点的平面上测量，如图 4-13 所示。表 4-2 中报道了不同人工瓣形态的测量获得值。

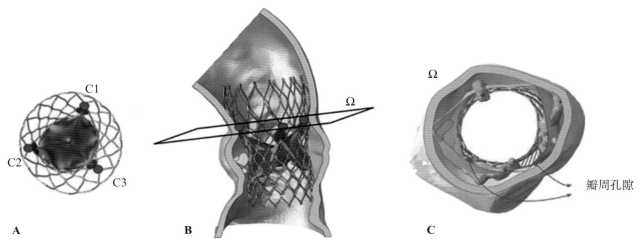

▲ 图 4-13 瓣周漏风险测量

A. 植入装置俯视图，人工瓣连合的三个端点（C1、C2、C3）被突出显示；B. 平面 Ω 通过点 C1、C2、C3；C. 考虑瓣膜在平面 Ω 水平面上的横截面来识别最终的瓣周孔隙并计算它们的面积（图片改编自参考文献 [32]）

表 4-2 不同模拟构型的人工瓣瓣周漏的测量

仿真构型	瓣周孔隙面积（mm²）
T0	6.8
T1	12.9
T2	18.6
T1_R-10	5.3
T1_R+10	8.7

据参考文献 [36] 报道，经皮手术的效果，特别是主动脉瓣反流的发生不仅受支架变形的影响，还与患者瓣环的大小和瓣膜自身钙化的程度

有关。这里展示的模型包含了这两种因素，这可以精确地从患者特定的图像中重建，从而可以定量评估自体钙化瓣膜和人工瓣膜缺乏一致性。这种人工瓣膜 – 受者的不匹配现象，可能是选择尺寸不合适或严重钙化所致的（瓣环）扩张不均匀导致，用瓣周孔隙大小来描述。

我们测量了瓣周孔隙的尺寸，如表 4-2 所示，植入装置过低（T2）会导致的不匹配区域变大（最糟者可达 18.6mm²）。值得注意的是，所获得的数值可以通过装置的调整（可能在治疗后几天发生）或瓣膜植入后再扩张来降低，这两种复杂的现象都没有包括在我们的仿真模拟中。然而，医疗操

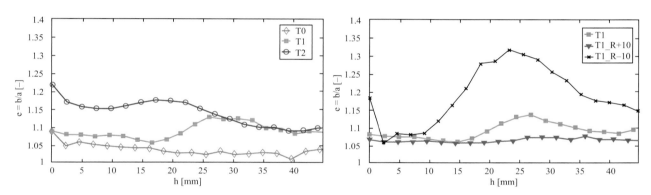

▲ 图 4-14 每个模拟构型的支架横截面偏心率

图片改编自参考文献 [32]

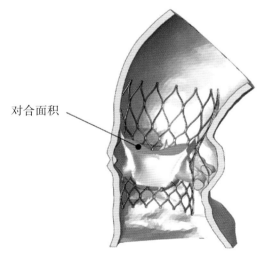

对合面积

构型	对合面积（mm²）
T0	91.6
T1	91.5
T2	54.8
T1_R-10	89.8
T1_R+10	60.3

▲ 图 4-15 不同模拟形态的人工瓣膜对合度测量

图片改编自参考文献 [32]

作人员可以将模拟结果视为对再扩张潜在需求的预测。

- 支架 – 主动脉根部接触面积的测量及根部内壁平均 / 最大应力的测量可以表示支架附着和装置锚定的等级。对每个模拟配置以此进行测量，并显示在图 4–16。

从相反的角度来看，装置的锚定、器械迁移的风险可以从主动脉根部人工瓣扩张（也与金属框架的径向力有关，一旦从导管中取出，金属框架往往会恢复其膨胀的结构）引起的平均应力 σ_{av} 和支架主动脉根部相互作用区域进行定量评估。正如预期的那样，这两项测量是相关的。事实上，σ_{av} 值越高，框架与自身主动脉结构的接触面积越大（构型 T1、T1_R+10 和 T1_R-10），这可明确提示人工瓣锚定良好。相反，σ_{av} 值越低，贴合面积（配置 T0 和 T2）越低，说明装置移位的

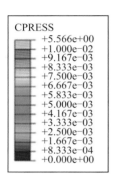

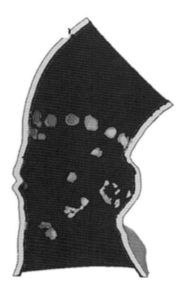

A

构型	支架与根部贴合面积（mm²）
T0	131.1
T1	222.8
T2	130.9
T1_R-10	168.1
T1_R+10	166.1

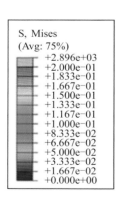

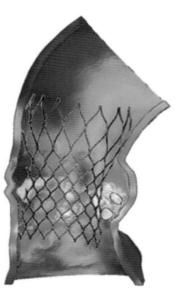

B

$$\sigma_{av} = \frac{\sum_{i=1}^{N} \sigma_i V_i}{\sum_{i=1}^{N} V_i}$$

构型	σ_{av}/σ_{max}（kPa/kPa）
T0	33.9/173
T1	44.1/168
T2	38.4/151
T1_R-10	40.0/165
T1_R+10	46.2/169

▲ 图 4–16　测量结果

A. 术后支架 – 主动脉根部接触区域（灰点）；B. 主动脉壁上器械扩张引起的平均应力和最大应力（平均应力的计算细节见参考文献 [32]）。不同的模拟形态都要测量报告（图片改编自参考文献 [32]）

风险越大。因此，我们的结果提示，支架 - 主动脉根部的贴合很大程度上受植入深度影响。所有这些信息和数据都可以方便地与外科医师共享和讨论，并用于优化治疗计划，或至少预测（并避免）可能出现的并发症。

五、结论

在本章中，我们提出并讨论了基于计算的模拟作为 TAVI 期间医疗操作者支持工具的潜力。在选取最佳性能的人工瓣膜（和尺寸）及决定最佳置入策略时，因为有各种不同的原因（LVOT 形态、钙化的数量和分布等），所以这不是一项简单的任务。数值分析的预测能力可以真正指导非常关键的决策过程。

我们已经证明，对于球囊扩张装置和自膨胀装置 TAVI 的结果都可以在术前基于高分辨率 CT 扫描（常规检查）进行评估。具体来说，治疗结果是根据植入后的装置变形、后续的人工瓣膜性能和对合、潜在的瓣周漏和锚定条件进行预测（以避免迁移），以及主动脉和心脏壁内的应力分布（以预测可能的局部组织损伤或传导束损伤）。

在未来，这些结果甚至可能通过包括流体 - 结构相互作用分析，提供术后血流动力学状态的估计而得到改善，一个包括了持续足够患者数量的更深入验证性研究仍在进行中。然而，目前我们已证实前期基于计算机预测模型的建立是非常光明的。

声明

所展示的结果摘自我们小组与医疗设备合作发表的论文。我们希望感谢所有为计算研究提供支持的医疗运营商，我们要特别感谢 IRCCS 圣多纳托科学研究医院的 Nedy Brambilla 医师和 Francesco Bedogni 医师、帕维亚圣马特奥 IRCCS 医院的 Marco Aiello 医师和 Eliana Raviola 医师。

无利益冲突声明。

参 考 文 献

[1] Adams DH, et al. Transcatheter aortic-valve replacement with a self-expanding prosthesis. N Engl J Med. 2014;370(19):1790-8.

[2] Smith CR, et al. Transcatheter versus surgical aortic-valve replacement in high-risk patients. N Engl J Med. 2011;364(23):2187-98.

[3] Leon MB, et al. Transcatheter aortic-valve implantation for aortic stenosis in patients who cannot undergo surgery. N Engl J Med. 2010;363(17):1597-607.

[4] Leon MB, et al. Transcatheter or surgical aortic-valve replacement in intermediate-risk patients. N Engl J Med. 2016;374:1609-20.

[5] Zienkiewicz OC, et al. The finite element method, vol. 3. London: McGraw-Hill; 1977.

[6] Hughes TJR. The finite element method: linear static and dynamic finite element analysis. Chelmsford: Courier Corporation; 2012.

[7] Bathe KJ. Finite element method. New York: Wiley; 2008.

[8] Auricchio F, et al. Finite element analysis of aortic root dilation: a new procedure to reproduce pathology based on experimental data. Comput Method Biomech Biomed Eng. 2011;14(10):875-82. https://doi.org/10. 1080/10255842.2010.499867.

[9] Vy P, et al. Review of patient-specific simulations of transcatheter aortic valve implantation. Int J Adv Eng Sci Appl Math. 2016;8(1):2-24.

[10] Dwyer HA, et al. Computational fluid dynamics simulation of transcatheter aortic valve degeneration. Interact Cardiovasc Thorac Surg. 2009;9(2):301-8.

[11] Sirois E, Wang Q, Sun W. Fluid simulation of a transcatheter aortic valve deployment into a patientspecific aortic root. Cardiovasc Eng Technol. 2011;2(3):186-95.

[12] Wang Q, Sirois E, Sun W. Patient-specific modeling of biomechanical interaction in transcatheter aortic valve deployment. J Biomech. 2012;45(11):1965-71.

[13] Gunning PS, Vaughan TJ, McNamara LM. Simulation of self expanding transcatheter aortic valve in a realistic aortic root: implications of deployment geometry on leaflet deformation. Ann Biomed Eng. 2014;42(9):1989-2001.

[14] Schievano S, et al. Patient specific finite element anal-

ysis results in more accurate prediction of stent fractures: application to percutaneous pulmonary valve implantation. J Biomech. 2010;43(4):687–93.

[15] Capelli C, et al. Patient–specific reconstructed anatomies and computer simulations are fundamental for selecting medical device treatment: application to a new percutaneous pulmonary valve. Philos Trans R Soc. 2010;368:3027–38.

[16] Smuts AN, et al. Application of finite element analysis to the design of tissue leaflets for a percutaneous aortic valve. J Mech Behav Biomed Mater. 2011;4(1):85–98.

[17] Sun W, Li K, Sirois E. Simulated elliptical bioprosthetic valve deformation: implications for asymmetric transcatheter valve deployment. J Biomech. 2010;43(16):3085–90.

[18] Auricchio F, et al. Simulation of transcatheter aortic valve implantation: a patient–specific finite element approach. Comput Method Biomech Biomed Eng. 2014;17(12):1347–57.

[19] Capelli C, et al. Patient–specific simulations of transcatheter aortic valve stent implantation. Med Biol Eng Comput. 2012;50(2):183–92.

[20] Tzamtzis S, et al. Numerical analysis of the radial force produced by the Medtronic–CoreValve and Edwards–SAPIEN after transcatheter aortic valve implantation (TAVI). Med Eng Phys. 2013;35(1):125–30.

[21] Gessat M, et al. Image–based mechanical analysis of stent deformation: concept and exemplary implemen tation for aortic valve stents. IEEE Trans Biomed Eng. 2014;61(1):4–15.

[22] Morganti S, et al. Simulation of transcatheter aortic valve implantation through patient–specific finite element analysis: two clinical cases. J Biomech. 2014;47(11):2547–55.

[23] Yushkevich PA, et al. User–guided 3D active contour segmentation of anatomical structures: significantly improved efficiency and reliability. NeuroImage. 2006;31(3):1116–28.

[24] Gnyaneshwar R, Kumar RK, Balakrishnan KR. Dynamic analysis of the aortic valve using a finite element model. Ann Thorac Surg. 2002;73(4):1122–9.

[25] Martin C, Pham T, Sun W. Significant differences in the material properties between aged human and porcine aortic tissues. Eur J Cardiothorac Surg. 2011;40(1):28–34.

[26] Trowbridge EA, Black MM, Daniel CL. The mechanical response of glutaraldehyde–fixed bovine peri cardium to uniaxial load. J Mater Sci. 1985;20(1): 114–40.

[27] Xiong FL, et al. Finite element investigation of stentless pericardial aortic valves: relevance of leaflet geometry. Ann Biomed Eng. 2010;38(5): 1908–18.

[28] Feuchtner G, et al. Prediction of paravalvular regurgitation after transcatheter aortic valve implanta tion by computed tomography: value of aortic valve and annular calcification. Ann Thorac Surg. 2013;96(5):1574–80.

[29] Eker A, et al. Aortic annulus rupture during transcatheter aortic valve implantation: safe aortic root replacement. Eur J Cardiothorac Surg. 2012;41(5):1205.

[30] Auricchio F, et al. A computational tool to support pre-operative planning of stentless aortic valve implant. Med Eng Phys. 2011;33(10):1183–92.

[31] Auricchio F, et al. Patient–specific simulation of a stentless aortic valve implant: the impact of fibres on leaflet performance. Comput Method Biomech Biomed Eng. 2014;17(3):277–85.

[32] Morganti S, et al. Prediction of patient–specific post operative outcomes of TAVI procedure: the impact of the positioning strategy on valve performance. J Biomech. 2016;49(12):2513–9.

[33] Auricchio F, et al. Shape memory alloy: from con stitutive modeling to finite element analysis of stent deployment. Comput Model Eng Sci (CMES). 2010;57(3):225–43.

[34] Schultz CJ, et al. Geometry and degree of apposition of the CoreValve ReValving system with multislice computed tomography after implantation in patients with aortic stenosis. J Am Coll Cardiol. 2009;54(10):911–8.

[35] Zegdi R, et al. Is it reasonable to treat all calcified stenotic aortic valves with a valved stent?: Results from a human anatomic study in adults. J Am Coll Cardiol. 2008;51(5):579–84.

[36] Iqbal J, Serruys PW. Comparison of Medtronic CoreValve and Edwards Sapien XT for transcatheter aortic valve implantation. JACC Cardiovasc Interv. 2014;7:293–5.

第5章 经导管主动脉瓣植入术的血流动力学问题

Haemodynamic Issues with Transcatheter Aortic Valve Implantation

Jacob Salmonsmith　Anna Maria Tango　Andrea Ducci　Gaetano Burriesci　**著**

葛振伟　**译**　　邵凤民　**校**

缩略语

ΔP	change in pressure（i.e. aortic transvalvular pressure gradient）	压力变化（如主动脉跨瓣压差）
EOA	effective orifice area	有效开口面积
GOA	geometric orifice area	几何开口面积
PVL	paravalvular leakage	瓣周漏
RBC	red blood cell	红细胞
SAV	surgical aortic valve	外科主动脉瓣
SAVR	surgical aortic valve replacement	外科主动脉瓣置换
SCLT	subclinical leaflet thrombosis	亚临床瓣叶血栓形成
STJ	sinotubular junction	窦管交界
TAV	transcatheter aortic valve	经导管主动脉瓣
TAVI	transcatheter aortic valve implantation	经导管主动脉瓣植入
ViV	valve-in-valve	瓣中瓣
WSS	wall shear stress	（血管）壁剪切应力

一、概述

心脏瓣膜可确保整个心动周期中血液流动的单向性，其活动直接受瓣膜上游和下游的压力差和局部流体动动力学控制。这种被动机制意味着瓣膜的各个组件与其周围的流体环境的相互作用对于优化瓣膜功能至关重要。因此，主动脉根部内的血流动力学或血液运动提供了有关心脏瓣膜的性能和预后的关键信息和指标，对这些血流动力学的分析，可以提高瓣膜性能，从而改善人工心脏瓣膜的设计。从健康的生理瓣膜中观察到的流体动力学（如涡流产生模式）中汲取的灵感，也会有助于改善瓣膜性能，如难以量化的流动特性（如血流湍流级别或停滞区域）。实际上，非生理性的高剪切力会导致血液溶血和（或）血小板活化，从而导致血液损伤，而在另一个极端情况下，低剪切力会导致血液停滞和血栓形成，并在人工瓣膜表面很快发生凝结[1]。

自体的瓣膜病变（如老年性钙化）会严重改变主动脉瓣下游的局部血流，从而损害其功能。当血流动力学性能不足、用人工瓣膜替换原有瓣膜时，理想情况下该区域的血流动力学将恢复到健康的生理状态，但目前的临床干预水平还无法完全恢复最佳的瓣膜血流动力学，因而会导致峰值血流速度增加、形成窦内血流停滞区和（或）增加溶血风险的局部血流特征。

经导管主动脉瓣植入术（TAVI），也称为经导管主动脉瓣置换术（TAVR），为外科手术耐力较差的患者提供了治疗方法，但其结果是钙化的自体瓣叶遗留在主动脉内，人工瓣落座在与主动脉窦之间的强行扩开区域。结果，除了与外科主动脉瓣膜（SAV）手术的血流动力学相比不是最佳外，TAVI还导致局部血流动力学的进一步改变。为了充分阐明和解释这些变化，有必要对影响瓣膜安全和性能的关键血流动力学因素进行一些基本分析，并对正常的和病变的自体瓣膜、SAV生物瓣和经导管主动脉瓣（TAV）生物瓣置入后发生的血流动力学状况进行总结。

二、血流动力学注意事项

血流的脉动性质使主动脉瓣的心动周期分为四个不同的阶段，即开启、开放、关闭和闭拢。

瓣膜开始开启时，瓣膜阻力最小是非常重要的，并迅速重新塑形以提供最大可能的瓣孔面积，因此节省尽可能多的能量和压力损失[2]。在此阶段，瓣膜阻力与其在关闭和打开状态改变小叶曲率所需的能量有关。快速开启需要更低的跨瓣压差，可以使流动能量损失最小，并降低瓣

的应变和应力水平。

在射血阶段，瓣膜开口最宽时，主动脉腔将会尽可能多地得到利用，从而减少能量损失。瓣膜开口测量以几何开口面积（geometric orifice area，GOA）来表示，用来特指在最大收缩压下瓣叶开放时其内所包含的最小横截面积。但是，该参数在临床环境中很难测量，并且与瓣膜的收缩期性能没有直接关系。实际上，有效射血容量不仅取决于瓣膜口径的面积，还受制于因瓣叶形状及瓣口处涡流的产生和延伸位置而导致的下游缩流（效应）。因此，有效开口面积（effective orifice area，EOA）提供了瓣膜打开期间血流动力学效率更具指导性的量化指标，它对应于收缩期通过瓣口射出的管状血流横截面积（由流线界定的流体管状区域，即局部平行的线条），是位于下游的最大收缩位置（缩流断面）[3, 4]。EOA与收缩流量成正比，与跨瓣压力改变（ΔP）成反比，可以在体内和体外轻松测量。GOA和EOA与射血缩流颈的横截面几何形状直接相关。可能导致流体能量损失的另一个因素是因非生理峰值血流流速产生的湍流，一致认为其会导致ΔP升高[5]。

瓣膜闭合由逆向跨瓣压及窦内涡流的联合作用所决定，前者源于心室舒张期松弛引起的左心室压力下降，后者的作用是在闭合前和闭合过程中影响瓣叶的形状[6]。这两种机制的协同作用即减少了关闭过程中的反流量，也减少了血流能量的损失。与瓣膜开放类似，对瓣叶曲率变化的抵抗力降低也有助于减小瓣叶承受的应力，并使关闭过程中消耗的能量最小化。

一旦瓣膜完全关闭，导致其性能下降的主要因素是血液从主动脉泄漏到心室。对于自体瓣膜来说，这通常是由于瓣膜关闭不全（瓣膜内漏）引起的。对于人工瓣膜，尤其是TAVI装置，功能瓣叶外部的瓣周漏，即通过植入的瓣膜与邻近

受体组织的潜在间隙发生的反流，可能是影响反流量多少的主要因素。

总之，在瓣膜活动期间左心室能量总的损失主要与收缩期跨主动脉瓣的 ΔP 相关，也与 EOA 有关，在舒张期则与反流有关[7]。

然而，为了评估心脏瓣膜的安全性和有效性，还需要考虑作用规模更为局限化的其他流体动力学参数。如上所述，生理性血流的改变可能引起湍流，这与无序的流速波动有关，并导致主动脉壁和瓣叶应力增加，以及发生血红蛋白溶解的风险增加。同样，在心动周期中，血液所经历的剪切速率和剪切应力水平变化很大，在非生理性高剪切速率和低剪切速率下均会发生不良改变[1]，从而促进红细胞损伤[8]。高的血液剪切速率会导致溶血，尤其是长时间异常状态更会加剧溶血，红细胞的破裂会释放其内容物，并增加血小板的活化水平和血液血栓形成的可能[1, 9]。活化的血小板与红细胞的聚集是互补的，其已被证实是通过止血和血栓形成参与心脏栓塞的主要细胞[10, 11]。由于血流在血小板活化中起着重要作用，因此任何与健康、生理行为的偏离都值得临床关注[10]。虽然对于确定溶血阈值的湍流黏性剪切应力（计算为湍流能量的黏性耗散）或雷诺剪切应力（从对流加速对平均速度剖面的影响）的大小没有共识，但研究结果表明，剪切应力越大、暴露时间越长，溶血量越大[9, 12, 13]。此外，湍流的存在及相应较高湍流压力也会导致血小板活化和对血管壁内皮细胞的损害[14, 15]。

此外，低于 0.4Pa 阈值的剪切应力增加了血栓形成和细胞聚集的可能性，血小板黏附在表面导致血栓形成，其大小与静态和低流量条件下产生的剪切力成反比[1, 16-18]。与血流淤滞状态一样，凝血活性也受到与血液接触的非天然物质数量和类型的影响，还包括血液的凝固能力，这取决于血液成分特性，如血细胞比容、蛋白质水平及其他任何抗凝方案[18]。区域冲洗会降低血栓形成的风险，红细胞停留时间少于 10s 会显著降低细胞聚集的机会，并且血流速度高于 0.05m/s 会大大减少任何持续性停滞[18, 19]。收缩期与主动脉瓣叶涡流洗脱相关的冲刷作用减少了主动脉瓣窦内活化血小板的长期存在[18]。一旦血栓形成并长大，可能会部分脱离原发部位并阻塞心血管腔，导致下游区域氧供及其他营养物质缺乏，并可能引发致命的后果，如脑卒中或心肌梗死[20]。即使（血栓）未脱落，在人工生物瓣上形成的血栓也被认为是影响瓣膜运动的主要事件[21]，可能导致瓣膜性能不佳和瓣膜远端血流障碍。

三、生理性血流动力学

（一）正常瓣膜

自体正常瓣膜的正常运行功能由瓣叶与主动脉根部建立的结构 / 流体动力学相互作用直接控制（图 5-1A）[6, 22, 23]。瓣膜在径向流动血流的作用下打开，血流从瓣口流入射向主动脉窦，并沿着主动脉根部管壁朝向窦管交界（sinotubular junction，STJ）的根部轴向重新排列[24]。这种机制使瓣叶产生迅速开放的运动，瓣叶被推入主动脉窦，直到其开口呈现近似圆形[25]。在此阶段，血流以近乎平坦的速度曲线被喷射到主动脉根部，在收缩期时很少有通过主动脉瓣环的反流[25, 26]。在心脏收缩期开始时，这一快速射流与根部内的低惯性血流形成交界层面相互作用，在瓣口处形成涡流[26, 27]。这种涡流在整个前向血流阶段都可在窦部观察到，一直持续到舒张早期，只有在瓣膜完全关闭后才消失[26]。尽管涡旋的范围受到限制，但中央射流却不受限制，它通过主动脉根部在 STJ 处散射出去，占据了主动脉根部的大部分区域[26]。窦部涡流的存在还有助于在血流前向流动阶段稳定瓣叶的位置，使瓣叶远离主动脉中间[27]。在更远端的主动脉弓部，血流将变得更加复杂[25, 26]。

在收缩末期和舒张早期，压差反转和逆向血流产生涡流环，其旋转方向与瓣膜打开后所观察到的方向相反。尽管仅轴向压力就足以关闭瓣膜，但这种涡旋结构促进了迅速而有效的关闭[27, 28]，从而最大限度地减少了关闭反流。这些涡流的位置和大小会影响主动脉窦内的压力，而最佳的位置有助于冠状动脉血流和冠状动脉口的压力阶差[28]。关闭期的涡流充满全舒张期的整个窦部，即使整个血流速度为零，也可以连续冲刷该区域。

生理性血流状态对于维持瓣叶和根部组织的正常机械特性和功能也至关重要。实际上，包括

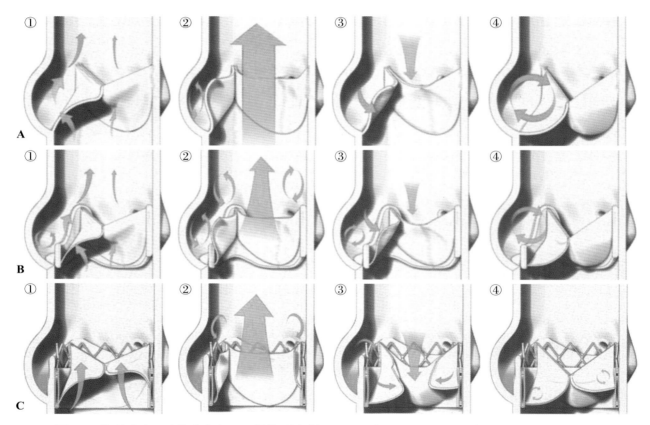

▲ 图 5-1　生理（A）、手术后（B）和经导管后瓣膜植入（C）在整个心动周期中主动脉根内液体流动的示意

A.①当瓣膜打开时，从瓣膜流入的径向流指向窦部，支持瓣叶运动朝向开放的结构；②瓣叶呈近似圆形的开口形状，当液体通过瓣膜喷出，在瓣叶的边缘产生涡流，这些涡流随后被捕获在主动脉瓣窦内；③在心脏收缩末期，压差反转和逆流会产生反向旋转的涡流环，从而帮助关闭瓣膜；④在舒张期，漩涡充满整个窦部，冲洗出整个区域。B.①流量类似于 A 中的流量，尽管缝线环和覆膜支架的存在会减少孔口面积并在窦底产生涡流；②在连合支架柱上方形成非生理性涡旋，影响射流，而窦性涡旋保留在窦内或迁移到主动脉根部，具体取决于手术瓣膜的相对大小，如果涡旋迁移，则会形成另一个相反方向的涡旋；③该反向涡流仍可有效冲洗窦部并支持瓣膜关闭；④与 A 类似，在舒张期，涡流充满整个窦部并冲洗整个区域。C.①固有瓣叶在植入瓣膜周围形成永久的假圆柱结构，减少了窦的体积，减少了整个周期中窦下部区域的流量，并有可能阻止人工瓣膜完全扩张至其设计状态几何形状，从而缩小了几何孔口；②由于瓣膜打开而产生的涡流不保留在生物修复体瓣膜的边缘，而是保留在固有的瓣叶的尖端，从而延迟了瓣膜的打开并减少了窦的冲洗；③在瓣膜关闭期间，不存在以生理形态观察到的旋涡结构，从而减少了窦的冲洗并延迟了瓣膜的关闭；④不存在 A 和 B 中观察到的窦性充盈旋涡，减少了舒张期的冲洗

每个循环中的瓣环扩张和收缩，还有上述生理性的开放和关闭机制，都是为了使瓣叶承受最小的剪切应力和曲应力，这些应力过高通常会导致组织退变[29]。此外，据报道，大多数主动脉瓣疾病发生在瓣膜的主动脉侧，这可能与存在于瓣膜下游侧的更不稳定的流动条件和剪切速率直接相关，而心室面血流相对更加均匀和规则[27]。速度梯度（即剪切速率）的改变导致根部管壁上黏滞力异常，已被证明可能改变基因表达，进一步导致内皮细胞重构和根部几何形状的改变[30]。正常主动脉根部管壁在收缩期峰值时壁剪切应力（wall shear stress，WSS）平均为 13.3Pa，而朝向瓣叶尖端的 WSS 增加[31]。振荡剪切应力的量级低于生理状态，这会导致动脉粥样硬化区域易感性，呈现更具侵略性和增生性的表型[17]。

（二）病理状态和手术矫正者

各种病理改变都会影响主动脉瓣的功能，其中老年性钙化引起的退行性主动脉瓣狭窄是目前最常见的瓣膜疾病，影响了约 3% 的 65 岁以上人群[32]和超过 10% 的 75 岁以上成年人[33]。目前，药物疗法治疗钙化性主动脉瓣狭窄是有限的和姑息性的，无法逆转或预防主动脉瓣狭窄的发展[34]。由于钙化引起的瓣叶硬度增加，结果改变了血流动力学，降低了 EOA，使瓣膜关闭不完全[27]。随着主要射流横截面积的减小，峰值流速相应增加，如孔口面积为 1.5cm² （STJ 的参考直径为 2.5cm）的轻度狭窄的瓣膜，可导致 ΔP 为 20mmHg，峰值流速比健康状况快 70%[35, 36]。因此，剪切应力和湍流强度的升高可能会更加损坏根部管壁和血液成分，而射流本身通常会成角并偏心[36]，再加上主动脉瓣叶间通常存在不对称的钙化，特别是考虑到钙化瓣叶的表面不规则时[27]，这会导致患者出现非常复杂的特异性状况。

对于更严重的狭窄，ΔP 可能会上升到 40mmHg 以上，而 EOA 可能会下降到 1cm² 以下，血流射出直径在主动脉底部显著减少，减小了中央射流的大小，血流的峰值速度达到生理状况的 4 倍[27, 35]。这会增加血流分离并造成中央射流与主动脉根部管壁高湍流的剪切层，足以对血流中的红细胞和血小板及主动脉壁上的内皮细胞造成损害[27]。除了增加血栓形成和血栓栓塞的风险外，管壁切应力变化可导致升主动脉扩张，而更快的射流引发更大的变力，最终会影响到升主动脉弓远端部分[36]。

瓣膜狭窄还可以显著改变主动脉窦内的血流，收缩期涡流变得更强、更剧烈，并在产生后不久达到叶尖端更远的位置[31]。结果，涡流并没有在瓣膜关闭过程中被限制在窦内并增强这一阶段的作用，而是在收缩末期离开了窦区域[26, 31]，从而进一步损害了心血管性能。此外，窦内再循环血流量的减少可能同时导致冠状动脉血流降低，而冠状动脉血流减少与瓣叶硬度的增加有关[37]。

通过外科手术以人工生物瓣替代物进行瓣膜置换，目的是恢复健康的功能状况和正常的血流动力学。然而，尽管生物瓣膜比机械瓣膜具有更高的生物力学相容性，但它仍无法再现健康的生理状态（图 5-1B）[2, 26]。实际上，支撑支架的存在和植入策略决定了主动脉根部与人工瓣膜瓣叶形状和位置的不匹配。缝合环和用于将瓣膜固定在基底环处的皱褶带缝合线的存在，加上支架厚度的限制，导致了 GOA 的降低[38]。同样，人造交界的结构和重叠组织硬度的增加决定了交界上方非生理性涡流的形成，该旋涡在收缩期后期随着流速的降低而扩大，这对中央射流造成了冲击[26]，并影响了窦中的血流[39]。根据人工生物瓣膜与患者主动脉根部的比例，收缩早期产生的启动性涡流或像生理情况一样停留在窦内，或迁移到主动脉根，使血流缩窄，削弱了瓣膜的潜在性能[26]。随后，在窦中形成第二个涡流，其旋转方向与初始涡流相反，仍可有效冲洗窦部并支持瓣膜关闭——这种结构产生的反流水平与较大的垂直结构的外科瓣膜类似，其涡流形态与生理上观察到的较为接近[26]。

所有以上这些因素共同导致人工瓣膜性能上的轻微狭窄，表现为峰值射流速度和 ΔP 分别增加了 70% 和 60%，而 EOA 比相同大小的主动脉根部自体瓣膜减少了 30%[26, 40]。较小的瓣叶长度似乎减少了关闭时的反流血量，从而减轻了由于较小的 EOA 而造成的一些损失[26]。通过使用无支架结构，可以改善人工生物瓣膜的性能，与同等支架结构相比，这种结构可减少前向阻力并改善血流动力学性能[40]。然而，它们的生产和植入过程更加复杂，其性能可能会受到受体解剖结构不规则及植入程序不正确的影响。实际上，瓣叶通常被设计为规则的圆形构型以保证其良好工作，这种圆形构型在没有支撑支架的情况下难以实现。一般情况下，报道称无支架瓣膜血流速度可恢复到接近生理血流速度，冠状动脉血流优于支架瓣膜，这是由于其产生的较低的跨瓣压差和瓣膜远端湍流的减少[41]。

人工生物瓣膜的瓣叶通常由猪或牛组织制成[42]，易于钙化导致瓣膜狭窄，并伴有较高的 ΔP 和峰值血流速度[40]。为了防止钙化，人们使用高分子材料制作了瓣叶，但这些瓣叶往往导致瓣口血流更加受限，会降低瓣膜性能，减少中心射流直径，增加血液产生的剪切应力[43]。

（三）TAVI 的血流动力学

经导管瓣膜融合了带支架和无支架生物人工瓣膜的某些特征，保留了支撑及引导人工瓣叶缝合线框架的存在，但将其厚度约减小到 0.5mm[44, 45]。由于保留了自体瓣叶的病变，主动脉瓣不规则钙化会限制经导管主动脉瓣的功能孔面积，并在次优配置下运行，通常小于完全扩展的设计几何形状[46, 47]。实际上，与同等外科主动脉瓣置换术（surgical aortic valve replacement，SAVR）相比，TAV 植入过程本身，无论是经股动脉路径、经心尖路径或其他方式，都意味着其固有的人工瓣膜定位变异性的增加[48]。偏离理想位置数毫米可能会导致瓣膜血流动力学改变，心室性能下降，TAV 耐用性下降，密封区域贴合不良导致严重的 PVL、冠状动脉阻塞、传导异常和（或）管壁应力增加，也可能导致瓣膜性栓塞或瓣环破裂[48, 49]。而且，将 TAV 植入较扁的瓣环中，再加上伴有严重的钙化或不均匀的植入层面，可能会导致 TAV 本身扭曲和（或）以椭圆形展开，并且无法纠正这种结果[46, 50]。偏心率过大可能会导致反流量增加，这可能是瓣叶对合不齐所致[46, 51]。通常通过加大瓣膜尺寸来克服这个问题，能够获得更安全的瓣膜锚定，但它可能会对瓣膜的血流动力学产生不利影响[52, 53]。事实上，相对于支架开口面积而言，过多的瓣叶组织会造成 TAV 重度 / 中度狭窄，使 ΔP 增高多达 3 倍[54]。

尽管有上述局限性，与 SAV 相比，TAV 仍能减少患者 – 植入瓣膜不匹配现象，因为瓣膜会扩张到适合瓣环大小，而瓣环又会有一定程度的扩张，以更好地适应瓣膜匹配[45]。因此，TAVI 手术的特点是收缩性能改善较大，ΔP 低于 10mmHg，EOA 高达 2.0cm²，参考 STJ 直径为 2.5cm，这种性能在术后随访时仍保持良好[45, 55]。

然而，TAVI 术后区域性流体力学与健康的自体主动脉及 SAVR 后的主动脉区域性流体力学都不同（图 5–1C），已观察到一些突出的并发症，如瓣膜远端血流分离区域、整个瓣膜的能量损失、非生理性冠状动脉血流和 PVL[42]。瓣膜下游还会发生更多的并发症，TAVI 与脑卒中、脑栓塞及植入后无症状缺血性病变的风险增加相关[56-59]。

血流模式的差异主要是由于钙化的瓣叶在植入过程中并未去除，而是在永久性打开的位置径向移入主动脉窦内。结果，由于存在移位的固有瓣叶，这些窦的体积减小了，并且在收缩期径向血流被限制在窦的上部区域，围绕着自体瓣叶的游离边缘[60]。因此，主动脉瓣窦的平均流速降低到生理速度的 1/4，而该区域的峰值速度减半[61]。流体速度和剪切速率的降低增加了血栓形成的机会[24, 62]，血栓脱落和向下游移动最终可能导致神经系统疾病发生[56-59]。

自体瓣叶和 TAV 支架之间的空间可以被视为一个新窦，其大小不仅取决于自体窦部大小和植入瓣膜的几何形状，还取决于 TAV 的角度方向，TAV 与交界处不契合可能会进一步减少窦内的血流。新窦内血流可能特别容易出现停滞和相应的血栓形成。因此降低心率并增加搏出量可以维持心排血量，可以改善该区域的血流量，从而减少瓣叶血栓形成的机会[63]。如前所述，主动脉瓣窦内的血流在冠状动脉血供和窦部冲洗中起关键作用[6, 22, 64]。

植入物的上述配置性状还决定了瓣膜流体力学和工作机制的重大变化[24]。在 TAVI 装置中，打开过程中产生启动性涡流并没有停留在窦上部瓣叶的顶端，而是在更远端的自体瓣叶边缘处形成了一个连续的"幕墙"[24]，这会减少窦部冲洗[24, 51]和延迟约 10ms 的瓣膜打开[61, 65]。

在大多数设计中，瓣膜支架防止瓣叶在收缩期的张开超过 90°，这会导致位于中央的收缩射流直径狭窄[61, 65]，其特征是峰值速度增加，可达到健康的自体瓣膜的 2 倍[5, 25, 64]。中心射流速度的增高会产生更高的黏性剪切应力，最高可达 6Pa[51]，但仍低于溶血阈值[60]。

瓣膜关闭时，轴向血流回流不伴随生理形态中观察到的涡流结构，减少了窦的洗脱[24]。静态自体瓣叶的存在也改变了位于窦内液体中的瓣叶关闭产生的流体吸力效果[60]。因此，瓣膜关闭延迟约 10ms[61, 65]，在整个心动周期中，每个窦和相应的自体瓣叶之间形成了一个延伸和延长的停滞区，剪切速率低于 100/s[24, 48]。

在闭合后的时相，TAV 的 PVL 比 SAV 更为常见，这是由于自体瓣环呈椭圆形、伴有局部严重的钙化等，这些都会降低瓣环间的封闭效果[41, 75-77]。非对称性释放还可能导致瓣内反流，因为释放后的支架形状会影响瓣叶的完全闭合[46, 66]。通过对植入瓣膜的再扩张，以及在新近的装置中，通过在瓣膜支架近端基底外部加用裙边，可以在一定程度上降低 PVL 的较高发生率[65, 67]。尽管有这些改进，TAVI 中发生中度和重度 PVL 仍然很常见，并导致死亡率增加[66]。事实上，PVL 在舒张期产生大量能量损耗，给左心室带来更大的负荷[54]。在手术后数月，由于周围正常组织的生长和（或）TAV 与受体组织间隙中的血液凝集可以减少这种形式的渗漏。然而，报道显示轻度 PVL 多保持不变，并且统计数据表明，随着时间的推移中重度 PVL 程度有降低的现象，可能会因较严重 PVL 引起死亡率增加而产生结果的偏差[66, 68]。

血流停滞区域作为 TAV 植入的一个结果，其存在可能导致血栓栓塞并发症[60, 64]。特别是，在 Valsalva 窦底部观察到永久性低剪切速率区域，与血液流变学有关，导致局部动态黏度显著增加，从而延长了停滞时间并产生了血栓形成的条件[24]。由于进入冠状动脉血流略微增加了窦的剪切应力，从而使这种状况在（左、右）冠状窦中得到了缓解[39]。窦部血流量改变对冠状动脉储备有不利影响，冠状动脉血流量最多可减少 20%[22, 69, 70]，这不一定是关键问题，因为改善左心室功能通常会减少心肌需求，要看特定患者长期的心肌需求[41]。

TAV 对冠状动脉血流的影响尚未在文献中达

成共识。有报道称，TAV 植入后部分冠状动脉血流比原来的病理水平有增加，原因是中心血流速度降低，收缩期文丘里效应降低，冠状动脉床压力梯度相应增加[41]。然而，也有报道称，TAVI 植入到冠状动脉开口位置较低的主动脉根部导致窦部血流改变可能使冠状动脉血流量减少多达 20%[68]。当相邻的瓣叶因钙化而增厚时，冠状动脉开口阻塞的风险就会增加，而使用相对于患者自身空间大一号的 TAV 会使问题更加严重[62, 71]。植入过程本身也可能引起冠状动脉阻塞，无论是在 TAV 插入过程中钙化的自体瓣叶碎裂，还是 TAV 植入位置过高，或是球囊扩张等均可导致[55]。

TAV 的定位不理想也增加了冠状动脉缺血和心脏传导异常的风险，16% 的患者术后发生房室传导阻滞，相比之下 SAVR 仅为 1%[44, 72~74]。

通常在瓣叶和非生理性新窦区域附近也观察到血液滞留时间延长，从而导致更多的血栓形成的情况[75]。另一种结果是，TAVI 术后评估的临床血栓高风险状态没有太大意义，尤其是在植入后的前 3 个月随访期，大多数事件发生在 6 个月内。然而，临床表现差异很大，有些事件在术后 2 周内发生，而另一些在 9 个月内也没有出现[76, 77]。如果血栓形成不直接影响瓣膜功能，则可能会在一段时间内未被发现，因为亚临床瓣叶血栓形成（subclinical leaflet thrombosis，SCLT）尽管会导致病变存在和瓣叶活动降低，但还没有严重到影响瓣膜性能的程度[78, 79]。虽然没影响到瓣膜的性能，但 SCLT 可能与短暂性脑缺血发作和脑卒中有关，因此有效预防 SCLT 可能会改善长期临床效果[78]。当血栓形成限制了人工瓣叶的活动，从而增加了跨瓣膜压差时，就可观察到临床血栓形成现象[76, 77]。临床血栓可通过口服抗凝药治疗，如肝素或华法林，可恢复 75% 患者的 TAV 功能及相应的血流动力学性能，尽管这种抗凝治疗不是对所有患者都可行[64, 76]。需

要 TAVI 治疗的老年患者并发症较多，可能是血栓形成的一个重要因素[79]，尽管血栓中有较多炎症细胞的存在，会使大家认为血栓形成可能是瓣叶本身引起。实际上，在球囊扩张过程中发生的瓣叶损伤可导致自体瓣叶撕裂、穿孔和内皮剥脱[76, 77]，增加了血栓形成的可能性[78, 79]。在内皮化发生之前，TAV 的金属框架是否可以作为血栓的形成部位仍然存在争议，尽管大家都会认为该区域湍流剪切应力水平应提供足够的冲刷作用[64, 76, 79]。瓣叶的折叠或几何空间的限制可能会增加血液停滞时间，这意味着其是 TAV 瓣叶上血栓形成的易感因素，而并不优先出现在无冠瓣上[75]。切除自体瓣膜后，植入人工生物瓣的血栓发生率较低，说明 TAVI 手术没有行自体瓣叶切除可能是血栓形成的另一个原因，因为这些组织的存在会削弱收缩期血流对窦部的冲刷效果[24, 63]。

（四）瓣中瓣

TAVI 的另一个相关应用是在先前植入的人工生物瓣中打开该装置，形成瓣中瓣（valve-in-valve，ViV）形状，用于治疗原瓣膜的失功或变形[55, 66, 71]。

该方法使瓣口面积进一步缩小，可能不适用于需要小尺寸人工瓣膜的患者，因为这种额外的减少可能会严重降低瓣膜性能[66, 80, 81]。进行瓣环上方的锚定可能有助于降低这种负面效果，使瓣膜压差减半，但增加了窦部血流进一步减少的风险[82]。实际上，由于原瓣膜瓣脚的弹性大于瓣环弹性，植入后瓣膜倾向于向外展开，形成一个"花盆"形状[53]，这就使得瓣叶活动较少受到活动空间形态的限制，尤其是其游离缘。此外，这提供了楔形效应，进而改善了瓣膜的固定。尤其是对于球囊扩张装置来说，将植入瓣膜安装在了原瓣膜的刚性底座中[83]，球囊扩张后回弹会导致

径向力减小。

虽然"花盆"形状有效降低了收缩期能量损失，但它缩窄了通向主动脉窦的通道，从而进一步减少了血流对窦部冲刷[80]。然而，由于流向冠脉开口的血流在该区域产生了一些运动，导致在冠状窦中血流停滞并没有明显增加[39]，但在 ViV 治疗后，冠状动脉梗阻的风险增加了，尤其是在原瓣膜瓣叶钙化严重、冠状动脉开口靠近瓣环、主动脉和 STJ 直径较窄和（或）窦部本身特别狭窄的情况下[41, 68, 71, 80]。

据报道，血流停滞时间在新窦内是增加的，靠近 TAV 瓣叶的血液滞留时间也增加，收缩期的滞留时间更长（延长约 40%），从收缩末期到舒张中期的滞留时间平均值更高（延长约 150%），增加了瓣膜的血栓栓塞风险[75]。此外，ViV 其他的问题还有 TAV 定位不良（占手术量的 15%）、瓣叶血栓形成（4%）、冠状动脉阻塞（3.5%），以及 ViV 装置比 TAVI 在自体瓣膜内植入有更多的传导组织损伤[66, 80]。

四、结论

TAVI 的重要价值在于能够避免更换主动脉瓣膜时的外科手术，使那些具有外科手术较高并发症风险的虚弱患者，能够通过心脏功能改善来提高生活质量。然而，有其主要优点必然伴随一些缺点，当考虑向低风险患者扩展应用以体现 TAVI 的关键优势并要设计新一代产品时，需要充分理解、领会和评估这些缺点。

自体瓣叶的存留，特别是在窦基底部[24]，减少了主动脉窦体积[60]，限制了主动脉窦内的血流[61]，减少了涡流结构和血流的形成。开口较低的冠状动脉似乎有较高流量减少或堵塞的风险，无论是自身的瓣叶还是窦基底部脱落的血栓[62, 71]。同样，自体瓣膜和植入生物瓣膜瓣叶之间的区域也特别容易血流停滞和血栓形成[75]。在瓣中瓣手术的情况下，功能开口面积进一步减少，而血液停滞在窦内的时间因窦部冲洗减少而进一步增加[66, 80, 81]。这些血栓形成的条件可能会增加脑卒中和短暂性缺血发作的发生率[56-59]，以及最近对亚临床瓣叶血栓形成的关注[78, 79]。抗凝治疗可用于控制这些血栓性问题，尽管这伴随着抗凝药物本身的固有风险和管理方面的问题。

就开口面积而言，TAV 的设计和膨胀方法比僵硬的 SAV 更适合于瓣环[45]。然而，目前经导管装置的定位不够精确[46, 50]，而且还受患者局部结构不对称的影响，这些因素都与植入的生物瓣瓣周漏的增加有关[46, 51]。

尽管存在这些缺点，但植入后通过 TAV 的血流量相比中度狭窄的瓣膜有了很大的改善——血流速度降低[5, 64]，主动脉区域的剪切应力通常保持在溶血阈值以下[51, 60]，人工生物瓣膜的压差良好，一般在 10mmHg 以下[45, 55]。这些获益通常超过以上强调的缺点，尤其是对于高危患者而言。

参 考 文 献

[1] Corbett SC, Ajdari A, Coskun AU, N–Hashemi H. In vitro and computational thrombosis on artificial surfaces with shear stress. Artif Organs. 2010;34(7):561–9.

[2] Burriesci G, Marincola FC, Zervides C. Design of a novel polymeric heart valve. J Med Eng Technol. 2010;34(1):7–22.

[3] Gorlin R, Gorlin SG. Hydraulic formula for calculation of the area of the stenotic mitral valve, other cardiac valves, and central circulatory shunts. I. Am Heart J. 1951;41(1):1–29.

[4] Akins CW, Travis B, Yoganathan AP. Energy loss for evaluating heart valve performance. J Thorac Cardiovasc Surg [Internet]. 2008;136(4):820–33. https://doi.org/10.1016/j.jtcvs.2007.12.059

[5] Saikrishnan N, Gupta S, Yoganathan AP. Hemodynamics of the Boston Scientific Lotus™ valve: an in vitro study. Cardiovasc Eng Technol. 2013;4(4):427–39.

[6] Bellhouse BJ, Bellhouse FH. Mechanism of closure of the aortic valve. Nature. 1968;217:86–7.

[7] Rahmani B, Tzamtzis S, Sheridan R, Mullen MJ, Yap J, Seifalian AM, et al. In vitro hydrodynamic assessment of a new transcatheter heart valve concept (the TRISKELE). J Cardiovasc Transl Res. 2017;10(2):104–15.

[8] Dasi LP, Simon HA, Sucosky P, Yoganathan AP. Fluid mechanics of artificial heart valves. Clin Exp Pharmacol Physiol. 2009;36(2):225–37.

[9] Leverett LB, Hellums JD, Alfrey CP, Lynch EC. Red blood cell damage by shear stress. Biophys J. 1972;12(3):257–73.

[10] Morbiducci U, Ponzini R, Nobili M, Massai D, Montevecchi FM, Bluestein D, et al. Blood damage safety of prosthetic heart valves. Shear–induced platelet activation and local flow dynamics: a fluid–structure interaction approach. J Biomech. 2009;42(12):1952–60.

[11] Heemskerk JWM, Bevers EM, Lindhout T. Platelet activation and blood coagulation. Thromb Haemost. 2002;88(2):186–93.

[12] Caro CG, Pedley TJ, Schroter RC, Seed WA. The mechanics of circulation. 2nd ed. Cambridge: Oxford University Press; 2012.

[13] Yen JH, Chen SF, Chern MK, Lu PC. The effect of turbulent viscous shear stress on red blood cell hemolysis. J Artif Organs. 2014;17(2):178–85.

[14] Bluestein D, Chandran KB, Manning KB. Towards non–thrombogenic performance of blood recirculation devices. Ann Biomed Eng. 2010;38(3):1236–56.

[15] Hope MD, Sedlic T, Dyverfeldt P. Cardiothoracic magnetic resonance flow imaging. J Thorac Imaging. 2013;28(4):217–30.

[16] Baskurt OK, Meiselman HJ. Blood rheology and hemodynamics. Semin Thromb Hemost. 2003;29(5):435–50.

[17] Malek AM, Alper SL, Izumo S. Hemodynamic shear stress and its role in atherosclerosis. J Am Med Assoc [Internet]. 1999;282(21):2035–42. http:// jama.jamanetwork.com/article. aspx?doi=10.1001/jama.282.21.2035

[18] Corbett SC, Ajdari A, Coskun AU, Nayeb–Hashemi H. Effect of pulsatile blood flow on thrombosis potential with a step wall transition. ASAIO J. 2010;56(4):290–5.

[19] Wootton DM, Ku DN. Fluid mechanics of vascular systems, diseases, and thrombosis. Annu Rev Biomed Eng. 1999;1(1):299–329.

[20] Chandran KB, Rittgers SE, Yoganathan AP. Biofluid mechanics—the human circulation. 2nd ed. Boca Raton: CRC Press; 2012.

[21] Makkar RR, Fontana G, Jilaihawi H, Chakravarty T, Kofoed KF, De Backer O, et al. Possible subclinical leaflet thrombosis in bioprosthetic aortic valves. N Engl J Med. 2015;373(21):2015–24.

[22] Van Steenhoven AA, Van Dongen MEH. Model studies of the closing behaviour of the aortic valve. J Fluid Mech. 1978;90:21–32.

[23] Leyh RG, Schmidtke C, Sievers HH, Yacoub MH. Opening and closing characteristics of the aortic valve after different types of valve–preserving surgery. Circulation. 1999;100(21):2153–60.

[24] Ducci A, Pirisi F, Tzamtzis S, Burriesci G. Transcatheter aortic valves produce unphysiological flows which may contribute to thromboembolic events: An in–vitro study. J Biomech. 2016;49(16):4080–9.

[25] Sacks MS, David Merryman W, Schmidt DE. On the biomechanics of heart valve function. J Biomech. 2009;42(12):1804–24.

[26] Toninato R, Salmon J, Susin FM, Ducci A, Burriesci G. Physiological vortices in the sinuses of Valsalva: an in vitro approach for bio–prosthetic valves. J Biomech. 2016; 49(13):2635–43.

[27] Sacks MS, Yoganathan AP. Heart valve function: a biomechanical perspective. Philos Trans R Soc B Biol Sci. 2007;362 (1484):1369–91.

[28] Korakianitis T, Shi Y. Numerical simulation of cardiovascular dynamics with healthy and diseased heart valves. J Biomech. 2006;39(11):1964–82.

[29] Balachandran K, Sucosky P, Yoganathan AP. Hemodynamics and mechanobiology of aortic valve inflammation and calcification. Int J Inflam [Internet]. 2011;2011:263870. http:// www. pubmedcentral.nih.gov/articlerender.fcgi?artid=3133 012&tool=pmcentrez&rendertype=abstract

[30] Barker AJ, Markl M. Editorial. The role of hemodynamics in bicuspid aortic valve disease. Eur J Cardiothorac Surg. 2011; 39(6):805–6.

[31] Amindari A, Saltik L, Kirkkopru K, Yacoub M, Yalcin HC. Assessment of calcified aortic valve leaflet deformations and blood flow dynamics using fluid–structure interaction modeling. Informatics Med Unlocked. 2017;9(September):191–9.

[32] Otto CM, Lind BK, Kitzman DW, Gersh BJ, Siscovick DS. Association of aortic valve sclerosis with cardiovascular mortality and morbidity in the elderly. N Engl J Med. 1999; 341:142–7.

[33] Lindroos M, Kupari M, Heikkilä J, Tilvis R. Prevalence of aortic valve abnormalities in the elderly: an echocardiographic study of a random population sample. J Am Coll Cardiol. 1993;21(5):1220–5.

[34] Díez JG. Transcatheter aortic valve implantation (TAVI): the hype and the hope. Tex Heart Inst J [Internet]. 2013;40(3):298–301. http://www. pubmedcentral.nih.gov/articlerender.fcgi?arti d=3709202&tool=pmcentrez&rendertype=abstract

[35] Ostadfar A. Biofluid mechanics—principles and applications. 1st ed. London: Academic Press; 2016.

[36] Yoganathan AP. Fluid mechanics of aortic stenosis. Eur Heart J. 1988;9(Suppl E):13–7.

[37] Nobari S, Mongrain R, Gaillard E, Leask R, Cartier R. Therapeutic vascular compliance change may cause significant variation in coronary perfusion: a numerical study. Comput Math Methods Med [Internet]. 2012;2012:791686. http://www. pubmedcentral.nih.gov/articlerender.fcgi?artid=3303727&tool =pmcentrez&rendertype=abstract

[38] Capelli C, Corsini C, Biscarini D, Ruffini F, Migliavacca F, Kocher A, et al. Pledget–armed sutures affect the haemodynamic performance of biologic aortic valve substitutes: a preliminary experimental and computational study. Cardiovasc Eng Technol. 2017;8(1):17–29.

[39] Hatoum H, Moore BL, Maureira P, Dollery J, Crestanello JA, Dasi LP. Aortic sinus flow stasis likely in valve–in–valve

transcatheter aortic valve implantation. J Thorac Cardiovasc Surg [Internet]. 2017;154(1):32–43.e1. https://doi.org/10.1016/j.jtcvs.2017.03.053

[40] Yoganathan AP, He Z, Casey Jones S. Fluid mechanics of heart valves. Annu Rev Biomed Eng. 2004;6:331–62.

[41] Ben–Dor I, Malik R, Minha S, Goldstein SA, Wang Z, Magalhaes MA, et al. Coronary blood flow in patients with severe aortic stenosis before and after transcatheter aortic valve implantation. Am J Cardiol. 2014;114(8):1264–8.

[42] Padala M, Sarin EL, Willis P, Babaliaros V, Block P, Guyton RA, et al. An engineering review of transcatheter aortic valve technologies. Cardiovasc Eng Technol. 2010;1(1):77–87.

[43] Leo HL, Dasi LP, Carberry J, Simon HA, Yoganathan AP. Fluid dynamic assessment of three polymeric heart valves using particle image velocimetry. Ann Biomed Eng. 2006;34(6):936–52.

[44] D'Errigo P, Barbanti M, Ranucci M, Onorati F, Covello RD, Rosato S, et al. Transcatheter aortic valve implantation versus surgical aortic valve replacement for severe aortic stenosis: Results from an intermediate risk propensity–matched population of the Italian OBSERVANT study. Int J Cardiol [Internet]. 2013;167(5):1945–52. https://doi.org/10.1016/j.ijcard.2012.05.028

[45] Clavel MA, Webb JG, Pibarot P, Altwegg L, Dumont E, Thompson C, et al. Comparison of the hemodynamic performance of percutaneous and surgical bioprostheses for the treatment of severe aortic stenosis. J Am Coll Cardiol. 2009;53(20):1883–91.

[46] Kuetting M, Sedaghat A, Utzenrath M, Sinning JM, Schmitz C, Roggenkamp J, et al. In vitro assessment of the influence of aortic annulus ovality on the hydrodynamic performance of self expanding transcatheter heart valve prostheses. J Biomech [Internet]. 2014;47(5):957–65. https://doi.org/10.1016/j.jbiomech.2014.01.024

[47] Tang GHL, Lansman SL, Cohen M, Spielvogel D, Cuomo L, Ahmad H, et al. Transcatheter aortic valve replacement: current developments, ongoing issues, future outlook. Cardiol Rev. 2013;21(2):2944–8.

[48] Groves EM, Falahatpisheh A, Su JL, Kheradvar A. The effects of positioning of transcatheter aortic valve on fluid dynamics of the aortic root. ASAIO J. 2014;60(5):545–52.

[49] Vahl TP, Kodali SK, Leon MB. Transcatheter aortic valve replacement 2016—a modern-day "through the looking-glass" adventure. J Am Coll Cardiol [Internet]. 2016;67(12):1472–87. https://doi.org/10.1016/j.jacc.2015.12.059

[50] Stuhle S, Wendt D, Houl G, Wendt H, Schlamann M, Thielmann M, et al. In-vitro investigation of the hemodynamics of the Edwards Sapien transcatheter heart valve. J Heart Valve Dis. 2011;20(1):53–63.

[51] Gunning PS, Saikrishnan N, Mcnamara LM, Yoganathan AP. An in vitro evaluation of the impact of eccentric deployment on transcatheter aortic valve hemodynamics. Ann Biomed Eng. 2014;42(6):1195–206.

[52] Piazza N, de Jaegere P, Schultz C, Becker AE, Serruys PW, Anderson RH. Anatomy of the aortic valvar complex and its implications for transcatheter implantation of the aortic valve. Circ Cardiovasc Interv. 2008;1:74–81.

[53] Tseng EE, Wisneski A, Azadani AN, Ge L Engineering perspective on transcatheter aortic valve implantation. Interv Cardiol [Internet], 2013;5(1):53–70. http://www.futuremedicine.com/doi/abs/10.2217/ica.12.73

[54] Azadani AN, Jaussaud N, Matthews PB, Ge L, Guy TS, Chuter TAM, et al. Energy loss due to paravalvular leak with transcatheter aortic valve implantation. Ann Thorac Surg. 2009;88(6):1857–63.

[55] Fishbein GA, Schoen FJ, Fishbein MC. Transcatheter aortic valve implantation: status and challenges. Cardiovasc Pathol [Internet]. 2014;23(2):65–70. https://doi.org/10.1016/j.carpath.2013.10.001

[56] Kahlert P, Knipp SC, Schlamann M, Thielmann M, Al–Rashid F, Weber M, et al. Silent and apparent cerebral ischemia after percutaneous transfemoral aortic valve implantation: a diffusion–weighted magnetic resonance imaging study. Circulation. 2010;121(7):870–8.

[57] Astarci P, Glineur D, Kefer J, D'Hoore W, Renkin J, Vanoverschelde JL, et al. Magnetic resonance imag ing evaluation of cerebral embolization during percutaneous aortic valve implantation: comparison of transfemoral and trans–apical approaches using Edwards Sapiens valve. Eur J Cardiothorac Surg. 2011;40(2):475–9.

[58] Schaff HV. Transcatheter aortic–valve implantation— at what price? N Engl J Med. 2011;364(23):2256–8.

[59] Rodes–Cabau J, Webb JG, Cheung A, Ye J, Dumont E, Feindel CM, et al. Transcatheter aortic valve implantation for the treatment of severe symptomatic aortic stenosis in patients at very high or prohibitive surgical risk. Acute and late outcomes of the multicenter Canadian experience. J Am Coll Cardiol. 2010;55(11):1080–90.

[60] Ducci A, Tzamtzis S, Mullen MJ, Burriesci G Phase resolved velocity measurements in the Valsalva sinus downstream of a Transcatheter Aortic Valve. In: 16th int symposium on applications of laser techniques to fluid mechanics, July. 2012. p. 9–12.

[61] Ducci A, Tzamtzis S, Mullen MJ, Burriesci G. Hemodynamics in the Valsalva sinuses after transcatheter aortic valve implantation (TAVI). J Heart Valve Dis. 2013;22(5):688–96.

[62] Horne A, Reineck EA, Hasan RK, Resar JR, Chacko M. Transcatheter aortic valve replacement: historical perspectives, current evidence, and future directions. Am Heart J [Internet]. 2014;168(4):414– 23. http://linkinghub.elsevier.com/retrieve/pii/S0002870314004372

[63] Kapadia S, Tuzcu EM, Svensson LG. Anatomy and flow characteristics of neosinus: important consideration for thrombosis of transcatheter aortic valves. Circulation. 2017;136:1610–2.

[64] Saikrishnan N, Yoganathan A. Transcatheter valve implantation can alter the fluid flow fields in the aortic sinuses and ascending aorta: an in vitro study. J Am Coll Cardiol [Internet]. 2013;61(10):E1957. http://content. onlinejacc.org/article.aspx?articleid=1666166%5Cn http://linkinghub.elsevier.com/retrieve/pii/S0735109713619579

[65] Kumar G, Raghav V, Lerakis S, Yoganathan AP. High transcatheter valve replacement may reduce washout in the aortic sinuses: an in-vitro study. J Heart Valve Dis [Internet]. 2015;24(1):22–9. http://www.ncbi.nlm.nih.gov/pubmed/26182616

[66] Lerakis S, Hayek SS, Douglas PS. Paravalvular aortic leak after transcatheter aortic valve replacement: current knowledge. Circulation. 2013;127(3):397–407.

[67] Davies WR, Thomas MR. European experience and perspectives on transcatheter aortic valve replacement. Prog Cardiovasc Dis [Internet]. 2014;56(6):625–34. https://doi.org/10.1016/j.pcad.2014.02.002

[68] Azadani AN, Jaussaud N, Ge L, Chitsaz S, TAM C, Tseng EE. Valve-in-valve hemodynamics of 20–mm transcatheter aortic valves in small bioprostheses. Ann Thorac Surg. 2011; 92(2):548–55.

[69] Bellhouse BJ, Bellhouse FH, Reid KG. Fluid mechanics of the aortic root with application to coronary flow. Nature. 1968; 219:1059–61.

[70] Sirois E, Wang Q, Sun W. Fluid simulation of a transcatheter aortic valve deployment into a patient specific aortic root. Cardiovasc Eng Technol. 2011;2(3):186–95.

[71] Stock S, Scharfschwerdt M, Meyer-Saraei R, Richardt D, Charitos EI, Sievers HH, et al. In vitro coronary flow after transcatheter aortic valve-in-valve implantation: a comparison of 2 valves. J Thorac Cardiovasc Surg [Internet]. 2016;153(2):255–63. https://doi.org/10.1016/j.jtcvs.2016.09.086

[72] Piazza N, Onuma Y, Jesserun E, Kint PP, Maugenest AM, Anderson RH, et al. Early and persistent intraventricular conduction abnormalities and requirements for pacemaking after percutaneous replacement of the aortic valve. JACC Cardiovasc Interv. 2008;1(3):310–6.

[73] van der Boon RM, Nuis R-J, Van Mieghem NM, Jordaens L, Rodés-Cabau J, van Domburg RT, et al. New conduction abnormalities after TAVI—frequency and causes. Nat Rev Cardiol. 2012;9(8):v454–63.

[74] Rubín JM, Avanzas P, Del Valle R, Renilla A, Ríos E, Calvo D, et al. Atrioventricular conduction disturbance characterization in transcatheter aortic valve implantation with the corevalve prosthesis. Circ Cardiovasc Interv. 2011;4(3):280–6.

[75] Vahidkhah K, Javani S, Abbasi M, Azadani PN, Tandar A, Dvir D, et al. Blood stasis on transcatheter valve leaflets and implications for valve-in-valve leaflet thrombosis. Ann Thorac Surg [Internet]. 2017;104(3):751–9. https://doi.org/10.1016/j.athoracsur.2017.02.052

[76] Córdoba-Soriano JG, Puri R, Amat-Santos I, Ribeiro HB, Abdul-Jawad Altisent O, del Trigo M, et al. Valve thrombosis following transcatheter aortic valve implantation: a systematic review. Rev Esp Cardiol (Engl Ed). 2015;68(3):198–204.

[77] De Marchena E, Mesa J, Pomenti S, Marin Y Kall C, Marincic X, Yahagi K, et al. Thrombus formation following transcatheter aortic valve replacement. JACC Cardiovasc Interv [Internet]. 2015;8(5):728–39. https://doi.org/10.1016/j.jcin.2015.03.005.

[78] Chakravarty T, Søndergaard L, Friedman J, De Backer O, Berman D, Kofoed KF, et al. Subclinical leaflet thrombosis in surgical and transcatheter bioprosthetic aortic valves: an observational study. Lancet. 2017;389(10087):2383–92.

[79] Trantalis G, Toutouzas K, Latsios G, Synetos A, Brili S, Logitsi D, et al. TAVR and thrombosis. JACC Cardiovasc Imaging. 2017;10(1):86–7.

[80] Midha PA, Raghav V, Okafor I, Yoganathan AP. The effect of valve-in-valve implantation height on sinus flow. Ann Biomed Eng. 2017;45(2):405–12.

[81] Dvir D, Lavi I, Eltchaninoff H, Himbert D, Almagor Y, Descoutures F, et al. Multicenter evaluation of Edwards SAPIEN positioning during transcatheter aortic valve implantation with correlates for device movement during final deployment. JACC Cardiovasc Interv [Internet]. 2012;5(5):563–70. https://doi.org/10.1016/j.jcin.2012.03.005

[82] Midha PA, Raghav V, Sharma R, Condado JF, Okafor IU, Rami T, et al. The fluid mechanics of transcatheter heart valve leaflet thrombosis in the neo-sinus. Circulation. 2017;136(17):1598–609.

[83] Azadani AN, Jaussaud N, Matthews PB, Ge L, Chuter TAM, Tseng EE. Transcatheter aortic valves inadequately relieve stenosis in small degenerated bioprostheses. Interact Cardiovasc Thorac Surg. 2010;11(1):70–7.

第二篇
临床医学的视角
Clinical Perspectives

第6章 主动脉瓣介入治疗的风险评分
Risk Scores for Aortic Valve Interventions

Tom Kai Ming Wang　Ralph Stewart　Mark Webster　Peter Ruygrok　著
赵　亮　译　　邵凤民　校

一、概述

　　经导管主动脉瓣植入术（TAVI），也称为经导管主动脉瓣置换术（TAVR），在过去的 10 年中迅速发展，已被证明是治疗严重主动脉瓣疾病的一种有效方法，也是主动脉瓣置换术的替代方法[1, 2]。迄今为止，随机研究已经评估了 TAVI 在高风险[3, 4]和中等风险[5, 6]与 AVR 相似的外科患者中的有效性和安全性，而且针对低风险患者的研究正在进行中。在临床医师和多学科心脏团队对患者进行术前评估的众多因素中，以及在相关研究和指南中，风险模型起着核心作用[1-6]。因此，通过风险模型进行准确预测和分层，在对可能接受 TAVI 的患者的决策和治疗中起着至关重要的作用，这同其他各种形式的心脏介入和外科手术治疗中应用一样。

　　本章的目的是提供一个关于主动脉瓣干预措施相关风险建模的概述。从统计学开始阐述，然后是当前外科风险评分及其在 AVR 和 TAVI 中的应用、新的 TAVI 特异性风险模型建立，最后是临床意义和这一重要领域的未来发展方向。

二、风险模型建立的统计学

　　风险模型已被开发并应用于诊断学、预防医学和治疗医学等各个不同的领域[7, 8]。任何风险模型的组成都包括许多自变量（也称为预测因子、影响因素或参数）、因变量（可以是疾病、事件或结果）和连接这些变量的方程式。每个变量可以是定量的或分类的，因变量可以是横向的或纵向的。

　　在心脏外科手术和介入治疗中，院内或 30 天的手术死亡率是建立风险模型时最常见的终点事件。其他值得关注的结果包括 1 年后的长期死亡率、脑卒中、心肌梗死、出血、肾衰竭、再次手术、重症监护或住院时间或者复合终点。参数的内容可更加广泛到包括人口统计、主诉、既往史、检查报告和操作特性。风险模型是根据不同地点（如多中心队列）或不同时间（如相隔数年）的患者队列建立的，将这些变量收集后进行多变量分析。一般来说，风险模型在其来源的队列中表现最好。有时队列被随机分为一个开发队列来构建风险模型和一个验证队列来测试开发的风险模型的性能。由于两组来自同一原始队列，验证队列并不是一个真正的外部独立样本[9]。在更广泛的临床应用之前，应该在外部队列中进行验证。

　　建立多变量风险模型最常见的方法是使用基于二进制的代表性结果（如手术死亡率）的逻辑回归。在逻辑回归分析中选择变量并不总是容易的，因为没有标准化的策略[7, 8]。采用的方法有全模型法、单变量显著性检验法和反向排除法[9]。逻辑回归的风险估计公式是 $1/[1+e^{-(\beta_0+\Sigma\beta_i x_i)}]$，其中个变量 x_i 是预定义的自变量的数，β_i 是它们对应的系数，β_0 是校正方程的常数。对于每个 x_i，比值比由 e^{β_i} 计算。经常有人设计出在线计算器，使临床医师能够更加快速地运用公式计算。除了逻辑回归评分外，加和评分在临床实践中也经常使用，尽管这些通常也由逻辑回归发展而来。得分是各个系数的总和，这些系数通常是每个参数四舍五入到最接近整数的比值比。值得注意的是，由于评分不代表预测风险，因此无法对加和模型进行校准评估。

风险模型精准度的两个主要衡量指标是辨别度和准确度。辨别度反映了患者如果得分越高就越可能得到某种结果的强度。评估时使用的是手术患者特征性曲线下面积，当应用于二元结果时也可称为曲线下面积。曲线描绘了真阳性或对假阳性的敏感度或称为 1- 特异度，直线或 0.5 曲线下面积表示无区别，离 0.5 曲线下面积越远区别越强烈。该图也可标定最佳敏感度 × 特异度分割点，这代表可能具有临床相关性。斜率鉴别法是通过有和无某种结果的患者平均得分差异加以计算的另一种技术[10-12]。

准确度用以评估预测的风险是否准确地估算了后来观察到的患者和队列的风险。实际观察 / 预期比是直接比较平均得分及一个队列观察到的事件率，其中小于 1.0 和大于 1.0 分别意味着分数的高估和低估。Hosmer-Lemeshow 检验是另一种准确度的评价方法，其中 $P < 0.05$ 代表不一致，以及实际结果与评分准确度较差[11]。最后，准确度图形是图形化形式评估观察到的和预测的风险（两者一致性与否）、用斜率测量关联的强度、用截距测量系统偏差的程度[8]。

其他有关风险评分准确性的测量方法包括 Brier 评分、决定系数 R^2 和重分类[8]。Brier 评分是分值与队列中所有患者观察到结果的均方差的二次方程，尽管数值的范围也由观察到的发生率决定，但是数值越高精度越低。R^2 也是范围为 0～1 的相关系数的平方，用于检验两个连续变量的关联强度，因此只适用于定量结果。重分类是指在增加预测的另一个参数或风险模型时，被或未被恰当重新分类的患者比例[13]。净重分类指数、重分类统计数据和表格可以用来检验这一新的方法。

三、手术风险评分和主动脉瓣手术

心脏外科手术是所有医疗过程中风险最高的手术之一，而风险模型在治疗方式的决策中起着关键作用，指导了围术期管理至少 20 年。心脏手术的风险模型有很多，包括 EuroSCORE、STS（Society of Thoracic Surgeons）评分、北新英格兰心血管疾病研究小组评分、纽约心脏外科报告系统、Ambler 评分、ACEF 评分等[14-23]。到目前为止，EuroSCORE 和 STS 评分使用最广泛，主动脉瓣置换术详见表 6-1。两者都有在线计算器[15, 16, 18]，它们也是指南推荐的 AVR 和 TAVI 术前评估的风险模型。

最初的 EuroSCORE 是在 1995 年 9—11 月间建立的，以欧洲 8 个国家的连续 19 030 名接受各种心脏手术患者的研究为基础。它最初在 1999 年以加和模型的形式发布，然后在 2003 年以对数模型的形式发布。目的是评估 30 天内或同一次住院期间的手术死亡率（计算的结果是 4.8%），并得到内部验证。最常见的心脏手术是单纯冠状动脉搭桥手术（占 64%），其次是瓣膜手术（占 30%）。EuroSCORE 是多年来唯一广泛使用的心脏手术评估的风险模型。尽管其辨别度是足够的（曲线下面积为 0.73～0.77）[24, 25]，然而随着时间的推移，有很多研究（包括两项针对瓣膜手术的

表 6-1　"心脏手术风险模型特征

评分系统	心脏手术	队列时间	国家	队列容量	终点	发生率（%）	参数量	建立时的曲线下面积	校验后的曲线下面积
EuroSCORE									
EuroSCORE（additive）	全部	1995 年 9 月—11 月	欧洲（8）	19 030	手术死亡	4.8	17	0.79	N/A
EuroSCORE（logistic）	全部	1995 年 9 月—11 月	欧洲（8）	19 030	手术死亡	4.8	17	0.79	0.76
EuroSCORE II	全部	2010 年 5 月—7 月	世界（43）	22 381	手术死亡	3.9	18	N/A	0.81
STS 评分									
STS–AVR	主动脉瓣置换	2002—2007 年	美国	67 292	手术死亡	3.2	10	0.78	0.76
				67 292	脑卒中	1.5	6	0.68	0.69
				67 292	肾衰竭	4.1	8	0.77	0.75
				67 292	机械通气＞24h	10.9	10	0.75	0.74
				67 292	纵隔炎	0.3	5	0.71	0.64
				67 292	再次手术	8.0	10	0.63	0.62
				67 292	综合患病率及死亡率	17.4	10	0.70	0.69
				67 292	延长住院时间	7.9	10	0.75	0.76
				67 292	缩短住院时间	38.9	9	0.71	0.71
STS–AVR+CABG	主动脉瓣置换＋冠状动脉旁路移植术	2002—2010 年	美国	66 074	手术死亡	5.6	12	0.74	0.74
				66 074	脑卒中	2.7	8	0.65	0.61
				64 710	肾衰竭	7.6	11	0.72	0.72
				66 074	机械通气＞24h	17.6	12	0.71	0.70
				66 074	纵隔炎	0.6	3	0.64	0.66
				66 074	再次手术	10.7	11	0.61	0.60
				66 074	综合患病率和死亡率	26.3	12	0.68	0.67
				66 074	延长住院时间	12.7	12	0.71	0.70
				66 074	缩短住院时间	25.7	11	0.70	0.70

Meta 分析）中发现它开始持续高估手术死亡率。这是因为，随着时间的推移，伴随外科技术不断进步、患者的筛选和围术期管理提高使手术结果得到了改善。因此，约 10 年前一种新的风险模型被批准建立。

EuroSCORE Ⅱ 是在 2010 年 5—7 月期间，在对包括欧洲以外世界上 43 个国家 22 381 名连续心脏手术患者的研究基础上建立的，手术死亡率为 3.9%，最终模型的参数稍有不同。在这个队列中，单纯冠状动脉搭桥手术和瓣膜手术的数量相似，分别为 47% 和 46%，其目标是改进准确度，这在最近的研究和 Meta 分析的外部验证中已实现，尽管它的辨别度与 EuroSCORE 并无不同，曲线下面积为 0.73～0.79 [26—28]。随后，在冠状动脉和瓣膜手术的临床应用指南推荐中将 EuroSCORE 替换为 EuroSCORE Ⅱ [2]。

胸外科医师协会（STS）数据库是源于 1998 年的美国心胸外科数据库 [29]，到 2008 年，该数据库包含了美国 90% 的心脏外科医师，是世界上最大的注册数据库之一 [17—19]。STS 评分发表于 2009 年，是基于他们 2002—2006 年的心脏手术经验。它有两个独有的特点。第一个特点是不同类型的心脏手术有不同的模型，其中与此相关的两个分别是单纯 AVR 模型和独立的 AVR 合并冠状动脉旁路移植术（coronary artery bypass grafting，CABG）模型 [18, 19]，在这两种模型的建立队列中分别有 67 292 例和 66 074 例患者，手术死亡率分别为 3.2% 和 5.6%。第二个特点是 STS 评分对于手术死亡率以外的一系列结果有独立的逻辑模型 [17—19]，包括明确的脑卒中、肾衰竭、机械通气时间大于 24h、纵隔炎、住院再次手术期间、综合发病率或死亡率及住院时间的长短。STS 评分似乎比 EuroSCORE 有更复杂的计算方法和更多的参数，但这恰恰是因为它可以预测更多的结果。与 EuroSCORE Ⅱ 类似，它在当代心脏外科

中也具有良好的辨别度和准确度，曲线下面积为 0.75～0.76 [27, 28]。STS 评分得到了广泛的应用，特别是在美国，它是临床实践指南建议的另一个主要风险模型 [2]。值得注意的是，所有这些手术风险模型都是使用逻辑回归来建立的，没有一个模型可以预测长期的结果，如远期死亡率 [14—23]。

四、将外科风险评分应用于 TAVI

外科风险评分在 TAVI 中得到验证之前，就已经很自然地被应用于 TAVI 患者的病情评估。这是因为在临床研究和实践中，TAVI 是作为严重主动脉瓣疾病患者 AVR 的替代方案被引入的。需要除外在最初 PARTNER Ⅰ B 研究中招募的用来比较 TAVI 和药物治疗方案的那些患者，即所谓"不能手术"的患者；可是随着 TAVI 适应证扩大到中危和低危的患者，这些有时会出现无效预后的患者在所有 TAVI 患者中所占的比例越来越小 [30]。因此风险评分主要用于预测患者 AVR 的死亡风险，决定此类患者是否考虑 TAVI，而不是预测 TAVI 的死亡风险。了解这一点很重要，因为传统上 AVR 是治疗此类患者的金标准，而当时外科风险评分还没有在 TAVI 中得到正式应用。

因为 TAVI 随机研究大多数是在美国进行的，所以选择患者通常使用 STS 评分作为参考。PARTNER Ⅰ 研究建议 STS 评分大于 10% 被视为高危外科患者，然后由外科医师判断该患者是加入高风险"可手术"的 PARTNER Ⅰ A 中选择 TAVI 或 AVR，还是加入到前面已经提及"不可手术"的 PARTNER Ⅰ B 研究中 [3, 30]。事实上，两个研究的四个试验组平均 STS 评分是相近的，为 11.2%～12.1%。CoreValve 研究的不同之处在于，患者的选择依靠"共识性"判断，即个体 30 天死亡风险大于 15% 和并发症风

险小于 50%，它没有指定使用特定的风险模型。该研究中 TAVI 组和 AVR 组 STS 评分均值为 7.3%～7.5%，凸显了临床判断与风险评分[4] 的差异。PARTNER Ⅱ 研究使用 4%～8% 的 STS 分值作为中等风险患者的选择标准，平均 STS 得分 5.8%[5]。最后，SURTAVI 研究是另一项针对中等风险患者的研究，其中适合的 STS 分值扩大范围为 3%～15%，在所有研究中它的平均 STS 分值最低，为 4.4%～4.5%[6]。

在随机试验中最引人瞩目的是有关 30 天死亡率的报道。总的来说，其明显低于相应的 STS 评分，表明显著高估了评分和辨别不良[3-6, 30]。这不仅适用于 TAVI，也适用于 AVR，实际观察 / 预期比率为 0.38/0.71。然而，STS 评分仍然具有一定的辨别力，在相同的手术中，无论是 TAVI 还是 AVR，即使辨别不良，STS 评分较高的亚组仍大多有较高的 30 天死亡率。在这些试验中没有对辨别度进行正式评估。

手术风险评分在预测 TAVI（治疗）结果方面的作用，特别是其辨别能力最近才得到评估，一些观察性研究结果在一项 Meta 分析中得到了很好的总结[31]。该 Meta 分析汇总了 2011—2015 年间 24 项研究共计 12 346 名 TAVI 患者，以评估 TAVI 术后 EuroSCORE、EuroSCORE Ⅱ 和 STS 评分对死亡率的辨别度和准确度。重要的是，三种评分在 30 天死亡率的辨别度都很一般，曲线下面积为 0.62，1 年死亡率的曲线下面积为 0.58～0.66。至于准确度方面，Peto 比值比显示 EuroSCORE 显著高估死亡率（为 0.31），EuroSCORE Ⅱ 轻微低估（为 1.26），而 STS 评分（为 0.95）适中。在 Labbe 图中，虽然 EuroSCORE Ⅱ 在所有研究中都稍微低估了死亡率，但 STS 评分似乎在低风险研究中低估了死亡率，而在高风险研究中高估了死亡率。

在 TAVI 研究中手术风险评分表现欠佳有几个原因。首先，手术风险模型是为包括 AVR 在内的心脏外科手术设计的，而不是 TAVI，但这并不能解释为什么其在随机试验中 AVR 组的准确度也很差。其次，在一定程度上，与 10 年前基于 2002—2006 年队列发表的 STS 评分相比，在 2014—2017 年发表的后期试验中，手术结果可能在近年来有了进一步的改善。随着时间的推移、经验的积累和技术的更新，TAVI 的结果也有望得到改善。再次，也许是最重要的原因，风险模型通常在极端的风险情况下表现不佳，对于考虑行 TAVI 术的患者来说他们大多是高风险的，在风险评估建立队列里只有小部分的患者是高风险的。尽管 STS 评分在这一亚组中可能优于 EuroSCORE Ⅱ，但在其他地方也有关于高危心脏手术患者的观察报道[31-33]。最后，可能还有其他重要的 TAVI 预测因素没有纳入手术风险评分，这将在后面讨论。

五、TAVI 特有的风险模型

由于传统的手术风险模型对 TAVI 评估并不合适，最近发表了许多从 TAVI 队列中开发的风险模型，包括 OBSERVANT、postTAVI、FRANCE-2、TAVI2-SCORe、CoreValve 和 STS/ACC/TVT 评分（表 9-2）[34-39]。OBSERVANT、FRANCE-2、CoreValve 和 STS/ACC/TVT 评分为 30 天或院内死亡率，而 postTAVI、TAVI2-SCORe 和 CoreValve 评分为 1 年死亡率。使用逻辑回归构建 30 天死亡率的多变量模型，Cox 比例风险回归用于构建纵向或生存结果（如 1 年死亡率）的多变量模型。在报道中，30 天或院内死亡率为 5.3%～7%[35, 37-39]，1 年死亡率为 15%～23%，高于随机试验（2%～5%）中 TAVI 组的 30 天死亡率（2%～5%），但 1 年死亡率（7%～31%）比较相近。

尽管选择 1.5～5 年时间较长的患者，但这些队列研究的规模较小，只有 STS/ACC/TVT 评分的发展队列规模与手术风险模型具有可比性。结果，在多变量分析中发现的独立预测因素较少，因此风险模型中的参数比手术评分少。此外，这些评分中的一些参数以前没有用于外科手术风险评分，如低白蛋白、不能自理、家庭氧疗、CoreValve 评分的下降[38]、瓷化主动脉、TAVI2-SCORe 中的主动脉瓣的跨瓣压差[37]，以及应用 FRANCE-2 和 STS/ACC/TVT 评分的 TAVI[36, 39]。这些独特的预测因子也可以部分解释为什么外科手术风险模型在 TAVI 患者中使用效果不佳。

从表 6-2 可以看出，其建立性队列 TAVI 特异性评分的曲线下面积为 0.67~0.79，辨别度介于轻度到中度之间，在同一篇文章中他们各自的 TAVI 验证性队列的评估更低[34-39]。这些曲线下面积数据最多与先前描述的外科手术风险模型的内部验证结果相似甚至略低，这可能表明 TAVI 患者建模更为复杂。尽管如此，与在 TAVI 中使用外科风险评分相比，TAVI 特异性评分的辨别度早期结果是有希望的。令人失望的是，只有 STS/ACC/TVT 评分报道了风险模型公式的常数，使统计学评分能够计算[39]，而其他评分报道的多变量分析结果没有常数，通常发布一个加和法评分，不允许对准确度进行评估。大家热切期待着真正的外部验证性研究，是在其他队列研究中比较 TAVI 特异性风险评分系统的性能，而不是在最初建模队列中进行。

六、临床意义及未来发展方向

在国际通用的指南中，EuroSCORE Ⅱ 和 STS 评分仍然是严重主动脉瓣疾病治疗风险模型的选择[1, 2, 40]。它们对 AVR 具有中等的辨别能力和足够的准确性，然而如前所述，因为评分可能不

太准确，需要谨慎对待考虑行 TAVI 的高风险患者。这两种逻辑风险模型计算出的数据仅用于评估 AVR 患者的手术死亡率而不是 TAVI，TAVI 的死亡率可能不同[4, 5]。美国指南推荐 STS 评分手术死亡率大于 8% 的为高风险，4%~8% 为中风险，小于 4% 为低风险，这些在 TAVI 的随机试验和临床实践的合理标准中是得到认可的[1]。依靠临床判断，评估 1 年的综合死亡率或主要发病率大于 50% 被视为（手术）禁忌风险，尽管没有描述是如何进行评估的。与外科手术风险评分相比，先前讨论的 TAVI 特异性评分显示了一些早期的希望，可以将 TAVI 结果的辨别度提高到中等程度。

除了上述风险模型，还有其他重要的预测因子和因素需要考虑[1, 2, 40]。其中重要的一个是虚弱的概念，这些指标包含了许多功能方面的内容，包括日常生活活动的独立性，如进食、洗澡、穿衣、如厕、握力、认知、活动能力和速度等，既有主观指标也有客观指标[41-43]。多项研究和一项 Meta 分析发现，虚弱增加 TAVI 术后早期和晚期死亡率及并发症发生率[44-47]。尽管 CoreValve 评分确实做到了预测 TAVI 结果，但将其与其他预测 TAVI 结果的指标整合到一个总的风险模型中仍是挑战[38]。作为独立因素，指南建议将虚弱指数分为低风险（无虚弱）、中风险（轻度虚弱）或高风险（中度或重度虚弱），方便其应用[1]。

此外，两组需要考虑的重要决定因素是严重的器官损害和特殊的处理问题[1]。在风险模型中严重的器官损伤常常被忽视，因为它们通常不常见，而且因个体差异通常无法区分严重程度。这可能包括严重的右心室收缩功能障碍、严重的肺部疾病或需氧量、严重的神经功能损害（如致残性脑卒中、痴呆和帕金森病）、活动性和转移性恶性肿瘤、肝硬化和严重营养不良。任何一个或

表 6-2　TAVI 特异性风险模型

评分系统	队列时间	国 家	队列容量	独立变量	30 天死亡率（%）	1 年死亡率（%）	参数量	建立时曲线下面积	校准后曲线下面积
OBSERVANT	2010 年 12 月—2012 年 6 月	意大利	1256	30 天死亡率	6.1	N/A	7	0.73	0.71
postTAVI	2007—2012 年	意大利	1064	1 年死亡率	7.0	15	3	0.68	0.67
FRANCE-2	2010—2011 年	法国	2552	30 天或院内死亡率	10.0	N/A	9	0.67	0.59
TAVI2-SCORe	2007 年 12 月—2012 年 12 月	荷兰	511	1 年死亡率	5.7	17	8	0.72	—
CoreValve	2011 年 2 月—2012 年 9 月	美国	2482	30 天和 1 年死亡率	5.8	23	4.5	0.75，0.79	—
STS/ACC/TVT	2011 年 11 月—2014 年 2 月	美国	13 718	院内死亡率	5.3	N/A	7	0.67	0.66

多个因素存在都可能使患者处于更高、有时甚至是禁忌手术的风险当中。使 TAVI 手术既有危险又有操作困难的需要特殊处理的问题，包括瓷化或严重钙化的主动脉或主动脉瓣环、严重的血管疾病、动脉解剖上弯曲和胸部畸形。这些因素雪上加霜，自然就会将患者置于更高的风险当中。

显然，在这个重要的领域还需要进一步的研究。就 TAVI 特异性评分而言，外部验证性研究尚待开展，但完整的逻辑风险模型的发表对于准确度和临床使用至关重要，而不仅仅是加和风险模型。传统风险模型中未发现的其他预测因素的纳入也很重要，可以直接作为开发新风险模型的一部分，也可以像指南一样作为标准或算法组合使用。随着 TAVI 扩大到低风险患者及新技术的出现，准确的风险分层的重要性将持续存在。为所面对的患者选择合理的治疗方式，以在不同环境和不同国家可选的方案不同，使临床医师们将面临更困难的决定。

七、结论

风险模型的建立在临床患者治疗（包括心脏外科手术和介入治疗）中扮演重要角色。风险模型通常是使用逻辑回归建立的，其准确性是通过辨别度和准确度来评估的。目前最广泛使用的心脏手术风险评分是 EuroSCORE Ⅱ 和 STS 评分，在心脏外科手术患者的死亡风险评估方面表现良好，并能够影响他们治疗方式的决策。在 TAVI 手术中这些评分表现不佳，因此 TAVI 特有的评分正在发展中，准确性已经有所提高。其他因素，特别是虚弱和严重的器官功能障碍也是重要的决定性因素。对于临床医师和多学科心脏团队来说，在对患有严重主动脉瓣病变的患者进行治疗时，考虑所有这些因素以便做出最佳选择是至关重要的。

声明

所有作者都没有需要披露的利益冲突或资金。

参 考 文 献

[1] Nishimura RA, Otto CM, Bonow RO, Carabello BA, Erwin JP 3rd, Fleisher LA, Jneid H, Mack MJ, McLeod CJ, O'Gara PT, Rigolin VH, Sundt TM 3rd, Thompson A. 2017 AHA/ACC Focused Update of the 2014 AHA/ACC Guideline for the management of patients with valvular heart disease: a report of the American College of Cardiology/American Heart Association Task Force on Clinical Practice Guidelines. Circulation. 2017;135:e1159–95.

[2] Baumgartner H, Falk V, Bax JJ, De Bonis M, Hamm C, Holm PJ, Iung B, Lancellotti P, Lansac E, Rodriguez Muñoz D, Rosenhek R, Sjögren J, Tornos Mas P, Vahanian A, Walther T, Wendler O, Windecker S, Zamorano JL, ESC Scientific Document Group. 2017 ESC/EACTS Guidelines for the management of valvular heart disease. Eur Heart J. 2017;38:2739–91.

[3] Smith CR, Leon MB, Mack MJ, Miller DC, Moses JW, Svensson LG, Tuzcu EM, Webb JG, Fontana GP, Makkar RR, Williams M, Dewey T, Kapadia S, Babaliaros V, Thourani VH, Corso P, Pichard AD, Bavaria JE, Herrmann HC, Akin JJ, Anderson WN, Wang D, Pocock SJ, PARTNER Trial Investigators. Transcatheter versus surgical aortic–valve replacement in high–risk patients. N Engl J Med. 2011;364:2187–98.

[4] Adams DH, Popma JJ, Reardon MJ, Yakubov SJ, Coselli JS, Deeb GM, Gleason TG, Buchbinder M, Hermiller J Jr, Kleiman NS, Chetcuti S, Heiser J, Merhi W, Zorn G, Tadros P, Robinson N, Petrossian G, Hughes GC, Harrison JK, Conte J, Maini B, Mumtaz M, Chenoweth S, Oh JK, U.S. CoreValve Clinical Investigators. Transcatheter aortic–valve replacement with a self–expanding prosthesis. N Engl J Med. 2014;370:1790–8.

[5] Leon MB, Smith CR, Mack MJ, Makkar RR, Svensson LG, Kodali SK, Thourani VH, Tuzcu EM, Miller DC, Herrmann HC, Doshi D, Cohen DJ, Pichard AD, Kapadia S, Dewey T, Babaliaros V, Szeto WY, Williams MR, Kereiakes D, Zajarias A, Greason KL, Whisenant BK, Hodson RW, Moses JW, Trento A, Brown DL, Fearon WF, Pibarot P, Hahn RT, Jaber WA, Anderson WN, Alu MC, Webb JG, PARTNER 2 Investigators. Transcatheter or surgical aortic–valve replacement in intermediate–risk patients. N Engl J Med. 2016;374:1609–20.

[6] Reardon MJ, Van Mieghem NM, Popma JJ, Kleiman NS, Søndergaard L, Mumtaz M, Adams DH, Deeb GM, Maini B, Gada H, Chetcuti S, Gleason T, Heiser J, Lange R, Merhi W, Oh JK, Olsen PS, Piazza N, Williams M, Windecker S, Yakubov SJ, Grube E, Makkar R, Lee JS, Conte J, Vang E, Nguyen H, Chang Y, Mugglin AS, Serruys PW, Kappetein AP, SURTAVI Investigators. Surgical or transcatheter aortic–valve replacement in intermediate–risk patients. N Engl J Med. 2017;376:1321–31.

[7] Collins GS, Reitsma JB, Altman DG, Moons KG, TRIPOD Group. Transparent reporting of a multivariable prediction model for individual prognosis or diagnosis (TRIPOD): the TRIPOD statement. The TRIPOD Group Circulation. BMJ. 2015;131: 211–9.

[8] Steyerberg EW, Vickers AJ, Cook NR, Gerds T, Gonen M, Obuchowski N, Pencina MJ, Kattan MW. Assessing the performance of prediction models: a framework for traditional and novel measures. Epidemiology. 2010;21:128–38.

[9] Royston P, Moons KG, Altman DG, Vergouwe Y. Prognosis and prognostic research: developing a prognostic model. BMJ. 2009;338:b604.

[10] Yates JF. External correspondence: decomposition of the mean probability score. Organ Behav Hum Perform. 1982;30:132–56.

[11] Miller ME, Langefeld CD, Tierney WM, Hui SL, McDonald CJ. Validation of probabilistic predictions. Med Decis Mak. 1993;13:49–58.

[12] Cook NR. Use and misuse of the receiver operating characteristic curve in risk prediction. Circulation. 2007;115:928–35.

[13] Pencina MJ, D'Agostino RB Sr, D'Agostino RB Jr, Vasan RS. Evaluating the added predictive ability of a new marker: from area under the ROC curve to reclassification and beyond. Stat Med. 2008;27:157–72.

[14] Nashef SA, Roques F, Michel P, Gauducheau E, Lemeshow S, Salamon R. European system for car diac operative risk evaluation (EuroSCORE). Eur J Cardiothorac Surg. 1999;16:9–13.

[15] Roques F, Michel P, Goldstone AR, Nashef SA. The logistic EuroSCORE. Eur Heart J. 2003;24:882–3.

[16] Nashef SA, Roques F, Sharples LD, Nilsson J, Smith C, Goldstone AR, Lockowandt U. EuroSCORE II. Eur J Cardiothorac Surg. 2012;41:734–44.

[17] Shahian DM, O'Brien SM, Filardo G, Ferraris VA, Haan CK, Rich JB, Normand SL, DeLong ER, Shewan CM, Dokholyan RS, Peterson ED, Edwards FH, Anderson RP. Society of Thoracic Surgeons Quality Measurement Task Force. The Society of Thoracic Surgeons 2008 cardiac surgery risk models: part 1—coronary artery bypass grafting surgery. Ann Thorac Surg. 2009;88(1 Suppl):S2–22.

[18] O'Brien SM, Shahian DM, Filardo G, Ferraris VA, Haan CK, Rich JB, Normand SL, DeLong ER, Shewan CM, Dokholyan RS, Peterson ED, Edwards FH, Anderson RP. Society of Thoracic Surgeons Quality Measurement Task Force. The Society of Thoracic Surgeons 2008 cardiac surgery risk models: part 2—iso lated valve surgery. Ann Thorac Surg. 2009;88: S23–42.

[19] Shahian DM, O'Brien SM, Filardo G, Ferraris VA, Haan CK, Rich JB, Normand SL, DeLong ER, Shewan CM, Dokholyan RS, Peterson ED, Edwards FH, Anderson RP. Society of Thoracic Surgeons Quality Measurement Task Force. The Society of Thoracic Surgeons 2008 cardiac surgery risk models: Part 3—valve plus coronary artery bypass grafting surgery. Ann Thorac Surg. 2009;88:S43–62.

[20] Nowicki ER, Birkmeyer NJ, Weintraub RW, Leavitt BJ, Sanders JH, Dacey LJ, Clough RA, Quinn RD, Charlesworth DC, Sisto DA, Uhlig PN, Olmstead EM, O'Connor GT. Northern New England Cardiovascular Disease Study Group and the Center for Evaluative Clinical Sciences, Dartmouth Medical School.

Multivariable prediction of in–hospital mortality associated with aortic and mitral valve surgery in Northern New England. Ann Thorac Surg. 2004;77:1966–77.

[21] Hannan EL, Racz M, Culliford AT, Lahey SJ, Wechsler A, Jordan D, Gold JP, Higgins RS, Smith CR. Risk score for predicting in–hospital/30–day mortality for patients undergoing valve and valve/coro nary artery bypass graft surgery. Ann Thorac Surg. 2013;95:1282–90.

[22] Ambler G, Omar RZ, Royston P, Kinsman R, Keogh BE, Taylor KM. Generic, simple risk stratification model for heart valve surgery. Circulation. 2005;112:224–31.

[23] Ranucci M, Castelvecchio S, Menicanti L, Frigiola A, Pelissero G. Risk of assessing mortality risk in elective cardiac operations: age, creatinine, ejection fraction, and the law of parsimony. Circulation. 2009;119:3053–61.

[24] Parolari A, Pesce LL, Trezzi M, Cavallotti L, Kassem S, Loardi C, Pacini D, Tremoli E, Alamanni F. EuroSCORE performance in valve surgery: a metaanalysis. Ann Thorac Surg. 2010;89:787–93.

[25] Siregar S, Groenwold RH, de Heer F, Bots ML, van der Graaf Y, van Herwerden LA. Performance of the original EuroSCORE. Eur J Cardiothorac Surg. 2012;41:746–54.

[26] Guida P, Mastro F, Scrascia G, Whitlock R, Paparella D. Performance of the European System for Cardiac Operative Risk Evaluation II: a meta–analysis of 22 studies involving 145,592 cardiac surgery procedures. J Thorac Cardiovasc Surg. 2014;148:3049–57.

[27] Sullivan PG, Wallach JD, Ioannidis JP. Meta–Analysis Comparing Established Risk Prediction Models (EuroSCORE II, STS Score, and ACEF Score) for perioperative mortality during cardiac surgery. Am J Cardiol. 2016;118:1574–82.

[28] Biancari F, Juvonen T, Onorati F, Faggian G, Heikkinen J, Airaksinen J, Mariscalco G. Metaanalysis on the performance of the EuroSCORE II and the Society of Thoracic Surgeons scores in patients undergoing aortic valve replacement. J Cardiothorac Vasc Anesth. 2014;28:1533–9.

[29] Edwards FH. Evolution of the Society of Thoracic Surgeons National Cardiac Surgery Database. J Invasive Cardiol. 1998; 10:485–8.

[30] Leon MB, Smith CR, Mack M, Miller DC, Moses JW, Svensson LG, Tuzcu EM, Webb JG, Fontana GP, Makkar RR, Brown DL, Block PC, Guyton RA, Pichard AD, Bavaria JE, Herrmann HC, Douglas PS, Petersen JL, Akin JJ, Anderson WN, Wang D, Pocock S, PARTNER Trial Investigators. Transcatheter aortic–valve implantation for aortic stenosis in patients who cannot undergo surgery. N Engl J Med. 2010;363:1597–607.

[31] Wang TKM, Wang MTM, Gamble GD, Webster M, Ruygrok PN. Performance of contemporary surgical risk scores for transcatheter aortic valve implantation: a meta–analysis. Int J Cardiol. 2017;236:350–5.

[32] Wendt D, Osswald BR, Kayser K, Thielmann M, Tossios P, Massoudy P, Kamler M, Jakob H. Society of Thoracic Surgeons score is superior to the EuroSCORE determining mortality in high risk patients undergoing isolated aortic valve replacement. Ann Thorac Surg. 2009;88:468–74.

[33] Frilling B, von Renteln–Kruse W, Riess FC. Evaluation of operative risk in elderly patients undergoing aortic valve replacement: the predictive value of operative risk scores. Cardiology. 2010;116:213–8.

[34] Capodanno D, Barbanti M, Tamburino C, D'Errigo P, Ranucci M, Santoro G, Santini F, Onorati F, Grossi C, Covello RD, Capranzano P, Rosato S, Seccareccia F, OBSERVANT Research Group. A simple risk tool (the OBSERVANT score) for prediction of 30–day mortality after transcatheter aortic valve replacement. Am J Cardiol. 2014;113:1851–8.

[35] D'Ascenzo F, Capodanno D, Tarantini G, Nijhoff F, Ciuca C, Rossi ML, Brambilla N, Barbanti M, Napodano M, Stella P, Saia F, Ferrante G, Tamburino C, Gasparetto V, Agostoni P, Marzocchi A, Presbitero P, Bedogni F, Cerrato E, Omedè P, Conrotto F, Salizzoni S, Biondi Zoccai G, Marra S, Rinaldi M, Gaita F, D'Amico M, Moretti C. Usefulness and validation of the survival posT TAVI score for survival after transcatheter aortic valve implantation for aortic stenosis. Am J Cardiol. 2014;114:1867–74.

[36] Iung B, Laouenan C, Himbert D, et al. Predictive fac tors of early mortality after transcatheter aortic valve implantation: individual risk assessment using a simple score. Heart. 2014; 100:1016–23.

[37] Debonnaire P, Fusini L, Wolterbeek R, Kamperidis V, van Rosendael P, van der Kley F, Katsanos S, Joyce E, Tamborini G, Muratori M, Gripari P, Bax JJ, Marsan NA, Pepi M, Delgado V. Value of the "TAVI2– SCORe" versus surgical risk scores for prediction of one year mortality in 511 patients who underwent transcatheter aortic valve implantation. Am J Cardiol. 2015;115:234–42.

[38] Hermiller JB Jr, Yakubov SJ, Reardon MJ, Deeb GM, Adams DH, Afilalo J, Huang J, Popma JJ, CoreValve United States Clinical Investigators. Predicting early and late mortality after transcatheter aortic valve replacement. J Am Coll Cardiol. 2016;68:343–52.

[39] Edwards FH, Cohen DJ, O'Brien SM, Peterson ED, Mack MJ, Shahian DM, Grover FL, Tuzcu EM, Thourani VH, Carroll J, Brennan JM, Brindis RG, Rumsfeld J, Holmes DR Jr, Steering Committee of the Society of Thoracic Surgeons/American College of Cardiology Transcatheter Valve Therapy Registry. Development and validation of a risk prediction model for in–hospital mortality after transcatheter aor tic valve replacement. JAMA Cardiol. 2016;1:46–52.

[40] Otto CM, Kumbhani DJ, Alexander KP, Calhoon JH, Desai MY, Kaul S, Lee JC, Ruiz CE, Vassileva CM. 2017 ACC expert consensus decision pathway for transcatheter aortic valve replacement in the management of adults with aortic stenosis: a report of the American College of Cardiology Task Force on Clinical Expert Consensus Documents. J Am Coll Cardiol. 2017;69:1313–46.

[41] Katz S, Ford AB, Moskowitz RW, Jackson BA, Jaffe MW. Studies of illness in the aged. The index of ADL: a standardized measure of biological and psychosocial function. JAMA. 1963; 185:914–9.

[42] Rockwood K, Song X, MacKnight C, Bergman H, Hogan DB,

McDowell I, Mitnitski A. A global clinical measure of fitness and frailty in elderly people. CMAJ. 2005;173:489–95.

[43] J MC, Bellavance F, Cardin S, Trépanier S, Verdon J, Ardman O. Detection of older people at increased risk of adverse health outcomes after an emergency visit: the ISAR screening tool. J Am Geriatr Soc. 1999;47:1229–37.

[44] Puls M, Sobisiak B, Bleckmann A, Jacobshagen C, Danner BC, Hünlich M, Beißbarth T, Schöndube F, Hasenfuß G, Seipelt R, Schillinger W. Impact of frailty on short– and long–term morbidity and mortality after transcatheter aortic valve implantation: risk assessment by Katz Index of activities of daily living. EuroIntervention. 2014;10:609–19.

[45] Kleczynski P, Dziewierz A, Bagienski M, Rzeszutko L, Sorysz D, Trebacz J, Sobczynski R, Tomala M, Stapor M, Dudek D. Impact of frailty on mortality after transcatheter aortic valve implantation. Am Heart J. 2017;185:52–8.

[46] Shimura T, Yamamoto M, Kano S, Kagase A, Kodama A, Koyama Y, Tsuchikane E, Suzuki T, Otsuka T, Kohsaka S, Tada N, Yamanaka F, Naganuma T, Araki M, Shirai S, Watanabe Y, Hayashida K, OCEANTAVI Investigators. Impact of the clinical frailty scale on outcomes after transcatheter aortic valve replacement. Circulation. 2017;135:2013–24.

[47] Anand A, Harley C, Visvanathan A, Shah ASV, Cowell J, MacLullich A, Shenkin S, Mills NL. The relationship between preoperative frailty and outcomes following transcatheter aortic valve implantation: a systematic review and meta–analysis. Eur Heart J Qual Care Clin Outcomes. 2017;3:123–32.

第7章　静息和负荷超声心动图在经导管主动脉瓣植入术中的应用

Role of Rest and Stress Echocardiography in Transcatheter Aortic Valve Implantation

Quirino Ciampi　Fiore Manganelli　Bruno Villari　著

崔存英　译　　邵凤民　校

一、静息超声心动图在主动脉瓣狭窄中的应用

（一）超声心动图评估严重程度的标准

主动脉瓣狭窄（aortic stenosis，AS）是最常见的瓣膜病，超声心动图是诊断和评估 AS 的主要工具，也是评估 AS 首选的无创影像学方法[1]。

应用超声心动图评估 AS 严重程度时，我们应该根据欧洲心脏病学会（European Society of Cardiology，ESC）指南[2]，使用逐步综合分析流程。

第一步是评估可疑 AS 的瓣膜形态。尽管经食管超声心动图在评估主动脉瓣形态方面具有优势，但是通常应用经胸成像，当图像质量不理想时前者可能会有所帮助。老年患者三叶瓣钙化性主动脉瓣狭窄和年轻患者（年龄＜65岁）二叶式主动脉瓣狭窄是瓣膜性 AS 最常见的原因[3]。

二维超声心动图可识别收缩期瓣叶的数目，以评估瓣叶运动和交界部融合及主动脉瓣钙化的存在、范围和严重程度。其他异常的表现是左心室肥厚的存在和左心室收缩功能的评估异常。

第二步是应用连续多普勒测量主动脉跨瓣速度来量化 AS 的严重程度[4, 5]。主动脉平均跨瓣压差，即收缩期左心室和主动脉的压差，是衡量狭窄严重程度的标准指标[1, 2, 4, 5]。平均跨瓣压差 ≥ 40mmHg 或峰值射流速度 ≥ 4m/s 定义为重度 AS[2]。为了准确测量主动脉跨瓣射流速度，应多个声窗检查来确定最大流速。事实上，多普勒声束的对准误差导致对真实速度的低估，从而导致对 AS 严重程度的低估。

不同的病理生理疾病，如肥厚型梗阻性心肌病或主动脉瓣下狭窄，可能与收缩期左心室和主动脉的显著压差有关（图 7-1）。连续多普勒速度曲线的形状可能有助于辨别梗阻的严重程度。

主动脉跨瓣射流速度和压差与血流量有关。在合并主动脉瓣反流的情况下，高心排血量状态，如贫血、甲亢或动静脉瘘，可能导致主动脉跨瓣流速增高，而低心排血量可能导致相对较低的速度。

因此，在存在重度主动脉跨瓣压差（即峰值射流速度 ≥ 4m/s 和平均跨瓣压差 ≥ 40mmHg）

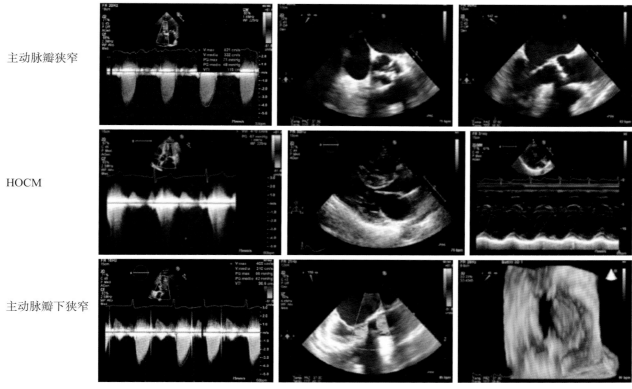

主动脉瓣狭窄

HOCM

主动脉瓣下狭窄

▲ 图 7–1　主动脉瓣峰值速度增高的不同病理生理疾病的鉴别诊断

HOCM. 肥厚型梗阻性心肌病

的情况下，同时排除高流量状态，我们可以明确诊断重度 AS。

此外，当处于低流量（即峰值射流速度＜ 4m/s 和平均跨瓣压差＜ 40mmHg）的情况下，我们必须寻找其他超声心动图参数，以排除重度 AS。

主动脉瓣面积（aortic valve area，AVA）是一个相对于流量无关的变量，是用连续性方程计算的。它基于质量守恒定律，即通过 LVOT 和通过狭窄主动脉瓣的血流量是相等的（图 7–2）[6]。即使仔细操作，该方法的一个主要局限性仍然是 LVOT 面积由其直径计算。另一个误差在于 LVOT 的圆形假设，它事实上略呈椭圆形，而不是圆形，从而导致对 LVOT 面积的低估，继而导致 SV 的低估，最终导致 AVA 的低估[6-9]。

主要由 2D 超声心动图平面轨迹法评估 AVA 也被推荐应用。然而，瓣膜钙化的存在会出现声影或混响，限制了对主动脉瓣口的识别和准确的描记。当 AVA ＜ 1cm^2 时诊断为重度 AS[2]。

这三个标准中的任何一个，即瓣口面积＜ 1.0cm^2，峰值速度≥ 4.0m/s，或平均压差≥ 40mmHg，都可以认为是重度 AS。理想情况下，所有标准必须相互一致。在标准相互冲突的情况下，在最终诊断之前将这些标准与其他的影像学结果和临床数据相结合至关重要。

在瓣膜面积≥ 1.0cm^2 的情况下，尽管峰值速度≥ 4m/s，平均压差≥ 40mmHg，应排除高心排血量状态。

更具挑战性的是不一致的结果，瓣口面积＜ 1.0cm^2，而峰值速度＜ 4m/s，平均压差＜ 40mmHg。在这种情况下，需要仔细排除所有要素（主动脉跨瓣速度、LVOT 速度、LVOT 面积）的测量误差。

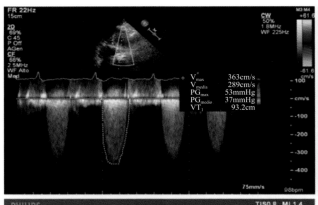
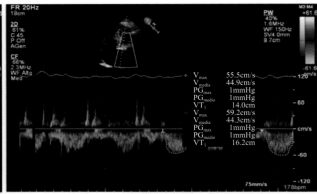
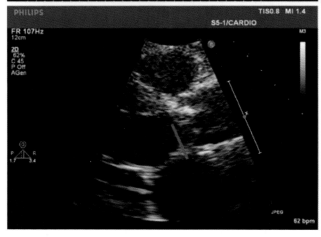

$$AV_{面积} = CSA_{LVOT} \times \frac{TVI_{LVOT}}{TVI_{AS}}$$

$$= 2.1 \times \frac{16.2}{93.2}$$

$$= 0.37 cm^2$$

▲ 图 7-2　应用连续性方程计算主动脉瓣（AV）面积

SV. 每搏量；$CSA_{LVOT.}$ 左心室流出道（LVOT）水平的横截面积；$TVI_{LVOT.}$ 应用脉冲波多普勒在靠近主动脉瓣的位置测量 LVOT 水平的速度时间积分；$TVI_{AS.}$ 通过连续波多普勒跨瓣峰值速度频谱确定主动脉瓣水平的速度时间积分；AV area. 主动脉瓣面积

（二）LVEF 减低的低流量、低压差的主动脉瓣狭窄

当 LV 收缩功能障碍并 SV 减低同时合并重度 AS 时，尽管瓣膜面积较小，AS 速度和压差可能较低[10]。广泛使用的 AS 定义为"经典的"低流量、低压差（low-flow low gradient，LF-LG）、射血分数减低，需要以下参数，并具备以下条件[10]。

- 有效 AVA < 1.0cm²。
- 主动脉跨瓣平均压差 < 40mmHg。
- LVEF < 50%。
- 每搏量指数（SVi）< 35ml/m²。

AVA 小于 1cm² 同时峰值速度低于 4m/s 和平均压差小于 40mmHg 的一个原因是在 LV 功能障碍（LVEF < 50%）的情况下血流量减少。常用的低流量的定义为 SVi ≤ 35ml/m²，该定义被纳入当前的 ESC 指南[2]。

（三）LVEF 保留的低流量、低压差的主动脉瓣狭窄

临床实践中最具挑战性的表现是瓣膜面积＜1cm²，峰值速度＜4m/s，平均压差＜40mmHg，而 LVEF 正常。这种情况又被称为"矛盾的"LVEF 保留的低流量、低压差 AS[11]，似乎是老年患者的典型特征，即左心室腔小、显著肥厚、高血压史，导致跨瓣血流量减少（即 SVi < 35ml/m²），而 LVEF 正常。然而，必须特别慎重地诊断该状

况，因表现为小瓣口面积和低压差同时 LVEF 正常，更有可能是其他更常见的原因，如 AVA 计算中的技术因素，必须小心排除。

"矛盾的"收缩功能保留的 LF–LG AS 的特点如下。

- AVA < 1cm²。
- AV 平均压差< 40mmHg。
- LVEF 正常（> 50%）。
- 每搏量指数< 35ml/m²。
- Zva（瓣膜动脉阻抗）≥5.5mmHg/（ml·m²）。

Zva 被定义为估计的左心室收缩压与每搏量指数的比值[12]。

最后，在 LF-LGAS 患者中，预计 AVA（projected AVA，AVA_Proj）[1, 13] 是一个重要的超声心动图参数，AVA_Proj 由静息和峰值应力时的 AVA 和跨瓣血流量（Q）计算得出，AVA 用连续性方程评估，Q 由每搏量除以主动脉连续波多普勒频谱包络所测量的左心室射血时间获得。

跨瓣血流量正常（250ml/min）时的预计 AVA 计算公式如下。

$$AVA_{proj} = AVA_{rest} - \frac{AVA_{rest} - AVA_{peak}}{Q_{peak} - Q_{rest}} \times (250 - Q_{rest})$$

二、静息超声心动图在经导管主动脉瓣植入术中的应用

（一）AS 患者选择

随着接受经导管主动脉瓣植入术（又称经导管主动脉瓣置换术）的患者数量不断增加，超声心动图学在整个手术过程中起着重要作用[14-16]。需要评估许多超声心动图参数，包括评估左右心室大小和功能，合并的主动脉瓣反流或其他瓣膜病。一旦确诊为重度 AS（见上文），需要进一步评估主动脉瓣和主动脉根部。

需要详细描述主动脉瓣的解剖学特征，包括瓣叶活动度、厚度和钙化程度。二叶式主动脉瓣患者在 TAVI 主要临床试验时被排除[17]。二叶式主动脉瓣给 TAVI 带来了各种难题，如异常椭圆的主动脉瓣口常合并不对称钙化，可能导致植入瓣膜扩张不良，从而导致瓣周漏，并增加瓣膜的剪应力，导致早期退化。然而，二叶式主动脉瓣患者 TAVI 的报道已有发表[17, 18]。

主动脉瓣环直径的准确测量是 TAVI 成功的关键，因为它将指导瓣膜类型和尺寸的选择[14-16]。瓣环前后径在胸骨旁长轴切面测量（图 7-3）。应在主动脉瓣叶附着最低点进行测量。由于瓣环通常是椭圆的，因此应该使用胸骨旁短轴切面在正交平面上进行进一步的测量（图 7-3）。当经胸二维超声心动图不能确定瓣环测量值时，可能需要经食管超声心动图评估（图 7-3）[14, 19]。经食管超声心动图具有优势，因为它可获得更好的图像质量和更准确的主动脉环直径测量值。

测量主动脉瓣环与冠状动脉的距离将有助于选择合适的瓣膜。在 TAVI 术中，自体主动脉瓣叶被压在主动脉根部管壁上。这可能导致主动脉破裂和（或）冠状动脉开口阻塞等可能危及生命的并发症[14, 16]。2D 经食管超声心动图成像能够测量右冠状动脉开口至瓣环的距离，但左冠状动脉开口的识别需要 3D 经食管超声心动图或 CT 检查[14]。

评估升主动脉、主动脉弓和降主动脉胸段的解剖特征是很重要的，因为主动脉弓存在动脉粥样硬化可能会增加围术期栓塞的风险。还需要排除严重的二尖瓣疾病，左心房、左心耳或左心室血栓，并评估基线左心室功能。此外，由于室间隔肥厚而引起的严重 LVOT 梗阻应予以排除[14, 15]。

（二）术中监测

经食管超声心动图可用于 TAVI 术中以确认

经胸超声心动图

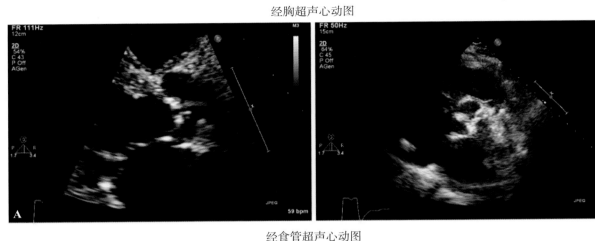

经食管超声心动图

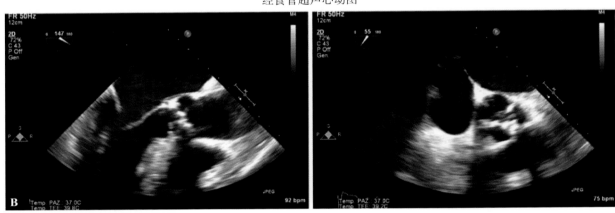

▲ 图 7–3　**A**. 经胸超声心动图，于胸骨旁左心室长轴切面放大左心室流出道（**LVOT**）和胸骨旁短轴切面测量 **AS** 患者瓣环前后径；**B**. **AS** 患者经食管超声心动图于食管下段左心室流出道（**LVOT**）切面和食管上段短轴切面图像

术前检查期间的超声心动图表现，并协助监测手术的不同阶段[14]。然而，对全麻的依赖和经食管探头对透视窗的潜在障碍是围术期经食管超声心动图的明显缺点，限制了其应用。

在 TAVI 术中，2D 和 3D 技术具有互补作用[16]。3D 经食管超声心动图提供了比 2D 更好的空间视图。因此，它能够更好地观察导丝路径，并评估植入瓣膜相对于自体瓣环和周围结构在球囊上的位置[20]。

一旦人工瓣完成释放，应立即应用超声心动图评估，以确认植入瓣膜定位和功能均满意。当植入瓣膜定位过低时，可能会影响二尖瓣装置，或在显著的主动脉瓣下室间隔肥厚患者中可

能难以固定。如果瓣膜植入过高，它可能会移位到主动脉，阻塞冠状动脉开口，或合并严重的瓣周漏。

超声心动图能够证实人工瓣各个瓣叶都活动较好，并且瓣膜支架呈圆形形状。当输送系统尚未被撤回和（或）导丝仍穿过瓣口时，可能会暂时地观察到人工瓣膜的一些轻度反流。微量或轻度瓣周漏通常预后良好[15]，在人工瓣膜下方的经 LVOT 横（短轴）切面，非常有助于鉴别瓣膜和瓣周漏（图 7–4）。此外，从这一切面观察的反流射流束的圆周范围似乎是初步评估瓣周漏程度和决定后扩是否必要的一种实用方法。事实上，瓣周反流可能继发于人工瓣膜尺寸较小、瓣叶活动

受限、不完全膨胀或设备定位不正确[14, 20, 21]。

术中全面的超声心动图评估内容应包括心包、左心室功能和二尖瓣[14, 15]。由导丝造成左心室或右心室穿孔所致心包积液的不断增多，可能导致心脏突然压塞和急性血流动力学损害，必须及时认识到这种情况。急性 LV 功能障碍伴节段室壁运动异常可能继发于血栓栓塞导致的冠脉开口闭塞或瓣膜支架部分遮挡开口。虽然这种并发症可能是致命的，但经皮血管成形术或旁路手术成功地治疗了开口闭塞[21]。二尖瓣反流的突然加重可能是由于心室起搏或瓣膜下装置的直接受损或变形（即在 LVOT 内植入过低的装置）造成的，这可能导致短暂的或在腱索或瓣叶断裂的情况下，二尖瓣永久变形和严重的反流[14]。

对 TAVI 后主动脉根部的成像是必需的，以检测有无撕裂或断裂，还应评估升主动脉管壁的完整性。

（三）TAVI 术后随访

超声心动图对 TAVI 术后的随访与主动脉瓣置换术后类似[2]。应计算跨瓣压差和有效瓣口面积及其他瓣膜开放参数，需要注意的是，TAVI 术后跨瓣压差往往低于手术置换相同主动脉瓣尺寸的压差。

第二个难点是准确量化主动脉瓣反流量，这可能包括中心性反流和瓣周漏，后者通常包括多束小射流[21]。准确评估 TAVI 术后主动脉瓣反流的严重程度较为困难，尚无有效方法来量化瓣周漏（图 7-4）[13]。

ESC 关于心血管成像对成人心脏瓣膜病的应用的适宜性标准建议，TAVI 术后全年进行超声心动图监测[22]。

三、负荷超声心动图在 AS 中的应用

负荷超声心动图（stress echocardiography，SE）在评价瓣膜性心脏病患者中的应用价值已被认可，可对临床决策提供很大帮助。评价 LVEF 降低的 LF-LG AS 是 SE 在瓣膜性心脏病中的第一个指征[23]。

重度 AS 和左心室收缩功能障碍（LVEF ＜ 40%）的患者通常平均跨瓣压差较低（＜ 40mmHg）。这种情况给诊断带来了困难，因为很难辨别重度 AS 患者和假性重度 AS 患者[1, 24, 25]。在真性重度 AS 中，小的主动脉瓣口面积导致后负荷增加、LVEF 和心排血量降低。在假性重度 AS 中，AS 的严重程度被高估，因为潜在的 LV 收缩功能障碍所产生的开启力降低，导致瓣口不能完全打开，因此导致 AVA 变小[25]。在 LV 功能障碍的 LF-LG AS 患者中，在静息状态下和低剂量多巴酚丁胺负荷超声心动图［高达 20mg/(kg·min)］

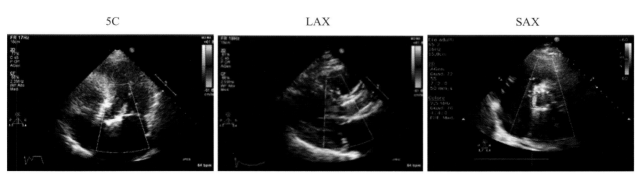

| 5C | LAX | SAX |

▲ 图 7-4　2D 彩色多普勒于心尖五腔心切面（5C）、胸骨旁长轴切面（LAX）和胸骨旁短轴切面（SAX）显示反流（瓣周漏）

中，确定跨瓣压差和 AVA 可能有助于鉴别重度（真性 AS）和假性重度 AS[24-28]。假性重度 AS 患者将表现出随着跨瓣流速增加，主动脉瓣口面积增加和压差变化不大，而重度主动脉瓣狭窄患者每搏量和压差增加，瓣口面积无明显变化[24-27]。

多巴酚丁胺负荷试验的主要目的是在不诱发心肌缺血（低剂量）的同时，增加跨瓣流速。"经典的"LF-LG AS 的关键要素是对左心室收缩储备的评价，即左心室收缩储备减少的患者显示不良事件的风险增加[24-26]。影像学评估取决于对左心室收缩功能（射血分数或整体纵向应变的变化）和流量储备（每搏量增加≥20%）的评估[24-26]，以及压差和 AVA 变化的分析（图 7-5）。每搏量增加>20% 提示存在左心室收缩储备[27, 28]。多巴酚丁胺 SE 期间每搏量无增加可能是由于：①狭窄的严重程度与心肌储备失衡导致后负荷匹配不佳；②合并冠状动脉疾病导致心肌血流量增加不足；③由于陈旧性心肌梗死或广泛的心肌纤维化而造成不可逆转的心肌损伤[29]。可以通过评估左心室压力的变化进一步无创评估左心室收缩储备，左心室压力是一个评估左心室收缩性的不受负荷影响的指标[30, 31]。

左心室收缩储备通常是通过 LVEF 的改善情况来评估的，而在某些情况下，LVEF 甚至可能是错误的，因为它不仅依赖于心肌收缩力，而且依赖前负荷和后负荷，以及心率和收缩的同步性[30]。然而，LV 压力评估 LV 收缩储备从概念、方法和临床角度均与 LVEF 有很大的不同。它不依赖前负荷和后负荷的变化[31]，这些负荷的变化会影响 LVEF，它只需要用袖带血压计测量收缩压和 2D 超声心动图测量收缩末期容积，而不是舒张末期和收缩末期容积（图 7-6）。此外，LV 收缩储备比射血分数变化能更有效地识别高危患者，无论是正常患者还是静息状态下左心室功能明显异常的患者，通过应用各种形式的负荷超声心动图，包括运动、多巴酚丁胺和双嘧达莫[31-34]。在 AS 患者中，为了评估 LV 压力，收缩压应该加上 AV 峰值压差（图 7-6）。这一参数将在负荷超声心动图 2020 版中进行测试，这是一项前瞻性的多中心研究，旨在通过多参数化方法获得冠状动脉疾病以外的病理生理疾病，如瓣膜性心脏病，不同亚群的原始安全性、可行性和结局资料[35]。

论文初步结果提出 SE 在正确评价"矛盾的 LVEF 保留的"LF-LG AS 的严重程度方面具有潜在作用[36]。在这种情况下，多巴酚丁胺负荷超声心动图被推荐应用。应用于经典的 LF-LG AS 的多巴酚丁胺负荷超声心动图参数和标准可以同

静息状态

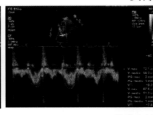

AV 峰值压差：53mmHg
AV 平均压差：37mmHg
SVi：22 ml/m²
COi：1.9 L/（min·m²）
AVA：0.37 cm²

负荷状态

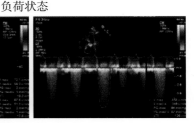

AV 峰值压差：86mmHg
AV 平均压差：57mmHg
SVi：29 ml/m²
COi：2.8 L/min/m²
AVA：0.36 cm²

▲ 图 7-5 低剂量多巴酚丁胺负荷超声心动图评价静息和峰值负荷状态下主动脉瓣峰值和平均压差

SVi. 每搏量指数；COi. 心排血量指数；AVA. 主动脉瓣面积

静息状态　　　　　　　　　　　　　　　　　　负荷状态

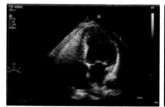 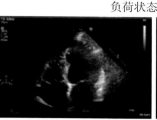 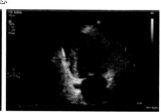

LV EDV/ESV：93/54ml

LV EF：41%

（SP+AVPG）/ESV =（110+53）/54 = 3.01mmHg/ml

LV EDV/ESV：96/35ml

LV EF：63%

（SP+AVPG）/ESV =（150+86）/36 = 6.56mmHg/ml

$$LV\ 压力 = \frac{（SP+AVPG）/ESV\ 峰值负荷状态}{（SP+AVPG）/ESV\ 静息状态} = \frac{6.56mmHg/ml}{3.01mmHg/ml} = 2.18（NV \geqslant 2.0）$$

▲ 图 7-6　低剂量多巴酚丁胺负荷超声心动图评价静息和峰值负荷状态下舒张末期容积（EDV）、收缩末期容积（ESV）、左心室射血分数（LVEF）、收缩压（SP）、主动脉瓣峰值梯度（AVPG）和正常值（NV）

样应用于矛盾的 LF-LG AS，以确定真性重度狭窄。约 1/3 的矛盾的 LF-LG AS 患者为假性重度 AS，这与在经典的 LF-LG AS 中观察到的结果相似[36]。多巴酚丁胺负荷超声心动图不适用于限制性 LV 生理模式的患者，这种模式多在矛盾的 LF-LG AS 人群中观察到。运动负荷超声心动图对无症状或有可疑症状的矛盾的 LF-LG 患者可能有用，以确定有症状状态和区分真性或假性重度 AS[36]。获得的数据是非常有趣的，但它们需要大样本进一步验证。

四、负荷超声心动图在 TAVI 中的应用

经典的 LF-LG AS 患者保守治疗和主动脉瓣置换术后死亡率增加有关的主要因素包括：①静息或多巴酚丁胺负荷超声心动图时 LVEF 很低（< 35%）；②静息或多巴酚丁胺负荷超声心动图时左心室纵向收缩功能严重受损；③无左心室收缩储备[24-29, 37, 38]。

在经典的 LF-LG 重度 AS 中，存在左心室收缩储备患者主动脉瓣置换术（经皮或外科技术）的疗效要比药物治疗好得多[28, 29]，约 1/3

的患者多巴酚丁胺 SE 检查观察到无左心室收缩储备，外科主动脉瓣置换手术死亡率高达 6%～33%[29, 37, 38]。然而，这一因素并不能预测左心室功能改善和症状改善情况及术后远期生存率[37, 38]。因此，无左心室收缩储备仍可考虑外科或经导管主动脉瓣置换术[38]，但它与术中和围术期死亡率增高有关[37]。

最近的 ESC 指南表明，低压差主动脉瓣狭窄患者的治疗更具挑战性。在经典的 LF-LG AS 并 LVEF 降低的情况下，对有症状的重度低流量、低压差（< 40mmHg）主动脉瓣狭窄并射血分数降低且有左心室收缩储备的患者（Ⅰ类）、有症状的经典的 LF-LG AS 并 LVEF 降低且无 LV 收缩储备的患者（Ⅱa 类）进行干预，同时排除假性重度主动脉瓣狭窄[2]。

在低剂量多巴酚丁胺负荷超声心动图检查时，对于经典的 LF-LG AS 无 LV 收缩储备的患者，TAVI 可能提供了一个很好的替代手术的方法[39-41]。对于手术后 LV 功能改善和症状消退不明显的患者［如广泛的心肌纤维化、严重虚弱和（或）严重的并发症，如氧依赖型慢性阻塞性肺疾病］，先进行球囊瓣膜成形术，然后进行外科或经导管主动脉瓣置换术（如果 LV 功能/症状

改善）可能是首选的治疗策略[42]。PARTNER I 试验队列 A（高危）显示在经典的 LF–LG AS 患者的不同亚型中，经导管与外科主动脉瓣置换手术之间差异无统计学意义[43]。然而，无左心室收缩储备的患者（即手术风险较高的患者）被排除在本试验之外，因此存在选择偏差。一项包括有和没有 LV 收缩储备的 LF–LG 患者的非随机研究

显示，TAVI 术后 LVEF 改善更好、更快[39]。

最近的 ESC 指南表明，LVEF 保留的低流量、低压差主动脉瓣狭窄患者是最具挑战性的亚组。关于他们在手术或导管干预后的自然病史和结局的数据仍然存在争议[44–46]。在这种情况下，只有当症状出现并且综合评估表明瓣膜严重狭窄时，才应进行干预。

参考文献

[1] Baumgartner H, Hung J, Bermejo J, Chambers JB, Edvardsen T, Goldstein S, Lancellotti P, LeFevre M, Miller F Jr, Otto CM. Recommendations on the echocardiographic assessment of aortic valve stenosis: a focused update from the European Association of Cardiovascular Imaging and the American Society of Echocardiography. Eur Heart J Cardiovasc Imaging. 2017;18: 254–75.

[2] Baumgartner H, Falk V, Bax JJ, De Bonis M, Hamm C, Holm PJ, Iung B, Lancellotti P, Lansac E, Rodriguez Muñoz D, Rosenhek R, Sjögren J, Tornos Mas P, Vahanian A, Walther T, Wendler O, Windecker S, Zamorano JL. 2017 ESC/EACTS Guidelines for the management of valvular heart disease. ESC Scientific Document Group. Eur Heart J. 2017;38:2739–91.

[3] Roberts WC, Ko JM. Frequency by decades of unicuspid, bicuspid, and tricuspid aortic valves in adults having isolated aortic valve replacement for aortic stenosis, with or without associated aortic regurgitation. Circulation. 2005;111:920–5.

[4] Currie PJ, Seward JB, Reeder GS, Vlietstra RE, Bresnahan DR, Bresnahan JF, et al. Continuous–wave Doppler echocardiographic assessment of severity of calcific aortic stenosis: a simultaneous Doppler–catheter correlative study in 100 adult patients. Circulation. 1985;71:1162–9.

[5] Smith MD, Kwan OL, DeMaria AN. Value and limitations of continuous–wave Doppler echocardiography in estimating severity of valvular stenosis. JAMA. 1986;255:3145–51.

[6] Baumgartner H, Kratzer H, Helmreich G, Kuehn P. Determination of aortic valve area by Doppler echocardiography using the continuity equation: a critical evaluation. Cardiology. 1990;77: 101–11.

[7] Otto CM, Pearlman AS, Comess KA, et al. Determination of the stenotic aortic valve area in adults using Doppler echocardiography. J Am Coll Cardiol. 1986;7:509–17.

[8] Rosenhek R, Klaar U, Schemper M, et al. Mild and moderate aortic stenosis. Natural history and risk stratification by echocardiography. Eur Heart J. 2004;25:199–205.

[9] Gaspar T, Adawi S, Sachner R, Asmer I, Ganaeem M, Rubinshtein R, et al. Three–dimensional imaging of the left ventricular outflow tract: impact on aortic valve area estimation by the continuity equation. J Am Soc Echocardiogr. 2012;25:749–57.

[10] Pibarot P, Dumesnil JG. Aortic stenosis suspected to be severe despite low gradients. Circ Cardiovasc Imaging. 2014;7:545–51.

[11] Dumesnil JG, Pibarot P, Carabello B. Paradoxical low flow and/or low gradient severe aortic stenosis despite preserved left ventricular ejection fraction: implications for diagnosis and treatment. Eur Heart J. 2010;31:281–9.

[12] Lancellotti P, Magne J. Valvuloarterial impedance in aortic stenosis: look at the load, but do not forget the flow. Eur J Echocardiogr. 2011;12:354–7.

[13] Clavel M–A, Burwash IG, Mundigler G, Dumesnil JG, Baumgartner H, Bergler– Klein J, et al. Validation of conventional and simplified methods to cal culate projected valve area at normal flow rate in patients with low flow, low gradient aortic stenosis: the multicenter TOPAS (True or Pseudo Severe Aortic Stenosis) study. J Am Soc Echocardiogr. 2010;23:380–6.

[14] Zamorano JL, Badano LP, Bruce C, Chan KL, Goncalves A, Hahn RT, Keane MG, La Canna G, Monaghan MJ, Nihoyannopoulos P, Silvestry FE, Vanoverschelde JL, Gillam LD. EAE/ASE recommendations for the use of echocardiography in new transcatheter interventions for valvular heart disease. Eur Heart J. 2011;32:2189–214.

[15] DeMarco DC, Monaghan MJ. The role of echocar diography in transcatheter aortic valve implantation. Interv Cardiol. 2014;6:547–55.

[16] Moss RR, Ivens E, Pasupati S, Humphries K, Thompson CR, Munt B, et al. Role of echocardiography in percutaneous aortic valve implantation. JACC Cardiovasc Imaging. 2008;1:15–24.

[17] Wijesinghe N, Ye J, Rodés–Cabau J, et al. Transcatheter aortic valve implantation in patients with bicuspid aortic valve stenosis. J Am Coll Cardiol Intv. 2010;3:1122–5.

[18] Himbert D, Pontnau F, Messika–Zeitoun D, et al. Feasibility and outcomes of transcatheter aortic valve implantation in high–risk patient with stenotic bicuspid aortic valves. Am J Cardiol. 2012;110: 877–33.

[19] Moss RR, Ivens E, Pasupati S, et al. Role of echocardiography

in percutaneous valve intervention. J Am Coll Cardiol Img. 2008;1:15–24.

[20] Smith LA, Dworakowski R, Bhan A, et al. Real–time three–dimensional transesophageal echocardiography adds value to transcatheter aortic valve implantation. J Am Soc Echocardiogr. 2013;26:359–69.

[21] Messika–Zeitoun D, Serfaty JM, Brochet E, Ducrocq G, Lepage L, Detaint D, et al. Multimodal assessment of the aortic annulus diameter: implications for transcatheter aortic valve implantation. J Am Coll Cardiol. 2010;55:186–94.

[22] Chambers JB, Garbi M, Nieman K, Myerson S, Pierard LA, Habib G, Zamorano JL, Edvardsen T, Lancellotti P. This document was reviewed by members of the 2014—16 EACVI Scientific Documents Committee:, Delgado V, Cosyns B, Donal E, Dulgheru R, Galderisi M, Lombardi M, Muraru D, Kauffmann P, Cardim N, Haugaa K, Rosenhek R. Appropriateness criteria for the use of cardiovascular imaging in heart valve disease in adults: a European Association of Cardiovascular Imaging report of literature review and current practice. Eur Heart J Cardiovasc Imaging. 2017;18:489–98.

[23] Bhattacharyya S, Chehab O, Khattar R, Lloyd G, Senior R. Stress echocardiography in clinical practice: a United Kingdom National Health Service Survey on behalf of the British Society of Echocardiography. Eur Heart J Cardiovasc Imaging. 2014;15: 158–63.

[24] Lancellotti P, Pellikka PA, Budts W, Chaudhry FA, Donal E, Dulgheru R, Edvardsen T, Garbi M, Ha JW, Kane GC, Kreeger J, Mertens L, Pibarot P, Picano E, Ryan T, Tsutsui JM, Varga A. The clinical use of stress echocardiography in non–ischaemic heart disease: recommendations from the European Association of Cardiovascular Imaging and the American Society of Echocardiography. Eur Heart J Cardiovasc Imaging. 2016;17:1191–229.

[25] Picano E, Pibarot P, Lancellotti P, Monin JL, Bonow RO. The emerging role of exercise testing and stress echocardiography in valvular heart disease. J Am Coll Cardiol. 2009;54:2251–60.

[26] Picano E, Pellikka PA. Stress echo applications beyond coronary artery disease. Eur Heart J. 2014;35:1033–40.

[27] Nishimura RA, Grantham JA, Connolly HM, Schaff HV, Higano ST, Holmes DR Jr. Low–output, low–gradient aortic stenosis in patients with depressed left ventricular systolic function: the clinical utility of the dobutamine challenge in the catheterization laboratory. Circulation. 2002;106: 809–13.

[28] Monin JL, Monchi M, Gest V, Duval–Moulin AM, Dubois–Rande JL, Gueret P. Aortic stenosis with severe left ventricular dysfunction and low transvalvular pressure gradients: risk stratification by low dose dobutamine echocardiography. J Am Coll Cardiol. 2001;37:2101–7.

[29] Monin JL, Quere JP, Monchi M, et al. Low–gradient aortic stenosis: operative risk stratification and predictors for long–term outcome: a multicenter study using dobutamine stress hemodynamics. Circulation. 2003;108:319–24.

[30] Cikes M, Solomon SD. Beyond ejection fraction: an integrative approach for assessment of cardiac structure and function in heart failure. Eur Heart J. 2016;37:1642–50.

[31] Bombardini T, Costantino MF, Sicari R, Ciampi Q, Pratali L, Picano E. End–systolic elastance and ventricular–arterial coupling reserve predict cardiac events in patients with negative stress echocardiography. Biomed Res Int. 2013;2013:235194.

[32] Bombardini T, Gherardi S, Marraccini P, Schlueter MC, Sicari R, Picano E. The incremental diagnostic value of coronary flow reserve and left ventricular elastance during high–dose dipyridamole stress echocardiography in patients with normal wall motion at rest. Int J Cardiol. 2013;168:1683–4.

[33] Grosu A, Bombardini T, Senni M, Duino V, Gori M, Picano E. End–systolic pressure/volume relationship during dobutamine stress echo: a prognostically use ful non–invasive index of left ventricular contractility. Eur Heart J. 2005;26:2404–12.

[34] Cortigiani L, Huqi A, Ciampi Q, Bombardini T, Picano E. The prognostic value of triple functional assessment vasodilator stress echocardiography in diabetic patients: integration of wall motion, coronary flow velocity and left ventricular contractile reserve in a single test. J Am Soc Echocardiogr 2018;31:692–701.

[35] Picano E, Ciampi Q, Citro R, D'Andrea A, Scali MC, Cortigiani L, Olivotto I, Mori F, Galderisi M, Costantino MF, Pratali L, Di Salvo G, Bossone E, Ferrara F, Gargani L, Rigo F, Gaibazzi N, Limongelli G, Pacileo G, Andreassi MG, Pinamonti B, Massa L, Torres MA, Miglioranza MH, Daros CB, de Castro E Silva Pretto JL, Beleslin B, Djordjevic–Dikic A, Varga A, Palinkas A, Agoston G, Gregori D, Trambaiolo P, Severino S, Arystan A, Paterni M, Carpeggiani C, Colonna P. Stress echo 2020: the international stress echo study in ischemic and non–ischemic heart disease. Cardiovasc Ultrasound. 2017;15(18):3.

[36] Clavel M, Ennezat P, Marechaux S, et al. Stress echo–cardiography to assess stenosis severity and predict outcome in patients with paradoxical low–flow, low–gradient aortic stenosis and preserved LVEF. J Am Coll Cardiol Imaging. 2013;6:175–83.

[37] Quere JP, Monin JL, Levy F, Petit H, Baleynaud S, Chauvel C, Pop C, Ohlmann P, Lelguen C, Dehant P, Gueret P, Tribouilloy C. Influence of preoperative left ventricular contractile reserve on postopera tive ejection fraction in low–gradient aortic stenosis. Circulation. 2006;113:1738–44.

[38] Tribouilloy C, Levy F, Rusinaru D, Guéret P, Petit Eisenmann H, Baleynaud S, et al. Outcome after aortic valve replacement for low–flow/low–gradient aortic stenosis without contractile reserve on dobutamine stress echocardiography. J Am Coll Cardiol. 2009;53(20):1865–73.

[39] Clavel MA, Webb JG, Rodés–Cabau J, Masson JB, Dumont E, De Larochellière R, Doyle D, Bergeron S, Baumgartner H, Burwash IG, Dumesnil JG, Mundigler G, Moss R, Kempny A, Bagur R, Bergler–Klein J, Gurvitch R, Mathieu P, Pibarot P. Comparison between transcatheter and surgical prosthetic valve implantation in patients with severe aortic stenosis and reduced left ventricular ejection fraction. Circulation. 2010;122:1928–36.

[40] Gotzmann M, Lindstaedt M, Bojara W, Ewers A, Mugge A. Clinical outcome of transcatheter aortic valve implantation in patients with low–flow, low gradient aortic stenosis. Catheter Cardiovasc Interv. 2012;79:693–701.

[41] Bauer F, Coutant V, Bernard M, Stepowski D, Tron C, Cribier

A, Bessou JP, Eltchaninoff H. Patients with severe aortic stenosis and reduced ejection fraction: earlier recovery of left ventricular systolic function after transcatheter aortic valve implantation compared with surgical valve replacement. Echocardiography. 2013;30:865–70.

[42] O'Sullivan CJ, Wenaweser P. Low–flow, low–gradient aortic stenosis: should TAVI be the default therapeutic option? EuroIntervention. 2014;10: 775–7.

[43] Pibarot P, Weissman NJ, Stewart WJ, Hahn RT, Lindman BR, McAndrew T, Kodali SK, Mack MJ, Thourani VH, Miller DC, Svensson LG, Herrmann HC, Smith CR, Rodés–Cabau J, Webb J, Lim S, Xu K, Hueter I, Douglas PS, Leon MB. Incidence and sequelae of prosthesis–patient mismatch in transcatheter versus surgical valve replacement in high–risk patients with severe aortic stenosis—a PARTNER Trial Cohort A analysis. J Am Coll Cardiol. 2014;30:1323–34.

[44] Clavel MA, Dumesnil JG, Capoulade R, Mathieu P, Senechal M, Pibarot P. Outcome of patients with aortic stenosis, small valve area, and low–flow, low–gradient despite preserved left ventricular ejection fraction. J Am Coll Cardiol. 2012;60:1259–67.

[45] Tribouilloy C, Rusinaru D, Marechaux S, Castel AL, Debry N, Maizel J, Mentaverri R, Kamel S, Slama M, Levy F. Low–gradient, low–flow severe aortic stenosis with preserved left ventricular ejection fraction: characteristics, outcome, and implications for surgery. J Am Coll Cardiol. 2015;65:55–66.

[46] Jander N, Minners J, Holme I, Gerdts E, Boman K, Brudi P, Chambers JB, Egstrup K, Kesaniemi YA, Malbecq W, Nienaber CA, Ray S, Rossebo A, Pedersen TR, Skjaerpe T, Willenheimer R, Wachtell K, Neumann FJ, Gohlke–Barwolf C. Outcome of patients with low–gradient "severe" aortic stenosis and preserved ejection fraction. Circulation. 2011;123:887–95.

第8章 计算机断层扫描在经导管主动脉瓣植入术中的应用
Role of Computed Tomography in Transcatheter Aortic Valve Implantation

Zhen Qian **著**

谢瑞刚 **译** 邵凤民 **校**

一、概述

经导管主动脉瓣植入术（TAVI）在合理选择患者和设计治疗方案方面，计算机断层扫描起着至关重要作用。不同于外科手术主动脉瓣置换术可使用不同尺寸探子直接测量瓣膜大小，经导管主动脉瓣植入术很大程度依赖术前成像来全面评估主动脉根、主动脉和周围路径血管[1]。已经证实，高质量的术前 TAVI 成像决定了能否实现 TAVI 的最佳效果[2, 3]。在 TAVI 术前，需要根据图像测量主动脉瓣环和主动脉根的尺寸，以正确选择和确定经导管心脏瓣膜（transcatheter heart valve，THV）器械的大小，还需要采集股动脉、髂动脉、锁骨下动脉等周围血管和主动脉的图像，以评估不同 TAVI 路径相关围术期血管并发症的潜在发生风险。此外，术前成像还可用于评估主动脉根和左心室流出道的瓣膜钙化程度。主动脉瓣钙化的数量和空间分布被认为与 TAVI 术后瓣周漏、需要安装永久起搏器（permanent pacemaker，PPM）等并发症有关。图像可以提供钙化的定量信息，以改进 THV 选择的策略，并相应优化实施技术。最后，也可以用 TAVI 术后图像评估 THV 的位置和支架变形，评估 THV 瓣叶的活动性，并诊断亚临床瓣叶血栓形成。

TAVI 成像历来采用二维成像技术，如经胸超声心动图、经食管超声心动图和血管造影。与这些二维成像模式相比，CT 成像具有独特的优势[4]。主动脉根部呈双斜面，瓣环呈椭圆形，二维成像技术[5]难以显示和准确评估。CT 本质上是一种无创的三维成像技术。现代多排螺旋 CT（multi-detector row CT，MDCT）设备［64 排和（或）更多排探测器］实现了各向同性亚毫米分辨率，使时间、空间分辨率达到了良好平衡。TAVI 中的 CT 成像范围通常包括上至锁骨上动脉下至股动脉水平的区域，可以回顾性地选择二维双斜面图像层面或局部三维区域，对目标解剖结构进行详细评估。与 3D TEE 和心脏磁共振（cardiac magnetic resonance，CMR）等其他三维成像技术相比，CT 三维成像在空间分辨率和钙化成像能力方面更优越。然而，TAVI 中的 CT 成像需要使用碘对比剂，以增加软组织和血池的区别。由于患者平均年龄较高，肾病是 TAVI 患者常见的并发症，需要特别注意，以预防对比剂肾病（contrast-induced nephropathy，CIN）的发生。

对于患有严重肾功能障碍的患者，可以使用替代的成像模式，如 CMR 和 3D TEE。

目前，有几种类型的 THV 可用于 TAVI 手术。在本章中，我们将关注最常用的两种类型：球囊膨胀式 Edwards Sapien 系列（Edwards Lifesciences，美国加州尔湾市），包括 Sapien、Sapien XT 和 Sapien 3 瓣膜，以及自膨调节瓣膜系列（Medtronic，明尼苏达州明尼阿波利斯），包括经典调节瓣膜、Evolut R 和 Evolut Pro 瓣膜。我们将以这两种 THV 为例，回顾 CT 成像在 TAVI 中的作用，并讨论扫描参数及 CT 图像处理和评估技术。

二、TAVI 术前 CT

（一）CT 扫描参数

TAVI 中的 CT 成像通常可以在冠状动脉 CT 血管造影（CT angiography，CTA）设备上进行。最低硬件要求包括具有心电门控（electrocardiography，ECG）的 64 排或更高级的螺旋 CT 扫描仪，以及用于对比剂注射的双筒高压注射器。患者的准备与常规冠状动脉 CTA 相似，在常规冠状动脉 CTA 中，患者保持仰卧位并在图像采集期间屏住呼吸。通常不使用 β 受体拮抗药，因为它可能会使主动脉瓣狭窄的症状加重。

扫描范围应根据检查目的和患者的病情尤其是肾功能来确定。在肾功能不全的患者中，可以缩短扫描范围以减少对比剂的剂量，仅关注主动脉根部的情况即可。然而，在大多数 TAVI 患者中，常常需要评估外周路径动脉，其中扫描范围需要覆盖从颈根部到股动脉以下的较大区域。为了减少辐射剂量和对比剂剂量，通常采用两步成像策略。如图 8-1 所示，首先，进行前瞻性 ECG 触发或回顾性 ECG 门控采集心脏区域，即常规

冠状动脉 CTA。其次，进行非门控采集，从锁骨上水平扫描至腹股沟水平。这两个步骤的范围和时间顺序应根据实际的 CT 硬件进行调整。如，对于具有宽体探测器的 CT 设备，可以将第一步的扫描范围向上扩展到颈根部，然后立即再进行第二步，其连续扫描范围从膈肌到腹股沟水平。此外，对于双源 CT 等高速 CT 设备，可以省略第二步，并使用单期相前瞻性 ECG 触发的大螺距螺旋采集来扫描整个范围。

ECG 门控是主动脉根部 CT 成像的先决条件。主动脉瓣环的尺寸在心动周期的不同时相有所不同。在大多数情况下，瓣环直径在峰值收缩期达到最大[6]。为避免选择的 THV 偏小，建议在收缩期对主动脉根部成像，以捕获最大的瓣环尺寸。对心脏区域使用 ECG 门控采集的另一个重要目的是尽可能冻结主动脉根部的运动，以改善 CT 图像质量。与前瞻性 ECG 触发相比，回顾性 ECG 门控采集通常有更高的辐射剂量，但对不规则和（或）快速心率者成像效果更好。根据患者

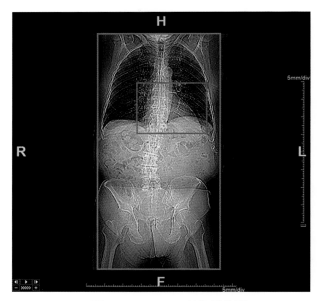

▲ 图 8-1 TAVI CT 的扫描范围

基于患者的定位像选择两个扫描范围。第一步的扫描范围在红框中显示，覆盖心脏区域。第二步的扫描范围在绿框中显示，从锁骨上水平到腹股沟水平

的状况和 CT 设备的硬件，可以由医师或 CT 技术人员自行决定采用前瞻性 ECG 触发技术或具有管电流调制的回顾性 ECG 门控技术。通常在收缩期（R-R 间期为 30%～40%）进行数据采集和重建。

TAVI 中 CT 扫描参数的选择在很大程度上取决于 CT 设备硬件。对于有执行冠状动脉 CTA 经验的中心，建议从冠状动脉 CTA 扫描参数开始，并根据临床需要进行相应调整。重建层厚应小于 1mm，以便对主动脉根部进行精确的几何评估。可以将 TAVI 的 CT 管电压设置为低于冠状动脉 CTA 的管电压，因为图像噪声对主动脉根部的影响程度不会达到与冠状动脉 CTA 相同的程度，不会影响对 TAVI 的评估。更重要的是，较低的管电压可以增加对比剂增强时主动脉根部的 CT 值，并因此减少对比剂剂量。在具有高管电流的 CT 设备中，已经实现了高管电流和低管电压条件下的成像，明显减少了对比剂的剂量[7]。光谱成像 CT 设备也可用于减少对比剂的使用量[8]。

为了确保在主动脉根部和周围动脉中存在足够的增强对比度，图像采集的第一步应使用基于 CT 值 Hounsfield（HU）的团注跟踪法或小剂量测试法，但后者会导致使用额外的对比剂量（通常为 20ml）。在团注跟踪法中，可以将感兴趣区域（region of interest，ROI）放置在靠近主动脉根部但运动较小的区域，如左心房或降主动脉近端。CT 值的阈值与触发时间的时间间隔、心脏的第一步成像及周围通路动脉的第二步成像等，应根据下列因素进行调整，包括 CT 设备硬件、对比剂注射速率和持续时间、患者体型、主动脉瓣狭窄的严重程度及患者的心功能。在某些速度较慢的 CT 设备中，在第一步和第二步之间可能需要额外的对比剂注入。如前所述，肾功能不全在 TAVI 患者中并不是罕见的并发症，需要特别考虑减少对比剂的剂量。相对于常规冠状动脉 CTA 方案 5ml/s 的注射速率，TAVI 通常使用较低的对比剂注射速率，如 3～4ml/s。TAVI 术前的 CT 成像和 TAVI 手术也应在不同的日期进行，以减轻肾功能受损的负担。

（二）TAVI 术前 CT 评估

主动脉瓣环尺寸的准确评估对于选择最佳 THV 尺寸至关重要。主动脉瓣环是连接左心室和主动脉根部的虚拟纤维环。一些 TAVI CT 后处理软件提供了用于主动脉瓣环检测和测量的自动化功能，但手动测量也很简便。可以通过双斜面旋转 3D CT 图像并寻找主动脉瓣叶的三个铰接点，即主动脉瓣叶到主动脉根部的三个最低插入点，来找到主动脉瓣环。如图 8-2 所示，这三个铰接点定义了主动脉瓣环平面，可以在其中描绘主动脉瓣环。由于 CT 是亚毫米级分辨率各向同性的 3D 成像技术，研究表明，它在预测 TAVI 术后并发症（如 PVL）和确定理想 THV 大小方面优于 2D 超声心动图[9, 10]。已经提出了许多瓣环尺寸的测量方法。椭圆形环的最长和最短直径的平均值可以计算为环的平均直径。假设瓣环为圆形，依次可计算出由周长推导的直径 D_P 和由面积推导的直径 D_A：$D_P=P/\pi$ 和 $D_P=2\sqrt{A/\pi}$，其中 P 是瓣环周长，A 是瓣环面积。

THV 大小的选择应依据主动脉瓣环的测量数据。THV 制造商，包括 Edwards Lifesciences 和 Medtronic，根据从术前成像得出的瓣环尺寸，为 THV 尺寸选择提供参考。由于不同成像模式之间的系统测量差异，尺寸尺度通常与成像模式相关。在 THV 的早期，由于缺乏 CT 成像数据，制造商提供的尺寸定标是从 2D 超声心动图得出的。因此，在解读这些指导信息时必须谨慎。经 CT 成像的瓣环尺寸已被证实可以改善 TAVI 的结果[11]。建议使用那些基于 CT 成像量身定制修改后的尺寸。在新一代的 THV 中，制造商通常同

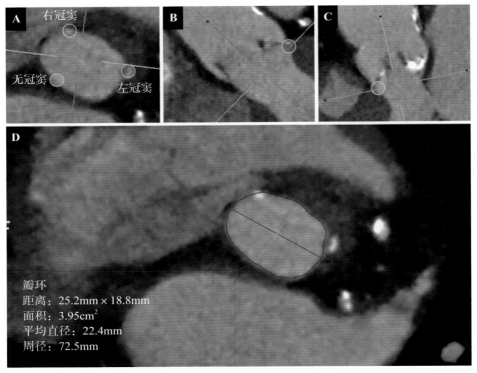

▲ 图 8-2　主动脉瓣环评估

A. 瓣环平面由三个铰链点定义，即右冠窦铰链点（红色）、左冠窦铰链点（蓝色）和
无冠窦铰链点（绿色）；B 和 C. 在纵向视图中，从主动脉瓣叶到主动脉根部，铰链点
是最低的插入点；D. 主动脉瓣环可在瓣环平面的横截面图中描绘，可以通过最大和最
小直径、瓣环面积、平均直径和瓣环周长来测量瓣环尺寸

时提供用于超声心动图和 CT 的尺寸。在自膨胀瓣膜中，平均直径和周长得出的直径主要用于确定 THV 尺寸，这主要是由于自膨胀瓣膜后瓣膜展开呈椭圆形。相反，在球囊可膨胀瓣膜中，由于球囊可膨胀瓣膜展开后的形状更呈圆形，因此瓣环面积和（或）源自面积的瓣环直径主要用于瓣膜尺寸的确定。通常，所选 THV 的尺寸应大于自身主动脉瓣环，以防止 PVL。在球囊可膨胀瓣膜中[12]，可以将瓣环面积的超量尺寸设置为 10% 左右，而在自膨胀瓣膜中[13]，可以将瓣环周长的超量尺寸设置为 10%～25%。还应考虑主动脉钙化的存在和严重程度，以确定 THV 预期过度扩张的程度，特别是瓣环的边缘尺寸。对于主动脉根部钙化严重者，应考虑降低预期过度扩张的程度。

除瓣环尺寸外，主动脉根部的许多其他几何参数应根据 CT 图像测量结果，选择 THV 类型和尺寸。由于球囊可膨胀瓣膜和自膨胀瓣膜是两种截然不同的设计，因此两个系统所需的测量值也不同。如图 8-3A 和 B 所示，在球囊膨胀瓣膜中，制造商需要测量从冠状动脉口到瓣环平面的距离，以评估冠状动脉阻塞的风险。此外，主动脉瓣叶的长度和严重的瓣叶钙化的存在也可能需要被告知，因为已证明它们会导致球囊扩张的瓣膜中冠状动脉阻塞[14]。如图 8-3C 至 E 所示，自膨胀瓣膜的制造商指南需要评估升主动脉的直径（在瓣环平面上方 4cm 处测量）、Valsalva 窦的直径和高度。由于自膨胀瓣膜轮廓较高，在展开后会延伸到升主动脉中，因此需要进行此类测量以确保自膨胀瓣膜在主动脉根部的

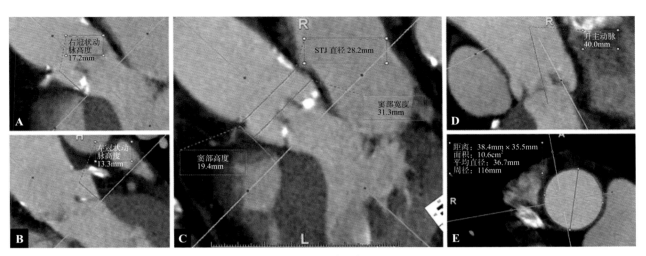

▲ 图 8-3　主动脉根部的测量

A 和 B. 分别显示左冠状动脉和右冠状动脉高度的测量值，其定义为从冠状动脉口到瓣环平面的距离；C. 显示测量主动脉窦高度，窦宽度和窦管结合部的直径；D 和 E. 显示在瓣环平面上方 4cm 处升主动脉直径的测量值

适当锚固和对位。

CT 成像在评估主动脉根部钙化的程度和形态方面具有独特的优势，这些钙化已被证明与 TAVI 术后的各种并发症有关 [15-17]。主动脉根部严重钙化被认为是支架附着区破裂的危险因素。Valsalva 窦的钙化，特别是在瓣叶上，也可能增加冠状动脉阻塞的风险。此外，锚定区钙化可能导致 THV 与自身主动脉根的密封不完全，这被认为是 TAVI 术后发生 PVL 的重要原因。主动脉根部钙化也可能会干扰 THV 的放置，并导致瓣膜贴壁不良，需要在初始瓣膜放置后进行后扩张。此外，THV 设计的最新进展中，如在 Sapien 3 [18] 中增加密封套，在 Evolut Pro [19] 中增加外包装，大大降低了 TAVI 术后 PVL 的发生率，但两种类型的 THV 并发的永久性起搏器植入的新增需求比率仍然很高。LVOT 的钙化，特别是左冠状动脉和右冠状动脉下方的区域，与使用 PPM 的风险增加有关 [20]。

主动脉根附近的钙化应进行定性分级和报告。钙化的形态和空间分布，如瓣环中存在大的结节钙化和向 LVOT 突出的钙化条纹，也可能因其临床意义而被报道。钙化的定量评估常规是在 CT 平扫图像上进行的，使用传统的 Agatston 评分 [21]、体积评分 [22] 或质量评分 [23] 方法。由医师选择，是否需要出于钙化定量的目的，在对比剂注射前对主动脉根部区域进行 CT 平扫。然而，这也将导致患者的辐射暴露增加。在 CT 平扫采集中使用较低的管电压（＜ 120kV）时也必须谨慎，常规的钙阈值（130HU）需要进行相应调整。已经有一些方法提出在 CT 增强图像中使用更高的衰减阈值来推导钙体积和钙质量的方法 [24]，但目前尚无大型研究支持 CT 增强图像中这些钙定量分析方法的准确性和有效性。

（三）血管造影投影角度

在 TAVI 程序中，介入医师依靠主动脉根部的 2D 荧光透视投影图像来指导 THV 的部署。需要将 2D 投影角度调整为垂直于主动脉根部的中心线并平行于主动脉瓣环平面，如前所述，主动脉瓣环平面由主动脉瓣瓣叶的三个最低插入点确定。如果 TAVI 术前未进行 CT 成像，介入医师需要多次曝光行主动脉造影来微调荧光透视检查的方向，以手动找到 2D 投影角度。这将导致患者的放射线暴露和对比剂的剂量增加，并延长手术时间。假设 TAVI 术前 CT 扫描时患者的位置与实际 TAVI 手术期间的位置相同，则可以从 TAVI 术前 CT 扫描的图像中得出一系列 2D 投影角，以预测 TAVI 手术中合适的透视投影角。尽管患者位置不变的假设并不总是成立，但在 TAVI 术前进行这样的预测可能会减少主动脉造影的曝光次数，更重要的是，会减少对比剂剂量，这在老年患者的 TAVI 中通常是个关键问题[25, 26]。

可以使用指定的 TAVI CT 后处理软件，基于三个瓣叶插入点自动计算血管造影投影角度[27]。如图 8-4 所示，还可以通过旋转心脏的 3D 图像并找到将三个插入点对齐在一条直线上的视角来手动得出投影角。一旦确定投影角度，理论上通过围绕主动脉根中心线旋转投影可以获得无限多个投影角度，但这样的角度通常受到物理环境的限制。在选择合适的投影角度时，需要考虑导管实验室的设置和血管造影设备的配置。

（四）血管通路的评估

TAVI 的输送系统旨在将 THV 输送到主动脉根，无须进行开胸手术即可进行放置。TAVI 瓣膜的输送可以通过不同的通道进行。对于常用的

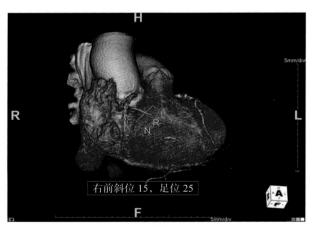

▲ 图 8-4　找到血管造影投影角的方法，可以通过旋转心脏的 3D 重建图像并对齐左冠窦（L）、右冠窦（R）和无冠窦（N）铰链点以形成一条直线来得出血管造影投影角

CoreValve 和 Sapien 瓣膜，最常用的进入路径是髂股通路，其他不常用的通路可能包括经腋、经主动脉和经心尖通路。TAVI 进入通路的选择应基于 THV 瓣膜、输送系统、患者的血管解剖学 / 病理学特征的综合考虑。由于具有各向同性的 3D 成像功能，术前 CT 血管造影在寻找瓣膜最佳通路中发挥关键作用，可最大限度地减少血管并发症的潜在风险，这已由瓣膜学术研究协会确认[28]。

为了评估周围血管路径，从股动脉入路开始，进行完整的血管通路的 CT 血管造影，评估包括股动脉、髂外动脉、髂总动脉、降主动脉、主动脉弓、升主动脉和主动脉根。理想路径血管的管腔直径应始终大于 THV 输送系统的鞘管尺寸，以确保经导管设备顺利通过，但 TAVI 瓣膜的鞘管尺寸和导引器的类型和尺寸会有所不同。此外，两家 TAVI 供应商都积极地开发了一种具有较小鞘管尺寸和较小外形的导引器输送系统。TAVI 瓣膜不断更新，输送系统不断改进。因此，对输送通路的评估应基于 THV 的特异性。最近有人提出鞘管大小与股动脉大小的比值（SFAR）[6]，其中 1.05 的阈值已被证明可引起围术期血管损伤。根据瓣膜的类型和尺寸，还建议推荐最小管腔直径[29]。

如图 8-5A 所示，为了测量最小管腔直径，通常使用多平面曲面重建技术对 CT 血管造影进行描绘，以初步评估髂股通路。左右股动脉通路均应进行分析。沿着通路的中心线，可以标记出最有可能导致输送失败的狭窄位置，以进行深入检查。可以在动脉的横截面图中测量这些位置的管腔面积和直径。必须注意，最小管腔直径不是决定进入路径是否适当的唯一因素。研究表明，没有过多钙化的相对顺应的动脉具有最小内径，比鞘管尺寸小 1~2mm 的短段仍可允许 TAVI 成功放置[30, 31]。

除管腔直径外，还应报告一些其他参数，如

局部钙负荷和钙形态、动脉曲折程度、任何血管异常，以便全面考虑手术方案。动脉粥样硬化和钙负荷应定性分级。动脉粥样硬化钙化的程度和形态，CT 血管造影的报告应着重关注。与严重钙化相关的部分容积伪影可能会高估目标血管的狭窄程度，并导致管腔直径低估。此外，如果钙化的形态表现出圆周形或马蹄形，则当输送鞘管通过时，它更有可能限制动脉的扩张。当出现动脉粥样硬化和钙化时，动脉曲折也是危险因素。如图 8-5B 所示，髂股通路的 3D 图像通常用于评估血管曲折度。

如果经股动脉入路被认为不适合 TAVI 手术，则还应评估潜在的经腋动脉、经主动脉和经心尖入路。经股动脉入路的上述 CT 分析技术同理可用于经腋动脉入路。为了评估经主动脉入路，CT 图像可用于识别主动脉入路部位并选择最佳的输送通道。在准备经心尖入路时，还可以在 CT 图像中识别左室心尖的位置，以便经心尖穿刺。

三、手术后影像

不建议临床对 TAVI 术后患者常规使用 CT 随访。TAVI 术后 CT 成像的确切临床作用尚不清楚，但 CT 已被用作评估主动脉根 TAVI 瓣膜位

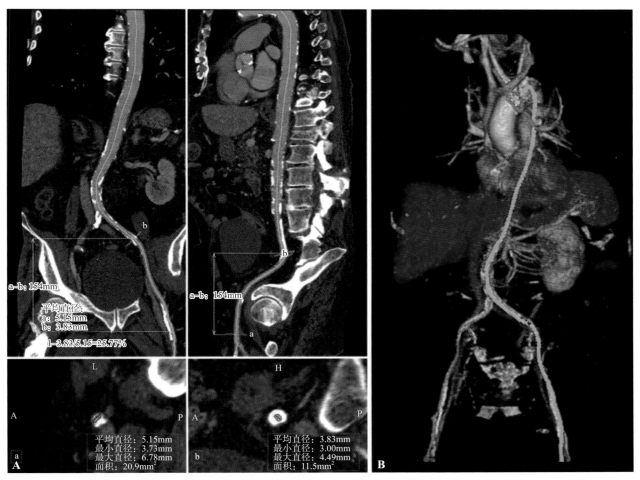

▲ 图 8-5　用于评估血管通路的 CT 血管造影分析

A. 通常使用多平面曲面重建来描绘外周 CT 血管造影，最小管腔直径是在可能最狭窄的部分测量的，钙化程度和形态也可显示；B. 髂股通路的容积重建 3D 图像可用于评估血管弯曲度

置和形状的有利工具。CT 已成功用于显示 THV 移位及支架断裂和变性[32]。此外，TAVI 术后 CT 显示的亚临床瓣叶血栓与脑卒中和（或）短暂性脑缺血发作的风险增加有关[33]。4D CT 显示生物瓣瓣叶附近的低密度影，并且瓣叶运动减低，可提示亚临床瓣叶血栓[34, 35]。

四、结论

CT 成像已成为 TAVI 患者筛查、THV 选择和支架进入路径评估的常规检查。最新研究显示，可以将 TAVI 的适应证扩大至中度或甚至低度外科手术风险的患者[36]。鉴于 TAVI 适应证的扩大，TAVI 的术前方案设计对于预防 TAVI 术后并发症变得更加重要。在减少 TAVI 术后发生 PVL 方面，基于 CT 的瓣膜尺寸测量优于 2D 超声心动图[2, 10]。与其他 2D 成像方式相比，CT 更准确，更具有重复性，可以对主动脉根和血管内通路进行 3D 评估。此外，CT 具有独特的显示钙化和血管弯曲的能力。在本章中，我们回顾了 CT 成像在 TAVI 中的作用，并讨论了扫描参数以及图像处理和评估技术。CT 成像也可能在 TAVI 的术后评估中发挥重要作用。

声明

无利益冲突。

参考文献

[1] Blanke P, Schoepf UJ, Leipsic JA. CT in transcatheter aortic valve replacement. Radiology. 2013;269(3):650–69.

[2] Jilaihawi H, Kashif M, Fontana G, Furugen A, Shiota T, Friede G, et al. Cross–sectional computed tomographic assessment improves accuracy of aortic annu larsizing for transcatheter aortic valve replacement and reduces the incidence of paravalvular aortic regur–gitation. J Am Coll Cardiol. 2012;59(14):1275–86.

[3] Schultz CJ, Tzikas A, Moelker A, Rossi A, Nuis R–J, Geleijnse MM, et al. Correlates on MSCT of paravalvular aortic regurgitation after transcatheter aortic valve implantation using the Medtronic CoreValve prosthesis. Catheter Cardiovasc Interv. 2011;78(3):446–55.

[4] Gurvitch R, Webb JG, Yuan R, Johnson M, Hague C, Willson AB, et al. Aortic annulus diameter determination by multidetector computed tomography: reproducibility, applicability, and implications for transcatheter aortic valve implantation. JACC Cardiovasc Interv. 2011;4(11):1235–45.

[5] Ng ACT, Delgado V, van der Kley F, Shanks M, van de Veire NRL, Bertini M, et al. Comparison of aortic root dimensions and geometries before and after transcatheter aortic valve implantation by 2– and 3–dimensional transesophageal echocardiography and multislice computed tomography. Circ Cardiovasc Imaging. 2010;3(1):94–102.

[6] Hayashida K, Lefèvre T, Chevalier B, Hovasse T, Romano M, Garot P, et al. Transfemoral aortic valve implantation new criteria to predict vascular compli cations. JACC Cardiovasc Interv. 2011;4(8):851–8.

[7] Felmly LM, De Cecco CN, Schoepf UJ, Varga Szemes A, Mangold S, McQuiston AD, et al. Low contrast medium–volume third–generation dualsource computed tomography angiography for transcatheter aortic valve replacement planning. Eur Radiol. 2017;27(5):1944–53.

[8] Yuan R, Shuman WP, Earls JP, Hague CJ, Mumtaz HA, Scott–Moncrieff A, et al. Reduced iodine load at CT pulmonary angiography with dual–energy monochromatic imaging: comparison with standard CT pulmonary angiography—a prospective randomized trial. Radiology. 2012;262(1):290–7.

[9] Schoenhagen P, Kapadia SR, Halliburton SS, Svensson LG, Murat Tuzcu E. Computed tomography evaluation for transcatheter aortic valve implantation (TAVI): imaging of the aortic root and iliac arteries. J Cardiovasc Comput Tomogr. 2011;5(5):293–300.

[10] Willson AB, Webb JG, Labounty TM, Achenbach S, Moss R, Wheeler M, et al. 3–Dimensional aortic annular assessment by multidetector computed tomography predicts moderate or severe paravalvular regurgitation after transcatheter aortic valve replace ment: a multicenter retrospective analysis. J Am Coll Cardiol. 2012;59(14):1287–94.

[11] Binder RK, Webb JG, Willson AB, Urena M, Hansson NC, Norgaard BL, et al. The impact of integration of a multidetector computed tomography annulus area sizing algorithm on outcomes of transcatheter aortic valve replacement: a prospective, multicenter, controlled trial. J Am Coll Cardiol. 2013;62(5):431–8.

[12] Willson AB, Webb JG, Freeman M, Wood DA, Gurvitch R, Thompson CR, et al. Computed tomography–based sizing recommendations for transcatheter aortic valve replacement with balloon–expandable valves: comparison with transesophageal echo–cardiography and rationale for implementation in a prospective trial. J Cardiovasc Comput Tomogr. 2012;6(6):406–14.

[13] Schultz CJ, Moelker A, Piazza N, Tzikas A, Otten A, Nuis RJ, et al. Three dimensional evaluation of the aortic annulus using multislice computer tomography: are manufacturer's guidelines for sizing for percutaneous aortic valve replacement helpful? Eur Heart J. 2010;31(7):849–56.

[14] Webb JG, Chandavimol M, Thompson CR, Ricci DR, Carere RG, Munt BI, et al. Percutaneous aortic valve implantation retrograde from the femoral artery. Circulation. 2006;113(6):842–50.

[15] Delgado V, Ng ACT, van de Veire NR, van der Kley F, Schuijf JD, Tops LF, et al. Transcatheter aortic valve implantation: role of multi–detector row computed tomography to evaluate prosthesis positioning and deployment in relation to valve function. Eur Heart J. 2010;31(9):1114–23.

[16] Koos R, Mahnken AH, Dohmen G, Brehmer K, Günther RW, Autschbach R, et al. Association of aortic valve calcification severity with the degree of aortic regurgitation after transcatheter aortic valve implantation. Int J Cardiol. 2011;150(2):142–5.

[17] John D, Buellesfeld L, Yuecel S, Mueller R, Latsios G, Beucher H, et al. Correlation of device landing zone calcification and acute procedural success in patients undergoing transcatheter aortic valve implantations with the self–expanding CoreValve prosthesis. JACC Cardiovasc Interv. 2010;3(2):233–43.

[18] Herrmann HC, Thourani VH, Kodali SK, Makkar RR, Szeto WY, Anwaruddin S, et al. One–year clinical outcomes with SAPIEN 3 transcatheter aortic valve replacement in high–risk and inoperable patients with severe aortic stenosis. Circulation. 2016;134(2):130–40.

[19] Forrest JK, Mangi AA, Popma JJ, Khabbaz K, Reardon MJ, Kleiman NS, et al. Early outcomes with the Evolut PRO repositionable self–expanding transcatheter aortic valve with pericardial wrap. JACC Cardiovasc Interv. 2018;11(2):160–8.

[20] Mauri V, Reimann A, Stern D, Scherner M, Kuhn E, Rudolph V, et al. Predictors of permanent pacemaker implantation after transcatheter aortic valve replacement with the SAPIEN 3. JACC Cardiovasc Interv. 2016;9(21):2200–9.

[21] Agatston AS, Janowitz WR, Hildner FJ, Zusmer NR, Viamonte M, Detrano R. Quantification of coronary artery calcium using ultrafast computed tomography. J Am Coll Cardiol. 1990;15(4):827–32.

[22] Callister TQ, Cooil B, Raya SP, Lippolis NJ, Russo DJ, Raggi P. Coronary artery disease: improved reproducibility of calcium scoring with an electron–beam CT volumetric method. Radiology. 1998;208(3):807–14.

[23] Hong C, Becker CR, Joseph Schoepf U, Ohnesorge B, Bruening R, Reiser MF. Coronary artery calcium: absolute quantification in nonenhanced and contrast enhanced multi–detector row CT studies. Radiology. 2002;223(2):474–80.

[24] Schultz C, Rossi A, van Mieghem N, van der Boon R, Papadopoulou S–L, van Domburg R, et al. Aortic annulus dimensions and leaflet calcification from contrast MSCT predict the need for balloon postdilatation after TAVI with the Medtronic CoreValve prosthesis. EuroIntervention. 2011;7(5):564–72.

[25] Kurra V, Kapadia SR, Tuzcu EM, Halliburton SS, Svensson L, Roselli EE, et al. Pre–procedural imaging of aortic root orientation and dimensions: comparison between X–ray angiographic planar imaging and 3–dimensional multidetector row computed tomography. JACC Cardiovasc Interv. 2010;3(1):105–13.

[26] Gurvitch R, Wood DA, Leipsic J, Tay E, Johnson M, Ye J, et al. Multislice computed tomography for prediction of optimal angiographic deployment projections during transcatheter aortic valve implantation. JACC Cardiovasc Interv. 2010;3(11):1157–65.

[27] Binder RK, Leipsic J, Wood D, Moore T, Toggweiler S, Willson A, et al. Prediction of optimal deployment projection for transcatheter aortic valve replacement: angiographic 3–dimensional reconstruction of the aortic root versus multidetector computed tomography. Circ Cardiovasc Interv. 2012;5(2):247–52.

[28] Kappetein AP, Head SJ, Généreux P, Piazza N, van Mieghem NM, Blackstone EH, et al. Updated standardized endpoint definitions for transcatheter aortic valve implantation: the Valve Academic Research Consortium–2 consensus document. Eur Heart J. 2012;33(19):2403–18.

[29] Achenbach S, Delgado V, Hausleiter J, Schoenhagen P, Min JK, Leipsic JA. SCCT expert consensus document on computed tomography imaging before transcatheter aortic valve implantation (TAVI)/ transcatheter aortic valve replacement (TAVR). J Cardiovasc Comput Tomogr. 2012;6(6):366–80.

[30] Leipsic J, Hague CJ, Gurvitch R, Ajlan AM, Labounty TM, Min JK. MDCT to guide transcatheter aortic valve replacement and mitral valve repair. Cardiol Clin. 2012;30(1):147–60.

[31] Masson J–B, Kovac J, Schuler G, Ye J, Cheung A, Kapadia S, et al. Transcatheter aortic valve implantation: review of the nature, management, and avoidance of procedural complications. JACC Cardiovasc Interv. 2009;2(9):811–20.

[32] Tay ELW, Gurvitch R, Wijeysinghe N, Nietlispach F, Leipsic J, Wood DA, et al. Outcome of patients after transcatheter aortic valve embolization. JACC Cardiovasc Interv. 2011;4(2):228–34.

[33] Chakravarty T, Søndergaard L, Friedman J, De Backer O, Berman D, Kofoed KF, et al. Subclinical leaflet thrombosis in surgical and transcatheter biopros thetic aortic valves: an observational study. Lancet. 2017;389(10087):2383–92.

[34] Pislaru SV, Nkomo VT, Sandhu GS. Assessment of prosthetic valve function after TAVR. JACC Cardiovasc Imaging. 2016;9(2):193–206.

[35] Jilaihawi H, Asch FM, Manasse E, Ruiz CE, Jelnin V, Kashif M, et al. Systematic CT methodology for the evaluation of subclinical leaflet thrombosis. JACC Cardiovasc Imaging. 2017;10(4):461–70.

[36] Moat NE. Will TAVR become the predominant method for treating severe aortic stenosis? N Engl J Med. 2016;374(17):1682–3.

第9章 磁共振成像在经导管主动脉瓣植入术中的应用

Role of Magnetic Resonance Imaging in Transcatheter Aortic Valve Implantation

Giulia Pontecorboli Silvia Pradella Stefano Colagrande Carlo Di Mario 著

谢瑞刚 译 潘湘斌 校

一、概述

磁共振成像是将强磁场与射频脉冲结合,生成清晰三维解剖图像的一种无创且无电离辐射的成像技术。心血管 MR 成像诊断技术新颖、应用广泛、作用重要,在临床和介入心脏病学中用于评估各种心血管疾病。单次 CMR 检查可获得有关心脏和主动脉解剖结构、心肌组织表征及瓣膜形态和功能的详细信息。CMR 是评估心脏容量和功能并量化心肌质量的金标准[1]。瓣膜病理可由不同的 CMR 序列准确评估,如电影成像和相衬(phase-contrast, PC)速度成像等。

在经导管主动脉瓣植入术(也称为经导管主动脉瓣置换术)中,计算机断层扫描和超声心动图的作用极为重要,CT 的空间分辨率较高,超声的时间分辨率较高且应用广泛。然而,在 TAVI 患者的术前评估和术后监测过程中,MRI 是一种无创、无辐射的应急替代方案,而且越来越多的证据表明它可以提供与其他成像方式相同的信息。此外,由于 MRI 独特的属性,如精细的解剖学评估和先进的组织表征,它可以提供额外的诊断和预后信息。

目前在 TAVI 术前评估临床实践中,MRI 平扫适用于有 CT 检查禁忌证者,如严重肾功能损害 [GFR<30ml/(min·m²)] 或碘对比剂过敏。此外,对于超声声窗不足或超声参数与症状不符者,尤其在轻度主动脉瓣狭窄和(或)左心室收缩功能不全的情况下,MRI 有重要的评估作用[2, 3]。

越来越多的证据表明,对于 AS 患者,使用 CMR 对比剂增强序列 [如钆增强延迟强化(late gadolinium enhancement, LGE)] 或新的平扫序列(T₁ mapping)进行组织表征,可提供预后信息,而且 CMR 组织表征在临床瓣膜矫正患者筛选决策中的额外价值也越来越被认可[4-7]。

TAVI 术后的 MRI 成像安全可行,因为应用最广泛的 TAVI 瓣膜(Medtronic CoreValve® 和 Edward Sapien®)可有效兼容 1.5T 及 3.0T 磁共振检查[8]。磁共振 PC 序列不受伪影影响可轻松有效评估 TAVI 瓣周漏程度,是手术成功的主要决定因素之一。

本章将探讨 MRI 在 TAVI 患者评估和管理中的现实作用和未来前景。

二、术前计划

患者选择：主动脉瓣狭窄程度的确定

经胸超声心动图是评估 AS 严重程度的标准方法[9]，然而 20% 的 TTE 检查由于图像质量欠佳而无法诊断[10]。对潜在的 TAVI 患者进行 AS 评估时，当超声心动图不可行或解剖学和功能测量不一致甚至矛盾时，CMR 可能是可靠的替代方法，可使用主动脉瓣口的直接平面测量法或速度编码 CMR 技术进行血流动力学状态评估，这在低流量 - 低梯度 AS 中尤为合适[3]。

用于评估主动脉瓣狭窄的两个主要序列：①电影成像，ECG 门控下可生成电影短片，显示全心动周期中心脏和瓣膜的运动；②速度编码相衬成像，可以显示流动的流体并分析跨平面的流量和速度。两种序列都不需要对比剂，因此适用于肾衰竭患者。

(1) 主动脉瓣面积和形态：CMR 是评估主动脉瓣形态和功能的可靠技术。它没有声学窗口的限制，可在任何平面或心动周期的任何期相获取高质量图像，从而可通过直接平面法或基于连续性方程的测量对主动脉瓣口进行正确校准和准确测量。直接平面测量是最常用的技术，是基于左心室流出道平面，设置主动脉瓣顶的电影成像平面，在收缩期测量。图像层厚必须很薄（4~5mm），并且必须精确地置于瓣顶。建议在主动脉根部平行于瓣口采集多个层面，以识别真正的瓣口，在心室收缩瓣口开放最大时，它位于主动脉瓣顶区的最小面积处（图 9-1）。在先前的研究中[11, 12]，该技术与经食管超声心动图具有良好的一致性，但由于存在严重钙化伪影、血流湍流伪影和呼吸伪影时，主动脉瓣叶难以显示从而其应用受到限制。此外，可以使用连续性方程通过 PC 图像计算主动脉瓣面积。在 LVOT 跨瓣膜平面，主动脉瓣环远侧约 1cm 处，绘制感兴趣区，计算峰值流速，并在电影图像中于相同层面测量 LVOT 的尺寸。通过使用校正后的伯努利方程，可以获得梯度的峰值和平均值。

(2) 血流测量：CMR 可以通过跨平面相衬速度成像[13]直接测量流量，并可直接测量以下重要参数，如每搏量、主动脉瓣峰值流速、经过伯努利方程校正的主动脉梯度的峰值和平均值、主动脉瓣反流体积和反流分数，这些测量的可重复性较高[14]。成像平面应置于主动脉根部，主动脉瓣瓣叶远端数毫米处，且必须与主动脉血流方向垂直（图 9-2）。在主动脉根部成角或狭窄血流方

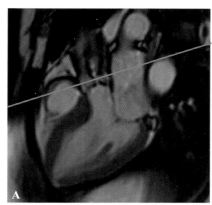 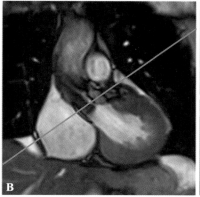 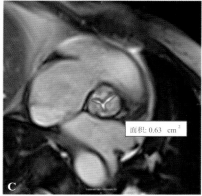

▲ 图 9-1 通过平面测量法确定主动脉瓣狭窄的严重程度

从左心室流出道的两个正交视图［三腔心视图（A）和冠状面视图（B）］开始，将电影成像平面设置于收缩期主动脉瓣顶。平面测量法的面积可在短轴平面上计算（C），在心脏瓣膜收缩期瓣口开放最大时手动绘制解剖性主动脉瓣口面积。得出的计算面积为 0.63cm²，属于重度主动脉瓣狭窄

向与 LVOT 不平行，导致超声声束难以对准的情况下，CMR 较超声心动图更具优势。然而，在这种情况下该技术的主要缺点之一是 CMR 的时间分辨率低于连续频谱多普勒超声心动图的时间分辨率（25～50ms vs. 2ms）[15]，尤其是当峰值速度超过 3.5m/s 时[15]，常导致主动脉瓣流速数值被低估。此外，层面位置错误，如不垂直于血流方向、磁场不均匀、心律不齐和狭窄后湍流等可能导致测量不准确。

（3）血流动力学评估：准确测量左右心室容积、功能和质量对于评估瓣膜病变对心室的影响至关重要。CMR 是这些测量的金标准技术，因为它的体积不是基于双平面计算法的几何假设（如超声心动图），而是基于 Simpson 的层块求和方法，其中横截面积之和乘层厚（通常为 8mm）而精确评估的体积（图 9-3）。AS 呈低流量低梯度模式的情况，占重度 AS 患者的 5%～10%[16]，CMR 可以通过从主动脉血流数据或左心室的容积分析推算出心搏量指数用于诊断低流量状态（当 SVI < 35ml/m^2 时定义为低流量状态）[17]。此外，扫描方案增加负荷灌注序列，可以在小剂量多巴酚丁胺给药期间重复进行 LV 功能测量，以评估收缩储备并鉴别真性和假性主动脉狭窄[9]。

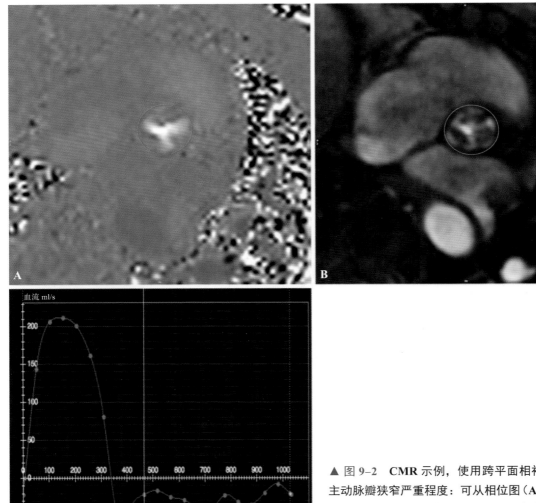

▲ 图 9-2　CMR 示例，使用跨平面相衬速度成像评估主动脉瓣狭窄严重程度：可从相位图（A）和幅值图（B）测量主动脉瓣血流速度峰值、主动脉梯度峰值和平均值、心搏量、反流体积和反流分数（C）

三、瓣膜尺寸

正确测量主动脉瓣环对于在 TAVI 中准确调整瓣膜尺寸至关重要。尽管最初这是使用 TTE 或 TEE 进行的，但越来越多的证据表明，多排螺旋 CT 或 CMR 之类的 3D 技术可以提供更精确的测量，可避免尺寸过大和尺寸过小时潜在的并发症，如主动脉环破裂和（或）主动脉瓣周漏。MDCT 由于空间分辨率极好，已成为主动脉根测量的参考标准，但它具有电离辐射且需要使用碘对比剂。据报道，接受 TAVI 治疗的患者，其中约 20% 具有 MDCT 检查禁忌证，主要为肾衰竭、心率过快及心律不齐等[18]。CMR 具有空间分辨率高和多平面重建成像功能，因此可对主动脉瓣环、主动脉瓣瓣叶的尺寸和冠状动脉口的高度进行全面准确地术前测量，它是一种无创的、无须对比剂的有价值的替代检查方法。

有必要精确测量主动脉瓣环以避免瓣膜和瓣环的不匹配，主动脉瓣环呈椭圆形，冠状径大于矢状径。在多平面二维和三维序列上，通过连接

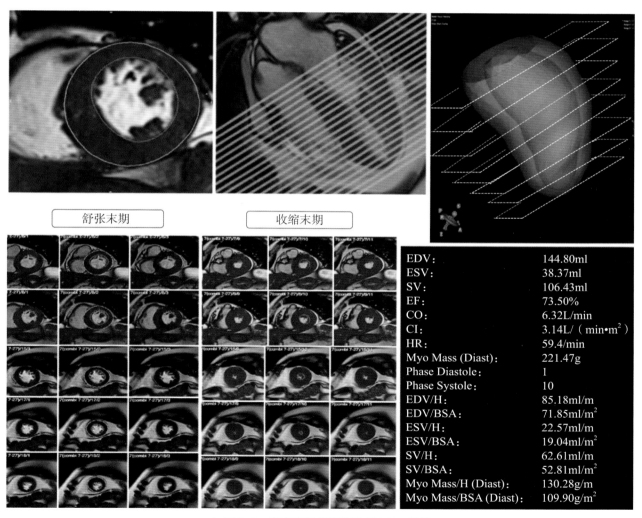

EDV：	144.80ml
ESV：	38.37ml
SV：	106.43ml
EF：	73.50%
CO：	6.32L/min
CI：	3.14L/（min•m²）
HR：	59.4/min
Myo Mass (Diast)：	221.47g
Phase Diastole：	1
Phase Systole：	10
EDV/H：	85.18ml/m
EDV/BSA：	71.85ml/m²
ESV/H：	22.57ml/m
ESV/BSA：	19.04ml/m²
SV/H：	62.61ml/m
SV/BSA：	52.81ml/m²
Myo Mass/H (Diast)：	130.28g/m
Myo Mass/BSA (Diast)：	109.90g/m²

▲ 图 9-3　左心室的形态和功能 MRI 分析

在所有短轴电影影像的舒张末期和收缩末期均手动勾勒出心内膜边界，在舒张末期勾勒出心外膜边界，以测量左心室质量、LV 容积、射血分数、每搏量、心排血量由软件（Circle Medical Imaging）使用 Simpson 层块求和法计算，即心室腔面积之和乘以层厚

主动脉瓣叶基底的附着部，识别出虚拟基底环，在该平面上细致进行瓣环的 CMR 测量。LVOT 的矢状和冠状 2D 电影图像可用于测量瓣环直径，而短轴电影图像可用于计算瓣环面积，这种测量值重复性最好（图 9-4）。基于亚毫米的空间分辨率，通过三维重建平扫导航门控三维全心脏序列图像，可以准确地测量瓣环周长、面积和直径[19]。通过相同的 2D 和 3D CMR 图像，还可获得可靠的冠状动脉瓣口高度和主动脉瓣瓣叶长度的测量数值，这对于防止瓣膜植入后自体主动脉瓣向主动脉壁移动引起的冠状动脉阻塞至关重要。

在主动脉根部尺寸相关的测量中，已证明 CMR 与 CT 具有良好的相关性，即使在瓣中瓣 TAVI 中，尽管存在原主动脉瓣膜金属成分产生的图像伪影[21]，观察者内和观察者间变异性也较低[20]。

四、手术路径的选择

通常使用 CT 评估 TAVI 的最佳进入通路，它可以准确地评估主动脉和周围血管的管径、成角和钙化。目前 90% 以上的植入技术是经主髂动脉通路，MRI 可作为路径设计的替代方案，但 MRI 显示钙化欠佳，老年患者周围血管经常存在较严重的钙化，限制了其在该技术中的使用。MRI 血管造影术（或 MRA）可以克服这一缺点，但需要使用对比剂，这在严重肾功能不全的患者中可引起肾源性系统性纤维化[22]，因此对于这些患者，MRI 不是 CT 的有效替代方法。反之，如果由于严重的外周动脉疾病经股动脉入路为禁忌入路，则可以像 CTA 那样，用 MRI 进行替代性入路的术前计划，在主动脉通路中，测量经升主动脉路径入口至皮肤和主动脉瓣平面的距离，或在经心尖通路中，测量 LV 顶点近胸骨侧与皮肤表面的距离，MRI 无电离辐射且无须对比剂[23]。此外对于瓷化主动脉患者，鉴于其无须对比剂，CT 显示钙化良好，仍首选 CT 成像，次选 CMR。

五、预后评估

心肌纤维化

心肌纤维化是心肌适应主动脉瓣狭窄慢性超负荷压力的标志。最初左心室肥厚，抵消瓣膜病引起的左心室壁压力增加，以维持良好的收缩功

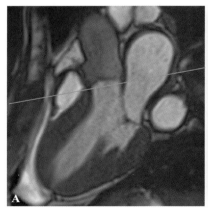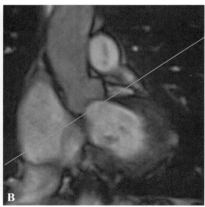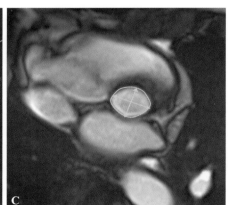

▲ 图 9-4　MRI 测量主动脉瓣环

从左心室流出道的两个正交视图［三腔心视图（A）和冠状面视图（B）］开始，在虚拟的基底环处设置电影序列的平面。在此平面可测量瓣环的最大和最小直径及瓣环面积（C）

能。然而，持续性增加的后负荷可能导致细胞凋亡，成肌纤维细胞活化及细胞外基质的变化，并伴有胶原蛋白 I 沉积和肌纤维丢失。氧气供需不匹配和冠状动脉血流储备受损引起的慢性缺血也可能起一定作用[24]，这种结构重塑的特征是从心肌肥大过渡到心肌纤维化，对左心室收缩和舒张功能产生不利影响，并可能导致心力衰竭，影响预后。

与其他成像模式相比，MRI 成像的最大优势在于其独特组织表征能力，基于人体组织固有的不同磁性特征提供"活体组织病理学"。CMR 是显示和量化心肌纤维化的无创性成像金标准模式，通过使用晚期钆增强序列来评估局灶性纤维化替代，以及 T_1 mapping 序列来评估更广泛的弥漫性间质纤维化。

(1) 晚期钆增强：LGE 序列包括静脉注射钆对比剂，是通过 MRI 量化局灶性纤维化的参考方法[25]。该技术依赖于受损心肌组织内对比剂的廓清时间变化，在晚期反转恢复 T_1 加权成像中，纤维化心肌呈白色，而正常心肌为黑色。既往研究报道[26] LGE 与心肌活检组织学结果相关性明显，证实了该方法的准确性和可靠性，这已成为评估和量化心肌纤维化的首选技术。在高达 62% 的重度主动脉狭窄患者中，可检出 LGE [5, 6, 27, 28]，既有缺血性又有非缺血性改变。缺血性 LGE 改变沿冠状动脉灌注区域的心内膜下分布，非缺血性改变多位于壁间或心外膜，可以是弥漫性、斑片状、局灶性或线性的，通常不会累及心内膜，并且与冠状动脉支配区域不匹配。据报道，在中度至重度 AS 患者中，LGE 阳性是死亡率的独立预测因子，其死亡风险增加 6~8 倍，在这些患者的风险分层中，较单独射血分数而言，LGE 具有协同价值[5]。在接受 AVR 和 TAVI 的患者中，LGE 检测到的心肌纤维化的存在和程度预示着围术期风险的增加，以及与全因存活率和心血管疾病相关的存活率的降低，这主要是由于心源性猝死的风险增加[6]。因此，已经提出纤维化可以作为致死性心律失常的基础，预防性增加植入式心脏复律除颤器可能会改善该人群的长期生存。此外，既往研究报道，手术后心肌纤维化不会明显消退，它与左心室功能恢复不完全和纽约心功能分级不佳相关[4, 6, 29]。因此，尽管目前 AS 患者的临床管理主要是基于对瓣膜参数、EF 和症状[17]的评估，LGE 在改善患者策略选择、干预时机、手术方式和心源性猝死的一级预防方面具有巨大潜力。

(2) T_1 mapping：T_1 mapping 是一种新的 MRI 技术，可以无创性评估在 LGE 成像中可能无法检测到的弥漫性间质纤维化（图 9-5）。该技术依赖于组织的 T_1 弛豫时间，用来测量射频脉冲后核自旋磁化强度恢复到平衡状态的速度。心肌 T_1 时间可以在没有钆对比剂（初始 T_1 mapping）或在静脉内应用钆对比剂（对比增强 T_1 mapping）的情况下进行。结合这两种测量，可以计算心肌细胞外容积（extracellular volume，ECV）分数。由于纤维化的心肌与正常心肌具有不同的弛豫特性，而 ECV 在损伤组织中变大，可以检测和量化极其细微的变化。与无症状患者相比，主动脉狭窄患者的初始 T_1 mapping 值更高，且随着患者症状加重可进一步增高[7, 30]。尽管尚未常规进行，但初始 T_1 值和心肌 ECV 分数是主动脉狭窄患者预后不良的预测因素[7, 31]，因此有望通过检测早期和潜在的可逆心肌改变来改善 AVR 和 TAVI 患者的风险分层。

六、主动脉硬化

动脉硬化是血管形态和功能退化的早期标志。主动脉壁顺应性降低与衰老有关，并且是一般人群、高血压、糖尿病和严重肾衰竭患者心血

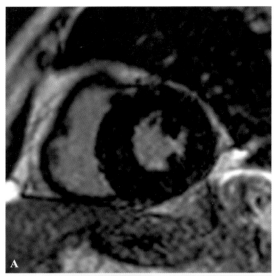

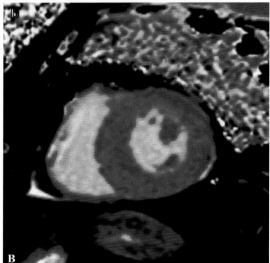

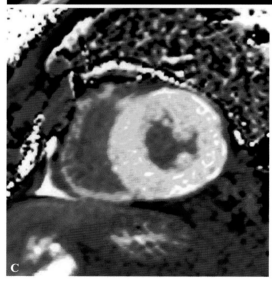

▲ 图 9-5 心肌纤维化特征

A. LGE；B. 初始 T_1 mapping；C. 对比增强 T_1 mapping

管事件和死亡率的独立预测因子[32, 33]。在主动脉瓣狭窄的患者中，瓣膜动力学和多种危险因素的结合可导致主动脉硬化[34]。先前的研究表明，AVR 和 TAVI 术后，主动脉硬化都会改善[35, 36]，这可能与可产生血管舒张因子的主动脉根部内皮受损的恢复有关。此外，已经提出主动脉生物力学可以作为 TAVI 患者结局的预测指标，这有助于手术患者的风险分层[36]。主动脉扩展性和脉搏波速度是评估主动脉硬化的两个主要参数，可以通过 CMR 准确计算出来。主动脉扩展性是通过垂直于血管不同水平的轴面二维电影图像测量的。其计算方法如下。

$$主动脉扩展性 = \frac{最大面积 - 最小面积}{最小面积 \times \Delta P}$$

其中 ΔP 是脉压差，单位为 mmHg[37]。脉搏波速度（pulse wave velocity，PWV）是评估主动脉硬化最有效且可重复性最强的参数。它是从相位对比轴面图像中，通过将升主动脉和降主动脉轴面图像的距离除以流动波的传播时间得出的。与扩展性良好的正常动脉相比，硬化动脉的 PWV 值较高，因为它们传导脉搏波的速度更快[38]。此外，基于 CMR 分析的方法是根据主动脉面积的部分变化和主动脉流速变化来估计 PWV 及扩展性的[39]。

术后评估

1. 评估主动脉瓣周漏

主动脉瓣周漏是 TAVI 术后最常见的并发症，当中度至重度反流时，会对预后产生不利影响[40]。尽管 TTE 是 PAR 定量的首选方法，但是声窗不佳、湍流、多重偏心反流束及不规则形反流孔会影响超声心动图测量的准确性和一致性。TEE 是一种更为精确的检查方法，可以很容易地测量瓣周漏，但由于目前 TAVI 多为清醒下麻醉，而且 TEE 操作烦琐，因此 TAVI 过程中 TEE

的应用越来越少。CMR 克服了这些局限性，可提供 PC 速度编码成像直接量化近端主动脉舒张期逆行血流，CMR 无须考虑显示 PAR 反流束的位置和方向。扫描平面垂直于近端升主动脉的长轴放置，位于人工瓣膜远侧 2～3mm，避免出现流动湍流、混叠和磁敏感伪影的区域。通过使用专用软件，可以在整个心动周期中勾勒出主动脉的横截面轮廓，定义感兴趣区域，并确定在顺行和逆行方向上通过 ROI 的血流量，从而计算正向和逆向流量（图 9-6）。主动脉瓣反流分数

的计算公式为：反向流量 / 正向流量 ×100。选择一个降主动脉层面，重复同样的 PC 分析，该层面全舒张期显示逆流提示主动脉瓣反流程度严重。

目前，关于由 CMR 确定的 PAR 程度的临界值尚无普遍共识。目前大部分数据还是按照常规主动脉瓣反流值进行划分的（轻度 ≤ 20%，中度 21%～39%，重度 ≥ 40%），但尚未在 TAVI 术后的 PAR 者中得到验证[41]。缺乏共识的原因一部分是由于 PAR 分级中 2D 超声心动图与 CMR 的

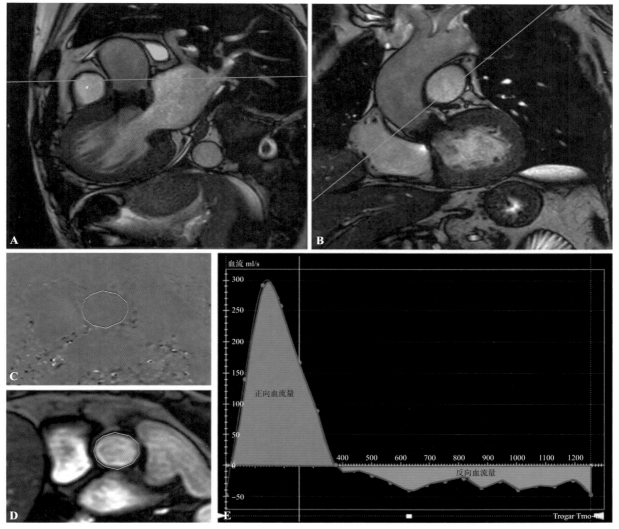

▲ 图 9-6　使用跨平面相位对比成像对 TAVI 术后患者的瓣周主动脉瓣反流进行定量

A 和 B. 扫描平面垂直于人工瓣膜上方的近端升主动脉的长轴；C 和 D. 在主动脉横截面上血液前向和逆向流动的血流量通过软件进行计算；E. 据此自动计算正向和反向血流量

相关性欠佳，与 CMR 相比，通常 2D 超声心动图会低估其真实值，经超声心动图诊断为轻度 PAR 的患者通常 CMR 显示反流分数 > 20%[42-44]。通过使用 VARC-2 标准（轻度 < 10%，中度 10%~29%，重度 > 30%），表明重度 PAR 的临界值可更好地识别 2 年全因死亡率较高的患者及心力衰竭患者较高的死亡率和住院率[44, 45]。重要的是，与 2D TTE 和 3D TTE 相比，CMR 已显示出较低的观察者组内和观察者组间差异（2D TTE 的观察者组内变异性为 73%，3D TTE 为 16%，而 CMR 则为 2.2%；2D TTE 的观察者组间变异性为 108%，3D TTE 为 24%，而 CMR 则为 1.5%）[42]。

2. 心肌损伤的评估：LGE 分析

CMR 的 LGE 是检测和量化心肌损伤的金标准技术，因为它具有很高的空间分辨率，能够检测重量小于 1g 的坏死心肌。尽管在 TAVI 术后心脏生物标志物普遍升高，但并非所有患者在 CMR 图像上都出现新的心肌损伤迹象。据估计，手术后仅约 20% 的患者会出现新的 LGE 区域，这通常与 LV 收缩功能受损有关[46]。LGE 的模式大部分是缺血性的，局限于心内膜下或透壁分布，通常较小（平均占 LV 质量的 1.8%）和多灶性分布，提示心肌损伤的主要原因可能是冠状动脉栓塞。然而，也有其他的 LGE 模式，如冠状动脉口阻塞后继发的广泛性心肌梗死或经心尖通路手术后的心尖瘢痕形成[47]。尽管 TAVI 术后肌钙蛋白升高似乎与短期和长期预后相关[48]，但仍须澄清在干预后 CMR 检测出新增心肌损伤的预后重要性。

3. 逆向心室重构的评估：体积分析和应变

TAVI 解除左心室超负荷压力，导致 LV 尺寸和质量减小，LV 收缩功能和 LV 顺应性提高。这种有利的逆向重构受 PAR 存在的影响，并与临床结果相关[49]。此外，右心室的逆重塑，具有类似的体积减小和收缩功能改善，这在 TAVI 术后比在 SAVR 后似乎更有利[50]。

由于 CMR 可准确估计心腔容积，因此被定为监测 TAVI 术后左右心室反向重构的理想技术。最近，已引入先进的 CMR 应变成像新技术，以研究心肌的形变并检测与 EF 相比更细微的收缩变化。最广泛使用的技术称为特征跟踪 CMR，它基于标准电影图像的后处理，类似于通过超声心动图斑点跟踪进行的应变分析，但观察者变异性较低[51]。在长轴和短轴电影成像中对心内膜轮廓边界进行手动绘制后，该软件可以识别心腔-心肌组织边界上的特征并跟踪整个心动周期，从而计算整体和区域的径向、周向和纵向应变（图 9-7）。AS 患者显示出与 LV 肥大、纤维化程度及患者心脏手术风险有关的 LV 力学受损；TAVI 术后，在所有三个方向上均观察到心肌形变参数的显著改善，长期随访可见到由于 LV 肥厚减少而出现的其他额外晚期变化[52]。

4. 脑微栓塞

目前 MRI 弥散加权成像（DW-MRI）是诊断急性缺血性脑损伤最有效的工具，它比常规 MRI 和 CT 更灵敏，更具特异性[53, 54]。DW-MRI 能够在缺血发作后数分钟内检测出缺氧性水肿，脑组织中水从细胞外向细胞内扩散受限。扩散受限区域在 DW-MRI 图像上呈高信号，在表观扩散系数（apparent diffusion coefficient，ADC）的定量图上呈低信号。使用这种方式可以对病变的数量、大小和位置进行量化。尽管 TAVI 手术 30 天内的脑卒中发生率很低（约 5%[55]，真正偏瘫性脑卒中极少发生），但 DW-MRI 检测到的脑微栓塞很常见，发生于 58%~91% 的患者，通常无临床症状，对预后的影响仍不清楚[56, 57]。此外，在 3 个月的随访期间，80% 的新发脑病变出现逆转，而没有任何残留的异常信号[58]。在 TAVI 手术中使用脑保护装置可减少脑缺血性病变的发生率和病变大小，但其临床益处尚待验证[59]。

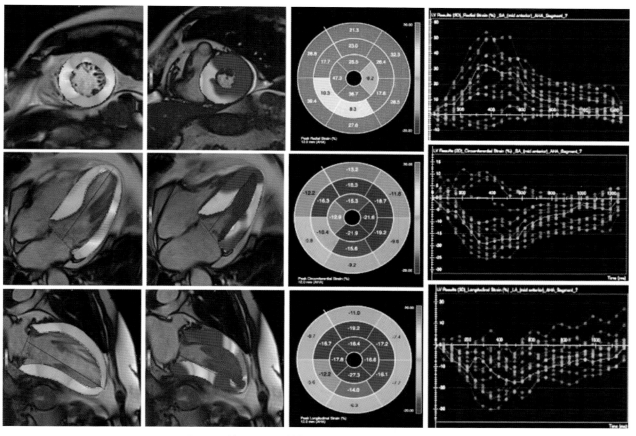

▲ 图 9-7　基于 CMR 特征跟踪方法进行的心肌形变分析

在对左心室舒张末期长轴和短轴的心内膜和心外膜边界进行手动勾勒后，用专用软件（Circle Medical imaging）计算左心室 17 节段径向、周向和纵向的应变量

七、技术局限性

在 TAVI 患者中 CMR 具有潜在的缺点。首先是磁共振对钙化的成像效果远不如 CT。如前所述，CMR 的时间分辨率欠佳及其他特定的技术限制可能会导致低估跨瓣狭窄峰值速度，从而有可能导致 TAVI 术前计划中主动脉瓣狭窄严重程度的低估。电影图像容易受到心率变化的影响，心律不齐患者的图像质量可能降低。其次，TAVI 手术患者常有常规的永久性起搏器和心内除颤器，这是 MRI 成像的禁忌。最新推出了 MRI 兼容设备，对于有这些设备的患者，已可以开展这项技术，但仍有可能出现明显的成像伪影，会降低图像质量，影响图像分析。最后，CMR 不仅

检查时间长，远长于 CT 扫描或超声心动图检查的时间，而且还需要多次屏气，这对老年患者可能会成为问题。

八、未来展望

（一）4D flow

MRI 技术进步，新序列开发，可为心脏病的病理生理学提供更多视角。4D flow MRI 技术新颖，可对心血管系统的血流动力学进行定性和定量方面的深入评估，极具价值和吸引力，临床潜力巨大[60]。基于对感兴趣区的空间和时间覆盖，由于是根据血流的固有磁性，而没有使用对

比剂，因此该技术提供了随时间变化的血流的三维形态。该技术提供了一种无创的体内血流动力学评估方法，能够分析从心脏到大血管的整个心血管系统血流参数，如管壁剪切应力、湍流动能、压力差和脉搏波速度等（图 9-8）[61, 62]。4D flow 的临床应用仍处于早期阶段，但很快会不断发展。先前的研究表明，如二瓣化等主动脉瓣形态的改变会导致血流动力学改变[63]。与健康对照组相比，TAVI 和 AVR 均会导致升主动脉区域血流参数改变、血流偏心率和管壁剪切应力的明显升高，但需要进一步研究以了解其预后意义[64]，特别是如果要在更年轻的患者人群中推行 TAVI。随着更快采集序列及便捷图像处理软件的开发，可以克服数据采集时间长及难以处理和分析等主要技术局限，这有助于该技术在日常临床实践中的推广。

（二）MRI 指导的程序

MRI 指导 TAVI，不仅需求迫切，而且前景光明，因为它可以克服 X 线荧光检查和血管造影术固有的缺点，这些缺点存在于目前的指导程序中。与这些成像方式相比，实时 CMR 方法可提供多平面的图像采集，并具有良好的软组织对比度，而无须电离辐射和对比剂。在单次扫描中，MRI 可以提供全面的介入前评估（见上文），通过血管系统和瓣膜输送期间的最佳指导，立即评估与手术相关的并发症，以及在手术后验证手术成功的可能性。已经证明，可使用改良的不含铁磁成分的 CMR 兼容输送导管[65, 66]，这种方法在临床前的动物模型研究中是可行的，但目前仍需要深入研究验证和临床使用评估。

九、结论

MRI 正逐步成为一种评估 TAVI 患者的强有力的无创无辐射的成像模式。由于其空间分辨率高和独具组织表征能力，可全面进行术前和术后评估，支持临床医师决策过程。MRI 技术发展迅速，有望克服其目前的局限性，在结构介入心脏病学领域发挥核心作用。

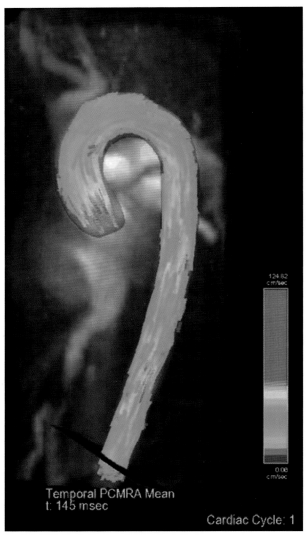

▲ 图 9-8　主动脉 4D flow CMR 的主动脉速度流线型示例

图片由 Giovanni Biglino, Bristol Heart Institute, Bristol, UK 提供（未发表数据）

参考文献

[1] Pennell DJ, Sechtem UP, Higgins CB, Manning WJ, Pohost GM, Rademakers FE, van Rossum AC, Shaw LJ, Yucel EK. Clinical indications for cardiovascular magnetic resonance (CMR): consensus panel report. Eur Heart J. 2004;25:1940–65.

[2] Pellikka PA, Nagueh SF, Elhendy AA, Kuehl CA, Sawada SG. American society of echocardiography recommendations for performance, interpretation, and application of stress echocardiography. J Am Soc Echocardiogr. 2007;20:1021–41.

[3] Chahal N, Vieira MS, Mohiaddin R. Assessment of aortic stenosis severity by rest CMR correlates well with stress echocardiography in the setting of low left ventricular flow states. J Cardiovasc Magn Reson. 2014;16(Suppl 1):P264.

[4] Weidemann F, Herrmann S, Stork S, Niemann M, Frantz S, Lange V, Beer M, Gattenlohner S, Voelker W, Ertl G, Strotmann JM. Impact of myocardial fibrosis in patients with symptomatic severe aortic stenosis. Circulation. 2009;120:577–84.

[5] Dweck MR, Joshi S, Murigu T, Alpendurada F, Jabbour A, Melina G, Banya W, Gulati A, Roussin I, Raza S, Prasad NA, Wage R, Quarto C, Angeloni E, Refice S, Sheppard M, Cook SA, Kilner PJ, Pennell DJ, Newby DE, Mohiaddin RH, Pepper J, Prasad SK. Midwall fibrosis is an independent predictor of mortality in patients with aortic stenosis. J Am Coll Cardiol. 2011;58:1271–9.

[6] Barone-Rochette G, Piérard S, De Meester de Ravenstein C, Seldrum S, Melchior J, Maes F, Pouleur AC, Vancraeynest D, Pasquet A, Vanoverschelde JL, Gerber BL. Prognostic significance of LGE by CMR in aortic stenosis patients undergoing valve replacement. J Am Coll Cardiol. 2014;64:144–54.

[7] Lee H, Park JB, Yoon YE, Park EA, Kim HK, Lee W, Kim YJ, Cho GY, Sohn DW, Greiser A, Lee SP. Noncontrast myocardial T1 mapping by cardiac magnetic resonance predicts outcome in patients with aortic stenosis. JACC Cardiovasc Imaging. 2018;11(7):974–83.

[8] Saeedi M, Thomas A, Shellock FG. Evaluation of MRI issues at 3-Tesla for a transcatheter aortic valve replacement (TAVR) bioprosthesis. Magn Reson Imaging. 2015;33:497–501.

[9] Bonow RO, Carabello BA, Chatterjee K, de Leon AC Jr, Faxon DP, Freed MD, Gaasch WH, Lytle BW, Nishimura RA, O'Gara PT, O'Rourke RA, Otto CM, Shah PM, Shanewise JS. Focused update incorporated into the ACC/AHA 2006 guidelines for the management of patients with valvular heart disease: a report of the American College of Cardiology/ American Heart Association Task Force on Practice Guidelines (Writing Committee to Revise the 1998 Guidelines for the Management of Patients With Valvular Heart Disease): endorsed by the Society of Cardiovascular Anesthesiologists, Society for Cardiovascular Angiography and Interventions, and Society of Thoracic Surgeons. Circulation. 2008;118(15):e523–661.

[10] Yu EH, Sloggett CE, Iwanochko M. Feasibility and accuracy or left ventricular volumes and ejection fraction determination by fundamental, tissue harmonic, and intravenous contrast imaging in difficult–to–image patients. J Am Soc Echocardiogr. 2000;13: 216–24.

[11] Reant P, Lederlin M, Lafitte S, Serri K, Montaudon M, Corneloup O, Roudaut R, Laurent F. Absolute assessment of aortic valve stenosis by planimetry using cardiovascular magnetic resonance imaging: comparison with transesophageal echocardiography, transthoracic echocardiography, and cardiac catheterisation. Eur J Radiol. 2006;59:276–83. https://doi. org/10.1016/j. ejrad.2006.02.011.

[12] John AS, Dill T, Brandt RR, Rau M, Ricken W, Bachmann G, Hamm CW. Magnetic resonance to assess the aortic valve area in aortic stenosis: how does it compare to current diagnostic standards? J Am Coll Cardiol. 2003;42:519–26.

[13] Gatehouse PD, Keegan J, Crowe LA, Masood S, Mohiaddin RH, Kreitner KF, Firmin DN. Applications of phase–contrast flow and velocity imaging in cardiovascular MRI. Eur Radiol. 2005;15: 2172–84.

[14] Caruthers SD, Lin SJ, Brown P, Lin SJ, Brown P, Watkins MP, Williams TA, Lehr KA, Wickline SA. Practical value of cardiac magnetic resonance imaging for clinical quantification of aortic valve stenosis: comparison with echocardiography. Circulation. 2003;108:2236–43.

[15] O'Brien KR, Cowan BR, Jain M, Stewart RA, Kerr AJ, Young AA. MRI phase contrast velocity and flow errors in turbulent stenotic jets. J Magn Reson Imaging. 2008;28:210–8. https:// doi.org/10.1002/ jmri.21395.

[16] Pibarot P, Dumesnil JG. Low–flow, low–gradient aortic stenosis with normal and depressed left ventricular ejection fraction. J Am Coll Cardiol. 2012;60:1845–53.

[17] 2017 ESC/EACTS Guidelines for the management of valvular heart disease. Eur Heart J. 2017;38(36):2739–86.

[18] Pontone G, Andreini D, Bartorelli AL, Annoni A, Mushtaq S, Bertella E, Formenti A, Cortinovis S, Alamanni F, Fusari M, Bona V, Tamborini G, Muratori M, Ballerini G, Fiorentini C, Biglioli P, Pepi M. Feasibility and accuracy of a comprehensive multidetector computed tomography acquisition for patients referred for balloon–expandable transcatheter aortic valve implantation. Am Heart J. 2011;161:1106–13.

[19] Gopal A, Grayburn PA, Mack M, Chacon I, Kim R, Montenegro D, Phan T, Rudolph J, Filardo G, Mack MJ, Gopalakrishnan D. Noncontrast 3D CMR imaging for aortic valve annulus sizing in TAVR. J Am Coll Cardiol Img. 2015;8:375–8.

[20] Koos R, Altiok E, Mahnken AH, Neizel M, Dohmen G, Marx N, Kühl H, Hoffmann R. Evaluation of aortic root for definition of prosthesis size by magnetic resonance imaging and cardiac computed tomography: implications for transcatheter aortic valve implantation. Int J Cardiol. 2012;158(3):353–8.

[21] Quail MA, Nordmeyer J, Schievano S, Reinthaler M, Mullen MJ, Taylor AM. Use of cardiovascular magnetic resonance imaging for TAVR assessment in patients with bioprosthetic aortic valves: comparison with computed tomography. Eur J

Radiol. 2012;81(12):3912–7.

[22] Ledneva E, Karie S, Launa–Vacher V, Janus N, Deray G. Renal safety of gadolinium–based contrast media in patients with chronic renal insufficiency. Radiology. 2009;250:618–28.

[23] Chaturvedi A, Hobbs SK, Ling FS, Chaturvedi A, Knight P. MRI evaluation prior to Transcatheter Aortic Valve Implantation (TAVI): when to acquire and how to interpret. Insights into Imaging. 2016;7(2):245–54.

[24] Krayenbuehl HP, Hess OM, Monrad ES, Schneider J, Mall G, Turina M. Left ventricular myocardial structure in aortic valve disease before, intermediate, and late after aortic valve replacement. Circulation. 1989;79:744–55.

[25] Kim RJ, Fieno DS, Parrish TB, Harris K, Chen EL, Simonetti O, Bundy J, Finn JP, Klocke FJ, Judd RM. Relationship of MRI delayed contrast enhancement to irreversible injury, infarct age, and contractile function. Circulation. 1999;100:1992–2002.

[26] Schelbert EB, Hsu LY, Anderson SA, Mohanty BD, Karim SM, Kellman P, Aletras AH, Arai AE. Late gadolinium–enhancement cardiac magnetic resonance identifies postinfarction myocardial fibrosis and the border zone at the near cellular level in ex vivo rat heart. Circ Cardiovasc Imaging. 2010;3:743–52.

[27] Debl K, Djavidani B, Buchner S, Lipke C, Nitz W, Feuerbach S, Riegger G, Luchner A. Delayed hyperenhancement in magnetic resonance imaging of left ventricular hypertrophy caused by aortic stenosis and hypertrophic cardiomyopathy: visualisation of focal fibrosis. Heart. 2006;92:1447–51.

[28] Rudolph A, Abdel–Aty H, Bohl S, Boyé P, Zagrosek A, Dietz R, Schulz–Menger J. Noninvasive detection of fibrosis applying contrast–enhanced cardiac magnetic resonance in different forms of left ventricular hypertrophy relation to remodeling. J Am Coll Cardiol. 2009;53:284–91.

[29] Azevedo CF, Nigri M, Higuchi ML, Pomerantzeff PM, Spina GS, Sampaio RO, Tarasoutchi F, Grinberg M, Rochitte CE. Prognostic significance of myocardial fibrosis quantification by histopathology and magnetic resonance imaging in patients with severe aortic valve disease. J Am Coll Cardiol. 2010;56:278–87.

[30] Bull S, White SK, Piechnik SK, Flett AS, Ferreira VM, Loudon M, Francis JM, Karamitsos TD, Prendergast BD, Robson MD, Neubauer S, Moon JC, Myerson SG. Human non–contrast T1 values and correlation with histology in diffuse fibrosis. Heart. 2013;99:932–7.

[31] Chin CW, Everett RJ, Kwiecinski J, Vesey AT, Yeung E, Esson G, Jenkins W, Koo M, Mirsadraee S, White AC, Japp AG, Prasad SK, Semple S, Newby DE, Dweck MR. Myocardial fibrosis and cardiac decompensation in aortic stenosis. JACC Cardiovasc Imaging. 2017;10(11):1320–33.

[32] Mitchell GF, Hwang SJ, Vasan RS, Larson MG, Pencina MJ, Hamburg NM, Vita JA, Levy D, Benjamin EJ. Arterial stiffness and cardiovascular events: the Framingham Heart Study. Circulation. 2010;121(4):505–11.

[33] C V, Aznaouridis K, Stefanadis C. Prediction of cardiovascular events and all–cause mortality with arterial stiffness: a systematic review and meta–analysis. J Am Coll Cardiol. 2010;55(13):1318–27.

[34] Nemes A, Forster T, Csanady M. Decreased aortic distensibility and coronary flow velocity reserve in patients with significant aortic valve stenosis with normal epicardial coronary arteries. J Heart Valve Dis. 2004;13:567–73.

[35] Nemes A, Galema TW, Geleijnse ML, Soliman OI, Yap SC, Anwar AM. Aortic valve replacement for aortic stenosis is associated with improved aortic distensibility at long–term follow–up. Am Heart J. 2007;153:147–51.

[36] Harbaoui B, Montoy M, Charles P, Boussel L, Liebgott H, Girerd N, Courand PY, Lantelme P. Aorta calcification burden: towards an integrative predictor of cardiac outcome after transcatheter aortic valve implantation. Atherosclerosis. 2016;246:161–8. https://doi.org/10.1016/j.atherosclerosis.2016.01.013.

[37] Herment A, Kachenoura N, Lefort M, Bensalah M, Dogui A, Frouin F, Mousseaux E, De Cesare A. Automated segmentation of the aorta from phase contrast MR images: validation against expert tracing in healthy volunteers and in patients with a dilated aorta. J Magn Reson Imaging. 2010;31:881–8.

[38] Redheuil A, Yu WC, Wu CO, Mousseaux E, de Cesare A, Yan R, Kachenoura N, Bluemke D, Lima JA. Reduced ascending aortic strain and distensibility: earliest manifestations of vascular aging in humans. Hypertension. 2010;55:319–26.

[39] Biglino G, Steeden JA, Baker C, Schievano S, Taylor AM, Parker KH, Muthurangu V. A non–invasive clinical application of wave intensity analysis based on ultrahigh temporal resolution phase–contrast cardiovascular magnetic resonance. J Cardiovasc Magn Reson. 2012 Aug 9;14:57. https://doi.org/10.1186/1532–429X–14–57.

[40] Sinning JM, Hammerstingl C, Vasa–Nicotera M, Adenauer V, Lema Cachiguango SJ, Scheer AC, Hausen S, Sedaghat A, Ghanem A, Müller C, Grube E, Nickenig G, Werner N. Aortic regurgitation index defines severity of peri–prosthetic regurgitation and predicts outcome in patients after transcath eter aortic valve implantation. J Am Coll Cardiol. 2012;59:1134–41.

[41] Gabriel RS, Renapurkar R, Bolen MA, Verhaert D, Leiber M, Flamm SD, Griffin BP, Desai MY, et al. Comparison of severity of aortic regurgitation by cardiovascular magnetic resonance versus transthoracic echocardiography. Am J Cardiol. 2011;108:1014–20.

[42] Altiok E, Frick M, Meyer CG, Al Ateah G, Napp A, Kirschfink A, Almalla M, Lotfi S, Becker M, Herich L, Lehmacher W, Hoffmann R. Comparison of two– and three–dimensional transthoracic echocardiography to cardiac magnetic resonance imaging for assessment of paravalvular regurgitation after transcatheter aortic valve implantation. Am J Cardiol. 2014;113:1859–66.

[43] Salaun E, Jacquier A, Theron A, Giorgi R, Lambert M, Jaussaud N, Hubert S, Collart F, Bonnet JL, Habib G, Cuisset T, Grisoli D. Value of CMR in quantification of paravalvular aortic regurgitation after TAVI. Eur Heart J Cardiovasc Imaging. 2016;17:41–50.

[44] Ribeiro HB, Orwat S, Hayek SS, Larose É, Babaliaros V, Dahou A, Le Ven F, Pasian S, Puri R, Abdul Jawad Altisent O, Campelo–Parada F, Clavel MA, Pibarot P, Lerakis S,

Baumgartner H, Rodés–Cabau J. Cardiovascular magnetic resonance to evaluate aortic regurgitation after transcatheter aortic valve replacement. J Am Coll Cardiol. 2016;68:577–85.

[45] Kappetein AP, Head SJ, Généreux P, Piazza N, van Mieghem NM, Blackstone EH, Brott TG, Cohen DJ, Cutlip DE, van Es GA, Hahn RT, Kirtane AJ, Krucoff MW, Kodali S, Mack MJ, Mehran R, Rodés–Cabau J, Vranckx P, Webb JG, Windecker S, Serruys PW, Leon MB, Valve Academic Research Consortium-2. Updated standardized endpoint definitions for trans catheter aortic valve implantation: the Valve Academic Research Consortium–2 consensus document (VARC– 2). Eur J Cardiothorac Surg. 2012;42:S45–60. https:// doi.org/10.1093/ejcts/ezs533.

[46] Kim W–K, Rolf A, Liebetrau C, Van Linden A, Blumenstein J, Kempfert J, Bachmann G, Nef H, Hamm C, Walther T, Möllmann H. Detection of myocardial injury by CMR after transcatheter aortic valve replacement. J Am Coll Cardiol. 2014;64:349–57.

[47] Ribeiro HB, Larose E, de la Paz RM, Le Ven F, Nombela–Franco L, Urena M, Allende R, Amat–Santos I, Dahou A, Capoulade R, Clavel MA, Mohammadi S, Paradis JM, De Larochellière R, Doyle D, Dumont É, Pibarot P, Rodés–Cabau J. Myocardial injury following transcatheter aortic valve implantation: insights from delayed enhancement cardiovascular magnetic resonance. EuroIntervention. 2015; 11:205–13.

[48] Koskinas KC, Stortecky S, Franzone A, O'Sullivan CJ, Praz F, Zuk K, Räber L, Pilgrim T, Moschovitis A, Fiedler GM, Jüni P, Heg D, Wenaweser P, Windecker S. Post–procedural troponin elevation and clinical outcomes following transcatheter aortic valve implan tation. J Am Heart Assoc. 2016;5(2). pii: e002430. https://doi.org/10.1161/JAHA.115.002430.

[49] Sato K, Kumar A, Jones BM, Mick SL, Krishnaswamy A, Grimm RA, Desai MY, Griffin BP, Rodriguez LL, Kapadia SR, Obuchowski NA, Popović ZB. Reversibility of cardiac function predicts outcome after transcatheter aortic valve replacement in patients with severe aortic stenosis. J Am Heart Assoc. 2017;6(7). pii: e005798. https://doi.org/10.1161/JAHA.117.005798.

[50] Fairbairn TA, Steadman CD, Mather AN, Motwani M, Blackman DJ, Plein S, McCann GP, Greenwood JP. Assessment of valve haemodynamics, reverse ventricular remodelling and myocardial fibrosis following transcatheter aortic valve implantation compared to surgical aortic valve replacement: a car diovascular magnetic resonance study. Heart. 2013;99: 1185–91.

[51] Obokata M, Nagata Y, Wu VC, Kado Y, Kurabayashi M, Otsuji Y, Takeuchi M. Direct comparison of cardiac magnetic resonance feature tracking and 2D/3D echocardiography speckle tracking for evaluation of global left ventricular strain. Eur Heart J Cardiovasc Imaging. 2016;17(5):525–32.

[52] Nucifora G, Tantiongco JP, Crouch G, Bennetts J, Sinhal A, Tully PJ, Bradbrook C, Baker RA, Selvanayagam JB. Changes of left ventricular mechanics after trans–catheter aortic valve implantation and surgical aortic valve replacement for severe aortic stenosis: a tissue–tracking cardiac magnetic resonance study. Int J Cardiol. 2017;228:184–90. https:// doi.org/10.1016/j.ijcard.2016.11.200.. Epub 2016 Nov 9

[53] Lansberg MG, Albers GW, Beaulieu C, Marks MP. Comparison of diffusion–weighted MRI and CT in acute stroke. Neurology. 2000;54:1557–61.

[54] Fiebach J, Jansen O, Schellinger P, Knauth M, Hartmann M, Heiland S, Ryssel H, Pohlers O, Hacke W, Sartor K. Comparison of CT with diffusion–weighted MRI in patients with hyperacute stroke. Neuroradiology. 2001;43:628–32.

[55] Leon MB, Smith CR, Mack M, Miller DC, Moses JW, Svensson LG, Tuzcu EM, Webb JG, Fontana GP, Makkar RR, Brown DL, Block PC, Guyton RA, Pichard AD, Bavaria JE, Herrmann HC, Douglas PS, Petersen JL, Akin JJ, Anderson WN, Wang D, Pocock S, Investigators PT. Transcatheter aortic–valve implantation for aortic stenosis in patients who cannot undergo surgery. N Engl J Med. 2010;363(17):1597–607.

[56] Astarci P, Glineur D, Kefer J, D'Hoore W, Renkin J, Vanoverschelde JL, El Khoury G, Grandin C. Magnetic resonance imaging evaluation of cerebral embolization during percutaneous aortic valve implantation: comparison of transfemoral and transapical approaches using Edwards Sapiens valve. Eur J Cardiothorac Surg. 2011;40(2):475–9.

[57] Ghanem A, Müller A, Nähle CP Kocurek J, Werner N, Hammerstingl C, Schild HH, Schwab JO, Mellert F, Fimmers R, Nickenig G, Thomas D. Risk and fate of cerebral embolism after transfemoral aortic valve implantation: A prospective pilot study with diffusion–weighted magnetic resonance imaging. J Am Coll Cardiol. 2010;55:1427–32.

[58] Kahlert P, Knipp SC, Schlamann M, Thielmann M, Al–Rashid F, Weber M, Johansson U, Wendt D, Jakob HG, Forsting M, Sack S, Erbel R, Eggebrecht H. Silent and apparent cerebral ischemia after percutaneous transfemoral aortic valve implantation: a diffusion–weighted magnetic resonance imaging study. Circulation. 2010;121:870–8.

[59] Haussig S, Mangner N, Dwyer MG, Lehmkuhl L, Lücke C, Woitek F, Holzhey DM, Mohr FW, Gutberlet M, Zivadinov R, Schuler G, Linke A. Effect of a cerebral protection device on brain lesions following transcatheter aortic valve implantation in patients with severe aortic stenosis the CLEAN–TAVI ran–domized clinical trial. JAMA. 2016;316(6):592–601. https://doi.org/10.1001/jama.2016.10302.

[60] Dyverfeldt P, Bissell M, Barker AJ, Bolger AF, Carlhäll CJ, Ebbers T, Francios CJ, Frydrychowicz A, Geiger J, Giese D, Hope MD, Kilner PJ, Kozerke S, Myerson S, Neubauer S, Wieben O, Markl M. 4D flow cardiovascular magnetic resonance consensus statement. J Cardiovasc Magn Reson. 2015;17:72.

[61] Rodriguez Munoz D, Markl M, Moya Mur JL, Barker A, Fernandez–Golfin C, Lancellotti P, Zamorano Gomez JL. Intracardiac flow visualization: current status and future directions. Eur Heart J Cardiovasc Imaging. 2013;14:1029–38.

[62] Von Knobelsdorff–Brenkenhoff F, Karunaharamoorthy A, Trauzeddel RF, Barker AJ, Blaszczyk E, Markl M, Schulz–Menger J. Evaluation of aortic blood flow and wall shear

stress in aortic stenosis and its association with left ventricular remodeling. Circ Cardiovasc Imaging. 2016;9(3):e004038.

[63] Barker AJ, Markl M, Burk J, Lorenz R, Bock J, Bauer S, Schulz–Menger J, von Knobelsdorff–Brenkenhoff F. Bicuspid aortic valve is associated with altered wall shear stress in the ascending aorta. Circ Cardiovasc Imaging. 2012;5(4):457–66. https://doi.org/10.1161/ CIRCIMAGING.112.973370.

[64] Trauzeddel RF, Löbe U, Barker AJ, Gelsinger C, Butter C, Markl M, Schulz–Menger J, von Knobelsdorff–Brenkenhoff F. Blood flow characteristics in the ascending aorta after tavi compared to surgical aortic valve replacement. Int J Card Imaging. 2016;32(3):461–7.

[65] Kahlert P, Parohl N, Albert J, Schafer L, Reinhardt R, Kaiser GM, McDougall I, Decker B, Plicht B, Erbel R, Eggebrecht H, Ladd ME, Quick HH. Towards real–time cardiovascular magnetic resonance guided transarterial CoreValve implantation: in vivo evalu ation in swine. J Cardiovasc Magn Reson. 2012; 14:21.

[66] Miller JG, Li M, Mazilu D, Hunt T, Horvath KA. Real time magnetic resonance imaging–guided transcath eter aortic valve replacement. J Thorac Cardiovasc Surg. 2016;151:1269–77.

首先，需要了解冠心病对 TAVI 患者预后的影响。其次，在这些有多种并发症的老年患者中，确定有严重冠脉病变患者至关重要，以便筛选合适患者行 TAVI+PCI 联合手术。

冠心病对 TAVI 患者预后的影响尚不清楚。冠心病的存在对接受 SAVR 的患者的预后有不利影响[7]，但对于 TAVI 的患者的预后影响仍有争议。风险评分系统主要应用于需外科手术的重度 AS 患者，因此在 TAVI 人群中准确性较低[20]，从而限制了此类患者的评估和风险分类。

对于拟行 TAVI 手术合并发冠心病患者的最佳治疗方法尚无共识。一些研究表明，重度 AS 合并 CAD 患者死亡率更高[20, 21]。其他研究发现，与 TAVI 前进行血管重建的患者相比，未进行血运重建的重度冠脉病变患者在 1 年内发生心肌梗死的频率更高[22]。在另一项试验中，同时接受 TAVI 和 PCI 治疗的严重冠心病患者的 3 年生存率与仅接受 TAVI 治疗的无冠心病患者的 3 年生存率相似[23]，这都表明 AS 合并冠心病患者的血运重建具有潜在的益处。

在有限的文献报道中（主要是观察性研究）显示，仅接受 TAVI 治疗的冠心病患者死亡率较高[20, 23]。然而，一些研究发现 CAD 对结果没有影响[18, 24]，这就对 PCI+TAVI 的策略产生了质疑。其中一项研究发现，对于合并冠心病患者中联合手术相较于仅行 TAVI 患者的主要心血管事件和死亡率没有显著优势。术后 1 年 MACE 发生率和死亡率无显著性差异，但未行 PCI 的患者心肌梗死的发生率更高[22]。此外，Griese 等发现接受 PCI 和 TAVI 治疗的患者的心血管死亡率和 30 天心肌梗死比单独接受 TAVI 治疗的患者高[25]。D'Ascenzo 等首次报道了关于冠心病在 TAVI 中的预后作用的 Meta 分析，纳入 2472 名植入 Edwards SAPIEN 或 CoreValve 瓣膜的患者。虽冠心病是这些患者常见问题，但在调整了一些

混杂因素后，它并不影响研究的中期结果[18]。最后，正在进行的活化研究是第一个比较无 PCI 与 TAVI 前行 PCI 两种策略的随机对照试验。该研究将能阐明此类患者的最佳治疗方案[11]。

由于目前资料有限，应该采用个体化的方法来选择每个患者的最佳策略。此外，必须在每位患者中明确"极重要"的 CAD。通常，"极重要"冠心病是指狭窄血管支配较大心肌范围，影响心肌面积大[23]。根据最新的欧洲心肌血运重建指南，对于主要血管近端冠状动脉段狭窄 > 70%（包括左前降支、右冠状动脉或回旋支冠状动脉）的患者需在 TAVI 的同时行冠脉介入治疗（Ⅱa 级，证据水平 C）[10]。同样，对于需要行 PCI 的冠脉病变，PCI 成功率会比较高。因此，联合手术应选择狭窄程度较重的有症状患者[20]。

对于适合的杂交手术患者，必须根据每个患者的个人医疗状况来平衡风险和收益。

PCI 的潜在益处可能是由于冠状动脉流量的改善而改善左心室射血分数[11, 18, 19, 23]。这样，患者可以更好地接受 TAVI 手术[20]。

然而，在接受 TAVI 的患者中，应该考虑潜在的 PCI 风险。死亡、心肌梗死、冠状动脉搭桥、脑卒中，以及血管入路并发症、肾衰竭，这些可能会限制一些体弱老年患者的联合治疗。如，高达 1% 的患者可能发生支架血栓形成，TAVI 手术期间，尤其是快速心室起搏期间，显著低血压也有利于支架血栓形成[11]。支架置入术后使用的抗血小板治疗可能会增加 TAVI 手术过程中的出血风险[24, 26, 27]。此外，在 TAVI 手术前 5 天到术前 24 小时进行的血管造影与肾衰竭的风险增加。有关杂交手术比单一手术持续时间更长，肾衰竭发生率也更高[11, 28]。

总之，由于缺乏术前再血管化的明确数据，各中心在适应证和时机方面存在一定差异。目前的指南没有提供具体的治疗策略，而且在严重

CAD 合并重度 AS 的患者中，需行个性化的和多学科的治疗方案。即便目前尚不清楚 30 天死亡率是否再受血管化状态的影响，对于多支病变、左主干病变患者仍建议行同期冠脉血运重建[19]。在获得更多、更明确随机对照实验的结果之前，心脏瓣膜组应根据患者的解剖、临床和生理特征，对每个患者行个体化的治疗。

四、血运重建的时机：同期 vs. 分期

对于重度 AS 患者治疗 CAD 的最佳时机尚无共识。认真评估患者的临床状况和风险后可以考虑联合手术策略（PCI+TAVI）[19, 23]。目前对于手术的时间顺序仍有争议，并且一直是最佳治疗策略的谈论焦点[9, 10]。目前主要在讨论两套方案，即同期行 PCI 和 TAVI，以及在 TAVI 前进先分期行 PCI。目前有关于这两套分案的文献报道，以求选择最安全可行的手术策略（图 10-2）。

（一）PCI 及 TAVI 分期手术

有学者提倡分期手术，首先行血运重建，然后分期行 TAVI 手术[21, 29]。TAVI 前进行血运重建减少辐射并减少肾功能损伤。同时也有一些技术优势，对于复杂病变及困难手术可更加精细的处理。此外，首先行 PCI 可对复杂冠脉病变进行更仔细确切的治疗[19, 21, 23]，并且减少在 TAVI 手术过程缺血事件的发生。同时，左心室收缩功能得到改善，使患者更好地耐受 TAVI 手术[11, 19]。因为可有效减少 TAVI 的复杂程度及手术时间，所以手术过程中的风险也会降低。手术时间缩短也降低辐射保护肾功能[19, 23]。正如许多现有文献报道，与单纯 TAVI 手术相比，在 TAVI 前进行 PCI，没有确切的证据显示并发症会增加。Abdel-Wahab 和 Jaffe 报道，在 TAVI 之前进行

PCI 手术的不良事件发生率与仅接受 TAVI 的患者组相当[21]。

反对这种方法的原因主要集中在抗血小板治疗引起出血的风险和支架血栓形成的风险。关于支架血栓形成，快速心室起搏期间的低血压是除停药以外另一增加血栓形成的风险[11]。同样，在 TAVI 之前进行 PCI 可能会增加由于抗血小板治疗导致的 TAVI 术后出血并发症的风险[24, 26, 27]。在这方面，Pilgrim 等的一项前瞻性研究，调查 TAVI 患者围术期出血的预测因素。出乎意料的是，根据治疗方案（双重抗血小板治疗、单一抗血小板治疗、仅使用维生素 K 拮抗药或抗血小板治疗与维生素 K 拮抗药联合治疗）的危险性和严重出血的发生率并没有显著差异。此外，两种入路、分期和同时 TAVI 和血运重建术在出血方面没有显著差异[24]。

在其他潜在的并发症中，肾衰竭需要我们重视，尽管采用分期策略，因为在手术前 5 天至术前 24 小时进行的血管造影检查，由于对比剂累积而增加的肾衰竭风险。此外分期手术患者将需要两次住院治疗，并且住院花费会增加[11, 19, 23]。

尽管很多学者反对分期手术，但有两项研究报道在 TAVI 前行 PCI 时没有出现瓣膜相关并发症[21, 29]。考虑到患者情况和血管解剖结构的差异，当冠状动脉病变复杂且 PCI 难度高时，可以考虑 TAVI 前的血运重建，以减少围术期并发症并优化血运重建结果。

（二）PCI 及 TAVI 同期手术

第二种手术策略是同期行 PCI+TAVI。这种方法的优点在于，它可以消除与分期手术两种疾病的潜在并发症[19]。多项研究表明，同期治疗重度 AS 合并严重冠状动脉病变的一种安全可行的方法[19, 30]。同期治疗可以减少住院率及与 DAPT 相关的出血风险[19]。Penkalla 等报道了 389 名行

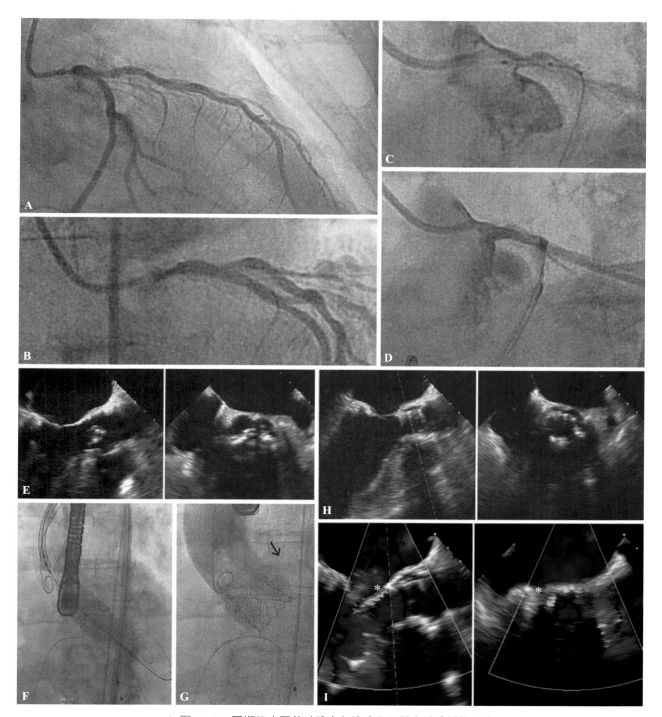

▲ 图 10-2　同期经皮冠状动脉介入治疗和经股主动脉瓣植入术

A 和 B. 冠状动脉造影显示严重主动脉瓣狭窄及心源性休克患者左主干（LMCA）开口重度狭窄；C 和 D. 药物洗脱支架（3.5mm×8mm）介入治疗 LMCA 狭窄；E. 经食管超声心动图显示左心室流出道和严重钙化性主动脉瓣狭窄；F. 同期应用 23mm Edwards SAPIEN 3 瓣膜行经股 TAVI 手术；G 至 I. 术后造影（G）及 TEE（H 和 I）显示 LMCA 通畅（黑箭）合并轻度瓣周漏（星）。患者康复出院，无任何并发症

TAVI 联合 PCI 病例，即使同期手术比单纯 TAVI 更为复杂，同期联合手术与仅接受 TAVI 无冠心病患者的早期生存率和 3 年生存率相似[23]。

此外，同期 PCI+TAVI 的主要缺点是辐射量大及手术时间长。由于使用了大量对比剂，肾衰竭的风险也会增加[11, 19, 23]。复杂的 CAD 可能会增加不可控的手术风险，因此必须根据每个患者的情况平衡整体手术风险。只要情况允许，应该考虑同期手术。

总之，每种方法都可以根据患者的特点和需要来采用。有学者认为，从安全性或手术时间的角度来看，TAVI 前的血管重建可能比同期手术更安全。对于重度冠心病患者并且预计 PCI 较为复杂，需要集中分析冠脉处理策略。这可能会减少 TAVI 过程中随后的并发症，并可能在 TAVI 干预前改善左心室射血分数，并可能减少手术时间及辐射时间[11, 21, 29]。相反，CAD 和 AS 可以通过同期手术的方法一次解决，这种方法可以减少多次侵入性手术相关并发症。如果 PCI 操作不复杂，应提倡同期手术方法（表 10–1）[19, 30]。

表 10–1　分期、同期手术的优缺点

	分期手术	同期手术
优点	• 低辐射暴露 • 对比剂少 • 降低 TAVI 手术难度 √ 复杂冠状动脉狭窄	• 两个问题同时解决，减少并发症 • 只需一次麻醉 • 出血风险低 √ 预计手术难度低
缺点	• 二期手术出血风险高 • 有支架内血栓形成风险 • 需行多次麻醉	• 高辐射率 • 对比剂多 • 不建议用于复杂病变

（三）TAVI 血管重建术后的治疗

目前还没有强有力的证据表明 TAVI 后的最佳抗血小板方案。目前的欧洲指南对于单纯 TAVI 手术后使用低剂量阿司匹林和噻吩吡啶或单独使用噻吩吡啶[10]。美国心脏协会（AHA）指南建议 TAVI 后 6 个月内每天服用 75～100mg 阿司匹林 +75～100mg 氯吡格雷，随后终身服用单药 75～100mg 阿司匹林。DAPT 的剂量和持续时间没有进一步细化[31]。由于目前的研究有限、已报道数据不同，故目前抗凝治疗主要遵循专家共识[32]。

目前 PCI 及 TAVI 联合治疗的具体药物治疗方案还未明确。必须充分评估患者出血风险冠脉支架类型以明确最佳抗血小板方案。

1. 高危出血

尽管 TAVI 具有诸多益处，但无论是围术期还是术后，TAVI 都要警惕出血风险。对于抗血小板治疗尤其是接受双抗的患者出血的风险可能会增加[32]。TAVI 围术期发生危及生命的出血事件发生率为 5%～38%[32, 33]。肾脏损害、糖尿病和经心尖入路是危及生命出血事件的独立危险因素。此外，logistic EuroSCORE 评分高、肾脏病变重和纽约心脏协会心功能分级差的患者更易发生出血事件。DAPT、SAPT、单纯抗凝剂或联合抗血小板及同期血运重建患者中，出血事件没有并没有显著差异[24]。此外，Bogdan Borz 等进行了多变量分析，发现经心尖入路是唯一的生命危险性出血的独立预测因子（OR=3.7，95%CI 1.73～7.9，P=0.001）。颈动脉狭窄（OR=7.86，95%CI 1.2～51.55，P=0.032）和 TA 路线（OR=5.2，95%CI 1.02～26.53，P=0.047）是出血的主要独立因素[34]。

在行 PCI 及 TAVI 联合手术的患者中，应合理应用抗血小板方案，以尽可能防止出血事件的发生，尤其对于分期治疗患者。

2. TAVI 合并冠心病患者冠状动脉支架的选择

应平衡出血及支架血栓风险，以便为每位患者选择最合适的支架类型。药物洗脱支架可降低再狭窄的风险和支架血栓形成的风险，而裸金属支架的主要优点是减少了 DAPT 的事件。此外，支架的选择对于需要抗凝治疗的心房颤动患者尤为重要[26, 27, 32]。

3. TAVI+PCI 患者的抗血小板方案

由于目前没有 TAVI 术后抗凝治疗的指南，因此 TAVI 术后的抗血小板方案各不相同。Hassell 等分析随访 672 名接受双抗（n=257）及单一（n=415）抗血小板治疗的患者，在 TAVI 后仅服用阿司匹林和 DAPT，未观察到 30 天净不良临床和脑事件（net adverse clinical and cerebral event，NACE）的显著差异（合并 OR=0.83，95%CI 0.48～1.43，P=0.50）。此外，阿司匹林有减少生命危险和大出血的趋势（合并 OR=0.56，95%CI 0.28～1.11，P=0.09）[32]。同样，在 ARTE 随机试验[35]中，SAPT 降低了发生重大或危及生命事件的风险，同时不增加心肌梗死及脑卒中的风险。因此，是否加用氯吡格雷值得进一步研究，因为 DAPT 不能降低脑卒中率，同时增加 TAVI 患者的出血率。

目前支持 TAVI 和 PCI 后抗血小板治疗决策的证据有限。Abdel-Wahab 等提出用 600mg 氯吡格雷 +ASA500mg 预负荷，并持续服用 75mg 氯吡格雷 6 个月、阿司匹林长期服用。对于那些有口服抗凝适应证的患者，建议使用口服维生素 K 拮抗药和氯吡格雷进行治疗[21]。Pasic 等和 Penkalla 等推荐同样的策略，基于 600mg 氯吡格雷和 100mg 阿司匹林的预负荷，然后裸金属支架每天 75mg 氯吡格雷 6 个月，药物洗脱支架每天 12 个月，以及每天 100mg 阿司匹林长期服用[19, 23]。

对于合并房颤患者，因为文献有限很难平衡出血及血栓形成风险。推荐的方案包括三联疗法（双重抗血小板疗法 + 抗凝疗法）3 个月或 12 个月（取决于出血风险），然后是抗凝疗法 + 单抗血小板疗法[32]。

总之，根据不同类型的支架，采用双重抗血小板治疗（阿司匹林 + 氯吡格雷）6 个月或 12 个月，随后终身单抗血小板治疗是目前最常用的抗凝策略[19, 21, 23]。心房颤动的存在使治疗选择复杂化，促使 TAVI 术后早期采用基于三联疗法的治疗方案[26]。血管重建导致 DAPT 持续时间延长，增加出血风险（表 10-2）[19, 23, 32]。

表 10-2　短期和终生联合治疗的建议

TAVI 术前抗血小板 /抗血栓治疗	TAVI±PCI 6 个月（BMS） 12 个月（DES）	终身服用
无冠心病	DAPT/ 氯吡格雷[b]	阿司匹林
冠心病	DAPT/ 氯吡格雷[b]	阿司匹林
PCI 史	DAPT/ 氯吡格雷[b]	阿司匹林
合并心房颤动（AF）患者	3～6 个月	终身服用
AF	三联疗法[a]/VKA+阿司匹林[b]	VKA+ 阿司匹林 /VKA
AF+CAD	三联疗法 /VKA+氯吡格雷[b]	VKA+ 阿司匹林 /VKA
AF+PCI	三联疗法 /VKA+氯吡格雷[b]	VKA+ 阿司匹林 /VKA

VKA. 维生素 K 拮抗药；BMS. 金属裸支架；DES. 药物洗脱支架；PCI. 经皮冠状动脉介入治疗；TAVI. 经导管主动脉瓣植入术；DAPT. 双重抗血小板疗法
a. 三联疗法：VKA+ 阿司匹林 + 氯吡格雷
b. 高出血风险患者中

参 考 文 献

[1] Leon MB, Smith CR, Mack MJ, et al. PARTNER 2 Investigators. Transcatheter or surgical aortic-valve replacement in intermediate-risk patients. N Engl J Med. 2016;374:1609-20.

[2] Reardon MJ, Van Mieghem NM, Popma JJ, Kleiman NS,

Søndergaard L, Mumtaz M, Adams DH, Deeb GM, Maini B, Gada H, Chetcuti S, Gleason T, Heiser J, Lange R, Merhi W, Oh JK, Olsen PS, Piazza N, Williams M, Windecker S, Yakubov SJ, Grube E, Makkar R, Lee JS, Conte J, Vang E, Nguyen H, Chang Y, Mugglin AS, Serruys PW, Kappetein AP, SURTAVI Investigators. Surgical or transcatheter aortic–valve replacement in intermediate–risk patients. N Engl J Med. 2017;376:1321–31.

[3] Ramsdale DR, Bennett DH, Bray CL, et al. Angina, coronary risk factors and coronary artery disease in patients with valvular disease. A prospective study. Eur Heart J. 1984;5:716–26.

[4] Vandeplas A, Willems JL, Piessens J, de Geest H. Frequency of angina pectoris and coronary artery disease in severe isolated valvular aortic stenosis. Am J Cardiol. 1988;62:117–20.

[5] Mohler ER, Sheridan MJ, Nichols R, Harvey WP, Waller BF. Development and progression of aortic valve stenosis: atherosclerosis risk factorsDOUBLE-HYPHENa causal relationship? A clinical morphologic study. Clin Cardiol. 1991;14(12):995–9.

[6] Beach JM, Mihaljevic T, Svensson LG, Rajeswaran J, Marwick T, Griffin B, Johnston DR, Sabik JF 3rd, Blackstone EH. Coronary artery disease and outcomes of aortic valve replacement for severe aortic stenosis. J Am Coll Cardiol. 2013; 61:837–48.

[7] Leon MB, Kodali S, Williams M, Oz M, Smith C, Stewart A, Schwartz A, Collins M, Moses JW. Transcatheter aortic valve replacement in patients with critical aortic stenosis: rationale, device descriptions, early clinical experiences, and perspectives. Semin Thorac Cardiovasc Surg. 2006;18(2):165–74.

[8] Alexander KP, Anstrom KJ, Muhlbaier LH, Grosswald RD, Smith PK, Jones RH, Peterson ED. Outcomes of cardiac surgery in patients > or = 80 years: results from the National Cardiovascular Network. J Am Coll Cardiol. 2000;35(3):731–8.

[9] Windecker S, Kolh P, Alfonso F, Collet JP, Cremer J, Falk V, Filippatos G, Hamm C, Head SJ, Juni P, Kappetein AP, Kastrati A, Knuuti J, Landmesser U, Laufer G, Neumann FJ, Richter DJ, Schauerte P, Sousa Uva M, Stefanini GG, Taggart DP, Torracca L, Valgimigli M, Wijns W, Witkowski A. 2014 ESC/ EACTS Guidelines on myocardial revascularization: the Task Force on Myocardial Revascularization of the European Society of Cardiology (ESC) and the European Association for Cardio–Thoracic Surgery (EACTS). Developed with the special contribution of the European Association of Percutaneous Cardiovascular Interventions (EAPCI). Eur Heart J. 2014;35:2541–619.

[10] Baumgartner H, Falk V, Bax JJ, De Bonis M, Hamm C, Holm PJ, Iung B, Lancellotti P, Lansac E, Rodriguez Muñoz D, Rosenhek R, Sjögren J, Tornos Mas P, Vahanian A, Walther T, Wendler O, Windecker S, Zamorano JL, ESC Scientific Document Group. 2017 ESC/EACTS Guidelines for the management of valvular heart disease. Eur Heart J. 2017;38(36):2739–279.

[11] Khawaja MZ, Wang D, Pocock S, Redwood SR, Thomas MR. The percutaneous coronary intervention prior to transcatheter aortic valve implantation (ACTIVATION) trial: study protocol for a randomized controlled trial. Trials. 2014;15:300.

[12] Steadman CD, Jerosch–Herold M, Grundy B, Rafelt S, Ng LL, Squire IB, Samani NJ, McCann GP. Determinants and functional significance of myocardial perfusion reserve in severe aortic stenosis. JACC Cardiovasc Imaging. 2012;5:182–9.

[13] Tonino PAL, De Bruyne B, Pijls NHJ, Siebert U, Ikeno F, van't Veer M, Klauss V, Manoharan G, Engstrøm T, Oldroyd KG, Ver Lee PN, MacCarthy PA, Fearon WF. Fractional flow reserve versus angiography for guiding percutaneous coronary intervention. N Engl J Med. 2009;360(3):213–24.

[14] Pesarini G, Scarsini R, Zivelonghi C, Piccoli A, Gambaro A, Gottin L, Rossi A, Ferrero V, Vassanelli C, Ribichini F. Functional assessment of coronary artery disease in patients undergoing transcatheter aortic valve implantation: influence of pressure overload on the evaluation of lesions severity. Circ Cardiovasc Interv 2016;9(11). pii: e004088.

[15] Scarsini R, Pesarini G, Zivelonghi C, Piccoli A, Ferrero V, Lunardi M, Gottin L, Zanetti C, Faggian G, Ribichini F. Physiologic evaluation of coronary lesions using instantaneous wave–free ratio (iFR) in patients with severe aortic stenosis undergoing transcatheter aortic valve implantation. EuroIntervention. 2018;13:1512–9.

[16] Stefanini GG, Stortecky S, Cao D, Rat–Wirtzler J, O'Sullivan CJ, Gloekler S, Buellesfeld L, Khattab AA, Nietlispach F, Pilgrim T, Huber C, Carrel T, Meier B, Jüni P, Wenaweser P, Windecker S. Coronary artery disease severity and aortic. stenosis: clinical outcomes according to SYNTAX score in patients undergoing. transcatheter aortic valve implantation. Eur Heart J. 2014;35(37):2530–40.

[17] Ryan N, Nombela–Franco L, Jiménez–Quevedo P, Biagioni C, Salinas P, Aldazábal A, Cerrato E, Gonzalo N, Del Trigo M, Núñez–Gil I, Fernández–Ortiz A, Macaya C, Escaned J. The value of the SYNTAX Score II in predicting clinical outcomes in patients undergoing transcatheter aortic valve implantation. Rev Esp Cardiol (Engl Ed). 2018;71(8):628–37.

[18] D'Ascenzo F, Conrotto F, Giordana F, Moretti C, D'Amico M, Salizzoni S, Omedè P, La Torre M, Thomas M, Khawaja Z, Hildick–Smith D, Ussia G, Barbanti M, Tamburino C, Webb J, Schnabel RB, Seiffert M, Wilde S, Treede H, Gasparetto V, Napodano M, Tarantini G, Presbitero P, Mennuni M, Rossi ML, Gasparini M, Biondi Zoccai G, Lupo M, Rinaldi M, Gaita F, Marra S. Mid–term prognostic value of coronary artery disease in patients undergoing transcatheter aortic valve implantation: a meta–analysis of adjusted observational results. Int J Cardiol. 2013;168(3):2528–32.

[19] Pasic M, Dreysse S, Unbehaun A, Buz S, Drews T, Klein C, et al. Combined elective percutaneous coronary intervention and transapical transcatheter aortic valve implantation. Interact Cardiovasc Thorac Surg. 2012;14:463–8.

[20] Dewey TM, Brown DL, Herbert MA, Culica D, Smith CR, Leon MB, et al. Effect of concomitant coronary artery disease on procedural and late outcomes of transcatheter aortic valve implantation. Ann Thorac Surg. 2010;89:758–67.

[21] Abdel–Wahab M, Zahn R, Horack M, Gerckens U, Schuler G, Sievert H, Naber C, Voehringer M, Schäfer U, Senges J, Richardt G. Transcatheter aortic valve implantation in

patients with and without concomitant coronary artery disease: comparison of characteristics and early outcome in the German multicenter TAVI registry. Clin Res Cardiol. 2012;101(12):973–81.

[22] Ussia GP, Barbanti M, Colombo A, Tarantini G, Petronio AS, Ettori F, Ramondo A, Santoro G, Klugmann S, Bedogni F, Antoniucci D, Maisano F, Marzocchi A, Poli A, De Carlo M, Fiorina C, De Marco F, Napodano M, Violini R, Bortone AS, Tamburino C, CoreValve Italian Registry Investigators. Impact of coronary artery disease in elderly patients undergoing transcatheter aortic valve implantation: insight from the Italian CoreValve Registry. Int J Cardiol. 2013;167(3):943–50.

[23] Penkalla A, Pasic M, Drews T, Buz S, Dreysse S, Kukucka M, Mladenow A, Hetzer R, Unbehaun A. Transcatheter aortic valve implantation combined with elective coronary artery stenting: a simultaneous approach. Eur J Cardiothorac Surg. 2015;47(6):1083–9.

[24] Pilgrim T, Stortecky S, Luterbacher F, Windecker S, Wenaweser P. Transcatheter aortic valve implantation and bleeding: incidence, predictors and prognosis. J Thromb Thrombolysis. 2013;35(4):456–62.

[25] Griese DP, Reents W, Tóth A, Kerber S, Diegeler A, Babin–Ebell J. Concomitant coronary intervention is associated with poorer early and late clinical outcomes in selected elderly patients receiving transcatheter aortic valve implantation. Eur J Cardiothorac Surg. 2014;46(1):e1–7.

[26] Czerwińska–Jelonkiewicz K, Witkowski A, Dąbrowski M, Banaszewski M, Księżycka Majczyńska E, Chmielak Z, Kuśmierski K, Hryniewiecki T, Demkow M, Orłowska–Baranowska E, Stępińska J. Antithrombotic therapy – predictor of early and long–term bleeding complications after transcatheter aortic valve implantation. Arch Med Sci. 2013;9(6):1062–70.

[27] Rodés–Cabau J, Dauerman HL, Cohen MG, Mehran R, Small EM, Smyth SS, Costa MA, Mega JL, O'Donoghue ML, Ohman EM, Becker RC. Antithrombotic treatment in transcatheter aortic valve implantation: insights for cerebrovascular and bleeding events. J Am Coll Cardiol. 2013;62(25):2349–59.

[28] Ranucci M, Ballotta A, Kunkl A, De Benedetti D, Kandil H, Conti D, Mollichelli N, Bossone E, Mehta RH. Influence of the timing of cardiac catheterization and the amount of contrast media on acute renal failure after cardiac surgery. Am J Cardiol. 2008;101(8):1112–8.

[29] Gasparetto V, Fraccaro C, Tarantini G, Buja P, D'Onofrio A,
Yzeiraj E, et al. Safety and effectiveness of a selective strategy for coronary artery revascularization before transcatheter aortic valve implantation. Catheter Cardiovasc Interv. 2013;81:376–83.

[30] Wenaweser P, Pilgrim T, Guerios E, Stortecky S, Huber C, Khattab AA, et al. Impact of coronary artery disease and percutaneous coronary intervention on outcomes in patients with severe aortic stenosis undergoing transcatheter aortic valve implantation. EuroIntervention. 2011;7:541–8.

[31] Nishimura RA, Otto CM, Bonow RO, Carabello BA, Erwin JP 3rd, Guyton RA, O'Gara PT, Ruiz CE, Skubas NJ, Sorajja P, Sundt TM 3rd, Thomas JD, American College of Cardiology/ American Heart Association Task Force on Practice Guidelines. 2014 AHA/ACC guideline for the management of patients with valvular heart disease: executive summary: a report of the American College of Cardiology/ American Heart Association Task Force on Practice Guidelines. J Am Coll Cardiol. 2014;63(22):2438–88.

[32] Hassell ME, Hildick–Smith D, Durand E, Kikkert WJ, Wiegerinck EM, Stabile E, Ussia GP, Sharma S, Baan J Jr, Eltchaninoff H, Rubino P, Barbanti M, Tamburino C, Poliacikova P, Blanchard D, Piek JJ, Delewi R. Antiplatelet therapy following transcatheter aortic valve implantation. Heart. 2015;101(14):1118–25.

[33] Généreux P, Head SJ, Van Mieghem NM, et al. Clinical outcomes after transcatheter aortic valve replacement using valve academic research consortium definitions: a weighted meta–analysis of 3,519 patients from 16 studies. J Am Coll Cardiol. 2012;59:2317–26.

[34] Borz B, Durand E, Godin M, Tron C, Canville A, Litzler PY, Bessou JP, Cribier A, Eltchaninoff H. Incidence, predictors and impact of bleeding after transcatheter aortic valve implantation using the balloon–expandable Edwards prosthesis. Heart. 2013;99(12):860–5.

[35] Rodés–Cabau J, Masson JB, Welsh RC, Garcia Del Blanco B, Pelletier M, Webb JG, Al–Qoofi F, Généreux P, Maluenda G, Thoenes M, Paradis JM, Chamandi C, Serra V, Dumont E, Côté M. Aspirin versus aspirin plus clopidogrel as antithrombotic treatment following transcatheter aortic valve replacement with a balloon–expandable valve: the ARTE (aspirin versus aspirin + clopidogrel following transcatheter aortic valve implantation) randomized clinical trial. JACC Cardiovasc Interv. 2017;10(13): 1357–65.

第 11 章　经导管主动脉瓣植入术与药物治疗在有禁忌风险患者的应用比较

Comparison of Transcatheter Aortic Valve Implantation to Medical Therapy in Prohibitive–Risk Patients

Gabriella Ricciardi　Piero Trabattoni　Maurizio Roberto　Marco Agrifoglio　Giulio Pompilio　著

孟树萍　译　　潘湘斌　校

一、概述

主动脉狭窄主要在工业化国家流行，最近的研究表明，老年人（年龄 ≥ 75 岁）的患病率高达 12.4%。此外，在约 3.4% 的患者中可以检测到重度的 AS，约 75.6% 有症状[1]。

目前对重度 AS 的治疗包括三种选择，即内科治疗、外科治疗（至今仍被认为是金标准[2]）、迅速发展的经导管主动脉瓣植入术技术，也称为经导管主动脉瓣置换术。有症状的重度 AS 患者中，40.3% 可能有 TAVR 适应证，这个数字预计在不久的将来还会持续增长。

在没有禁忌证的情况下，重度 AS 患者出现严重症状并且有外科手术高风险，则被视为"符合 TAVR 条件"[3]。此类患者中，存在手术禁忌患者（prohibitive risk patient，PRP）亚群，包括不适合常规手术的患者，占 12.3%[1]。在不久的将来，此类患者会越来越多。

由于 TAVR 可能会为 PRP 提供内科治疗以外更好的治疗方法，对这一特殊患者群体应当给予更多地考虑。然而，必须强调对很少获得长期效益的患者过度治疗，避免因同时患有不可逆和其他严重疾病，必须仔细评估这些患者的 TAVR 风险 / 受益比。因此，在这个特殊的患者群体中，可行性和恰当性的微妙平衡，是一个不断发展的挑战。

本章的目的是比较、分析现有的文献，分析对于既往认为具有手术禁忌证患者，是选择内科保守治疗还是 TAVR。

二、TAVR：游戏规则的改变者

随着年龄的增长，当 AS 患者出现明显临床症状时，往往合并严重的并发症。高达 30% 有症状的重度 AS 老年患者围术风险极高，由于一些不同的原因，存在外科手术禁忌[4]。

年龄无疑是心脏手术后发病率和死亡率的危险因素，与病理学相关的并发症的数量和严重程度是影响这些高危患者围术期和长期预后的重要附加因素。PRP 人群脑血管疾病、左心室功能不全、糖尿病、慢性阻塞性肺疾病、肾功能损害和外周动脉疾病的发生率更高[5]。

回顾性研究表明，接受主动脉瓣置换的 80 岁以上患者的总手术死亡率约为 6%[6]，1 年和 5

年的存活率分别高达 90% 和 70%。本组患者术后 6 个月死亡率的预测指标包括女性、术前肾衰竭、需要口服类固醇治疗的严重慢性阻塞性肺疾病（chronic obstructive pulmonary disorder，COPD）和术后脑卒中[7]。

既往认为对于传统手术风险高的患者只能接受内科治疗[2]。随着 TAVR 的出现，这种治疗方式发生了改变。具体来说，已经证明了 TAVR 是一种提高重症 AS 高危患者的生活质量，降低死亡率有效的方法[8]。因此，TAVR 可以成为 PRP 中真正的"游戏改变者"，尽管内科治疗仍然是一个可行的选择，但在管理这些危重的患者时，必须经过谨慎的评估。

三、随机对照研究

TAVR 的随机对照试验能给我们提供很多有用的信息。在这种情况下，经导管主动脉瓣植入（PARTNER）[9] 和 CoreValve[10] 研究显示，经导管治疗是高危 AS 患者领域最重要的突破。表 11-1 显示了这些试验的平均特征。

在 PARTNER 试验，入选 NYHA II 级重度主动脉瓣狭窄患者（主动脉瓣面积 < $0.8cm^2$，平均压差 > 40mmHg 或喷射速度 > 4m/s）。患者被分成两组：A 组，手术风险很高的手术的患者，胸心外科协会风险评分为 10% 或更高，或存在并发症，预测手术后 30 天的死亡风险为 15% 或更高；B 组，不适合进行手术的患者，因为并发症预测死亡概率为 50% 或更高，或在手术后 30 天内死亡，或出现严重的不可逆情况。

排除标准为双瓣或非钙化的主动脉瓣、急性心肌梗死、需要血运重建的严重冠状动脉疾病、左心室射血分数小于 20%、主动脉环的直径小于 18mm 或大于 25mm、严重的（3+ 以上）二尖瓣或主动脉瓣反流、6 个月内的短暂性脑缺血发

作或脑卒中、严重的肾功能不全等。值得注意的是，本组病例平均年龄是 83 岁。

PARTNER A 组试验首次显示，在重度 AS 高危患者，外科手术与 TAVR1 年生存率相似。在这个患者队列中，358 名重度 AS 患者无法行主动脉瓣置换术，随机分配到内科治疗（包括主动脉瓣球囊成形术），或经股动脉路径 Edwards SAPIEN 瓣 TAVR 术。

PARTNER B 组试验首次证明了与标准内科治疗相比，TAVR 对于有禁忌证危险患者的获益的证据[11-14]。TAVR 组相比内科治疗 1 年死亡率降低，包括主动脉瓣球囊成形术（30.7% vs. 50.7%）。值得注意的是，这个结果一直稳定到 2 年、3 年和 5 年。TAVR 的 NYHA 功能分级组更好（NYHA I 或 II 级患者 5 年时 86% vs. 60%）。作者发现，在 30 天内，12.4% 的 TAVR 组患者出现中度或严重的主动脉瓣旁反流，1 年时下降了 8.8%，3 年时下降了 4.5%。

尽管 TAVR 的 30 天脑卒中率明显高于内科治疗组，2 年和 3 年时，神经并发症与 5 年时相似[9]。

美国 CoreValve 高风险关键试验是一项前瞻性单中心研究，比较 TAVR 应用自膨胀 CoreValve 与内科治疗 12 个月死亡率和严重脑卒中的预估值（43%，基于 Meta 分析的结果，数据来自 PARTNER B 队列）[10]。纳入标准包括严重的 AS、心功能障碍、预期寿命超过 1 年的高危人群。

本研究的结果表明，TAVR 与标准的药物治疗方法相比，对死亡率的效益一致，以及改善的 NYHA 功能状态，在 3 年的随访中，住院人数减少。此外，作者还发现了一种持久的瓣膜功能改进，在随后随访中仅的有轻微的恶化现象。然而，必须提到的是，接受 TAVR 治疗的患者在 3 年的死亡率仍较高（约 50%），表明在如此微弱

的患者群体中需要准确的患者选择。表 11-1 总结了这些主要的研究成果。

四、注册研究

TAVR 注册表是在实际环境中了解预后和获益的另一个重要信息来源。

2011 年 10 月由瓣膜学术研究协会（VARC）出版了 TAVR 的第一个欧洲共识，具有临床终点的标准化定义。VARC 的目标是结合专业知识，达成共识，选择合适的临床终点，并标准化单一和复合临床终点的定义[15]。VARC-2 定义[16]是第一个 VARC 定义的更新版本。对于主要的并发症，VARC-2 改进了 TAVR 相关临床终点的选择和定义，使用 Logistic EuroSCORE 和 STS Score 来选择合适的患者，加强患者的风险分层和病例选择，TAVR 注册表研究的 VARC-2 定义发表于 2013 年[17]。在一份大型报道中，根据 VARC-2 的定义列出了 20 个 TAVR 注册表[18]。总的来说，关键信息是随着时间的推移、患者的风险未变，

而死亡率和并发症率降低。这说明预后与瓣膜类型及手术路径无关，而是与心脏中心的临床实践经验有关[19, 20]。

最近发布的英国 TAVI 注册研究是基于国家级医院长期经验的数据，有超过为期 6 年的随访。根据符合美国经导管瓣膜治疗（TVT）注册报告的要求，英国的 TAVI 注册研究提供了一个患者选择的模式，治疗对于合并严重并发症重症患者的"真实世界"临床经验。在高风险患者的情况下，FRANCE-2 注册研究（FRench Aortic National CoreValve and Edwards），包括来自法国所有中心在 2 年期间接受了 TAVR 手术的所有高危患者，分析晚期临床结果和决定因素[22]。这个前瞻性的注册表包括所有有症状的成年人（NYHA 分级≥Ⅱ级）需要 TAVR 来治疗的重度 AS 患者，有 AVR 禁忌证或经过多学科的团队评估为极高危患者。主要的终点是在 1 个月、第 6 个月、1 年、2 年、3 年、4 年或 5 年时因任何原因死亡。次要的安全终点是随访过程中主要的心脑血管不良事件、心脏事件、心脏或血管手

表 11-1　TAVR 随机对照试验

定　义	试验设计	对　照	患者数	主要终点
有极端风险或无法手术的患者				
PARTNER Ⅰ B：> 50% 的风险在 30 天内出现死亡或不可逆转的发病率	前瞻性，随机性 1:1	内科治疗，包括 BAV	358	死亡率在整个试验阶段的持续时间内共同主要终点是一个分层的比率，因任何原因而死亡的时间，或到第一次病情复发的时间的组合
US CoreValve：> 50% 的风险在 30 天内出现死亡或不可逆转的发病率	登记	绩效目标	487	1 年全因死亡率和严重脑卒中（与绩效目标对比）
高危外科手术患者				
PARTNER Ⅰ A：> 15% 30 天死亡风险（STS > 8）	前瞻性，随机性 1:1	AVR	699	1 年全因死亡率
US CoreValve：> 15% 30 天死亡风险	前瞻性，随机性 1:1	AVR	790	1 年全因死亡率

术、出血或脑卒中和 NYHA 心功能分级。次要疗效的终点是 VARC 标准中的成功率和并发症。总体上 30 天死亡率为 9.2%（388 名患者）。对于适合经股动脉路径治疗的患者，3 年时全因死亡率为 39.6%，心血管疾病死亡率为 15.9%；对于那些适合经心尖路径的患者，全因死亡率为 47.7%，心血管疾病死亡率为 21.2%。在所有评估时间点（1 年、2 年、3 年和 4 年），经股动脉路径的全因死亡率和心血管死亡率显著较低。3 年全因死亡率的多变量预测因素包括男性，低体表面积，心房颤动、透析、NYHA 心功能Ⅲ级或Ⅳ级，高 logistic EuroSCORE 评分，经心尖和锁骨下路径，需要植入永久性起搏器，植入后的人工瓣膜周围的反流为 2～4 级。大多数符合 VARC 标准的严重事件发生在第 1 个月，发病率每年低于 2%。在 30 天～1 年期间，1032 例（28.1%）患者因任何原因重新入院，第 2 年有 557 例（21.5%）患者，第 3 年有 515 名（25.6%）的患者。在 3 年时，90.0% 的生存患者无症状或没有特别的症状（NYHA 心功能Ⅰ或Ⅱ级）。

总之，加强高危患者 TAVR 的指南，植入术后第 1 个月后持续的临床改善率、临床事件的可接受率，都优于单独的内科治疗。必须强调的是，在危重患者中，应特别关注不合适经股动脉路径患者。

五、患者风险分层

根据目前的实践经验，30 天死亡率＜ 4% 为外科手术低风险，4%～10% 为中风险，高风险＞ 10%，极高风险＞ 15% [23]。这种风险评估可以确定哪些患者可能无法从 AVR 中获益而选择行 TAVR 术。在风险评估时，区分两者预期生活质量的改善也非常重要。此外，预期寿命的预后指标在超越基于年龄的任意临界值方面也可能起着核心作用。

危险分层对于确定 TAVR 在病情危重的 PRP 人群的适应证至关重要。目前可获得的主要风险评分是胸外科医师协会评分和 EuroSCORE Ⅱ 评分。尽管它们都能可靠地预测 AVR 的手术死亡率，但对 TAVR 的有用性尚未得到证实。在 Rosa 等的一项研究中 [24]，STS 经常高估 TAVR 住院 30 天死亡率，而 EuroSCORE Ⅱ 低估这些结果。这种差异可能是由于 STS 评分由 40 个临床参数组成以进行计算，EuroSCORE Ⅱ 只需要 18 个，尽管如此，与 EuroSCORE Ⅱ 比较，STS 评分被证明不能在 TAVR 患者人群中更好地预测死亡率。因此，STS 已经发布了一个特定的 TAVR 计算工具，这是一种风险调整后的死亡率评估，建议作为 TAVR 手术的指南（http://tools.acc.org/tavrrisk/#!/content/evaluate/）。有趣的是，调整后的 TAVR 住院死亡率风险分层包括路径部位和术前心脏病的严重程度。

根据关于 TAVR 中患者风险状况的大量证据，除了与解剖特征有关的普通禁忌证之外的关键临床表现，接受 TAVR 治疗的患者绝对禁忌证必须包括以下临床问题。

- 由于非心脏病而估计的预期寿命＜ 12 个月。
- 因严重并发症导致治疗后无法改进生活质量。
- 伴有严重二尖瓣或三尖瓣疾病，对患者的症状有重大影响。

值得注意的是，超越经典参数的禁止性风险评估，可靠预测预期寿命和生活质量的能力在未来将变得越来越重要，因为在 PRP 中 TAVR 的主要目标是可能存活超过 1 年的患者必须相应地改善症状和相关的功能状态。

六、心脏团队

心脏团队对于高危的 AS 患者选择最佳治疗决策时起重要作用，至少包括介入心脏病学家、心血管外科医师、影像专家和麻醉师。基于本院的经验的内部讨论是可以帮助做出谨慎合理的决策。尽管 STS 评分中低危，但仍要对高风险患者进行分类，因有些情况不包括在标准的风险评分中，如伴发癌症病史或体弱患者。此外，在 PRP 患者中存在其他变量，在手术技术上极具挑战性，如瓷化主动脉、胸壁畸形，以及在胸骨附近存在旁路移植物的情况下二次手术。

七、高危患者风险定义的共识

为了确定 TAVR 的最佳适应证，Brecker 和 Aldea 的研究[26] 回顾了综合评估风险、获益和可能的并发症患有重度 AS 的 PRP 的患者治疗方案。对于具有相对手术禁忌证的患者（定义为 ≥ 50% 死亡率或严重不可逆并发症）或 AVR 的绝对禁忌证，建议对经股动脉路径可行 TAVR 治疗的患者进行 TAVR 手术而不是内科治疗，经股动脉路径 TAVR 的通常作为首选部位，此方法经验更多而且预后较好。对于那些不能行经股动脉路径 TAVR 患者，作者建议通过心脏团队对内科治疗和替代途径 TAVR 的患者进行个体化的风险效益评估。该评估应考虑到重要的变量，如预期寿命、体弱、并发症、特定的解剖学，以及患者的选择。PARTNER Ⅱ 和美国的 Pivotal 试验中，经股动脉路径组患者的 TAVR 比手术的获益更高。然而，目前还不清楚改变手术路径的患者死亡率增加了多少，有多大程度上取决于存在严重的周围血管病变。

在 Freeman 等的一项研究中[27]，作者进行了回顾性分析来确定死亡率的差异，在真实世界中进行两组重度 AS 高危的患者药物治疗与 TAVR 治疗比较、入院情况和相关的医疗治疗成本。生存分析表明，与内科治疗组相比，接受 TAVR 治疗的患者存活率更高，TAVR 患者每年的住院率明显较少。

有趣的是，Barbash 等最近的一项研究结果表明，无论患者的风险如何，TAVR 手术的成功率都很高，围术期并发症和死亡率上都没有显著差异[23]。重要的是，低、中和高风险患者的差异在于短期和长期的死亡率。根据具体并发症的发生机制对其进行评估，可能会为弄清楚这一发现提供一些见解。事实上，血管并发症通常与解剖学和技术方面相关，并不受患者并发症的影响。出于同样的原因，心脏压塞和其他手术并发症（如中转开胸手术、永久起搏器植入）仍然在风险类别中保持稳定。相反，一些基本的并发症会影响 TAVR 手术的结果。其中，发病率较高的周围血管疾病、脑卒中史、高肾衰竭发生率，解释了高危患者中术后较高脑卒中率和高急性肾损伤率。

本研究的另一个发现是，低、中、高风险患者的死亡率曲线早期差异，中高危患者的住院死亡率明显较高[23]。在校正可能影响结果的多个协变量后，死亡率差异也是稳定的。此外，这组患者出现的并发症归因于非心血管死亡，这可能是其长期生存率不佳的重要始动因素。

最后，经导管心脏瓣膜的选择不受患者风险的影响。然而，高风险患者往往接受较小瓣膜，而低风险的患者接受较大尺寸的瓣膜。此外，高风险患者的瓣中瓣手术率较高。一般来说，与中高风险患者相比，低风险患者获得经股动脉路径TAVR 的频率更高（分别为 95%、88% 和 81%），且全身麻醉率较低（分别为 19%、28% 和 31%）。相反，两组相比，患者的风险不影响手术放射性检查时间、对比剂用量及手术成功率。

结合这些数据可以确定，TAVR 作为有严重症状 AS 的高风险手术患者的替代治疗方法，现在已获得广泛接受，呈现了 PRP 患者恰当的首选治疗方式[28]。然而，需要强调的是，较高级别的临床医师须在未来开发更好的临床研究模型，并从患者的角度评估 TAVR 的效果。最终决定继续进行还是终止手术须谨慎地个体化评估，应以患者为中心的方法达到患者的期望值。

八、未来的发展方向

自早期的概念验证病例以来，TAVR 技术飞速的发展及极小的创伤，大大促进了临床对该新技术的广泛接受。展望未来，未来的方向是进一步减少介入创伤，扩大包括 PRP 人群在内的高风险患者的适应证。

毫无疑问，目前标准化的 TAVR 手术成功率高及并发症率低。现今的重点已经转向简化手术。这种策略被称为"极简主义"的手术，极简主义的 TAVR 策略的组成部分包括经皮经股动脉路径、麻醉监测控制（如清醒麻醉）而非全身麻醉、减少或不用术中 TEE、在瓣膜植入前减少或不用球囊预扩张、预先制订的治疗计划，以鼓励早期活动和尽早出院[30]。一些大的心脏中心已经在推广一种清醒麻醉的极简方案，且不需要常规使用 TEE 作为大多数 TAVR 患者的标准方法[31]。

很多专家对采用极简主义围术期的方法越来越感兴趣[32]。在 2014 年，欧洲心脏病学会经导管瓣膜治疗 Sentinel 登记注册研究发现采用局部麻醉手术的迅速增加，从 2011 年初的 37.5% 上升到 1 年后的 57%，且没有任何对结果有不利影响的报道[33]。

另一个患者的选择是所说的"杂交"技术，鼓励在病情简单时若经胸超声心动图可提供较好声窗的情况下采取微创方法，在高风险或具有挑战性的病例采用更传统的方法，这种情况下 TEE 引导更为有利。这种"杂交"技术需要术前仔细的评估，用 CT 血管造影术识别高风险的解剖特征，以优化患者的风险分层。

对于瓣膜的选择，大多数可行 TAVR 的 AS 应用 Sapien 或 CoreValve 瓣膜具有类似良好的临床效果。然而，在有的禁止风险的亚组中，选择最佳瓣膜时，必须注意特定的解剖因素或临床情况，以尽量减少手术并发症。如，CoreValve 瓣膜技术在植入水平主动脉中可能更具挑战性，由于起搏器植入率较高，对合并有心力衰竭和左心室功能降低的患者可能较为不利。相反，在瓣环破裂风险相当高的患者中，由于主动脉瓣装置的严重钙化和脆弱，自膨的 CoreValve 瓣膜可能是一个良好的选择。

目前，美国有三项大型随机试验（每项患者包括约 1000 名患者），正在对新的 TAVR 瓣膜进行比较，已经美国食品药品管理局批准（CoreValve 和 Sapien）。这些研究将在未来对新型 TAVR 技术进行更进一步的正面比较[34]。

TAVR 是一个涌现的新生事物，是对外科手术后生物瓣膜衰败的一种微创治疗[35]，也称为瓣中瓣手术。根据临床注册数据，采用自膨胀的 CoreValve 瓣膜和通过球囊扩张膨胀的 Sapien XT 瓣已被批准用于患有主动脉瓣生物瓣膜衰败的高危患者。最大的经导管主动脉瓣中瓣植入术的国际注册研究[36]使用球囊扩张膨胀和自膨胀经导管瓣膜，早期血流动力学发现令人鼓舞，1 年生存率为 83.2%。值得注意的是，在多中心的报道中，外科手术时生物瓣膜狭窄变性及植入小尺寸瓣膜（通常会导致手术后更高的压力梯度）导致较差的临床结果。从技术的角度来看，与自体瓣膜 TAVR 相比，经导管瓣中瓣 PVR 发生率更低、起搏器植入率高及冠状动脉阻塞发生率高，尤其是在外科瓣膜手术时瓣叶缝合在支架框架外[35]。

这种选择在 PRP 人群中合并有生物瓣膜变性 / 失效特别有吸引力，因为行传统的手术风险较高。目前缺乏进一步的对照研究，需要确定 PRP 患者 TAVR 与外科手术孰优的比较。

最近讨论一个话题是：在 90 岁年以上老人行 TAVR 术可能性，由于有严重症状 AS 的患病率随着年龄的增长而增加，现在已开始考虑对超过 90 岁患者的治疗。这些人群通常虚弱且有严重并发症，但有些人的健康状况很好，如果没有相关的伴随性疾病，仍然享受高质量的生活而且残疾水平很低。事实上，根据 Fries 理论[37]，在这种年龄疾病和功能障碍的出现会逐渐推迟，导致"发病率压缩"现象，这同时影响着"健康预期寿命"的重要概念。

根据这一声明，TAVR 可能为选定的超过 90 岁有症状的重度 AS 患者提供有效的治疗方案[38, 39]。Noble 等最近的一项研究[40] 显示 TAVR 对于超过 90 岁的患者安全、有效。这之前在单中心的经验报道过，26 名超过 90 岁的患者的 TAVR 结果显示，30 天总死亡率为 15%[41]。在 Noble 的工作中，30 天死亡率是 8.7%。重要的是，TF 以外的治疗占了 30 天总死亡率的 50% 以上，这可能是 90 岁以上的患者在决策过程中存在不平等现象所致。

与选定的 90 岁以上患者心脏手术 30 天死亡率 8%～20% 相比，这些经验的结果令人鼓舞[42-45]。事实上，在最近对 8 个意大利中心的多中心研究中，90 岁以上患者的心脏手术仅占其心脏手术的 1.2%[43]。有趣的是，Noble 的单中心试验中最年长的患者在 99 岁时手术，在 TAVR 植入后 20 个月仍然活着，生活质量良好[46]。

目前可以吸取一些关于年龄和介入风险的重要经验教训。首要的概念是，年龄本身不应排除对准确选择的患者进行 TAVR 手术的可能性。相反，应强调的是，对于非常高龄的患者，对于缺乏并发症的必须仔细评估。

九、结论

考虑到 TAVR 在 AS 中的潜在影响，我们认为，在决策行 TAVRI 手术时，须平衡高风险和高危人群中需要解决的相关问题，以合理利用国家卫生系统的经济支付。只要 TAVR 患者的平均年龄增加，医师将面临越来越高的风险和相对禁忌的患者。在没有严格的指南的情况下，分类将是一项困难的工作。

关于主动脉瓣狭窄的爆发性的人口统计学研究，最终迫使支付者和医师为 TAVR 制订指南，特别是为年老体弱的患者，以期鉴定出从这项手术中能真正获益的个人。

最后，我们相信只有当所有参与者都为患者和治疗者的单一利益承担全部责任时，我们一定能做到权衡利弊。

参考文献

[1] Osnabrugge RL, et al. Aortic stenosis in the elderly: disease prevalence and number of candidates for transcatheter aortic valve replacement: a meta-analysis and modeling study. J Am Coll Cardiol. 2013;62(11):1002–12.

[2] Baumgartner H, Falk V, Bax JJ, De Bonis M, Hamm C, Johan P, Iung HB, Lancellotti P, Lansac E, Muñoz DR, Rosenhek R, Sjögren J, Tornos P, Alec M, Thomas V, Wendler WO, Windecker S, Zamorano JL, ESC Scientific Document Group. Valvular heart disease (management of) ESC Clinical Practice Guidelines. Eur Heart J. 2017;38(36):2739–91.

[3] Holmes DR Jr, Mack MJ, Kaul S, et al. 2012 ACCF/ AATS/ SCAI/STS Expert Consensus Document on Transcatheter Aortic Valve Replacement: developed in collaboration with the American Heart Association, American Society

of Echocardiography, European Association for Cardio-Thoracic Surgery, Heart Failure Society of America, Mended Hearts, Society of Cardiovascular Anesthesiologists, Society of Cardiovascular Computed Tomography, and Society for Cardiovascular Magnetic Resonance. Ann Thorac Surg. 2012; 93:1340–95.

[4]　Iung B, Cachier A, Baron G, Messika-Zeitoun D, Delahaye F, Tornos P, et al. Decision-making in elderly patients with severe aortic stenosis: why are so many denied surgery? Eur Heart J. 2005;26(24):2714–20.

[5]　Nicolini F, Agostinelli A, Vezzani A, et al. The evolution of cardiovascular surgery in elderly patient: a review of current options and outcomes. Biomed Res Int. 2014;2014:736298.

[6]　Florath I, Albert A, Boening A, Ennker IC, Ennker J. Aortic valve replacement in octogenarians: identification of high-risk patients. Eur J Cardiothorac Surg. 2010;37:1304–10.

[7]　ElBardissi AW, et al. Minimally invasive aortic valve replacement in octogenarian, high-risk, transcatheter aortic valve implantation candidates. J Thorac Cardiovasc Surg. 2011;141(2): 328–35.

[8]　Freeman PM, Protty MB, Aldalati O, et al. Severe symptomatic aortic stenosis: medical therapy and transcatheter aortic valve implantation (TAVI)—a real world retrospective cohort analysis of outcomes and cost-effectiveness using national data. Open Heart. 2016;3:e000414.

[9]　Smith CR, Leon MB, Mack MJ, Miller DC, Moses JW, Svensson LG, Tuzcu EM, Webb JG, Fontana GP, Makkar RR, Williams M, Dewey T, Kapadia S, Babaliaros V, Thourani VH, Corso P, Pichard AD, Bavaria JE, Herrmann HC, Akin JJ, Anderson WN, Wang D, Pocock SJ. PARTNER Trial Investigators. Transcatheter versus surgical aortic-valve replacement in high-risk patients. N Engl J Med. 2011;364:2187–98.

[10]　Adams DH, Popma JJ, Reardon MJ. Transcatheter aortic-valve replacement with a self-expanding prosthesis. N Engl J Med. 2014;371(10):967–8.

[11]　Holmes DR Jr, Mack MJ, Kaul S, et al. 2012 ACCF/ AATS/ SCAI/STS expert consensus document on transcatheter aortic valve replacement. J Am Coll Cardiol. 2012;59:1200.

[12]　Kodali SK, Williams MR, Smith CR, Svensson LG, Webb JG, Makkar RR, Fontana GP, Deweytm TM, Thourani VH, Pichard AD, Fischbein M, Szeto WY, Lim S, Greason KL, Teirstein PS, Malaisrie SC, Douglas PS, Hahn RT, Whisenant B, Zajarias A, Wang D, Akin JJ, Anderson WN, Leon MB, Partner Trial Investigators. Two-year outcomes after trans-catheter or surgical aortic-valve replacement. N Engl J Med. 2012; 366:1686–95.

[13]　Leon MB, Smith CR, Mack M, Miller DC, Moses JW, Svensson LG, Tuzcu EM, Webb JG, Fontana GP, Makkar RR, Brown DL, Block PC, Guyton RA, Pichard AD, Bavaria JE, Herrmann HC, Douglas PS, Petersen JL, Akin JJ, Anderson WN, Wang D, Pocock S, Partner Trial Investigators. Transcatheter aortic-valve implantation for aortic stenosis in patients who cannot undergo surgery. N Engl J Med. 2010;363:1597–607.

[14]　Makkar RR, Fontana GP, Jilaihawi H, Kapadia S, Pichard AD, Douglas PS, Thourani VH, Babaliaros VC, Webb JG,

Herrmann HC, Bavaria JE, Kodali S, Brown DL, Bowers B, Dewey TM, Svensson LG, Tuzcu M, Moses JW, Williams MR, Siegel RJ, Akin JJ, Anderson WN, Pocock S, Smith CR, Leon MB, PARTNER Trial Investigators. Transcatheter aortic-valve replacement for inoperable severe aortic stenosis. N Engl J Med. 2012;366:1696–704.

[15]　Leon MB, Piazza N, Nikolsky E, Blackstone EH, Cutlip DE, et al. Standardized endpoint definitions for Transcatheter Aortic Valve Implantation clinical trials: a consensus report from the Valve Academic Research Consortium. J Am Coll Cardiol. 2011;57: 253–69.

[16]　Kappetein AP, Head SJ, Genereux P, Piazza N, van Mieghem NM, et al. Updated standardized endpoint definitions for transcatheter aortic valve implantation: the Valve Academic Research Consortium-2 consensus document. J Thorac Cardiovasc Surg. 2013;145:6–23.

[17]　Tarantini G, Gasparetto V, Napodano M, Frigo AC, Fraccaro C, et al. Transcatheter aortic valve implan tation and bleeding: focus on Valve Academic Research Consortium-2 classification. Int J Cardiol. 2013;168:5001–3.

[18]　Haussig S, Schuler G, Linke A. Worldwide TAVI registries: what have we learned? Clin Res Cardiol. 2014;103(8):603–12.

[19]　Wendler O, Walther T, Schroefel H, et al. The SOURCE Registry: what is the learning curve in transapical aortic valve implantation? Eur J Cardiothorac Surg. 2011;39:853–9.

[20]　Gilard M, Eltchaninoff H, Iung B, et al. Registry of transcatheter aortic-valve implantation in high-risk patients. N Engl J Med. 2012;366:1705–15.

[21]　Suradi HS, Hijazi ZM. TAVR update: contemporary data from UK TAVI and US TVT registries. Glob Cardiol Sci Pract. 2015; 2015:21.

[22]　Gilard M, Eltchaninoff H, Donzeau-Gouge P, Chevreul K, Fajadet J, Leprince P, Leguerrier A, Lievre M, Prat A, Teiger E, Lefevre T, Tchetche D, Carrié D, Himbert D, Albat B, Cribier A, Sudre A, Blanchard D, Rioufol G, Collet F, Houel R, Santos PD, Meneveau N, Ghostine S, Manigold T, Guyon P, Grisoli D, Le Breton H, Delpine S, Didier R, Favereau X, Souteyrand G, Ohlmann P, Doisy V, Grollier G, Gommeaux A, Claudel J–P, Bourlon F, Bertrand B, Laskar M, Iung B, for the FRANCE 2 Investigators. Late outcomes of transcatheter aortic valve replace ment in high-risk patients. The FRANCE-2 Registry. J Am Coll Cardiol. 2016;68(15):1637–47.

[23]　Barbash IM, Finkelstein A, Barsheshet A, Segev A, Steinvil A, Assali A, Gal YB, Assa HV, Fefer P, Sagie A, Guetta V, Kornowski R. Outcomes of patients at estimated low, intermediate, and high risk undergoing transcatheter aortic valve implantation for aortic stenosis. Am J Cardiol. 2015; 116:1916–22.

[24]　Rosa VEE, Lopes AS d SA, Accorsi TAD, Fernandes JRC, Spina GS, Sampaio RO, Paixão MR, Pomerantzeff PM, Lemos Neto PA, Tarasoutchi F. EuroSCORE II and STS as mortality predictors in patients undergoing TAVI. Rev Assoc Med Bras. 2016;62(1):32–7.

[25]　Yourman LC, Lee SJ, Schonberg MA, Widera EW, Smith AK. Prognostic indices for older adults: a systematic review. JAMA.

2012;307:182–92.

[26] Brecker SJD, Aldea GS. Choice of therapy for symptomatic aortic stenosis. UptoDate Jan 2017.

[27] Freeman PM, Protty MB, Aldalati O, Lacey A, King W, Anderson RA, Smith D. Severe symptomatic aortic stenosis: medical therapy and transcatheter aortic–valve implantation (TAVI)—a real–world retrospective cohort analysis of outcomes and cost–effectiveness using national data. Open Heart. 2016;3: e000414.

[28] Gooley R, et al. Transcatheter aortic valve implantation—yesterday, today and tomorrow. Heart Lung Circ. 2015;24: 1149–61.

[29] Kapadia SR, Murat Tuzcu E, Makkar RR, Svensson LG, Agarwal S, Kodali S, Fontana GP, Webb JG, Mack M, Thourani VH, Babaliaros VC, Herrmann HC, Szeto WY, Pichard A, Williams MR, Anderson WN, Akin JJ, Craig Miller D, Smith CR, Leon MB. Response to letter regarding article, "long term outcomes of inoperable patients with aortic stenosis randomly assigned to transcatheter aortic valve replacement or standard therapy". Circulation. 2015;132:e118–9.

[30] Durand E, Borz B, Godin M, et al. Transfemoral aortic valve replacement with the Edwards SAPIEN and Edwards SAPIEN XT prosthesis using exclusively local anesthesia and fluoroscopic guidance: feasibility and 30–day outcomes. J Am Coll Cardiol Intv. 2012;5:461–7.

[31] Barbanti M, Capranzano P, Ohno Y, et al. Early discharge after transfemoral transcatheter aortic valve implantation. Heart. 2015;101:1485.

[32] Wiegerinck EMA, Dijk K B–v, Koch KT, Yong ZY, Vis MM, Planken RN, Eberl S, de Mol BA, Piek JJ, Tijssen JG, Baan J Jr. Towards minimally invasiveness: transcatheter aortic valve implantation under local analgesia exclusively. Int J Cardiol. 2014;176:1050–2.

[33] Dall'Ara G, Eltchaninoff H, Moat N, Laroche C, Goicolea J, Ussia GP, Kala P, Wenaweser P, Zembala M, Nickenig G, Snow T, Price S, Barrero EA, Estevez–Loureiro R, Iung B, Zamorano JL, Schuler G, Alfieri O, Prendergast B, Ludman P, Windecker S, Sabate M, Gilard M, Witkowski A, Danenberg H, Schroeder E, Romeo F, Macaya C, Derumeaux G, Mattesini A, Tavazzi L, DiMario C, Transcatheter Valve Treatment Sentinel Registry (TCVT) Investigators of the EurObservational Research Programme (EORP) of the European Society of Cardiology. Local and general anaesthesia do not influence outcome of transfemoral aortic valve implantation. Int J Cardiol. 2014;

177:448–54.

[34] Vahl TP, Kodali SK, Leon MB. Transcatheter aortic valve replacement 2016: a modern–day "through the looking–glass" adventure. J Am Coll Cardiol. 2016;67(12):1472–87.

[35] Webb JG, Wood DA, Ye J, et al. Transcatheter valve in–valve implantation for failed bioprosthetic heart valves. Circulation. 2010;121:1848–57.

[36] Dvir D, Webb JG, Bleiziffer S, For the Valve–in–Valve International Data Registry Investigators, et al. Transcatheter aortic valve implantation in failed bioprosthetic surgical valve. JAMA. 2014;312:162–70.

[37] Fries JF. Aging, cumulative disability, and the com pression of morbidity. Compr Ther. 2001;27:322–9.

[38] Leon MB, Smith CR, Mack M, Miller DC, Moses JW, Svensson LG, et al. Transcatheter aortic–valve implantation for aortic stenosis in patients who cannot undergo surgery. N Engl J Med. 2010;363:1597–607.

[39] Wenaweser P, Pilgrim T, Kadner A, Huber C, Stortecky S, Buellesfeld L, et al. Clinical outcomes of patients with severe aortic stenosis at increased surgi cal risk according to treatment modality. J Am Coll Cardiol. 2011;58:2151–62.

[40] Noble S, Frangos E, Samaras N, Ellenberge C, Frangos C, Cikirikcioglu M, Bendjelid K, Frei A, Myers P, Licker M, Roffi M. Transcatheter aortic valve implantation in nonagenarians: effective and safe. Eur J Intern Med. 2013;24:750–5.

[41] Moreno R, Salazar A, Banuelos C, Hernandez R, Alfonso F, Sabate M, et al. Effectiveness of percuta neous coronary interventions in nonagenarians. Am J Cardiol. 2004;94:1058–60.

[42] Speziale G, Nasso G, Barattoni MC, Bonifazi R, Esposito G, Coppola R, et al. Operative and middle–term results of cardiac surgery in nonagenarians: a bridge toward routine practice. Circulation. 2010;121:208–13.

[43] Guilfoyle MR, Drain AJ, Khan A, Ferguson J, Large SR, Nashef SA. Cardiac surgery in nonagenarians: single–centre series and review. Gerontology. 2010;56:378–84.

[44] Bridges CR, Edwards FH, Peterson ED, Coombs LP, Ferguson TB. Cardiac surgery in nonagenarians and centenarians. J Am Coll Surg. 2003;197:347–56.

[45] Edwards M–B, Taylor KM. Outcomes in nonagenarians after heart valve replacement operation. Ann Thorac Surg. 2003;75:830–4.

[46] Noble S, Frangos E, Frei A, Roffi M. Transcatheter aortic valve implantation in a 99–year–old woman: are we going too far? J Am Geriatr Soc. 2012;60:1774–5.

第 12 章　经导管主动脉瓣植入术后临床和影像学随访

Clinical and Imaging Follow–Up After Transcatheter Aortic Valve Implantation

Barbara D. Lawson　Mohammed Quader　Luis A. Guzman　Zachary M. Gertz　著

丁付燕 **译**　熊辉 **校**

一、概述

经导管主动脉瓣植入术或经导管主动脉瓣置换术的手术对象多为老年患者,且手术前常存在多种并发症,虽然术后密切监测已被广泛接受,然而随访内容却并非一成不变[1]。操作性并发症在 TAVI 术后 30 天内最常见[2],该时间段的随访应为心脏瓣膜组。第 1 个月后,患者的治疗则可以转移到转诊的心脏专家和基础保健提供者。美国心脏病学学会专家共识[3]对 TAVI 术后随访的推荐意见为术后 3 个月内为最初的基础治疗随访、术后 6 个月及术后每年为基础心脏病学随访。TAVI 术后 1 年内再入院率接近 50%,再入院与较差的临床结果相关,因而严密的监测随访非常重要[4]。在再入院病例中,50% 以上为非心脏相关病因,如感染(通常是切口部位)、出血和呼吸衰竭。再入院病例心脏相关病因中,心力衰竭和心律失常最为常见[2, 4]。

瓣膜植入后,应即刻对瓣膜进行以下一种或全部的方法进行评估:血流动力学测量、超声心动图和升主动脉(图 12-1)。该评估的目的是确定术中主动脉瓣瓣周反流的程度,并指导进一步

的干预措施,如瓣膜成形术。此外,潜在的心律失常和任何传导障碍均应被评估,以备起搏需要(表 12-1)。

VARC-2 建议对 TAVI 患者出院前进行临床、心电图和超声心动图检查,并于术后 1 个月、6 个月、1 年及此后每年进行复查随访[5]。

二、临床随访

(一)抗栓治疗

TAVI 术后需要抗血小板或抗血栓药物治疗,虽然这一理念已获得普遍认可,但最佳方案和持续时间尚不清楚。目前的建议包括阿司匹林 75~100mg/d 长期应用、氯吡格雷 75mg/d 治疗 3~6 个月,这些推荐是基于相关的经导管球囊扩张瓣膜和自膨胀瓣膜的初期临床试验研究[6-8]。如果患者已经对其他情况(如冠状动脉支架)进行双重抗血小板治疗,则不需要改变。有全身抗凝治疗适应证的患者(心房颤动、深静脉血栓形成、机械瓣膜等),应根据其各自情况的指南进行治疗(新型口服抗凝药或维生素 K 拮

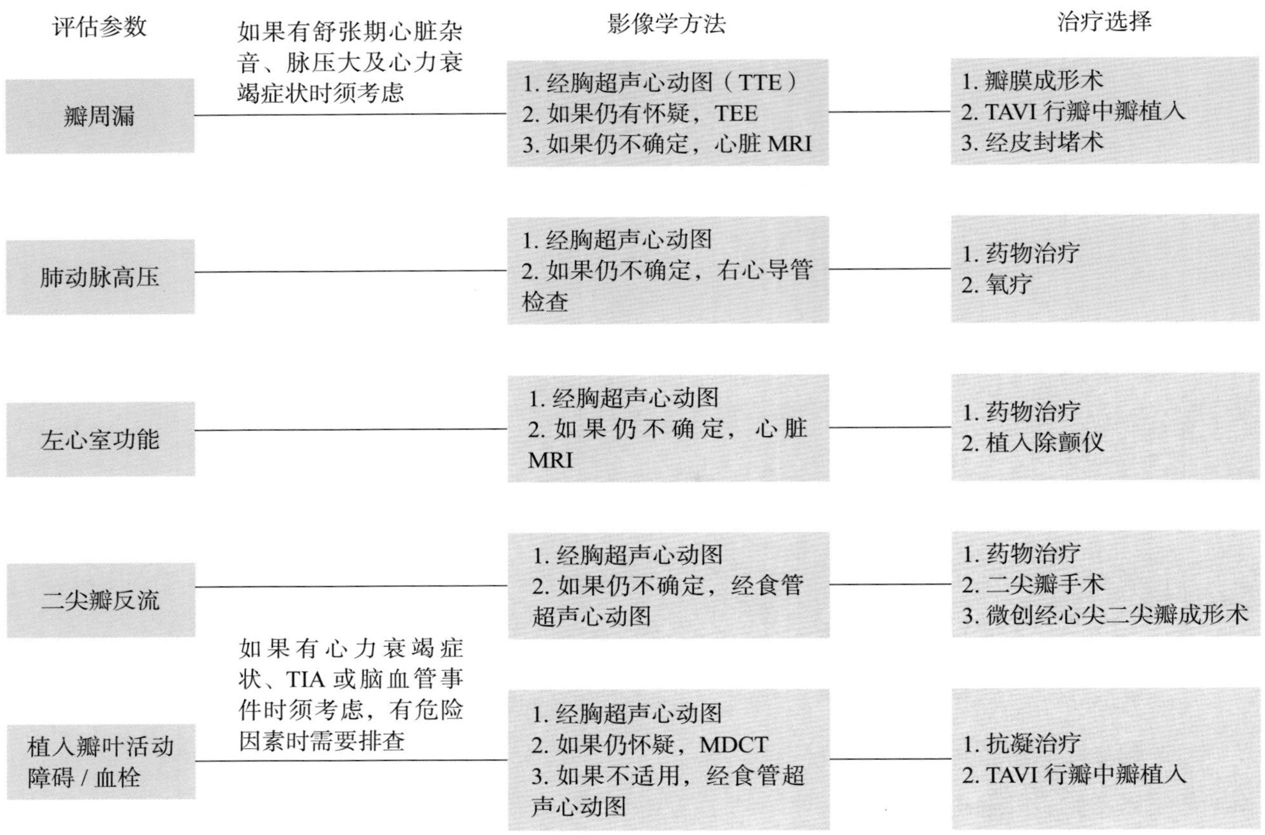

评估参数	如果有舒张期心脏杂音、脉压大及心力衰竭症状时须考虑	影像学方法	治疗选择
瓣周漏		1. 经胸超声心动图（TTE） 2. 如果仍有怀疑，TEE 3. 如果仍不确定，心脏 MRI	1. 瓣膜成形术 2. TAVI 行瓣中瓣植入 3. 经皮封堵术
肺动脉高压		1. 经胸超声心动图 2. 如果仍不确定，右心导管检查	1. 药物治疗 2. 氧疗
左心室功能		1. 经胸超声心动图 2. 如果仍不确定，心脏 MRI	1. 药物治疗 2. 植入除颤仪
二尖瓣反流		1. 经胸超声心动图 2. 如果仍不确定，经食管超声心动图	1. 药物治疗 2. 二尖瓣手术 3. 微创经心尖二尖瓣成形术
植入瓣叶活动障碍 / 血栓	如果有心力衰竭症状、TIA 或脑血管事件时须考虑，有危险因素时需要排查	1. 经胸超声心动图 2. 如果仍怀疑，MDCT 3. 如果不适用，经食管超声心动图	1. 抗凝治疗 2. TAVI 行瓣中瓣植入

▲ 图 12-1　TAVI 后的心脏参数评估及可能的处理

表 12-1　TAVI 术后的临床处理因素及时机

临床考虑	时　机
抗血小板 / 抗凝治疗	出院前启动 持续 3～6 个月 根据并发症持续更长时间
心电图（心脏节律）	立即 术后 出院前 1 个月 临床有指征时
超声心动图（瓣膜功能）	出院前 1 个月 每年
生存质量	1 个月 1 年 尽可能每年
脑血管事件	临床有指征时行 CT/MRI 尽可能进行神经认知测试
运动锻炼	手术恢复之后

抗药）。一般认为，在这些患者中，抗栓方案应加入阿司匹林或氯吡格雷。因为瓣叶血栓事件的发生率可能高于曾经认识的情况（CT 研究显示为 7%～15%）[9-13]，一些关于全身抗凝联合抗血小板治疗的临床研究正在进行。

（二）传导阻滞 / 心律失常

一项大型经导管瓣膜治疗注册研究评估了26 000 多例 TAVI 患者，结果显示永久性起搏器植入率为 10%、新发心房颤动率为 7%[14]。此外，随着新一代瓣膜的使用，虽然新发左束支传导阻滞（left bundle branch block，LBBB）发生率有所降低，但仍将近 1/4 [15]。TAVI 术后应进行心电图（electrocardiogram，ECG）检查，以确定任何即刻发生的传导或节律变化，因为一些改变会在术后 24h 内发生，出院前应再次进行 ECG 检查。

出院后仍存在心脏传导阻滞需要 PPM 植入的风险[16, 17]，持续存在的 LBBB 也会影响左心室射血分数（ejection fraction，EF），并可能改变治疗决策（再同步治疗）。因此，在随访中，也需要进行常规 ECG 检查。我们的做法是，在 1 个月的随访中，以及根据患者的症状和（或）并发症情况，定期规律进行 ECG 检查。

早期数据显示，接受 TAVI 治疗的患者约 1/3 出现了新发心房颤动[18]，而最近的数据显示，仅有不到 10% 的患者发生新发心房颤动[14]。新发心房颤动的发生时间通常为术中或术后 48h 内（约 60%），并通常在发病后 24h 内转窦（约 75%）[18]。然而，新发心房颤动也可能在出院后发生，有时可能演变为永久性心房颤动。心房颤动发生的预测因素包括年龄、左心房大小、非股动脉入路和植入后行瓣膜成形术[18, 19]。新发心房颤动与脑卒中的高风险密切相关[18]，并且会由此改变抗凝方案，因此早期识别很重要。如果常规心电图没有显示心房颤动，但临床怀疑，应进行心脏动态监测。

（三）脑血管事件

TAVI 术后 30 天内，临床确诊脑血管事件的发生率为 2%～5%[14, 20, 21]，而亚临床脑血管事件则更为常见，弥散加权磁共振成像可在 65%～85% 的患者中发现新发缺血性脑损伤[22-24]，经颅多普勒显示几乎所有 TAVI 患者都有明显的高强度瞬态信号[25]。然而，这些影像学发现与临床脑血管事件无明显相关，因此它们在 TAVI 术后常规应用的意义仍不确切。尽管神经学研究显示亚临床栓塞会导致身体和认知功能的细微缺陷，并预示着随后发生痴呆的风险增加 2 倍，但亚临床栓塞在老年人群中的长期影响尚不清楚[26]。神经认知测试可用于检测大脑高级功能的变化，有许多不同的测试可以评估不同的功能

（记忆、学习、注意力、语言），测试结果取决于所使用的测试种类。外科文献中已经使用听觉诱发电位来评估神经认知功能，这是一种客观且可重复的测试[27, 28]，但在 TAVI 手术中的应用尚未进行研究。有限的对 TAVI 术后认知功能的研究大多使用主观量表，结果显示认知功能有一定的改善，这可能与心排血量和脑灌注改善有关，但也有一些结果显示认知功能的下降[25, 29]。此时，应根据临床表现进行 TAVI 术后的神经系统随访，当怀疑有急性事件时，应进行颅脑 CT 或 MRI 检查。

（四）生活质量

主动脉瓣置换术可以改变重度主动脉瓣狭窄的自然病史，并提高生活质量（quality of life，QOL），使其达到年龄调整后的人群标准[30, 31]。有很多方法可以评估 TAVI 术后患者的生活质量，包括一般性和疾病特异性。堪萨斯城心肌病调查问卷（Kansas City Cardiomyopathy Questionnaire，KCCQ）已被证实是一种针对重度主动脉狭窄患者的可靠的评估症状、功能状态和生活质量的方法[32]。关于 TAVI 具有里程碑意义的研究（PARTNER 和 CoreValve）同时使用 KCCQ 和两份一般的健康问卷，纳入经股动脉路径的患者比经心尖路径患者更多，结果显示健康状况改善进而生命质量提高[33, 34]。随着 TAVI 的应用越来越广泛，这种生活质量的改善已经在"真实生活队列"中反复得到证明，但不同的患者获益程度会有不同[35, 36]。

患者健康状况在 TAVI 后 30 天内改善最明显，大多数患者在 1 年内还会有一些明显的改善。影响 1 年健康状况的因素包括基础身体状况差、步态缓慢、非股动脉路径、主动脉瓣平均压差低，以及其他并发症，如肺部疾病、脑卒中、糖尿病、心房颤动及 PPM 等[36]。应至少在 TAVI 术后

1个月和1年进行KCCQ健康状况评估，此后可每年评估1次。

KCCQ评估的四个方面包括活动受限、症状发生频率、生活质量和社交限制。TAVI术后，最大的改善在QOL方面，而活动受限的改善最不明显[37]。活动受限未改善与再住院率和死亡率的增加显著相关，而通过对肌肉力量、峰值耗氧量和生命质量的评估，TAVI术后进行运动是安全有效的[38]。建议术后恢复的患者进行运动训练，无论是心脏康复还是其他形式的活动。

三、影像学随访

TAVI术后的影像学随访主要是超声心动图，包括血流动力学的评估（跨瓣压差、瓣叶开口面积）、反流量及其他受瓣膜置换影响的心脏参数（心房、心室大小和功能、其他瓣膜病理）。

出院前的超声心动图评估经导管植入瓣膜的基本功能，包括瓣膜的峰值流速、平均跨瓣压差、瓣膜开口面积和瓣周漏[39]。许多行TAVI手术的患者还伴有其他心脏疾病，包括冠心病[40]、心脏收缩功能障碍、二尖瓣疾病或肺动脉高压。常规超声心动图对这些疾病的评估同样重要，主动脉瓣置换术所带来的血流动力学变化可能会对这些疾病产生不同的影响。根据这些变化进行治疗方案的调整，可以确保患者使用指南推荐的药物治疗。由于经导管植入瓣膜的耐久性尚不清楚[41]，故此需要每年进行评估，以发现远期并发症（瓣膜装置移位、血栓形成、心内膜炎、瓣膜退化）。关于TAVI瓣膜的结构性退变有很多定义，但并没有达成一致[42]。随着时间的推移瓣膜可能出现退行性变，这需要进一步研究或干预，因此监测上述参数（反流、狭窄、钙化）是十分重要的。

（一）瓣周漏

随着新一代人工瓣膜的出现，TAVI术后瓣周漏的发生率有所降低。针对2002—2012年间植入第一代瓣膜CoreValve和Sapien患者的一项Meta分析发现，中度至重度瓣周漏的发生率为11.7%[43]，而新一代瓣膜术后瓣周漏的发生率仅为1%～5%[44-46]。发生瓣周漏相关的因素包括严重钙化的主动脉瓣环[44]、瓣膜尺寸过小[45]、瓣膜定位不当[46]。

如上所述，主动脉造影可用于术中评估瓣周漏的程度，并通过左心室反流区域对比剂密度来实现分级[47]。这种方法是高度主观的，也依赖于所使用对比剂的剂量、造影导管的位置及射线透视的强度，因此不够理想。

监测TAVI术后瓣周漏的主要方法是超声心动图，经食管超声可应用于术中全身麻醉患者，经胸超声可应用于术中中度镇静患者和术后长期随访。目前超声心动图专家建议采用一种依赖于多种参数的分级方案，包括人工瓣膜的位置和形状、左心室的大小和功能，以及来自多视窗的彩色多普勒图像数据[48]。瓣环太低或过高、形状不规则以致自体瓣膜和人工瓣膜存在可见的间隙，则瓣膜漏较为严重。随着时间的推移，心室大小和（或）功能的恶化提示严重瓣周漏。经食管超声心动图检查时，经食管中段左室长轴切面、短轴切面及经胃切面的彩色多普勒成像观察瓣周漏最佳。经胸超声心动图检查时，胸骨旁长轴、短轴、心尖五腔心及三腔心等切面的彩色多普勒检查对评估瓣周漏最有帮助，应在传统和离轴切面中进行检查。通过这些切面，在两种检查模式下，通过反流束的数量和位置、大小、周径，以及更多的量化指标（如反流容积、分数和有效反流口面积等），评估反流的严重程度。存在多个、偏心和不规则形状的反流束，以及由于钙化或人工瓣膜本身造成声影，会限制 TTE 对瓣周反流的精确量化评估[48]。瓣周漏预示临床转归不佳，包括增加死亡率和心力衰竭再住院率[49]。瓣周漏的准确量化评估非常重要，可能筛选出哪些患者将从瓣膜成形术、二次瓣膜植入术或瓣周漏封堵术等进一步治疗中获益的患者。

当超声心动图检查结论不确定时，心脏 MRI 已成为确定瓣周漏程度的首选影像学手段。CMR 可准确重复性地定量评估反流容积和分数[50]，而不必依赖于射流的数量和形态[48]，并对约 50% 患者的严重程度进行重新定性[51, 52]。

（二）瓣膜结构性退行性变

瓣膜退行性变最常见的形式是瓣膜狭窄，但也可能出现瓣膜反流和同时存在狭窄 / 反流[42]。瓣膜狭窄可能由瓣叶活动障碍或瓣叶血栓形成引起。瓣叶活动障碍意味着瓣叶不可自由活动，由一系列原因导致，如血管翳、支架展开不完整等。瓣叶固定是指可在多个切面识别的一个或多个经人工瓣瓣叶弥漫性增厚[53, 54]，而瓣叶血栓形成是指附着在瓣膜或靠近瓣膜附近的任何血栓，导致一定程度的血流阻塞、干扰瓣膜功能，或严重到必须治疗[55]。一项大型注册研究显示，4.5% 的患者会发生持续的瓣膜血流动力学恶化，表现为出院和随访期间平均跨瓣压差增加大于 10mmHg[56]。一些研究表明，大多数瓣叶血栓形成患者（约 90%）存在主动脉瓣膜跨瓣压差升高[57-59]，但瓣叶活动障碍并不总是与主动脉瓣压差升高相关。由于支架对超声探测的干扰，在瓣叶活动障碍方面，TTE 不够敏感[9]。

虽然还没有比较瓣叶活动障碍影像学评价方法优劣的随机对照试验，小系列和个别经验表明，多层螺旋 CT 和 TEE 都优于 TTE[9, 53, 60]。TEE 最常见的发现是瓣叶增厚、瓣叶不动或瓣叶活动受限，以及瓣叶血栓位置，而血栓大小则鲜

有评估[54, 57]。尽管优于 TTE，但高达 10% 的瓣叶活动障碍或血栓形成患者，TEE 检查却无异常发现[10]。MDCT 可发现包括主动脉瓣叶浮着的低回声团块、瓣叶增厚或瓣叶活动减弱[11, 53, 54]。低回声病变常涉及瓣叶基部并向中心延伸，瓣叶活动减弱可通过收缩期和舒张期均存在的楔形或半月形显影来识别（正常瓣叶只在舒张期可见）[9]。

瓣叶活动障碍和血栓形成在临床上可表现为劳力性呼吸困难或充血性心力衰竭[57]，而血栓形成与短暂性脑缺血发作（transient ischemic attack，TIA）和脑卒中的发生率增加相关[9, 59]。而大部分（30%）为亚临床表现，仅根据影像结果作出诊断[57]。TTE 可以作为初始筛查工具，当出现主动脉瓣跨瓣压差增加，应尽快给予经验性系统抗凝治疗或进一步的影像学检查。然而，当高度可疑时，TTE 结果正常并不能排除瓣叶活动障碍或血栓形成的存在。应对有症状的患者、脑卒中或 TIA 患者进行 MDCT 检查[61]。对于 MDCT 不可行的患者（肾衰竭、无设备等），TEE 是一种合理的替代选择。总之，对于有瓣叶固定或血栓形成高风险的无症状患者，应考虑 MDCT 或 TEE 检查[61]。这些危险因素包括男性、无系统抗凝、Valsalva 窦较大、生物瓣膜尺寸较大、球囊扩张瓣膜及瓣中瓣手术等[10, 11, 54]。大量研究表明，系统抗凝治疗可以恢复瓣叶功能[9, 10, 12]，新型口服抗凝药和维生素 K 拮抗药均是合理的选择。即使已启动抗凝治疗，阿司匹林或氯吡格雷也应继续服用，在治疗 3～6 个月后应考虑重复影像学评估。

（三）其他心脏参数

主动脉瓣置换术后血流动力学的改变会影响许多心脏参数，包括心脏收缩功能、二尖瓣反流（mitral regurgitation，MR）和肺动脉高压。对于左心室功能不全的患者，EF 在出院前通常可以得到改善[62, 63]。实际上，超声斑点追踪和应变成

像技术能够检测到逆重构发生之前，甚至在 EF 发生改变之前的变化[64, 65]。TAVI 患者明显的二尖瓣反流与早期和晚期死亡率的增加相关[65-67]，且 TAVI 术后 MR 恶化往往预示着存活率更低[68]。TAVI 术后，50%～60% 的患者 MR 能得到改善，而约 40% 的患者 MR 没有改变，不到 10% 的患者 MR 进一步恶化[66, 67, 69, 70]。与退行性 MR 相比，功能性 MR 更有可能在 TAVI 术后发生改善[71]，这与主动脉瓣置换术后左心室血流动力学的改善和对瓣膜牵拉减少有关[69]。MR 持续或恶化的预测因素包括超声心动图显示的瓣膜退行性变、钙化或 MDCT 显示二尖瓣环内径大于 35.5mm[67]。最后，TTE 评估显示，32%～57% 的 TAVI 术后患者肺动脉高压（pulmonary hypertension，PHTN）有所改善[72-74]，与 TAVI 术后持续性 PHTN 相关的超声心动图相关因素，包括中度以上的二尖瓣或三尖瓣反流、心房颤动 / 心房扑动、早期（E）与晚期（A）心室充盈速度比值（E/A）和左心房容积指数[74]。TAVI 术前及术后 PHTN 的严重程度可以预测死亡率，而肺动脉压的改善则与更好的预后相关[75]。

规律的超声心动图检查对于监管所有这些因素以确保患者接受最佳治疗是很重要的。对左心室功能的准确评估有助于指导患者的药物和器械治疗，持续或恶化的严重二尖瓣反流可以通过经皮二尖瓣修复或置换得以治疗。较高的肺动脉压与更频繁的心力衰竭住院相关[73]，并可能筛选出哪些患者将从更密切的随访中获益。当 TTE 结果不确定时，CMR 可以帮助测量左心室功能和质量；而 TTE 和（或）TEE 检查结论模棱两可时，CMR 则可以对二尖瓣反流进行量化评估。

四、结论

TAVI 术后的严密随访不仅包括临床指标，还要格外关注特定的心脏参数。随访始于瓣膜植入术后即刻，并持续术后规律的定期随访，患者的身体功能和一般健康状况应得到监测，并在出现临床症状时行进一步的影像学评估。唯此方能有助于优化患者的生活质量，指导并发症或瓣膜衰败的治疗。

参 考 文 献

[1] Holmes DR, Nishmura RA, Grover FL, Brindis RG, Carroll JD, Edwards FH, et al. Annual outcomes with transcatheter valve therapy: from the STS/ ACC TVT Registry. J Am Coll Cardiol. 2015;66: 2813–23.

[2] Kolte D, Khera S, Sardar R, Gheewala N, Gupta T, Chatterjee S, et al. Thirty–day readmissions after transcatheter aortic valve replacement in the United States: insights from the nationwide readmissions database. Circ Cardiovasc Interv. 2017;10:e004472. https://doi. org/10.1161/CIRCINTERVENTIONS.116.004472.

[3] Otto CM, Kumbhani DJ, Alexander KP, Calhoon JH, Desai MY, Kaul S, Lee JC, Ruiz CE, Vassileva CM. 2017 ACC expert consensus decision pathway for transcatheter aortic valve replacement in the management of adults with aortic stenosis. J Am Coll Cardiol. 2017;69:1313–46.

[4] Nombela–Franco L, del Trigo M, Morrison–Polo G, Veiga G, Jimenez–Quevedo P, Altisent OA, et al. Incidence, causes,

and predictors of early (≤ 30 days) and late unplanned hospital readmissions after transcatheter aortic valve replacement. J Am Coll Cardiol Intv. 2015;8:1748–57.

[5] Kappetein AP, Head SJ, Généreux P, Piazza N, van Mieghem NM, Blackstone EH, et al. Updated standardized endpoint definitions for transcatheter aortic valve implantation: the Valve Academic Research Consortium–2 consensus document. J Thorac Cardiovasc Surg. 2013;145:6–23.

[6] Leon MB, Smith CR, Mack M, Miller DC, Moses JW, Svensson LG, et al. Transcatehter aortic–valve implantation for aortic stenosis in patients who cannot undergo surgery. N Engl J Med. 2010;363:1597–607.

[7] Smith CR, Leon MB, Mack MJ, Miller DC, Moses JW, Svensson LG, et al. Transcatheter versus surgical aortic–valve replacement in high–risk patients. N Engl J Med. 2011;364:2187–98.

[8] Popma JJ, Adams DH, Reardon MJ, Yakuboc SJ, Kleiman NS,

Heimansohn D, et al. Transcatheter aortic valve replacement using a self-expanding bioprosthesis in patients with severe aortic stenosis at extreme risk for surgery. J Am Coll Cardiol. 2014;63:1972–81.

[9] Makkar RR, Fontana G, Jilaihawi H, Chakravarty T, Kofoed KF, De Backer O, et al. Possible subclinical leaflet thrombosis in bioprosthetic aortic valves. N Engl J Med. 2015;373:2015–24.

[10] Hansson NC, Grove EL, Andersen HR, Leipsic J, Mathiassen ON, Jensen JM, et al. Transcatheter aortic valve thrombosis: incidence, predisposing factors, and clinical implications. J Am Coll Cardiol. 2016;68:2059–69.

[11] Yanagisawa R, Hayashida K, Yamada Y, Tanaka M, Yashima F, Inohara T, et al. Incidence, predictors, and mid-term outcomes of possible leaflet thrombosis after TAVR. J Am Coll Cardiol Img. 2017;10:1–11.

[12] Pache G, Schoechlin S, Blanke P, Dorfs S, Jander N, Arepalli CD, et al. Early hypo-attenuated leaflet thickening in balloon-expandable transcatheter aortic heart valves. Eur Heart J. 2016;37:2263–71.

[13] Vollema EM, Kong WKF, Katsanos S, Kamperidis V, van Rosendael PJ, ver der Kley F, et al. Transcatheter aortic valve thrombosis: the relation between hypoattenuated leaflet thickening, abnormal valve hemodynamics, and stroke. Eur Heart J. 2017;38:1207–17.

[14] Holmes DR, Nishimura RA, Grover FL, Brindis RG, Carroll JD, Edwards FH, et al. Annual outcomes with transcatheter valve therapy: from the STS/ACC TVT registry. Ann Thorac Surg. 2016;101:789–800.

[15] Auffret V, Puri R, Urena M, Chamandi C, Rodriguez-Gabella T, Phillippon F, Rodes-Cabau J. Conduction disturbances after transcatheter aortic valve replacement: current status and future perspectives. Circulation. 2017;136:1049–69.

[16] Nazif TM, Dizon JM, Hahn RT, Babaliaros V, Douglas PS, El-Chami MF, et al. Predictors and clinical outcomes of permanent pacemaker implantation after transcatheter aortic valve replacement: the PARTNER (Placement of AoRtic TraNscathetER Valves) Trial and Registry. J Am Coll Cardiol Intv. 2015;8:60–9.

[17] Urena M, Webb JG, Tamburino C, Munoz-Garcia AJ, Cheema A, Dager AE, et al. Permanent pacemaker implantation after transcatheter aortic valve implantation: impact on late clinical outcomes and left ventricular function. Circulation. 2014;129:1233–43.

[18] Amat-Santos IJ, Rodes-Cabau J, Urena M, DeLarochelliere R, Doyle D, Bagur R, et al. Incidence, predictive factors, and prognostic value of newonset atrial fibrillation following transcatheter aortic valve implantation. J Am Coll Cardiol. 2012;59: 178–88.

[19] Tarantini G, Mojoli M, Windecker S, Wendler O, Lefevre T, Saia F, et al. Prevalence and impact of atrial fibrillation in patients with severe aortic stenosis undergoing transcatheter aortic valve replacement: An analysis from the SOURCE XT pro spective multicenter registry. JACC Cardiovasc Interv. 2016;9:937–46.

[20] Leon MB, Smith CR, Mack MJ, Makkar RR, Svensson LG, Kodali SK, et al. Transcatheter or surgical aortic valve replacement in intermediate-risk patients. N Engl J Med. 2016;374:1609–20.

[21] Reardon MJ, Van Mieghem NM, Popma JJ, Kleiman NS, Sondergaard L, Mumtaz M, et al. Surgical or transcatheter aortic valve replacement in intermediate-risk patients. N Engl J Med. 2017;376:1321–31.

[22] Kahlert P, Knipp SC, Schlamann M, Thielmann M, Al-Rashid F, Weber M, et al. Silent and apparent cerebral ischemia after percutaneous transfemoral aortic valve implantation: a diffusion-weighted magnetic resonance imaging study. Circulation. 2010;121:870–8.

[23] Fairbairn TA, Mather AN, Bijsterveld P, Worthy G, Currie S, Goddard AJ, et al. Diffusion-weighted MRI determined cerebral embolic infarction following transcatheter aortic valve implantation: assessment of predictive risk factors and the relationship to subsequent health status. Heart. 2012;98:18–23.

[24] Van Belle E, Hengstenberg C, Lefevre T, Kupatt C, Debry N, Husser O, et al. Cerebral embolism during transcatheter aortic valve replacement: the BRAVO-3 MRI study. J Am Coll Cardiol. 2016;68:589–99.

[25] Spaziano M, Francese D, Leon MB, Genereux P. Imaging and functional testing to assess clinical and subclinical neurological events after transcatheter or surgical aortic valve replacement: a comprehensive review. J Am Coll Cardiol. 2014;64:1950–63.

[26] Vermeer SE, Longstreth WT Jr, Koudstaal PJ. Silent brain infarcts: a systematic review. Lancet Neurol. 2007;6:611–9.

[27] Zimpfer D, Czerny M, Kilo J, Kasimir MT, Madl C, Kramer L, et al. Cognitive deficit after aortic valve replacement. Ann Thorac Surg. 2002;75:407–12.

[28] Zimpfer D, Kilo J, Czerny M, Kasimir MT, Madl C, Bauer E, et al. Neurocognitive deficit following aortic valve replacement with biological/mechanical prosthesis. Eur J Cardiothorac Surg. 2003;23:544–51.

[29] Auffret V, Campelo-Parada F, Regueiro A, del Trigo M, Chiche O, Chamandi C, et al. Serial changes in cognitive function following transcatheter aortic valve replacement. J Am Coll Cardiol. 2016;68:2129–41.

[30] Schwartz F, Bauman P, Manthey J, Hoffmann M, Schuler G, Mehmel HC, et al. The effect of aortic valve replacement on survival. Circulation. 1982;66:1105–10.

[31] Sundt TM, Bailey MS, Moon MR, Mendeloff EN, Huddleston CB, Pasque MK, et al. Quality of life after aortic valve replacement at the age of >80 years. Circulation. 2000;102(Suppl 3):70–4.

[32] Arnold SV, Spertus JA, Lei Y, Allen KB, Chhatriwalla AK, Leon MB, et al. Use of the Kansas City Cardiomyopathy Questionnaire for monitoring health status in patients with aortic stenosis. Circ Heart Fail. 2013;6:61–7.

[33] Reynolds MR, Magnuson EA, Wang K, Thourani VH, Williams M, Zajarias A, et al. Health-related quality of life after transcatheter or surgical aortic valve replacement in high-risk patients with severe aortic stenosis: results from the PARTNER (Placement of AoRTic TraNscatheteER Valve) trial (Cohort A). J Am Coll Cardiol. 2012;60:548–58.

[34] Arnold SV, Reynolds MR, Wang K, Magnuson EA, Baron SJ, Chinnakondepalli KM, et al. Health status after transcatheter or surgical aortic valve replacement in patients with severe aortic stenosis at increased surgical risk: results from the CoreValve US Pivotal Trial. J Am Coll Cardiol Intv. 2015;8:1207–17.

[35] Lange R, Beckmann A, Neumann T, Krane M, Deutsch MA, Landwehr S, et al. Quality of life after transcatheter aortic valve replacement: prospective data from GARY (German Aortic Valve Registry). J Am Coll Cardiol Intv. 2016;9:2541–54.

[36] Arnold SV, Spertus JA, Vemulapalli S, Li Z, Matsouaka RA, Baron SJ, et al. Quality-of-life out comes after transcatheter aortic valve replacement in an unselected population: a report from the STS/ACC transcatheter valve therapy registry. JAMA Cardiol. 2017;2:409–16.

[37] Altisent OA, Puri R, Regueiro A, Chamandi C, Rodriguez-Gabella T, del Trigo M, et al. Predictors and association with clinical outcomes of the changes in exercise capacity after transcatheter aortic valve replacement. Circulation. 2017;136:632–43.

[38] Pressler A, Christle JW, Lechner B, Grabs V, Haller B, Hettich I, et al. Exercise training improves exercise capacity and quality of life after transcatheter aortic valve implantation: a randomized pilot trial. Am Heart J. 2016;182:44–53.

[39] Arsalan M, Walther T. Durability of prostheses for transcatheter aortic valve implantation. Nat Rev Cardiol. 2016;13:360–7.

[40] Rodriguez-Gabella T, Voisine P, Puri R, Pibarot P, Rodes-Cabau J. Aortic bioprosthetic valve durability: incidence, mechanisms, predictors, and management of surgical and transcatheter valve degeneration. J Am Coll Cardiol. 2017;70:1013–28.

[41] Zoghbi WA, Chambers JB, Dumesnil JG, Foster E, Gottdiener JS, Grayburn PA, et al. Recommendations for evaluation of prosthetic valves with echocardiography and Doppler ultrasound. J Am Soc Echocardiogr. 2009;22:975–1014.

[42] Goel SS, Ige M, Tuzcu EM, Ellis SG, Stewart WJ, Svensson LG, et al. Severe aortic stenosis and coronary artery disease—implications for management in the transcatheter aortic valve replacement era: a comprehensive review. J Am Coll Cardiol. 2013;62: 1–10.

[43] Genereux P, Head SJ, Hahn R, Deneault B, Kodali S, Williams MR, et al. Paravalvular leak after transcatheter aortic valve replacement: the new Achilles' heel? A comprehensive review of the literature. J Am Coll Cardiol. 2013;61:1125–36.

[44] Sorajja P, Kodali S, Reardon MJ, Szeto WY, Chetcuti SJ, Hermiller J, et al. Outcomes for the commercial use of self-expanding prostheses in transcatheter aortic valve replacement: a report from the STS/ACC TVT Registry. J Am Coll Cardiol Intv. 2017;10:2090–8.

[45] Thourani VH, Kodali S, Makkar RR, Hermann HC, Williams M, Babaliaros V, et al. Transcatheter aortic valve replacement versus surgical valve replacement in intermediate-risk patients: a propensity score analysis. Lancet. 2016;387:2218–25.

[46] Meredith IT, Walters DL, Dumonteil N, Worthley SG, Tchetche D, Manoharan G, et al. 1-Year outcomes with the fully repositionable and retrievable Lotus transcatheter aortic replacement valve in 120 high-risk surgical patients with severe aortic stenosis: results of the REPRISE II study. J Am Coll Cardiol Intv. 2016;9:376–84.

[47] Sinning JM, Vasa-Nicotera M, Chin D, Hammerstingl C, Ghanem A, Bence J, et al. Evaluation and manage ment of paravalvular aortic regurgitation after transcatheter aortic valve replacement. J Am Coll Cardiol. 2013;62:11–20.

[48] Pibarot P, Hahn RT, Weissman NJ, Monagham MJ. Assessment of paravalvular regurgitation following TAVR: a proposal of unifying grading scheme. J Am Coll Cardiol Img. 2015;8:340–60.

[49] Ribeiro HB, Orwat S, Hayek SS, Larose E, Babaliaros V, Abdellaziz D, et al. Cardiovascular magnetic resonance to evaluate aortic regurgitation after transcatheter aortic valve replacement. J Am Coll Cardiol. 2016;68:577–85.

[50] Rogers T, Waksman R. Role of CMR in TAVR. J Am Coll Cardiol Img. 2016;9:593–602.

[51] Hartlage GR, Babaliaros VC, Thourani VH, Hayek S, Ghasemzadeh N, Stillman AE, et al. The role of cardiovascular magnetic resonance in stratifying paravalvular leak severity after transcatheter aortic valve replacement: an observational outcome study. J Cardiovasc Magn Reson. 2014;16:93–103.

[52] Crouch G, Tully PJ, Bennetts J, Sinhal A, Bradbrook C, Penhall AL, et al. Quantitative assessment of paravalvular regurgitation following transcatheter aortic valve replacement. J Cardiovasc Magn Reson. 2015;17:32–7.

[53] Leetmaa T, Hansson NC, Leipsic J, Jensen K, Poulsen SH, Andersen HR, et al. Early aortic transcatheter heart valve thrombosis: diagnostic value of con trast enhanced multidetector computed tomography. Circ Cardiovasc Interv. 2015;8:e001596. https://doi. org/10.1161/Circinterventiontions.114.001596.

[54] Jose J, Sulimov DS, El-Mawardy M, Sato T, Allali A, Holy EW, et al. Clinical bioprosthetic heart valve thrombosis after transcatheter aortic valve replace ment: incidence, characteristics, and treatment outcomes. J Am Coll Cardiol Intv. 2017;10:686–97.

[55] Akins CW, Miller DC, Turina MI, Kouchoukos NT, Blackstone EH, Grunkemeier GL, Takkenberg JJ, David TE, Butchart EG, Adams DH, Shahian DM, Hagl S, Mayer JE, Lytle BW, Councils of the American Association for Thoracic Surgery; Society of Thoracic Surgeons; European Association for Cardio-Thoracic Surgery; Ad Hoc Liaison Committee for Standardizing Definitions of Prosthetic Heart Valve Morbidity. Guidelines for reporting mortality and morbidity after cardiac valve interventions. J Thorac Cardiovasc Surg. 2008;135:732–8.

[56] Del Trigo M, Munoz-Garcia AJ, Wijeysundera HC, Nombela-Franco L, Cheema AN, Gutierrez E, et al. Incidence, timing, and predictors of valve hemodynamic deterioration after transcatheter aortic valve replacement: multicenter registry. J Am Coll Cardiol. 2016;67:644–55.

[57] Latib A, Naganuma T, Abdel-Wahab M, Danenberg H, Cota L, Barbanti M, et al. Treatment and clinical outcomes of transcatheter heart valve thrombosis. Circ Cardiovasc Interv. 2015;8:e001779. https://doi.org/10.1161/CircInterventions.114.001779.

[58] De Marchena E, Mesa J, Pomenti S, Marin y Kall C, Marincic X, Yahagi K, et al. Thrombus formation following transcatheter aortic valve replacement. J Am Coll Cardiol Intv. 2015;8:728–39.

[59] Chakravarty T, Sondergaard L, Friedman J, De Backer O, Berman D, Kofoed KF, et al. Subclinical leaflet thrombosis in surgical and transcatheter bioprosthetic aortic valves: an observational study. Lancet. 2017;389:2383–92.

[60] Egbe AC, Pislaru SV, Pellikka PA, Poterucha JT, Schaff HV, Maleszewski JJ, Connolly HM. Bioprosthetic valve thrombosis versus structural failure: clinical and echocardiographic predictors. J Am Coll Cardiol. 2015;66:2285–94.

[61] Holmes DR, Mack MJ. Aortic valve bioprostheses: leaflet immobility and valve thrombosis. Circulation. 2017;135:1749–56.

[62] Fraccaro C, Al-Lamee R, Tarantini G, Maisano F, Napodano M, Montorfano M, et al. Transcatheter aortic valve implantation in patients with severe left ventricular dysfunction: intermediate and mid-term results, a multicenter study. Circ Cardiovasc Interv. 2012;5:253–60.

[63] Clavel MA, Webb JG, Rodes-Cabau J, Masson JB, Dumont E, De Larochelliere R, et al. Comparison between transcatheter and surgical prosthetic valve implantation in patients with severe aortic stenosis and reduced left ventricular ejection fraction. Circulation. 2010;122:1928–36.

[64] Schattke S, Baldenhofer G, Prauka I, Zhang K, Laule M, Stangl V, et al. Acute regional improvement of myocardial function after interventional transfemoral aortic valve replacement in aortic stenosis: a speckle tracking echocardiography study. Cardiovasc Ultrasound. 2012;10:15–22.

[65] Giannini C, Petronio AS, Talini E, De Carlo M, Guarracino F, Delle Donne MG, et al. Early and late improvement of global and regional left ventricular function after transcatheter aortic valve implantation in patients with severe aortic stenosis: an echocardio graphic study. Am J Cardiovasc Dis. 2011;1:264–73.

[66] Nombela-Franco L, Eltchaninoff H, Zahn R, Testa L, Leon MB, Trillo-Nouche R, et al. Clinical impact and evolution of mitral regurgitation following transcath eter aortic valve replacement: a meta-analysis. Heart. 2015;101:1395–405.

[67] Cortes C, Amat-Santos IJ, Nombela-Franco L, Munoz-Garcia AJ, Gutierrez-Ibanes E, De La Torre Hernandez JM, et al. Mitral regurgitation after transcatheter aortic valve replacement: prognosis, imaging predictors, and potential management. J Am Coll Cardiol Intv. 2016;9:1603–14.

[68] Szymanski P, Hryniewiecki T, Dabrowski M, Sorysz KJ, Jastrzebski J, et al. Mitral and aortic regurgitation following transcatheter aortic valve replacement. Heart. 2016;102:701–6.

[69] Shibayama K, Harada K, Berdejo J, Mihara H, Tanaka J, Gurudevan SV, et al. Effect of transcatheter aortic valve replacement on the mitral valve apparatus and mitral regurgitation: real-time three-dimensional transesophageal echocardiography study. Circ Cardiovasc Imaging. 2014;7:344–51.

[70] Barbanti M, Webb JG, Hahn RT, Feldman T, Boone RH, Smith CR, et al. Impact of preoperative moderate/severe mitral regurgitation on 2-year outcome after transcatheter and surgical aortic valve replacement: insight from the Placement of Aortic Transcatheter Valve (PARTNER) trial cohort A. Circulation. 2013;128:2776–84.

[71] Kiramijyan S, Koifman E, Asch FM, Magalhaes MA, Didier R, Escarcega RO, et al. Impact of functional versus organic baseline mitral regurgitation on short-and long-term outcomes after transcatheter aortic valve replacement. Am J Cardiol. 2016;117:839–46.

[72] Medvedofsky D, Klempfner R, Fefer P, Chernomordik F, Hamdan A, Hay I, et al. The significance of pulmonary arterial hypertension pre- and post-transfemoral aortic valve implantation for severe aortic stenosis. J Cardiol. 2015;65:337–42.

[73] Testa L, Latib A, De Marco F, De Carlo M, Fiorina C, Montone R, et al. Persistence of severe pulmonary hypertension after transcatheter aortic valve replacement: incidence and prognostic impact. Cir Cardiovasc Interv. 2016;9:e003563. https://doi.org/10.1161/CircInterventions.115.003563.

[74] Masri A, Abdelkarim I, Sharbaugh MS, Althouse AD, Xu J, Han W, et al. Outcomes of persistent pulmo nary hypertension following transcatheter aortic valve replacement. Heart. 2018;104:821–7. https://doi.org/10.1136/heartjnl.2017.311978.

[75] Sinning JM, Hammerstingl C, Chin D, Ghanem A, Schueler R, Sedaghat A, et al. Decrease of pulmonary hypertension impacts prognosis after transcatheter aortic valve replacement. EuroIntervention. 2014;9:1042–9.

第13章　经导管主动脉瓣植入术相关心脏生物标志物

Cardiac Biomarkers in Transcatheter Aortic Valve Implantation

Paul L. Hermany　John K. Forrest　著

王保才　译　　熊　辉　校

一、概述

经导管主动脉瓣植入术是重症主动脉瓣狭窄及重度主动脉瓣狭窄伴左心室功能恶化的患者的标准治疗方式，此类患者外科主动脉瓣置换术的风险较高[1-4]。目前 TAVI 手术适应证已拓展到中等手术风险患者中[5, 6]，此外很多研究也在探索 TAVI 在低风险患者中的应用。对很多重度主动脉狭窄患者，需要根据患者基本情况仔细评估经导管手术与外科手术的优缺点。除了评估患者治疗目标和期望外，还要仔细评估讨论瓣膜及血管解剖以做到精确的风险评估。既往是通过风险评估模型来评估患者手术风险的。在评估 TAVR 患者时，风险评分有两个主要目的。首先，可以更准确地评估患者自身风险，以便更好地指导决定采用 TAVI 还是外科 AVR（或药物治疗）。其次，可以更好地帮助临床医师预先筛选出不适合 TAVR 的患者。胸外科医师学会评分、logistic EuroSCORE 和 EuroSCORE Ⅱ 等风险评分模型已广泛应用于外科手术的患者中，对于 TAVR 患者风险及预后也应谨慎评估。因此，对于需要开发更准确性及预后价值更高的替代方法来评估此类主动脉狭窄患者。

心脏生物标志物的作用是风险评估和风险模型开发中越来越受关注的领域之一。自首次 TAVR 研究以来，心脏生物标志物水平在术前风险评估、指导术后处理和预测接受经皮和外科主动脉瓣置换术患者的术后预后方面都得到了研究。越来越多的证据表明，心脏生物标志物有助于预测高危患者的不良结局，从而影响主动脉狭窄的治疗策略及如何术前优化患者的临床状况。

在本章节，我们回顾了常用的心脏生物标志物，并讨论了它们与心肌损伤及不良心脏生理学和血流动力学的关系。我们考虑了心肌损伤和梗死的标准化定义，并讨论了生物标志物在术后发病率和死亡率方面的预后和预测价值。最后，我们研究了新的生物标志物，这些标志物在指导行 TAVR 的主动脉狭窄患者中有一定作用。

二、心肌损伤的标准化定义

瓣膜学术研究协会（VARC）由学术研究组织、外科和心脏病学会、FDA 成员的代表及精选的独立专家组成。这个小组的任务是创建一个共识声明，确定和定义各种临床终点，为评估 TAVR 的试验提供统一的数据收集。该组最新发表的共识文件（VARC-2）提供了 TAVR 中围术期和自发性心肌梗死的定义（图 13-1）。围术期心肌梗死指发生在瓣膜植入术 72h 以内，并有新的缺血症状和体征，以及有心脏生物标志物（upper reference limit，URL）升高。在这种情况下，术后 72h 内心脏生物标志物（最好是 CK-MB）升高，包括至少一个心脏生物标志物峰值超过 15× 肌钙蛋白参考上限或 5×CK-MB 参考上限（以前定义为超过 10× 肌钙蛋白参考上限或 5×CK-MB 参考上限）[7]。如果心脏生物标志物在基线时增加（＞第 99 百分位），则至少需要在术后增加 50%，并且峰值必须超过先前规定的限值。

VARC-2 共识文件中定义的 TAVR 环境下自发性心肌梗死发生在瓣膜置换术后 72h 或之后，并被定义为心脏生物标志物的上升和（或）下降

（在这种情况下，最好使用肌钙蛋白分析），至少有一个值高于参考上限的第 99 百分位，再加上心肌缺血的证据。至少包括以下证据中的一种：症状、提示新缺血的心电图改变（如新 ST-T 改变或新的左束支传导阻滞）、至少两个连续导联中的新病理性 Q 波、新的存活心肌丧失或新的室壁运动异常的影像学证据、心源性猝死、心搏骤停［通常症状提示心肌缺血，并伴有新的 ST 段抬高或新的 LBBB 和（或）冠状动脉造影和（或）尸检发现的新血栓］，以及急性心肌梗死的病理结果[7]。

ESC/ACCF/AHA/WHF 联合工作组于 2012 年发布的共识文件提出第三种急性心肌梗死定义，取消根据在某些临床症状定义的急性心肌梗死[8]。与 VARC-2 标准相似，本文件考虑了临床（存在生物标志物升高、心电图证据和症状）、

- 围术期心肌梗死（术后 72h 内）

  新的缺血症状（如胸痛或呼吸急促），或新的缺血体征（如室性心律失常、新的或恶化的心力衰竭、新的 ST 段改变、血流动力学不稳定、至少两个相邻导联出现新的病理性 Q 波、新的存活心肌丢失或新的室壁运动异常的影像学证据）

  术后 72h 内心脏生物标志物（最好是 CK-MB）升高，包括术后至少一个心脏生物标志物峰值超过 15× 肌钙蛋白参考上限或 5×CK-MB 参考上限 [a]。如果心脏生物标志物在基线时增加（＞第 99 百分位），则需要在术后至少增加 50%，并且峰值必须超过先前规定的限值

- 自发性心肌梗死（术后 72h 后）

  下列任一标准

  检测心脏生物标志物（最好是肌钙蛋白）的上升和（或）下降、至少一个值高于第 99 百分位 URL，以及至少具有以下一种心肌缺血证据

  - 缺血症状

  - 心电图改变提示新的 ST-T 改变或新的左束支传导阻滞

  - 至少两个相邻导联出现新的病理性 Q 波

  - 新的存活心肌丢失或新的室壁运动异常影像学证据

- 心源性猝死包括心搏骤停，常伴有提示心肌缺血的症状，可能伴有新的 ST 段抬高或新的 LBBB 和（或）冠状动脉造影和（或）尸检显示有新鲜血栓。但在采集血样之前死亡，或者在血液中出现心脏生物标志物之前

- 急性心肌梗死的病理学表现

▲ 图 13-1　VARC-2 标准对心肌梗死的定义

a. 在第 1 版的 VARC 中，肌钙蛋白和 CK-MB 分别为 10 倍和 5 倍

影像学（包括冠状动脉血栓形成的侵入性检测证据、心肌活力丧失或通过非侵入性检测出现新的室壁运动异常）和病理特征。本文定义了心肌梗死的五种亚型（图 13-2），其中两种在近期心脏手术中考虑了心肌梗死。在经皮冠状动脉介入治疗中，生物标志物升高 5×URL（如果基线水平升高，则高于基线 20% 以上）被认为提示 MI。对于冠状动脉旁路移植术（coronary artery bypass grafting，CABG），生物标志物升高 > 10× 正常对照组中 URL 与新发梗死相对应（≤第 99 百分位 URL）基线水平。这些临界值是任意定义的，在主动脉瓣置换术中没有提供异常生物标志物升高的标准。

循环心脏生物标志物异常水平与 TAVR 预后的相关性研究在一定程度上由于心肌损伤和梗死定义不一致而受到限制。这些是此类研究中重要的临床终点，因此一致的命名法对于比较和理解旨在回答类似问题的研究数据至关重要。VARC-2 在 TAVR 中对心肌梗死的定义并非没有批判，因为一些数据表明，当使用 VARC-2 标准所规定的肌钙蛋白界限值时，心肌梗死率被高估，而当使用 CK-MB 界限值时，心肌梗死率可能被低估。在一个研究 515 例接受 TF 和 TA-TAVR 的患者的系列中，88.1% 接受 TF-TAVR 的患者有 VARC-2 定义的心肌梗死，而在同一队列中，CK-MB 阈值为 9%。当然很难解释这些升高

1 型：自发性心肌梗死
自发性心肌梗死与动脉粥样硬化斑块破裂、溃疡、破裂、糜烂或剥离有关，导致一条或多条冠状动脉管腔内血栓，导致心肌血流量减少或远端血小板栓塞，进而导致心肌细胞坏死。患者可能有潜在的严重冠心病，但有时无梗阻或无冠心病
2 型：继发于缺血失衡的心肌梗死
在心肌损伤伴坏死的情况下，除冠心病外的其他疾病导致心肌供氧和（或）供氧不平衡，如冠状动脉内皮功能障碍、冠状动脉痉挛、冠状动脉栓塞、快速 / 缓慢心律失常、贫血、呼吸衰竭、低血压和高血压伴或不伴左心室肥厚
3 型：无生物学标志物的致死性心肌梗死
有心肌缺血症状的心源性死亡，并有新的缺血心电图改变或新的 LBBB，但死亡发生在血样采集之前、心脏生物标志物升高之前，或在极少数情况下未采集心脏生物标志物
4a 型：冠状动脉介入治疗相关的心肌梗死
在基线值正常的患者中，与 PCI 相关的心肌梗死是基线值正常的患者 cTn 值的升高 > 5× 第 99 百分位 URL（≤第 99 百分位 URL）或当基线值升高且稳定或下降，cTn 值升高 > 20% 时。此外，提示心肌缺血的症状，新的缺血心电图改变或新的 LBBB，主要冠状动脉或侧支的血管造影失去通畅，持续缓慢，或无血流或栓塞，需要新的存活心肌丢失或新的局部室壁运动异常的影像学证明
4b 型：支架血栓相关的心肌梗死
在心肌缺血的情况下，冠状动脉造影或尸检可检测到与支架血栓形成相关的心肌梗死，并伴有心脏生物标志物值的上升和（或）下降，至少有一个值高于第 99 百分位的 URL
5 型：冠状动脉搭桥相关的心肌梗死
与冠状动脉搭桥术相关的心肌梗死是任意定义为由基线 cTn 值正常的患者的心脏生物标志物值升高 > 10× 第 99 百分位 URL（≤第 99 百分位 URL）。此外，新的病理性 Q 波或新的 LBBB，血管造影记录新的移植物或新的固有冠状动脉闭塞，影像学发现新的存活心肌丢失或新的局部室壁运动异常

▲ 图 13-2 由 ESC/ACCF/AHA/WHF 联合工作组提出第三种心肌梗死的定义

的临床意义，但是标准化的定义提供了更高质量的研究和分析所必需的一致性[9]。因此，我们支持在评估患者 TAVR 术后可能的心肌梗死时遵循 VARC-2 标准，并鼓励其在未来的 TAVR 研究中标准化使用。

三、生物标志物类型

多年来，人们对各种心脏生物标志物进行了研究，实验室分析利用不同的生物标志物动力学来帮助指导在心肌损伤后的数小时和数天内进行适当的血液检测和试验解释。

（一）升高的原因

虽然检测到血流中的心脏生物标志物提示心肌损伤，但这些蛋白质释放的机制需要进一步的临床研究。在急性心脏血栓形成、潜在非闭塞性但限流性冠状动脉疾病（如一些临床条件下，心肌的氧需求超过冠状动脉血流的供应）、心肌 / 心包炎症（如心包炎、心肌炎、浸润性疾病、自身炎症、病毒 / 细菌疾病等）、高强度活动 [如高强度有氧和无氧运动和（或）长时间运动]、清除不良（即肾脏疾病和肾小球滤过率降低）及交叉反应抗体诱导的假阳性等情况下，可观察到生物标志物升高。

TAVR 后心脏生物标志物升高很常见。在一个系列研究中，发现 67% 的患者生物标志物水平相对于术前基线水平升高[10]。TAVR 的方法是确定这一比率的一个重要因素，因为约 50% 接受经股动脉路径 TAVR 的患者 CK-MB 水平显著升高，而高达 97% 接受经心尖路径 TAVR 的患者术后循环 CK-MB 水平异常高[10]。这些差异反映了经心尖路径直接心肌损伤的侵入性操作及患者选择的影响。经心尖路径最常用于髂股动脉系统不适合经股动脉路径的严重血管疾病患者。在外周血

管疾病的同时，接受 TA-TAVR 的患者并发症较多，使他们在围术期面临更高的心脏缺血风险。通过肌钙蛋白 I 测定，第一代经导管心脏瓣膜系统接近常规的心肌损伤，97% 的 TF 病例和 100% 的 TA 病例术后肌钙蛋白升高。在同样的患者中，只有 47% 的 TF 患者通过 CK-MB 水平显示心肌损伤（对于 TA 患者，CK-MB 水平为 95%）[11]。在另一组 150 例接受 TAVR 的患者中，90% 的患者肌钙蛋白 I 水平升高，50% 的患者 CK-MB 水平升高[12]，这种差异反映了生物标记物动力学（图 13-3）和分析灵敏度的差异。这些分析的特异性也存在显著差异，因为它们与临床上显著的心肌损伤、心室功能和心血管死亡率有关（见下文）。因此，值得注意的是，并非所有生物标志物的升高都与临床意义上的心肌损伤相关。

关于 TAVR，有几种生物标志物释放到体循环的机制。路径及患者的选择会影响生物标记物升高与否和升高的程度，但最终是生物力学应力的发展导致心肌细胞凋亡，从而导致心脏生物标记物的释放（见上文）。触发这种级联反应的因素包括麻醉诱导、瓣膜释放、释放前后球囊瓣膜成形术、室性和房性快速心律失常、突发性心脏传导阻滞和快速心室起搏时的短暂性全脑缺血，重度主动脉瓣关闭不全时前负荷状态的急性变化，由于栓塞现象或自体瓣叶或人工瓣膜本身的直接血流阻抗引起的急性冠状动脉阻塞，直接心肌损伤等。早期和最近的数据都表明，与球囊扩张系统相比，机械扩张系统和（在较小程度上）自扩张系统导致生物标记物相对于基线的升高更加频繁和显著[13]。有趣的是，植入深度深可能与循环生物标志物升高有关，这可能是与肌间隔接触引起，并且围术期未应用 β 受体拮抗药治疗与 TAVR 后心肌损伤率的增加有关[14]。β 受体拮抗药的使用可能有助于缓解 TAVR 期间收缩期功能障碍患者交感神经系统的急性上调，并缓和

TAVR 期间触发的一些导致心肌损伤的生理应激源。目前，β 受体拮抗药在 TAVR 中的临床作用尚不明确。

（二）肌钙蛋白

心肌肌钙蛋白 I（24kDa）和 T（37kDa）是大蛋白，与心肌肌钙蛋白 C 一起存在于心肌细胞的收缩结构中，构成肌钙蛋白复合物，这是一种调节钙调节的横纹肌肌动球蛋白 ATP 酶活性的细丝（图 13-4）。肌钙蛋白 I 和 T 仅存在于心肌中

（肌钙蛋白 C 存在于骨骼肌和心肌中），其在检测心肌损伤和坏死中的临床应用基于广泛的商业可用性及肌钙蛋白升高与心肌损伤相关的可靠数据。最近，高灵敏度（Hs）肌钙蛋白测定已用于筛选胸痛综合征患者，帮助指导和分诊他们在急性环境中的治疗。对低水平、轻度肌钙蛋白升高或不一致的生物标记物数据的解读，尤其是对于病史复杂、相反及缺乏其他临床特征（即心电图改变、症状、心功能不全的证据等）的患者具有一定挑战性，通常需要咨询有经验的心脏咨询师

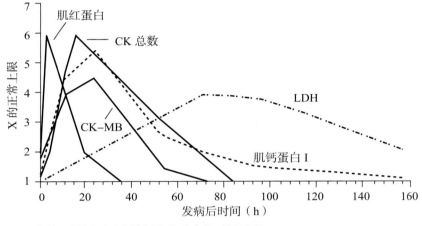

急性心肌梗死后血清标志物升高的时间过程
CK= 肌酸激酶
CK-MB= 肌酸激酶同工酶
LDH= 乳酸脱氢酶

◀ 图 13-3　胸痛发作后血清标志物浓度显示的心脏生物标志物动力学
改编自 Yang et al. Unstable angina. Emedicine. medscape.com

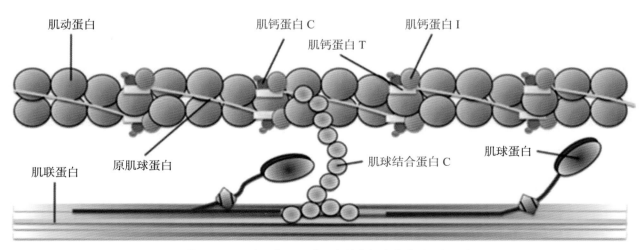

▲ 图 13-4　肌动蛋白 - 肌球蛋白结合复合物中的肌钙蛋白
引自 Chin et al.[15]

的意见。

在主动脉瓣狭窄的自然发展过程中，主动脉瓣逐渐狭窄导致后负荷和左心室壁应力增加、冠状动脉灌注减少、心排血量减少，伴随左心室重构，肌钙蛋白升高在预测预后和确定干预前死亡率较高的患者有一定的实用价值。在 5～7 年的随访期内，通过药物治疗观察到此类患者的基线 Hs-TnT 异常与较差的临床结果相关[16]。

在外科主动脉瓣置换术中，肌钙蛋白水平在术前、围术期和术后进行评估，以更好地预测瓣膜置换术后的预后。最近挪威发表的评估 SAVR 患者 3 年预后数据发现，无论何种治疗方案，基线 Hs-TnT 水平升高与全因死亡率增加相关。然而，经过调整分析，术前 Hs-TnT 升高对接受 SAVR 的患者没有提供显著的预后信息[17]。另一项对 57 例中重度主动脉狭窄患者的研究表明，AVR 前评估期可检测到的肌钙蛋白水平与死亡率增加独立相关[18]。

随着 TAVR 临床经验的增加，越来越多的证据表明肌钙蛋白升高对瓣膜置换术后短期和长期临床结果的影响。即便 TAVR 手术很成功，术前肌钙蛋白升高与较差的 1 年死亡率相关[19]。这说明在超声心动图检测到左心室功能不全之前，对严重主动脉狭窄患者进行早期识别的重要性，最好是在症状出现前进行密切观察和识别早期症状。在术前阶段识别生物标志物异常可以让临床医师在行 TAVR 前识别出高风险的失代偿患者。

尽管很多数据支持肌钙蛋白升高对指导 TAVR 后的预后效用很诱人，但也有一些数据不提倡对肌钙蛋白作为 TAVR 患者预测指标。在对 PARTNER 试验的事后分析中，该试验评估了高（A 组）或极端（B 组）外科风险患者的严重 AS 症状，根据术后第 1 天心脏生物标志物的升高，将使用早期 Sapien 瓣膜系统（Edwards Lifesciences）进行 TF-TAVR 的患者分为三组。

肌钙蛋白升高最高三分位处的患者与最低三分位处相比在术后第 30 天的全因死亡率和心血管死亡率增加了近 100 倍[20]。在相同的分析中，生物标志物升高的程度不能预测接受 TA-TAVR 患者 30 天和 1 年的预后。TA-TAVR 和经主动脉路径（transaortic，TAo）-TAVR 已经证实，VARC-2 术后期间显著的肌钙蛋白升高非常常见。然而，经心尖路径患者升高幅度最大，这意味着在中长期随访中左心室功能和生存率较差[10, 21]。这种效应很可能也适用于经股路径患者，肌钙蛋白升高幅度越大，左心室功能下降越明显。尽管肌钙蛋白水平超过 0.8μg/L 时经常出现临床显著下降（与基线 LVEF 相比下降 > 5%）[11]。另一项仅对 201 例使用早期瓣膜系统的患者的 TF-TAVR 进行评估的研究发现，基线和术后 Hs-TnT 升高均能预测 1 年死亡率[22]。相反，474 名接受 TF-TAVR 治疗的患者显示，肌钙蛋白升高 > 15ULN 对 1 年生存率没有影响，尽管肌钙蛋白升高与术后传导异常有关[23]。同样，另一个早期 TAVR 序列显示 TAVR 后肌钙蛋白升高导致心肌损伤。然而，肌钙蛋白升高的程度与 1 年死亡率的增加无关[24]。

最终，心肌肌钙蛋白似乎在预测 TAVR 后较差的短期和长期预后方面具有一定的预测效用。大量的数据显示心肌肌钙蛋白升高没有预测作用，这一结论得到了证实。在正在进行 TF-TAVR 的患者中，这种不一致性可能反映了肌钙蛋白测定对检测心肌损伤和坏死的敏感性，而心肌损伤和坏死的程度通常是轻微的和亚临床的。事实上，肌钙蛋白的释放量对它的预测能力肯定有影响。在 TA-TAVR 患者中，术后即刻肌钙蛋白升高几乎无处不在，因此很难对结果进行二分法比较。肌钙蛋白测定相对快速，可广泛应用于临床。常规评估 TAVR 后肌钙蛋白水平，尤其是在没有心肌缺血临床证据的患者中，似乎不能为患者管理提供任何额外的益处。在 AVR 前评估期，肌钙蛋白水平升高可能有助于在症状出现之前尽早确定患者（在没有阻塞性冠状动脉疾病的情况下）。这可以更好地指导瓣膜置换的后续策略和时机，尽管没有数据表明，在无症状的情况下，基于肌钙蛋白水平异常的早期干预比传统的症状出现或左心室功能障碍时的替代策略（EF < 50%）具有显著的长期死亡率益处。

（三）肌酸激酶 MB

肌酸激酶（CK）是由两个（M 和 B）亚单位的某些组合组成的二聚体。因此，CK 作为同工酶 CK-MM、CK-BB 或 CK-MB 存在于血液中。总 CK 测量值反映了这些循环同工酶的总浓度。CK 调节收缩蛋白中高能磷酸盐的产生和使用，并参与线粒体中高能磷酸盐键的分裂和穿梭，线粒体中 ATP 产生到细胞质供细胞使用[25]。虽然 CK-MM 是在横纹肌中发现的主要亚型（占 CK 的 97%），但 CK-MB 在临床上具有相关性，因为它只占横纹肌中发现 CK 的 3%，但占心肌中发现 CK 活性的 15%～40%。同时，CK-BB 存在于膀胱、胃肠道和大脑中。心肌中 CK-MB 同工酶浓度过高使其成为心肌损伤和心肌细胞坏死的一个有用的临床指标。在非心肌中发现 CK-MB 可能会混淆 CK-MB 水平升高的解释，尤其是在 CK 水平升高的情况下（如骨骼肌损伤或横纹肌溶解）。CK-MB 与 CK 的比值或相对指数是心肌损伤的一个有用的辅助指标，其值大于 5% 与心肌损伤相一致，尤其是在总 CK 水平升高的情况下。当时间适当时，CK-MB 的直接免疫测定对急性心肌梗死具有极好的特异性，在一些报道中接近 100%[26]。

一些研究表明，在 TAVR 中心脏生物标志物升高的临床相关性表明，术后 CK-MB 升高与较差的长期临床结果相对应。CK-MB 升高 > 5×ULN 对术后死亡率的阳性预测值似乎高于肌钙蛋白 > 15×ULN，一个反映 CK-MB 分析更高特异性的观察结果，可能以牺牲敏感性为代价。CK-MB 水平升高与 30 天和 1 年死亡率增加及 AKI 发病率增加有关[12]。CK-MB 升高可预测术后左心室功能变差[10, 11]，CK-MB 升高的幅度也被证明是死亡率的一个重要预测因素，因为相对于基线水平，CK-MB 升高 > 5 倍的患者的死亡率明显高于无或较低升高的患者[10]。在对 PARTNER 试验的事后分析中，Paradis 及其同事发现，接受 TF-TAVR 的患者的心脏生物标志物升高可预测 30 天的全因和心血管死亡率，术后 CK-MB 升高可预测 1 年死亡率[20]。CK-MB 水平 > 5×ULN 与出血率高和脑卒中率高有关[23]。

与肌钙蛋白相比，CK-MB 对心肌坏死具有更高的特异性，但敏感性降低。在 TAVR 治疗中，CK-MB 显著升高似乎与临床上显著的心肌损伤有更好的相关性，这一点在短期和长期的随访期间可以通过与随后心功能较差和预后增加的发病率和死亡率相关性来证明。

（四）B 型利钠肽和 NT-proBNP

脑（B 型）利钠肽（BNP）是一种 32 个氨基酸的蛋白质，存在于心肌细胞和脑组织中（最初在那里被发现）。健康人心房 BNP 浓度最高，但随着左心室负荷条件的改变，这种蛋白质在左心室合成并释放出来。在生产 BNP 的过程中，preproBNP 首先被水解成 proBNP（一种 108 个氨基酸的蛋白质），然后被裂解成 BNP 和 N- 末端 proBNP。利钠肽作为血管扩张药，顾名思义它的利尿作用是对急性心力衰竭时神经激素（肾素 - 血管紧张素 - 醛固酮轴和交感神经系统的激活）上调反应（图 13-5）。BNP 是一种有效的左心室壁压力的标志物，由多种影响正常左心室血流动力学的不利心脏条件引起。BNP 对前负荷和（或）后负荷的急性改变特别敏感，因此是收缩和舒张

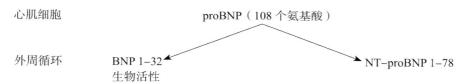

	BNP	NT–proBNP
半衰期	20min	60～120min NT–proBNP 比 BNP 更有意义
清除率	1. 利钠肽受体的内吞作用 2. 中性内肽酶降解 3. 肾脏排泄	代谢率高的器官：肾脏、肝脏、肌肉 在肾衰竭中，NT–proBNP 水平比 BNP 水平更高
体外稳定性	+ 样品最好在室温下采集 4 小时内监测	++
生理学效应	1. 利钠利尿 2. 交感神经活动抑制 3. 肾素 – 血管紧张素 – 醛固酮系统的抑制 4. 促进血管舒张 5. 抑制不良心脏重构	生物惰性

▲ 图 13–5　心肌细胞的特性和 B 型利钠肽的功能

引自 Chin et al. [15]

功能障碍的生物标志物。在心力衰竭条件下，利钠肽代谢失调，导致生物活性蛋白（即完整的 proBNP、BNP 和 NT–proBNP）水平过高。这些非活性化合物可能与 BNP 分析交叉反应，解释了急性心力衰竭的实验室测量值较高，尽管对神经激素激活的反应无效[15]。

多年来，关于主动脉狭窄自然病程的文献强调了利钠肽在主动脉狭窄患者中的重要性。利钠肽与死亡率和心肌重塑程度相关，并有助于预测从无症状到有症状的 AS 的转变，以及识别高危患者[16, 17, 27]。在超过 1900 例中度主动脉狭窄患者的大型临床系列中，BNP 临床激活（定义为受试者的 BNP 与年龄和性别匹配的对照组的最大正常值之比大于 1）与较高的死亡率相关，而不考虑症状，随着临床激活程度的增加，死亡率的危险比也在增加[28]。该比率允许 BNP 值的患者特异性标准化，并且可能是一种更具临床应用价值的测量方法，尤其是在比较不同患者的 BNP

水平时。BNP 升高也与重度主动脉瓣狭窄患者的舒张功能不全程度相关，其水平越高，对中度或重度舒张功能损害的特异性越高[29]，并且已被证明可预测低流量、低压差重度主动脉瓣狭窄患者的不良预后[30]。在无症状的严重 AS 患者中测量 BNP 以更好地进行风险分层的效用促使其在欧洲瓣膜性心脏病管理指南中得到推荐[31, 32]。

在主动脉狭窄的手术和经导管治疗中，术前 BNP 可用于预测长期预后。在一组接受主动脉瓣球囊扩张术（balloon aortic valvuloplasty，BAV）、SAVR 和 TAVR 的患者中，无论采取何种干预策略，术前 BNP 水平最低的患者 10 个月死亡率明显低于 BNP 水平最高的患者。有趣的是，接受 SAVR 和 TAVR 的患者在 1 年时 BNP 水平的绝对值均显著下降，在这段时间内，BNP 水平逐渐下降。接受 BAV 治疗的患者在最初的 30 天内 BNP 开始下降，随后在 1 年内 BNP 上升至术前基线水平[33]。这与接受 BAV 治疗患者的一般病程相似，患者最初症状缓解，但长期死亡率无明显改善，并且在数月内经常再次出现症状。此外，TAVR 和 SAVR 与医疗管理相比，一直显示出持续的临床和死亡率优势。与接受 TAVR 的患者的低基线水平相比，高基线 BNP 水平导致短期、6 个月、2 年全因死亡率（all-cause mortality，ACM）和 2 年心血管死亡率的风险是低基线水平的 3～5 倍[34, 35]。持续高 BNP 水平可导致 TAVR 后心血管和全因死亡的最高风险（图 13-6）[34]，高的术前 BNP 水平往往伴随着 TAVR 期间装置释放成功率不高。

除 BNP 外，NT-proBNP 是 proBNP 蛋白水解的生物非活性产物，是 AS 患者和 TAVR 患者的有效预测因子。值得注意的是，NT-proBNP 水平的升高与跨瓣压差的增加相关[36, 37]，这与疾病严重程度、症状发作和瓣膜置换时机紧密相关。NT-proBNP 已被证明能独立预测 TAVR 患者的 1 年死亡率[38]。NT-proBNP 比率（年龄和性别匹配的对照组的测量水平 / 最大正常水平）是一种替代方法，用于测量和解释利钠肽水平，类似于先前讨论的 BNP 临床激活比率。NT-proBNP

比率在 TAVR 术后患者中已被评估，并与瓣膜植入术后的短期和长期结果密切相关。在 244 名接受 TAVR 治疗的患者中，比率＜ 4.2 的组 1 年全因死亡率为 8.5%，而比率＞ 4.2 的组 1 年全因死亡率为 32.1%。有趣的是，术后比率＜ 1.5 的患者没有死亡[39]。在一项研究中发现，proBNP 的预测价值优于 logistic-EuroSCORE 评分，后者在严重主动脉狭窄患者围术期风险评估中与 STS 评分一起被常规使用[40]。

测定利钠肽来诊断心力衰竭，并根据患者的短期和长期死亡率风险对患者进行分层，在某些特定的患者群体中可能存在局限性。众所周知，肥胖患者的 BNP 水平较低。这一矛盾已得到不完全的解释，但可能是由于脂肪细胞上清除受体表达增加，活性利钠肽清除增加的结果。据推测，心脏脂质沉积增加会导致脂肪毒性效应，分泌脂肪因子和细胞因子，抑制心脏内分泌系统，减少利钠肽的产生。在全身水平上，肥胖患者内分泌功能和激素浓度的异常也可能抑制心脏内分泌功能[41]。在这一组中，BNP 的测量和对正常或仅适度升高的绝对值的解释必须谨慎进行，并仔

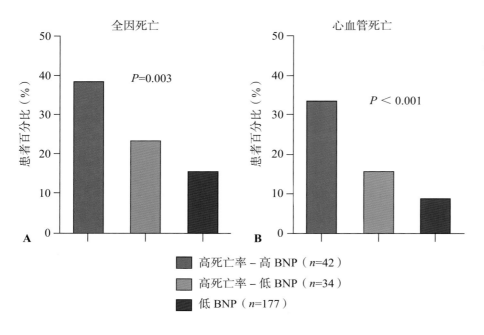

▲ 图 13-6 TAVR 前后 BNP 水平与全因死亡（A）和心血管死亡（B）的相关性

引自 Koskinas et al.[34]

细考虑和评估心力衰竭的其他临床体征和症状。对严重主动脉狭窄老年患者进行的一些研究表明，BNP 在预测长期预后方面具有预测价值低或无预测价值[33, 42]。然而，有数据支持利钠肽对极高龄患者的预后作用。90 岁以上 NT-proBNP 水平升高的患者心血管死亡率增加 > 2.5 倍（全因死亡率增加 2.3 倍）[43]。

利钠肽已被证实在 AVR 前后是一个有用的生物学标志物。这些生物标记物的存在常常是重叠的，它们在循环中的存在反映了不同于心肌肌钙蛋白和肌酸激酶 –MB 释放所提示的细胞过程。循环中的 BNP 及其代谢副产物可作为左心室负荷状况急性变化的敏感和有力的替代物，并可作为术前评估的额外参考点，以减少瓣膜置换术前准备事件。此外，在 AVR 后确定高危患者的能力对临床医师非常有用，可以更好地为这些患者的监测策略和医疗管理提供信息。

四、新的生物标志物

目前一些新的生物标志物正在主动脉瓣狭窄患者中进行研究，其在预测主动脉瓣狭窄本身和 TAVR 相关的预后和并发症方面有不同程度的作用。以下标记物大多是临床常用的，尽管有一些是在其他领域内应用较多，但也可用于主动脉狭窄。

（一）microRNA

microRNA（miRNA）是小的（长度约 21 个核苷酸）非编码 RNA 分子，有助于在转录后水平调节基因表达。miRNA 的循环特征已被证明可区分心肌肥大的亚型[44]，与心脏重构和心力衰竭有关[45]，并在影响心脏组织的各种强直性肌营养不良和肌营养不良中发现[46, 47]。

在德国汉诺威进行 TAVR 评估的重度主动脉狭窄患者中，通过 PCR 检测心肌中高浓度的 miRNA 分子（包括 miRNA-1、miRNA-21、miRNA-30e、miRNA-33、miRNA-133a、miRNA-155 和 miRNA-206）。在这些标志物中，miRNA-206 与 TAVR 术后 LVEF 呈负相关，提示 miRNA-206 的高循环水平可能反映了瓣膜植入术后活跃的心脏状况。有趣的是，在小鼠模型中，低水平的循环 miRNA-206 对心肌细胞肥大有抑制作用[48]。

另一项通过超声心动图观察重度主动脉狭窄患者心肌纤维化和整体纵向应变（global longitudinal strain，GLS）异常的研究检测了与心肌纤维化相关的 miRNA-21 循环水平。与预期循环水平相比，这些重度 AS 患者的 miRNA-21 水平较高。此外，在这些患者中观察到 GLS 异常。这些发现表明，主动脉瓣狭窄、GLS 超声心动图异常与血液中 miRNA 水平升高（作为心肌纤维化的标记物）存在相关性[49]。同样，Villar 等[50]证实，与对照组相比，AS 患者的 miRNA-21 水平升高。

关于 miRNA 在预测心脏预后中作用的数据受到小样本量限制。此外，miRNA 在观察到的心功能不全中的作用尚不清楚，可能是心功能不全的病因或仅仅是一个下游标志物。有一些数据表明，这些 miRNA 分子可能靶向并上调 TGF-B1，TGF-B1 是通过诱导心肌细胞肥大和间质纤维化对压力超负荷作出反应的心脏病理重塑的关键因子[51]。

（二）酰基鸟嘌呤

长链酰基鸟嘌呤与左心室重构适应不良有关，经导管 AVR 后循环水平降低，提示酰基鸟嘌呤作在评估左心室功能和左心室质量指数异常的生物标志物中可能发挥作用[52]，没有证据支持酰基肉碱在 TAVR 短期和远期预后中的预后作用，但这些早期数据为进一步研究提供了基础。

（三）GDF–15

生长分化因子（growth differentiating factor, GDF）–15 是另一种可能被证明是主动脉狭窄患者评估和危险分层的有用生物标志物蛋白。GDF–15 是 TGF–β 家族中的一种细胞因子，在心肌细胞、巨噬细胞、血管平滑肌细胞和内皮细胞中均有表达。它是由与组织损伤和炎症状态相关的应激引起的。有证据表明，GDF–15 可以预测 TAVR 后患者的逆向重构，并与 1 年全因死亡率密切相关。当把 GDF–15 和 CRP 一起加入 STS 评分时，GDF–15 改善了评分的指数，并可改善重新分类。此外，GDF–15 水平与 1 年时整体纵向应变的改善呈负相关，表明较低的 GDF–15 水平与 TAVR 后心肌纤维化和左心室功能障碍的逆转相关[53]。另一项评估 TAVR 后 1 年死亡率预测因素的研究发现，除了 logistic EuroSCORE 和 EuroSCORE Ⅱ 外，GDF–15 是众多心脏生物标志物和评分系统中最强有力的预后预测因素[54]。与本节讨论一些新的生物标志物一样，GDF–15 的临床应用将取决于支持其使用的更可靠数据。

（四）可溶性 ST2

可溶性 ST2 是一种细胞因子，存在于白细胞介素 –1 受体类的免疫调节化合物中，与 TAVR 后患者的不良预后有一定相关性。主动脉狭窄患者行 TAVR 时，循环 sST2 水平升高与 1 年和 2 年生存率降低相关。在 STS 评分中加入 sST2 可以提高 2 年生存率的预测。然而，sST2 比 NT–proBNP 和标准手术风险评分更不可靠[55, 56]。一个更大系列的 345 例 AVR 患者评估了一组新的生物标志物，包括 GDF15、sST2、NT–proBNP、半乳糖凝集素 –3、高敏心肌肌钙蛋白 T、髓过氧化物酶、高敏 CRP 和单核细胞趋化蛋白 –1，sST2 加上 GDF15 和 NT–proBNP 可预测 AVR 术

后较差的预后，经导管组和手术组预后相似。调整 STS 评分后，所有三个标记物的存在使 1 年死亡率增加了 4.5 倍以上[57]。由于 sST2 的独立预测能力有限，其在主动脉狭窄患者治疗中的作用仍不确定，但作为 AVR 前 AS 患者评估中使用的一组标志物一个组成部分，它有助于更好地识别其围术期和术后风险。

（五）血细胞标志物

中性粒细胞与淋巴细胞比率（neutrophil-to-lymphocyte ratio，NLR）作为炎症的标志物，重度钙化性主动脉狭窄患者中已评估。NLR 可预测 MACE，定义为全因死亡、心源性死亡和非致死性心肌梗死。此外，各组间 5 年生存率有显著差异，其中低比率组（NLR ≤ 2）为 84.6%，中比率组（NLR2～9）为 67.7%，高比率组（NLR > 9）为 42.6%[58]。这是一个很有吸引力的指标，因为这一比例可很容易从价格低廉的血常规中获得。目前，由于缺乏全面的支持性数据，NLR 的临床应用受到限制。

单核细胞亚群分布的改变，由表面分子 CD14 和 CD16 的表达谱来定义，已经在各种心血管疾病状态中观察到[59–61]。57 例接受 TF–TAVR 的患者的流式细胞术显示，尽管单核细胞计数没有绝对变化，但瓣膜置换术后不久中间亚型（CD14++CD16+）单核细胞数下降。这表明由于 AVR 调节心脏疾病状态，单核细胞分布发生改变。较低水平的中间单核细胞与较好的心功能和 NYHA 等级的改善相对应[62]。

（六）细胞微粒

内皮细胞微粒（endothelial cell microparticle，EMP）是内皮细胞释放的磷脂小泡的集合。EMP 浓度升高反映内皮功能障碍，在多种情况下可被视为炎症或剪应力的标志物。与 CRP 等内源性

炎症蛋白的产生相比，内皮损伤后 EMP 的释放更快[63]。TAVR 后，由于内皮功能和壁切应力的改善，EMP 水平降低[64, 65]。

（七）半乳糖凝集素 -3

在射血分数降低的心力衰竭和射血分数保留的心力衰竭中，半乳糖凝集素（galectin）-3 已成为一种新的潜在预后标志物[66-68]。galectin-3 是一种促炎分子，参与动脉粥样硬化的血管成骨过程。galectin-3 的体外研究已经显示了炎症、成骨和纤维化标记物的诱导。自发的半乳糖凝集素 -3 在瓣膜间质细胞中也有表达，因此推测 galectin-3 在老年性主动脉狭窄的钙化过程中起积极作用[69]。从晚期主动脉狭窄患者身上采集的这些细胞中，galectin-3 的水平高于那些没有主动脉狭窄的对照组。Baldenhofer 等[70]前瞻性地观察了 101 名接受 TAVR 的患者，并使用 17.8ng/ml 的二分界线来确定循环血清半乳糖凝集素 -3 水平较低和较高的组。较高组的 1 年心血管事件发生率增加 4.5 倍，1 年全因死亡率增加 > 5 倍。这一数据表明，在接受 TAVR 的患者中，不良临床事件与 galectin-3 循环水平升高有很强的相关性。galectin-3 作为一种心脏生物标志物在心力衰竭中的应用前景良好，随着更多的临床研究，galectin-3 可能在 TAVR 后的危险分层中发挥临床作用。

（八）中区肾上腺髓质素前体

肾上腺髓质素有利钠和血管扩张作用，在广泛的临床条件下表达，包括心血管和非心血管疾病，如败血症、肺炎、慢性肾功能不全和慢性阻塞性肺疾病[71-73]。中区肾上腺髓质素前体（MR-proADM）是心脏血流动力学应激的标志物，已被证明对心力衰竭患者有预后作用[74]。为了预测全因死亡率，在 153 例接受 TAVR 的患者中评估了这一新的标志物，随后将其与 205 例接受 TAVR 患者的外部验证队列进行了比较。MR-proADM 水平高于 75% 的患者，9 个月时死亡率为 31%，低于该阈值的患者死亡率为 4%。加入 EuroSCORE Ⅱ后，MR proADM 显著改善了模型的净再分类指数[75]。

（九）TAVR 术后急性肾损伤预测的新标志物

急性肾损伤（acute kidney injury，AKI）是 TAVR 术后常见的并发症之一，是因对比剂的使用及发生短暂的血流动力学改变（如心排血量和动脉压的降低）所致，其危险因素包括潜在的肾病、高龄、糖尿病和心力衰竭等。早期发现 AKI 依赖于连续测量血清肌酐水平，计算估计的肾小球滤过率（estimated glomerular filtration rate，eGFR），密切监测尿量的变化。这种及时的检测对于早期的医疗管理是至关重要的，以优化肾脏灌注。AKI 的早期检测受到阻碍。然而，由于血清肌酐固有的局限性，其变化通常在损伤发生后 1～2 天延迟。此外，在肾功能急性改变的情况下，eGFR 的计算往往不准确。理想情况下，肾损伤应在尿量下降之前发现，尿量下降通常是进行性肾功能不全引发的。为此，一些新的生物标志物已被应用到 TAVR 过程中，以更有力和快速评估患者 AKI 和长期肾损害的风险。

胱抑素 C 是肾功能的一种替代性标志物，与 s- 肌酐水平相比，它以前被认为能更准确地反映心脏手术后的肾功能[76]。在接受 TAVR 的患者中，术后胱抑素 C 水平可能比 s- 肌酐水平更能确定迟发性 AKI 的风险人群[77]。由于缺乏支持性数据和广泛化验可用性差，胱抑素 C 在 TAVR 术后患者管理中的常规临床应用受到阻碍。

尿 G_1 细胞周期阻滞生物标志物、金属蛋白酶抑制药 -2（TIMP-2）和胰岛素样生长因子结合蛋白 7（IFGBP7）被认为是 AKI 的关键标志物。在一小部分接受 TAVR 的患者中，在术后阶段，尿细胞周期阻滞生物标志物在预测 AKI 方面的诊断准确性优于血清肌酐[78]。

血清 β_2 微球蛋白已被证明是终末期肾病的一个可能的预测因子，并与其他一些潜在的生物标志物，包括胱抑素 C 和中性粒细胞明胶酶相关脂质沉积蛋白（NGAL）一起在 80 例接受 SAVR 或 TAVR 的患者中进行了评估。在接受 TAVR 的 40 名患者队列中，血清 β_2 微球蛋白和胱抑素 C 是早期发现急性肾损伤的最强预测因子，血清 β_2 微球蛋白显示了所研究新标记物的最高曲线下面积（area under the curve，AUC）[79]。在这项研究中，NGAL 并没有被证明是 AKI 的一个强有力的预测因子。然而，在心脏手术后，NGAL 已被证明是 AKI 的早期和重要预测因子[80]。肾近端小管中的 NGAL 浓度因肾低灌注损伤而迅速增加，并且这些增加可以在 1h 内比血清肌酐的增加更早检测到[81]。鉴于 NGAL 的这些独特性，在主动脉瓣置换术后的患者中，NGAL 的测量可能还有一些临床应用价值，但目前缺乏支持性数据。

五、结论

心肌损伤程度和左心室壁应力似乎是预测 TAVR 患者长期预后的主要因素。在临床实践中，测量这些情况的标志物包括心肌坏死和损伤的生物标志物（肌钙蛋白、CK–MB 作为主要蛋白）和 B 型利钠肽（作为负荷变化引起的急性左心室收缩和舒张功能障碍的标志物）。这些单独标记物的效用，特别是在检测心肌损伤的情况下，与它们的分析灵敏度及在 VARC–2 共识文件等指南中列出的定义有关。对这种高度敏感的标记物可能会高估事件，并识别亚临床损伤，对主动脉狭窄患者接受 TAVR 治疗没有特别帮助。因此，重要的是，不仅要考虑循环生物标志物的异常水平是否存在，而且要考虑升高程度与心肌损伤程度的相关性。循环生物标志物的最高水平与并发症、发病率、左心室功能不全和死亡率的增加密切相关，可能在 TAVR 患者的术后处理中更有用。

除了目前临床实践中常用的生物标志物外，对新的标志物进行了令人兴奋的研究，这些标志物可能有助于更好地预测 TAVR 术后的临床结果，并确定术前可能存在较高不良事件风险的患者。对这些新出现的生物标志物的持续评估及程序风险预测模型的完善，将有望提高我们护理日益增多的严重主动脉狭窄患者的能力。

声明

无利益冲突。

参 考 文 献

[1] Smith CR, Leon MB, Mack MJ, Miller DC, Moses JW, Svensson LG, et al. Transcatheter versus surgical aortic–valve replacement in high–risk patients. N Engl J Med. 2011;364(23):2187–98.

[2] Kodali SK, Williams MR, Smith CR, Svensson LG, Webb JG, Makkar RR, et al. Two–year outcomes after transcatheter or surgical aortic–valve replacement. N Engl J Med. 2012;366(18):1686–95.

[3] Thomopoulou S, Vavuranakis M, Karyofyllis P, Kariori M, Karavolias G, Balanika M, et al. Four–year clinical results of transcatheter self–expanding Medtronic CoreValve implantation in high–risk patients with severe aortic stenosis. Age Ageing. 2016;45(3):427–30.

[4] Adams DH, Popma JJ, Reardon MJ, Yakubov SJ, Coselli JS, Deeb GM, et al. Transcatheter aortic–valve replacement with a self–expanding prosthesis. N Engl J Med. 2014;370(19):1790–8.

[5] Leon MB, Smith CR, Mack MJ, Makkar RR, Svensson LG, Kodali SK, et al. Transcatheter or surgical aortic–valve replacement in intermediate–risk patients. N Engl J Med. 2016;374(17):1609–20.

[6] Reardon MJ, Van Mieghem NM, Popma JJ, Kleiman NS,

Sondergaard L, Mumtaz M, et al. Surgical or transcatheter aortic-valve replacement in intermediate-risk patients. N Engl J Med. 2017;376(14):1321-31.

[7] Kappetein AP, Head SJ, Genereux P, Piazza N, van Mieghem NM, Blackstone EH, et al. Updated standardized endpoint definitions for transcatheter aortic valve implantation: the Valve Academic Research Consortium-2 consensus document (VARC-2). Eur J Cardiothorac Surg. 2012;42(5):S45-60.

[8] Thygesen K, Alpert JS, Jaffe AS, Simoons ML, Chaitman BR, White HD, et al. Third universal definition of myocardial infarction. Circulation. 2012;126(16):2020-35.

[9] Liebetrau C, Kim WK, Meyer A, Arsalan M, Gaede L, Blumenstein JM, et al. Identification of periproce-dural myocardial infarction using a high-sensitivity troponin I assay in patients who underwent transcatheter aortic valve implantation. Am J Cardiol. 2017;120(7):1180-6.

[10] Ribeiro HB, Nombela-Franco L, Munoz-Garcia AJ, Lemos PA, Amat-Santos I, Serra V, et al. Predictors and impact of myocardial injury after transcatheter aortic valve replacement: a multicenter registry. J Am Coll Cardiol. 2015;66(19):2075-88.

[11] Rodes-Cabau J, Gutierrez M, Bagur R, De Larochelliere R, Doyle D, Cote M, et al. Incidence, predictive factors, and prognostic value of myocardial injury following uncomplicated transcath eter aortic valve implantation. J Am Coll Cardiol. 2011;57(20):1988-99.

[12] Barbash IM, Dvir D, Ben-Dor I, Badr S, Okubagzi P, Torguson R, et al. Prevalence and effect of myocardial injury after transcatheter aortic valve replacement. Am J Cardiol. 2013;111(9):1337-43.

[13] Stundl A, Schulte R, Lucht H, Weber M, Sedaghat A, Shamekhi J, et al. Periprocedural myocardial injury depends on transcatheter heart valve type but does not predict mortality in patients after transcatheter aortic valve replacement. JACC Cardiovasc Interv. 2017;10(15):1550-60.

[14] Yong ZY, Wiegerinck EM, Boerlage-van Dijk K, Koch KT, Vis MM, Bouma BJ, et al. Predictors and prognostic value of myocardial injury during transcatheter aortic valve implantation. Circ Cardiovasc Interv. 2012;5(3):415-23.

[15] Chin CW, Djohan AH, Lang CC. The role of cardiac biochemical markers in aortic stenosis. Biomarkers. 2016;21(4):316-27.

[16] Solberg OG, Ueland T, Wergeland R, Dahl CP, Aakhus S, Aukrust P, et al. High-sensitive troponin T and N-terminal-brain-natriuretic-peptide predict outcome in symptomatic aortic stenosis. Scand Cardiovasc J. 2012;46(5):278-85.

[17] Auensen A, Hussain AI, Falk RS, Walle-Hansen MM, Bye J, Pettersen KI, et al. Associations of brain-natriuretic peptide, high-sensitive troponin T, and high-sensitive C-reactive protein with outcomes in severe aortic stenosis. PLoS One. 2017;12(6):e0179304.

[18] Rosjo H, Andreassen J, Edvardsen T, Omland T. Prognostic usefulness of circulating high-sensitivity troponin T in aortic stenosis and relation to echocardiographic indexes of cardiac function and anatomy. Am J Cardiol. 2011;108(1):88-91.

[19] Frank D, Stark S, Lutz M, Weissbrodt A, Freitag-Wolf S, Petzina R, et al. Preprocedural high-sensitive troponin predicts survival after transcatheter aortic valve implantation (TAVI). Int J Cardiol. 2013;169(3): e38-9.

[20] Paradis JM, Maniar HS, Lasala JM, Kodali S, Williams M, Lindman BR, et al. Clinical and functional outcomes associated with myocardial injury after transfemoral and transapical transcatheter aortic valve replacement: a subanalysis from the PARTNER Trial (Placement of Aortic transcatheter Valves). JACC Cardiovasc Interv. 2015;8(11):1468-79.

[21] Ribeiro HB, Dahou A, Urena M, Carrasco JL, Mohammadi S, Doyle D, et al. Myocardial injury after transaortic versus transapical transcatheter aortic valve replacement. Ann Thorac Surg. 2015;99(6):2001-9.

[22] Chorianopoulos E, Krumsdorf U, Geis N, Pleger ST, Giannitsis E, Katus HA, et al. Preserved prognostic value of preinterventional troponin T levels despite successful TAVI in patients with severe aortic stenosis. Clin Res Cardiol. 2014;103(1):65-72.

[23] Koifman E, Garcia-Garcia HM, Alraies MC, Buchanan K, Hideo-Kajita A, Steinvil A, et al. Correlates and significance of elevation of cardiac biomarkers elevation following transcatheter aortic valve implantation. Am J Cardiol. 2017;120(5):850-6.

[24] Carrabba N, Valenti R, Migliorini A, Vergara R, Parodi G, Antoniucci D. Prognostic value of myocardial injury following transcatheter aortic valve implantation. Am J Cardiol. 2013;111(10):1475-81.

[25] Kemp M, Donovan J, Higham H, Hooper J. Biochemical markers of myocardial injury. Br J Anaesth. 2004;93(1):63-73.

[26] Collinson PO, Stubbs PJ, Kessler AC, Multicentre Evaluation of Routine Immunoassay of Troponin TS. Multicentre evaluation of the diagnostic value of cardiac troponin T, CK-MB mass, and myoglobin for assessing patients with suspected acute coro nary syndromes in routine clinical practice. Heart. 2003;89(3):280-6.

[27] Weber M, Arnold R, Rau M, Elsaesser A, Brandt R, Mitrovic V, et al. Relation of N-terminal pro B-type natriuretic peptide to progression of aortic valve disease. Eur Heart J. 2005;26(10):1023-30.

[28] Clavel MA, Malouf J, Michelena HI, Suri RM, Jaffe AS, Mahoney DW, et al. B-type natriuretic peptide clinical activation in aortic stenosis: impact on long-term survival. J Am Coll Cardiol. 2014;63(19):2016-25.

[29] Mannacio V, Antignano A, De Amicis V, Di Tommaso L, Giordano R, Iannelli G, et al. B-type natriuretic peptide as a biochemical marker of left ventricular diastolic function: assessment in asymptomatic patients 1 year after valve replacement for aortic stenosis. Interact Cardiovasc Thorac Surg. 2013;17(2):371-7.

[30] Dahou A, Clavel MA, Capoulade R, O'Connor K, Ribeiro HB, Cote N, et al. B-type natriuretic peptide and high-sensitivity cardiac troponin for risk stratification in low-flow, low-gradient aortic stenosis: a substudy of the TOPAS study. JACC Cardiovasc Imaging. 2018;11:939-47.

[31] Baumgartner H, Falk V, Bax JJ, De Bonis M, Hamm C, Holm

PJ, et al. 2017 ESC/EACTS guidelines for the management of valvular heart disease. Eur Heart J. 2017;38(36):2739–91.

[32] Vahanian A, Alfieri O, Andreotti F, Antunes MJ, Baron-Esquivias G, Baumgartner H, et al. Guidelines on the management of valvular heart disease (ver sion 2012): the Joint Task Force on the Management of Valvular Heart Disease of the European Society of Cardiology (ESC) and the European Association for Cardio-Thoracic Surgery (EACTS). Eur J Cardiothorac Surg. 2012;42(4):S1–44.

[33] Ben-Dor I, Minha S, Barbash IM, Aly O, Dvir D, Deksissa T, et al. Correlation of brain natriuretic peptide levels in patients with severe aortic stenosis undergoing operative valve replacement or percutaneous transcatheter intervention with clinical, echocardiographic, and hemodynamic factors and prognosis. Am J Cardiol. 2013;112(4):574–9.

[34] Koskinas KC, O'Sullivan CJ, Heg D, Praz F, Stortecky S, Pilgrim T, et al. Effect of B-type natriuretic peptides on long-term outcomes after transcatheter aortic valve implantation. Am J Cardiol. 2015;116(10):1560–5.

[35] Abramowitz Y, Chakravarty T, Jilaihawi H, Lee C, Cox J, Sharma RP, et al. Impact of preprocedural B-type natriuretic peptide levels on the outcomes after transcatheter aortic valve implantation. Am J Cardiol. 2015;116(12):1904–9.

[36] Neverdal NO, Knudsen CW, Husebye T, Vengen OA, Pepper J, Lie M, et al. The effect of aortic valve replacement on plasma B-type natriuretic peptide in patients with severe aortic stenosis—one year follow up. Eur J Heart Fail. 2006;8(3):257–62.

[37] Georges A, Forestier F, Valli N, Plogin A, Janvier G, Bordenave L. Changes in type B natriuretic peptide (BNP) concentrations during cardiac valve replacement. Eur J Cardiothorac Surg. 2004;25(6):941–5.

[38] Elhmidi Y, Bleiziffer S, Piazza N, Ruge H, Krane M, Deutsch MA, et al. The evolution and prognostic value of N-terminal brain natriuretic peptide in predicting 1-year mortality in patients following transcatheter aortic valve implantation. J Invasive Cardiol. 2013;25(1):38–44.

[39] Stahli BE, Gebhard C, Saleh L, Falk V, Landmesser U, Nietlispach F, et al. N-terminal pro-B-type natriuretic peptide-ratio predicts mortality after transcatheter aortic valve replacement. Catheter Cardiovasc Interv. 2015;85(7):1240–7.

[40] Lopez-Otero D, Trillo-Nouche R, Gude F, Cid Alvarez B, Ocaranza-Sanchez R, Alvarez MS, et al. Pro B-type natriuretic peptide plasma value: a new criterion for the prediction of short- and long-term outcomes after transcatheter aortic valve implantation. Int J Cardiol. 2013;168(2):1264–8.

[41] Clerico A, Giannoni A, Vittorini S, Emdin M. The paradox of low BNP levels in obesity. Heart Fail Rev. 2012;17(1):81–96.

[42] Cimadevilla C, Cueff C, Hekimian G, Dehoux M, Lepage L, Iung B, et al. Prognostic value of B-type natriuretic peptide in elderly patients with aortic valve stenosis: the COFRASA-GENERAC study. Heart. 2013;99(7):461–7.

[43] Raposeiras-Roubin S, Abu-Assi E, Lopez-Rodriguez E, Agra-Bermejo R, Pereira-Lopez EM, Calvo Iglesias F, et al. NT-proBNP for risk stratification of nonagenarian patients with severe symptomatic aortic stenosis. Int J Cardiol.

2016;223:785–6.

[44] Derda AA, Thum S, Lorenzen JM, Bavendiek U, Heineke J, Keyser B, et al. Blood-based microRNA signatures differentiate various forms of cardiac hypertrophy. Int J Cardiol. 2015;196:115–22.

[45] Kumarswamy R, Thum T. Non-coding RNAs in cardiac remodeling and heart failure. Circ Res. 2013;113(6):676–89.

[46] Perfetti A, Greco S, Cardani R, Fossati B, Cuomo G, Valaperta R, et al. Validation of plasma microRNAs as biomarkers for myotonic dystrophy type 1. Sci Rep. 2016;6:38174.

[47] Matsuzaka Y, Kishi S, Aoki Y, Komaki H, Oya Y, Takeda S, et al. Three novel serum biomarkers, miR-1, miR-133a, and miR-206 for Limb-girdle muscular dystrophy, Facioscapulohumeral muscular dystrophy, and Becker muscular dystrophy. Environ Health Prev Med. 2014;19(6):452–8.

[48] Yang Y, Del Re DP, Nakano N, Sciarretta S, Zhai P, Park J, et al. miR-206 mediates YAP-induced cardiac hypertrophy and survival. Circ Res. 2015;117(10):891–904.

[49] Fabiani I, Scatena C, Mazzanti CM, Conte L, Pugliese NR, Franceschi S, et al. Micro-RNA-21 (biomarker) and global longitudinal strain (functional marker) in detection of myocardial fibrotic burden in severe aortic valve stenosis: a pilot study. J Transl Med. 2016;14(1):248.

[50] Villar AV, Garcia R, Merino D, Llano M, Cobo M, Montalvo C, et al. Myocardial and circulating levels of microRNA-21 reflect left ventricular fibrosis in aortic stenosis patients. Int J Cardiol. 2013;167(6):2875–81.

[51] Creemers EE, Pinto YM. Molecular mechanisms that control interstitial fibrosis in the pressure-overloaded heart. Cardiovasc Res. 2011;89(2):265–72.

[52] Elmariah S, Farrell LA, Furman D, Lindman BR, Shi X, Morningstar JE, et al. Association of acylcarnitines with left ventricular remodeling in patients with severe aortic stenosis undergoing transcatheter aortic valve replacement. JAMA Cardiol. 2018;3(3):242–6.

[53] Kim JB, Kobayashi Y, Moneghetti KJ, Brenner DA, O'Malley R, Schnittger I, et al. GDF-15 (growth differentiation factor 15) is associated with lack of ventricular recovery and mortality after transcatheter aortic valve replacement. Circ Cardiovasc Interv. 2017;10(12):e005594.

[54] Sinning JM, Wollert KC, Sedaghat A, Widera C, Radermacher MC, Descoups C, et al. Risk scores and biomarkers for the prediction of 1-year outcome after transcatheter aortic valve replacement. Am Heart J. 2015;170(4):821–9.

[55] Stundl A, Lunstedt NS, Courtz F, Freitag-Wolf S, Frey N, Holdenrieder S, et al. Soluble ST2 for risk stratification and the prediction of mortality in patients undergoing transcatheter aortic valve implantation. Am J Cardiol. 2017;120(6):986–93.

[56] Schmid J, Stojakovic T, Zweiker D, Scharnagl H, Maderthaner RD, Scherr D, et al. ST2 predicts survival in patients undergoing transcatheter aortic valve implantation. Int J Cardiol. 2017;244:87–92.

[57] Lindman BR, Breyley JG, Schilling JD, Vatterott AM, Zajarias A, Maniar HS, et al. Prognostic utility of novel biomarkers of cardiovascular stress in patients with aortic stenosis undergoing

valve replacement. Heart. 2015;101(17):1382–8.

[58] Cho KI, Cho SH, Her AY, Singh GB, Shin ES. Prognostic utility of neutrophil–to–lymphocyte ratio on adverse clinical outcomes in patients with severe calcific aortic stenosis. PLoS One. 2016;11(8):e0161530.

[59] Berg KE, Ljungcrantz I, Andersson L, Bryngelsson C, Hedblad B, Fredrikson GN, et al. Elevated CD14++CD16− monocytes predict cardiovascular events. Circ Cardiovasc Genet. 2012;5(1):122–31.

[60] Rogacev KS, Cremers B, Zawada AM, Seiler S, Binder N, Ege P, et al. CD14++CD16+ monocytes indepen dently predict cardiovascular events: a cohort study of 951 patients referred for elective coronary angiography. J Am Coll Cardiol. 2012;60(16):1512–20.

[61] Passlick B, Flieger D, Ziegler–Heitbrock HW. Identification and characterization of a novel monocyte subpopulation in human peripheral blood. Blood. 1989;74(7):2527–34.

[62] Neuser J, Galuppo P, Fraccarollo D, Willig J, Kempf T, Berliner D, et al. Intermediate CD14++CD16+ monocytes decline after transcatheter aortic valve replacement and correlate with functional capacity and left ventricular systolic function. PLoS One. 2017;12(8):e0183670.

[63] Jansen F, Rohwer K, Vasa–Nicotera M, Mellert F, Grube E, Nickenig G, et al. CD–144 positive endothelial microparticles are increased in patients with systemic inflammatory response syndrome after TAVI. Int J Cardiol. 2016;204:172–4.

[64] Horn P, Stern D, Veulemans V, Heiss C, Zeus T, Merx MW, et al. Improved endothelial function and decreased levels of endothelium–derived microparticles after transcatheter aortic valve implantation. EuroIntervention. 2015;10(12):1456–63.

[65] Jung C, Lichtenauer M, Figulla HR, Wernly B, Goebel B, Foerster M, et al. Microparticles in patients undergoing transcatheter aortic valve implantation (TAVI). Heart Vessel. 2017;32(4):458–66.

[66] Tang WH, Shrestha K, Shao Z, Borowski AG, Troughton RW, Thomas JD, et al. Usefulness of plasma galectin–3 levels in systolic heart failure to predict renal insufficiency and survival. Am J Cardiol. 2011;108(3):385–90.

[67] de Boer RA, Lok DJ, Jaarsma T, van der Meer P, Voors AA, Hillege HL, et al. Predictive value of plasma galectin–3 levels in heart failure with reduced and preserved ejection fraction. Ann Med. 2011;43(1):60–8.

[68] de Boer RA, Edelmann F, Cohen–Solal A, Mamas MA, Maisel A, Pieske B. Galectin–3 in heart failure with preserved ejection fraction. Eur J Heart Fail. 2013;15(10):1095–101.

[69] Sadaba JR, Martinez–Martinez E, Arrieta V, Alvarez V, Fernandez–Celis A, Ibarrola J, et al. Role for galectin–3 in calcific aortic valve stenosis. J Am Heart Assoc. 2016; 5(11):e004360.

[70] Baldenhofer G, Zhang K, Spethmann S, Laule M, Eilers B, Leonhardt F, et al. Galectin–3 predicts short– and long–term outcome in patients undergoing transcatheter aortic valve implantation (TAVI). Int J Cardiol. 2014;177(3):912–7.

[71] Albrich WC, Dusemund F, Ruegger K, Christ–Crain M, Zimmerli W, Bregenzer T, et al. Enhancement of CURB65 score with proadrenomedullin (CURB65–A) for outcome prediction in lower respiratory tract infections: derivation of a clinical algorithm. BMC Infect Dis. 2011;11:112.

[72] O'Malley RG, Bonaca MP, Scirica BM, Murphy SA, Jarolim P, Sabatine MS, et al. Prognostic performance of multiple biomarkers in patients with non–ST–segment elevation acute coronary syndrome: analysis from the MERLIN–TIMI 36 trial (Metabolic Efficiency With Ranolazine for Less Ischemia in Non–ST–Elevation Acute Coronary Syndromes–Thrombolysis In Myocardial Infarction 36). J Am Coll Cardiol. 2014;63(16):1644–53.

[73] Schuetz P, Marlowe RJ, Mueller B. The prognostic blood biomarker proadrenomedullin for outcome prediction in patients with chronic obstructive pulmonary disease (COPD): a qualitative clinical review. Clin Chem Lab Med. 2015;53(4):521–39.

[74] Pousset F, Masson F, Chavirovskaia O, Isnard R, Carayon A, Golmard JL, et al. Plasma adreno medullin, a new independent predictor of prognosis in patients with chronic heart failure. Eur Heart J. 2000;21(12):1009–14.

[75] Csordas A, Nietlispach F, Schuetz P, Huber A, Muller B, Maisano F, et al. Midregional proadrenomedullin improves risk stratification beyond surgical risk scores in patients undergoing transcatheter aortic valve replacement. PLoS One. 2015;10(12):e0143761.

[76] Bronden B, Eyjolfsson A, Blomquist S, Dardashti A, Ederoth P, Bjursten H. Evaluation of cystatin C with iohexol clearance in cardiac surgery. Acta Anaesthesiol Scand. 2011;55(2):196–202.

[77] Johansson M, Nozohoor S, Bjursten H, Kimblad PO, Sjogren J. Acute kidney injury assessed by cystatin C after transcatheter aortic valve implantation and late renal dysfunction. J Cardiothorac Vasc Anesth. 2014;28(4):960–5.

[78] Dusse F, Edayadiyil–Dudasova M, Thielmann M, Wendt D, Kahlert P, Demircioglu E, et al. Early prediction of acute kidney injury after transapical and transaortic aortic valve implantation with urinary G1 cell cycle arrest biomarkers. BMC Anesthesiol. 2016;16:76.

[79] Zaleska–Kociecka M, Skrobisz A, Wojtkowska I, Grabowski M, Dabrowski M, Kusmierski K, et al. Serum beta–2 microglobulin levels for predicting acute kidney injury complicating aortic valve replacement. Interact Cardiovasc Thorac Surg. 2017;25(4): 533–40.

[80] Kidher E, Harling L, Ashrafian H, Naase H, Chukwuemeka A, Anderson J, et al. Pulse wave velocity and neutrophil gelatinase–associated lipocalin as predictors of acute kidney injury following aortic valve replacement. J Cardiothorac Surg. 2014;9:89.

[81] Wagener G, Jan M, Kim M, Mori K, Barasch JM, Sladen RN, et al. Association between increases in urinary neutrophil gelatinase–associated lipocalin and acute renal dysfunction after adult cardiac surgery. Anesthesiology. 2006;105(3):485–91.

第14章 经导管主动脉瓣植入术后的主动脉瓣反流

Aortic Regurgitation After Transcatheter Aortic Valve Implantation

Bogdan Borz 著

赵 亮 译　熊 辉 校

缩略语

AR	aortic regurgitation	主动脉瓣反流
BE	balloon-expandable	球囊扩张
CMR	cardiovascular magnetic resonance imaging	心血管磁共振成像
DBP	diastolic blood pressure	舒张压
LV	left ventricle	左心室
LVEDP	left ventricular end-diastolic pressure	左心室舒张末压
LVOT	left ventricular outflow tract	左心室流出道
MRI	magnetic resonance imaging	磁共振成像
PAR	paravalvular aortic regurgitation	主动脉瓣瓣周反流
SAVR	surgical valve replacement	外科主动脉瓣膜置换术
SE	self-expandable	自膨胀
TAVI	transcatheter aortic valve implantation	经导管主动脉瓣植入术
TEE	transesophageal echocardiography	经食管超声心动图
THV	transcatheter heart valve	经导管心脏瓣膜
TTE	transthoracic echocardiography	经胸超声心动图
VARC	Valve Academic Research Consortium	瓣膜学术研究联盟

一、概述

经导管主动脉瓣植入术已经成为高危和不能手术患者的标准治疗方法。该技术与传统外科瓣膜置换术的主要区别在于它保留了原有的瓣膜，人工瓣膜通过机械输送系统植入并固定在原有的瓣环内。与原有钙化的瓣叶和瓣环的结合可能不紧密，这可导致主动脉瓣瓣周漏（PAR）。PAR被称为 TAVI 的"致命弱点"，是该项技术的重要并发症之一[1]。

本章综述了 PAR 的发生率、发生机制和临床影响，重点探讨了 PAR 与经导管心脏瓣膜设计、预防和治疗的关系。

二、发生率

PAR 是 TAVI 的常见并发症，大多数患者都存在一定程度的 PAR（表 14-1）。与此形成鲜明对比的是，在加拿大 3201 例[2]患者的大样本队列研究中 SAVR 术后 PAR 的发生率较低，轻度主动脉瓣反流的发生率稍高于 4.2%。Villablanca 等[3]最近完成的 Meta 分析包括 46 项观察性研究和 4 项随机对照试验共纳入 44 247 例患者，发现 TAVI 治疗后中度或重度 AR 发生率为 6.7%，而 SAVR 治疗的住院患者仅为 0.8%。TAVI 术后发生残余 AR 的相对风险是 SAVR 术后的 7 倍。这一发现在观察性和随机试验的单独分析中得到了证实，随机试验的信号更强，更有可能使用核心实验室。高危和低危组患者的结果相似。另一项 Meta 分析[4]包括 4 个随机试验，其中 2 个采用自膨胀（self-expandable，SE）CoreValve 瓣膜（Medtronic，明尼苏达州，明尼阿波利斯），2 个采用 Edwards Sapien 瓣膜（Edwards lifesciences，美国加州尔湾），发现 TAVI 术后发生中度或重度 AR 的可能性是 SAVR 的 6 倍，但各试验之间存在显著的统计差异。

虽然这些 Meta 分析给出明确的指示，TAVI 术后会增加 PAR 风险，但是各研究的高度变异性和报道的 AR 严重程度的差异使 TAVI 术后 PAR 的准确评估很困难。这种异质性由几个因素造成：①使用各种影像学方法评价 PAR，如经胸超声心动图、经食管超声心动图、主动脉血管造影；②经常缺少核心实验室，特别是在这项技术应用初期；③ PAR 评估时间点的变异（围术期、出院时或出院 30 天）；④采用了不同的评分方案；⑤各种 TAVI 装置的发展和技术的改进。2011 年瓣膜学术研究协会发表的专家共识克服了早期共

识对于 TAVI 预后的局限性，包括对 PAR[5]的评估，并于 2012 年做了更新[6]。

介入团队和行业通过改进技术和设备来应对 PAR 问题。最新一代 THV 是带着降低 PAR 风险的目标而设计的。与过去型号的瓣膜相比，通过使用 Sapien 3 THV（Edwards life science，美国加州尔湾）能使 PAR 减少，这种瓣膜设计的影响清晰可见，使用 Lotus 瓣（Boston Scientific，美国马萨诸塞州纳蒂克市）造成中、重度残留 PAR 的比率非常低，为 1%[7]，使用 Direct Flow 瓣（Direct Flow Medical，美国加州圣罗莎市）造成的中度或重度残留 PAR 为 1.2%[8]。

Ando 等[9]的 Meta 分析显示，Sapien 3 植入后观察到中度至重度 PAR 的患者为 1.6%，而 Sapien XT 植入后为 6.9%。另一项 Meta 分析也证实了这些，发现 Sapien 3 瓣膜的 PAR 发生率较低（5.58% vs. 19.35%，OR=0.27）[10]。与之前的 CoreValve 相比，Evolut-R THV 的改善没有那么显著。瑞士注册表使用 VARC-2 定义，发现两种瓣膜的 PAR ≥ 2 没有显著差异（8.5% vs. 10.6%）[11]。然而，通过 TVT 注册表对 SE 瓣膜的分析发现，Evolut-R 显著降低了中度或重度 PAR（4.4% vs. 6.2%，$P < 0.001$）[12]。最新一代的 Evolut PRO 瓣膜在包括 60 例[13]患者的初步研究中未显示中度或重度反流。大多数患者（72.4%）表现出没有或轻度 PAR。尽管样本量小和非随机选择患者使其结果的解释有一定局限性，但数据表明金属框架远端用心包膜包裹后密封得到了显著改善。

文献中对 BE 和 SE 的 THV 比较多种多样，但大多是观察性的[14-18]。CHOICE 试验是第一个对 Sapien XT 和 CoreValve THV 进行随机比较的试验[19]。Sapien XT 瓣超过轻度 PAR 的发生率显著降低（4.1% vs. 18.3%，RR=0.23；95%CI 0.09～0.58，$P < 0.01$）。这些发现在最近法国注册的试

表 14-1　部分研究报道 TAVI 术后 PAR 的发生率

研究作者	研究名称	n	年份	Valve 类型	影像	评价时间	无/追踪 PAR（%）	轻度 PAR（%）	中度（%）	重度（%）	TF 追踪路径（%）	核心实验室
Leon 等[80]	PARTNER B	358	2010	Sapien	Echo	30天	14.0	68.0	12.0		100	是
Eltchaninoff 等[81]	France	244	2011	Sapien 和 CoreValve	TTE/TEE	N/A	90.5		9.0	0.5	65.6	否
Thomas 等[82]	SOURCE	1038	2010	Sapien	N/A	30天	N/A	N/A	N/A	1.9	47.0	否
Smith 等[83]	PARTNER A	699	2011	Sapien	Echo	30天	22.6	65.2	12.2		70.1	是
Tamburino 等[84]	Italian registry	663	2011	CoreValve	Echo	通过 30 天	N/A	N/A	21	N/A	90.3	否
Abdelwahab 等[85]	German registry	690	2011	Sapien 和 CoreValve	Angio	术后	27.7	55.1	14.9（2 例 中至重度）	0.3	93.0	否
Moat 等[86]	UK	870	2011	Sapien 和 CoreValve	Angio	术后	39.0	47.4	13.6（中至重度）		69.0	否
Gilard 等[50]	France 2	3195	2012	Sapien/XT 和 CoreValve	Echo	30天	37.8	45.7	15.7	0.8	74.6	否
Webb 等[87]	Registry	150	2014	Sapien 3	Echo	30天	74.3	22.1	3.5	无	64.0	是
Adams 等[88]	US CoreValve	795	2014	CoreValve	Echo	30天	55.4	35.7	7.3	1.7	82.8	是
Meredith 等[7]	REPRISE II	120	2014	Lotus	Echo	30天	78.1（无）5.2（trivial）	15.6	1	无	100	是
Schofer 等[89]	Direct Flow Medical	100	2014	Direct flow	Echo	通过 30 天	70.3	28.4	1.4	无	100	N/A
Linke 等[90]	ADVANCE registry	996	2014	CoreValve	Echo	出院	19.2	62.5	15.4	0.2	87.8	否

（续表）

研究作者	研究名称	n	年份	Valve 类型	影像	评价时间	无/追踪 PAR（%）	轻度 PAR（%）	中度（%）	重度（%）	TF 追踪路径（%）	核心实验室
Thyregod 等[91]	NOTION	280	2015	CoreValve	Echo	3 个月	23.4	61.3	14.5	0.8	96.5	N/A
Herrmann 等[92]	PARTNER II US	583	2016	Sapien 3	Echo	30 天	64.3	33.2	2.5	无	84.2	是
Vahanian 等[93]	Registry	101	2016	Sapien 3	Echo	30 天	23.0	26.4	2.3	无	100	是
Kodali 等[94]	Registry	1661	2016	Sapien 3	Echo	30 天	55.9	40.7	3.4	无	86.9	是
Popma 等[95]	Evolut R US	241	2017	Evolut R	Echo	30 天	62.6	32.2	5.3	无	89.5	是
Reardon 等[96]	SURTAVI	1746	2017	CoreValve 84% Evolut R16%	Echo	出院	63.0	33.7	3.3	0.1	N/A	是
Wendler 等[97]	SOURCE 3	1947	2017	Sapien 3	Echo	30 天	73.7	23.3	3	0.1	87.1	否

在每个单元格中显示一个研究报道中 PAR 的发病率为无 PAR 和轻度 PAR 或中度和重度 PAR
Echo. 超声心动图；Angio. 血管造影；TTE. 经胸超声心动图；TEE. 经食管超声心动图

验[20]的分析中得到了证实，使用 SE THV 与显著 PAR 的更高风险相关［OR=2.03（1.46～2.83），$P < 0.0001$］。Agarwal 等[21]的比较 Meta 分析包括了 5 个随机试验和 28 个多中心注册的 35 347 例患者，报道了使用 CoreValve THV 有较高的中度或重度 PAR 的发生率（15.5% vs. 8.9%）。研究显示，新一代 BE 和 SE 装置（Sapien 3 和 Evolut R）的差异并不重要，这是因为对现有的临床研究的统计能力有限所致[15, 17, 18]。其中两项研究发现中度或重度 PAR 的发生率相当，而一项研究发现 Evolut R 瓣的发生率较高。

同 Sapien 3 THV[22]相比，新型 SE 瓣膜 Symetis AcurateNeo TF™ 在中度或重度 PAR 的表现上无统计学差异。

三、原因和预测因素

从逻辑上讲 TAVI 术后残留的 PAR 取决于人工瓣膜和主动脉瓣环复合体的缝隙大小，主动脉瓣环复合体包括主动脉自身瓣叶、主动脉瓣环和左心室流出道。通常通过附着在支架框架上的组织裙来完成瓣周的密封，该支架框架在最新一代 Sapien 3 和 Evolut Pro THV 中具有外部组件。Lotus Valve System 带有外部自适应密封，Direct flow THV 提供了一个可充气的主动脉和心室环，旨在将 PAR 的风险降至最低。

由此可以推断，所有导致人工瓣膜密封部分与自身环形复合物接触减少的情况都会导致残余 PAR。一些文献也描述了其他几个因素[23-28]，Athappan 等[29]的 Meta 分析发现 PAR 的三个主要预测因素：①支架尺寸偏小；②主动脉瓣钙化；③植入深度。

（一）支架偏小

支架尺寸过小将无法与自身环良好贴合，增

加了 PAR 的风险。各种研究已经证实了这一假设[23, 30, 31]。Détaint 等[23]首先引入了"覆盖指数"，定义为［（支架直径 –TEE 主动脉瓣环直径）/ 支架直径］×100。在覆盖指数大于 8% 的患者中未观察到残留的 AR ≥ 2，这实际上说明了此时支架偏大超过 8%。尽管覆盖指数开始的研究通常采用经食管超声 2D 方法测量主动脉瓣环直径，但已经观察到 3D 测量在预测 PAR 发生方面更有优势[26, 32-34]。与 2D TEE 测量相比使用 3D MSCT 测量可减少 PAR 发生率[33, 35]。基于比较研究，超声心动图常常低估瓣环的直径，椭圆形的瓣环对测量影响很大，这个观点已被广泛接受[26]。MSCT 测量具有高度重复性，基于瓣环面积偏大尺寸的计算似乎最佳，因为它受偏心瓣环影响较小。10% 或更多的面积增加与 PAR 显著降低相关[34, 36]。着重强调的是，这些研究大多数使用了 Edwards THV 系统。

（二）主动脉瓣钙化

作为 PAR 的预测因子，主动脉瓣钙化已被多个研究报道[27, 36-40]。有趣的是，德国的一项注册研究分析并没有发现主动脉瓣环钙化严重程度与 PAR 的联系，但是它对钙化程度评估采取的是主观视觉评估法[41]。钙化程度可通过 Agatston 评分或钙体积评分进行量化。正如它的不对称分布，钙化位置对于预测显著的残余 PAR 很重要[36]。LVOT 钙化的存在具有特殊重要意义。在 Sapien THV 研究中，LVOT 的任何数量钙化都是轻度以上 PAR 的独立危险因素[26]。主动脉瓣复合体的体积即使没有达到统计学意义也被发现是 Lotus Valve 植入后 PAR 的独立预测因子[27]。在一项包括多种瓣膜的研究中，只有当 LVOT 钙化超过 $10mm^3$ 时，增加的环形复合体钙化才与 AR 相关[25]。位于瓣叶交界区的钙化是残余 PAR 的另一个重要预测因子[38]。

（三）植入深度

与 BE THV 相比，Core Valve THV 植入深度是一个特殊的问题，因为它经常被允许植入更大的深度范围。植入深度是 Core Valve 植入后 PAR 的预测因子[28, 30, 42-44]。植入过深会导致 PAR，因为它减少了组织衬裙提供的密封性，并且通过支架支柱在裙部上方可能出现瓣周漏。植入过高不能保证瓣膜与瓣环、LVOT 之间良好、完全的接触。一项小型试点研究发现，最佳植入深度为 10mm[42] 是目前的标准深度。一项较大的研究报道显示，在小于中度 PAR 的患者中平均植入深度为 6.7mm[28]。为了降低起搏器植入风险的最佳植入深度（推荐深度 < 6mm[45]），与最终的目标植入深度之间，需充分考虑起搏器植入与严重 PAR 的平衡。实际上制造商推荐的目标植入深度是 3～5mm。

（四）主动脉根部成角

由于其长度和与主动脉根部的相互作用，另一个似乎是 SE THV 特有的问题是主动脉成角[24, 42]。在一项初步研究中发现，LVOT 和主动脉根部的夹角越大，PAR 的风险就越高[42]。Abramowitz 等在一个较大的队列研究中证实了这一发现，并发现水平面与瓣环平面的角度大于 48°时，高度提示严重的 PAR 风险[24]。相对而言，主动脉成角不影响 BE 瓣膜成功植入。

四、评估

评估 PAR 可以采用多种方法，通常推荐采用多参数方法。影像学技术有：①主动脉造影；②有创血流动力学压力测量（如主动脉瓣反流指数）；③超声心动图（如 TTE 和 TEE），TEE 需要全身麻醉；④心血管磁共振成像。钠尿肽可以评估 PAR 的严重程度。

（一）主动脉造影

主动脉血管造影通常是通过猪尾导管以 15ml/s 的速度在升主动脉注入 20～40ml 对比剂来完成的。造影通常采用右前斜位 30°或左前斜位 20°～30°。猪尾导管应放在瓣膜上方 2cm 处。最好在植入后血流动力学恢复正常后进行注射。一些研究中要求在 SE TAVI 植入 10min 后再行造影，以便支架瓣膜的充分扩张[30]。

Sellers 分类包括 4 级主动脉瓣反流：0 级，无主动脉瓣反流；1 级，少量对比剂在舒张期进入左心室，没有充满整个心腔，每个心动周期都能够清除；2 级，舒张期整个左心室有对比剂显影，但密度低于升主动脉对比剂密度；3 级，整个左心室舒张期对比剂显影与升主动脉对比剂密度相等；4 级，同升主动脉对比剂显影相比第一个心搏整个左心室舒张期显影密度更高[46]。

血管造影法是对主动脉瓣反流的半定量评估受到很多限制。由于这是一种主观的视觉评价，所以它的特点是操作者存在一定的变异性。猪尾导管的位置和对比剂的量会影响视觉 AR 的严重程度。血管造影术显示整个 AR 的特征包括经过跨瓣反流和 PAR。由于操作者需要为量化 PAR 的严重程度以确定是否需要进一步干预，有时血管造影术是在有左心室导丝穿过的瓣膜进行的，这时导丝会引起瓣膜不能完全关闭导致额外的人为的 AR。在没有导丝穿过瓣膜的情况下进行主动脉造影术可以解决这个问题，但如果需要后扩张就要导丝再次穿过瓣膜，在某些情况下会产生穿过瓣膜旁间隙的风险。血流动力学参数，如高血压，可能导致对 AR 分级的高估，而心率加快则因舒张期缩短而引起低估。

使用视频密度测量的新血管造影技术与 CMR 分级相关良好，并具有较低的观察者间变异性[47]。

（二）血流动力学指标

评价 PAR 的血流动力学指标是一个很好的思路，因为它们独立于各种超声心动图的瓣周反流的局限性之外。Sinning 等[30] 提出了一种无量纲的 AR 指数，定义为 [（DBP–LVEDP）/SBP]×100，其中 DBP 为舒张压，LVEDP 为左心室舒张末期压，SBP 为收缩压。在瓣膜植入 10～15min 后测压，所有患者均使用 Core Valve THV。AR 指数随超声心动图 PAR 严重程度的增加而降低。他们发现 AR 指数 < 25 预示 1 年死亡率的显著增加（HR=2.9，95%CI 1.3～6.4；P < 0.009）。由于 AR 指数可以在围术期评估，它允许操作者决定是否需要进一步干预以降低 PAR。有几个因素会导致 AR 指数不精确。瓣膜植入前 LVDEP 升高往往会低估 AR 指数从而高估 PAR 的严重程度，其原因与 PAR 的存在无关。心率过快会增加舒张压和 AR 指数，从而低估真正的 PAR 严重程度。

在评估 PAR 对死亡率影响的另外两项研究中，AR 指数的鉴别值尚未得到证实。在一项较大的德国队列研究中，723 名植入两种瓣膜的患者，AR 指数 > 25 和 AR 指数 < 25 的患者 1 年死亡率相似[48]。Höllriegel 等在植入 SE 和 BE 瓣膜的人群中，进行单变量分析发现 AR 指数不能预测的 1 年死亡率[49]。

血流动力学另一个指标是舒张压时间（diastolic pressure time，DPT）[49]，它是为了解释舒张期持续时间和收缩压的变化而制订。它通过主动脉和左心室压力 – 时间曲线的面积与舒张期比值来计算的。然后通过计算收缩压进行调整：调整 DPT 指数 =（DPT 指数 /SBP）×100。在血管造影术中 AR 中度以下的患者中，其显著升高，是 1 年死亡率的独立预测因子。在预测死亡率方面也优于 AR 指数，ROC 曲线下面积明显更高。

需要进一步的研究来证实其价值，该指标的重要局限是它的相对复杂性。

（三）超声心动图

超声心动图包括 TTE、TEE 和三维超声心动图，是评价 PAR 最常用的方法。TEE 通常用于围术期评估，需要全身麻醉。由于 TAVI 逐渐转向极简主义的方法并增加了清醒镇静的使用[50]，使 TEE 在 TAVI 过程中应用减少。在一项比较三种方法并使用 VARC-2 定义的研究中，3D TTE 比 TTE 更符合 CMR 对 PAR 的分级。3D TTE 评估的反流率（regurgitation fraction，RF）与 CMR 影像的相关性优于 2D TTE 评估的 RF 与 CMR 影像的相关性[32]。3D TTE 也有较低的观察者间变异性，但它当然也同样受到回声反射限制。

主动脉瓣反流的严重程度可以用半定量和定量方法来评估。半定量测量包括缩流颈宽度、压力减半时间、左心室流出道反流束宽度、舒张期降主动脉反向血流，以及最近引入的人工瓣膜瓣周漏反流的周长范围。所使用的定量方法包括反流体积、反流分数和反流口面积，超声心动图评价 PAR 的标准是根据 VARC-2 共识和新的 5 级评分方案（表 14-2）。

由于多种因素影响，PAR 的精确评估比较困难。PAR 可能会有多个反流束，所以很难准确测量总的反流量。由于超声心动图的标准针对的是自身瓣膜和中心性反流，将其应用于偏心性反流、瓣周漏（因其不符合相同的血流动力学假设）可能导致分级不精确。瓣周漏由不规则漏口产生，会引起偏心通常是高速、喷射范围广的反流，通过视觉多普勒评估可能会高估。定量 PISA 方法假设一个半球形等速面积和规则的反流束，最适用于中心性瓣膜反流。

最近的 PAR 分级指南将 PAR 分为轻度、中度、重度 3 个等级，而之前的分级为 4 级，3 级

表 14–2　根据 VARC–2 定义和新的统一的 5 级分级方案进行 PAR 评价的超声心动图比较标准

VARC–2	轻　度		中　度		重　度
统一的 5 级分级方案	轻度	轻中度	中度	中重度	重度
半定量参数					
降主动脉舒张期反流	无或短暂舒张早期		介于中间		显著，全舒张期
	无或短暂舒张早期	介于中间	介于中间	全舒张（舒张末期速度 20～30cm/s）	全舒张（舒张末期速度 ≥ 30cm/s）
人工瓣膜瓣周漏周向范围（%）	< 10		10～20		≥ 30
	< 5	5～10	10～20	20～30	≥ 30
定量参数					
反流量（ml/ 次心跳）	< 30		30～59		≥ 60
	< 15	15～30	30～45	45～60	≥ 60
反流分数（%）	< 30		30～49		≥ 50
	< 15	15～30	30～40	40～50	≥ 50
EROA（cm²）	0.10		0.10～0.29		≥ 0.30
	< 5	5～10	10～20	20～30	≥ 0.30

EROA. 有效反流口面积；PAR. 主动脉瓣周反流
改编自 Kappetein et al.[6] 和 Ruiz et al.[52]

为中度至重度[51]。评分上的差异增加了不同研究统一评估 PAR 的难度。最新的专家声明定义了外科人工瓣膜瓣周漏采用了从前 Pibarot 等[53] 提出的 5 级分类方案[52]。它将 PAR 分为：①轻度；②轻到中度；③中度；④中到重度；⑤重度。

在 VARC 标准和 2009 年 ASE 推荐的人工瓣膜评估中[51]，有一种量化 PAR 的特殊方法为反流束周向范围。然而，两份文献中严重 PAR 的评价值不同，VARC–2 文献中为 30%，ASE 推荐为 20%。在胸骨旁短轴切面下评估周向范围，仔细将探头扫向人工瓣膜的头端，以找到反流束的起源和最窄部分。在多个反流存在的情况下，评估变得很困难，因为反流束起源并不总是在同一水平。反流束在水平面上使用时钟定向来定位以便叠加所有反流。由于支架的错位，反流束的位置通常在瓣叶交界处或钙化斑块水平[53]。VARC–2 共识的一个脚注警告说该标准没有得到很好的验证，与定量多普勒相比可能高估了反流的严重性。

（四）磁共振成像

磁共振成像是有效评估自体及人工瓣 AR 的新方法。它是基于速度编码的心血管磁共振成像，也被称为相位对比血流定量，是一种测量血流量的方法[54]。CMR 被认为是测量 LV 质量、功能和体积的"金标准"[55]。它需要 8～16s 的屏气[55]。选择一个垂直于血流方向的图像切片，并选择高于流速避免混叠的编码速度。通过明确的主动脉相关区域，通常在窦管交界处[54, 56] 或存在 PAR 患者人工瓣膜近端[57]，前向和反流血液被用于计算反流量和反流分数[55]。CMR 量化 AR 在观察者内部和观察者间具有良好的一致性，优于 TTE 的评价[58]。但金属植入物、幽闭恐惧症、屏气问题、金属伪影和心律失常限制了 CMR 的应用。CMR 定量不能区分中心性和瓣周漏，而且也不能辨别冠状动脉血流，这可能会高估 PAR 的程度。

2011 年 Sherif 等发表了第一个使用 CMR 评估 TAVI 术后 PAR 的研究，该研究仅有 16 例患者全部植入了 Medtronic CoreValve 瓣膜[59]。没有研究反流束周围的面积，超声主要以胸骨旁长轴切面评价 LVOT 反流束为主。CMR RF 小于 15% 为轻度，RF 大于 50% 为重度，RF 31%~50% 为中到重度。它将主动脉造影作为标准评价，增加了有趣的信息。PAR 超声心动图与 CMR 评分的相关性很低，加权 kappa 值为 0.2。然而，血管造影和 CMR 一致 kappa 值为 0.72。与 CMR 相比，TTE 低估了 50% 患者的 PAR 严重程度。

在 Ribeiro 等的比较研究中，作者用 TTE 和 CMR 评估了 50 例患者 TAVI 前后的 AR，周向反流范围被纳入超声心动图标准[54]。超过 95% 以上的患者使用 THV 为 BE 瓣膜。PAR 有三种类型，第二类被归类为"轻度"而不是"中度"，第三类将"中度"和"重度"归类为"中/重度"。重度 AR 的 CMR 范围是 ≥ 30%，轻度 AR ＜ 20%。TAVI 前 TTE 与 CMR 的一致性较高，TAVI 后较差，加权 kappa 值为 0.3。与 CMR 相比，2/3 的患者 TAVI 术后 AR 被多参数 TTE 评估所低估。AR 的周向反流程度与 CMR 分级的相关性较差，这主要导致对 PAR 分级的高估，也会导致 PAR 分级的低估（图 14-1）。Hartlage 等使用 AR 的周向反流程度做指标也报道了同样的高估倾向，尽管这是一个小样本研究，使用 RF ≥ 40% 定义严重 PAR。

如同 TTE 评估大于轻度 PAR 一样，其他作者寻求预测的 CMR 临界值范围，发现 RF 的最佳鉴别值为 14%，低于 VARC-2 标准。然而，目前还不清楚哪种技术是金标准，最好能通过评估预测生存率影响值来确定临界值。在一项 135 例患者的多中心研究中，CMR RF ≥ 30% 定义为中、重度 PAR，其对生存有负面影响，该评估在术后 40 天完成[57]。

五、对死亡率的影响和机制

（一）影响

外科瓣膜置换术后大于轻度残留 PAR 与中期死亡率几乎有双倍风险关系[2]。鉴于 TAVI 术后 PAR 发生的频率更高，其对死亡率的影响已被广泛研究。经过多变量分析，多项研究证实了中或重度 PAR 是 1 年死亡率升高的独立影响因素（表 14-3）。一项包括 12 296 例患者的 45 项 Meta 分析发现，中或重度 PAR 患者的 1 年死亡率增加，HR 为 2.27[29]。轻度残留 PAR 也与更高的 1 年死亡率风险相关，HR 为 1.83，但敏感性分析后并不显著。最近较新的一项包括 15 131 例患者的 Meta 分析证实了中或重度 PAR 对生存的负面影响，使 1 年死亡风险增加 1 倍[61]。

虽然死亡风险与中或重度 PAR 相关性已经明确，但关于轻度残留 PAR 与死亡率可能存在的关联信号应该仔细解释。第一个报道了轻度 PAR 与死亡率关系的研究是 PARTNER A 试验 2 年随访分析[62]。随后，作者通过对 PARTNER 研究和正在进行注册数据进行多变量分析，量化了轻度 PAR 对死亡率的影响，发现中度且显著的影响（HR=1.37，$P=0.012$）[63]。然而，这一效应在美国 CoreValve THV 注册中并未得到证实[64]。法国一项包括 3195 名患者的大型研究显示，术后轻度 PAR 和总心血管死亡率没有关联[65]。另一项使用 VARC-2 定义的多中心研究，包括 1735 名植入 SE 和 BE THV 的患者，在中位随访

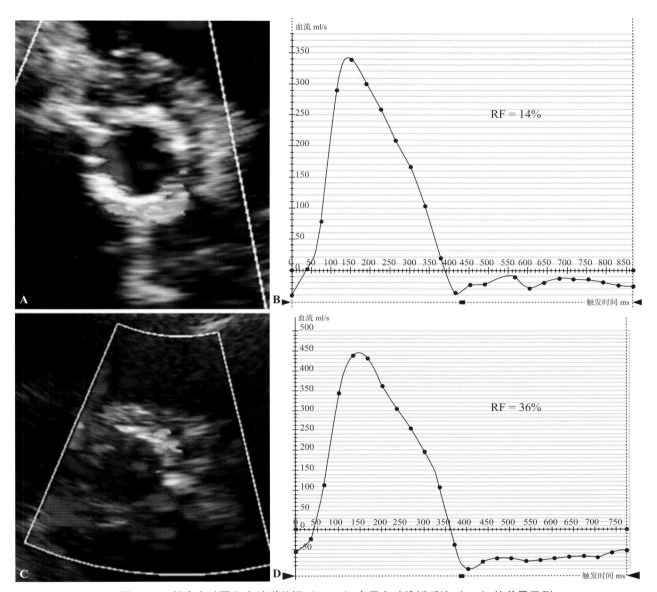

▲ 图 14-1　超声心动图和心脏磁共振（CMR）定量主动脉瓣反流（AR）的差异示例

A 和 B. 例 1：经胸超声心动图显示短轴图中反流束弧长覆盖了周长的 30%（A），与严重 AR 一致，而 CMR 显示反流率
为 14%（B），与 CMR 轻度 AR 一致；C 和 D. 例 2：经胸超声心动图显示短轴图中射流弧长占周长的 10%～20%（C），
与中度 AR 一致，而 CMR 显示反流率为 36%，与重度 AR 一致（D）（经许可转载，引自 Ribeiro et al.[54]）

（21±17）个月后发现，轻度 PAR 对死亡率没有
影响。

　　最近，PARTNER Ⅱ SAPIEN3 试验的一项分
析使用 5 级分级方案来评估 PAR 对 1 年预后的
影响[66]。该研究包括美国和加拿大 51 个中心的
1592 名植入 Sapien3 THV 的患者。轻度和轻到中
度 PAR 分别占 32.6% 和 8.2%，对 1 年死亡率没

有影响。该试验增加了重要的信息，具体解决了
PAR 分类问题，该分类被假设为 TAVI 术后发现
轻度残留 PAR 影响死亡率的一种解释。

（二）机制

　　自体瓣膜的中度 AR 对死亡率没有影响，慢
性重度 AR 患者只有在满足某些条件的情况下才

表 14-3　部分研究报道 PAR 对死亡率的影响

研究作者	研究名称	n	年 份	Valve 类型	影　像	PAR 等级	对死亡率的影响	时间点
Tamburino 等[84]	Italian registry	663	2011	CoreValve	Echo	中或重度	HR=3.78, 95%CI 1.57~9.10	1年
Abdel-Wahab 等[85]	German registry	690	2011	Sapien 和 CoreValve	Angio	中或重度	OR=2.43, 95%CI 1.22~4.85	住院
Moat 等[86]	UK	870	2011	Sapien 和 CoreValve	Angio	中或重度	HR=1.66, 95%CI 1.10~2.51	1年
Gilard 等[50]	France 2	3195	2012	Sapien/XT 和 CoreValve	Echo	中或重度	HR=2.49, 95%CI 1.91~3.25	1年
Hayashida 等[98]	Registry	400	2012	Edwards 和 CoreValve	Echo	中或重度	HR=1.7, 95%CI 1.13~2.56	中位 297 天
Kodali 等[62]	PARTNER	699	2012	Sapien	Echo	轻到重度	HR=2.11, 95%CI 1.43~3.10	2年
Zahn 等[99]	GARY	1391	2013	Sapien 和 CoreValve	Angio	中或重度	HR=2.43, 95%CI 1.36~4.32	住院
Linke 等[90]	ADVANCE registry	996	2014	CoreValve	Echo	中或重度	HR=1.63, 95%CI 1.03~2.59	1年
Van Belle 等[20]	France 2	3195	2014	Edwards 和 CoreValve	Echo	中或重度	HR=2.43, 95%CI 1.83~3.25	中位 306 天
Kodali 等[63]	PARTNER pooled	2434	2015	Sapien	Echo	轻度	HR=1.37, 95%CI 1.14~1.90	1年
Kodali 等[63]	PARTNER pooled	2434	2015	Sapien	Echo	中或重度	HR=2.18, 95%CI 1.69~3.35	1年
Herrmann 等[92]	PARTNER II US	583	2016	Sapien 3	Echo	中度	HR=3.75, 95%CI 1.57~8.96	1年

PAR. 主动脉瓣瓣周反流；HR. 危险比；OR. 比值比

需要瓣膜置换[67]。TAVI 术后残留 PAR 表现为心室因适应压力过负荷而产生的容量过负荷、向心性肥厚和顺应性不良。附加容量过负荷导致舒张压升高，这是 AR 指数作为 PAR 严重程度指标的病理生理学基础[30]。然而，舒张压升高也可能是其他原因，如舒张功能障碍，这就降低项了该指标的特异性。各种数据表明，TAVI 术后残留 PAR 的影响取决于预先存在的血流动力学情况和左心室先前对容量过负荷的适应。左心室舒张末期容积的增加可在 AR 中提供血流动力学补偿。

在植入 Edwards THV 的 TAVI 人群中，中度或重度 PAR 的影响取决于 NT-pro BNP 的基线水平[68]。基线 NT-pro BNP 超过中位值的患者不受中度或重度 PAR 的影响，而 NT-pro BNP 低的患者 2 年死亡率显著升高，HR 为 4.6。钠尿肽与较大的左心室直径、已存在的 AR ≥ 2 和二尖瓣反流相关，表明先前对容量过负荷的适应。在 FRANCE2 注册表[20]中，中或重度 PAR 的影响和基础 AR 存在的强烈相互作用，表明了它们有相同的机制。在基础 AR ≥ 2 的患者中，残余 AR ≥ 2 与 1 年死亡率增加无关。一项考虑 TAVI 术后 AR 程度变化的多中心研究发现，只有急性中或重度 AR（与术前相比至少增加 1 级）对死亡率有负面影响，TAVI 术后慢性中度或重度 AR 的死亡率为中性[69]。意大利注册的一项分析并没有证实早先存在的 AR 有保护作用[70]。研究发现在患有混合性、狭窄性和反流性基础疾病的患者中，左心室扩张具有保护作用。这些数据强调了这一观点，即容量和血流动力学基础状况将对患者植入术后残余 PAR 产生影响。

六、治疗

很多措施有助于减少 TAVI 植入术后的 PAR。TAVI 术后可以通过系统方法优化其适应证和疗效对 PAR 的严重程度进行分级，确定导致 PAR 的机制。当出现中或重度 PAR 时应考虑纠正措施，轻度 PAR 的治疗在那些预期 AR 耐受性差的患者（小的心室、单纯主动脉狭窄、术前钠尿肽水平低）应该被保留。我们还应记住，随着镍钛诺支架的继续扩张，使用 SE THV 发生的 PAR 程度可能会出现自发降低，这一现象在 CoreValve US Pivotal 试验的结果已经提示[71]。

通常支架放置成功后会立即通过主动脉造影术对 PAR 进行分级。TTE 也可以用来定位 AR 的位置（如在钙化结节水平是瓣周还是瓣膜内）。操作者通常有两种实用的解决方案，这取决于其发生机制：①进行后扩张；②植入第二个瓣膜。有人描述通过圈套过深的 SE THV 来解决[72]，但很少需要，因为目前有可回收瓣膜和高的植入目标区。

（一）后扩

如果瓣膜被植入到正确的位置，可以通过后扩张来减少 PAR。在一项存在严重钙化使用 BE THV 的多中心研究中，28% 的患者需要进行后扩张治疗，其中 71% 的患者 PAR 至少降低 1°[73]。该分析发现，钙化的大小和经股动脉入路是需要后扩张的独立预测指标，而严重钙化超过 $3874mm^3$ 是后扩张不成功的唯一预测指标。在大规模的临床随机试验和注册中，不同类型瓣膜后扩张的频率似乎不同。PARTNER Ⅰ 随机试验和注册分析报道的频率为 12%[74]，低于 CoreValve US Clinical Trials 的 22%[75]，这与 SE THV 植入后较高的 PAR 发生率一致。CoreValve 置入后后扩张效果显著，中、重度 PAR 发生率降低 75%。Nombela-Franco 等[73]的第一个研究报道了后扩张发生过多的脑血管事件，但这并没有获得更大的 BE 和 SE THV 试验证实。后扩张似乎是一种安全的手术，不会增加神经事件或中心性 AR 的风险。然而，应该仔细评估瓣膜的位置，因为后扩张植入过高的人工瓣膜会增加栓塞的风险。在使用 SE THV 的情况下，球囊应适合于原有主动脉环和人工瓣膜的大小，而通常在最初用于植入 BE THV 球囊中的容量多加入 1ml。LVOT 中的大量钙化可能使患者面临瓣环破裂的灾难性风险，后扩张的益处应根据 PAR 严重程度来评估（图 14-2）。

（二）植入第二个瓣膜：瓣中瓣过程

该技术是在植入高度不正确、心室过大或主动脉过宽情况下的一种选择。放置第二个瓣膜的目的是密封被第一个瓣膜"错过"的瓣周空间。当第一个瓣膜位置较低时，特别是当瓣膜尺寸过小应注意心室移动的风险，应始终保持同轴性。在意大利的 CoreValve 注册表中，75% 的患者由于心室过于扩张而需要第二个瓣膜。值得注意的是，在 Sapien 瓣膜的 PARTNER 试验和注册中，第二个瓣膜有 50% 的适应证是伴有瓣叶功能不全的经瓣膜 AR[77]。起搏器植入风险增加，脑卒中发生率和死亡率无统计学意义。

（三）经皮瓣周漏封堵

该技术适用于症状与中或重度 PAR 明显相关的患者，它代表了一种较晚期减少 PAR 的治疗选择。使用的器械通常是 Amplatzer Vascular Plug Ⅲ（AVP Ⅲ，AGA Medical Corp.，Plymouth，Minnesota），它可以成功应用[78]，但其结果不如瓣膜置换术后瓣周的缝合效果好，成功率仅为 60%，而单中心瓣膜手术的成功率为 100%[79]。对于这一发现有各种各样的解释，由于自体瓣膜就在原位，钙化结节可能会阻碍器械的通过。通常情况下，TAVI 术后 PAR 会出现多个反流束，一个封堵器置入是不完全的解决方案；另一个潜在的问题是干扰冠状动脉血流，选择经皮封堵的案例应仔细筛选术前影像。

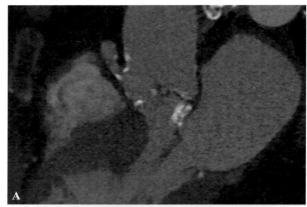

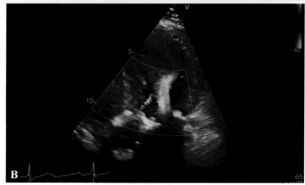

▲ 图 14-2　A. 植入 Sapien 3 瓣膜的患者左心室流出道严重钙化；B. 尽管有意减小支架尺寸以避免瓣环破裂，但最终结果 PAR 是轻度的，说明了外衬裙的有效性

七、结论

PAR 是 TAVI 术后的主要并发症之一，其发生率明显高于外科瓣膜置换术。然而，该领域的技术进步是惊人的，目前的设备已将显著 PAR 发生率降低到 5% 以下。PAR 的评估较复杂，应该是综合的多模式处理过程。现在已经有了标准化的定义和专家共识，应能阐明分级问题并改善不同报道的一致性。与经典超声心动图评估相比 MRI 有许多优点。虽然已经观察到中或重度 PAR 对死亡率有明显影响，但 PARTNER 试验中观察到轻度 PAR 与存活率下降的相关性尚未在后续研究中得到证实。PAR 及其机制在瓣膜植入后应立即进行评估，有几种纠正措施可以被应用。

参 考 文 献

[1] Généreux P, Head SJ, Hahn R, et al. Paravalvular leak after transcatheter aortic valve replacement: the new achilles' heel? A comprehensive review of the literature. J Am Coll Cardiol. 2013;61:1125–36.

[2] Sponga S, Perron J, Dagenais F, Mohammadi S, Baillot R, Doyle D, Nalli C, Voisine P. Impact of residual regurgitation after aortic valve replacement. Eur J Cardiothorac Surg. 2012;42:486–92.

[3] Villablanca PA, Mathew V, Thourani VH, et al. A meta–analysis and meta–regression of long–term outcomes of transcatheter versus surgical aortic valve replacement for severe aortic stenosis. Int J Cardiol. 2016;225:234–43.

[4] Siontis GCM, Praz F, Pilgrim T, Mavridis D, Verma S, Salanti G, Søndergaard L, Jü Ni P, Windecker S. Transcatheter aortic valve implantation vs. surgical aortic valve replacement for treatment of severe aortic stenosis: a meta–analysis of randomized trials aortic stenosis transcatheter aortic valve replacement transcatheter aortic valve implantation Surg. Eur Heart J. 2016;37:3503–12.

[5] Leon MB, Piazza N, Nikolsky E, et al. Standardized endpoint definitions for transcatheter aortic valve implantation clinical trials: a consensus report from the Valve Academic Research Consortium. Eur Heart J. 2011;32:205–17.

[6] Kappetein AP, Head SJ, Généreux P, et al. Updated standardized endpoint definitions for transcath eter aortic valve implantation: the Valve Academic Research Consortium–2 consensus document. Eur Heart J. 2012;33:2403–18.

[7] Am Meredith IT, Walters DL, Dumonteil N, et al. Transcatheter aortic valve replacement for severe symptomatic aortic stenosis using a repositionable valve system 30–day primary endpoint results from the REPRISE II study. J Am Coll Cardiol. 2014;64:1339–48.

[8] Schofer J, Colombo A, Klugmann S, et al. Prospective multicenter evaluation of the direct flow medical® transcatheter aortic valve. J Am Coll Cardiol. 2013;63:763–8.

[9] Ando T, Briasoulis A, Holmes AA, Taub CC, Takagi H, Afonso L. Sapien 3 versus Sapien XT prosthetic valves in transcatheter aortic valve implantation: a meta–analysis. Int J Cardiol. 2016;220:472–8.

[10] Tummala R, Banerjee K, Sankaramangalam K, et al. Clinical and procedural outcomes with the SAPIEN 3 versus the SAPIEN XT prosthetic valves in transcatheter aortic valve replacement: a systematic review and meta–analysis. Catheter Cardiovasc Interv. 2017;92:E149–58. https://doi.org/10.1002/ccd.27398.

[11] Noble S, Stortecky S, Heg D, et al. Comparison of procedural and clinical outcomes with Evolut R versus Medtronic CoreValve: a Swiss TAVI registry analysis. EuroIntervention. 2017;12:e2170–6.

[12] Sorajja P, Kodali S, Reardon MJ, Szeto WY, Chetcuti SJ, Hermiller J, Chenoweth S, Adams DH, Popma JJ. Outcomes for the commercial use of self–expanding prostheses in transcatheter aortic valve replacement: a report from the STS/ACC TVT Registry. JACC Cardiovasc Interv. 2017;10:2090–8.

[13] Forrest JK, Mangi AA, Popma JJ, et al. Early outcomes with the Evolut PRO repositionable self–expanding transcatheter aortic valve with pericardial wrap. JACC Cardiovasc Interv. 2018;11:181–91.

[14] Chieffo A, Buchanan GL, Van Mieghem NM, et al. Transcatheter aortic valve implantation with the Edwards SAPIEN versus the medtronic corevalve revalving system devices: a multicenter collaborative study: the PRAGMATIC plus initiative (Pooled RotterdAm–Milano–Toulouse in Collaboration). J Am Coll Cardiol. 2013;61:830–6.

[15] Enríquez–Rodríguez E, Amat–Santos IJ, Jiménez Quevedo P, et al. Comparison of the hemodynamic performance of the balloon–expandable SAPIEN 3 versus self–expandable Evolut R transcatheter valve: a case–matched study. Rev Esp Cardiol (Engl Ed). 2017;71:735–42. https://doi.org/10.1016/j. rec.2017.10.025.

[16] Jatene T, Castro–Filho A, Meneguz–Moreno RA, et al. Prospective comparison between three TAVR devices: ACURATE neo vs. CoreValve vs. SAPIEN XT. A single heart team experience in patients with severe aortic stenosis. Catheter Cardiovasc Interv. 2017;90:139–46.

[17] Rogers T, Steinvil A, Buchanan K, et al. Contemporary transcatheter aortic valve replacement with third generation balloon–expandable versus self–expanding devices. J Interv Cardiol. 2017;30:356–61.

[18] Ben–Shoshan J, Konigstein M, Zahler D, et al. Comparison of the Edwards SAPIEN S3 versus Medtronic Evolut–R devices for transcatheter aortic valve implantation. Am J Cardiol. 2017;119:302–7.

[19] Abdel–Wahab M, Mehilli J, Frerker C, et al. Comparison of balloon–expandable vs self–expandable valves in patients undergoing transcatheter aortic valve replacement. JAMA. 2014;311:1503.

[20] Van Belle E, Juthier F, Susen S, et al. Postprocedural aortic regurgitation in balloon–expandable and self–expandable transcatheter aortic valve replacement procedures: analysis of predictors and impact on long–term mortality: insights from the France2 registry. Circulation. 2014;129:1415–27.

[21] Agarwal S, Parashar A, Kumbhani DJ, Svensson LG, Krishnaswamy A, Tuzcu EM, Kapadia SR. Comparative meta–analysis of balloon–expandable and self–expandable valves for transcatheter aortic valve replacement. Int J Cardiol. 2015;197:87–97.

[22] Schaefer A, Linder M, Seiffert M, et al. Comparison of latest generation transfemoral self–expandable and balloon–expandable transcatheter heart valves. Interact Cardiovasc Thorac Surg. 2017;25:905–11.

[23] Détaint D, Lepage L, Himbert D, Brochet E, Messika Zeitoun D, Iung B, Vahanian A. Determinants of significant paravalvular regurgitation after transcatheter aortic valve implantation. Impact of device and annulus discongruence. JACC Cardiovasc Interv. 2009;2:821–7.

[24] Abramowitz Y, Maeno Y, Chakravarty T, Kazuno Y, Takahashi N, Kawamori H, Mangat G, Cheng W, Jilaihawi H, Makkar RR. Aortic angulation attenuates procedural success following self-expandable but not balloon-expandable TAVR. JACC Cardiovasc Imaging. 2016;9:964–72.

[25] Seiffert M, Fujita B, Avanesov M, et al. Device landing zone calcification and its impact on residual regurgitation after transcatheter aortic valve implantation with different devices. Eur Heart J Cardiovasc Imaging. 2016;17:576–84.

[26] Jilaihawi H, Kashif M, Fontana G, Furugen A, Shiota T, Friede G, Makhija R, Doctor N, Leon MB, Makkar RR. Cross-sectional computed tomographic assessment improves accuracy of aortic annular sizing for transcatheter aortic valve replacement and reduces the incidence of paravalvular aortic regurgitation. J Am Coll Cardiol. 2012;59:1275–86.

[27] Blackman DJ, Meredith IT, Dumonteil N, et al. Predictors of paravalvular regurgitation after implantation of the fully repositionable and retrievable lotus transcatheter aortic valve (from the REPRISE II Trial Extended Cohort). Am J Cardiol. 2017;120:292–9.

[28] Ali OF, Schultz C, Jabbour A, et al. Predictors of paravalvular aortic regurgitation following self-expanding Medtronic CoreValve implantation: the role of annulus size, degree of calcification, and balloon size during pre-implantation valvuloplasty and implant depth. Int J Cardiol. 2015;179:539–45.

[29] Athappan G, Patvardhan E, Tuzcu EM, et al. Incidence, predictors, and outcomes of aortic regurgitation after transcatheter aortic valve replacement: meta-analysis and systematic review of literature. J Am Coll Cardiol. 2013;61:1585–95.

[30] Sinning JM, Hammerstingl C, Vasa-Nicotera M, et al. Aortic regurgitation index defines severity of peri-prosthetic regurgitation and predicts outcome in patients after transcatheter aortic valve implantation. J Am Coll Cardiol. 2012;59:1134–41.

[31] Husser O, Rauch S, Endemann DH, et al. Impact of three-dimensional transesophageal echocardiog raphy on prosthesis sizing for transcatheter aortic valve implantation. Catheter Cardiovasc Interv. 2012;80:956–63.

[32] Altiok E, Frick M, Meyer CG, et al. Comparison of two- and three-dimensional transthoracic echocardiography to cardiac magnetic resonance imaging for assessment of paravalvular regurgitation after transcatheter aortic valve implantation. Am J Cardiol. 2014;113:1859–66.

[33] Binder RK, Webb JG, Willson AB, et al. The impact of integration of a multidetector computed tomography annulus area sizing algorithm on outcomes of transcatheter aortic valve replacement: a prospective, multicenter, controlled trial. J Am Coll Cardiol. 2013;62:431–8.

[34] Willson AB, Webb JG, Labounty TM, et al. 3-dimensional aortic annular assessment by multidetector computed tomography predicts moderate or severe paravalvular regurgitation after transcatheter aortic valve replacement: a multicenter retrospective analysis. J Am Coll Cardiol. 2012;59:1287–94.

[35] Hansson NC, Thuesen L, Hjortdal VE, et al. Three-dimensional multidetector computed tomography versus conventional 2-dimensional transesophageal echocardiography for annular sizing in transcatheter aortic valve replacement: influence on postprocedural paravalvular aortic regurgitation. Catheter Cardiovasc Interv. 2013;82:977–86.

[36] Kaneko H, Hoelschermann F, Tambor G, Yoon SH, Neuss M, Butter C. Predictors of paravalvular regurgitation after transcatheter aortic valve implantation for aortic stenosis using new-genera tion balloon-expandable SAPIEN 3. Am J Cardiol. 2017;119:618–22.

[37] Ewe SH, Ng AC, Schuijf JD, et al. Location and severity of aortic valve calcium and implications for aortic regurgitation after transcatheter aortic valve implantation. Am J Cardiol. 2011;108:1470–7.

[38] Delgado V, Ng ACT, van de Veire NR, et al. Transcatheter aortic valve implantation: role of multidetector row computed tomography to evaluate prosthesis positioning and deployment in relation to valve function. Eur Heart J. 2010;31:1114–23.

[39] Blanke P, Pibarot P, Hahn R, et al. Computed tomog raphy-based oversizing degrees and incidence of paravalvular regurgitation of a new generation transcatheter heart valve. JACC Cardiovasc Interv. 2017;10:810–20.

[40] Khalique OK, Hahn RT, Gada H, et al. Quantity and location of aortic valve complex calcification predicts severity and location of paravalvular regurgitation and frequency of post-dilation after balloon-expandable transcatheter aortic valve replacement. JACC Cardiovasc Interv. 2014;7:885–94.

[41] Staubach S, Franke J, Gerckens U, et al. Impact of aortic valve calcification on the outcome of transcatheter aortic valve implantation: results from the prospective multicenter German TAVI registry. Catheter Cardiovasc Interv. 2013;81:348–55.

[42] Sherif MA, Abdel-Wahab M, Stöcker B, Geist V, Richardt D, Tölg R, Richardt G. Anatomic and procedural predictors of paravalvular aortic regurgitation after implantation of the medtronic CoreValve bioprosthesis. J Am Coll Cardiol. 2010;56:1623–9.

[43] Jilaihawi H, Chin D, Spyt T, Jeilan M, Vasa-nicotera M, Bence J, Logtens E, Kovac J. Prosthesis-patient mismatch after transcatheter aortic valve implantation with the Medtronic-Corevalve bioprosthesis. Eur Heart J. 2010;31:857–64.

[44] Takagi K, Latib A, Al-Lamee R, Mussardo M, Montorfano M, Maisano F, Godino C, Chieffo A, Alfieri O, Colombo A. Predictors of moderate-to severe paravalvular aortic regurgitation immedi-ately after corevalve implantation and the impact of postdilatation. Catheter Cardiovasc Interv. 2011;45:432–43.

[45] Petronio AS, Sinning J-M, Van Mieghem N, et al. Optimal implantation depth and adherence to guidelines on permanent pacing to improve the results of transcatheter aortic valve replacement with the Medtronic CoreValve System: The CoreValve Prospective, International, Post-Market ADVANCE-II Study. JACC Cardiovasc Interv. 2015;8: 837–46.

[46] Sellers RD, Levy MJ, Amplatz K, Lillehei CW. Left retrograde cardioangiography in acquired cardiac disease: technic, indications and interpretations in 700 cases. Am J Cardiol. 1964;14:437–47.

[47] Abdel-Wahab M, Abdelghani M, Miyazaki Y, et al. A novel angiographic quantification of aortic regurgitation after TAVR

provides an accurate estimation of regurgitation fraction derived from cardiac magnetic resonance imaging. JACC Cardiovasc Interv. 2018;11:287–97.

[48] Schoechlin S, Brennemann T, Allali A, Ruile P, Jander N, Allgeier M, Gick M, Richardt G, Neumann F-J, Abdel-Wahab M. Hemodynamic classification of paravalvular leakage after transcatheter aortic valve implantation compared with angiographic or echocar-diographic classification for prediction of 1-year mortality. Catheter Cardiovasc Interv. 2017;91:E56–63. https://doi.org/10.1002/ccd.27384.

[49] Höllriegel R, Woitek F, Stativa R, Mangner N, Haußig S, Fuernau G, Holzhey D, Mohr FW, Schuler GC, Linke A. Hemodynamic assessment of aortic regurgitation after transcatheter aortic valve replacement: the Diastolic Pressure-Time Index. JACC Cardiovasc Interv. 2016;9:1061–8.

[50] Gilard M, Eltchaninoff H, Iung B, et al. Registry of transcatheter aortic-valve implantation in high-risk patients. N Engl J Med. 2012;366:1705–15.

[51] Zoghbi WA, Chambers JB, Dumesnil JG, et al. Recommendations for evaluation of prosthetic valves with echocardiography and doppler ultrasound: a report from the American Society of Echocardiography's Guidelines and Standards Committee and the Task Force on Prosthetic Valves, Developed in Conjunction. J Am Soc Echocardiogr. 2009;22:975–1014.

[52] Ruiz CE, Hahn RT, Berrebi A, et al. Clinical trial prin ciples and endpoint definitions for paravalvular leaks in surgical prosthesis: an expert statement. J Am Coll Cardiol. 2017;69:2067–87.

[53] Pibarot P, Hahn RT, Weissman NJ, Monaghan MJ. Assessment of paravalvular regurgitation following TAVR: a proposal of unifying grad ing scheme. JACC Cardiovasc Imaging. 2015;8: 340–60.

[54] Ribeiro HB, Le Ven F, Larose É, et al. Cardiac magnetic resonance versus transthoracic echocar-diography for the assessment and quantification of aortic regurgitation in patients undergoing transcatheter aortic valve implantation. Heart. 2014;100:1924 LP–1932.

[55] Myerson SG, D'arcy J, Mohiaddin R, Greenwood JP, Karamitsos TD, Francis JM, Banning AP, Christiansen JP, Neubauer S. Aortic regurgitation quantification using cardiovascular magnetic resonance: association with clinical outcome. Circulation. 2012;126:1452–60.

[56] Salaun E, Jacquier A, Theron A, et al. Value of CMR in quantification of paravalvular aortic regurgita tion after TAVI. Eur Heart J Cardiovasc Imaging. 2016;17:41–50.

[57] Ribeiro HB, Orwat S, Hayek SS, et al. Cardiovascular magnetic resonance to evaluate aortic regurgitation after transcatheter aortic valve replacement. J Am Coll Cardiol. 2016;68:577–85.

[58] Cawley PJ, Hamilton-Craig C, Owens DS, et al. Prospective comparison of valve regurgitation quan titation by cardiac magnetic resonance imaging and transthoracic echocardiography. Circ Cardiovasc Imaging. 2013;6:48–57.

[59] Sherif MA, Abdel-Wahab M, Beurich H-W, Stöcker B, Zachow D, Geist V, Tölg R, Richardt G. Haemodynamic evaluation of aortic regurgitation after transcatheter aortic

valve implantation using cardiovascular magnetic resonance. EuroIntervention. 2011;7:57–63.

[60] Hartlage GR, Babaliaros VC, Thourani VH, Hayek S, Chrysohoou C, Ghasemzadeh N, Stillman AE, Clements SD, Oshinski JN, Lerakis S. The role of cardiovascular magnetic resonance in stratifying paravalvular leak severity after transcatheter aortic valve replacement: an observational outcome study. J Cardiovasc Magn Reson. 2014;16:93.

[61] Takagi H, Umemoto T. Impact of paravalvular aortic regurgitation after transcatheter aortic valve implantation on survival. Int J Cardiol. 2016;221:46–51.

[62] Kodali SK, Williams MR, Smith CR, et al. Two-year outcomes after transcatheter or surgical aortic-valve replacement. N Engl J Med. 2012;366:1686–95.

[63] Kodali S, Pibarot P, Douglas PS, et al. Paravalvular regurgitation after transcatheter aortic valve replace ment with the Edwards sapien valve in the PARTNER trial: characterizing patients and impact on outcomes. Eur Heart J. 2015;36:449–56.

[64] Popma JJ, Adams DH, Reardon MJ, et al. Transcatheter aortic valve replacement using a self-expanding bioprosthesis in patients with severe aortic stenosis at extreme risk for surgery. J Am Coll Cardiol. 2014;63:1972–81.

[65] Outcomes C, Voskuil M, Shao C, Van BE, Wildbergh T, Politi L, Doevendans PA, Sangiorgi GM, Stella PR. First results of the DEB-AMI (drug eluting balloon in acute ST-segment elevation myocardial infarc tion) trial. J Am Coll Cardiol. 2012;59:2327–37.

[66] Pibarot P, Hahn RT, Weissman NJ, et al. Association of paravalvular regurgitation with 1-year outcomes after transcatheter aortic valve replacement with the SAPIEN 3 valve. JAMA Cardiol. 2017;2:1208.

[67] Baumgartner H, Falk V, Bax JJ, et al. 2017 ESC/ EACTS guidelines for the management of valvular heart disease. Eur Heart J. 2017;38:2739–91.

[68] Borz B, Durand E, Godin M, Tron C, Canville A, Hauville C, Bauer F, Cribier A, Eltchaninoff H. Does residual aortic regurgitation after transcatheter aortic valve implantation increase mortality in all patients? The importance of baseline natriuretic peptides. Int J Cardiol. 2014;173:436–40.

[69] Jerez-Valero M, Urena M, Webb JG, et al. Clinical impact of aortic regurgitation after transcatheter aortic valve replacement: insights into the degree and acuteness of presentation. JACC Cardiovasc Interv. 2014;7:1022–32.

[70] Colli A, Besola L, Salizzoni S, et al. Does pre-existing aortic regurgitation protect from death in patients who develop paravalvular leak after TAVI? Int J Cardiol. 2017;233:52–60.

[71] Oh JK, Little SH, Abdelmoneim SS, et al. Regression of paravalvular aortic regurgitation and remodeling of self-expanding transcatheter aortic valve: an observation from the CoreValve U.S. Pivotal Trial. JACC Cardiovasc Imaging. 2015;8:1364–75.

[72] Sinning JM, Vasa-Nicotera M, Chin D, Hammerstingl C, Ghanem A, Bence J, Kovac J, Grube E, Nickenig G, Werner N. Evaluation and management of paravalvular aortic regurgitation after transcatheter aortic valve replacement. J Am Coll Cardiol.

2013;62:11–20.

[73] Nombela–franco L, Rodés–cabau J, Delarochellière R, et al. Predictive factors, efficacy, and safety of balloon post–dilation after transcatheter aortic valve implantation with a balloon–expandable valve. JACC Cardiovasc Interv. 2012;5:499–512.

[74] Hahn RT, Pibarot P, Webb J, et al. Outcomes with post–dilation following transcatheter aortic valve replacement: the PARTNER I trial (placement of aortic transcatheter valve). JACC Cardiovasc Interv. 2014;7:781–9.

[75] Harrison JK, Hughes GC, Reardon MJ, Stoler R, Grayburn P, Hebeler R, Liu D, Chang Y, Popma JJ, Investigators CUC. Balloon post–dilation following implantation of a self–expanding transcatheter aortic valve bioprosthesis. JACC Cardiovasc Interv. 2017;10:168–75.

[76] Ussia GP, Barbanti M, Ramondo A, et al. The valve–in–valve technique for treatment of aortic bioprosthesis malposition: an analysis of incidence and 1–year clinical outcomes from the Italian CoreValve Registry. J Am Coll Cardiol. 2011;57:1062–8.

[77] Makkar RR, Jilaihawi H, Chakravarty T, et al. Determinants and outcomes of acute transcatheter valve–in–valve therapy or embolization: a study of multiple valve implants in the U.S. PARTNER trial (placement of aortic transcatheter valve trial Edwards SAPIEN transcatheter heart valve). J Am Coll Cardiol. 2013;62:418–30.

[78] Sinning J–M, Vasa–Nicotera M, Werner N, Nickenig G, Hammerstingl C. Interventional closure of paravalvular leakage after transcatheter aortic valve implantation. Eur Heart J. 2012;33:2498.

[79] Saia F, Martinez C, Gafoor S, et al. Long–term outcomes of percutaneous paravalvular regurgitation closure after transcatheter aortic valve replacement: a multicenter experience. JACC Cardiovasc Interv. 2015;8:681–8.

[80] Leon MB, Smith CR, Mack M, et al. Transcatheter aortic–valve implantation for aortic stenosis in patients who cannot undergo surgery. N Engl J Med. 2010;363:1597–607.

[81] Eltchaninoff H, Prat A, Gilard M, et al. Transcatheter aortic valve implantation: early results of the FRANCE (FRench Aortic National CoreValve and Edwards) registry. Eur Heart J. 2011;32:191–7.

[82] Thomas M, Schymik G, Walther T, et al. Thirty–day results of the SAPIEN aortic bioprosthesis European outcome (SOURCE) registry. Circulation. 2010;122:62–9.

[83] Smith C, Leon M, Mack M. Transcatheter versus surgical aortic–valve replacement in high–risk patients. N Engl J Med. 2011;364:2187–98.

[84] Tamburino C, Capodanno D, Ramondo A, et al. Incidence and predictors of early and late mortality after transcatheter aortic valve implantation in 663 patients with severe aortic stenosis. Circulation. 2011;123:299–308.

[85] Abdel–wahab M, Zahn R, Horack M, Gerckens U, Schuler G, Sievert H, Eggebrecht H, Senges J. Aortic regurgitation after transcatheter aortic valve implantation : incidence and early outcome. Results from the German transcatheter aortic valve interventions registry. Heart. 2011;97:899–907.

[86] Moat NE, Ludman P, M a d B, et al. Long–term outcomes after transcatheter aortic valve implantation in high–risk patients with severe aortic stenosis: the U.K. TAVI (United Kingdom Transcatheter Aortic Valve Implantation) Registry. J Am Coll Cardiol. 2011;58:2130–8.

[87] Webb J, Gerosa G, Lefèvre T, Leipsic J, Spence M, Thomas M, Thielmann M, Treede H, Wendler O, Walther T. Multicenter evaluation of a next–generation balloon–expandable transcatheter aortic valve. J Am Coll Cardiol. 2014;64:2235–43.

[88] Adams DH, Popma JJ, Reardon MJ, et al. Transcatheter aortic–valve replacement with a self–expanding pros thesis. N Engl J Med. 2014;370:1790–8.

[89] Schofer J, Colombo A, Klugmann S, et al. Prospective multicenter evaluation of the direct flow medical transcatheter aortic valve. J Am Coll Cardiol. 2014;63:763–8.

[90] Linke A, Wenaweser P, Gerckens U, et al. Treatment of aortic stenosis with a self–expanding transcatheter valve: the International Multi–centre ADVANCE Study Aortic stenosis Transcatheter aortic valve implantation CoreValve Valvuloplasty Mortality. Eur Heart J. 2014;35:2672–84.

[91] Thyregod HGH, Steinbrüchel DA, Ihlemann N, et al. Transcatheter versus surgical aortic valve replace ment in patients with severe aortic valve stenosis: 1–year results from the all–comers NOTION randomized clinical trial. J Am Coll Cardiol. 2015;65: 2184–94.

[92] Herrmann HC, Thourani VH, Kodali SK, et al. One year clinical outcomes with SAPIEN 3 transcatheter aortic valve replacement in high–risk and inoperable patients with severe aortic stenosis. Circulation. 2016;134:130–40.

[93] Vahanian A, Urena M, Walther T, et al. Thirty–day outcomes in patients at intermediate risk for surgery from the SAPIEN 3 European approval trial. EuroIntervention. 2016;12:e235–43.

[94] Kodali S, Thourani VH, White J, et al. Early clinical and echocardiographic outcomes after SAPIEN 3 transcatheter aortic valve replacement in inoperable, high–risk and intermediate–risk patients with aortic stenosis. Eur Heart J. 2016;37:2252–62.

[95] Popma JJ, Reardon MJ, Khabbaz K, et al. Early clinical outcomes after transcatheter aortic valve replacement using a novel self–expanding bioprosthesis in patients with severe aortic stenosis who are suboptimal for surgery. JACC Cardiovasc Interv. 2017;10:268–75.

[96] Reardon MJ, Van Mieghem NM, Popma JJ, et al. Surgical or transcatheter aortic–valve replace ment in intermediate–risk patients. N Engl J Med. 2017;376:1321–31.

[97] Wendler O, Schymik G, Treede H, Baumgartner H, Dumonteil N, Ihlberg L, Neumann FJ, Tarantini G, Zamarano JL, Vahanian A. SOURCE 3 Registry: design and 30–day results of the European post–approval registry of the latest generation of the Sapien 3 transcatheter heart valve. Circulation. 2017;135:1123–32.

[98] Hayashida K, Lefèvre T, Chevalier B, Hovasse T, Romano M, Garot P, Bouvier E. Impact of post–procedural aortic regurgitation on mortality after transcatheter aortic valve implantation. JACC Cardiovasc Interv. 2012;5:1247–56.

[99] Zahn R, Gerckens U, Linke A, et al. Predictors of one year mortality after transcatheter aortic valve implantation for severe symptomatic aortic stenosis. Am J Cardiol. 2013;112:272–9.

第 15 章　经导管主动脉瓣植入术后瓣叶活动异常

Leaflet Motion Abnormality Following Transcatheter Aortic Valve Implantation

Luca Testa　Matteo Casenghi　Antonio Popolo Rubbio　Magdalena Cuman　Francesco Bedogni 著

赵　亮 译　郭应强 校

经导管主动脉瓣植入术已成为治疗重度主动脉瓣狭窄的成熟技术。迄今为止，尽管 PARTNER Ⅱ 试验的数据的令人欣慰：TAVI 组术后 5 年随访没有结构性瓣膜毁损，但随着时间的推移可能会发生瓣膜功能障碍[1]。瓣膜功能障碍的原因可分为：①结构性瓣膜毁损（即钙化、瓣叶纤维化、撕裂或连枷）；②非结构性瓣膜毁损（即瓣内或瓣周反流、瓣膜错位、患者瓣膜不匹配）；③血栓形成；④心内膜炎。

经导管主动脉瓣血栓形成尽管很少见，但它已经被知晓且可能有严重的临床症状。作为瓣膜血栓形成的一部分，亚临床瓣叶运动异常可能导致低密度瓣叶增厚（hypoattenuated leaflet thickening，HALT）和（或）瓣叶运动减少（reduced leaflet motion，RELM）。HALT 和 RELM 是经导管主动脉瓣领域中相对较新的问题，比有症状的主动脉人工生物瓣血栓形成更为常见。

尽管瓣膜血栓是由临床、解剖、手术和药理等多种因素相互作用而形成，但可以根据 Virchow 的三联征确定三个主要机制。这些机制涉及瓣膜表面、血流动力学和内环境稳定。瓣膜表面本身可通过血小板、白细胞和红细胞的黏附、凝血酶生成和补体激活促进血栓形成。不完全的人工瓣膜内皮化、瓣叶损伤和瓣叶退化可能进一步促进凝血级联反应的激活。血流动力学因素如低心排血量、瓣膜错位和瓣膜的血流动力学状态可能促进血栓形成。最近有人假设 TAV 放置可能会产生新窦，即自身瓣叶和经导管主动脉瓣叶的区域，其中复杂的血流模式与瓣膜血栓形成有关[2]。最后，内环境因素（如原发或继发性高凝状态或次优抗凝治疗）在瓣叶运动异常的发病机制中起着重要作用。

一、经导管主动脉瓣血栓形成

根据 VARC-2 标准，瓣膜血栓形成被定义为"任何附着在植入瓣膜上或附近的血栓，这些血栓会阻塞血流路径的一部分、干扰瓣膜功能或血栓很大需要治疗"[3]（图 15-1）。经导管主动脉瓣血栓形成的发生率为 0.61%～2.8%[4, 5]。根据发生时间可分为急性（TAVI 后 0～3 天）、亚急性（TAVI 后 3 天～3 个月）、晚期（TAVI 后 3 个月～1 年）和极晚期（TAVI 后超过 1 年）[6]。在 Latib 等的研究中，在 4266 名接受 TAVI 的患者中，所

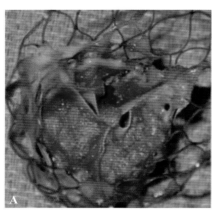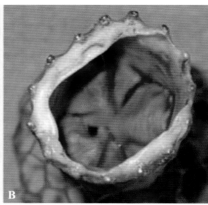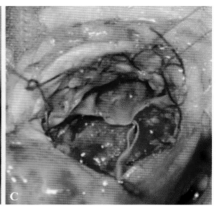

▲ 图 15-1　**A.** 一个正常位置 CoreValve 瓣膜，存在覆盖于鞘镍钛合金框架上部的半透明新生内膜，注意主动脉侧的存在棕色血栓性组织的瓣膜，没有瓣叶游离缘钙化；**B** 和 **C.** 白色纤维状组织覆盖了瓣膜流入部分的外表面和内表面的织物裙边

有 TAVT 病例均在瓣膜植入后 2 年内检测到血栓，血栓形成的中位时间为 181 天[4]。

　　根据诊断的确定性，它也可以分为：①确定，当临床、影像学和病理学标准匹配并且对抗凝治疗有临床反应；②很可能，根据临床和影像学（CT 或超声）标准；③可能，基于不确定的临床标准[6]。

　　大多数临床 TAVT 患者在随访时出现新发的或恶化的呼吸困难，他们很少会出现非 ST 段抬高的心肌梗死和栓塞事件，如脑卒中或心搏骤停。实验室检查可能有助于诊断，因为在瓣膜血栓形成患者中发现血清 NT-proBNP 显著升高[5]。几乎所有患者（92.3%）的平均主动脉瓣压力梯度均显著增加，而 76.9% 的患者出现瓣叶增厚或瓣叶血栓并存，只有 23% 的瓣叶上有血栓[4]。

　　尽管 TAVT 可能在没有特定潜在原因的情况下发生，但一些易感因素已被确定为 TAVT 的独立预测因素，如瓣膜手术、肥胖、使用球囊扩张瓣膜和小尺寸瓣膜（< 23mm）[5, 7]。

　　几个系列研究显示瓣中瓣 TAVI 术后经瓣膜的平均压力梯度更高[8]。一些作者认为，瓣中瓣植入术可能会导致瓣叶机械应力增加和血流紊乱，从而促进血栓形成。有趣的是，在 Jose 等的论文中，所有瓣中瓣血栓形成病例都涉及 Hancock Ⅱ 和 Mosaic 膜，这些瓣膜在手术置换后也有很高的血栓形成风险[5]。

　　众所周知，较高 BMI 可能通过脂质介导的炎症机制导致主动脉生物瓣膜退化。此外，糖尿病和代谢综合征这两种与肥胖密切相关的疾病可能容易导致血栓形成[9]。脂质炎症通路的作用需要在未来进一步阐明。

　　球囊扩张瓣膜增加 TAVT 风险的机制尚不清楚。然而，似乎与瓣膜过度扩张和扩张不足、支架内皮化不良及球囊扩张过程中的自身瓣叶裂隙有关。

　　尽管一些研究表明患者与瓣膜不匹配是生物瓣膜退化的独立预测因素，但仍需要澄清较小的瓣膜尺寸是否与瓣膜血栓形成风险增加有关[10, 11]。

　　TAVT 患者的首选治疗是抗凝治疗，已被证明对慢性和机化的血栓也有效。目前，治疗 TAVT 的首选药物是维生素 K 拮抗药（vitamin K antagonist，VKA），但目前正在进行比较新型口服抗凝药与双重抗血小板治疗或 VKA 的试验。如果抗凝治疗失败，剩下的选择是经导管瓣中瓣手术或外科主动脉瓣置换术。

　　由于 TAVT 是一种潜在危及生命的疾病，诊断的中位时间为 6 个月，一些作者建议在 1、3 和 6 个月时进行更密切的影像学监测，然后每年进行一次随访。需要进一步研究以了解经胸超声、经食管超声和 CT 哪个才是最佳成像技术。

二、亚临床瓣叶血栓形成

一项 2015 年进行的临床试验显示，在接受 TAVI 患者的计算机断层扫描中发现主动脉瓣叶运动减少。Makkar 等提到"可能的亚临床血栓形成"，发表的数据来自 Portico 器械临床研究豁免（investigational device exemption，IDE）研究和两个随后的医师发起的注册研究（SAVORY 和 RESOLVE），报道瓣叶运动减少的发生率在 Portico IDE 研究中为 40% 和注册研究中为 13%[12]。这些发现导致作者和科学界对 TAVI 的安全性和耐用性提出质疑，同时 FDA 发表了一则声明："FDA 认为，现有的临床证据支持这些

瓣膜仍然是安全、有效的结论，并且迄今为止关于减少瓣叶运动的结果并没有改变这些瓣膜用于其批准适应证时总体有利的收益 – 风险平衡[13]。"在接受抗凝治疗的患者中，未观察到瓣叶运动异常，并且在开始抗凝治疗后运动异常消退，表明这些发现与瓣膜血栓形成有关。

根据 CT 表现，亚临床瓣叶血栓形成可分为低密度小叶增厚（HALT）和（或）瓣叶运动减少（RELM）（图 15-2）。瓣叶运动可以定义为正常、轻度减少（减少 < 50%）、中度减少（减少 50%～70%）、严重减少（减少 > 70%）或不动。三项研究报道了 HALT/RELM 的发生率。Makkar 等使用 3D 容积渲染（volume-rendered，VR）成像报道了 55 名患者的发现。在 187 名患者中，有 39 名（20.9%）发现瓣叶运动减少（RELM），并出现在多种经导管瓣膜类型中，包括 Portico 瓣膜、Edwards 瓣膜（Edwards SAPIEN、SAPIEN XT 和 SAPIEN 3）、Medtronic CoreValve 和 Lotus™

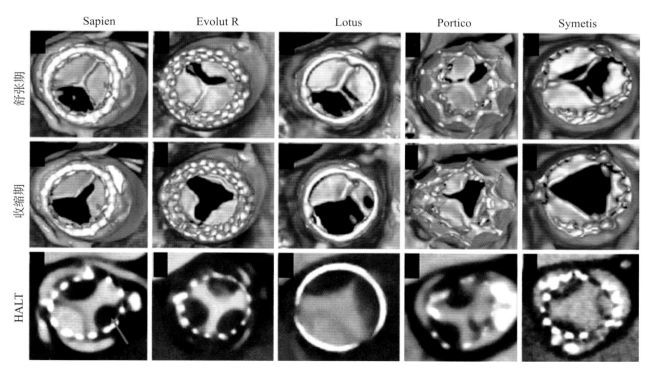

▲ 图 15-2　二维计算机断层扫描（灰度图像）上的低密度小叶增厚（HALT）和容积渲染 CT（彩色图像）用于多种类型人工瓣

瓣膜（Boston Scientific，美国马萨诸塞州马尔堡）[12]。Pache 等在 TAVR 后中位数 5 天，对 156 名接受 SAPIEN 3 瓣膜的 TAVR 患者进行了增强 CT 检查。16 名（10.3%）患者出现 HALT[14]。Leetmaa 等在瓣膜植入后 3 个月内对 140 名 SAPIEN XT 瓣膜（Edwards Lifesciences）患者进行了 CT 检测，5 名患者（4%）出现 TAVT（定义为 HALT），其中 4 名患者无症状，没有超声心动图证据显示压力梯度显著升高[15]。

最近，Chakravarty 等已发表的关于主动脉瓣置换术和 TAVI 后进行 CT 扫描的患者数据表明，接受 TAVI 患者比接受手术患者亚临床瓣叶血栓形成的发生率更高（13% vs. 4%）[16]。

Mylotte 等假设有几种机制可以解释瓣叶血栓形成的更高发生率：①老年 TAVI 人群更可能有共存的促血栓形成条件（如癌症）；②金属 THV 框架可能为血栓形成提供一个潜在的病灶；③不完全的 THV 扩张会产生瓣叶褶皱和血栓形成的潜在凹陷；④不良好的 THV 与主动脉壁贴合可能会延迟内皮化；⑤自身瓣叶可能悬垂在可球囊扩张的人工瓣膜瓣架上，造成血流减少和停滞的区域[17]。

经胸超声心动图在排除反流和（或）狭窄方面起着至关重要的作用，但它提供的细节不足以评估 HALT/RELM 存在的可能。尽管更大比例的亚临床瓣叶血栓患者主动脉瓣压差超过 20mmHg，但可以想象，在计算正常压差（通常高于自体瓣膜）后，即使是专业的超声心动图医师也可能不会仔细搜索 HALT/RELM。后一个问题可能意味着这种现象的真实发生率远未得到精确描述[16]。

在某些情况下，经食管超声心动图可能有助于在 CT 扫描结果之前或之后检测 RELM。然而，主张在所有情况下都使用 TEE 是不切实际的，尤其是当 TTE 梯度正常且没有可疑发现时。

从理论上讲，CT 扫描的图像采集和重建可以被视为显示瓣膜的金标准成像工具。然而，它没有提供血流动力学信息。因此，CT 扫描实际上是 TTE/TEE 的"补充"，虽然在所有已发表的系列研究中，CT 扫描已被用于确认诊断。

所有能够对瓣叶运动和增厚进行正式评估的图像采集方法，都采用带回溯门控的对比 CT。采集通常在从主动脉弓到横膈膜的头尾方向进行，图像以 0.6mm 切片重建，0.3mm 重叠，在 0%～90% RR 范围内以 10% 的间隔进行迭代重建。为了最大限度地减少辐射暴露，剂量调整方法可以使用，从而减少 55%～100% RR 范围内的剂量（心脏舒张期）。

CT 图像通常在收缩期使用 3mensio Valves 7.0 版或 7.1 版（3mensio Medical Imaging BV，荷兰比尔特霍芬市）和 Vitrea® 软件版本 6.7.2（Vital Images 公司，美国明尼苏达州明尼通卡市）重建。瓣叶可以使用 2D（轴向横截面评估）和 3D-VR（容积渲染）成像进行评估。VR 图像可以使用 3mensio 中的中心线重建和曲棍球特征或使用 Vitrea 中的前切平面或五层 VR 功能生成。在 Vitrea 中，采用了中等降噪滤波器。

值得注意的是，虽然运动正常的瓣叶很难在 4D VR-CT 上显示，但在 3D 或 4D 图像中可以清楚地看到运动减少的瓣叶。低衰减病变可以在最大信号强度投影（maximum intensity projection, MIP）2D CT 上进行研究，并在使用具有标记功能的 3mensio 软件和使用具有 MIP 功能的 VR 自动对齐的 Vitrea 软件上与运动减少的瓣叶相关联。

必须承认 CT 和超声心动图结果存在差异。尽管 CT 的亚临床血栓形成率为 10%～15%，但超声心动图的压力梯度升高（平均压力梯度 > 20mmHg）并不常见[12, 14, 15]。这一观察结果意味着 CT 可以用来检测早期亚临床血栓形成，而超声心动图检测血栓形成的晚期结果（即瓣膜狭窄）。这也表明并非所有血栓形成都会导致瓣膜退变，即早期血栓可能会自发溶解。

尽管缺乏 CT 对瓣叶血栓形成的共识定义和量化，动态四维 CT 成像一直用于检测亚临床血栓形成，其实在前瞻性研究和临床应用之前就应该建立它。

此外，TAVI 术后用于检测有意义的瓣叶血栓形成的 CT 检测时间实际上是未知的。据推测，检测时间可能会影响不同瓣膜类型的瓣叶血栓形成的比例。然而，没有"证据"支持特定风险与特定类型的生物瓣膜相关[13]。

大多数 HALT/RELM 患者无症状，CT 偶然发现亚临床瓣叶血栓形成。实验室检查可能会有 D- 二聚体、NT-proBNP 升高[5, 18]。

Leetmaa 等和 Pache 等提供了有限的临床随访，HALT 患者没有脑卒中、短暂性脑缺血发作或血栓栓塞并发症[14, 15]。Makkar 等在 Portico 临床试验中报道脑卒中 / TIA 或血栓栓塞并发症的发生率没有差异。然而，瓣叶运动减少与注册患者的 TIA 风险的显著增加有关[19]。Chakravarty 等表明亚临床瓣叶血栓形成与短暂性脑缺血发作和所有脑卒中或 TIA 的发生率增加有关[16]。

在主动脉瓣压力梯度正常的无症状患者中，HALT/RELM 的适当管理仍然未知。抗凝与覆盖小叶的低密度区域的消退及正常瓣叶运动的恢复有关，这表明血栓形成是导致瓣叶运动减少的主要原因[12]。

然而，考虑到慢性抗凝的风险，仍然存在以下问题。

- 是否应向所有患者提供此类治疗？
- 是否应根据影像发现来选择患者？
- 最佳治疗持续时间是多久？
- 由于新型口服抗凝血药（new oral anticoagulant, NOAC）被认为优于维生素 K 拮抗药，我们应该如何、何时重新评估治疗效果？

在与临床相关的单独 HALT/RELM 影像学发现被强有力的证据证明之前，TAVR 患者的管理不应改变（ESC 和 ACC/AHA 指南为 DAPT 提供 IIb 类推荐但不推荐常规抗凝治疗）。两项随机临床试验，即 GALILEO 和 ATLANTIS 试验，目前正在进行中，可能会提供相关的接受 TAVI 患者中 NOAC 是否有预防血栓形成并改善预后作用的重要附加信息。

参考文献

[1] Mack MJ, Leon MB, Smith CR, et al. 5-year outcomes of transcatheter aortic valve replacement or surgical aortic valve replacement for high surgical risk patients with aortic stenosis (PARTNER 1): a randomised controlled trial. Lancet. 2015;385(9986):2477–84.

[2] Midha PA, Raghav V, Sharma R, et al. The fluid mechanics of transcatheter heart valve leaflet thrombosis in the neosinus. Circulation. 2017;136(17):1598–609.

[3] Kappetein AP, Head SJ, Genereux P, et al. Updated standardized endpoint definitions for transcatheter aortic valve implantation: the Valve Academic Research Consortium-2 consensus document. J Am Coll Cardiol. 2012;60(15):1438–54.

[4] Latib A, Naganuma T, Abdel-Wahab M, et al. Treatment and clinical outcomes of transcatheter heart valve thrombosis. Circ Cardiovasc Interv. 2015;8(4):e001779.

[5] Jose J, Sulimov DS, El-Mawardy M, et al. Clinical bioprosthetic heart valve thrombosis after transcatheter aortic valve replacement: incidence, characteristics, and treatment outcomes. JACC Cardiovasc Interv. 2017;10(7):686–97.

[6] Dangas GD, Weitz JI, Giustino G, Makkar R, Mehran R. Prosthetic heart valve thrombosis. J Am Coll Cardiol. 2016;68(24):2670–89.

[7] Del Trigo M, Munoz-Garcia AJ, Wijeysundera HC, et al. Incidence, timing, and predictors of valve hemodynamic deterioration after transcatheter aortic valve replacement: multicenter registry. J Am Coll Cardiol. 2016;67(6):644–55.

[8] Paradis JM, Del Trigo M, Puri R, Rodes-Cabau J. Transcatheter valve-in-valve and valve-in-ring for treating aortic and mitral surgical prosthetic dysfunction. J Am Coll Cardiol. 2015;66(18):2019–37.

[9] Mahjoub H, Mathieu P, Senechal M, et al. ApoB/ ApoA–I ratio is associated with increased risk of bioprosthetic valve degeneration. J Am Coll Cardiol. 2013;61(7):752–61.

[10] Flameng W, Herregods MC, Vercalsteren M, Herijgers P, Bogaerts K, Meuris B. Prosthesis–patient mismatch predicts structural valve degeneration in bioprosthetic heart valves. Circulation. 2010;121(19):2123–9.

[11] Mahjoub H, Mathieu P, Larose E, et al. Determinants of aortic bioprosthetic valve calcification assessed by multidetector CT. Heart. 2015;101(6):472–7.

[12] Makkar RR, Fontana G, Jilaihawi H, et al. Possible subclinical leaflet thrombosis in bioprosthetic aortic valves. N Engl J Med. 2015;373(21): 2015–24.

[13] Laschinger JC, Wu C, Ibrahim NG, Shuren JE. Reduced leaflet motion in bioprosthetic aortic valves—the FDA perspective. N Engl J Med. 2015;373(21):1996–8.

[14] Pache G, Schoechlin S, Blanke P, et al. Early hypoattenuated leaflet thickening in balloon–expandable transcatheter aortic heart valves. Eur Heart J. 2016;37(28):2263–71.

[15] Leetmaa T, Hansson NC, Leipsic J, et al. Early aortic transcatheter heart valve thrombosis: diagnostic value of contrast–enhanced multidetector computed tomog raphy. Circ Cardiovasc Interv. 2015;8(4):e001596.

[16] Chakravarty T, Sondergaard L, Friedman J, et al. Subclinical leaflet thrombosis in surgical and transcatheter bioprosthetic aortic valves: an observational study. Lancet. 2017;389(10087):2383–92.

[17] Mylotte D, Andalib A, Theriault–Lauzier P, et al. Transcatheter heart valve failure: a systematic review. Eur Heart J. 2015;36(21):1306–27.

[18] Yanagisawa R, Hayashida K, Yamada Y, et al. Incidence, predictors, and mid–term outcomes of possible leaflet thrombosis after TAVR. JACC Cardiovasc Imaging. 2016; https://doi.org/10.1016/j. jcmg.2016.11.005.

[19] Chakravarty T, Abramowitz Y, Jilaihawi H, Makkar RR. Leaflet motion abnormality after TAVI: genuine threat or much ado about nothing? EuroIntervention. 2016;12(Y):Y28–32.

第16章　经导管主动脉瓣植入术的性别差异

Gender-Related Differences in Transcatheter Aortic Valve Implantation

Brad Stair　John K. Forrest　著

葛振伟　译　郭应强　校

一、概述

1968 年，Ross 和 Braunwald 等[1] 提出主动脉瓣狭窄的自然发展史，这在过去50 年的大量研究中得以证实，其特征为早期相对良性、无症状，一旦出现症状，死亡率会明显升高，这种症状的发生往往预示着一种不良的结果，即 2 年死亡率超过一半。直到现在，主动脉瓣置换术仍然是最主要的外科治疗手段。然而，对于外科中、高手术风险或者不能行常规外科手术治疗的患者，经导管主动脉瓣置入术是一种创伤较小的替代治疗选择[2-7]，目前对于外科低风险患者的研究正在进行中[8, 9]。接受 TAVR 的患者中，女性患者将近一半，这与大多数心血管方面的研究不同。通过这些研究发现，在生理改变、临床特征和手术结果方面，男性和女性患者存在很大差异。在这里，我们回顾了 AS 患者的性别差异。

二、主动脉瓣狭窄的生理性改变（图 16-1）

（一）左心室反应的差异

左心室肥厚是对压力超负荷的一种反应，如在主动脉瓣狭窄中所见，是施加在左心室的血流动力学负荷过重和由此产生的心脏重构相互作用的结果。女性更常表现为向心性重构和肥大[10-14]。其特征是左心室壁增厚，不伴有左心室扩张，导致相对的左心室壁厚度增加，最终造成较低的收缩末左心室壁张力和左心室变小、每搏量降低、射血分数增加[15]。Hachicha 等[16] 研究发现，用每搏量指数即搏出量除以体表面积衡量时，左心室射血分数保留的女性患者更易发展成 AHA/ACC 指南中定义的 D3 期病变，即所谓反常的低搏出量（每搏量指数 < 35ml/m^2）、低流速的主动脉瓣狭窄。重要的是，这种血流动力学特征在女性中更常见，与左心室每搏量正常的患者相比，其 3 年生存率明显降低[16]。这与男性患者相反，后者更易表现出偏心性重构和心肌肥厚，可表现为左心室壁厚度正常或轻度增加，心室腔明显扩大，这也会相对抵消室壁厚度增加，从而最终造成收缩末左心室壁张力增高和心室增大，其收缩期射血分数通常为正常低限或轻度降低，每搏量增加[10]。Stangl 等[14] 发现，经 TAVR 治疗后，不管男女均显示出室壁厚度变薄，但左心室射血分数的改善仅在女性患者中明显，这可能侧面提示 TAVR 前发生不可逆心肌损伤的情况不多。

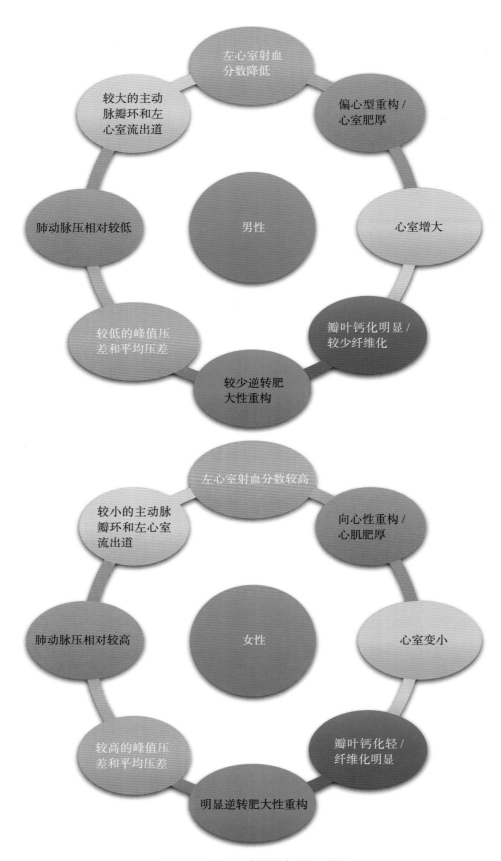

▲ 图 16-1　主动脉瓣狭窄的性别差异

（二）主动脉瓣病变的差异

不管是男性还是女性，瓣膜钙化是主动脉瓣狭窄的共同机制。造成相同的血流动力学异常所需总的主动脉瓣钙化程度女性低于男性，这与女性在冠状动脉总钙化量低于男性的研究结果相类似[17]。随着多排 CT 和心脏 CT 的出现，目前针对钙化评估的研究已成为热门领域。多项研究表明，与男性相比，女性瓣膜钙化程度低。Shivani 等[18]研究发现，即使主动脉瓣钙化较轻，女性患者主动脉瓣狭窄的严重程度亦可以与男性患者相似，将体型及体表面积、左心室流出道大小和瓣环横截面积等各项参数标准化后，这一研究结果仍然成立。该研究还发现，与男性相比，女性患者随着主动脉瓣钙化程度的增加主动脉瓣狭窄的增幅增大。目前，AHA/ACC 对主动脉瓣狭窄的治疗指南中将中度及中度以上的主动脉瓣钙化作为手术治疗的一个推荐指标，这是因为严重的主动脉瓣钙化和钙密度是主动脉瓣狭窄患者死亡的独立预测因子。最终确立了钙化性主动脉瓣狭窄具有明显性别差异的钙化积分手术推荐标准，男性积分确定为 2065，女性为 1275。使用这些性别特异性的钙化性主动脉瓣评价指标有助于预测主动脉瓣狭窄患者的生存率，而不是仅仅依赖于临床表现和超声心动图结果[19, 20]。

（三）主动脉瓣环、左心室流出道、主动脉窦直径的差异

主动脉根部具有特定的解剖学特征，随着 TAVR 的出现，精确测量不同部位直径大小选择合适的瓣膜显得至关重要。多项研究表明，与男性相比，女性的瓣环直径和左心室流出道直径均较小，但全主动脉直径无明显差别。学者们推测升主动脉直径大小的性别差别不大是因为女性在晚年主动脉扩张速度增快[21]。Buellesfeld

等对接受 TAVR 的患者进行了 CT 测量，结果显示男性的主动脉瓣瓣环直径和左心室流出道直径大于女性（瓣环面积 $483.1mm^2 \pm 75.6mm^2$ vs. $386.9mm^2 \pm 58.5mm^2$，$P=0.0002$；左心室流出道 $478.2mm^2 \pm 131.0mm^2$ vs. $374.0mm^2 \pm 94.2mm^2$，$P=0.0024$）。Michelena 等[22]研究发现，左心室射血分数正常的患者 LVOT 直径影响着主动脉瓣狭窄患者严重程度，并对其进行分级，同时发现绝大多数的（91%）左心室流出道窄小患者为女性。超声心动图显示左心室流出道直径是主动脉瓣狭窄严重程度的主要决定因素。左心室流出道狭小会造成主动脉瓣狭窄程度评估的不一致，按瓣膜面积分级是重度，而按峰值压差和平均压差等非形态学指标计算却达不到重度。男性的主动脉窦部直径明显更大，而且与升主动脉直径相接近，研究还显示，女性的冠状动脉开口高度低于男性[23]。根据这些发现，为了不对主动脉瓣狭窄过度诊断，美国超声心动图协会（American Society of Echocardiography，AES）建议在身高＜ 135cm、体表面积＜ $1.5m^2$、体重指数＜ $22kg/m^2$ 的患者中采用主动脉瓣面积指数即瓣口面积除以体表面积来确定主动脉瓣狭窄的程度，把重度主动脉瓣狭窄定义为 AVA ＜ $0.6cm^2/m^2$ [24]。在 TAVR 手术中考虑性别因素时，这些指标至关重要。

（四）主动脉瓣二瓣化畸形解剖差异

主动脉瓣二瓣化畸形是最常见的先天性心脏缺陷，男性多于女性。主动脉瓣二瓣化的分型是基于 Sievers 分型，根据瓣叶数量、融合嵴的个数及瓣叶和融合嵴的空间排列位置等加以区分，0 型是指具有两个对称的瓣叶和一个瓣对合缘、没有融合嵴，1 型是指具有一个融合嵴，2 型是指具有两个融合嵴[25]。在二尖瓣化畸形患者中，合并主动脉瓣关闭不全、主动脉瘤和感染性心内膜炎者男性多见；主动脉瓣狭窄在女性中

多见。主动脉瓣二瓣化畸形患者行 SAVR 手术，死亡率高于普通人群，这在女性群体中更为明显。尽管主动脉瓣关闭不全在男性患者中多见，但在接受 SAVR 治疗的主动脉瓣二叶畸形患者中，它仅仅是死亡率增加的预测因素[26]。TAVR 在治疗二叶畸形主动脉瓣狭窄的经验多来自于小样本研究[27-30]。由于主动脉瓣二叶畸形与解剖结构正常的主动脉瓣相比具有独特的形态学特征，因此 TAVR 临床试验排除了这一类患者。Yoon 等[31]对接受 TAVR 治疗的二叶畸形主动脉瓣狭窄患者进行了注册研究，也是首个大规模临床研究，比较 TAVR 在治疗二叶畸形主动脉瓣狭窄和正常解剖结构主动脉瓣狭窄的不同临床效果，与使用第一代 TAVR 装置治疗正常解剖结构主动脉瓣狭窄相比，使用该装置治疗二叶畸形主动脉瓣狭窄更容易发生不良事件。而使用新一代 TAVR 产品时，手术并发症无显著差异，2 年随访结果显示，二叶畸形组和正常结构组在累加不良事件发生率及全因死亡率组相似，进一步的观察和研究仍在进行当中。

三、经导管主动脉瓣置换术

临床特征和基线资料的不同

在接受 TAVR 治疗的患者中，基线资料和临床表现的性别差异非常明显。PARTNER 研究二次分析显示，女性高脂血症、糖尿病、吸烟和肾脏疾病发生率低，但胸外科医师协会（Society of Thoracic Surge，STS）预测死亡率风险评分较高（11.9% vs. 11.1%，$P < 0.001$）[15]。此外，还有几项 Meta 分析结果显示，女性既往心肌梗死发生率低，左心室射血分数较高，既往冠脉血运重建（包括经皮冠脉介入治疗和冠脉搭桥术）率较低。尽管女性年龄偏大，但周围血管疾病和脑卒中的

发生率低[14, 15, 32]。有意思的是，女性肺动脉高压的发生率偏高，肺动脉压往往高于 60mmHg，这可能与较高的主动脉瓣跨瓣压差有关，但确切的机制目前还不明确[32, 33]。

虚弱也是 TAVR 术后死亡的重要因素，但是很多风险评分系统都未将其纳入其中，这些评分系统在后面的章节会有介绍。当前，关于微弱的性别差异的数据还很有限，而且有一些研究结果并未显示出差异[34-36]，但也有一些研究显示女性比男性的虚弱指数高[36]。一项对美国 CoreValve 瓣膜的研究表明，女性比男性更加虚弱、有更多的身体不适、活动受限率更高。这必定造成日常起居 Katz 活动缺乏、5min 步行距离缩短，但两组白蛋白基线水平却没有显示出性别差异[37]。这是一个值得进一步研究的重要课题，因为业界已经证明衰老是 TAVR 术后死亡的预测因子，这与性别无关。

STS[38] 和 EuroSCORE 的风险评分系统[39] 是确定心脏手术患者术后 30 天并发症发生率和死亡率最常用评分系统。在这两个风险评分系统中，女性是一个独立风险因素。这对于单纯的冠状动脉搭桥手术和单纯瓣膜手术来说也是适用的。Brown 等[40] 对北美地区接受主动脉瓣置换术的患者进行了为期 10 年 STS 数据回顾，发现与男性相比，女性患者术后住院时间、脑卒中风险及死亡率更高，这与 1997 年和 2006 年群体研究结果一致。采用 EuroSCORE 评分系统对欧洲接受心脏手术患者进行类似分析，也发现女性是死亡率增加的独立预测因素[41]。

四、TAVI 手术方法和瓣膜尺寸

目前，经股动脉入路是 TAVR 患者最常用和首选的手术入路。对于髂股动脉解剖不适宜的患者，可选择经主动脉、经心尖、经锁骨下动脉、

腋动脉、颈动脉和下腔静脉等手术入路。因为鞘管和输送系统直径的原因，通过 CTA 来测量股动脉直径，通常是确定手术路径的决定性因素。血管直径越细就越会增加包括出血和血管损伤在内的并发症发生率[42, 43]，也会增加其他路径的使用，这意味着手术死亡率增加[44]。

CTA 现在已经成为测量瓣环大小的标准。而在早期 TAVR 的研究中，经胸和经食管超声成像技术是测量瓣环大小主要方法，但往往会低估瓣环大小，从而增加了瓣膜与人体不匹配的风险（patient-prosthesis mismatch，PPM）[2, 5]。女性主动脉瓣环直径比男性小，因此女性使用的经导管心脏瓣膜也更小。一项 Meta 分析结果显示，超过 90% 的女性接受了 26mm 或者更小的 THV，而超过 30% 的男性接受 29mm 或者更大的 THV[32]。随着新一代 THV 进入市场，瓣膜尺寸范围有了更多的选择，不管是自膨瓣还是球扩瓣，大尺寸瓣还是小尺寸瓣都能得到供应，尽管如此，临床决定要 TAVR 治疗时，瓣环大小测量仍然是至关重要的，这关乎是否发生意外并决定最终的结果。

五、操作过程中并发症

瓣膜学术研究协会更正了包括主动脉或主动脉瓣环破裂、路径相关损伤、肢体远端栓塞、肢体缺血和经皮闭合装置失败等血管并发症的定义[45]。PARTNER Ⅰ 研究的随机对照实验和连续注册数据显示，在血管相关并发症方面，女性高于男性（17.3% vs. 10%，$P < 0.001$）[15]。来自美国 CoreValve 瓣研究数据也表明，女性术后 30 天（9.7% vs. 4.9%，$P < 0.01$）及术后 1 年（9.9% vs. 5.3%，$P < 0.01$）主要血管并发症高于男性[37]。这些发现与其他的 Meta 分析结果一致。Hayashida 等[46]研究指出，虽然女性基础

的周围血管疾病发生率低，但她们的血管直径小于男性，导致输送鞘与股动脉直径相比显得相对较粗，这也是女性血管并发症发生率较高的原因之一。女性发生主动脉根部和窦部破裂风险也较高，在一项包括了 3067 例 TAVR 手术治疗的系列研究中，有 37 例患者出现了窦部破裂，女性占 74%[47]，确定了一些解剖和手术相关的危险因素，包括瓣环大小、瓣环下钙化和球扩瓣选号超过面积法评估数值的 20% 等，因此当对合并严重瓣下钙化的女性进行大尺寸球扩瓣选择时，尤其要当心。另几项 Meta 分析结果也表明，女性出血的发生率高于男性，包括严重、危及生命的大出血[15, 32, 37, 48]。

最近的几项研究表明，女性脑卒中的发病率高于男性。PARTNER 研究数据显示女性脑卒中发生率有升高趋势，但差异无统计学意义[49]。CoreValve 研究数据显示，在 30 天和 1 年内，女性全部脑卒中和主要卒中的发生率均增加[37]。O'Connor 等 Meta 分析结果也证实了这一点[32]。还有一些 Meta 分析结果没有显示出脑卒中发生率显著的性别差异[14, 48]。随着新一代 THV 和脑保护装置的出现、经验的增长和技术的改进，TAVR 脑卒中发生率呈下降趋势。随着这些技术的不断进步，更好地了解哪些患者的脑血管并发症风险增加将变得越来越重要。

TAVR 的另一个潜在并发症是冠状动脉阻塞。一般来说，冠状动脉开口高度 ≤ 12mm，窦部直径 ≤ 30mm 被确定为风险增加的临界值，这具有重要意义[50, 51]。与男性患者相比，接受 TAVR 的女性患者冠状动脉开口更低，窦部尺寸更小[23, 50]。Ribeiro 等对全球 81 个中心的数据进行统计分析，结果显示，尽管登记数据中的性别比例相等，女性发生冠状动脉阻塞的概率超过了 80%。

瓣周漏，也称之为瓣周反流，是已知的死亡

率预测因子[52]。对于球扩瓣和自膨瓣，瓣周漏发生最常见的原因是 THV 选择尺寸过小，广泛钙化导致瓣膜与瓣环错位或者 THV 放置位置不当等。两项针对 CoreValve 瓣的研究发现，瓣膜置入位置较深、主动脉和左心室流出道的夹角较大，将预示瓣周漏的易发[53, 54]。已知中度或中度以上的 PVL 会致死亡率增加[55]。PARTNER 研究的 2 年随访结果显示，即使是轻度的 PVL 也会增加死亡率。早期研究结果显示，女性瓣周漏的发生率低于男性，这可能与多种因素有关，一些原因可能为女性瓣环相对较小和钙化少，另一些原因可能为在 TAVR 早期缺少大尺寸瓣膜，这会导致对男性患者选择过小型号瓣膜的概率超过女性。随着 THV 技术的进步，最新一代的瓣膜不仅增加了瓣膜尺寸的选择，还在 THV 架构内加入了一个褶边或覆盖物，以便更好地与瓣环相契合。THV 设计上的进步使瓣周漏发生率整体呈下降趋势，并且可能最终抵消瓣周漏在性别上的差异。

相对于患者体表面积而言，当人工瓣膜有效开口面积过小时，就会造成 PPM。对 SAVR 文献的研究发现，女性患者发生 PPM 比率高于男性[56]，这可能会导致更糟糕的结果[57]，女性发生这种 PPM 比例较高的原因是她们需要的瓣膜尺寸更小。然而在 TAVR 中，PPM 的发生率比 SAVR 低。Pibarot[58] 和 Popma[59] 等的研究结果均显示，与 SAVR 相比，TAVR 术后 PPM 发生率更低，这在主动脉瓣环较小的患者中表现尤为突出。在瓣环直径＜ 20mm 的患者中，采用 SAVR 治疗者发生严重的 PPM（定义有效开口面积＜ 0.65cm^2/m^2）达到 33.7%，而在接受 TAVR 者发生率为 19%（ P=0.002 ）[58]。TAVR 手术中 PPM 发生率低的部分原因可能是在瓣膜尺寸一定的情况下，缝合环的存在会导致瓣环内径变小，而 THV 则没有这样的缝合环，在瓣叶和组织环之间仅有一层薄薄的支架。在大多数研究中，男性和女性 PPM 发生率相似，尽管女性通常需要更小的 THV[60-62]。这突出了一个关键点，即 TAVR 对于瓣环较小女性候选者的潜在好处，因为与 SAVR 相比，TAVR 的 PPM 发生率更低，而 PPM 一旦发生将严重影响预后[63]。

六、结果

如前所述，在 STS 危险分层系统中，女性是一个独立的危险因素，因此在 SAVR 术后，女性围术期并发症发生率和死亡率普遍偏高，而这种情况并未在 TAVR 的研究中得到验证。多项研究已经证明，与采用 SAVR 相比，女性 TAVR 术后死亡率低于男性。这可能与一些原因有关，包括女性胸廓偏小、较小的主动脉根部和瓣环尺寸，但这可能会增加手术难度和术后并发症的发生率。女性也更易发生偏心性重构和低流速、低跨瓣压差的重度主动脉瓣狭窄，这两种情况都会导致 SAVR 术后血流动力学不稳定，心排血量低和死亡率风险增加。在 PARTNER 研究中，与 SAVR 相比，接受 TAVR 的女性患者在术后 6 个月和术后 2 年死亡率更低，这主要是由经股动脉 TAVR 资料总结出来的结果[49]。相比之下，男性 TAVR 与 SAVR 相比没有特别的生存优势。同样，接受自膨胀 THV 的女性 1 年生存率优于 SAVR[5, 64]。女性在 TAVR 后出现中度或重度瓣周漏的发生率也较低，这是预后不良的重要影响因素。此外，性别相关的左心室重构和纤维化的差异可能有助于更快速和更彻底的逆转肥大，从而有助于 TAVR 术后获得更好的预后[36, 65]。

一些研究和 Meta 分析对 TAVR 术后性别差异进行了评估。尽管术后并发症（包括血管并发症、大出血和脑卒中）的发生率较高，但多项研究显示，女性术后 1 年随访发现生存率明显提高[32, 48, 66]。最近一项采用胸外科医师协会和美国心脏病学会登记数据进行的死亡率风险调整分析，也得出了女性与生存率提高相关的结论[67]。O'Connor 等[32] 研究显示，无论哪种瓣膜类型或者手术入路，在为期 387 天的中期随访中，女性患者的生存率都有所提高。Stangl 等[66] 研究发现，不管在 30 天还是在 > 3 个月的随访中，女性死亡风险均低于男性，尽管其中有两项报道说女性从 TAVR 治疗中获益较少或没有获益。同样，Conrotto 等[48] 证明了女性死亡率比男性低（24% vs. 34%，平均随访 365 天）。值得注意的是，在 TAVR 治疗的早期，大部分研究，包括球扩瓣在内，没有齐全的瓣膜型号供选择（最初供应的球扩瓣是 23mm 和 26mm 大小，而 29mm 的瓣膜直到最近才开始投入使用），因此选择瓣膜过小是很常见的，这可能会导致一些与性别相关的结果差异。来自美国 CoreValve 研究数据显示，当使用较大尺寸瓣膜和采用专门的 CTA 软件测量瓣环直径时，1 年内死亡率没有性别差异[37]。

女性国际 TAVI 治疗（WIN-TAVI）真实世界数据注册研究是一项前瞻性、观察性注册研究，用来专门接受 TAVR 治疗的主动脉瓣狭窄的女性资料。来自该注册资料最近的一份研究[68]，对 VARC-2 的 1019 名女性进行 30 天早期安全终点评估[45] 发现，平均 STS 评分为 8.3 分，EuroSCORE 评分为 17.8 分，90.6% 患者采用股动脉入路行 TAVR，使用新一代的患装置者不到一半（42.1%）。VARC-2 的 30 天复合终点发生率为 14%，其中全因死亡率占 3.4%、脑卒中占 1.3%、主要血管并发症占 7.7%、危及生命的出血事件占 4.4%，主要终点事件包括血管损伤或者出血事件，尽管观察到的这些事件的发生率低于既往报道，但也与以前的研究相一致。一些独立的预测因素，如高龄、既往卒中史、LVEF < 30% 和 TAVR 产品换代等，与 VARC-2 的 30 天复合终点相关。值得注意的是，妊娠史和以前怀孕的次数都是改善 30 天主要安全终点的预测因子。同时认为，经常吸烟且从未怀孕、伴有明显左主干病变、很严重的主动脉瓣钙化的群体身体更虚弱。妊娠似乎没有影响 30 天的死亡率或者血管出血事件的发生，但却影响脑卒中发生率和死亡率。全因死亡率低于 O'Connor 等的 Meta 分析报道[32]，这可能主要是因为 THV 的更新换代、手术人员更加熟练、鞘管越来越小及出院后的抗栓治疗方案更完善等因素。

七、结论

由于女性在研究人群中所占比例较大，应该专门设计研究方案来探索主动脉瓣狭窄 TAVR 治疗的性别差异。与男性相比，女性表现出不同的形态和生理反应，临床症状和基线资料也有很大不同。虽然女性是接受 SAVR 治疗的一个危险因素，但这在 TAVR 中并非如此，因此相对于 SAVR 而言，女性接受 TAVR 在降低死亡率方面优于男性。此外，尽管接受 TAVR 手术的女性患者术后并发症发生率高于男性，但早期的研究结果显示，接受 TAVR 手术的女性患者生存率高于男性。尽管新一代 THV 的改进，包括扩大瓣膜尺寸和降低瓣周漏发生的设计，可能会缩小男、女死亡率的差别，但女性接受 TAVR 治疗所获的益处是显而易见的。

参考文献

[1] Ross J Jr, Braunwald E. Aortic stenosis. Circulation. 1968;38(1 suppl):61–7.

[2] Leon MB, Smith CR, Mack M, Miller DC, Moses JW, Svensson LG, Tuzcu EM, Webb JG, Fontana GP, Makkar RR, Brown DL, Block PC, Guyton RA, Pichard AD, Bavaria JE, Herrmann HC, Douglas PS, Petersen JL, Akin JJ, Anderson WN, Wang D, Pocock S, for the PARTNER Trial Investigators. Transcatheter aortic–valve implantation for aortic stenosis in patients who cannot undergo surgery. N Engl J Med. 2010;363:1597–607.

[3] Popma JJ, Adams DH, Reardon MJ, Yakubov SJ, Kleiman NS, Heimansohn D, James H Jr, Hughes GC, Harrison JK, Coselli J, Diez J, Kafi A, Schreiber T, Gleason TG, Conte J, Buchbinder M, Deeb GM, Carabello B, Serruys PW, Chenoweth S, Oh JK, for the CoreValve United States Clinical Investigators. CoreValve United States Clinical Investigators. Transcatheter aortic valve replacement using a self–expanding bioprosthesis in patients with severe aortic stenosis at extreme risk for surgery. J Am Coll Cardiol. 2014;63:1972–81.

[4] Smith CR, Leon MB, Mack MJ, Miller DC, Moses JW, Svensson LG, Tuzcu EM, Webb JG, Fontana GP, Makkar RR, Williams M, Dewey T, Kapadia S, Babaliaros V, Thourani VH, Corso P, Pichard AD, Bavaria JE, Herrmann HC, Akin JJ, Anderson WN, Wang D, Pocock SJ, for the PARTNER Trial Investigators. Transcatheter versus surgical aortic–valve replacement in high–risk patients. N Engl J Med. 2011;364:2187–98.

[5] Adams DH, Popma JJ, Reardon MJ, Yakubov SJ, Coselli JS, Deeb GM, Gleason TG, Buchbinder M, Hermiller J Jr, Kleiman NS, Chetcuti S, Heiser J, Merhi W, Zorn G, Tadros P, Robinson N, Petrossian G, Hughes GC, Harrison JK, Conte J, Maini B, Mumtaz M, Chenoweth S, Oh JK, for the U.S. CoreValve Clinical Investigators. Transcatheter aortic–valve replacement with a self–expanding prosthesis. N Engl J Med. 2014;370:1790–8.

[6] Leon MB, Smith CR, Mack MJ, Makkar RR, Svensson LG, Kodali SK, Thourani VH, Tuzcu EM, Miller DC, Herrmann HC, Doshi D, Cohen DJ, Pichard AD, Kapadia S, Dewey T, Babaliaros V, Szeto WY, Williams MR, Kereiakes D, Zajarias A, Greason KL, Whisenant BK, Hodson RW, Moses JW, Trento A, Brown DL, Fearon WF, Pibarot P, Hahn RT, Jaber WA, Anderson WN, Alu MC, Webb JG, for the PARTNER 2 Investigators. Transcatheter or surgical aortic–valve replacement in intermediate–risk patients. N Engl J Med. 2016;374:1609–20.

[7] Reardon MJ, Van Mieghem NM, Popma JJ, Kleiman NS, Søndergaard L, Mumtaz M, Adams DH, Deeb GM, Maini B, Gada H, Chetcuti S, Gleason T, Heiser J, Lange R, Merhi W, Oh JK, Olsen PS, Piazza N, Williams M, Windecker S, Yakubov SJ, Grube E, Makkar R, Lee JS, Conte J, Vang E, Nguyen H, Chang Y, Mugglin AS, Serruys PWJC, Kappetein AP, for the SURTAVI Investigators. Surgical or transcatheter aortic–valve replacement in intermediate–risk patients. N Engl J Med. 2017;376:1321–31.

[8] A prospective, randomized, controlled, multi–center study to establish the safety and effectiveness of the SAPIEN 3 transcatheter heart valve in low risk patients who have severe, calcific, aortic stenosis requiring aortic valve replacement. https://clinicaltrials.gov/ct2/show/NCT02675114

[9] Transcatheter aortic valve replacement with the medtronic transcatheter aortic valve replacement system in patients at low risk for surgical aortic valve replacement. https://clinicaltrials. gov/ct2/show/ NCT02701283

[10] Carroll JD, Carroll EP, Feldman T, Ward DM, Lang RM, McGaughey D, Karp RB. Sex–associated differences in left ventricular function in aortic stenosis of the elderly. Circulation. 1992;86:1099–107.

[11] Aurigemma GP, Silver KH, McLaughlin M, Mauser J, Gaasch WH. Impact of chamber geometry and gender on left ventricular systolic function in patients >60 years of age with aortic stenosis. Am J Cardiol. 1994;74:794–8.

[12] Douglas PS, Otto CM, Mickel MC, Labovitz A, Reid CL, Davis KB. Gender differences in left ventricle geometry and function in patients undergoing balloon dilatation of the aortic valve for isolated aortic stenosis: NHLBI Balloon Valvuloplasty Registry. Br Heart J. 1995;73:548–54.

[13] Kostkiewicz M, Tracz W, Olszowska M, Podolec P, Drop D. Left ventricular geometry and function in patients with aortic stenosis: gender differences. Int J Cardiol. 1999;71:57–61.

[14] Stangl V, Baldenhofer G, Knebel F, Zhang K, Sanad W, Spethmann S, Grubitzsch H, Sander M, Ernecke K–DW, Baumann G, Stangl K, Laule M. Impact of gender on three–month outcome and left ventricular remodeling after transfemoral transcatheter aortic valve implantation. Am J Cardiol. 2012;110:884–90.

[15] Kodali S, Williams MR, Doshi D, Hahn RT, Humphries KH, Nkomo VT, Cohen DJ, Douglas PS, Mack M, Xu K, Svensson L, Thourani VH, Tuzcu EM, Weissman NJ, Leon M, Kirtane AJ. Sex–specific differences at presentation and outcomes among patients undergoing transcatheter aortic valve replacement: a cohort study. Ann Intern Med. 2016;164(6):377–84.

[16] Hachicha Z, Dumesnil JG, Bogaty P, Pibarot P. Paradoxical low–flow, low–gradient severe aortic stenosis despite preserved ejection fraction is associated with higher afterload and reduced survival. Circulation. 2007;115:2856–64.

[17] Liyanange L, Lee NJ, Cook T, Herrmann HC, Jagasia D, Litt H, Han Y. The impact of gender on cardiovascular system calcification in very elderly patients with severe aortic stenosis. Int J Card Imaging. 2016;32:173–9.

[18] Aggarwal SR, Clavel M–A, Messika–Zeitoun D, Cueff C, Malouf J, Araoz PA, Mankad R, Michelena H, Vahanian A, Enriquez–Sarano M. Sex differences in aortic valve calcification measured by multide tector computed tomography in aortic stenosis. Circ Cardiovasc Imaging. 2013;6:40–7.

[19] Clavel M–A, Messika–Zeitoun D, Pibarot P, Aggarwal SR, Malouf J, Araoz PA, Michelena HI, Cueff C, Larose E, Capoulade R, Vahanian A, Enriquez–Sarano M. The

complex nature of discordant severe calcified aortic valve disease grading: new insights from combined Doppler echocardiographic and computed tomographic study. J Am Coll Cardiol. 2013;62:2329–38.

[20] Clavel M–A, Pibarot P, Messika–Zeitoun D, Capoulade R, Malouf J, Aggarval S, Araoz PA, Michelena HI, Cueff C, Larose E, Miller JD, Vahanian A, Enriquez–Sarano M. Impact of aortic valve calcification, as measured by MDCT, on survival in patients with aortic stenosis: results of an international registry study. J Am Coll Cardiol. 2014;64:1202–13.

[21] Rylski B, Desjardins B, Moser W, Bavaria JE, Milewski RK. Gender–related changes in aortic geometry throughout life. Eur J Cardiothorac Surg. 2014;45:805–11.

[22] Michelena HI, Margaryan FAM, Eleid M, Maalouf J, Suri R, Messika–Zeitoun D, Pellikka PA, Enriquez–Sarano M. Inconsistent echocardiographic grading of aortic stenosis: is the left ventricular outflow tract important? Heart. 2013;99:921–31.

[23] Buellesfeld L, Stortecky S, Kalesan B, Gloekler S, Khattab AA, Nietlispach F, Delfine V, Huber C, Eberle B, Meier B, Wenaweser P, Windecker S. Aortic root dimensions among patients with severe aortic steno sis undergoing transcatheter aortic valve replacement. JACC Cardiovasc Interv. 2013;6:72–83.

[24] Baumgartner H, Hung J, Bermejo J, Chambers JB, Evangelista A, Griffin BP, Iung B, Otto CM, Pellikka PA, Quiñones M. Echocardiographic assessment of valve stenosis: EAE/ASE recommendations for clinical practice. J Am Soc Echocardiogr. 2009;22:1–23; quiz 101–2

[25] Sievers HH, Schmidtke C. A classification system for the bicuspid aortic valve from 304 surgical specimens. J Thorac Cardiovasc Surg. 2007;133:1226–33.

[26] Michelena HI, Suri RM, Katan O, Eleid MF, Clavel M–A, Maurer MJ, Pellikka PA, Mahoney D, Enriquez–Sarano M. Sex differences and survival in adults with bicuspid aortic valves: verification in 3 contemporary echocardiographic cohorts. J Am Heart Assoc. 2016;5:e004211.

[27] Mylotte D, Lefevre T, Søndergaard L, Watanabe Y, Modine T, Dvir D, Bosmans J, Tchetche D, Kornowski R, Sinning J–M, Thériault–Lauzier P, O'Sullivan CJ, Barbanti M, Debry N, Buithieu J, Codner P, Dorfmeister M, Martucci G, Nickenig G, Wenaweser P, Tamburino C, Grube E, Webb JG, Windecker S, Lange R, Piazza N. Transcatheter aortic valve replacement in bicuspid aortic valve disease. J Am Coll Cardiol. 2014;64:2330–9.

[28] Perlman GY, Blanke P, Dvir D, Pache G, Modine T, Barbanti M, Holy EW, Treede H, Ruile P, Neumann F–J, Gandolfo C, Saia F, Tamburino C, Mak G, Thompson C, Wood D, Leipsic J, Webb JG. Bicuspid aortic valve stenosis: favorable early outcomes with a next–generation transcatheter heart valve in a multi center study. J Am Coll Cardiol Intv. 2016;9:817–24.

[29] Lee M, Yin W–H, Park D–W, Kang S–J, Lee S–W, Kim Y–H, Lee CW, Park S–W, Kim H–S, Butter C, Khalique OK, Schaefer U, Nietlispach F, Kodali SK, Leon MB, Ye J, Chevalier B, Leipsic J, Delgado V, Bax JJ, Tamburino C, Colombo A, Søndergaard L, Webb JG, Park S–J. Transcatheter aortic valve replacement with early– and new–generation devices in bicuspid aortic valve stenosis. J Am Coll Cardiol. 2016;68:1195–205.

[30] Yousef A, Simard T, Webb J, Rodés–Cabau J, Costopoulos C, Kochman J, Hernández–Garcia JM, Chiam PTL, Welsh RC, Wijeysundera HC, García E, Ribeiro HB, Latib A, Huczek Z, Shanks M, Testa L, Farkouh ME, Dvir D, Velianou JL, Lam B–K, Pourdjabbar A, Glover C, Hibbert B, Labinaz M. Transcatheter aortic valve implantation in patients with bicuspid aortic valve: a patient level multi–center analysis. Int J Cardiol. 2015;189:282–8.

[31] Yoon S–H, Bleiziffer S, De Backer O, Delgado V, Arai T, Ziegelmueller J, Barbanti M, Sharma R, Perlman GY, Khalique OK, Holy EW, Saraf S, Deuschl F, Fujita B, Ruile P, Neumann F–J, Pache G, Takahashi M, Kaneko H, Schmidt T, Ohno Y, Schofer N, Kong WKF, Tay E, Sugiyama D, Kawamori H, Maeno Y, Abramowitz Y, Chakravarty T, Nakamura M, Kuwata S, Yong G, Kao H–L, Lee M, Kim H–S, Modine T, Wong SC, Bedgoni F, Testa L, Teiger E, Butter C, Ensminger SM, Schaefer U, Dvir D, Blanke P, Leipsic J, Nietlispach F, Abdel–Wahab M, Chevalier B, Tamburino C, Hildick–Smith D, Whisenant BK, Park S–J, Colombo A, Latib A, Kodali SK, Bax JJ, Søndergaard L, Webb JG, Lefèvre T, Leon MB, Makkar R. Outcomes in transcatheter aortic valve replacement for bicuspid versus tricuspid aortic valve stenosis. J Am Coll Cardiol. 2017;69(21):2579–89.

[32] O'Connor SA, Morice M–C, Gilard M, Leon MB, Webb JG, Dvir D, Rodés–Cabau J, Tamburino C, Capodanno D, D'Ascenzo F, Garot P, Chevalier B, Mikhail GW, Ludman PF. Revisiting sex equality with transcatheter aortic valve replacement outcomes: a collaborative, patient–level meta–analysis of 11,310 patients. J Am Coll Cardiol. 2015;66:221–8.

[33] Buja P, Napodano M, Tamburino C, Petronio AS, Ettori F, Santoro G, Ussia GP, Klugmann S, Bedogni F, Ramondo A, Maisano F, Marzocchi A, Poli A, Gasparetto V, Antoniucci D, Colombo A, Tarantini G. Comparison of variables in men versus women undergoing transcatheter aortic valve implantation for severe aortic stenosis (from Italian Multicenter CoreValve registry). Am J Cardiol. 2013;111:88–93.

[34] Green P, Arnold SV, Cohen DJ, Kirtane AJ, Kodali SK, Brown DL, Rihal CS, Xu K, Lei Y, Hawkey MC, Kim RJ, Alu MC, Leon MB, Mack MJ. Relation of frailty to outcomes after transcatheter aortic valve replacement (from the PARTNER trial). Am J Cardiol. 2015;116:264–9.

[35] Green P, Woglom AE, Genereux P, Daneault B, Paradis J–M, Schnell S, Hawkey M, Maurer MS, Kirtane AJ, Kodali S, Moses JW, Leon MB, Smith CR, Williams M. The impact of frailty status on survival after transcatheter aortic valve replacement in older adults with severe aortic stenosis: a single–center experience. J Am Coll Cardiol Intv. 2012;5:974–81.

[36] Humphries KH, Toggweiler S, Rodés–Cabau J, Nombela–Franco L, Dumont E, Wood DA, Willson AB, Binder RK, Freeman M, Lee MK, Gao M, Izadnegahdar M, Ye J, Cheung A, Webb JG. Sex differences in mortality after transcatheter aortic valve replacement for severe aortic stenosis. J Am Coll Cardiol. 2012;60:882–6.

[37] Forrest JK, Adams DH, Popma JJ, Reardon MJ, Deeb GM,

Yakubov SJ, Hermiller JB Jr, Huang J, Skelding Alexandra Lansky KA. Transcatheter aortic valve replacement in women versus men (from the US CoreValve Trials). Am J Cardiol. 2016;118(3):396–402.

[38] Anderson RP. First publications from the Society of Thoracic Surgeons National Database. Ann Thorac Surg. 1994;57:6–7.

[39] Nashef SA, Roques F, Michel P, Gauducheau E, Lemeshow S, Salamon R. European System or cardiac operative risk evaluation (EuroSCORE). Eur J Cardiothorac Surg. 1999;16:9–13.

[40] Brown JM, O'Brien SM, Wu C, Sikora JAH, Griffith BP, Gammie JS. Isolated aortic valve replacement in North America comprising 108,687 patients in 10 years: changes in risks, valve types, and outcomes in the Society of Thoracic Surgeons National Database. J Thorac Cardiovasc Surg. 2009;137(1):82–90.

[41] Roques F, Nashef SAM, Michel P, Gauducheau E, de Vincentiis C, Baudet E, Cortina J, David M, Faichney A, Gavrielle F, Gams E, Harjula A, Jones MT, Pinna Pintor P, Salamon R, Thulin L. Risk factors and outcome in European cardiac surgery: analysis of the EuroSCORE multinational database of 19030 patients. Eur J Cardiothorac Surg. 1999;15(6): 816–23.

[42] Buchanan GL, Chieffo A, Montorfano M, Maisano F, Latib A, Godino C, Cioni M, Gullace MA, Franco A, Gerli C, Alfieri O, Colombo A. The role of sex on VARC outcomes following transcatheter aortic valve implantation with both Edwards SAPIEN and Medtronic CoreValve ReValving System devices: the Milan registry. EuroIntervention. 2011;7:556–63.

[43] Humphries KH, Toggweiler S, Rodés–Cabau J, Nombela–Franco L, Dumont E, Wood DA, Wilson AB, Binder RK, Freeman M, Lee MK, Gao M, Izadnegahdar M, Ye J, Cheung A, Webb JG. Sex differences in mortality after transcatheter aortic valve replacement for severe aortic stenosis. J Am Coll Cardiol. 2012;60:882–6.

[44] Mack MJ, Leon MB, Smith CR, Miller C, Moses JW, Tuzcu EM, Webb JG, Douglas PS, Anderson WN, Blackstone EH, Kodali SK, Makkar RR, Fontana GP, Kapadia S, Bavaria J, Hahn RT, Thourani VH, Babaliaros V, Pichard A, Herrmann HC, Brown DL, Williams M, Davidson MJ, Svensson LG, for the PARTNER 1 Trial Investigators. 5–year outcomes of transcatheter aortic valve replacement or surgical aortic valve replacement for high surgical risk patients with aortic stenosis (PARTNER 1): a randomised controlled trial. Lancet. 2015;385:2477–84.

[45] Pieter Kappetein A, Head SJ, Genereux P, Piazza N, van Mieghem NM, Blackstone EH, Brott TG, Cohen DJ, Cutlip DE, van Es G–A, Hahn RT, Kirtane AJ, Krucoff MW, Kodali S, Mack MJ, Mehran R, Rodes–Cabau J, Vranckx P, Webb JG, Windecker S, Serruys PW, Leon MB. Valve Academic Research Consortium 2. Updated standardized endpoint definitions for transcatheter aortic valve implantation: the Valve Academic Research Consortium–2 consensus document. J Thorac Cardiovasc Surg. 2013;145:6–23.

[46] Hayashida K, Morice M–C, Chevalier B, Hovasse T, Romano M, Garot P, Farge A, Donzeau–Gouge P, Bouvier E, Cormier B, Lefèvre T. Sex–related differences in clinical presentation and outcome of transcatheter aortic valve implantation for severe aortic stenosis. J Am Coll Cardiol. 2012;59:566–71.

[47] Barbanti M, Yang T–H, Rodes–Cabau J, Tamburino C, Wood DA, Jilaihawi H, Blanke P, Makkar RR, Latib A, Colombo A, Tarantini G, Raju R, Binder RK, Nguyen G, Freeman M, Ribeiro HB, Kapadia S, Min J, Feuchtner G, Gurtvich R, Alqoofi F, Pelletier M, Ussia GP, Napodano M, de Brito FS Jr, Kodali S, Norgaard BL, Hansson NC, Pache G, Canovas SJ, Zhang H, Leon MB, Webb JG, Leipsic J. Anatomical and procedural features associated with aortic root rupture during balloon expandable transcatheter aortic valve replacement. Circulation. 2013;128:244–53.

[48] Conrotto F, D'Ascenzo F, Presbitero P, Humphries KH, Webb JG, O'Connor SA, Morice M–C, Lefèvre T, Grasso C, Sbarra P, Taha S, Omedè P, Marra WG, Salizzoni S, Moretti C, D'Amico M, Biondi–Zoccai G, Gaita F, Marra S. Effect of gender after transcath eter aortic valve implantation: a meta–analysis. Ann Thorac Surg. 2015;99:809–16.

[49] Williams M, Kodali SK, Hahn RT, Humphries KH, Nkomo VT, Cohen DJ, Douglas PS, Mack M, Andrew TC, Svensson L, Thourani VH, Tuzcu EM, Weissman NJ, Kirtane AJ, Leon MB. Sex–related differences in outcomes after transcatheter or surgi cal aortic valve replacement in patients with severe aortic stenosis:insights from the PARTNER Trial (Placement of Aortic Transcatheter Valve). J Am Coll Cardiol. 2014;63:1522–8.

[50] Ribeiro HB, Webb JG, Makkar RR, Cohen MG, Kapadia SR, Kodali S, Tamburino C, Barbanti M, Chakravarty T, Jilaihawi H, Paradis J–M, de Brito FS Jr, Cánovas SJ, Cheema AN, de Jaegere PP, del Valle R, Chiam PTL, Moreno R, Pradas G, Ruel M, Salgado–Fernández J, Sarmento–Leite R, Toeg HD, Velianou JL, Zajarias A, Babaliaros V, Cura F, Dager AE, Manoharan G, Lerakis S, Pichard AD, Radhakrishnan S, Perin MA, Dumont E, Larose E, Pasian SG, Nombela–Franco L, Urena M, Tuzcu EM, Leon MB, Amat–Santos IJ, Leipsic J, Rodés–Cabau J. Predictive factors, management, and clinical out comes of coronary obstruction following transcatheter aortic valve implantation: insights from a large multicenter registry. J Am Coll Cardiol. 2013;62:1552–62.

[51] Ribeiro HB, Sarmento–Leite R, Siqueira DA, Carvalho LA, Armando Mangione J, Rodés–Cabau J, Perin MA, de Brito FS Jr. Coronary obstruction following transcatheter aortic valve implantation. Arq Bras Cardiol. 2014;102:93–6.

[52] Athappan G, Patvardhan E, Tuzcu EM, Svensson LG, Lemos PA, Fraccaro C, Tarantini G, Sinning J–M, Nickenig G, Capodanno D, Tamburino C, Latib A, Colombo A, Kapadia SR. Incidence, predictors, and outcomes of aortic regurgitation after transcatheter aortic valve replacement: meta–analysis and systematic review of literature. J Am Coll Cardiol. 2013;61:1585–95.

[53] Sherif MA, Abdel–Wahab M, Stöcker B, Geist V, Richardt D, Tölg R, Richardt G. Anatomic and procedural predictors of paravalvular aortic regurgitation after implantation of the Medtronic CoreValve bioprosthesis. J Am Coll Cardiol. 2010;56:1623–9.

[54] Takagi K, Latib A, Al–Lamee R, Mussardo M, Montorfano M, Maisano F, Godino C, Chieffo A, Alfieri O, Colombo

A. Predictors of moderate–to severe paravalvular aortic regurgitation immediately after CoreValve implantation and the impact of postdilatation. Catheter Cardiovasc Interv. 2011;78:432–43.

[55] Kodali SK, Williams MR, Smith CR, Svensson LG, Webb JG, Makkar RR, Fontana GP, Dewey TM, Thourani VH, Pichard AD, Fischbein M, Szeto WY, Lim S, Greason KL, Teirstein PS, Malaisrie SC, Douglas PS, Hahn RT, Whisenant B, Zajarias A, Wang D, Akin JJ, Anderson WN, Leon MB, for the PARTNER Trial Investigators. Two–year outcomes after transcatheter or surgical aortic–valve replacement. N Engl J Med. 2012;366:1686–95.

[56] Bonderman D, Graf A, Kammerlander AA, Kocher A, Laufer G, Lang IM, Mascherbaue J. Factors determining patient–prosthesis mismatch after aortic valve replacement—a prospective cohort study. PLoS One. 2013;8:e81940.

[57] Head SJ, Mokhles MM, Osnabrugge RL, Pibarot P, Mack MJ, Takkenberg JJ, Bogers AJ, Kappetein AP. The impact of prosthesis–patient mismatch on long–term survival after aortic valve replacement: a systematic review and metaanalysis of 34 observa tional studies comprising 27 186 patients with 133 141 patient–years. Eur Heart J. 2012;33:1518–29.

[58] Pibarot P, Weissman NJ, Stewart WJ, Hahn RT, Lindman BR, McAndrew T, Kodali SK, Mack MJ, Thourani VH, Miller DC, Svensson LG, Herrmann HC, Smith CR, Rodés–Cabau J, Webb J, Lim S, Xu K, Hueter I, Douglas PS, Leon MB. Incidence and sequelae of prosthesis–patient mismatch in transcatheter versus surgical valve replacement in high–risk patients with severe aortic stenosis: a PARTNER trial cohort—a analysis. J Am Coll Cardiol. 2014;64:1323–34.

[59] Popma JJ, Khabbaz K. Prosthesis–patient mismatch after "high–risk" aortic valve replacement. J Am Coll Cardiol. 2014;64:1335–8.

[60] Bleiziffer S, Hettich I, Hutter A, Wagner A, Deutsch MA, Piazz N, Lange R. Incidence and impact of prosthesis–patient mismatch after transcatheter aortic valve implantation. J Heart Valve Dis. 2013;22:309–16.

[61] Jilaihawi H, Chin D, Spty T, Jeilan M, Vasa–Nicotera M, Bence J, Logtens E, Kovac J. Prosthesis patient mismatch after transcatheter aortic valve implantation with the Medtronic–

CoreValve bioprosthesis. Eur Heart J. 2010;31:857–64.

[62] Ewe SH, Muratori M, Delgado V, Pepi M, Tamborini G, Fusini L, Klautz RJM, Gripari P, Bax JJ, Fusari M, Schalij MJ, Marsan NA. Hemodynamic and clinical impact of prosthesis patient mismatch after transcatheter aortic valve implantation. J Am Coll Cardiol. 2011;58:1910–8.

[63] Kalavrouziotis D, Rodés–Cabau J, Bagur R, Doyle D, De Larochellière R, Pibarot P, Dumont E. Transcatheter aortic valve implantation in patients with severe aortic stenosis and small aortic annulus. J Am Coll Cardiol. 2011;58:1016–24.

[64] Skelding KA, Yakubov SJ, Kleiman NS, Reardon MJ, Adams DH, Huang J, Forrest JK, Popma JJ. Transcatheter aortic valve replacement versus surgery in women at high risk for surgical aortic valve replacement (from the CoreValve US High Risk Pivotal Trial). Am J Cardiol. 2016;118:560–6.

[65] Petrov G, Regitz–Zagrosek V, Lehmkuhl E, Krabatsch T, Dunkel A, Dandel M, Dworatzek E, Mahmoodzadeh S, Schubert C, Becher E, Hampl H, Hetzer R. Regression of myocardial hypertrophy after aortic valve replacement: faster in women? Circulation. 2010;122:S23–8.

[66] Stangl V, Baldenhofer G, Laule M, Baumann G, Stangl K. Influence of sex on outcome following transcatheter aortic valve implantation (TAVI): systematic review and meta-analysis. J Interv Cardiol. 2014;27:531–9.

[67] Holmes DR Jr, Brennan JM, Rumsfeld JS, Dai D, O'Brien SM, Vemulapalli S, Edwards FH, Carroll J, Shahian D, Grover F, Tuzcu EM, Peterson ED, Brindis RG, Mack MJ, for the STS/ACC TVT Registry. Clinical outcomes at 1 year following transcatheter aortic valve replacement. JAMA. 2015;313:1019–28.

[68] Chieffo A, Petronio AS, Mehilli J, Chandrasekhar J, Sartori S, Lefèvre T, Presbitero P, Capranzano P, Tchetche D, Iadanza A, Sardella G, Van Mieghem NM, Meliga E, Dumonteil N, Fraccaro C, Trabattoni D, Mikhail GW, Sharma S, Ferrer MC, Naber C, Kievit P, Faggioni M, Snyder C, Morice MC, Mehran R, on behalf of the WIN–TAVI Investigators. Acute and 30–day outcomes in women after TAVR results from the WIN–TAVI (Women's International Transcatheter Aortic Valve Implantation) Real–World Registry. JACC Cardiovasc Interv. 2016;9(15):1589–600.

第 17 章　实施经导管主动脉瓣植入术面临的审批、花费、支付和等待时间问题

Implementation Issues for Transcatheter Aortic Valve Implantation: Access, Value, Affordability, and Wait Times

Harindra C. Wijeysundera　Gabby Elbaz-Greener　Derrick Y. Tam　Stephen E. Fremes　著

葛振伟　译　郭应强　校

一、概述

从 2002 年 Cribier 首次描述经导管主动脉瓣植入术以来已超过 15 年[1]，目前在全球范围内开展得如火如荼[2, 3]。2004 年，高风险患者 TAVR 可行性研究正式启动，并于 2007 年获批并被 FDA 授予 CE 标志[2-4]，随后于 2011 年获得加拿大卫生部批准[3, 5]。在此期间，在全世界 70 多个国家进行了超过 350 000 例此类手术[3, 6]。每年欧洲新增等待 TAVR 手术的患者超过 17 000 名，北美人数超过 9000 名[7]。TAVR 的适应证从最开始姑息式治疗手段迅速成为不能手术或者高危患者的第一选择[8, 9]，最近也成为中等风险人群的合理选择[10-12]。TAVR 已经从一种具有挑战性的治疗手段逐渐转化为一种标准化、简单、程序化的手术，并成为一种标准治疗[6, 13]。

随着 TAVR 逐渐成为一种标准治疗，手术具体实施的一些问题也变得越来越重要。有两个概念有助于就具体实施问题进行讨论：第一个概念是"开发周期"[14]，是指一种新产品随着时间的推移逐渐普及的过程，从最初应临床需要发展的初端产品应用，到产品更新、医师培训和随后卫生系统规划需求的推广[14, 15]。在此基础上，应整个医学 / 外科亚专业内部对掌握新治疗方法的需求，形成思想、理念上的转变[15]。开发周期曲线可能受不同经济因素的影响，如投资成本、收回这些成本的时间、相对于成本投入与风险此项技术产生收益的比例[14]。第二个概念是技术颠覆和革新，是指一种新技术取代现存于同一领域的成熟技术[14]，也就是说 TAVR 通过开始与外科 AVR 共存会发展为完全取代 SAVR。当然，这些推广普及的宏观速度还受多重经济和文化因素的影响。本章的重点将围绕 TAVR 在具体实施过程中的概念加以阐述，包括审批、花费、支付及不当审批途径造成过长等待时间所产生的不利后果。最后，我们就基础设施的需求及基于手术量和经济效益考量如何做好产品审批而不影响临床治疗质量进行讨论并总结。

二、TAVR 审批途径

参照欧洲和北美 TAVR 普及率，尽管 TAVR 的需求有所增长，但根据现有数据提示 TAVR 的应用范围还是很低[5, 15]。普及率是评价一项治疗

方法在合适患者中使用情况的一个衡量标准，因此，TAVR 普及率是衡量 TAVR 潜在使用率的指标。根据流行病学调查，75 岁以上有症状的严重主动脉瓣狭窄且外科手术高风险的患者，可能是接受 TAVR 治疗的潜在人群[15]。Mylotte 等研究发现[15]，2011 年西欧 TAVR 普及率为 17.9%，TAVR 普及率最高的国家是德国（36.2%）和瑞士（34.5%），最低的是西班牙（8.4%）和葡萄牙（3.4%），在中欧和东欧，未见有 TAVR 普及率相关的报道。波兰比较特殊，波兰的心脏病介入治疗 TAVI 调查结果显示，与其他西欧国家相比，其 TAVR 普及率较低，2011 年为 1.72%，2015 年为 5.2%[16]。与西欧国家相比，美国和加拿大的 TAVR 普及率一直较低，这是因为监管要求不同推迟了市场准入[5]，随着时间的推移，这种情况已经有所改善。然而，来自加拿大的数据表明，即使在同一国家的不同地区，TAVR 审批途径也存在很大区别[17]。

虽然理想的使用率尚不清楚，但这些统计数据凸显了行管部门对 TAVR 审批程序的极大差异[15]，对医疗技术评定准入的不公平（政策）很是要命。这引发了讨论，并倡议通过支付系统和医疗系统共同努力来解决准入制度的不公平及由此造成的对患者治疗结果的负面影响[15]。对新医疗技术接受度的地区差异并非 TAVR 所特有，在欧洲，先前早就对药物洗脱支架和植入式心脏除颤器（implantable cardioverter defibrillator，ICD）在不同地域截然不同的使用情况有所报道[18]，这种不同可以部分归因于卫生管理体系的差异、经济水平限制、技术创新日新月异和人文方面的需求等[14]。引入和审批新的医疗设备的主要阻碍是报销制度和医保资金的限制，就像 TAVR 的现状[19]。事实上，就拿医保报销系统是否顺畅来说，TAVR 特定的报销系统会使每百万人口中 TAVR 植入数量增加 3.5 倍，同时使每个中心 TAVR 植入数量高出 2.5 倍[15]。为了便于批判性地理解和对比医保报销的具体情况，我们必须首先评估 TAVR 的花费额度和与之相伴的医保支付能力。

三、价格、支付能力

支付能力和价格（花费）是两个完全不同的概念，但两者对医保报销政策的影响也必须同时考虑在内。支付能力是从患者或者医疗保健系统角度来看，是否有能力支付某种治疗措施的费用。另外，价格从广义上来说，是用每一美元所取得的健康成果来衡量的[20, 21]。价格很重要，因为它在医疗保健系统中是衡量运营和效率的基本元素[21]。因此，只有通过成本 – 效益分析（cost-effectiveness analysis，CEA）设立价格，才能对支付能力进行评估；对较廉价的治疗措施进行支付能力评估是徒劳的工作。在这里，我们简要阐述卫生经济学中的主要概念，以便了解 TAVR 的成本效益[22]。

一种新的医学治疗措施，不管是药物还是新技术，往往会取代现有的标准，因此 CEA 的第一步是确定相关的比较对象。在 TAVR 中，相关的比较对象是药物治疗或 SAVR，这取决于所研究的人群。在确定相关比较对象之后，有几种方法来比较新旧治疗措施的价值和价格。一种比较成本和质量调控生命年（quality-adjusted life year，QALY）特定类型的成本 – 效益分析称之为成本 – 效用分析，是大多数政策制订者和费用报销机构所采用的标准。这些分析得出一个递增成本效益比（incremental cost-effectiveness ratio，ICER），是指每增加一个健康单位需增加的成本。当一种新的治疗措施以较低的成本产生优良的临床效果，该方法就被定义为"优势"措施，应该得到资金支持。相反，当一种新的治疗措施需要较高的成本而临床效果不满意时，该方法被认定为经济上"占主导"，不应该被资助。然而，大多数治疗方法都靠增加成本来实现递增的临床效益。

在计算 ICER 之后，为了明确增加的成本是否合理，我们必须确定一个意愿支付限额（willingness-to-pay，WTP），若增加的成本在这个限额之内则认为具有成本效益，因此应该被采用。美国心脏病学会和美国心脏协会根据人均国内生产总值（gross domestic product，GDP）来考虑 WTP，即 WTP ≤ 1× 人均 GDP 为价值较高、（1～3）× 人均 GDP 为价值中等、WTP ≥ 3× 人均 GDP 是价值低下[23]。因此，在北美，低于 50 000 美元 /QALY 的 ICER 代表高价值，而大于 150 000 美元 /QALY 的 ICER 代表低价值[23]。TAVR 的成本效益必须在接受治疗的特定人群背景下进行讨论，因此 TAVR 的 CEA 是根据适应证进行评估。目前，主要依靠 STS 预测死亡风险（Predicted Risk of Mortality，PROM）评分系统来评估手术风险，但也仅适用于中、高危手术风险及不适合外科手术的患者。

（一）TAVR 与不能行外科手术者采用药物疗法的对比

对于有外科手术禁忌证（30 天 STS-PROM ＞ 50%）的患者，在 PARTNER ⅠB 队列研究中比较 TAVR 与药物治疗的临床疗效[8]。在 1 个月时，TAVR 的生存获益和生活质量显著改善。Reynolds 等[24] 进行 PARTNER ⅠB 研究的同时，前瞻性地收集经济数据，结果显示 TAVR 与药物治疗相比更具有经济上的吸引力，就美国医疗现状来说，TAVR 患者在其存活期间 ICER 仅为 61 889 美元 /QALY。在加拿大医疗大环境下，跨度 3 年的时间内，通过成本数据与 PARTNER 研究的效益数据相结合，发现 TAVR 的 ICER 为 32 170 加元 / QALY[22]。总体而言，这些研究结果表明，对于高风险手术患者来说，与药物治疗相比，TAVR 具有很好的成本效益，而就 ACC/AHA 算出的限额度来说，TAVR 具有良好或中等的社会价值[22]。外科手术禁忌可归因于解剖因素（如瓷化主动脉、既往冠状动脉搭桥术桥血管通畅且横跨中线）或存在不可逆转的并发症。一项研究表明，与患多器官并发症患者相比，TAVR 在具有解剖禁忌因素的患者群体中更具有吸引力[25]。这些研究表明，谨慎的选择患者在控制成本和最大化效益方面非常重要。

（二）TAVR 与 SAVR 在高风险手术中的比较

高风险手术患者的定义为在 30 天内 STS-PROM 评分大于 15%。在一项使用 PARTNER ⅠA 研究中对患者分层数据进行的经济学分析显示，与 SAVR 相比，经股动脉行 TAVR 手术是一种优势策略，而非 TF-TAVR 在 12 个月时仍以 SAVR 为优[26]。一项对 CoreValve 瓣膜研究入组患者行 CEA 显示，与 SAVR 相比，是否经 TF 入路行自膨胀瓣膜 TAVR 手术的 ICER 分别为 52 897 美元 /QALY 和 62 767 美元 / QALY[22]。两者的 ICER 均为中等价值。值得注意的是，这些结果是在临床试验中以接受 TAVR 手术患者在重症监护室停留时间为 3 天的基础上获取的，而在 TAVR 手术操作步骤简化的今天，重症监护室停留和总的住院时间可能已经明显下降。总的来说，在高危人群中，与 SAVR 相比，经 TF 入路行 TAVR 手术 CEA 可能会更佳，而非 TF 入路的 TAVR 手术的 CEA 可能不如 SAVR。

（三）TAVR 与 SAVR 在中风险手术中的比较

最近两项大型多中心的随机临床研究计算了 TAVR 手术在中危人群（STS-PROM 4%～8%）

中的效益结果[10, 11]。一项使用 PARTNER Ⅱ 研究相应数据的 CEA 显示，根据加拿大的成本资料推定，尽管由于数据非劣效应的存在会导致一些不确定性，但 TAVR 可能比 SAVR 更具成本效益[27]。该研究表明，在中危人群中，重要的成本构成因素包括 TAVR 装置成本和 ICU 停留时间。某研究人员于 2017 年在丹佛的 TCT 上报道了一项关于 PARTNER Ⅱ 研究的成本效益分析[28]，他们从治疗人群中分别选出接受 TAVR 和 SAVR 治疗的患者各 944 名，前者用 Sapien XT 瓣膜，通过比较发现在美国医疗体系下 TAVR 比 SAVR 更具有成本上的优势。

综上所述，在无法接受外科手术治疗的人群中，尤其是那些由于解剖学上限制而认为无法接受外科手术的患者，已显示 TAVR 具有良好的成本效益。在高危人群中，文献也显示经 TF-TAVR 与 SAVR 相比更具有成本效益。在中危风险人群中，来自加拿大医疗卫生体系的单个成本效用分析表明，TAVR 可能更具有成本效益，但其可信度中等。根据 TAVR 在不同人群中的价值，医保报销部门将会为支付保障建立严格的标准。

（四）TAVR 的支付能力

有关 TAVR 医疗支付的文献还很有限，而且很多研究都集中在价格、价值而非在支付能力上。预算影响分析（budget impact analysis，BIA）是指分析新的治疗措施对支付预算的影响。简短来说，BIA 是从支付者角度来考虑将来的花费，即预算一种新型药物或者新的治疗方法对资金的诉求。通常是通过一段时期的观察，比较"对照方案"和"新措施方案"来评估每年的递增成本。指南推荐的时间段是 3~5 年[29]。整个治疗费用应当反映当地实际情况，包括在此期间治疗相关并发症的费用。新措施的样本规模（如符合条件的患者数量）还必须和参考方案一起加以预估。

几位调查员预测了未来几年 TAVR 市场的规模。根据决策分析和蒙特卡罗模拟分析，Osnabrugge 根据人口统计数据估计部分欧洲和北美的国家主动脉瓣狭窄患者和 TAVR 候选人的数量[7]。在这项分析中，估计欧洲有 189 836 名（95%CI 80 281~347 372）TAVR 候选人，北美有 102 558 名（95%CI 43 612~187 002）候选人，每年分别新增 TAVR 候选人为 17 712 名和 9189 名[7]。重要的是，该研究仅包括高风险或者不能进行外科手术患者，因为文献发表时，PARTNER Ⅱ 和 SURTAVI 研究正在进行中。通过敏感性分析，他们估测欧洲和北美另有 145 000 名中风险和 730 000 万名低风险 TAVR 候选人。

随着 TAVR 适应证向低风险患者的扩展，显露出 TAVR 被更加接受的趋势，这也折射出该技术存在巨大的市场潜力。在 TVT 注册登记中发现，2014 年和 2015 年，美国分别实施了 16 295 例和 24 808 例 TAVR 手术[30]。这些患者的 STS 评分中位数从 2013 年的 6.8% 下降到 2015 年的 6.3%，表明这些患者大部分属于中等风险。来自德国 SAVR 和 TAVR 的质量控制托管数据库——医疗卫生质量改进和研究数据库的分析显示，2014 年实施 TF-TAVR（10 299）的数量超过了 SAVR（9953）的数量[31]。综上所述，这些发现表明 TAVR 的数量将持续大幅度攀升，这些现状也是对支付能力的巨大挑战。换句话说，支付所有 TAVR 候选患者的额外费用问题如何解决？由两项 CEA 分析发现 TAVR 的平均住院费用是 7 万美元。作者估计，对所有符合条件（不耐受外科手术和手术高风险）的患者预算费用分别为 137 亿美元和 72 亿美元[7, 24, 26]，但在计算 TAVR 治疗实施成本时，并未把 SAVR 中途转行 TAVR 这部分患者考虑在内。

这些由 SAVR 转到 TAVR 患者人群的变更影响更大，往往会使对 TAVR 的支付金额和资金预算造成高估。为了阐明这一点，在加拿大人口最多的省份安大略省（约 1300 万人口），从 2015 年，用加元为单位对一定比例的 SAVR 向 TAVR 转换的高危患者进行了为期 5 年的对支付实际影响的调查，从支付主体安大略卫生部的总体情况看，这一部分的 TAVR 预算率用预算影响分析计算是 61.23 人次 / 100 万人口[32]。也就是说，在 2016—2020 年期间有超过 4351 例高危患者从 SAVR 转为 TAVR，5 年总的预算额度为 820 万美元。这个金额不算太大，同时提示随着 TAVR 日益向目前还是 SAVR 治疗的人群的扩展，TAVR 的支付资金也相应地从 SAVR 转移过来，那么需要从主动脉瓣患者群体之外新注入的资金也不会太多。换句话说，这种资金的转移对医院的治疗能力提升和基础设施的建设，包括医疗卫生专业培训和实践都有重要影响。针对这种转变可能会在同一专业内部或者不同专业产生严重观念上的冲突，这需要机构的领导层来解决。随着 TAVR 适应证逐渐向低危人群过渡，这种转变带来的影响越来越深远。

（五）花费的不同

TAVR 的手术费用可分为瓣膜费用和非瓣膜费用，其中非瓣膜费用主要是指住院费用。通过加拿大安大略省的人口数据库，对接受主动脉瓣置换术的患者住院费用进行了深入研究[33]。Wijeysundera 等通过心脏治疗网络登记注册信息系统提取信息，找出 SAVR 的患者，包括同期实施或者不实施冠脉搭桥术，从中鉴别哪种技术花费较少。结果显示，与 SAVR（$21 811，IQR：$18 148～$30 498）和 SAVR 加 CABG（$27 256，IQR：$21 741～$39 000）相比，TAVR 的平均住院费用较高（$42 742，CADIQR：$37 295～$56 196）。筛查患者层面医疗花费的影响：不论是 TAVR 还是 SAVR，年龄 > 75 岁、肾功能受损

都是明显的预测因素，而肺部疾病仅是 TAVR 增加花费的不利因素。重要的是，还有一些潜在变化的影响因素，如非 TF 入路行 TAVR 可使花费增加 30%，重症监护室滞留时间少于 2 天患者费用显著降低，而住院天数超过 3 天的患者费用显著增加。这种可变的花费项目通过质量改进加以预算，从而提高整体的治疗周转效率。此外，除了住院时间，可能还有其他一些领域可以在提高效率方面有所作为，关于这方面的研究也正在进行，特别是对 TAVR 治疗的其他相关阶段花费影响因素分析，包括从开始推荐 TAVR 那一刻算起的术前阶段及出院以后的术后阶段。

McCarthy 等[34]为了比较 SAVR 和 TAVR 治疗费用的差别，对 3304 名患者进行倾向性评分匹配研究来对比各自的医疗保险支付费用。结果发现，2012 年，政府的医疗保险共为接受 TAVR 治疗的 4083 名患者花费了 2.15 亿美元，与倾向性匹配的 SAVR（$45 500，IQR：$34 500～$63 300，P < 0.01）相比，TAVR 的平均住院费用更高（$50 200，IQR：$39 800～$64 300），这种花费上的差值主要是高昂的 TAVR 瓣膜费用造成。然而，两者住院治疗的医疗保险支付费 TAVR 却低于 SAVR（$49 500 vs. $50 400，P < 0.01）。这意味着 TAVR 治疗对医院没有造成盈利（通常每做一例 TAVR 手术医院都在亏损），而 SAVR 治疗则是为医院盈利的（-$3380 vs. +$2390）。重要的是，该研究发现了手术量和产出的相关性，即与每年完成 TAVR 手术量不足 50 例的中心相比，超过 50 例的中心就能实现每例治疗的净盈利（平均 +$7761 vs. -$9037）。这些发现表明，2012 年 TAVR 的报销支付费用是不足以涵盖所有的手术治疗费用。然而，一些实现盈利的大医疗中心运营效率比较高，这可能有助于降低医院的总体成本，从而能为每一例 TAVR 患者提供帮助。这项研究强调了治疗程序的高效性对降低非瓣膜相

关的花费的重要性，这最终造成总支付能力的提升。此外，这也表明资金支付模式需要及时调整，以期能跟上瓣膜疾病领域的快速发展，只有这样医院才不会因为追求适宜的经皮介入治疗技术而遭受损失，像如今的 TAVR。

（六）TAVR 设备定价和采购

目前，TAVR 瓣膜的价格为 24 000 加元到 36 000 美元，是外科瓣膜的 3～5 倍[26, 27, 35]。TAVR 瓣膜价格变化的原因还不清楚，尚有待研究。然而，装置成本的差异已经在髋关节和膝关节置换术中有所研究，单是植入装置就占据了整个住院医疗费用的绝大部分。与此类似，TAVR 装置费用几乎占据总住院费用的一半。在一项涉及 61 家美国医院膝关节置换术和髋关节置换术花费差异的研究发现，平均移植物价格存在巨大差异（$1797～$12 093）。尽管对患者和医院进行了相应的匹配调整，仍然有 37%～60% 的价格差异未得到合理解释[36]，这可能与医院器材采购方面的差异有关。同样，不同国家 TAVR 装置成本也存在很大差异。目前，美国绝大多数 TAVR 瓣膜使用的是 Medtronic CoreValve 和 Edwards 公司的 Sapien 瓣膜。在欧洲，还有 JenaValve 瓣膜制造商。随着新的 TAVR 瓣膜制造商进入市场而产生的足够的竞争力，会不会拉低瓣膜价格，目前尚不清楚。在骨科领域，有 5 家主要的人工关节制造商，尽管不断创新，随着需要人工关节植入的患者数量的增加，人工关节的费用并没有随着时间推移而降低，反而还在增高[37]。

重要的是，要想 TAVR 成为能支付得起的治疗措施，就需要从瓣膜采购开始严格把关，选择与本医疗机构相适应的瓣膜，该中心能把其他增加花费的因素（如住院时长）、经股途径治疗比例等实现最优化。这将带来采购过程的变革，如性价比基础采购：不单纯依靠价格是否最低选择

某个人工瓣膜，而是看设计上的先进性，是否能通过降低非瓣膜相关的费用增加因素（如住院时长）来实现整个过程的优化。为了达到这样的标准，可以引进金钱奖励机制，这些都可以商定为整个采购过程（程序）的重要内容。

四、TAVR 等待时间

与报销和支付相关的一些问题限制了 TAVR 的应用。需求与 TAVR 供给的不平衡，可能会导致 TAVR 治疗等待时间过长。等待时间的管理在行管事务中变得越来越重要[38, 39]。加拿大和经济合作与发展组织（Organization for Economic Cooperation and Development，OECD）的大多数国家对监测全国等待时间的数据进行统计分析，并在多个医学领域制订相应的等待标准[40, 41]。然而，等待时间的管理领域有许多不确定性，主要是如何界定等待时间[42]。在文献中，有几种不同的方法来衡量心血管治疗的等待时间[42]。一些研究将等待时间定义为从推荐心血管外科医师到手术日期的时间段[43]。有学者将等待时间定义为临床决定手术干预日期到实际手术日期的时间[44]。因为患者在这段时间面临着风险，并且在这段时间内有可能极大地改进和简化流程，所以考量从医疗工作者第一次接触患者到实施手术的时间间隔至关重要[45, 46]。这可能需要在监测系统中精确地甄别分类，如患者发生了并发症需要首先给予相应的其他治疗，或者没有足够的症状不能获得处理等，等待时间会延长，这时候是不应该惩罚医疗机构的。

关于 TAVR 等待时间及其后果的文献报道有限。一项涵盖 3 家医院 378 例早期 TAVR 患者的调查发现平均等待时间为 71 天[47]。另一项对加拿大安大略省接受 4461 例 TAVR 患者分析显示，2010—2016 年，平均等待时间为 80 天，自基金

报销启动以来基本保持不变[48]。目前还没有关于TAVR等待时间的指南。加拿大等待时间联盟建议SAVR等待时间为42天，虽然TAVR实际等待时间明显延长，但关键问题是其是否有意义。解决这一问题可行的方法是了解TAVR等待期间发生不良事件的多少，以及这些事件是否与治疗时间延迟有关系。

之前的一篇论文采用精确地模拟情形估测了增加等待时间对TAVR有效性的影响[49]，数据来自于该领域的随机临床试验。结果发现，等待时间如果超过60天将会抵消TAVR相对于传统主动脉瓣置换术的潜在优势[49]。早期实施TAVR的研究结果显示，在等待期间，患者死亡率为10%～14%[47, 50]。在加拿大安大略省，2010—2016年，在不能外科手术和外科手术高危为主的患者人群中，TAVR等候人的累积死亡率为4.3%。随着等待时间的延长，死亡率相对恒定的增加[48]。换句话说，没有一个最低的等待时间标准进行TAVR被认为是安全的。

对比患者最低等待死亡率的大背景和研究显示，对于中危和高危不同人群来说，TAVR的30天全因死亡率分别为3.9%和3.4%，而SAVR的30天全因死亡率分别为4.1%和6.5%[9, 10, 51]。最新的随机SURTAVI研究的结论是TAVR的30天全因死亡率为2.2%，而SAVR为1.7%[51]。我们认为，在等待接受手术期间的死亡率低于手术死亡率是合理的，然而目前等待时间的死亡率高得令人无法接受。尽管中等风险等待时间的死亡率尚不清楚，我们假设它低于高风险患者，因为低风险患者可能具有更低的术后死亡率，故这个观点依然成立。

在等待TAVR治疗期间其他不良事件方面，约14.7%的患者在等待期间因心力衰竭住院[48]。心力衰竭住院会引发较高的并发症发生率并导致医疗费用增加。在接受TAVR之前因心力衰竭需要住院的TAVR的患者，TAVR术后住院时间也会延长，这会导致更糟的预后和治疗费用增加[52, 53]。

最近，领域内专家们逐渐达成共识，就TAVR效果良好的评价标准必定包括降低死亡率和改善生活质量方面[54]。术前状态是TAVR术后生活质量改善的一个决定因素，因此在等待TAVR过程中出现任何病情恶化都会对TAVR术后恢复产生重大影响[55]。事实上，等待TAVR的患者症状的增加，生活质量会下降[56]，等待时间超过6周的TAVR患者功能状态会显著下降，虚弱程度增加[57]。

如果我们接受目前TAVR等待时间过长的观点，那么最根本的问题在于最佳等待时间有多长。到目前为止，对于TAVR可接受的等待时间还没有达成共识。作为一个概念性框架，我们认为以单一的等待时间为准则并不合理，准则应该反映患者的风险情况和潜在的不良临床转归。将患者在等待过程中病情恶化的低、中、高风险加以分类的方法，应该是通过经验数据来获得，这仍然是一个有待积极研究的领域。这些组各自的最大等待时间仍未明确，初步数据建议等待时间为42～60天较为合理。要想精确计算资金数目和基础设施投资额度，我们必须充分了解疾病本身所需的医疗费用和合理的等待时间内的相关治疗费用。

基础设施的复杂性：手术量－治疗效果的相关性

优化TAVR的手术能力及相应的等待时间，需要足够的医疗资金保障和基础设施建设。随着越来越多的医院启动TAVR项目，这可以解决基础设施的需求。然而，与此相应的是安全有效的治疗知识，这需要有足够的病例数来支撑。到目前为止，还没有基于手术例数的TAVR

指南[58, 59]。

一些人建议将 TAVR 手术集中在大规模的三级诊疗中心，以确保有足够的有能力的术者和医院来完成这些复杂的手术[60-62]。Mylotte 团队研究发现欧洲医院规模的显著差异，并明确指出一些国家的 TAVR 中心可能存在过剩情况[15]。各种不同因素，如国家政治和财政问题、人口数量及分布、不同的报销制度等都可能对每个国家建立 TAVR 中心的数量有重要影响[15]。最近的研究表明，TAVR 手术量与手术死亡率存在明显的负相关，这就显得尤其重要[63-65]。类似于之前对其他心脏手术治疗结果的研究所报道的那样[66, 67]。

采用 2011—2015 年在 STS/ACC TVT 注册的 395 家医院 42 988 例 TAVR 手术数据进行手术量 – 手术结果相关性研究[63-65]发现，第 1 例和第 400 例风险调整后的不良事件发生率明显下降，死亡率为 3.57%～2.15%，出血发生率为 9.56%～5.08%，血管并发症发生率为 6.11%～4.20%，脑卒中率为 2.03%～1.66%[68]。2014 年，德国 TAVR 保障注册中心对 9924 名接受经 TR 入路 TAVR 手术患者进行了类似的研究，在每年手术量大于 200 例 TF-TAVR 手术的大中心，平均住院死亡率比手术量小于 100 例的小中心降低一半[69]。而对 TF-TAVR 手术量跨度由每年 11～415 例的医院调查发现，TF-TAVR 手术量越大，手术效果越好，两者有统计学意义[69]。同样，Badheka 团队描述了大中心与小中心的死亡率相比，几乎降低了 50%。除了死亡率之外，小中心的住院时间和住院费用明显增高[65]。此外，最近一项包括 7 个欧洲国家 TAVR 注册中心（英国、瑞士、比利时、意大利、西班牙、法国、德国）的 Meta 分析报道称，限制 TAVR 中心的数量，只选择几家专业密集型的中心开展，可降低 30 天死亡率，强调了 TAVR 应该开展于高度专业化中心的观念[70]。这篇报道表达了对政策制订者的希望，期望能做出这样一个微妙且困难的决策，最终实现通过严把审批程序来控制治疗质量的目的。

五、结论

我们已经列举了很多类似于 TAVR 的资源密集型治疗手段的文献报道，这种新型治疗手段与其说是对新的替代材料的接受，更不如说是对新治疗模式的认可。说道 TAVR 的发展过程，确实有很多因行管审批不力所造成延误及伴随不良后果，但其背后的原因是多方面的。至于这种治疗方式住院花费偏高也有多方面原因，包括瓣膜、非瓣膜方面的原因。相对于优化医保报销和基建配置来说，优化手术能力的建设和规范，在使 TAVR 治疗迅速普及方面尤为重要。

参考文献

[1] Cribier A, Eltchaninoff H, Bash A, Borenstein N, Tron C, Bauer F, et al. Percutaneous transcatheter implantation of an aortic valve prosthesis for calcific aortic stenosis: first human case description. Circulation. 2002;106(24):3006–8.

[2] Cribier A. Development of transcatheter aortic valve implantation (TAVI): a 20–year odyssey. Arch Cardiovasc Dis. 2012;105(3):146–52.

[3] Cribier A. The development of transcatheter aortic valve replacement (TAVR). Glob Cardiol Sci Pract. 2016; 2016(4): e201632.

[4] Lawrie GM. Role of transcatheter aortic valve implantation (TAVI) versus conventional aortic valve replacement in the treatment of aortic valve disease. Methodist Debakey Cardiovasc J. 2012;8(2):4–8.

[5] Dvir D, Barbash IM, Ben–Dor I, Okubagzi P, Satler LF, Waksman R, et al. The development of transcatheter aortic valve

replacement in the USA. Arch Cardiovasc Dis. 2012;105(3):160–4.

[6] Barbanti M, Webb JG, Gilard M, Capodanno D, Tamburino C. Transcatheter aortic valve implantation in 2017: state of the art. EuroIntervention. 2017;13(AA):AA11–21.

[7] Osnabrugge RL, Mylotte D, Head SJ, Van Mieghem NM, Nkomo VT, LeReun CM, et al. Aortic stenosis in the elderly: disease prevalence and number of candidates for transcatheter aortic valve replacement: a meta–analysis and modeling study. J Am Coll Cardiol. 2013;62(11):1002–12.

[8] Leon MB, Smith CR, Mack M, Miller DC, Moses JW, Svensson LG, et al. Transcatheter aorticvalve implantation for aortic stenosis in patients who cannot undergo surgery. N Engl J Med. 2010;363(17):1597–607.

[9] Smith CR, Leon MB, Mack MJ, Miller DC, Moses JW, Svensson LG, et al. Transcatheter versus surgical aortic–valve replacement in high–risk patients. N Engl J Med. 2011;364(23):2187–98.

[10] Leon MB, Smith CR, Mack MJ, Makkar RR, Svensson LG, Kodali SK, et al. Transcatheter or surgical aortic–valve replacement in intermediate–risk patients. N Engl J Med. 2016;374(17):1609–20.

[11] Jones DA, Tchetche D, Forrest J, Hellig F, Lansky A, Moat N. The SURTAVI study: TAVI for patients with intermediate risk. EuroIntervention. 2017;13(5):e617–e20.

[12] Hamm CW, Arsalan M, Mack MJ. The future of transcatheter aortic valve implantation. Eur Heart J. 2016;37(10):803–10.

[13] Vahl TP, Kodali SK, Leon MB. Transcatheter aortic valve replacement 2016: a modern–day "through the looking–glass" adventure. J Am Coll Cardiol. 2016;67(12):1472–87.

[14] Brian D, Smith RT, Vella V. The role of product life cycle in medical technology innovation. J Med Market. 2013;13(1):37–43.

[15] Mylotte D, Osnabrugge RLJ, Windecker S, Lefevre T, de Jaegere P, Jeger R, et al. Transcatheter aortic valve replacement in Europe: adoption trends and factors influencing device utilization. J Am Coll Cardiol. 2013;62(3):210–9.

[16] Parma R, Dabrowski M, Ochala A, Witkowski A, Dudek D, Siudak Z, et al. The Polish Interventional Cardiology TAVI Survey (PICTS): adoption and practice of transcatheter aortic valve implantation in Poland. Postepy Kardiol Interwencyjnej. 2017;13(1):10–7.

[17] Asgar AW, Lauck S, Ko D, Lambert LJ, Kass M, Adams C, et al. The transcatheter aortic valve implantation (TAVI) quality report: a call to arms for improving quality in Canada. Can J Cardiol. 2018;34(3):330–2.

[18] Kearney P, Stokoe G, Breithardt G, Longson C, Marco J, Morgan J, et al. Improving patient access to novel medical technologies in Europe. Eur Heart J. 2006;27(7):882–5.

[19] Ryden L, Stokoe G, Breithardt G, Lindemans F, Potgieter A. Task Force 2 of the Cardiovascular Round Table of the European Society of C. Patient access to medical technology across Europe. Eur Heart J. 2004;25(7):611–6.

[20] Cerfolio RJ. What is value health care and who is the judge? Eur J Cardiothorac Surg. 2017;52(6):1015–7.

[21] Porter ME. What is value in health care? N Engl J Med. 2010;363(26):2477–81.

[22] Sud M, Tam DY, Wijeysundera HC. The economics of transcatheter valve interventions. Can J Cardiol. 2017;33(9):1091–8.

[23] Anderson JL, Heidenreich PA, Barnett PG, Creager MA, Fonarow GC, Gibbons RJ, et al. ACC/AHA statement on cost/value methodology in clinical practice guidelines and performance measures: a report of the American College of Cardiology/American Heart Association Task Force on Performance Measures and Task Force on Practice Guidelines. Circulation. 2014;129(22):2329–45.

[24] Reynolds MR, Magnuson EA, Wang K, Lei Y, Vilain K, Walczak J, et al. Cost–effectiveness of transcatheter aortic valve replacement compared with standard care among inoperable patients with severe aortic stenosis: results from the placement of aortic transcath eter valves (PARTNER) trial (Cohort B). Circulation. 2012;125(9):1102–9.

[25] Neyt M, Van Brabandt H, Devriese S, Van De Sande S. A cost–utility analysis of transcatheter aortic valve implantation in Belgium: focusing on a well–defined and identifiable population. BMJ Open. 2012;2(3):e001032.

[26] Reynolds MR, Magnuson EA, Lei Y, Wang K, Vilain K, Li H, et al. Cost–effectiveness of transcatheter aortic valve replacement compared with surgical aortic valve replacement in high–risk patients with severe aortic stenosis: results of the PARTNER (Placement of Aortic Transcatheter Valves) trial (Cohort A). J Am Coll Cardiol. 2012;60(25):2683–92.

[27] Tam DY, Hughes A, Fremes SE, Youn S, Hancock Howard RL, Coyte PC, et al. A cost–utility analysis of transcatheter versus surgical aortic valve replacement for the treatment of aortic stenosis in the population with intermediate surgical risk. J Thorac Cardiovasc Surg. 2018;155:1978–1988.e1.

[28] Cohen D. Surgical aortic valve replacement in intermediate risk patients results from the PARTNER 2A and Sapien 3 Intermediate Risk Trials. https:// www.acc.org/~/media/ Clinical/PDF–Files/Approved PDFs/2017/10/24/TCT17_ Presentation_Slides/ Tue_Oct31/PARTNER–2A–SAPIEN–3– Cost Effectiveness–TCT–2017.pdf. TCT; October 31, 2017.

[29] CADTH. Guidelines for the economic evaluation of health technologies. 4th ed. https://www. cadth.ca. Ottawa: Canadian Agency for Drugs and Technologies; 2017.

[30] Grover FL, Vemulapalli S, Carroll JD, Edwards FH, Mack MJ, Thourani VH, et al. 2016 annual report of the Society of Thoracic Surgeons/American College of Cardiology Transcatheter Valve Therapy Registry. J Am Coll Cardiol. 2017;69(10):1215–30.

[31] Gaede L, Kim WK, Blumenstein J, Liebetrau C, Dorr O, Nef H, et al. Temporal trends in transcatheter and surgical aortic valve replacement: an analysis of aortic valve replacements in Germany during 2012–2014. Herz. 2017;42(3):316–24.

[32] Health Quality Ontario. Transcatheter aortic valve implantation for treatment of aortic stenosis: a health technology assessment. 2016;16:1–94.

[33] Wijeysundera HC, Li L, Braga V, Pazhaniappan N, Pardhan AM, Lian D, et al. Drivers of healthcare costs associated with the episode of care for surgical aortic valve replacement versus transcatheter aortic valve implantation. Open Heart.

2016;3(2):e000468.

[34] McCarthy FH, Savino DC, Brown CR, Bavaria JE, Kini V, Spragan DD, et al. Cost and contribution margin of transcatheter versus surgical aortic valve replacement. J Thorac Cardiovasc Surg. 2017;154(6):1872–80.e1.

[35] Ribera A, Slof J, Andrea R, Falces C, Gutierrez E, Del Valle-Fernandez R, et al. Transfemoral transcatheter aortic valve replacement compared with surgical replacement in patients with severe aortic stenosis and comparable risk: cost–utility and its determinants. Int J Cardiol. 2015;182:321–8.

[36] Robinson JC, Pozen A, Tseng S, Bozic KJ. Variability in costs associated with total hip and knee replacement implants. J Bone Joint Surg Am. 2012;94(18):1693–8.

[37] http://www.nytimes.com/2013/08/04/health/for-med ical-tourists–simple–math.html?pagewanted=all.

[38] Siciliani L, Borowitz M, Moran V. Waiting time policies in the health sector: what works? OECD health policy studies. Paris: OECD Publishing; 2013.

[39] Ansell D, Crispo JAG, Simard B, Bjerre LM. Interventions to reduce wait times for primary care appointments: a systematic review. BMC Health Serv Res. 2017;17(1):295.

[40] Viberg N, Forsberg BC, Borowitz M, Molin R. International comparisons of waiting times in health care—limitations and prospects. Health Policy. 2013;112(1–2):53–61.

[41] http://www.waittimealliance.ca/about–us/.

[42] Legare JF, Li D, Buth KJ. How established wait time benchmarks significantly underestimate total wait times for cardiac surgery. Can J Cardiol. 2010;26(1):e17–21.

[43] Kent H. Waiting–list web site "inaccurate" and "misleading," BC doctors complain. CMAJ. 1999;161(2):181–2.

[44] Lund O, Nielsen TT, Emmertsen K, Flo C, Rasmussen B, Jensen FT, et al. Mortality and worsening of prognostic profile during waiting time for valve replacement in aortic stenosis. Thorac Cardiovasc Surg. 1996;44(6):289–95.

[45] Munt BI, Humphries KH, Gao M, Moss RR, Thompson CR. True versus reported waiting times for valvular aortic stenosis surgery. Can J Cardiol. 2006;22(6):497–502.

[46] Lauck S, Stub D, Webb J. Monitoring wait times for transcatheter aortic valve implantation: a need for national benchmarks. Can J Cardiol. 2014;30(10):1150–2.

[47] Nuis RJ, Dager AE, van der Boon RM, Jaimes MC, Caicedo B, Fonseca J, et al. Patients with aortic stenosis referred for TAVI: treatment decision, in–hospital outcome and determinants of survival. Neth Heart J. 2012;20(1):16–23.

[48] Elbaz–Greener G, Masih S, Fang J, Ko DT, Lauck SB, Webb JG, et al. Temporal trends and clinical consequences of wait–times for trans–catheter aortic valve replacement: a population based study. Circulation. 2018;138:483–93.

[49] Wijeysundera HC, Wong WW, Bennell MC, Fremes SE, Radhakrishnan S, Peterson M, et al. Impact of wait times on the effectiveness of transcatheter aortic valve replacement in severe aortic valve disease: a discrete event simulation model. Can J Cardiol. 2014;30(10):1162–9.

[50] Bainey KR, Natarajan MK, Mercuri M, Lai T, Teoh K, Chu V, et al. Treatment assignment of high–risk symptomatic severe aortic stenosis patients referred for transcatheter AorticValve implantation. Am J Cardiol. 2013;112(1):100–3.

[51] Reardon MJ, Van Mieghem NM, Popma JJ, Kleiman NS, Sondergaard L, Mumtaz M, et al. Surgical or transcatheter aortic–valve replacement in intermediate–risk patients. N Engl J Med. 2017;376(14):1321–31.

[52] Arbel Y, Zivkovic N, Mehta D, Radhakrishnan S, Fremes SE, Rezaei E, et al. Factors associated with length of stay following trans–catheter aortic valve replacement—a multicenter study. BMC Cardiovasc Disord. 2017;17(1):137.

[53] Sud M, Qui F, Austin PC, Ko DT, Wood D, Czarnecki A, et al. Short length of stay after elective transfemoral transcatheter aortic valve replacement is not associated with increased early or late readmission risk. J Am Heart Assoc. 2017;6(4):e005460.

[54] Arnold SV, Reynolds MR, Lei Y, Magnuson EA, Kirtane AJ, Kodali SK, et al. Predictors of poor outcomes after transcatheter aortic valve replacement: results from the PARTNER (Placement of Aortic Transcatheter Valve) trial. Circulation. 2014;129(25):2682–90.

[55] Arnold SV, Spertus JA, Lei Y, Green P, Kirtane AJ, Kapadia S, et al. How to define a poor outcome after transcatheter aortic valve replacement: conceptual framework and empirical observations from the placement of aortic transcatheter valve (PARTNER) trial. Circ Cardiovasc Qual Outcomes. 2013;6(5):591–7.

[56] Olsson K, Naslund U, Nilsson J, Hornsten A. Experiences of and coping with severe aortic stenosis among patients waiting for transcatheter aortic valve implantation. J Cardiovasc Nurs. 2016;31(3): 255–61.

[57] Forman JM, Currie LM, Lauck SB, Baumbusch J. Exploring changes in functional status while waiting for transcatheter aortic valve implantation. Eur J Cardiovasc Nurs. 2015;14(6):560–9.

[58] Levine GN, Bates ER, Blankenship JC, Bailey SR, Bittl JA, Cercek B, et al. 2011 ACCF/AHA/SCAI guideline for percutaneous coronary intervention. A report of the American College of Cardiology Foundation/American Heart Association Task Force on Practice Guidelines and the Society for Cardiovascular Angiography and Interventions. J Am Coll Cardiol. 2011;58(24):e44–122.

[59] Bridgewater B, Hooper T, Munsch C, Hunter S, von Oppell U, Livesey S, et al. Mitral repair best practice: proposed standards. Heart. 2006;92(7):939–44.

[60] Holmes DR Jr, Mack MJ. Transcatheter valve therapy a professional society overview from the american college of cardiology foundation and the society of thoracic surgeons. J Am Coll Cardiol. 2011;58(4):445–55.

[61] Tommaso CL, Bolman RM 3rd, Feldman T, Bavaria J, Acker MA, Aldea G, et al. Multisociety (AATS, ACCF, SCAI, and STS) expert consensus statement: operator and institutional requirements for transcatheter valve repair and replacement, part 1: transcath eter aortic valve replacement. J Am Coll Cardiol. 2012;59(22):2028–42.

[62] Vahanian A, Alfieri O, Al–Attar N, Antunes M, Bax J, Cormier B, et al. Transcatheter valve implantation for patients with

aortic stenosis: a position statement from the European Association of Cardio–Thoracic Surgery (EACTS) and the European Society of Cardiology (ESC), in collaboration with the European Association of Percutaneous Cardiovascular Interventions (EAPCI). Eur Heart J. 2008;29(11):1463–70.

[63] Kim LK, Minutello RM, Feldman DN, Swaminathan RV, Bergman G, Singh H, et al. Association between transcatheter aortic valve implantation volume and outcomes in the United States. Am J Cardiol. 2015;116(12):1910–5.

[64] de Biasi AR, Paul S, Nasar A, Girardi LN, Salemi A. National analysis of short–term outcomes and volume–outcome relationships for transcatheter aortic valve replacement in the era of commercialization. Cardiology. 2016;133(1):58–68.

[65] Badheka AO, Patel NJ, Panaich SS, Patel SV, Jhamnani S, Singh V, et al. Effect of hospital volume on outcomes of transcatheter aortic valve implantation. Am J Cardiol. 2015;116(4):587–94.

[66] Patel HJ, Herbert MA, Drake DH, Hanson EC, Theurer PF, Bell GF, et al. Aortic valve replacement: using a statewide cardiac surgical database identifies a procedural volume hinge point.

Ann Thorac Surg. 2013;96(5):1560–5; discussion 5–6

[67] Gonzalez AA, Dimick JB, Birkmeyer JD, Ghaferi AA. Understanding the volume–outcome effect in cardiovascular surgery: the role of failure to rescue. JAMA Surg. 2014;149(2):119–23.

[68] Carroll JD, Vemulapalli S, Dai D, Matsouaka R, Blackstone E, Edwards F, et al. Procedural experience for transcatheter aortic valve replacement and relation to outcomes: the STS/ACC TVT registry. J Am Coll Cardiol. 2017;70(1):29–41.

[69] Bestehorn K, Eggebrecht H, Fleck E, Bestehorn M, Mehta RH, Kuck KH. Volume–outcome relationship with transfemoral transcatheter aortic valve implantation (TAVI): insights from the compulsory German Quality Assurance Registry on Aortic Valve Replacement (AQUA). EuroIntervention. 2017;13(8):914–20.

[70] Krasopoulos G, Falconieri F, Benedetto U, Newton J, Sayeed R, Kharbanda R, et al. European real world trans–catheter aortic valve implantation: systematic review and meta-analysis of European national registries. J Cardiothorac Surg. 2016;11(1):159.

第三篇
介入治疗学的视角
Interventional Perspectives

第18章 经导管主动脉瓣植入术的路径管理

Access Management for Transfemoral Transcatheter Aortic Valve Implantation

Francesco Burzotta Osama Shoeib Carlo Trani **著**

李庆民 **译** 张戈军 **校**

一、概述

经导管主动脉瓣植入术与传统开胸主动脉瓣置换手术方式相比，TAVI 以其创伤小、恢复快等优点，日渐成为更多医师及患者的选择，应用前景广阔。尽管经多种动脉路径均可成功完成 TAVI，但经股动脉路径的有效性及安全性已得到多项研究的证实。常用的经股动脉入路的方式有外科切开和经皮穿刺两种，与外科动脉切开术相比，经皮穿刺入路是 TAVI 侵入性较小的技术方式，并具有不需要麻醉和有利于患者康复的优势。经股动脉 TAVI 的主要缺点是术后血管并发症，而且是 TAVI 相关并发症的主要来源[1]，这可能会影响人工瓣膜成功植入后患者的预后。本章就 TAVI 手术有关经股动脉入路的问题将展开讨论。

二、经股动脉入路的相关解剖

股总动脉（common femoral artery，CFA）短而粗大，是髂外动脉（external iliac artery，EIA）的直接延续，EIA 在腹股沟韧带附近发出腹壁下动脉和旋髂深动脉后在腹股沟韧带后移行为股动脉，在腹股沟韧带下 3～4cm，股动脉分出股深动脉和股浅动脉（superficial femoral artery，SFA）。在起始部，股动脉外侧有股神经伴行，内侧有股静脉伴行。

当患者的大腿处于外旋位时，股动脉的体表投影为髂前上棘和耻骨联合连线中点到股骨内髁收肌结节连线上 2/3。但注意股动脉体表标志、腹股沟皱褶和股动脉最强搏动点的位置不是一成不变的[2-4]。

股总动脉平均直径 5～7mm，平均长度 3～5cm；男性大于女性，且随不同人种、年龄、体表面积，以及是否合并糖尿病等临床因素而有所不同[2, 5-7]。

股动脉穿刺最安全的部位是股骨头前方的股总动脉前壁[8, 9]。高于腹股沟韧带水平，会增加腹膜后血肿的发生率，这是一个严重的并发症[10]。穿刺过低，意味着缺血性并发症（由于动脉尺寸较小，动脉损伤导致管腔缩小的风险增加）和出血性并发症风险的增加（由于后方缺乏骨性平台，压迫止血困难，导致止血失败的风险增加）[11, 12]。

三、术前股动脉评估

术前采取适当的方法对股动脉进行评估，以

充分了解患者股动脉的特点，包括管腔大小、血管弯曲程度、动脉粥样硬化和钙化情况等，以确定患者是否适合经股 TAVI[13]。

多种技术方法都有可能提供有关是否适合经股动脉 TAVI 的信息，最常见的评估股动脉的方法包括血管造影、超声、计算机断层扫描和磁共振血管造影。这些技术可以为影响 TAVI 手术的各种动脉特征提供不同的信息。多层螺旋 CT 实际上被认为是股动脉术前评估的金标准，它既能进行高分辨率的三维主动脉 – 髂 – 股动脉轴向评估，又能对动脉管径的大小进行精确测量，但多层螺旋 CT 也有需要使用对比剂的缺点。值得注意的是，在血管存在严重钙化的情况下，多层螺旋 CT 可能会低估动脉管腔的大小。

四、股动脉入路器械管理

在经股动脉入路 TAVI 中主要使用的器械是动脉鞘、导丝和血管闭合装置。

（一）动脉鞘

TAVI 手术通常需要一个能够容纳主动脉瓣膜输送系统的动脉鞘管。鞘的长度通常为30～35cm，以达到和穿过整个髂动脉。一些 TAVI 制造商提供专门用于相应瓣膜的动脉鞘管，以保证鞘管和输送系统的最佳兼容性。最近，最新的 CoreValve 系统已配备了专用的预装 14F 鞘管。

为适应直径较小的入路动脉，发明了"动态"鞘。这些鞘在插入动脉后可以改变它们的直径。如 Terumo 公司生产的一款动脉鞘管 SoloPath，入口直径为 11.5F（3.8mm），到达动脉内后，有一个球囊扩张后可达到 14F（4.67mm）的内径和17F（5.67mm）的外径[14]，这种动脉鞘已经安全地应用于小于 5mm 的股动脉[15]。

另一个"动态"鞘是 Edwards Lifesciences 公司生产的 eSheath，它采用"薄片"技术，允许在瓣膜通过时短暂扩张。14F 的 eSheath 外径为5.8mm，在瓣膜通过时可达到 7.65mm。在 23mm Sapien 假体减小到 7.14mm，在 26mm Sapien 假体减小到 7.26mm。

16F 规格的外径为 6.5mm，在瓣膜通过时可达到 8.18mm，瓣膜通过后可恢复到 8.1mm[16]。

表 18-1 提供了不同 TAVI 系统所需鞘管的主要特性。

表 18–1　可用的经股 TAVI 瓣膜及其兼容鞘列表

瓣膜名称	鞘管规格尺寸	建议最小动脉直径
Sapien 3	14F（20mm，23mm，26mm） 16F（29mm）	＞5mm（20mm，23mm，26mm） ＞5.5mm（29mm）
Evolut R	14F 外径（23mm，26mm，29mm，34mm）	＞5mm（23mm，26mm，29mm） ＞5.5mm（34mm）
Portico	18F（23mm，25mm） 19F（27mm，29mm）	＞6mm
Acurate Neo	18F 外径	＞6mm
Allegra	18F	＞6mm
LOTUS edge	14F（23mm） 15F（25mm，27mm）	不可用

（二）导丝

第二个重要的器械是导丝，它用来支持TAVI鞘管的插入及瓣膜输送置入，导引导丝的支撑性对于降低血管损伤并发症至关重要，特别是在动脉迂曲、钙化和粥样硬化的时候。硬支撑导丝是通过建立至左心室流出道的轨道以输送扩张球囊和TAVI瓣膜。最近，在TAVI领域提出了一种新的硬导丝使用方法，即导丝可导电，可作为起搏电极使用，完成左心室逆向起搏，以减少起搏导线置入的有创操作[17]。

迄今为止，TAVI术中应用的导引导丝有Amplatz特硬导丝、Amplatz超硬导丝、Backup Meier可控导丝、Hi-Torque超硬导丝、Lunderquist超硬导丝等，但其"极硬、特硬、超硬"的表述并不能准确说明其支撑性[18]。最近，专门用于TAVI的新型导丝（如Confida Brecker和Safari 2导丝）相继问世，它们具有连续的锥形核心和预成形的尖端，这将有助于瓣膜的输送。表18-2给出了最常用的导引导丝的主要特性，其相互的刚度程度如图18-1所示。

所有导丝都可以用于支持鞘的推进，但不是所有的导丝都可以用于支持瓣膜的输送推进。特别建议避免使用Lunderquist超硬导引钢丝来推进瓣膜，因为其超硬的尖端增加了左心室损伤的风险。

表 18-2　TAVI 常用硬性导丝参数

名　称	最大长度（cm）	尖端塑形	软尖长度	主要结构特点
特硬的 Amplatz（Cook Medical Inc.）	260	直头或小 J 头	1cm、3cm 和 6cm 可用	PTFE 涂层不锈钢
极硬的 Amplatz（Boston Scientific）	260	直头或小 J 头	1cm、3cm 和 6cm 可用	PTFE 涂层不锈钢
Backup Meier（Boston Scientific）	260	J 头 C 头	15cm 10cm	除了远端 4cm 外的 PTFE 涂层不锈钢
Hi-Torque 超核心（Abbott Vascular Inc.）	300	直头	10cm	尖端防止损伤的 PTFE 涂层不锈钢
特硬的 Lunderquist（Cook Medical Inc.）	260	J 头	4cm	PTFE 涂层不锈钢
Confida Brecker 导丝（Medtronic Inc.）	260	可塑形头	曲线直径 3cm	连续的锥形核心
Safari 2（Boston Scientific）	275	可塑形头	2.9cm、4.2cm、4.9cm 的曲线直径可用	连续的锥形核心

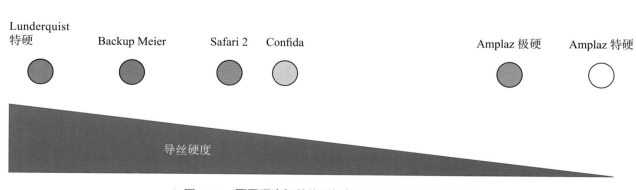

▲ 图 18-1　不同硬度钢丝的刚性程度及其相互关系的比较

（三）血管闭合装置

血管闭合装置（vascular closure device，VCD）是经股动脉 TAVI 血管通路管理的一个步骤，其应用有力地保障了经皮股动脉穿刺 TAVI 手术的成功率。

迄今为止，TAVI 最常用的 VCD 是两种基于缝合器的设备，即 Prostar XL10F 和 Perclose ProGlide（Abbott Vascular Devices，美国加州红杉市）。这些设备分别用于缝合关闭 10F 和 8F 血管通路，但在大直径鞘管插入的情况下，它们可以使用"预缝合封闭"技术。该技术是基于 VCD 缝合在鞘插入之前（当进入部位没有被拉伸超过与特定设备兼容的尺寸时）。

(1) Prostar 预置血管闭合技术：Prostar XL10F 装置内径 10F，可置入 0.035″（英寸，1 英寸 = 2.54cm）导丝，管体可旋转，自带四个穿刺针，可置入两根聚酯编制线。该装置穿刺到合适的位置后就会从专门的标示腔看到波动性回血，这时候穿刺针解锁从动脉内拔出，缝线用蚊式钳收紧固定。手术结束后，拔出导丝和鞘管，压迫血管近端，打滑结收紧缝线，再用推结器打结确保打到血管壁上。

(2) 双 Proglide 预封技术：Perclose ProGlide 装置是基于两根针，可以放置单股聚丙烯缝合线。为了闭合 TAVI 所需要的大鞘管穿刺口，采用预缝合封闭技术，通过依次插入两个 Proglide 设备，并将其旋转 30°～45°，形成一个间断的 X 形闭合。撤除缝合器后用蚊式钳固定缝线，沿导丝送入 TAVI 鞘完成 TAVI 手术。在手术结束时，通过使两个预留的缝线依次扎紧两个结来实现闭合血管入口[20-22]。另一种新提出的技术是"平行缝合技术"，它是基于在 Proglides 内侧和外侧张力的释放，而不是应用任何旋转。这将导致并行缝合释放（而不是"X"配置），它应该类似于标准的外科血管缝合[23]。

关于这些设备的比较，在不同的研究报道中结果不尽相同。最近一项 TAVI 和 EVAR 研究的 Meta 分析表明，双 Proglide 预封闭技术具有更高的安全性[24]。然而，除两种设备的技术差异和比较研究方案的固有限制外，操作者个人经验是预封闭技术成功的主要因素。

五、建立动脉入路通路

（一）外科切开

外科手术切开通路是在腹股沟处横切，然后仔细游离皮下组织，暴露股动脉，然后于股总动脉缝合 U 形荷包线，进行动脉穿刺和鞘管置入。在手术结束时，收紧荷包线以达到止血目的[25]。

该手术通路的主要优点是能够控制穿刺，更准确地选择穿刺部位，在出现并发症时，能够在直视下修复股动脉。

（二）经皮穿刺通路

1. 动脉穿刺

经皮入路穿刺是基于 Seldinger 技术。理论上，TAVI 手术中理想的经皮通路是在股骨头的前方，股总动脉前壁正常处穿刺。任何偏离这些预定的情况都会增加并发症的发生，在 TAVI 的特殊情况下可能会产生可怕的后果。

因此，在经皮穿刺 TAVI 手术中，通常采用辅助引导下的精细股动脉穿刺技术。通常通过另一动脉通路的血管造影指导，如事先穿刺对侧股动脉（多数手术人员常规选择）或桡动脉或肱动脉，送入造影导管至计划行 TAVI 的股动脉入路的同侧髂动脉完成股动脉造影，从而引导股动脉穿刺。在比较少见的情况下，一些术者使用微穿刺工具（用微穿刺工具套装）选择同侧的远端股浅动脉穿刺。这种技术的优点是不需要导管置入操作即可完成股动脉造影，且在处理股动脉入路并发症时可提供帮助，但同时也意味着有三个动脉穿刺点。

基于不同的辅助入路，可采取不同的血管造影技术以完成股动脉入路穿刺。

① 经辅助通路血管造影识别动脉轨道及解剖，后确定适当穿刺位置进行股动脉穿刺。

② 路图引导下穿刺，即利用血管造影机专用的路线图工具，在造影过程中获得股动脉路线图图像引导股动脉穿刺。

③ 导丝引导下穿刺，即在血管造影引导下，将 J 头导丝（0.035″）置入股总动脉，从而引导穿刺。

④ 血管造影 – 导丝 – 超声（angio–guidewire–ultrasound，AGU）引导，即将 J 头导丝置入股总动脉后，在超声引导下进行动脉穿刺（由于导丝容易被超声捕获，故此方法可以减少术者手部的 X 线暴露）。

2. 保护导丝

为便于在出现血管并发症时快速处理，一些操作者习惯于在 TAVI 通路上预留导丝。该技术可根据患者的病情及手术具体条件使用不同的导丝（通常为 0.014″ 或 0.018″）。该技术已被证实可显著降低严重并发症和死亡率[26]。

六、血管入路并发症及其分类

TAVI 手术可导致严重的血管通路并发症，从轻微血肿和小的不影响血流的夹层到危及生命的动脉破裂和撕脱。为此，瓣膜学术研究联盟提出血管并发症 VARC–1 规范，并随后更新了 VARC–2 的定义，包括 TAVI 术中及术后血管和出血并发症的标准分类（表 18–3）。

血管并发症的发生对手术和临床结果都有很大的影响，因为它会增加输血、肾功能损害和住院时间。此外，在高风险患者群体中，血管并发

表 18–3　VARC–2 血管通路部位及通路相关并发症分类

大血管并发症

- 任何主动脉夹层、主动脉破裂、瓣环破裂、左心室穿孔或新的心尖室壁瘤 / 假性动脉瘤
- 通路部位或通路相关血管损伤（夹层、狭窄、穿孔、破裂、动静脉瘘、假性动脉瘤、血肿、不可逆神经损伤、筋膜室综合征、经皮闭合器失败）导致死亡、危及生命或大出血、内脏缺血或神经损伤
- 来自血管源的远端栓塞（非脑），需要手术或导致截肢或不可逆转的终末器官损害
    - 需非计划手术干预的死亡、大出血、内脏缺血或神经损伤
- 同侧下肢缺血，包括患者有症状、体格检查和（或）下肢血管造影无血流
- 通路部位相关神经损伤的手术
- 永久性通路部位相关神经损伤

小血管并发症

- 通路部位或通路相关血管损伤（夹层、狭窄、穿孔、破裂、动静脉瘘、假性动脉瘤、血肿、经皮闭合器失效），未导致死亡、危及生命或严重出血、内脏缺血或神经损伤
- 远端血管栓塞采用栓子切除术和（或）溶栓治疗，没有导致截肢或不可逆转的终末器官损害
- 任何非计划的血管内支架或非计划的手术干预的血管并发症
- 血管修复或需要血管修复（经手术、超声引导加压、经导管栓塞或支架植入）

经皮闭合器失败

- 在动脉切开术部位使用闭合装置进行止血失败，导致替代治疗（除了手动按压或辅助血管内气囊）

症已被观察到可以影响晚期死亡率。表 18–4 总结了血管并发症影响 TAVI 结果的研究。

七、血管并发症的预测因素

多种因素可导致血管并发症的发生。不可变的危险因素包括女性[27]、高龄和外周动脉病变史[28]。值得注意的是，已发现外周动脉疾病（特别是存在严重肢体缺血的情况下）显著升高 TAVI 手术后的住院死亡率[29]（表 18–5），如除外周动脉粥样硬化外，其他不良的髂股解剖特征（如动脉扭曲和管腔大小）也会影响血管并发症的风险。

表 18-4　关于血管并发症发生率及对 TAVI 临床预后影响的研究报道

研　究	年　份	患者总人数	血管并发症的定义	血管并发症发生率（%）	研究终点	结　论
Ducrocq 等[53]	2010	54		16.7	• 输血 • 二次介入手术 • 30 天死亡率	血管并发症与输血的高需求相关，并可能导致重大事件，如死亡或再次手术
Généreux 等[54]	2012	419		27.2	• 出血 • 输血 • 急性肾衰竭 • 30 天死亡率 • 1 年死亡率	主动脉血管并发症与高死亡率相关。但在低风险人群，主动脉血管并发症的发生率和 1 年死亡率较低
Czerwinska–Jelonkiewiez 等[55]	2013	83		53.01	• 早期和晚期死亡率（随访 1～23 个月，中位数 12±15.5 个月）	血管并发症是 TAVI 后晚期死亡率的预测因素
Mwipatayi 等[56]	2013	100（81 例经股动脉）		19.7	• 输血 • 住院时间 • 住院死亡率 • 30 天死亡率	血管并发症与增加的输血需求、住院时间和费用有关
Steinvil 等[57]	2015	403		19	• 1 个月和 6 个月的住院死亡率 • 1 年死亡率	VARC-2 标准的实施导致 TAVI 后重大血管并发症报道率较高
Perrin 等[58]	2015	102		22	• 出血 • 输血 • 30 天死亡率	主动脉并发症与死亡率增加有关
Uguz 等[59]	2016	211		16.1	• 死亡率	主要的血管并发症可预测 30 天死亡率
Okuyama 等[60]	2016	376			• 1 年死亡率	VARC-2 定义比 VARC-1 定义具有更好的生存预测价值

表 18-5　评估 TAVI 中已知外周动脉疾病（PAD）患病率和临床影响的研究

研　究	年　份	患者总人数	PAD 患病率（%）	主要发现
Sinning 等[61]	2012	1315	25.1	PAD 是 TAVI 术后死亡率的独立预测因子
Kim 等[62]	2018	115	31.3	PAD 增加了主要血管并发症及近期和晚期死亡率
Malyar 等[29]	2017	32 044	12.5	PAD 与围术期并发症风险增加有关，而只有 CLI 可以独立预测住院死亡率的增加
Fanaroff 等[63]	2017	27 440（19 660 例经股动脉路径）	24.5	PAD 与 1 年不良预后的发生率增高相关

一些作者建议采用简单评分系统对血管并发症风险进行分层，该评分系统包括三个简单评分点（最小动脉直径、髂动脉钙化程度和迂曲程度）[30]。

可变的因素包括鞘管尺寸[27]和鞘股动脉比。为了减少血管并发症的发生，通常建议仔细评估鞘径与动脉节段的匹配程度。为此已经开发了专门的软件，如图18-2所示，在一个动脉解剖结构复杂的患者中，使用专用的计算机断层成像软件重建"拉直的"髂股动脉腔，评估了血管与14F动脉鞘的相容性。

八、血管并发症的处理

血管并发症的外科手术处理导致患者住院时间延长和伤口感染风险增加，这也会延迟患者的下床活动时间[31]。随着技术的发展，经皮介入技术可有效处理紧急血管并发症，成功率高、短期和长期预后良好[32]。为此术者应熟悉不同的血管并发症处理技术，并熟悉掌握基本的外周血管介入工具。表18-6总结了出现TAVI相关血管并发症时应配备的血管内设备及器械。

（一）血管闭合器失败

血管闭合装置失败（vascular closure device，VCD）现在被VARC-2认为是一个特殊类型。这些VCD失败的危险因素包括股动脉过度钙化、女性、肥胖患者[33]及术者对器械的使用学习曲线有关[34]。

延长人工压迫时间可能足以处理VCD失败，也有熟悉血管内技术的术者使用"球囊辅助止血"技术。该技术是在VCD的动脉渗漏处以一直径大小适当的球囊（通过辅助通道插入）以一定的压力压迫止血。当然为了提高球囊辅助止血速度，在鞘拔除前可置入导引导丝。

（二）髂股动脉夹层

髂股动脉夹层可以发生在手术切开或经皮动脉鞘插入时，降低动脉夹层风险的关键是鞘的推送。如果遇到阻力，术者应避免暴力推送操作，

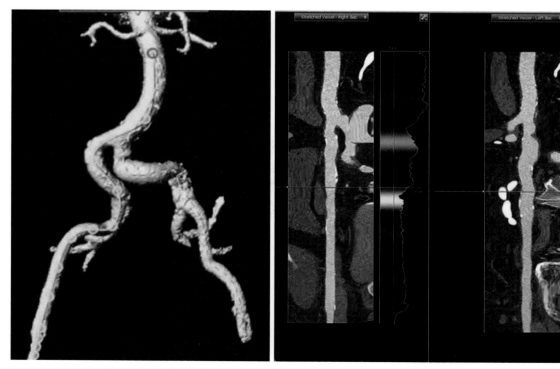

▲ 图 18-2　一个真实的例子显示由专用计算机断层扫描软件重建"拉直的"髂股动脉腔

并通过透视仔细检查鞘行进情况。凡士林可以用来减少动脉鞘管与动脉壁的摩擦。

由于这些夹层开口大多为逆血流方向，故正向血流往往可以保持血管开放，但更广泛的动脉夹层可导致急性血管闭塞，并可能导致严重的临床后果（如广泛的下肢缺血）。

在这种情况下，可以尝试长时间球囊扩张以恢复血流（图 18-3A）。当球囊扩张不能稳定地恢复动脉通畅时，外周血管支架植入可以安全地封闭夹层（图 18-3A）。

（三）动脉狭窄 / 闭塞

TAVI 相关导管在操作过程中可能破坏整个髂股动脉。动脉管壁损伤，特别是存在动脉管壁病变时，由于血管夹层和血栓形成（在较严重的情况下，这两种机制往往同时存在），可能导致急性动脉管腔阻塞，其更常发生在管腔较小的部位，如髂动脉远端和股总动脉。后者尤其容易因 TAVI 鞘插入引起的直接损伤而引起。最近的一项研究表明，经皮穿刺 TAVI 使用基于缝合线的闭合装置可以引起动脉狭窄[28]，其缝合线通常会导致股动脉管腔局部几何变形、收缩。我们可以合理地推测，这种变形、收缩可能是血栓形成诱因，或者其导致的血流动力学改变也是夹层发生的可能原因，如有报道股动脉收缩变形与血管并发症相关[28]。急性管腔梗阻可能导致严重的下肢

表 18-6   处理血管并发症的常用器械及设备

器械及设备	基本原理
鞘管或导管	
诊断用 5F 造影导管	选择性血管造影确定血管并发症类型（远离穿刺部位鞘管时或鞘管移除后发生）
长鞘	对侧股动脉可用的情况下，选择性进入髂动脉进行紧急救援
125cm，6F 指引导管	经对侧桡动脉 / 肱动脉选择性进入髂动脉进行紧急救援
导丝	
0.035″ 亲水导丝	容易进入和支撑诊断导管进入主动脉分叉（"跨越技术"）
0.035″ 硬导丝，300cm	支撑长鞘管进入对侧股动脉鞘（"跨越技术"）
0.014″ 或 0.018″，300cm 亲水导丝	快速通过没有标记的受伤血管
球囊	
球囊（直径：6～9mm）	• 恢复顺行血流以避免髂股动脉闭塞 / 狭窄情况下的急性肢体缺血 • 髂股动脉出血性并发症的立即止血
大的主动脉顺应性球囊	当降主动脉破裂时，立即用血管内球囊阻塞主动脉止血
支架	
周围血管自膨胀镍钛合金支架（直径：7～10mm）	髂股动脉局限性夹层 / 狭窄
周围血管自膨式覆膜支架（直径：7～10mm）	球囊长时间扩张后仍有持续血液外渗的血管封堵

缺血。因此，任何时候怀疑下肢缺血（血管造影或多普勒超声证实），可以使用球囊外周血管成形术治疗，扩张损伤的动脉部位。通常，适当大小的球囊长时间扩张（图 18-3C）可以恢复适当的管腔大小。在弹性回缩明显的情况下，可以考虑植入外周血管支架（图 18-3C）。

（四）假性动脉瘤

动脉通路封堵失败（或在最初封堵后重新开放）可能导致持续的血液外渗到血管周围的软组织。在这种情况下，纤维蛋白增生形成假性动脉瘤，从而限制进一步大量的血液外渗。在手术结束时对血管入路部位进行常规血管造影，可帮助及时识别动脉渗漏，并通过压迫止血或球囊辅助压迫止血及早处理。

即使没有血管造影诊断，术后腹股沟部位出现任何疼痛、搏动性、伴有杂音的肿块，均应考虑假性动脉瘤的发生。

假性动脉瘤发生的危险因素[35]包括高龄、女性、肥胖、血小板减少、穿刺位置偏低（分支下方）、抗凝药和抗血小板药的应用等[36]。

诊断的第一步仍然是物理检查，因为它具有接近 100% 的高灵敏度和准确性，特别是存在搏动性肿块[37, 38]。体格检查后应进行多普勒超声检查，典型的假性动脉瘤有超声三联征，即靠近股动脉的低回声囊、囊内高阻多普勒涡流、囊颈处"往返"血流波形[39]。多普勒超声亦排除伴随的动静脉瘘存在（其特征是低阻力的连续舒张期血流模式）。一旦诊断假性动脉瘤，建议及时治疗，因为延迟治疗会影响非手术的成功率。假性动脉瘤预后良好的主要预测指标包括囊内的低流量[40]和囊颈长度[41]。解剖结构良好的小假性动脉瘤（＜ 3.5cm）可以通过局部压迫来保守治疗。在绝大多数情况下，积极的非手术治疗实际上被认为是首选的治疗方法，包括超声引导下的局部压迫[42]和超声引导下注射凝血酶[43-45]。值得注意的是，当囊颈部不明显或操作动静脉瘘时，不建议注射凝血酶[46]。实际上，大多数中心只考虑在尝试超声引导加压和（或）注射凝血酶后出现较大的残余假性动脉瘤时才进行外科手术治疗。

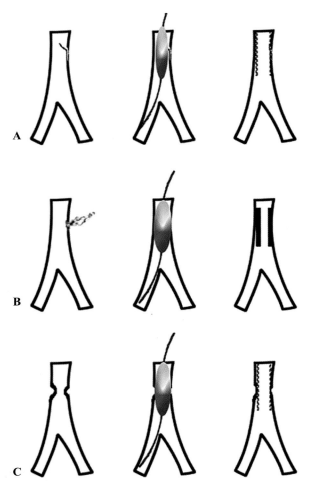

▲ 图 18-3　常见血管并发症及其处理的示意图

A. 显示髂 - 股动脉夹层，可以用适当大小的球囊扩张进行治疗，如果失败，可以植入支架来封闭夹层；B. 显示髂股动脉穿孔，可通过延长球囊膨胀辅以手工压迫治疗，如果失败，可植入覆膜支架；C. 显示髂股动脉狭窄 / 阻塞，血管可以用球囊扩张，如果血流仍然受损，可以植入支架来维持血流

（五）髂股动脉穿孔和破裂

粗而硬的 TAVI 鞘管和 TAVI 输送系统在输送过程中有可能对动脉壁造成严重损伤。如前所

述，硬导丝可以通过减少器械与血管壁的摩擦来降低这种风险。然而，当血管迂曲，特别是伴血管钙化时，器械输送将更加困难。在这种情况下，最危险的情况是发生导丝的扭折，应尽量避免这种情况，一旦发生建议更换导丝（可以使用更硬的导丝）。

一旦发生髂股穿孔 / 破裂，不良的临床后果必然接踵而至，可能是即刻的失血性休克，也可能是隐匿的腹膜后血肿。因此，及时诊断至关重要，血管造影通常可以立即识别有无出血，以及出血位置和大小。强烈推荐术中血管造影，因为（与其他诊断方法如 CT 扫描相比）它可以在手术台上立即诊断，并可以指导适当的血管内治疗。如果发现血液外渗，主要的补救方法是通过扩张球囊阻塞破裂血管近段和使用鱼精蛋白中和肝素。这可以阻止失血，从而防止失血性休克。如果血管损伤范围广泛，建议使用封堵球囊，这是一个特殊的高顺应性球囊，可以适应直径落差较大的长血管，而不增加径向压力继而撕裂血管[47]。目前应用于临床的有 Coda 球囊导管（Cook Medical Inc.，印第安纳州布卢明顿市），有 32mm 和 40mm 直径两种规格；Equalizer 球囊导管（Boston Scientific，马萨诸塞州纳蒂克市）有 20mm、27mm、33mm、40mm 直径四种规格。

在小穿孔的情况下，长时间球囊压迫可达到止血目的，但如果出血持续，植入直径大小适当的覆膜支架可以作为封堵破口的最终治疗手段[48]（图 18-3B）。事实上，覆盖支架现在被推荐作为

医源性血管损伤的首选治疗方法[49]。

（六）动脉血管内膜撕脱

这是一种非常罕见的并发症，是由于粗大的鞘管与动脉内皮的粘连而引起的。早期拔除鞘管和拔除鞘管时旋转鞘管可以降低动脉内膜撕脱的风险（注意：对于可膨胀鞘不建议旋转[50]）。

在拔除鞘管有较大阻力时应考虑有动脉内膜撕脱的可能，应在鞘管完全拔出前做好血管造影诊断和血管内止血准备，以便及时识别和处理这一可怕的并发症。手术修复可能是唯一可靠的治疗方法，而支架植入可以处理局部小型内膜撕脱病变。

（七）血管入路部位感染

与经皮穿刺股动脉入路相比，手术切开的患者手术部位感染更为普遍。浅表皮肤感染可能对抗生素和适当的伤口局部药物治疗有很好的反应。然而，由于深层感染可能导致严重的并发症，如败血症和死亡[51, 52]，建议及时、仔细的诊断和进行清创手术。

声明

Burzotta 博士曾参与咨询委员会会议或收取 Medtronic、St Jude Medical、Abiomed、Biotronic 等公司的演讲费。Trani 博士曾参与咨询委员会会议或收取 St Jude Medical、Abiomed、Biotronic 等公司的演讲费。

参考文献

[1] Dato I, Burzotta F, Trani C, Crea F, Ussia GP. Percutaneous management of vascular access in transfemoral transcatheter aortic valve implantation. World J Cardiol. 2014;6:836–46.

[2] Irani F, Kumar S, Colyer WR Jr. Common femoral artery access techniques: a review. J Cardiovasc Med. 2009;10:517–22.

[3] Lechner G, Jantsch H, Waneck R, Kretschmer G. The relationship between the common femoral artery, the inguinal crease, and the inguinal ligament: a guide to accurate angiographic puncture. Cardiovasc Intervent Radiol. 1988;11:165–9.

[4] Grier D, Hartnell G. Percutaneous femoral artery puncture:

practice and anatomy. Br J Radiol. 1990;63:602–4.

[5] Johnson LW, Krone R. Cardiac catheterization 1991: a report of the Registry of the Society for Cardiac Angiography and Interventions (SCA&I). Catheter Cardiovasc Diagn. 1993;28:219–20.

[6] Sandgren T, Sonesson B, Ahlgren R, Lanne T. The diameter of the common femoral artery in healthy human: influence of sex, age, and body size. J Vasc Surg. 1999;29:503–10.

[7] Ahn HY, Lee HJ, Lee HJ, Yang JH, Yi JS, Lee IW. Assessment of the optimal site of femoral artery puncture and angiographic anatomical study of the common femoral artery. J Korean Neurosurg Soc. 2014;56:91–7.

[8] Altin RS, Flicker S, Naidech HJ. Pseudoaneurysm and arteriovenous fistula after femoral artery catheterization: association with low femoral punctures. AJR Am J Roentgenol. 1989;152:629–31.

[9] Cole PL, Krone RJ. Approach to reduction of vascular complications of percutaneous valvuloplasty. Catheter Cardiovasc Diagn. 1987;13:331–2.

[10] Raphael M, Hartnell G. Femoral artery catheterization and retroperitoneal haematoma formation. Clin Radiol. 2001;56:933–4; author reply 934–5

[11] Gabriel M, Pawlaczyk K, Waliszewski K, Krasinski Z, Majewski W. Location of femoral artery puncture site and the risk of postcatheterization pseudoaneurysm formation. Int J Cardiol. 2007;120:167–71.

[12] Kim D, Orron DE, Skillman JJ, et al. Role of superficial femoral artery puncture in the development of pseudoaneurysm and arteriovenous fistula complicating percutaneous transfemoral cardiac catheteriza tion. Catheter Cardiovasc Diagn. 1992;25:91–7.

[13] Olasinska-Wisniewska A, Grygier M, Lesiak M, et al. Femoral artery anatomy-tailored approach in transcatheter aortic valve implantation. Adv Interv Cardiol. 2017;13:150–6.

[14] Krajcer Z, Parekh D. Dynamic sheaths, in the nick of time or past their prime? Catheter Cardiovasc Interv. 2016;88:1153–4.

[15] Abu Saleh WK, Tang GH, Ahmad H, et al. Vascular complication can be minimized with a balloon-expandable, re-collapsible sheath in TAVR with a self-expanding bioprosthesis. Catheter Cardiovasc Interv. 2016;88:135–43.

[16] Koehler T, Buege M, Schleiting H, Seyfarth M, Tiroch K, Vorpahl M. Changes of the eSheath outer dimensions used for transfemoral transcath eter aortic valve replacement. Biomed Res Int. 2015;2015:572681.

[17] Hilling-Smith R, Cockburn J, Dooley M, et al. Rapid pacing using the 0.035-in. Retrograde left ventricular support wire in 208 cases of transcatheter aortic valve implantation and balloon aortic valvuloplasty. Catheter Cardiovasc Interv. 2017;89:783–6.

[18] Harrison GJ, How TV, Vallabhaneni SR, et al. Guidewire stiffness: what's in a name? J Endovasc Ther. 2011;18:797–801.

[19] Haas PC, Krajcer Z, Diethrich EB. Closure of large percutaneous access sites using the Prostar XL Percutaneous Vascular Surgery device. J Endovasc Surg. 1999;6:168–70.

[20] Burzotta F, Paloscia L, Trani C, et al. Feasibility and long-term safety of elective Impella-assisted high risk percutaneous coronary intervention: a pilot two centre study. J Cardiovasc Med. 2008;9:1004–10.

[21] Krajcer Z, Howell M. A novel technique using the percutaneous vascular surgery device to close the 22 French femoral artery entry site used for percutaneous abdominal aortic aneurysm exclusion. Catheter Cardiovasc Interv. 2000;50:356–60.

[22] Lee WA, Brown MP, Nelson PR, Huber TS, Seeger JM. Midterm outcomes of femoral arteries after percutaneous endovascular aortic repair using the Preclose technique. J Vasc Surg. 2008;47:919–23.

[23] Ott I, Shivaraju A, Schaffer NR, et al. Parallel suture technique with ProGlide: a novel method for management of vascular access during transcatheter aortic valve implantation (TAVI). EuroIntervention. 2017;13:928–34.

[24] Maniotis C, Andreou C, Karalis I, Koutouzi G, Agelaki M, Koutouzis M. A systematic review on the safety of Prostar XL versus ProGlide after TAVR and EVAR. Cardiovasc Revasc Med. 2017;18:145–50.

[25] Spitzer SG, Wilbring M, Alexiou K, Stumpf J, Kappert U, Matschke K. Surgical cut-down or percutaneous access-which is best for less vascular access complications in transfemoral TAVI? Catheter Cardiovasc Interv. 2016;88:E52–8.

[26] Garcia E, Martin-Hernandez P, Unzue L, Hernandez-Antolin RA, Almeria C, Cuadrado A. Usefulness of placing a wire from the contralateral femoral artery to improve the percutaneous treatment of vascular complications in TAVI. Revista Esp Cardiol. 2014;67:410–2.

[27] Van Mieghem NM, Tchetche D, Chieffo A, et al. Incidence, predictors, and implications of access site complications with transfemoral transcatheter aortic valve implantation. Am J Cardiol. 2012;110:1361–7.

[28] Shoeib O, Burzotta F. Percutaneous transcatheter aortic valve replacement induces femoral artery shrinkage: angiographic evidence and predictors for a new side effect. Catheter Cardiovasc Interv. 2018;91:938–44.

[29] Malyar NM, Kaier K, Freisinger E, et al. Prevalence and impact of critical limb ischaemia on in-hospital outcome in transcatheter aortic valve implantation in Germany. EuroIntervention. 2017;13:1281–7.

[30] Blakeslee-Carter J, Dexter D, Mahoney P, et al. A novel iliac morphology score predicts procedural mortality and major vascular complications in transfemoral aortic valve replacement. Ann Vasc Surg. 2018;46:208–17.

[31] Torsello GB, Kasprzak B, Klenk E, Tessarek J, Osada N, Torsello GF. Endovascular suture versus cutdown for endovascular aneurysm repair: a prospective randomized pilot study. J Vasc Surg. 2003;38:78–82.

[32] Stortecky S, Wenaweser P, Diehm N, et al. Percutaneous management of vascular complications in patients undergoing transcatheter aor tic valve implantation. JACC Cardiovasc Interv. 2012;5:515–24.

[33] Vidi VD, Matheny ME, Govindarajulu US, et al. Vascular closure device failure in contemporary practice. JACC Cardiovasc Interv. 2012;5:837–44.

[34] Hayashida K, Lefevre T, Chevalier B, et al. True percutaneous approach for transfemoral aortic valve implantation using the Prostar XL device: impact of learning curve on vascular

complications. JACC Cardiovasc Interv. 2012;5:207–14.

[35] Stone PA, Campbell JE, AbuRahma AF. Femoral pseudoaneurysms after percutaneous access. J Vasc Surg. 2014;60:1359–66.

[36] Stone PA, Martinez M, Thompson SN, et al. Ten-year experience of vascular surgeon management of iatrogenic pseudoaneurysms: do anticoagulant and/ or antiplatelet medications matter? Ann Vasc Surg. 2016;30:45–51.

[37] Mlekusch W, Haumer M, Mlekusch I, et al. Prediction of iatrogenic pseudoaneurysm after percutaneous endovascular procedures. Radiology. 2006;240:597–602.

[38] Kent KC, McArdle CR, Kennedy B, Baim DS, Anninos E, Skillman JJ. Accuracy of clinical examination in the evaluation of femoral false aneurysm and arteriovenous fistula. Cardiovasc Surg. 1993;1:504–7.

[39] Hanson JM, Atri M, Power N. Ultrasound-guided thrombin injection of iatrogenic groin pseudoaneurysm: Doppler features and technical tips. Br J Radiol. 2008;81:154–63.

[40] Paulson EK, Hertzberg BS, Paine SS, Carroll BA. Femoral artery pseudoaneurysms: value of color Doppler sonography in predicting which ones will thrombose without treatment. AJR Am J Roentgenol. 1992;159:1077–81.

[41] Samuels D, Orron DE, Kessler A, et al. Femoral artery pseudoaneurysm: Doppler sonographic features predictive for spontaneous thrombosis. J Clin Ultrasound. 1997;25:497–500.

[42] Fellmeth BD, Roberts AC, Bookstein JJ, et al. Postangiographic femoral artery injuries: nonsurgical repair with US-guided compression. Radiology. 1991;178:671–5.

[43] Khoury M, Rebecca A, Greene K, et al. Duplex scanning-guided thrombin injection for the treatment of iatrogenic pseudoaneurysms. J Vasc Surg. 2002;35:517–21.

[44] Stone P, Lohan JA, Copeland SE, Hamrick RE Jr, Tiley EH 3rd, Flaherty SK. Iatrogenic pseudoaneurysms: comparison of treatment modalities, including duplex-guided thrombin injection. W V Med J. 2003;99:230–2.

[45] Lonn L, Olmarker A, Geterud K, Risberg B. Prospective randomized study comparing ultrasound-guided thrombin injection to compression in the treatment of femoral pseudoaneurysms. J Endovasc Ther. 2004;11:570–6.

[46] Dzijan-Horn M, Langwieser N, Groha P, et al. Safety and efficacy of a potential treatment algorithm by using manual compression repair and ultrasound-guided thrombin injection for the management of iatrogenic femoral artery pseudoaneurysm in a large patient cohort. Circ Cardiovasc Interv. 2014;7:207–15.

[47] Masson JB, Al Bugami S, Webb JG. Endovascular balloon occlusion for catheter-induced large artery perforation in the catheterization laboratory. Catheter Cardiovasc Interv. 2009;73:514–8.

[48] Lagana D, Carrafiello G, Mangini M, et al. Emergency percutaneous treatment of arterial iliac axis ruptures. Emerg Radiol. 2007;14:173–9.

[49] Goltz JP, Basturk P, Hoppe H, Triller J, Kickuth R. Emergency and elective implantation of covered stent systems in iatrogenic arterial injuries. RoFo. 2011;183:618–30.

[50] Masson JB, Kovac J, Schuler G, et al. Transcatheter aortic valve implantation: review of the nature, management, and avoidance of procedural complications. JACC Cardiovasc Interv. 2009;2:811–20.

[51] Hayashida K, Lefevre T, Chevalier B, et al. Transfemoral aortic valve implantation new criteria to predict vascular complications. JACC Cardiovasc Interv. 2011;4:851–8.

[52] Van Mieghem NM, Nuis RJ, Piazza N, et al. Vascular complications with transcatheter aortic valve implantation using the 18 Fr Medtronic CoreValve System: the Rotterdam experience. EuroIntervention. 2010;5:673–9.

[53] Ducrocq G, Francis F, Serfaty JM, et al. Vascular complications of transfemoral aortic valve implantation with the Edwards SAPIEN prosthesis: incidence and impact on outcome. EuroIntervention. 2010;5:666–72.

[54] Généreux P, Webb JG, Svensson LG, et al. Vascular complications after transcatheter aortic valve replacement: insights from the PARTNER (Placement of AoRTic TraNscathetER Valve) trial. J Am Coll Cardiol. 2012;60:1043–52.

[55] Czerwinska-Jelonkiewicz K, Michalowska I, Witkowski A, et al. Vascular complications after transcatheter aortic valve implantation (TAVI): risk and long-term results. J Thromb Thrombolysis. 2014;37:490–8.

[56] Mwipatayi BP, Picardo A, Masilonyane-Jones TV, et al. Incidence and prognosis of vascular complications after transcatheter aortic valve implantation. J Vasc Surg. 2013;58:1028–36.e1.

[57] Steinvil A, Leshem-Rubinow E, Halkin A, et al. Vascular complications after transcatheter aortic valve implantation and their association with mortality reevaluated by the valve academic research consortium definitions. Am J Cardiol. 2015;115:100–6.

[58] Perrin N, Ellenberger C, Licker M, et al. Management of vascular complications following transcatheter aortic valve implantation. Arch Cardiovasc Dis. 2015;108:491–501.

[59] Uguz E, Gokcimen M, Ali S, et al. Predictability and outcome of vascular complications after transfemoral transcatheter aortic valve implantation. J Heart Valve Dis. 2016;25:173–81.

[60] Okuyama K, Jilaihawi H, Abramowitz Y, et al. The clinical impact of vascular complications as defined by VARC-1 vs. VARC-2 in patients following transcatheter aortic valve implantation. EuroIntervention. 2016;12:e636–42.

[61] Sinning JM, Horack M, Grube E, et al. The impact of peripheral arterial disease on early outcome after transcatheter aortic valve implantation: results from the German Transcatheter Aortic Valve Interventions Registry. Am Heart J. 2012;164:102–10.e1.

[62] Kim BG, Ko YG, Hong S-J, Ahn C-M, Kim JS, Kim B-K, Choi D, Jang Y, Hong MK, Lee SH, Lee S, Chang B-C. Impact of peripheral artery disease on early and late outcomes in patients who underwent transcatheter aortic valve implantation CCT. Int J Cardiol. 2018;255:206–11.

[63] Fanaroff AC, Manandhar P, Holmes DR, et al. Peripheral artery disease and transcatheter aortic valve replacement outcomes: a report from the Society of Thoracic Surgeons/American College of Cardiology Transcatheter Therapy Registry. Circ Cardiovasc Interv. 2017;10:e005456.

第 19 章 经导管主动脉瓣植入术中挑战性解剖难题

Challenging Anatomy in Transcatheter Aortic Valve Implantation

Antonio Colombo　Nicola Buzzatti　著

李庆民　译　　张戈军　校

一、概述

经导管主动脉瓣植入术是近十年出现的一种治疗有明显临床症状主动脉瓣狭窄患者的医疗技术，临床应用价值前景广阔。由于多年来取得的良好效果，接受 TAVI 治疗的患者人数不断增长。

TAVI 术前通过计算机断层扫描进行细致的解剖学评估、制订详细的手术计划和细致的技术操作是确保手术安全性和有效性的关键。事实上，一些特定的解剖结构异常改变与技术复杂性、并发症风险和预后有关。值得注意的是，多重解剖结构异常改变可以同时出现，使一个低危的微创手术转变成为一个临床噩梦。

本章节的目的是讨论在 TAVI 术中最常见的主动脉瓣狭窄的一些异常解剖特征。遗憾的是，其他一些更罕见的解剖结构异常因报道太少，无法得到可靠的证据。

二、主动脉瓣二叶畸形

主动脉瓣二叶畸形（bicuspid aortic valve，BAV）是一类病理变化复杂的疾病，解剖病变可以从 0 型二瓣化（没有融合嵴）到三瓣叶都可明确辨认，但统一命名依据是融合嵴的个数。功能异常可以表现为单纯狭窄、单纯关闭不全或者两者都有。

接受 TAVI 的患者中 BAV 的比例为 2%～6% [2, 3]，但在接受外科主动脉瓣置换（SAVR）治疗的 80 岁老人中，这一比例约为 22% [4]。与三瓣叶相比，BAV 发病较年轻，钙化在患者 40 岁之后进展迅速。多达 50% 的患者存在由主动脉中膜异常引起的大动脉病变，它是 BAV 基因表达的结果 [5]。BAV 对 TAVI 的影响主要有以下两点。

① BAV 不对称形状和钙化可能影响瓣膜的充分扩张、功能和持久性（图 19-2A）。

② 相关主动脉病变可能增加主动脉夹层和主动脉瓣环破裂的风险（图 19-2B）。

尽管有这些担忧，近些年来一些外科高风险或不能外科手术的 BAV 患者接受了 TAVI 治疗。在最近的一项纳入 546 例患者的大型多中心配对研究中，BAV 与三叶瓣主动脉瓣狭窄 TAVI 的结果进行了比较 [6]。总体而言，BAV 术中转外科手术的比例更高（2.0% vs. 0.2%，$P=0.006$），主要是由于主动脉根部损伤导致（11 例中有 9 例），需要第二个瓣膜的比例更高（4.8% vs. 1.5%，$P=0.002$）和更高的主动脉瓣周漏发生率

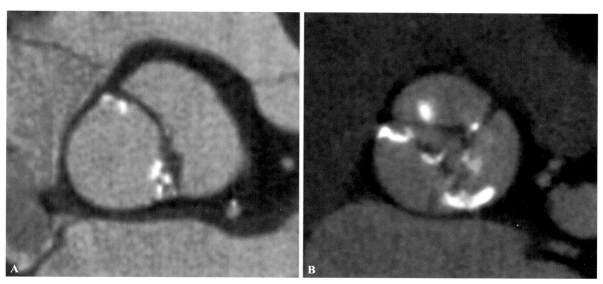

▲ 图 19-1 术前 CT 显示的二叶瓣主动脉瓣变异

A. 0 型,"真"二叶瓣;B. 1 型,右、左冠状窦之间有嵴

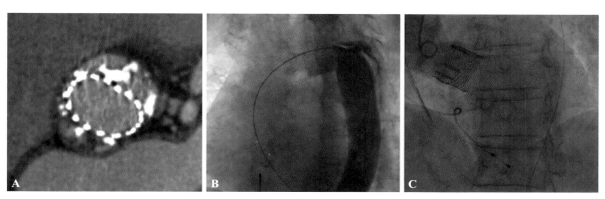

▲ 图 19-2 二叶瓣主动脉瓣 TAVI

A. CoreValve 支架植入后不完全非对称性扩张;B. 尝试推送瓣膜时的远端主动脉弓夹层;C. 新一代瓣膜装置(Lotus 瓣膜)植入成功,无瓣周漏

(10.4% vs. 6.8%,*P*=0.04)。尽管有这么多不利因素,两组在 30 天和 2 年生存率比较中仍没有观察到差异。值得注意的是,BAV 患者中手术并发症发生率的增加仅在接受老一代设备的患者中观察到。具体来说,SAPIEN XT(Edwards Lifesciences 有限公司,美国加州尔湾市)的主动脉瓣环破裂更多见,而 CoreValve(Medtronic 公司,美国明尼苏达州)需要置入第二个瓣和瓣周漏更多见。此外,接受新一代设备的患者〔特别是 SAPIEN 3 和 Lotus(Boston Scientific,美国马

萨诸塞州纳蒂克市)〕上述情况有所改善,有数据表明,在 BAV 患者中 TAVI 相关问题有明显改善的趋势(转外科手术率 1.3% vs. 0%,需置入第二个瓣膜 1.3% vs. 0.4%,瓣周漏发生率 2.7% vs. 1.8%,*P* > 0.05)(图 19-2C)。

虽然治疗的病例数量仍然有限,需要更多的经验来充分阐明 TAVI 在 BAV 中的作用,但新一代装置提供的数据显示类似于传统的三叶瓣主动脉瓣狭窄,BAV 患者 TAVI 并发症发生率已很低。一般情况下,与三叶主动脉瓣狭窄相比,仍应采

取更为谨慎的操作推送，尽量减少主动脉和主动脉瓣的组织损伤（如避免瓣膜过大，甚至允许在一定程度上选择小一号的瓣膜）。

BAV 本身不应被认为是 TAVI 的绝对禁忌证。相反，在手术前应该仔细评估每个病例的解剖结构，排除可能的问题（如伴随的主动脉扩张、瓣膜大小、钙化位置等），并为特定的解剖结构选择最佳的瓣膜类型。

三、严重的主动脉瓣钙化

主动脉瓣狭窄常合并严重的钙化。在 SAVR 中，细致处理钙化后缝合瓣膜，使瓣膜与心脏之间不留下空隙，从而避免瓣周漏的发生。相反，在 TAVI 中，支架膨胀挤压钙化的主动脉瓣环，使之与人工瓣膜充分接触以提供良好的密封效果。因此，不规则的、体积较大的钙化结节可能会导致 TAVI 后的几个问题，因此在手术方案的制订及执行过程中需要特别注意。术前计算机断层扫描评估钙化的位置、形状、大小、硬度和均匀性是患者选择手术方案的第一个基本步骤（图 19-3 和图 19-4），目前尚无规范的钙化评估标准方案，因此个人经验在方案的决策起着重要作用。

当面对一个主动脉瓣严重钙化的患者时，最需要考虑以下几个要点。

① 随着钙化程度的增加，尤其是位于左心室流出道的钙化，是发生主动脉人工瓣膜瓣周漏的

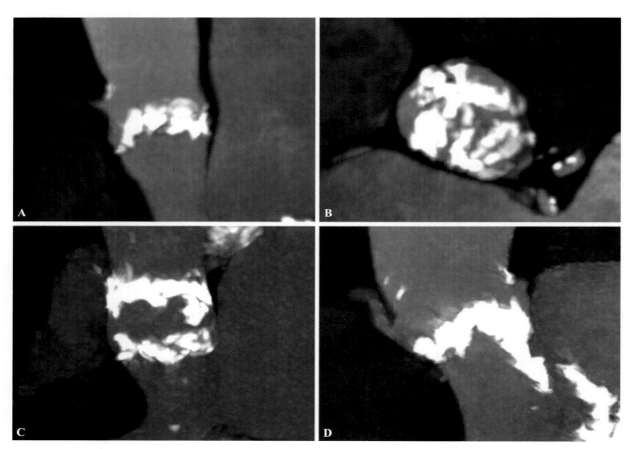

▲ 图 19-3　术前 CT 显示严重复杂的主动脉钙化

A 和 B. 孤立的部分瓣叶钙化；C. 冠状窦的严重环形钙化，应谨慎处理这种情况，不要损伤冠状窦嵴（预扩张或瓣膜后扩张时）；D. 左心室流出道的严重钙化

重要原因，但也观察到不同类型的人工瓣膜在主动脉瓣瓣周漏发生率上的差异[7-9]。事实上，在中重度钙化中，自膨胀式瓣膜与球囊扩张式瓣膜相比，瓣周漏的发生率似乎更高（图 19-5A）。值得注意的是，新一代的瓣膜支架由于在瓣膜支架外增加了一个"裙边"，与上一代的瓣膜相比，瓣周漏明显减少，这与瓣膜钙化严重程度[10]无关

（图 19-5B）。有了这些新的人工瓣膜，超大尺寸的瓣膜需求已经大大减少。特别是在严重钙化的情况下，新一代人工瓣膜的使用可以进行最小型号或者小尺寸的人工瓣膜植入，而不会增加瓣周漏的风险。

② 在严重钙化的情况下，植入自膨胀式瓣膜可以观察到瓣膜不完全及不对称的展开，这不仅

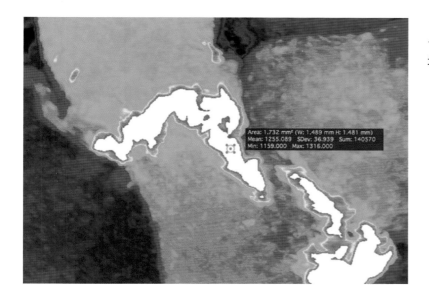

◀ 图 19-4　术前 CT 对钙化硬度及均质性评估

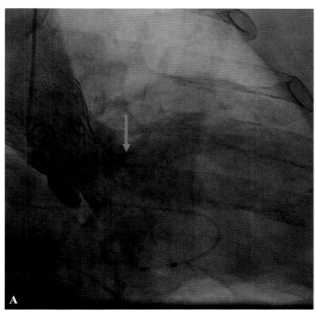
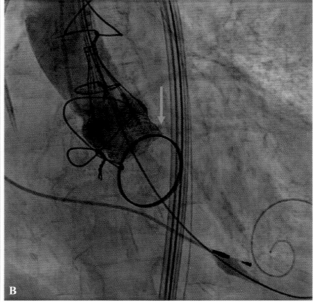

▲ 图 19-5　TAVI 后残余瓣周漏

A. 红箭指示 CoreValve 瓣膜扩张不足导致的钙化结节处瓣周漏；B. 新一代装置（Lotus 瓣膜）。绿箭指示，尽管有可见的钙化，但没有任何反流

会导致瓣周漏，而且可能损害人工瓣膜的长期耐久性[11]。

③ 主动脉根部、主动脉瓣环、LVOT、左心室的破裂已多次被报道[9, 12, 13]（图19-6）。破裂的发生率较低，为 0.5%~0.9%，但发生并发症后的死亡率很高，约达 50%。因发生率低，故目前难以获得准确的信息，但与自膨胀型人工瓣膜相比，球囊扩张型人工瓣膜的主动脉破裂更为常见（图19-7）。事实上，中重度左心室流出道钙化

和人工瓣膜过大（≥20%）在球囊扩张式人工瓣膜置入中已证实与主动脉破裂相关。值得注意的是，术中操作直接或间接使钙化组织及相邻组织压缩、破裂、移位。由于新一代的器械应用减少了对超大尺寸人工瓣膜的应用，有望减小组织破裂的风险，但目前还没有数据来证实这一理论，最终起搏器植入的风险也增加[9, 14]。

在严重钙化的解剖结构中，预扩张的作用仍有争议。一方面，它可以有利于人工瓣膜的通过

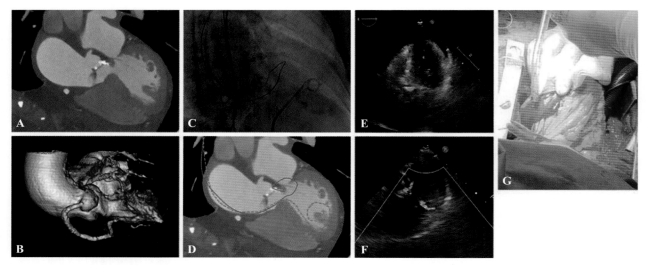

▲ 图 19-6　TAVI 时左心室穿孔 1 例，同时存在多个不良解剖特征

A. 术前 CT 显示左心室流出道钙化，与主动脉成角增加，室间隔突出；B. 术前 CT 三维重建显示了主动脉和左心室之间的错位；C. 预置于左心室心尖部的硬导丝显示位置异常；D. 期望的正确导线位置（绿色）与实际观察到的错误导线位置（红色）相比；E. 出现低血压后，出现心包积液；F. 观察左心室侧壁穿孔；G. 急诊手术，确认并修补侧壁穿孔

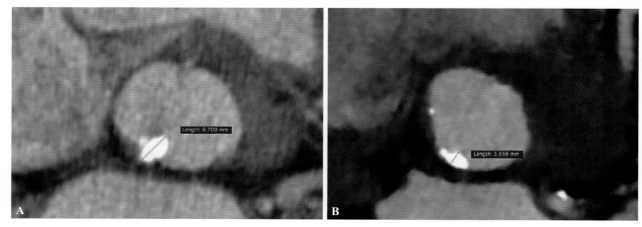

▲ 图 19-7　左心室流出道不同尺寸、形状和破裂风险的钙化灶

A. 高风险椭圆形钙化灶；B. 低风险的扁平钙化灶

和定位，减少瓣周漏并有利于瓣膜的充分膨胀。然而，对于自膨式人工瓣膜来说比球囊扩张式人工瓣膜更为重要。另一方面，球囊本身也有导致组织破裂的风险。因此，采用合适的器械行病变的预扩张，既能达到预扩张的目的，又能避免过度扩张而发生并发症。

四、主动脉迂曲成角

从 TAVI 的早期开始，有报道称 CoreValve 装置植入后，主动脉根部和左心室流出道夹角的增加与残余主动脉瓣反流增加有关[15]。多年来，水平面和主动脉环的夹角越来越常用于描述主动脉迂曲成角，"水平主动脉"这个术语定义了极端形式的成角，其中主动脉环几乎是垂直的，造成 CoreValve 瓣膜最佳定位的技术困难[16]。事实上，在 CoreValve 经股动脉 TAVI 的随机试验中，成角 > 70° 已经被列为禁忌证[17]。

最近的一项研究比较了在无主动脉明显迂曲成角的患者分别使用球囊扩张式 Edwards 和自膨胀式 CoreValve 人工瓣膜的治疗效果[18]。在球囊扩张式瓣膜无明显影响，但在自膨式瓣膜组，主动脉迂曲成角对手术成功率有明显的不利影响。在最后一组中，主动脉成角角度 ≥ 48° 是影响手术成功的临界值。迂曲成角 ≥ 48° 的患者需要第二个瓣膜的可能性增加，需要后扩张可能性增加，瓣膜栓塞、瓣周漏发生率亦增加，且延长手术射线照射时间，但 6 个月的随访死亡率相似。通常认为其差异的原因是自膨胀式瓣膜支架较长，故受限于升主动脉与左心室流出道的成角，灵活性及可控性下降（图 19-8）。

一些技术提示和技巧已经被提出来减轻迂曲成角对 CoreValve 植入的影响[19]，最有效的方法是采用直接采用经主动脉入路，这将提供最好的灵活性和精确性。在经股动脉入路的

情况下，最佳的技术包括使用更硬的导引导丝（如 Super Stiff Amplatz 或 Lunderquist 0.035″ 导丝），拉直迂曲成角，把导丝送至左心室心尖部以稳定指引导管，推送人工瓣膜支架至主动脉瓣口，并使之同轴，缓慢调整瓣膜支架位置，并通过前送导丝和回撤指引导管避免瓣膜支架植入过深。

新一代的自膨胀瓣膜和其他设备可能有助于拉直成角的主动脉，但目前证据尚不充分。也应该记住，虽然水平主动脉通常很容易被用来寻找具有挑战性的主动脉成角患者，但它仍然是一个原始的近似值。

真正的问题在于升主动脉 – 主动脉瓣环 – 左心室的不同轴及其对输送装置、瓣膜支架和左心室导丝弯曲的影响。事实上，最近的证据表明，升主动脉 – 左心室流入长轴的成角可以更好地预测 TAVI 术后残余的主动脉瓣反流[20]。最后，主动脉成角只考虑主动脉和左心室的二维关系，而真正的关系是三维的，但目前尚不清楚主动脉 – 左心室三维对齐及其对 TAVI 的影响。

五、低位冠状动脉

对于老一代的人工瓣膜器械，TAVI 后冠状动脉阻塞是一个罕见的并发症，发生率小于 1%，但即使是在及时干预情况下[21]，它也可以导致 30 天的高死亡率（约 40%），最常涉及的是左主干。低位冠状动脉口和浅的 Valsalva 窦为预测冠状动脉阻塞的解剖因素。此外，冠状动脉阻塞在应用球囊扩张式瓣膜支架的患者中更常见。

通常，冠状动脉开口距离主动脉瓣环的安全距离为 10mm，但由于主动脉根部通常足够宽，大多数低于 10mm 的病例也可以轻松治疗（图 19-9）。同样，术前通过计算机断层扫描对特定解剖结构进行仔细评估是鉴别冠状动脉阻塞

高危患者的关键，尤其是那些主动脉根部狭窄的患者。

面对这种高风险解剖情况，应针对每一个患者制订个性化技术方案，采用可回收瓣膜支架、避免选择过大尺寸的瓣膜支架和比通常植入位置稍低的合理决策。当预期有冠状动脉阻塞高风险时，应考虑冠状动脉保护，如冠状动脉内预置导丝、球囊及支架的备用等措施[22]。

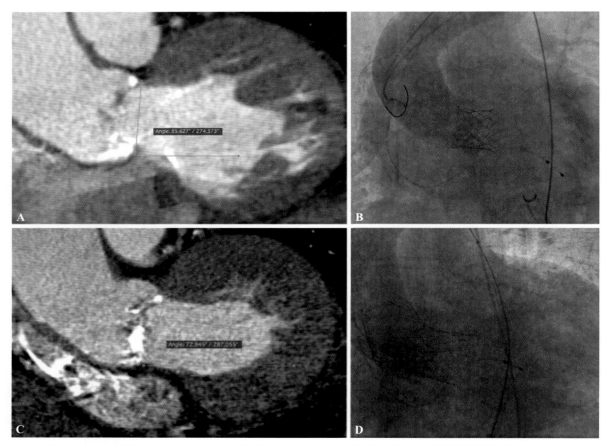

▲ 图 19-8　**A.** 术前 CT 显示几乎垂直的瓣环；**B.** SAPIEN 3 成功治疗，没有残留的瓣周漏；**C.** CT 显示严重水平的主动脉（＞ 70%）；**D.** 采用 CoreValve 治疗。该装置仍然过低，残留中度瓣周漏

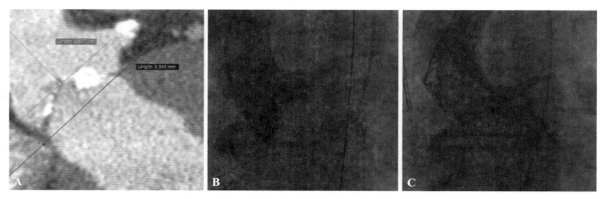

▲ 图 19-9　低位左主干 TAVI 治疗 1 例

A. 术前 CT 显示左主干开口低但 Valsalva 窦宽；B. 血管造影术 TAVI 手术前证实主动脉根部较宽；C. TAVI 后最终血管造影证实左主干灌注良好

尽管仍有少数病例发生，但随着术者操作经验的增加及新一代设备的使用，冠状动脉阻塞的发生率逐渐降低[23]。

六、具有挑战性的股动脉入路

目前，经股动脉路径因创伤小的特点，已成为 TAVI 的首选途径[24]。多年来，器械和动脉鞘管的快速发展显著降低了经股动脉路径并发症的发生率，但至今仍有约 5% 的患者存在血管损伤并发症[23]。血管细小（最小动脉直径小于外鞘直径或鞘－股动脉比＞ 1.05）、严重的血管钙化（尤其是周围）和术者经验被认为是髂股血管并发症的主要预测因素[25]。

目前在临床应用的器械外径已降至 14F。值得注意的是，在大多数情况下，除非另有说明，F 尺寸是指内腔直径，这意味着真正的外径约需要 2F。事实上，目前血管最小管腔直径≥ 5.5mm 时被认为行 TAVI 是安全的。

有小规模病例报道，髂股动脉直径＜ 5.5mm 的患者经股动脉行 TAVI，其采用半顺应性球囊扩张股动脉或应用可扩张 Solopath 鞘扩张（Terumo，美国新泽西州萨默塞特）（图 19-10），其中约 1/4

的患者发生了围术期血管并发症。最近也有对髂股动脉严重钙化患者应用血管内碎石术预处理髂股动脉后成功行 TAVI 的报道。

与血管大小和钙化不同，动脉路径的迂曲程度与血管并发症的增加没有明确联系[25]，因为动脉血管通常在硬的导引导丝作用下被拉直。严重的迂曲使导管的推送困难及可控性下降，而使手术操作变得困难。血管迂曲的程度目前仍难以标准化，但最有用的克服迂曲的技术是应用硬导丝，在一条导丝不能拉直血管时可送入第二条硬导丝，即"双导丝"技术[27]，即第二条导丝不仅拉直血管，还可对人工瓣膜输送提供支持（图 19-11）。

作为一般的安全规则，当预计有入路困难时，即使是很小的导引器也应使用硬导丝插入，预置导丝以便在需要时定位球囊甚至覆盖支架。

尽管存在血管并发症的高风险，经股动脉仍可作为 TAVI 的路径选择，但亦应考虑其他方法为患者提供尽可能低风险的入路选择，如解剖学适宜的腋动脉入路即可作为第二入路选项，其效率堪比股动脉入路，亦优于经主动脉和心尖入路[29, 30]。

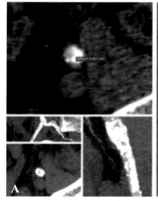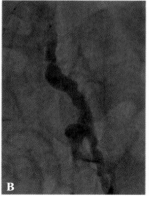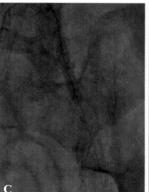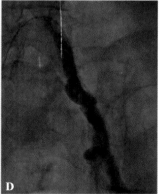

▲ 图 19-10　**TAVI 成功治疗严重钙化的髂股动脉**

A. 弥漫性钙化，最小管腔直径约 4mm；B. 术前血管造影，弥漫性动脉粥样硬化伴严重狭窄，影响导丝、导管的推送，并可能损伤导丝、导管；C. 在 TAVI 鞘插入前，轴向 8mm 半顺应球囊扩张；D. TAVI 鞘去除后的最终血管造影，血流通畅，无残留问题

七、主动脉瓣狭窄治疗方案的是与非

图 19-12 描述了过去用于结构性心脏病（如房间隔缺损和二尖瓣狭窄）治疗方法的发展历程。

TAVI 在主动脉瓣狭窄手术治疗过程中处于什么位置？

在早期，接受 TAVI 治疗的患者都是无法手术或 SAVR 非常高危的患者。在这种极端的情况下，尽管最初的设备很粗糙，TAVI 仍比药物治疗提供了更多的好处[31]，与外科手术相比，即使没有更好的临床结果，也有相近的效果[32, 33]。

在接下来的几年里，由于 TAVI 的良好效果和快速的技术改进，TAVI 在中危老年患者中的应用越来越多。在这种更有利的环境中，TAVI 被证实是一种效果不劣于外科手术的选择[34]，并且经股动脉入路与 SAVR 相比有接近的预后获益[35, 36]。事实上，TAVI 已经成为中高危老年患者治疗主动脉瓣狭窄的首选治疗方法。

目前，TAVI 在低危患者中的应用正在研究中[37]，在临床试验之外，低危患者已经接受治疗[38]。此外，除了风险因素，最近也出现了治疗"更年轻"患者的趋势。事实上，根据 2017 年欧洲指南，"更年轻"年龄界定为 75 岁，现在更倾向于 TAVI 而不是 SAVR[1]。

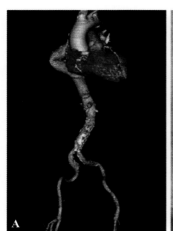 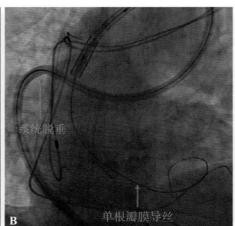 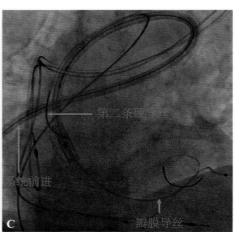

▲ 图 19-11　TAVI 成功治疗经股动脉严重迂曲

A. 术前 3D CT 重建；B. 常规单根硬导丝，瓣膜支架无法推进；C. 通过两根硬导丝（双导丝技术），瓣膜支架成功地向前推进到主动脉瓣

干预措施的演变

外科手术是唯一的治疗方法

外科手术是最佳的治疗方法

低中危患者首选外科手术治疗

中危患者选择介入治疗

有经导管入路禁忌证的患者可以进行手术治疗

◀ 图 19-12　结构性心脏病手术干预方案的演变

图片由 Francesco Maisano 提供

TAVI 扩展到更年轻、更低风险的患者（具有更长和更积极的预期寿命），使得提供最佳且持续疗效的治疗方案比过去更加重要。在这种情况下，正如在本章所讨论的，一些特定解剖结构异常可以增加 TAVI 手术风险（如组织穿孔、冠状动脉阻塞、血管并发症等），以及术后即刻的非理想结果（如残余主动脉瓣反流、传导障碍、瓣膜支架膨胀不良等），进而影响患者的长期预后[25, 39]。值得注意的是，尽管 TAVI 的一些弱点可能在病变较轻的年轻低风险患者中减少（如钙化程度较低的髂股动脉血管并发症较少），但其他因素可能仍然值得注意或可能变得更加重要（如 BAV、人工瓣膜的耐久性）。

今天，我们已经达到了一个临界点，开始面对更年轻、低风险、可行外科手术的患者，他们的解剖结构对 TAVI 来讲并无优势。在这种情况下，我们应该停下来仔细评估 TAVI 是否能给患者提供应得的最安全、良好、持久的治疗效果，以批判性态度去认识事实。如果发现 TAVI 禁忌证且无法预期最佳治疗效果，心脏团队应与患者

重新进行讨论并评估。在考虑具体的优缺点后，可以选择 TAVI，也可以重新考虑 SAVR，但目的是为每个患者提供最安全、更有效和更持久的治疗方案。

现如今，在年轻、低风险、可手术的患者中，TAVI 的质量标准已经在逐步完善提高。

八、结论

一些解剖特征可能增加 TAVI 手术的复杂性和风险，并影响预后。技术的改进为术者提供了克服大多数挑战的方法，但针对每个患者个体化治疗方案的制订，应持有更为谨慎的态度。对于年轻、低风险、可外科手术的患者，不利的解剖结构应促使心脏团队对患者病情进行有针对性的重新讨论，并重新考虑手术方案，为每个患者提供可能的最佳治疗方案。

声明

无利益冲突。

参考文献

[1] Baumgartner H, Falk V, Bax JJ, De Bonis M, Hamm C, Holm PJ, Iung B, Lancellotti P, Lansac E, Munoz DR, Rosenhek R, Sjogren J, Tornos Mas P, Vahanian A, Walther T, Wendler O, Windecker S, Zamorano JL. 2017 ESC/EACTS Guidelines for the manage ment of valvular heart disease: The Task Force for the Management of Valvular Heart Disease of the European Society of Cardiology (ESC) and the European Association for Cardio-Thoracic Surgery (EACTS). Eur Heart J. 2017;38:2739–279.

[2] Mack MJ, Brennan JM, Brindis R, Carroll J, Edwards F, Grover F, Shahian D, Tuzcu EM, Peterson ED, Rumsfeld JS, Hewitt K, Shewan C, Michaels J, Christensen B, Christian A, O'Brien S, Holmes D, Registry SAT. Outcomes following transcatheter aortic valve replacement in the United States. JAMA. 2013;310: 2069–77.

[3] Yoon SH, Ahn JM, Hayashida K, Watanabe Y, Shirai S, Kao HL, Yin WH, Lee MK, Tay E, Araki M, Yamanaka F, Arai T, Lin MS, Park JB, Park DW, Kang SJ, Lee SW, Kim YH, Lee CW, Park SW, Muramatsu T, Hanyu M, Kozuma K, Kim HS, Saito S, Park

SJ, Asian TI. Clinical outcomes following transcatheter aortic valve replacement in Asian population. JACC Cardiovasc Interv. 2016;9:926–33.

[4] Roberts WC, Janning KG, Ko JM, Filardo G, Matter GJ. Frequency of congenitally bicuspid aortic valves in patients ≥80 years of age undergoing aortic valve replacement for aortic stenosis (with or without aortic regurgitation) and implications for transcatheter aortic valve implantation. Am J Cardiol. 2012;109:1632–6.

[5] Siu SC, Silversides CK. Bicuspid aortic valve disease. J Am Coll Cardiol. 2010;55:2789–800.

[6] Yoon SH, Bleiziffer S, De Backer O, Delgado V, Arai T, Ziegelmueller J, Barbanti M, Sharma R, Perlman GY, Khalique OK, Holy EW, Saraf S, Deuschl F, Fujita B, Ruile P, Neumann FJ, Pache G, Takahashi M, Kaneko H, Schmidt T, Ohno Y, Schofer N, Kong WKF, Tay E, Sugiyama D, Kawamori H, Maeno Y, Abramowitz Y, Chakravarty T, Nakamura M, Kuwata S, Yong G, Kao HL, Lee M, Kim HS, Modine T, Wong SC, Bedgoni F, Testa L, Teiger E, Butter C, Ensminger SM, Schaefer

U, Dvir D, Blanke P, Leipsic J, Nietlispach F, Abdel-Wahab M, Chevalier B, Tamburino C, Hildick-Smith D, Whisenant BK, Park SJ, Colombo A, Latib A, Kodali SK, Bax JJ, Sondergaard L, Webb JG, Lefevre T, Leon MB, Makkar R. Outcomes in transcatheter aortic valve replacement for bicuspid versus tricuspid aortic valve stenosis. J Am Coll Cardiol. 2017;69:2579-89.

[7] Seiffert M, Fujita B, Avanesov M, Lunau C, Schon G, Conradi L, Prashovikj E, Scholtz S, Borgermann J, Scholtz W, Schafer U, Lund G, Ensminger S, Treede H. Device landing zone calcification and its impact on residual regurgitation after transcatheter aortic valve implantation with different devices. Eur Heart J Cardiovasc Imaging. 2016;17:576-84.

[8] Kim WK, Blumenstein J, Liebetrau C, Rolf A, Gaede L, Van Linden A, Arsalan M, Doss M, Tijssen JGP, Hamm CW, Walther T, Mollmann H. Comparison of outcomes using balloon-expandable versus self-expanding transcatheter prostheses according to the extent of aortic valve calcification. Clin Res Cardiol. 2017;106:995-1004.

[9] Maeno Y, Abramowitz Y, Jilaihawi H, Israr S, Yoon S, Sharma RP, Kazuno Y, Kawamori H, Miyasaka M, Rami T, Mangat G, Takahashi N, Okuyama K, Kashif M, Chakravarty T, Nakamura M, Cheng W, Makkar RR. Optimal sizing for SAPIEN 3 transcatheter aortic valve replacement in patients with or without left ventricular outflow tract calcification. EuroIntervention. 2017;12:e2177-85.

[10] Kong WK, van Rosendael PJ, van der Kley F, de Weger A, Kamperidis V, Regeer MV, Marsan NA, Bax JJ, Delgado V. Impact of different iterations of devices and degree of aortic valve calcium on paravalvular regurgitation after transcatheter aortic valve implantation. Am J Cardiol. 2016;118:567-71.

[11] Di Martino LFM, Soliman OII, van Gils L, Vletter WB, Van Mieghem NM, Ren B, Galema TW, Schultz C, de Jaegere PPT, Di Biase M, Geleijnse ML. Relation between calcium burden, echocardiographic stent frame eccentricity and paravalvular leakage after corevalve transcatheter aortic valve implantation. Eur Heart J Cardiovasc Imaging. 2017;18:648-53.

[12] Barbanti M, Yang TH, Rodes Cabau J, Tamburino C, Wood DA, Jilaihawi H, Blanke P, Makkar RR, Latib A, Colombo A, Tarantini G, Raju R, Binder RK, Nguyen G, Freeman M, Ribeiro HB, Kapadia S, Min J, Feuchtner G, Gurtvich R, Alqoofi F, Pelletier M, Ussia GP, Napodano M, de Brito FS Jr, Kodali S, Norgaard BL, Hansson NC, Pache G, Canovas SJ, Zhang H, Leon MB, Webb JG, Leipsic J. Anatomical and procedural features associated with aortic root rupture during balloon-expandable transcatheter aortic valve replacement. Circulation. 2013;128:244-53.

[13] Rojas P, Amat-Santos IJ, Cortes C, Castrodeza J, Tobar J, Puri R, Sevilla T, Vera S, Varela-Falcon LH, Zunzunegui JL, Gomez I, Rodes-Cabau J, San Roman JA. Acquired aseptic intracardiac shunts following transcatheter aortic valve replacement: a systematic review. JACC Cardiovasc Interv. 2016;9:2527-38.

[14] Fujita B, Kutting M, Seiffert M, Scholtz S, Egron S, Prashovikj E, Borgermann J, Schafer T, Scholtz W, Preuss R, Gummert J, Steinseifer U, Ensminger SM. Calcium distribution patterns of the aortic valve as a risk factor for the need of permanent pace-maker implantation after transcatheter aortic valve implantation. Eur Heart J Cardiovasc Imaging. 2016;17:1385-93.

[15] Sherif MA, Abdel-Wahab M, Stocker B, Geist V, Richardt D, Tolg R, Richardt G. Anatomic and procedural predictors of paravalvular aortic regurgitation after implantation of the Medtronic CoreValve bioprosthesis. J Am Coll Cardiol. 2010;56:1623-9.

[16] Chan PH, Alegria-Barrero E, Di Mario C. Difficulties with horizontal aortic root in transcatheter aortic valve implantation. Catheter Cardiovasc Interv. 2013;81:630-5.

[17] Adams DH, Popma JJ, Reardon MJ, Yakubov SJ, Coselli JS, Deeb GM, Gleason TG, Buchbinder M, Hermiller J Jr, Kleiman NS, Chetcuti S, Heiser J, Merhi W, Zorn G, Tadros P, Robinson N, Petrossian G, Hughes GC, Harrison JK, Conte J, Maini B, Mumtaz M, Chenoweth S, Oh JK, Investigators USCC. Transcatheter aortic-valve replacement with a self-expanding prosthesis. N Engl J Med. 2014;370:1790-8.

[18] Abramowitz Y, Maeno Y, Chakravarty T, Kazuno Y, Takahashi N, Kawamori H, Mangat G, Cheng W, Jilaihawi H, Makkar RR. Aortic angulation attenuates procedural success following self-expandable but not balloon-expandable TAVR. JACC Cardiovasc Imaging. 2016;9:964-72.

[19] Popma JJ, Reardon MJ, Yakubov SJ, Hermiller JB Jr, Harrison JK, Gleason TG, Conte JV, Deeb GM, Chetcuti S, Oh JK, Boulware MJ, Huang J, Adams DH, CoreValve USCI. Safety and efficacy of self-expanding TAVR in patients with aortoventricular angulation. JACC Cardiovasc Imaging. 2016;9:973-81.

[20] Roule V, Placente A, Sabatier R, Bignon M, Saplacan V, Ivascau C, Milliez P, Beygui F. Angles between the aortic root and the left ventricle assessed by MDCT are associated with the risk of aortic regurgitation after transcatheter aortic valve replacement. Heart Vessel. 2018;33:58-65.

[21] Ribeiro HB, Webb JG, Makkar RR, Cohen MG, Kapadia SR, Kodali S, Tamburino C, Barbanti M, Chakravarty T, Jilaihawi H, Paradis JM, de Brito FS Jr, Canovas SJ, Cheema AN, de Jaegere PP, del Valle R, Chiam PT, Moreno R, Pradas G, Ruel M, Salgado-Fernandez J, Sarmento-Leite R, Toeg HD, Velianou JL, Zajarias A, Babaliaros V, Cura F, Dager AE, Manoharan G, Lerakis S, Pichard AD, Radhakrishnan S, Perin MA, Dumont E, Larose E, Pasian SG, Nombela-Franco L, Urena M, Tuzcu EM, Leon MB, Amat-Santos IJ, Leipsic J, Rodes-Cabau J. Predictive factors, management, and clinical outcomes of coronary obstruction following transcatheter aortic valve implantation: insights from a large multicenter registry. J Am Coll Cardiol. 2013;62:1552-62.

[22] Abramowitz Y, Chakravarty T, Jilaihawi H, Kashif M, Kazuno Y, Takahashi N, Maeno Y, Nakamura M, Cheng W, Makkar RR. Clinical impact of coronary protection during transcatheter aortic valve implantation: first reported series of patients. EuroIntervention. 2015;11:572-81.

[23] Barbanti M, Buccheri S, Rodes-Cabau J, Gulino S, Genereux P, Pilato G, Dvir D, Picci A, Costa G, Tamburino C, Leon MB, Webb JG. Transcatheter aortic valve replacement with new-generation devices: a systematic review and meta-analysis. Int J Cardiol. 2017;245:83-9.

[24] Siontis GC, Praz F, Pilgrim T, Mavridis D, Verma S, Salanti G, Sondergaard L, Juni P, Windecker S. Transcatheter aortic valve implantation vs. surgical aortic valve replacement for treatment of severe aortic stenosis: a meta–analysis of randomized trials. Eur Heart J. 2016;37:3503–12.

[25] Toggweiler S, Leipsic J, Binder RK, Freeman M, Barbanti M, Heijmen RH, Wood DA, Webb JG. Management of vascular access in transcatheter aortic valve replacement: part 2: vascular complications. JACC Cardiovasc Interv. 2013;6:767–76.

[26] Ruparelia N, Buzzatti N, Romano V, Longoni M, Figini F, Montorfano M, Kawamoto H, Miyazaki T, Spagnolo P, Alfieri O, Colombo A, Latib A. Transfemoral transcatheter aortic valve implantation in patients with small diseased peripheral vessels. Cardiovasc Revasc Med. 2015;16:326–30.

[27] Buzzatti N, Mangieri A, Cota L, Ruparelia N, Romano V, Alfieri O, Colombo A, Montorfano M. Use of dou ble stiff wire allows successful transfemoral transcatheter aortic valve implantation through extreme thoracic aorta tortuosity. Circ Cardiovasc Interv. 2015;8:e002331.

[28] Curran H, Chieffo A, Buchanan GL, Bernelli C, Montorfano M, Maisano F, Latib A, Maccagni D, Carlino M, Figini F, Cioni M, La Canna G, Covello RD, Franco A, Gerli C, Alfieri O, Colombo A. A comparison of the femoral and radial crossover techniques for vascular access management in transcatheter aortic valve implantation: the Milan experience. Catheter Cardiovasc Interv. 2014;83:156–61.

[29] Schafer U, Deuschl F, Schofer N, Frerker C, Schmidt T, Kuck KH, Kreidel F, Schirmer J, Mizote I, Reichenspurner H, Blankenberg S, Treede H, Conradi L. Safety and efficacy of the percutaneous transaxillary access for transcatheter aortic valve implantation using various transcatheter heart valves in 100 consecutive patients. Int J Cardiol. 2017;232:247–54.

[30] Frohlich GM, Baxter PD, Malkin CJ, Scott DJ, Moat NE, Hildick–Smith D, Cunningham D, MacCarthy PA, Trivedi U, de Belder MA, Ludman PF, Blackman DJ, National Institute for Cardiovascular Outcomes R. Comparative survival after transapical, direct aortic, and subclavian transcatheter aortic valve implantation (data from the UK TAVI registry). Am J Cardiol. 2015;116:1555–9.

[31] Kapadia SR, Leon MB, Makkar RR, Tuzcu EM, Svensson LG, Kodali S, Webb JG, Mack MJ, Douglas PS, Thourani VH, Babaliaros VC, Herrmann HC, Szeto WY, Pichard AD, Williams MR, Fontana GP, Miller DC, Anderson WN, Akin JJ, Davidson MJ, Smith CR, PARTNER Trial Investigators. 5–year outcomes of transcatheter aortic valve replacement compared with standard treatment for patients with inoperable aortic stenosis (PARTNER 1): a randomised controlled trial. Lancet. 2015;385:2485–91.

[32] Mack MJ, Leon MB, Smith CR, Miller DC, Moses JW, Tuzcu EM, Webb JG, Douglas PS, Anderson WN, Blackstone EH, Kodali SK, Makkar RR, Fontana GP, Kapadia S, Bavaria J, Hahn RT, Thourani VH, Babaliaros V, Pichard A, Herrmann HC, Brown DL, Williams M, Akin J, Davidson MJ, Svensson LG, PARTNER 1 Trial Investigators. 5–year outcomes of transcatheter aortic valve replacement or surgical aortic valve replacement for high surgical risk patients with aortic stenosis (PARTNER 1): a randomised controlled trial. Lancet. 2015;385:2477–84.

[33] Deeb GM, Reardon MJ, Chetcuti S, Patel HJ, Grossman PM, Yakubov SJ, Kleiman NS, Coselli JS, Gleason TG, Lee JS, Hermiller JB Jr, Heiser J, Merhi W, Zorn GL 3rd, Tadros P, Robinson N, Petrossian G, Hughes GC, Harrison JK, Maini B, Mumtaz M, Conte J, Resar J, Aharonian V, Pfeffer T, Oh JK, Qiao H, Adams DH, Popma JJ, CoreValve USCI. 3–year outcomes in high–risk patients who underwent surgical or transcatheter aortic valve replacement. J Am Coll Cardiol. 2016;67:2565–74.

[34] Reardon MJ, Van Mieghem NM, Popma JJ, Kleiman NS, Sondergaard L, Mumtaz M, Adams DH, Deeb GM, Maini B, Gada H, Chetcuti S, Gleason T, Heiser J, Lange R, Merhi W, Oh JK, Olsen PS, Piazza N, Williams M, Windecker S, Yakubov SJ, Grube E, Makkar R, Lee JS, Conte J, Vang E, Nguyen H, Chang Y, Mugglin AS, Serruys PW, Kappetein AP, Investigators S. Surgical or transcatheter aortic–valve replacement in intermediate–risk patients. N Engl J Med. 2017;376:1321–31.

[35] Leon MB, Smith CR, Mack MJ, Makkar RR, Svensson LG, Kodali SK, Thourani VH, Tuzcu EM, Miller DC, Herrmann HC, Doshi D, Cohen DJ, Pichard AD, Kapadia S, Dewey T, Babaliaros V, Szeto WY, Williams MR, Kereiakes D, Zajarias A, Greason KL, Whisenant BK, Hodson RW, Moses JW, Trento A, Brown DL, Fearon WF, Pibarot P, Hahn RT, Jaber WA, Anderson WN, Alu MC, Webb JG, PARTNER 2 Investigators. Transcatheter or surgical aortic–valve replacement in intermediate–risk patients. N Engl J Med. 2016;374:1609–20.

[36] Thourani VH, Kodali S, Makkar RR, Herrmann HC, Williams M, Babaliaros V, Smalling R, Lim S, Malaisrie SC, Kapadia S, Szeto WY, Greason KL, Kereiakes D, Ailawadi G, Whisenant BK, Devireddy C, Leipsic J, Hahn RT, Pibarot P, Weissman NJ, Jaber WA, Cohen DJ, Suri R, Tuzcu EM, Svensson LG, Webb JG, Moses JW, Mack MJ, Miller DC, Smith CR, Alu MC, Parvataneni R, D'Agostino RB Jr, Leon MB. Transcatheter aortic valve replacement versus surgical valve replacement in intermediate–risk patients: a propensity score analysis. Lancet. 2016;387:2218–25.

[37] Tarantini G, Nai Fovino L, Gersh BJ. Transcatheter aortic valve implantation in lower–risk patients: what is the perspective? Eur Heart J. 2018;39:658–66.

[38] Thyregod HG, Steinbruchel DA, Ihlemann N, Nissen H, Kjeldsen BJ, Petursson P, Chang Y, Franzen OW, Engstrom T, Clemmensen P, Hansen PB, Andersen LW, Olsen PS, Sondergaard L. Transcatheter versus surgical aortic valve replacement in patients with severe aortic valve stenosis: 1–year results from the all–comers NOTION randomized clinical trial. J Am Coll Cardiol. 2015;65:2184–94.

[39] Athappan G, Patvardhan E, Tuzcu EM, Svensson LG, Lemos PA, Fraccaro C, Tarantini G, Sinning JM, Nickenig G, Capodanno D, Tamburino C, Latib A, Colombo A, Kapadia SR. Incidence, predictors, and outcomes of aortic regurgitation after transcatheter aortic valve replacement: meta–analysis and systematic review of literature. J Am Coll Cardiol. 2013;61:1585–95.

第20章　经导管主动脉瓣植入术的Abbott结构性心脏病方案

Abbott Structural Heart Program for Transcatheter Aortic Valve Implantation

Vincent J. Nijenhuis　Jorn Brouwer　Pierfrancesco Agostoni　Jurrien M. ten Berg　著

王忠民　译　　张戈军　校

一、概述

经导管主动脉瓣植入术在重度主动脉瓣狭窄的治疗中起着关键作用。使用球扩的Edwards SAPIEN和SAPIEN XT瓣膜（Edwards Lifesciences，加州尔湾市）和自膨的CoreValve系统（Medtronic公司，明尼苏达州明尼阿波利斯市）的一些关键性研究为TAVI治疗奠定了基础。这些TAVI装置在临床结果和瓣膜性能方面均取得了令人满意的结果。然而，如瓣膜移位、瓣周漏和需要永久性起搏器植入的传导障碍等并发症已成为该手术的限制因素。

Portico™ TAVI瓣膜（Abbott Vascular，伊利诺伊州Abbott公园）是牛心包三叶瓣膜，安装在自膨胀镍钛合金支架内。应用猪心包组织缝合于支架下部作为裙边，以减少PVL的发生。该设备设计用于环内放置，并且在释放之前可以完全重新入鞘，重新定位和收回。自2012年以来，Abbott结构性心脏Portico™ TAVI系统已在欧洲和其他地区商业销售。在本出版物发行时，Portico™瓣膜和附件在美国和加拿大是研究用设备。本章将介绍瓣膜系统的特性和植入技术、总结经验和可

用数据，并对未来的发展进行展望。

二、Abbott Portico™ TAVI系统

（一）Portico™ 经导管主动脉瓣

Abbott Portico™ TAVI瓣膜（图20-1）是经Linx™抗钙化技术处理的牛心包三叶瓣，安装在自膨胀镍钛合金支架内。猪心包组织裙被缝合到下部支架部分的内部，并用作密封套，旨在减少PVL并尽量减少瓣叶与支架的碰撞。该设备设计用于环内放置，并且在释放之前可以完全重新入鞘，重新定位和回收。

Portico™瓣膜有四种尺寸（23mm、25mm、27mm和29mm），分别用于治疗自然瓣环尺寸在19～27mm的患者（表20-1）。

（二）Abbott Portico™ 输送系统

Portico™瓣膜的专用输送系统（图20-2和图20-3）可用于经股动脉路径，其工作长度为110cm。备用路径（经腋动脉/锁骨下动脉和经主动脉），工作长度为65cm。两种配置在远端释

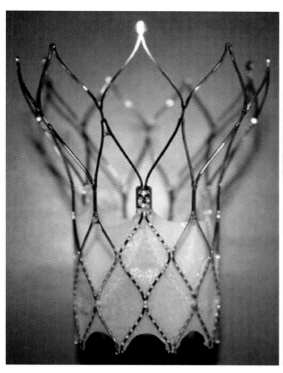

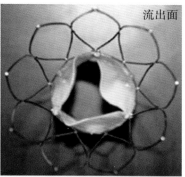

流出面

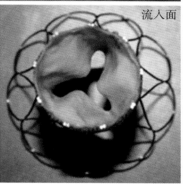

流入面

◀ 图 20-1　Portico™ 经导管主动脉瓣

图片由 Abbott Vascular，伊利诺伊州 Abbott 公园提供

表 20-1　患者解剖测量

Portico™ 瓣膜尺寸（mm）	瓣膜型号	对应瓣环（mm）	升主动脉直径（mm）	血管路径直径（mm）
23	PRT-23	19～21	26～36	≥ 6.0
25	PRT-25	21～23	28～38	≥ 6.0
27	PRT-27	23～25	30～40	≥ 6.5
29	PRT-29	25～27	32～42	≥ 6.5

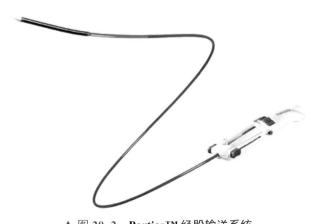

▲ 图 20-2　Portico™ 经股输送系统

图片由 Abbott Vascular，伊利诺伊州 Abbott 公园提供

放端，鞘体和近端手柄上具有相同的基本设计。

Portico™ 输送系统是兼容 0.035″ 导丝的系统，并且兼容 14F 可扩展护套。两种输送系统根据所选的瓣膜尺寸使用相同的加载系统。

输送系统的远端释放端具有无创伤的不透射线的尖端及不透射线的内部构件标记带。不透射线的标记带为初始瓣膜释放前将 Portico™ 瓣膜与自然瓣环对齐提供了参考点。保护性外部护套以折叠的形式覆盖并容纳瓣膜，同时瓣膜由固定座固定。外鞘具有不透射线的远端标记带，作为确

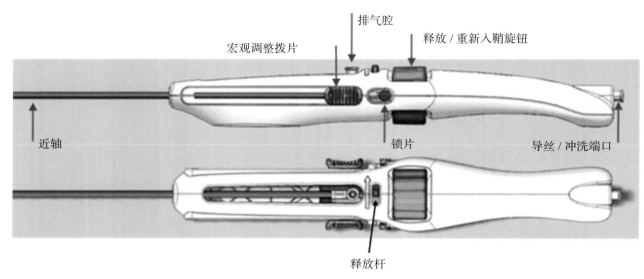

▲ 图 20-3　Portico™ 输送系统手柄

图片由 Abbott Vascular，伊利诺伊州 Abbott 公园提供

定瓣膜展开程度的参考点。

近端手柄上的宏观调节滑块用于在瓣膜加载过程中打开远端鞘管，并在瓣膜展开后关闭鞘管。

旋转展开 / 重新入鞘旋钮时，外套管缩回到输送系统中，从而允许瓣膜逐渐展开。输送系统首先释放瓣环端。此时可以评估释放的部分瓣膜的位置，如果需要可以重新回收入鞘、重新释放，以在自体解剖结构中实现最佳放置。如果瓣膜尚未从输送系统中完全释放，则可以执行瓣膜的重新回收入鞘和重新释放。通过反转释放 / 重新入鞘旋钮以回收瓣膜。

自 2012 年以来，Portico™ TAVI 系统已在欧洲和其他地区进行商业销售。在本出版物发行时，Portico™ 瓣膜和附加组件已在美国和加拿大开展临床研究。

（三）Portico™ 瓣膜的植入

Portico™ 瓣膜最佳植入的重要推荐包括使用球囊预扩张和缓慢逐渐释放瓣膜。

球囊预扩为自膨胀瓣膜的展开提供了更多空间，在保持稳定的血流动力学同时实现更精确、可控的释放。通常，使用 20mm 的球囊即可减少扩张后主动脉瓣反流及瓣环损伤的可能性。

预扩之后，缓慢地逐步释放可实现最佳的定位控制和预期效果，将瓣膜植入到所选位置。

以下为 Portico™ 瓣膜最佳定位和释放的主要步骤。

1. 瓣膜定位

植入目标深度为瓣环下 3~5mm，即相较于无冠窦猪尾导管底部（图 20-4）。Portico™ 瓣膜可在整个释放阶段提供稳定的血流动力学，通常不需要快速起搏。一旦达到目标植入深度，近端手柄上的拨盘旋钮可相对快速地转动，直到输送鞘到达瓣环支点。此时，操作员应等待 45s 以释放输送系统中的所有残留能量。

2. 释放

在释放过程中，一名术者应将输送器头端支架保持在瓣环下方 3~5mm 处，另一名术者应将瓣膜缓慢展开。释放应按照小而连续的步骤进行，每个步骤都需旋转一圈释放旋钮，然后等待约 10s，以使镍钛合金支架均匀膨胀并进入瓣环。一旦支架开始"开花"，则需要对齐头端支

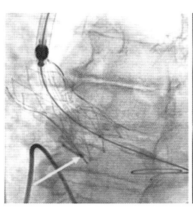
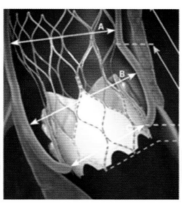
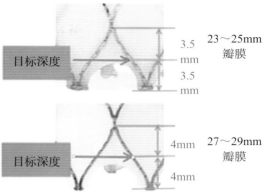

▲ 图 20-4　**Portico™ 瓣膜的位置，置入位置深度与支架网格的高度有关**

图片由 Abbott Vascular，伊利诺伊州 Abbott 公园提供

架，以便能够评估瓣环下的真实深度。重复这些步骤，直到实现 80%～90% 的释放。

3. 瓣周漏的评估

通常在完全释放后评估瓣周漏，最好通过主动脉造影、超声心动图和血流动力学相结合来评估瓣周漏的存在与否及程度。如果观察少量以上程度的瓣周漏，则应考虑球囊后扩，使用的球囊尺寸应不大于自体环的平均直径（通过 CT 测量）。

（四）未来展望

1. 下一代 Abbott TAVI 植入物

Abbott 下一代 TAVI 植入物（图 20-5）将进一步结合设计增强功能，以最小化 / 消除瓣周漏。此外，设计调整旨在进一步改善植入物的稳定性，同时保持出色的瓣膜血流动力学和耐久性。

2. 下一代 FlexNav™ 经导管瓣膜输送系统

Abbott 的下一代 FlexNav™ 经导管瓣膜输送系统（图 20-6）旨在通过整合的鞘管来方便进行较细血管通路的进入（14F 和 15F 等效内径可以输送两个更小和两个更大型号的瓣膜）。此外，设计上的增强旨在实现高级的可跟踪性和放置精度，以减少对穿刺点的操纵。添加亲水涂层以增强插入和递送能力。手柄经过重新设计，更加易用。

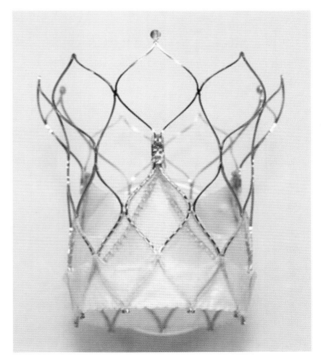

▲ 图 20-5　**Abbott SH 下一代 TAVI 植入物**

图片由 Abbott Vascular，伊利诺伊州 Abbott 公园提供

三、Portico™ TAVI 系统的临床经验总结

（一）概述

经过广泛的临床前测试计划，Portico™TAVI 瓣膜及其输送系统的临床研究于 2011 年开始。

与此同时，前瞻性临床研究已在6个队列中完成，并且目前正在进行其他4个临床试验（表20-2）。这一系列评估旨在为患有严重症状性主动脉狭窄且行传统外科主动脉瓣置换术中风险极高的患者建立关于Portico™经导管心脏瓣膜和经股动脉输

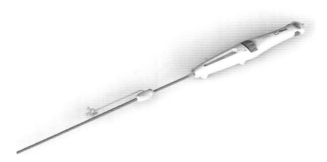

▲ 图 20-6 **Abbott 的下一代 TAVR FlexNav™ 输送系统**

图片由 Abbott Vascular，伊利诺伊州 Abbott 公园提供

送系统的安全性和性能提供数据。

所有临床评估都要考虑以下因素并在其基础上完成，以确保一致性并利于结果的解释。

- 可比的患者队列和结果定义、入排标准、安全性和有效性终点、样本量及整个研究的总体方法。
- 标准和评估方法遵循瓣膜学术研究协会（VARC Ⅰ或Ⅱ）的定义和标准。
- 神经学评估方法遵循美国FDA指南。
- 用于监督的全球专家咨询委员会，包括一个主题选择委员会，以确认所有主题都是经导管主动脉瓣放置的合适候选人，并达到高风险规定。

2012年发表了两项人类首次（first-in-human,

表 20-2　**Portico™ TAVI 系统的临床研究**

研究系列	样本量	研究地区	状　态	发布结果
Portico™ EU FIH TF-23mm	10	英国（1个中心）	完成12个月的随访	发布了30天的结果（n=10）[1]
Portico™ 加拿大特殊路径 FIH TF-23mm	10	加拿大（2个中心）	随访完成	发布了30天的结果（n=10）[2]
Portico™ 加拿大特殊路径长期随访	10	加拿大（2个中心）	完成12个月的随访	—
Portico™ TAVI 系统 CE 认证研究：23mm	50	欧盟（5个中心）	完成12个月的随访	发布了30天的结果（23mm/25mm, n=100）[3]
Portico™ TAVI 系统 CE 认证研究：25mm	50	欧盟（5个中心）	完成12个月的随访	发布了30天的结果（23mm/25mm, n=100）[3]
Portico™ TAVI 系统 CE 标记研究：27/29mm	120	欧盟/澳大利亚（12个中心）	完成12个月的随访	公布了30天和1年的结果（23mm/25mm/27mm/29mm, n=222）[4, 5]
Portico™ I PMCF 研究	1046	全球（65个中心）	入组和30天的随访共完成1032项（A组973项；B组59项）	A组的30天结果将在EuroPCR 2018上发布
Portico™ US Pivotal IDE 研究	758（随机与市售瓣膜）	美国和澳大利亚（70个中心）	随机分组招募完成。注册中心的注册和随访	—
Portico™ 替代路径 CE 认证研究	90	欧盟（12个中心）	正在进行招募和随访	—
Portico™ 日本 PMA 研究	50	日本（8个中心）	正在进行招募和随访	—

FIH）研究的结果[1, 2]。这些研究是 Portico™ TAVI 系统欧洲认证研究的基础，该研究包括三个独立的研究组，并支持欧洲所有四种瓣膜尺寸的 CE 认证批准。完成时，这项研究共招募了 222 名患者。2016 年发表了植入 23mm 和 25mm 瓣膜（n=100）患者的最初 30 天结果[3]。此后不久，发布了所有四种 Portico™ 瓣膜的 30 天和 1 年结果数据[4, 5]。

（二）首次人体研究

2011 年，在加拿大[2]和欧洲[1]进行了两次 FIH 临床研究，以评估首次使用 23mm 的 Portico™ 瓣膜经股动脉路径的技术可行性和安全性。

这项加拿大 FIH 研究于 2011 年 6—9 月招募了来自加拿大圣保罗市温哥华医院和加拿大魁北克市魁北克心脏与肺病研究所的 10 名患者。此后不久，就开始了欧洲 FIH 研究，并于 2011 年 8—9 月从英国北爱尔兰贝尔法斯特的皇家维多利亚医院招募了另外 10 名高危患者。所有参与 FIH 研究的患者均接受了长达 1 年的随访。

表 20–3 列出了参加 FIH 研究的患者主要入选标准。

表 20–4 列出了两项 FIH 研究中招募的 20 名受试者的基线特征。由于瓣环的大小范围适合植入 Portico™ 23mm 瓣膜，所有入组患者均为女性。

表 20–5 总结了 FIH 研究中的手术及 30 天安全性结果[1, 2]。人工瓣膜的输送、展开、输送系统的拆除及经皮血管闭合在所有患者中均成功。Portico™ 瓣膜的初始定位在 20 例患者中有 6 例次优。在所有六种情况下，都可以轻松完成瓣膜的重新入鞘和重新定位，而无须将系统从主动脉根中抽出。1 名患者由于瓣膜位置过低而患有中度 PVL。在旋转并将瓣膜拉高一点后解决了这一问题。但是，该患者需要在手术后 7 天植入第二

个 Portico™ 23mm 瓣膜（瓣中瓣），以解决中度瓣膜功能障碍。

表 20–3　**Portico™ 23mm 瓣膜 FIH 研究的关键纳入标准**

- 超声心动图证实有症状的严重主动脉瓣狭窄
- 自体瓣环直径 19～21mm
- 无心房或心室血栓
- 二尖瓣关闭不全 < 3 级
- 正常 – 轻度左心室肥厚（0.6～1.8cm）
- 无主动脉瓣下狭窄
- 瓣环主动脉夹角 < 70%
- 窦部直径 ≥ 27mm
- 窦部高度 ≥ 15mm
- 升主动脉直径 28～36mm
- 主动脉弓成角：大半径转弯，高角度或急剧弯曲的患者被排除在外
- 血管入路直径 > 6mm
- 瓣环偏心率：最小 / 最大瓣环直径比 ≥ 0.7

TAVI 后 30 天，没有报道死亡、心肌梗死、危及生命或致残出血事件或主要血管并发症，1 例患者出现轻微脑卒中、1 例患者经历了轻微的血管并发症（血肿）、5 例患者新发左束支传导阻滞、18 例术前无起搏器的患者中无一例需永久性起搏器、14 例（70%）患者 30 天超声心动图显示主动脉瓣面积和平均主动脉压差显著改善，并且没有或轻微的主动脉瓣关闭不全。在 30 天之内只出现 1 例中度瓣周关闭不全。与术前相比，所有患者的功能状态均得到改善，在 30 天时有 16 例患者（80%）被归类为纽约心脏协会功能 I 级，有 4 例患者（25%）被归类为 NYHA II 级功能。

两项 FIH 研究的结果表明，使用经股动脉输注系统植入 Portico™ 23mm 装置对于高手术风险的有症状严重主动脉瓣狭窄的老年患者人群是可行且安全的。不良事件发生率低，30 天时适当的瓣膜性能及与基线相比 NYHA 分类的改善，均证实了可接受的安全性和性能表现。这些结果证明了在更大的多中心临床试验中对 Portico™ 瓣膜进行进一步研究的合理性（由 Abbott Vascular，

表 20-4　Portico™ 23mm 瓣膜 FIH 研究的基线特征

特　征	加拿大 FIH（n=10）	欧洲 FIH（n=10）
注册时年龄（岁）	82.4±5.7	85.8±2.7
性别（女）	10（100%）	10（100%）
STS 评分（%）	8.1±3.2	6.5±2.4
Logistic EuroSCORE 评分（%）	NA	18.9（9.6）
心功能（NYHA 分级）II 级	2/10（20.0%）	3/10（30.0%）
心功能（NYHA 分级）III／IV 级	8/10（80.0%）	7/10（70.0%）
平均 AVA（cm²）	0.62±0.15	0.7±0.2[a]
平均跨瓣压差（mmHg）	44.5±17.5	40.7±12.6
LVEF（%）	57.3±13.8	64.4±6.8
先前行 CABG	1（10%）	2（20%）
先前行起搏器植入	1（10%）	1（10%）
虚弱	7（70%）	NA
瓷化主动脉	1（10%）	2（20%）
糖尿病	5（50%）	1（10%）
肾衰竭	3（30%）	1（10%）

数据表示为平均值 ± 标准差或百分比（%）

NA. 不明确

a. 数据来自 6 个患者

伊利诺伊州 Abbott 公园提供）。

　　Perlman 等进一步报道了早期的临床结果[6]。使用 Portico™ TAVI 系统的所有四种瓣膜尺寸，从 57 位患者中（包括加拿大 FIH 队列和加拿大的其他早期临床经验）开始，通过经股动脉路径（n=41）和非股动脉路径（n=16）进行植入。30 天和 1 年时的全因死亡率分别为 3.5% 和 15.8%。与非经股动脉路径病例相比，经股动脉

表 20-5　Portico™ 23mm 瓣膜 FIH 研究的手术和 30 天结果

特　征	加拿大 FIH（n=10）	欧洲 FIH（n=10）
手术结果		
局部麻醉	0	10（100%）
手术时间（min）	NA	54（10.4）
瓣中瓣	1（10%）	0
重回收入鞘	4（40%）	2（20%）
30 天结局		
死亡	0	0
严重脑卒中	0	0
轻度（非致残）脑卒中	1（10%）	0
心肌梗死	0	0
急性肾病，III 期	0	0
重大血管并发症	0	0
轻微血管并发症	1（10%）	0
危及生命或致死性出血	0	0
永久性起搏器	0	0
新发左束支传导阻滞	2（20%）	3（30%）
再入院	0	0
瓣周漏		
无／极小	5（50%）	7（70%）
轻度	4（40%）	3（30%）
中度	1（10%）	0
重度	0	0
主动脉瓣开口面积（cm²）	1.3±0.2	1.5±0.3[a]
平均跨瓣压差（mmHg）	10.9±3.8	7.8±3.2

数据表示为平均值 ± 标准差或百分比（%）

NA. 不明确

a 数据来自 4 个患者

路径病例 30 天死亡率（0% vs. 12.5%）、脑卒中（4.9% vs. 12.5%）和危及生命的出血（2.4% vs. 12.5%）的数字更低，尽管所有差异均未达到统计显著性。有 2 例患者（3.5%）在 TAVI 治疗 30 天观察到中等程度 PVL，有 4 例（39 例中占 10.3%）在术后 1 年时观察到了中等程度的 PVL。5 名患者（占数千无起搏器患者的 10.4%）需要植入新的起搏器。

（三）Portico™ TAVI 系统 CE 标记研究

Portico™ TAVI 系统 CE 认证研究是一项前瞻性、非随机、多中心临床研究，旨在评估整个 Portico™ 瓣膜尺寸系列在 30 天到 1 年的安全性和性能[3-5]。在 2011 年 12 月至 2015 年 9 月，该研究在欧洲（n=11）和澳大利亚（n=1）的 12 个中心招募了 222 例具有严重手术风险的有症状、严重主动脉狭窄的患者。由于进入欧洲研究的瓣膜尺寸依次发布，从 2011 年 12 月 6 日的 Portico™ 23mm 瓣膜组、2013 年 1 月 14 日的 25mm 瓣膜组和 2014 年 2 月 13 日的 27mm/29mm 瓣膜组开始，受试者被分为三个独立的研究组。

所有患者均经超声心动图确诊为老年性退行性主动脉瓣狭窄。瓣膜的选择基于 CT 数据提供的瓣环大小，独立的受试者选择委员会确认所有患者入选资格。

共有 220 名患者植入了 Portico™ 瓣膜，其中植入 23mm 和 25mm 瓣膜各 50 例，植入 27mm 和 29mm 瓣膜各 60 例。2 名受试者尝试使用 Portico™ 25mm 瓣膜植入失败。对这两个对象进行 30 天随访。表 20-6 总结了 222 名登记患者的人口统计学和基线资料。

手术结果见表 20-7，在 73 例（33.0%）手术中使用了再回收功能，所有病例均成功，无并发症。约 1/3 的手术（32.7%）进行了后扩张，以确保瓣膜完全扩张、贴合满意。

表 20-6　**Portico™ TAVI 系统 CE 认证研究的人口统计学和基线特征**[4, 5]

特　征	n=222
入组年龄（岁）	83.0±4.6
性别（女性）	165（74.3%）
STS 风险评分（%）	5.8±3.3
Logistic EuroSCORE（%）（23/25mm 组）	16.7±7.5
EuroSCORE Ⅱ（27/29mm 组）	6.0±5.6
心功能（NYHA 分级）Ⅱ级	47（21.2%）
心功能（NYHA 分级）Ⅲ/Ⅳ级	175（78.8%）
先前行 CABG	22（9.9%）
先前行永久性起搏器植入	24（10.8%）
瓷化主动脉	8（3.6%）
糖尿病	69（31.1%）
肺病（任何类型）	74（33.3%）
肾功能不全	73（32.9%）

数据表示为平均值 ± 标准差或百分比（%）
STS. 胸外科医师协会；NYHA. 纽约心脏病学会

表 20-7　**Portico™ TAVI 系统 CE 认证研究的入组患者治疗结果**[4]

特　征	n=222
局部麻醉	162（73.0%）
手术时间（min）	37.7±18.8
瓣中瓣	4（1.8%）
球囊扩张预植入	220（99.5%）
植入后球囊扩张	72（32.7%）
扩张次数（如果后扩张）	1.1±0.3
瓣膜重入鞘 成功的重新入鞘	73（33.0%） 73（100%）
支架伸入 LVOT（mm）	6.1±2.2
使用体外循环	3（1.4%）

数据表示为平均值 ± 标准差或百分比（%）

表 20-8 给出了 TAVI 后 30 天和 1 年的关键安全事件发生率的 Kaplan-Meier 估计。该研究在所有四种尺寸瓣膜中，30 天的全因死亡率达到 3.6% 的主要安全终点。30 天永久性起搏器的总体植入率为 13.5%，并在 1 年时略微增加至 14.9%。术中因素，如植入物深度、瓣膜重新回收入鞘、后扩，这些因素通常被认为可能跟新的起搏器植入相关，但在本研究中并未显示出重要的预测因素。

与基线相比，30 天和 1 年的有效瓣口面积、平均主动脉跨瓣压和峰值流速显著改善（所有比较 $P < 0.0001$）（表 20-9）。

在 198 例出院时可分析 PVL 数据的患者中，5% 的患者出现轻度以上 PVL，没有严重 PVL 的病例报道。30 天和 1 年的 PVL 发生率分别为 5.7% 和 7.5%。

与基线检查时相比，1 年后观察到功能状态显著改善。74.8% 的患者（$P < 0.0001$）1 年时至少改善了 1 级 NYHA 功能，而平均 6min 步行距离从（206 ± 117）m 增加到（243 ± 108）m（$P=0.0001$）。

总的来说，通过 1 年的结果表明，Portico™ 全系列瓣膜是安全的，具有良好的临床、功能和血流动力学结果。

（四）正在进行的 Portico™ 临床研究

目前，一些使用 Portico™ TAVI 系统的研究正在招募患者和（或）进行积极的随访（表 20-2）。这些研究旨在获得更多应用领地，并扩大现有市场中 Portico™ TAVI 系统的适应证。

1. Portico™ I 上市后临床随访研究

预计 Portico™ I 上市后临床随访（PMCF）研究将在 EuroPCR 2018 上报道所有预期入组患者的 30 天结果。该研究是一项前瞻性、多中心、非随机的单项研究。进行售后临床随访调查发现，该研究将为大量有症状严重主动脉瓣狭窄的

表 20-8 **Portico™ TAVI 系统 CE 认证研究的 30 天和 1 年 Kaplan-Meier 不良事件发生率** [5]

特 征	30 天	12 个月
全因死亡率	3.6%（8）	13.8%（29）
心血管死亡率	3.6%（8）	9.4%（20）
严重脑卒中	3.2%（7）	15.8%（12）
心肌梗死	3.2%（7）	3.2%（7）
急性肾病Ⅲ期	1.4%（3）	3.0%（6）
重大血管并发症	7.3%（16）	8.8%（19）
危及生命或致死性出血	3.6%（8）	5.2%（11）
永久性起搏器	13.6%（30）	14.7%（33）

数据以 Kaplan-Meier 事件发生率（%）表示
不良事件由独立的临床事件委员会使用标准化的 VARC I 标准进行裁决

表 20-9 **Portico™ TAVI 系统 CE 认证研究的超声心动图瓣膜血流动力学** [5]

参 数	基线值	30 天	1 年
有效开口面积（cm²）	0.7 ± 0.2	1.9 ± 0.5	1.7 ± 0.5
平均跨主动脉瓣压差（mmHg）	43.3 ± 14.6	8.3 ± 3.8	8.5 ± 3.6
峰值流速（m/s）	411.2 ± 68.0	192.1 ± 42.3	194.3 ± 38.9
轻微以上 PVL		5.7	7.5

数据表示为平均值 ± 标准差或百分数（%）
数据由独立的超声心动图核心实验室判定

高手术风险患者提供 Portico™ TAVI 系统的长期（5 年）安全性和有效性数据。在 30 天和 1 年及之后的 5 年中，每年评估一次 Portico™ TAVI 系统的性能和安全性数据，以 1 年全因死亡率为主要终点。

研究入组于 2017 年 6 月完成，1 年的随访数据收集预估在 2018 年底之前完成。

2. Portico™ US Pivotal IDE 研究

Portico™ US Pivotal IDE 研究是一项前瞻性、随机、对照、多中心的关键研究，旨在证明 Portico™ 系统与市售设备相比在症状严重、原发性主动脉狭窄且被认为外科高危患者中的安全性和有效性。2014 年 9 月 12 日，Portico™ US Pivotal IDE 研究停止新的注册，同时暂停了在美国境外的植入术，通过对入组试验中几位患者四维 CT 上展示的瓣叶运动进行观察，等待更深入的调查。经过全面调查，确定瓣叶运动观察所见问题是亚临床血栓形成所致。我们仔细审查了所有可用数据，并确定亚临床血栓的存在不仅限于 Portico™ 瓣膜，而且没有增加安全风险。FDA 于 2015 年批准重新开始该研究的注册。

3. Portico™ 替代路径 CE 认证研究

Portico™ 替代路径 CE 认证研究是一项前瞻性、多中心、非随机性的临床研究，旨在评估通过 Portico™ 经股动脉或替代路径如经锁骨下和经主动脉植入的 Portico™ 瓣膜的安全性和早期性能。这项研究的数据将用于支持 Portico™ TAVI 系统的扩展指征，并获得通过锁骨下动脉 / 腋动脉或经主动脉进入部位进行 Portico™ 瓣膜植入的批准。

四、讨论

Abbott 结构心脏 Portico™ TAVI 系统可为患有严重、症状性主动脉瓣狭窄的患者提供安全有效的治疗，这些患者被认为具有外科主动脉瓣置换手术的高风险或极高风险。已有约 300 名患者报道了早期临床结果，结果长达 TAVI 后 1 年[1-6]。考虑到与使用新设备相关的不可避免的学习曲线效应，与其他自扩张式和气囊扩张式 TAVI 系统相比，报道了相对较低的死亡率、脑卒中和其他主要不良事件[7]。观察到的早期死亡率和致残性脑卒中的发生率与第一代和第二代 TAVI 系统报道的发生率相当[8-11]，并且 30 天死亡率接近通过经股动脉路径植入第三代主动脉瓣膜报道的低手术死亡率[12, 13]。

结果证明了重新入鞘功能的实用性，有利于瓣膜的最佳定位[4, 6]。由于最佳的瓣膜位置是瓣膜性能和血流动力学功效的关键前提，因此这种自膨胀瓣膜的重新回收入鞘和重新定位功能在临床用户中受到高度评价。最佳瓣膜定位及支架的重新回收入鞘能力，将支架伸入左心室流出道的可能性降至最低，可以降低心脏传导系统受到永久性损伤的风险。此外，低的框架高度和带有猪心包的裙边使径向力均匀分布在自体瓣环上，从而最大限度地减少了对传导系统的伤害。实际上，与其他 TAVI 设备相比，Portico™ 瓣膜研究报道的永久起搏器植入率相对较低（10%～15%[1, 2, 4, 6, 14]）。

据文献报道，Portico™ TAVI 系统其他有利于植入的特性包括低植入状态和灵活的输送系统。这些特性被认为有助于在植入后 30 天降低主要血管并发症的发生率（7.3%）和危及生命或致死性出血（3.6%）[5]，与其他低植入状态的 TAVI 系统相当[13]。

Portico™ 瓣膜早期临床用户的报告结果和经验表明，预扩张和渐进缓慢的瓣膜释放对于实现合适、均匀的支架展开和最小的 PVL 至关重要。制造商建议进行预扩张，80%～95% 的病例报道中进行了预扩张[4, 6]。缓慢的瓣膜释放使支架能够更好地适应自体瓣环和周围的钙化结节。在整个释放阶段，Portico™瓣膜具有血流动力学功能，无须快速起搏，从而使操作员可以逐步缓慢地释放瓣膜。尽管缓慢的瓣膜释放可能与这种自扩张主动脉瓣的新使用者直觉相反，但在将Portico™瓣膜纳入其临床常规操作的术者中，可以预期会有学习曲线的影响。短期内有望发布临床数据，这些数据说明了学习曲线效应中缓慢释放和预扩张对PVL降低的有益作用有关。

Portico™瓣膜的植入具有良好的血流动力学功能，其特点是主动脉瓣跨瓣压（通常为个位数），主动脉瓣膜面积得到改善，PVL的发生率较轻度低[1-6]。

Portico™ TAVI CE认证研究[5]报道，30天和1年的轻度以上PVL发生率分别为5.7%和7.5%。使用Portico™设备进行的任何研究都很少见到严重的PVL。总体而言，所有可用的临床数据表明，与Portico™使用相关的安全性和性能概况可与其他自膨胀瓣膜媲美[8, 10, 15]。

此外，在四种可用的Portico™瓣膜尺寸之间，早期出现的PVL并没有显著差异[4]，其他血流动力学结果与球扩瓣膜和自膨胀瓣膜报道的结果相当[8, 10, 16]。

五、结论

Abbott结构性心脏Portico™ TAVI系统包括一个可自膨胀的生物瓣，通过专用的输送系统将其植入瓣膜环内。正在进行其他设计优化，以进一步改善输送和降低PVL程度。

瓣膜植入的建议包括使用球囊预扩张和缓慢、渐进的支架释放。

随访1年的临床研究表明，Portico™瓣膜的安全性和性能特征是可以接受的，包括适当的血流动力学功能、低压差、改善的瓣膜面积和低PVL发生率。

虽然经股动脉输送的Portico™ TAVI系统在欧洲已获得CE认证，其他的一些临床研究正在开展，以期获得其他地区（包括美国和日本）的批准，并扩大适应证。

参 考 文 献

[1] Manoharan G, Spence M, Rodés-Cabau J, Webb J. St Jude Medical Portico™ valve. EuroIntervention. 2012;8(Suppl Q):Q97-Q101.

[2] Willson A, Rodès-Cabau J, Wood D, et al. Transcatheter aortic valve replacement with the St. Jude Medical Portico™ valve: first-in-human experi ence. J Am Coll Cardiol. 2012;60:581-6.

[3] Manoharan G, Linke A, Moellmann H, et al. Multicentre clinical study evaluating a novel resheathable annular functioning self-expanding transcatheter aortic valve system: safety and performance results at 30 days with the Portico™ system. EuroIntervention. 2016;12:768-74.

[4] Möllmann H, Linke A, Holzhey D, et al. Implantation and 30-day follow-up on all 4 valve sizes within the portico™ transcatheter aortic bioprosthetic family. JACC Cardiovasc Interv. 2017;10:1538-47.

[5] Linke A, Holzhey D, Möllmann H, et al. Treatment of aortic stenosis with a self-expanding, resheathable transcatheter valve: one-year results of the international multicenter portico™ transcatheter aortic valve implantation system study. Circ Cardiovasc Interv. 2018;11:e005206.

[6] Perlman G, Cheung A, Dumont E, et al. Transcatheter aortic valve replacement with the Portico™ valve: one-year results of the early Canadian experience. EuroIntervention. 2017;12:1653-9.

[7] Barbanti M, Buccheri S, Rodes-Cabau J, et al. Transcatheter aortic valve replacement with new generation devices: a systematic review and meta analysis. Int J Cardiol. 2017;245:83-9.

[8] Leon M, Smith C, Mack M. Transcatheter aortic-valve implantation for aortic stenosis in patients who cannot undergo surgery. N Engl J Med. 2010;363:1597-607.

[9] Smith C, Leon M, Mack M, et al. Transcatheter versus surgical aortic-valve replacement in high-risk patients. N Engl J Med. 2011;364:2187-98.

[10] Popma J, Adams D, MJ R, et al. Transcatheter aortic valve replacement using a self-expanding bioprosthesis in patients with severe aortic stenosis at extreme risk for surgery. J Am Coll Cardiol. 2014;63:1972-81.

[11]　Meredith I, Walters D, Dumonteil N, et al. Transcatheter aortic valve replacement for severe symptomatic aortic stenosis using a repositionable valve system—30–day primary endpoint results from the REPRISE II study. J Am Coll Cardiol. 2014;64:1339–48.

[12]　Webb J, Gerosa G, Lefevre T, et al. Multicenter evaluation of a next–generation balloon–expandable transcatheter aortic valve. J Am Coll Cardiol. 2014;64:2235–43.

[13]　Manoharan G, Walton A, Brecker S, et al. Treatment of symptomatic severe aortic stenosis with a novel resheathable supra–annular self–expanding transcatheter aortic valve

system. J Am Coll Cardiol Intv. 2015;8:1359–67.

[14]　Marzahn C, Koban C, Seifert M, et al. Conduction recovery and avoidance of permanent pacing after transcatheter aortic valve implantation. J Cardiol. 2018;71:101–8.

[15]　Adams D, Popma J, Reardon M, et al. Transcatheter aortic–valve replacement with a self–expanding prosthesis. N Engl J Med. 2014;370:1790–8.

[16]　Webb J, Doshi D, Mack MMR, et al. A randomized evaluation of the SAPIEN XT transcatheter heart valve system in patients with aortic stenosis who are not candidates for surgery. J Am Coll Cardiol. 2015;8:1797–806.

第21章 经导管主动脉瓣植入术的 Boston Scientific 方案
Boston Scientific Program for Transcatheter Aortic Valve Implantation

Mohammad Abdelghani **Mohamed Abdel-Wahab** **著**

王忠民 **译** 张戈军 **校**

一、Lotus 瓣膜系统

（一）系统说明

1. 结构和瓣叶的组成与设计

Lotus 瓣膜（Boston Scientific，美国马萨诸塞州马尔伯勒市）由戊二醛固定的（或交联的）三叶式牛心包生物瓣和由连续编织的镍钛合金制成的结构组成，该结构的心室端具有外部聚碳酸酯基聚氨酯涂层。该设备有条件完成磁共振检查（即在指定条件下不会造成已知危害）。经导管心脏瓣膜的编织结构设计为在输送过程中轴向缩短并径向扩张，然后使用"立柱和扣环"锁定机制锁定在该位置（图 21-1 和视频 21-1）。

对于 20～27mm 的自体瓣环直径（表 21-1），

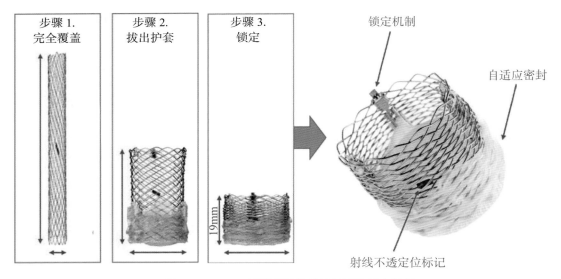

▲ 图 21-1 **Lotus 瓣膜系统的机械膨胀和锁定机制**

入鞘的装置长 70mm，中间图片中出鞘的构造更短、更宽，最终（锁定状态下）的高度为 19mm，横向直径为 23～27mm

本章视频及补充内容详见 https://doi.org/10.1007/978-3-030-05912-5_21。

有三种型号（23mm、25mm、27mm）。

2. 输送和释放

Lotus 瓣膜是一种 100% 可重新捕获、重新定位、重新收回的经导管心脏瓣膜，具有部分自膨功能，主要靠机械膨胀[1]。在释放过程中，结构会轴向缩短并在径向上扩展，在释放早期即开始起作用（视频 21-1）。后一种特性可确保在放置过程中具有稳定的血流动力学特性，再加上可重新定位的特性，可实现舒适且可控的瓣膜释放，而无须快速起搏[1]。

Lotus 瓣膜通过锁扣机制预装入输送系统。可采用经股和经主动脉入路，对于 18F Lotus 输送器鞘管（用于 23mm 瓣膜）所需的最小血管腔直径为 6mm，而 20F 鞘管（对于 25mm 和 27mm 瓣膜）则需要 6.5mm 的最小直径。

输送系统的近端装有 Lotus 控制器，它包含两种机制（图 21-2，视频 21-1 和视频 21-2）。

- 入鞘 / 锁定控制旋钮：逆时针旋转此旋钮可解除 THV 的锁定并锁定 THV，而顺时针旋转则将瓣膜解锁并逐渐将其重新入鞘。尝试植入之前，应检查锁定机构。逆时针旋转会导致锁定，然后才能听到或听到"喀哒"声，并且进一步旋转最终会导致硬停止。

- 释放环：旋转释放机制可实现瓣膜与输送系统的分离。安全盖可保护释放环免受意外操纵，该保护盖应向前推动（朝向患者的头部）以到达释放环。环顺时针旋转，导致释放销从瓣膜内部缩回，直到它与 Lotus Controller 上的第一组线（暂停符号）对齐为止。在此阶段，将对瓣膜的位置和功能进行最后检查，如果满意，将恢复释放环的旋转，从而导致三个指状件从瓣膜上脱离，然后在进一步旋转时硬停止。

（二）植入技术

将导引鞘管置于降主动脉中，支撑导丝过瓣（0.035″ 超硬 / 加硬导丝，对于 23mm 的瓣膜，其

表 21-1　**Lotus 瓣膜系统的尺寸数据**

瓣膜型号		23mm	25mm	27mm
瓣环	直径（mm）	20～23	23～25	25～27
	面积（mm²）	314～415.5	415.5～490.9	490.9～572.6
	周长（mm）	62.8～72.3	72.3～78.5	78.5～84.8
设备 / 环围超大（%）		0～13	0～8	0～7
左心室流出道	直径（mm）	20～23	23～25	25～27
	周长（mm）	314～415.5	415.5～490.9	490.9～572.6
	面积（mm²）	62.8～72.3	72.3～78.5	78.5～84.8
Valsalva 窦	面积过小（mm²）	< 540	< 595	< 650
	理想面积（mm²）	> 600	> 700	> 800
	面积过大（mm²）	> 1100	> 1200	> 1300
输送导管外径（mm）		6.9	7.2	7.2
动脉通路最小直径（mm）		≥ 6	≥ 6.5	≥ 6.5

长度至少为 260cm；对于 25/27mm 的瓣膜，需长度至少为 275cm 导丝），置入左室内。然后将输送系统推进到瓣环平面，直到不透射线的标记（图 21-1）在瓣环平面稍上方的中间位置。如上所述，逆时针旋转输送手柄触发释放过程，直到瓣膜完全展开、锁定，并通过滑动释放环并旋转释放键完成瓣膜的最终释放。该操作过程可以完全重新入鞘回收（视频 21-2），但若执行第二次完全重回收，则应更换新设备。

（三）更新换代

制造商开发了至少两个改进的 Lotus 瓣膜系统产品，Lotus with Depth Guard™ 和 Lotus Edge™ 瓣膜系统（表 21-2）。最新版本（Lotus Edge™）除保留有自适应密封件的优势、完全可重新定位、在释放早期即有功能等优点外，同时具有更多的瓣膜型号、更低的瓣下支架和更易控制的释放程序，从而对左心室流出道及传导系统产生更小的影响（图 21-3）。

（四）结果

表 21-3 总结了 Lotus 瓣膜系统及其后续更新产品的已完成和正在进行制造商赞助的临床试验。RESPOND 研究是一个大型的全登记患

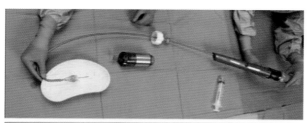

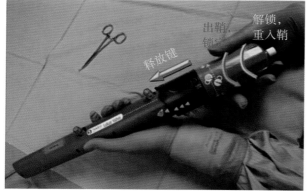

▲ 图 21-2　Lotus 瓣膜系统释放控制器（下图），瓣膜已预先安装在输送系统上（上图）

表 21-2　Lotus 瓣膜 [a] 迭代的设计功能

设计特色	Lotus	Lotus with Depth Guard™	Lotus Edge™
自适应密封	+	+	+
完全可重新定位	+	+	+
释放早期瓣膜工作	+	+	+
型号（mm）	23，25，27	23，25，27	21，23，25，27，29
鞘管大小	18F/20F	18F/20F	14F/15F
输送系统	预成型	预成型	灵活型
深度保护鞘 [b]	-	+	+
视图锁定 [c]	-	-	+

a. Lotus Mantra™ 是 Lotus 瓣的下一代产品，设计具有较低的结构高度和较低的输送轮廓
b. Depth Guard™ 瓣膜的目标是在瓣膜结构机械膨胀期间早期锚定，从而减少初始轴向伸长。结果是减少了结构在展开过程中到达的深度及与左心室流出道的相互作用，并最终降低了传导系统受伤的风险
c. 其他不透射线的标记使操作员可以在一个视图中确认锁定

Lotus™ 瓣膜

配备有 Depth Guard™ 功能的 Lotus 瓣膜

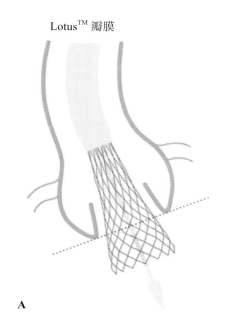
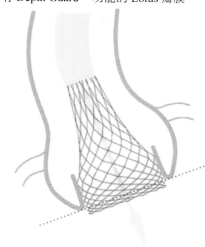

A

Lotus Edge™ 瓣膜

Lotus Edge™ 瓣膜

Lotus™ 瓣膜

Lotus™ 瓣膜

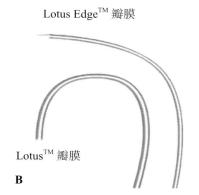
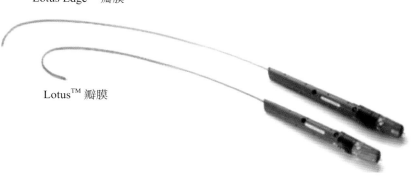

B

▲ 图 21-3　**Lotus Edge™ 瓣膜系统的设计特征**

A. Lotus Edge™ 瓣膜系统配备有 Depth Guard™ 功能，该功能可在机械扩张过程中最大限度地减小瓣膜框架的轴向伸长，从而将其与左心室流出道的相互作用及传导系统受伤的风险降至最低；B. Lotus Edge™ 系统的输送导管的特点是增加了柔韧性，预成形的曲线和减小的近端导管轮廓（3.0～4.0F）（图片由 Boston Scientific 公司提供）

者，共 包 括 1014 例 患 者（年 龄 80.8 ± 6.5 岁；女 性 51%，STS 评 分 预 测 的 手 术 死 亡 风 险 为 6.0% ± 6.9%）[2]。Lotus 瓣 成 功 植 入 了 98.2%。在 29.2% 的植入物中尝试重新定位瓣膜，其中 99% 在尝试中成功。30 天全因死亡率和脑卒中率分别为 2.6% 和 3%。经导管主动脉瓣植入后，主动脉瓣平均跨瓣压差为（10.8 ± 4.6）mmHg，主动脉瓣有效开口面积为（1.8 ± 0.4）cm²；92% 的患者不存在或未发现瓣周漏，轻度瓣周漏比例为

7.7%，中度瓣周漏为 0.3%；34.6% 的病例需要新的永久性起搏器[3]。

（五）相关指征

Lotus 瓣具有 3 个主要优点，即完全可重新定位、有效的瓣膜旁密封和低瓣环损伤风险。因此，对于锚定区解剖结构不利［如钙化过度 / 不对称和（或）临界冠状动脉开口高度］的患者，瓣环损伤、瓣周漏和冠状动脉阻塞的风险令人担

表 21-3　由制造商赞助的涉及 Lotus 瓣膜系统及其后续迭代的临床研究

研究名称	描　述	首要终点	n	设　备	最近数据
REPRISE Ⅰ（NCT01383720）	可行性研究、高危患者的早期安全性、单臂研究	没有 MACCE 的设备成功（VARC）	11	Lotus：23mm	5 年 FUPTCT 2017
REPRISE Ⅱ / Ⅱ EXT（NCT01627691）	CE 认证研究、高危患者的扩展队列	30 天死亡率	250	Lotus：23mm 和 27mm	3 年 FUPPCR London Valves 2017
REPRISE Ⅲ（NCT02202434）	FDA 对高危和无法手术的患者进行 RCT 的关键研究，Lotus vs. CoreValve（52% 为 CoreValve 和 48% 为 Evolut R）	30 天死亡率、脑卒中、威胁生命 / 严重出血、AKI 2/3 期或严重血管并发症	912	Lotus：23mm、25mm、27mm	1 年结果 PCR 2017
REPRISE Ⅲ Continued Access（NCT02202434）	高危和无法手术的患者继续使用的单臂研究	30 天死亡率、脑卒中、威胁生命 / 严重出血、AKI 2/3 期或严重血管并发症	250	Lotus Edge：21mm、23mm、25mm、27mm	自愿入组终止
REPRISE Japan（NCT02491255）	PMDA 的安全性，高危和无法手术的患者的安全性和有效性	30 天死亡率、脑卒中、威胁生命 / 严重出血、AKI 2/3 期或主要血管并发症 +30 天安全性、6 个月有效性	50	Lotus：23mm、25mm、27mm	6 个月结果 CVIT 2017
RESPOND（NCT02031302）	上市后研究所有参与者的安全性和有效性，单臂研究	30 天和 1 年的死亡率	1014	Lotus：23mm、25mm、27mm	1 年 FUPPCR 2017
RESPOND Extension（NCT02031302）	上市后研究带深度防护器的 Lotus 瓣膜的安全性和有效性	30 天和 1 年的死亡率	50	Lotus with Depth Guard：23mm 和 25mm	30 天结果 PCR 2017

AKI. 急性肾损伤；FDA. 食品药品监督管理局；FUP. 随访；MACCE. 重大心脑血管不良事件；PMDA. 药品和医疗器械机构；RCT. 随机对照试验；VARC. 瓣膜学术研究协会

忧时，这可能是一种实用的选择。图 21-4 表示了两种情况，即用球囊扩张的瓣膜或可重新定位 Lotus 瓣膜治疗的 "剑齿状" LVOT 钙化。球囊扩张型 THV 植入导致严重的 PVL（视频 21-3A 和 B），其对球囊扩张后无反应，需要紧急转为手术。第二位接受 Lotus 瓣膜的患者在初次植入尝试时出现了高级别的 PVL，并在重新定位后得到了很大的纠正（视频 21-3C 至 E）。

（六）特殊临床困境

1. 预扩张

尽管制造商建议在瓣膜植入之前进行常规预扩张，但不进行预扩张而直接释放似乎也是安全有效的。在 RESPOND 研究中，在 46% 的植入物中未进行球囊预扩张。接受预扩张的患者轻度以上瓣周漏发生率为 21.0%，而未接受预扩张的患者瓣周漏发生率为 17.8%。在小型的单中心体验中[4]，Tarantini 等报道了类似的结果。在一项研究中[5]，在 Lotus 瓣膜植入之前进行球囊预扩张与增加新的左束支传导阻滞的风险有关。

2. 新的永久起搏器

在 RESPOND 研究中，未使用起搏器患者的 30 天永久起搏器需求率为 34.6%[2]。新起搏器植入的预测因素包括 STS 评分、基线时右束支传导

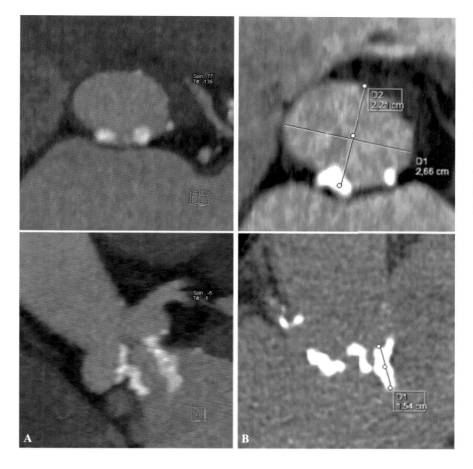

◀ 图 21-4　2 名剑齿状 LVOT 钙化患者图像

短轴切割（上图）显示了 LVOT 钙化的两个斑点，长轴切割（下图）均显示了这两个点，因为钙化长支柱延伸深深地穿过了装置的着陆区。两名患者均行 TAVI，其中一位患者使用 Edwards Sapien XT 瓣膜（A），另一位患者使用 Lotus 瓣膜（B）

阻滞、植入深度，以及重新定位或取回尝试。在 REPRISE Ⅱ Extension 队列中，未使用过起搏器的患者对永久起搏器的需求率为 32%。起搏器需求量的多变量预测因素包括基线右束支传导阻滞（OR=12.7）、LVOT 被扩张超过 10%（OR=3.4）、基线 Ⅰ 度房室传导阻滞（OR=2.5）和 LVOT 钙量（OR=1.8/100mm^3 增量）[6]。在英国 Lotus 瓣膜注册研究中 [5, 7]，新的左束支传导阻滞和新的起搏器植入率分别为 55% 和 31.8%。术前传导异常(房室传导阻滞或束支传导阻滞）和主动脉瓣钙化的缺失（但无植入深度、瓣膜过大或球囊后扩张）与永久性起搏器的需要无关[5]。

在 Nordic Lotus 注册研究[8] 中，整体起搏器植入率为 27.9%，但如果联合植入深度小于 4mm，且人工瓣膜 / 自体瓣环比小于 1.05，则植入心脏起搏器的植入率低至 12.8%。在另一个单中心的研究中，系统浅埋植入产生的新起搏器植入率仅为 10%[9]。

改进的 Lotus 瓣膜迭代（使用 Depth Guard™ 和 Lotus Edge™）具有改进的释放方式，其中瓣膜结构的流入边缘在展开过程中尽早锚定到 LVOT 中（与较旧的版本不同，后者允许锚定前深度突出到 LVOT 中）可最大限度地减少与 LVOT 的相互作用，并最大限度地降低传导系统受伤的风险（图 21-3A）。

3. 血栓形成和血流动力学

尽管带有 Lotus 瓣膜系统的 TAVI 与瓣周漏率极低相关，但它往往会产生更高的残留平均 PG［（12±6）mmHg vs.（8±4）mmHg，$P <$ 0.001］、较小的有效开口面积［（1.5±0.5）cm^2 vs.（1.7±0.5）cm^2，$P <$ 0.001］，以及与已批准的自膨胀瓣膜相比，1 年时瓣叶血栓形成率高

（1.5% vs. 0%，*P*=0.03）[10]。Lotus 瓣膜植入术后生物瓣膜血栓形成风险较高的其他信息，来自于较小的单中心系列研究[11]，需要进一步的大规模研究来评估 Lotus 瓣膜植入后血栓形成和假体瓣膜血流动力学不利的风险。

4. Lotus 瓣的超说明书使用

Lotus 膜瓣植入术治疗退化的外科手术生物假体已被证明是安全有效的，其残留梯度可与使用其他 THV 平台的经导管瓣膜相媲美[12-14]，也有成功将 Lotus 瓣膜植入纯天然主动脉瓣反流[15,16]和二瓣化的主动脉瓣狭窄[17,18]的病例报道。

二、ACURATE neo™ 股动脉瓣系统

（一）系统说明

1. 框架和瓣叶的组成和设计

ACURATE neo 瓣膜（Symetis SA，瑞士 Ecublens 的一家 Boston Scientific 公司）由一个自膨胀镍钛合金框架和经过 BioFix™ 处理的猪无冠瓣组成，这些瓣叶在环上平面起作用。框架由一个大的网格支架（缝有瓣叶的支架）和三个用于轴向自对准的稳定弓形件组成（图 21-5）。支架的下端和上端是上冠和下冠，前者是 3mm，后者是比瓣膜架的腰部大 5mm。

上冠提供了一个环上支撑，使自体瓣叶远离冠状动脉口，并在瓣膜定位过程中允许一些触觉反馈。框架有一个猪心包外裙和一个内心裙，覆盖并固定了其铆定部分（上下冠之间）。该瓣膜可与 18F 鞘管兼容，该瓣膜有三种型号（S 型，小型；M 型，中型；L 型，大型），可容纳直径 21～27mm 的瓣环（表 21-4），并自 2014 年起获得 CE 认证[19]。

2. 输送和释放

ACURATE neo 瓣膜通过释放旋钮的旋转分两步展开，并由一个中间挡块分开。释放是自上而下的（首先要稳定拱门和上冠）。松开上冠后，将其轻轻推入，直到钩到自体瓣环上（视频 21-4A 和 B）。制造商建议进行常规的球囊预扩张，并且该瓣膜在释放后不能将其重新定位。

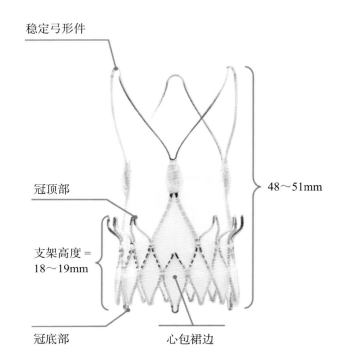

▲ 图 21-5 ACURATE neo™ 股动脉主动脉瓣

图片由 Boston Scientific 公司提供

表 21-4　ACURATE neo™ 股动脉瓣系统的尺寸数据

瓣膜型号	主动脉瓣环直径（mm）	主动脉瓣环周长（mm）	主动脉瓣环面积（mm²）
S	21～23	66～72	346～415
M	23～25	72～79	415～491
L	25～27	79～85	491～573

（二）结果

使用经股动脉路径的行 ACURATE neo™ 瓣膜植入 SAVI-TF 的研究是欧洲多中心注册登记研究，包括 1000 名患者，每个患者参与了每个中心的连续研究（NCT02306226）[20]。1/3 的患者患有严重的主动脉瓣钙化，其中 96% 接受了球囊前扩、49% 的患者在瓣膜释放过程中快速起搏、45% 的患者进行了后扩、1% 的患者需要进行瓣中瓣置入。出院时，有效瓣口面积为（1.77±0.46）cm²，平均跨瓣压为（8.4±4.0）mmHg，并且 4% 的患者具有明显的 PVL。STS 预测的死亡风险为 6.0±5.6，观察到的 30 天死亡率为 1.4%。失能性脑卒中发生率为 1.2%，新的永久性起搏器植入术发生率为 8.3%，并且有 1 名患者报道了 30 天冠状动脉阻塞。尽管注册表旨在包括所有参与者，但只前瞻性收集了 58% 的研究人群的知情同意书，其余部分则进行了回顾性收集（即只有经过手术的患者才能入组）。因此，

"所有参与者"标签可能会引起争议。

尽管生产厂家建议常规进行球囊预扩张，但也有研究显示，在轻中度主动脉瓣钙化、瓣环相对偏小的患者中通过适当提升瓣膜型号［IQR=8（6～11）%］，就可以避免该操作。本章节内容是关于新型、精密的瓣膜装置，无须预扩张就可以完成置入，并且不增加瓣膜丧失功能的风险。

（三）相关指征

ACURATE neo 瓣膜具有环上瓣及可以更好升号的特点，使得其更适用于 PPM 高风险人群（尤其小瓣环）[22]。联合升号和上冠，可确保锚固，对于单纯主动脉瓣关闭不全及主动脉瓣钙化轻微或无钙化的患者，ACURATE neo 瓣膜可作为选择[23]。尽管理论上上冠可以在冠状动脉高度高风险或 Valsalva 窦较小的患者中预防冠状动脉阻塞（通过推动自体瓣叶），但迄今为止，临床数据尚不支持[24]。表 21-5 总结了 ACURATE neo 瓣系统的相对优缺点。

表 21-5　ACURATE neo 瓣的相对优缺点

优　点	缺　点
释放易于控制	需要 18F 输送导管
锚定并不完全依赖于径向力，因此即使轻微钙化亦可实现足够的锚固（如单纯的主动脉瓣反流）	系统组装 / 装载困难
环上瓣功能；与 Sapien 3 相比，残余压力梯度低且 PPM 发生率低，尤其对小瓣环[22, 24]	没有可靠的不透射线植入标记物 a 不可重定位
起搏器植入率相对较低[20, 25]，低于 Sapien 3[24] 和 CoreValve[26]	比 Sapien 3[22, 24] 有更多的瓣周漏和球囊后扩张[20, 25]

a. 一个新的带有不透射线标记物的输送系统已经开发出来，正在接受监管部门的批准

参 考 文 献

[1] Gomes B, Katus HA, Bekeredjian R. Repositionable self-expanding aortic bioprosthesis. Expert Rev Med Devices. 2017;14(7):565–76.

[2] Falk V, Wohrle J, Hildick-Smith D, Bleiziffer S, Blackman DJ, Abdel-Wahab M, et al. Safety and efficacy of a repositionable and fully retrievable aortic valve used in routine clinical practice: the RESPOND study. Eur Heart J. 2017;38(45):3359–66.

[3] Bagur R, Choudhury T, Mamas MA. Transcatheter aortic valve

implantation with the repositionable and fully retrievable Lotus Valve SystemTM. J Thorac Dis. 2017;9(9):2798–803.

[4] Tarantini G, Nai Fovino L, Tellaroli P, Purita P, Masiero G, Napodano M, et al. TAVR with mechanically expandable prostheses: is balloon aortic valvuloplasty really necessary? Int J Cardiol. 2017;246:37–40.

[5] Rampat R, Khawaja MZ, Hilling–Smith R, Byrne J, MacCarthy P, Blackman DJ, et al. Conduction abnormalities and permanent pacemaker implantation after transcatheter aortic valve replacement using the repositionable LOTUS device: the United Kingdom experience. JACC Cardiovasc Interv. 2017;10(12):1247–53.

[6] Dumonteil N, Meredith IT, Blackman DJ, Tchetche D, Hildick–Smith D, Spence MS, et al. Insights into the need for permanent pacemaker following implantation of the repositionable LOTUS valve for trans catheter aortic valve replacement in 250 patients: results from the REPRISE II trial with extended cohort. EuroIntervention. 2017;13(7):796–803.

[7] Rampat R, Khawaja MZ, Byrne J, MacCarthy P, Blackman DJ, Krishnamurthy A, et al. Transcatheter aortic valve replacement using the repositionable LOTUS valve: United Kingdom Experience. JACC Cardiovasc Interv. 2016;9(4):367–72.

[8] De Backer O, Gotberg M, Ihlberg L, Packer E, Savontaus M, Nielsen NE, et al. Efficacy and safety of the Lotus Valve System for treatment of patients with severe aortic valve stenosis and intermediate surgical risk: results from the Nordic Lotus–TAVR registry. Int J Cardiol. 2016;219:92–7.

[9] Krackhardt F, Kherad B, Krisper M, Pieske B, Laule M, Tschope C. Low permanent pacemaker rates following Lotus device implantation for transcatheter aortic valve replacement due to modified implantation protocol. Cardiol J. 2017;24(3):250–8.

[10] Feldman TE, Reardon MJ, Rajagopal V, Makkar RR, Bajwa TK, Kleiman NS, et al. Effect of mechanically expanded vs. self–expanding transcatheter aortic valve replacement on mortality and major adverse clinical events in high–risk patients with aortic stenosis: the REPRISE III randomized clinical trial. JAMA. 2018;319(1):27–37.

[11] Salido–Tahoces L, Hernandez–Antolin RA, Fernandez–Golfin C, Palomera–Rico A, Ayala–Carbonero A, Jimenez–Nacher JJ, et al. Three cases of early Lotus valve thrombosis. JACC Cardiovasc Interv. 2016;9(9):983–6.

[12] Castriota F, Nerla R, Micari A, Cavazza C, Bedogni F, Testa L, et al. Transcatheter aortic valve–in–valve implantation using Lotus valve for failed surgical bioprostheses. Ann Thorac Surg. 2017;104(2):638–44.

[13] Ruparelia N, Thomas K, Newton JD, Grebenik K, Keiralla A, Krasopoulos G, et al. Transfemoral transcatheter aortic valve–in–valve implantation for aortic valve bioprosthesis failure with the fully repositionable and retrievable Lotus valve: a single–center experience. J Invasive Cardiol. 2017;29(9):315–9.

[14] Dvir D, Webb JG, Bleiziffer S, Pasic M, Waksman R, Kodali S, et al. Transcatheter aortic valve implantation in failed bioprosthetic surgical valves. JAMA. 2014;312(2):162–70.

[15] Saraf S, Khawaja MZ, Hilling–Smith R, Dooley M, Cockburn J, Trivedi U, et al. Use of the Lotus transcatheter valve to treat severe native aortic regurgitation. Ann Thorac Surg. 2017;103(4):e305–e7.

[16] Wohrle J, Rodewald C, Rottbauer W. Transfemoral aortic valve implantation in pure native aortic valve insufficiency using the repositionable and retrievable Lotus valve. Catheter Cardiovasc Interv. 2016;87(5):993–5.

[17] Chan AW, Wong D, Charania J. Transcatheter aortic valve replacement in bicuspid aortic stenosis using Lotus Valve System. Catheter Cardiovasc Interv. 2017;90(1):157–63.

[18] Seeger J, Gonska B, Rodewald C, Rottbauer W, Wohrle J. Bicuspid aortic stenosis treated with the repositionable and retrievable Lotus valve. Can J Cardiol. 2016;32(1):135 e17–9.

[19] Kumar R, Latib A, Colombo A, Ruiz CE. Self–expanding prostheses for transcatheter aortic valve replacement. Prog Cardiovasc Dis. 2014;56(6):596–609.

[20] Mollmann H, Hengstenberg C, Hilker M, Kerber S, Schafer U, Rudolph T, et al. Real–world experience using the ACURATE neo prosthesis: 30–day outcomes of 1,000 patients enrolled in the SAVI TF registry. EuroIntervention. 2018;13(15):e1764–e70.

[21] Kim WK, Liebetrau C, Renker M, Rolf A, Van Linden A, Arsalan M, et al. Transfemoral aortic valve implantation using a self–expanding transcatheter heart valve without pre–dilation. Int J Cardiol. 2017;243:156–60.

[22] Mauri V, Kim WK, Abumayyaleh M, Walther T, Moellmann H, Schaefer U, et al. Short–term outcome and hemodynamic performance of next–generation self–expanding versus balloon–expandable transcatheter aortic valves in patients with small aortic annulus: a multicenter propensity–matched comparison. Circ Cardiovasc Interv. 2017;10(10)

[23] Toggweiler S, Biaggi P, Grunenfelder J, Reho I, Buhler I, Corti R. First–in–man transfemoral transcatheter aortic valve implantation with the ACURATE neo for the treatment of aortic regurgitation. EuroIntervention. 2016;12(1):78.

[24] Husser O, Kim WK, Pellegrini C, Holzamer A, Walther T, Mayr PN, et al. Multicenter comparison of novel self–expanding versus balloon–expandable transcatheter heart valves. JACC Cardiovasc Interv. 2017;10(20):2078–87.

[25] Toggweiler S, Nissen H, Mogensen B, Cuculi F, Fallesen C, Veien KT, et al. Very low pacemaker rate following ACURATE neo transcath eter heart valve implantation. EuroIntervention. 2017;13(11):1273–80.

[26] Jatene T, Castro-Filho A, Meneguz-Moreno RA, Siqueira DA, Abizaid AAC, Ramos AIO, et al. Prospective comparison between three TAVR devices: ACURATE neo vs. CoreValve vs. SAPIEN XT. A single heart team experience in patients with severe aortic stenosis. Catheter Cardiovasc Interv. 2017;90(1):139–46.

第 22 章　经导管主动脉瓣植入术的 Edwards 方案
Edwards Program for Transcatheter Aortic Valve Implantation

Grant W. Reed　Rachel Easterwood　Samir R. Kapadia　著

王忠民　译　　谢涌泉　校

一、概述

2002 年，Alain G. Cribier 博士首次通过经导管途径植入人工主动脉瓣[1, 2]，这种早期的临床经验推动着经导管主动脉瓣技术的持续创新，在几个具有里程碑意义的临床试验中达到顶峰，这最终促使经导管主动脉瓣植入术被批准用于有症状但具有手术禁忌证或手术风险高的严重主动脉瓣狭窄患者，并且 TAVR 最终在 2010 年上升到心血管届的国际舞台[3, 4]。TAVR 主要临床试验的持续成功导致其在不断扩大的患者群体中迅速实施[5-12]。同时，手术医师经验的增加和瓣膜设计上的改进已将 TAVR 的适应证扩大到更低风险和更具技术挑战性的患者[13]。

自从 TAVR 技术最初被引入以来，许多不同的经导管心脏瓣膜系统在不断发展和改进。大多数心脏瓣膜系统可分为球囊扩张式或自膨胀式瓣膜系统。球囊扩张式和自膨胀式瓣膜系统都展示了其自身的特定优势和挑战[2-13]。

目前美国唯一可用的球囊扩张式 TAVR 系统是由 Edwards Lifesciences（加州尔湾市）生产的。Edwards 系列经导管主动脉瓣膜的有效性和安全性已在许多主要的 TAVR 随机对照试验中得到广泛评估，这些试验被称为主动脉导管瓣膜植入临床试验。从使用 SAPIEN 瓣膜的 PARTNER 临床试验中，我们学到了许多重要的经验和教训[14-16]。第一次定义经导管主动脉瓣植入术就是使用的球囊扩张系统，Edwards 建立在这一概念之上，多年来在 SAPIEN、SAPIEN XT 和 SAPIEN 3 瓣膜系统的不断发展中，其球囊扩张式经导管心脏系列瓣膜取得了重大进展（图 22-1）。

二、SAPIEN 经导管心脏瓣膜系统

（一）球囊扩张型经导管主动脉瓣的历史

1985 年，Cribier 首次在人体上进行了经导管的球囊主动脉瓣成形术。据观察，BAV 的主要局限是 6~12 个月内主动脉瓣再狭窄，这一问题在今天的 BAV 后仍然很普遍[17]。1989 年，Henning Rud Andersen 博士尝试解决这一问题，并开发了一种人工生物猪瓣膜，该瓣膜缝合在由外科缝线制成的不锈钢框架上，随后将瓣膜压缩到球囊导管上。通过各种释放装置在猪心脏模型中植入，展示了使用球囊扩张系统进行 TAVR 的可行性[18, 19]。

1999 年，在几次激起商业利益的尝试之后，Alain Cribier、Martin Leon、Stanley Rabinovich

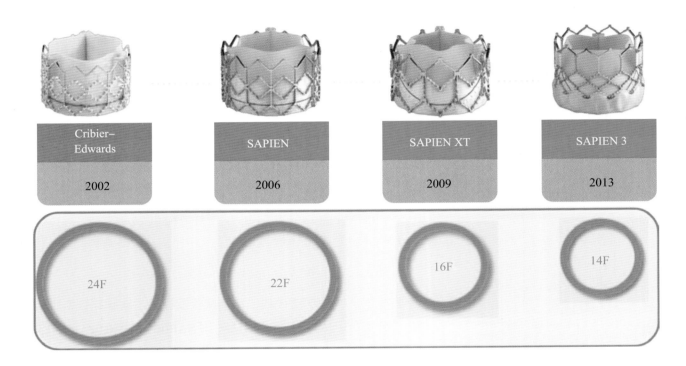

▲ 图 22-1 **Edwards** 经导管球囊扩张瓣膜的演变

引自 Kodali, S. Clinical and Echocardiographic Outcomes at 30 Days with the SAPIEN S3 Valve Systemin Inoperable, High-Risk, and Intermediate-Risk AS Patients, ACC 2015, San Diego.

和 Stanton Rowe 创立了一家名为经皮瓣膜技术的创业公司。PVT 的任务是开发一种球囊扩张瓣膜系统来治疗主动脉瓣狭窄，前提是生物瓣膜可以在狭窄的瓣膜内成功扩张和固定。与最初的版本相似，PVT 瓣膜系统由一个球囊扩张不锈钢支架框架组成，并在球囊导管上形成马心包瓣叶。2002 年，Cribier 通过经房间隔途径在一名 57 岁男性患者身上植入了第一个人体内经导管主动脉瓣，该患者患有严重的钙化性主动脉狭窄且无法手术，这被认为是 TAVR 领域的重大进展[1, 2]

2004 年，Edwards Lifesciences 收购了 PVT，致使经导管心脏瓣膜治疗的持续、快速发展。最初的 PVT 瓣膜演变为 Edwards SAPIEN 经导管心脏瓣膜。SAPIEN 瓣膜采用 Carpentier Edwards PERIMOUNT 外科生物瓣膜的马心包瓣叶设计，但将瓣膜安装在可扩张的不锈钢球囊支架上。为

防止瓣周漏，瓣膜下缘添加了聚对苯二甲酸乙二醇酯（polyethylene terephthalate，PET）织物裙，以改善主动脉环周围的密闭性。SAPIEN 经导管心脏瓣膜可用于经股动脉通路，尺寸为 23mm 和 26mm，分别需要 22F 或 24F 鞘管（图 22-1）。

SAPIEN 经导管心脏瓣膜于 2007 年获得 CE 认证。根据 PARTNER 研究，FDA 于 2011 年批准 SAPIEN 经导管心脏瓣膜用于被认为有主动脉瓣置换术禁忌的患者，于 2012 年批准其用于被视为高风险主动脉瓣置换术的患者。表 22-1 和表 22-2 提供了每个 PARTNER 研究的设计简介和关键结果。

（二）PARTNER Ⅰ（Cohort B）

PARTNER 研 究 Cohort B（PARTNER Ⅰ B）的初步结果于 2010 年发表在新英格兰医学杂志

表 22-1　TAVR 的主要研究特性

试　验	时　间	设　计	人　群	分　组	使用 TAVR 瓣	主要结果	平均 STS（%）[a]
PARTNER I B	2010	RCT	无法评估	TAVR vs. OMT	SAPIEN	1 年因任何原因死亡	11.6
PARTNER I A	2011	RCT	高风险	TAVR vs. SAVR	SAPIEN	1 年因任何原因死亡	11.8 vs. 11.7
PARTNER II A	2016	RCT	中等风险	TAVR vs. SAVR	SAPIEN XT	2 年因任何原因或严重脑卒中死亡	5.8 vs. 5.8
PARTNER II –S3i[b]	2016	倾向得分调整后的分析	中等风险	TAVR vs. SAVR	SAPIEN 3	1 年因任何原因，脑卒中或中度以上 PVL 死亡	5.2 vs. 5.4

TAVR. 经导管主动脉瓣置换术；RCT. 随机对照试验；OMT. 最佳药物治疗；SAVR. 外科主动脉瓣置换术；PVL. 瓣周漏
a. TAVR 与对照组比较
b. PARTNER II –S3i 是一项非随机研究，倾向评分调整后比较了 S3 瓣膜与 PARTNER II 外科手术对照组的结果

表 22-2　随机研究的结果

试　验	随访时间	全因死亡率（%）	心脏死亡率（%）	脑卒中（%）	大出血（%）	大血管（%）	心房颤动（%）	PPM[a]（%）	PVL[b]（%）
PARTNER I B[c]	30 天	5.0 vs. 2.8 (P=0.41)	4.5 vs. 1.7 (P=0.22)	5.0 vs. 1.1 (P=0.06)	16.8 vs. 3.9 (P < 0.001)	16.2 vs. 1.1 (P < 0.001)	0.6 vs. 1.1 (P=1.00)	3.4 vs. 5.0 (P=0.60)	12 vs. 0 (P < 0.001)
	1 年	30.7 vs. 49.7 (P < 0.001)	19.6 vs. 41.9 (P < 0.001)	7.8 vs. 3.9 (P=0.18)	22.3 vs. 11.2 (P=0.007)	16.8 vs. 2.2 (P < 0.001)	0.6 vs. 1.7 (P=0.62)	4.5 vs. 7.8 (P=0.27)	11 vs. 0 (P < 0.001)
PARTNER I A	30 天	3.4 vs. 6.5 (P=0.07)	3.2 vs. 3.0 (P=0.90)	3.8 vs. 2.1 (P=0.20)	9.3 vs. 19.5 (P < 0.001)	17.0 vs. 3.8 (P < 0.001)	8.6 vs. 16.0 (P=0.006)	3.8 vs. 3.6 (P=0.89)	12.2 vs. 0.9 (P < 0.001)
	1 年	24.2 vs. 26.8 (P=0.44)	14.3 vs. 13.0 (P=0.63)	5.1 vs. 2.4 (P=0.07)	14.7 vs. 25.7 (P < 0.001)	18.0 vs. 4.8 (P < 0.001)	12.1 vs. 17.1 (P=0.07)	5.7 vs. 5.0 (P=0.68)	6.8 vs. 1.9 (P < 0.001)
PARTNER II A	30 天	3.9 vs. 4.1 (P=0.78)	3.3 vs. 3.2 (P=0.92)	3.2 vs. 4.3 (P=0.20)	10.4 vs. 43.4 (P < 0.001)	7.9 vs. 5.0 (P=0.008)	9.1 vs. 26.4 (P < 0.001)	8.5 vs. 6.9 (P=0.17)	3.7 vs. 0.53 (P < 0.001)
	1 年	12.3 vs. 12.9 (P=0.69)	7.1 vs. 8.1 (P=0.40)	5.0 vs. 5.8 (P=0.46)	15.2 vs. 45.5 (P < 0.001)	8.4 vs. 5.3 (P=0.007)	10.1 vs. 27.2 (P < 0.001)	9.9 vs. 8.9 (P=0.43)	3.4 vs. 0.33 (P < 0.001)
	2 年	16.7 vs. 18.0 (P=0.45)	10.1 vs. 11.3 (P=0.38)	6.2 vs. 6.4 (P=0.83)	17.3 vs. 47.0 (P < 0.001)	8.6 vs. 5.5 (P=0.006)	11.3 vs. 27.3 (P < 0.001)	11.8 vs. 10.3 (P=0.29)	8.0 vs. 0.6 (P < 0.001)

a. 需要安置 PPM
b. 至少中度瓣周漏
c. 除 PARTNER I B 以外，所有结果均报道为有意向 TAVR 与 SAVR 治疗的结局。PARTNER I B 为具有极高手术风险的患者的 TAVR 与药物治疗比较研究

上，这项随机试验在心血管医学领域是独一无二的，因为它颠覆了药物和设备开发的传统典范，传统治疗通常首先在更健康的人群中进行研究。相反，PARTNER B 是一项前瞻性随机试验，旨在研究被认为是不良（或"不能手术"）手术的严重且有症状的主动脉瓣狭窄患者（图 22-2）。关键纳入标准包括胸外科医师协会预测的 30 天内死亡风险 ≥ 10%、并存疾病有 ≥ 15% 的死亡率、死亡风险 ≥ 50% 或 30 天出现严重且不可逆的并发症。纳入的患者按 1∶1 随机分配至使用球囊扩张式 SAPIEN 瓣膜系统的 TAVR 组与药物治疗组（包括 BAV 作为缓解症状的手段）。该研究共包括 358 名患者，其中 179 名 TAVR 患者和 179 名药物治疗患者。该试验具有优效性设计，其共同主要终点为全因死亡率，复合终点为全因死亡率或在 1 年时因瓣膜或手术相关导致病情恶化的再住院率[3]。

PARTNER I B 达到了其共同主要终点，因为与药物治疗相比，TAVR 在 1 年时显著降低了全因死亡率（30.7% vs. 49.7%，HR=0.55，95%CI 0.40～0.74，$P < 0.001$，20% 的绝对生存优势，NNT 5）。接受 TAVR 治疗的患者在 1 年时的全因死亡率或重复住院率也较低（42.5% vs. 70.4%，HR=0.46，95%CI 0.35～0.59，$P < 0.001$，NNT 4）[3]。此外，在存活 1 年的患者中，与药物治疗相比，接受 TAVR 治疗的患者纽约心脏协会 III 级或 IV 级心力衰竭症状发生率较低（25.2% vs. 58.0%，$P < 0.001$）。PARTNER I B 的结果是 FDA 在 2011 年批准 SAPIEN 瓣膜系统用于不能手术患者的驱使因素。

PARTNER I B 的 5 年远期结果反映，虽然 TAVR 的死亡率持续降低，但不能手术的主动脉瓣狭窄患者的死亡率很高（TAVR 为 71.8%，标准治疗为 93.6%，HR=0.50，95% CI 0.39～0.65，$P < 0.0001$），标准治疗组中只有一名患者在 5 年

时仍存活。TAVR 后超声心动图显示血流动力学改善效果持久（主动脉瓣面积 $1.52cm^2$，5 年平均压差 10.6mmHg），没有瓣膜结构恶化的证据[20]。

尽管 TAVR 具有死亡率和症状优势，但 PARTNER I B 的主要结果表明，与药物治疗相比，30 天时 TAVR 与严重脑卒中发生率增加相关（5.0% vs. 1.1%，$P=0.06$），当包括严重脑卒中、轻度脑卒中和短暂性脑缺血发作在内时，这一结果便具有统计学意义（6.7% vs. 1.7%，$P=0.03$）。TAVR 还增加了 30 天的大出血（16.8% vs. 3.9%，$P < 0.001$）和主要血管并发症（16.2% vs. 1.1%）[3]。在 1 年时，脑卒中、大出血和严重血管并发症也出现了类似的结果。值得注意的是，PARTNER I 中出血和血管并发症的发生率反映了 SAPIEN 经导管主动脉瓣装置需要 22F、24F 鞘管和最早的 TAVR 操作经验。自 PARTNER I 开展以来，技术得到了不断改进，随着 SAPIEN XT 和 S3 瓣膜的迭代，鞘管尺寸也有所减小。手术医师经验的增加进一步导致了操作技术的改进，以减轻血管并发症。因此，多年来手术入路相关并发症有所下降（见后文）。

PARTNER I B 的成本效益分析表明，在不适合手术的患者中，TAVR 以每生命年增加 50 200 美元的增量成本增加预期寿命，这一数值在心血管治疗和其他非心脏治疗的普遍接受的价值范围内[21]。

（三）PARTNER I（Cohort A）

紧随 PARTNER I B 之后，PARTNER I Cohort A（PARTNER I A）研究的结果于 2011 年在新英格兰医学杂志上发表，被狭义归类为高风险手术候选者，其主要纳入标准包括 STS PROM 评分 ≥ 10% 或并存病情，术后 30 天死亡风险 ≥ 15%（图 22-2）。使用 SAPIEN 瓣膜与手术 AVR 将患者按 1∶1 比例随机分入 TAVR。经导管方

法也对经导管主动脉瓣置换患者进行了分层（经股动脉与经心尖）。该试验对 699 例患者进行了随机分组，其中 348 例为 TAVR、351 例为手术 AVR。该试验采用非劣效性设计，主要终点是 1 年的全因死亡率[4]。

PARTNER Ⅰ A 研究证明，对于高危手术患者，其 30 天（3.4% vs. 6.5%，$P=0.07$）和 1 年［24.2% vs. 26.8%，$P=0.44$（优越），$P=0.001$（非劣性）］的死亡率不低于手术 AVR。然而，与手术 AVR 相比，TAVR 在 30 天（3.8% vs. 2.1%，$P=0.20$）和 1 年时（5.1% vs. 2.4%，$P=0.07$）有增加脑卒中的趋势。与手术 AVR 相比，TAVR 的主要血管并发症更高（11.0% vs. 3.2%，$P < 0.001$），但由于手术过程中失血，TAVR 的主要出血发生率较低（9.3% vs. 19.5%，$P < 0.001$）。组间永久性起搏器植入的需求是相同的[4]。值得注意的是，TAVR 患者的重症监护病房住院时间缩短了

2 天，总住院时间缩短了 4 天。在 30 天时，与手术 AVR 相比，TAVR 组中更多的患者症状改善至 NYHA Ⅱ 级或更低；但在 1 年可评估的受试者中，这是等效的[4]。

PARTNER Ⅰ A 的长期随访证明，TAVR 具有持久的死亡率获益，与 SAVR 在 2 年时（33.9% vs. 35.0%，$P=0.78$）和 5 年（67.8% vs. 62.4%，$P=0.76$）相似。与 1 年结果一样，2 年时 TAVR 与手术 AVR 相比有脑卒中或 TIA 升高的趋势（11.2% vs. 6.5%，$P=0.05$）[22]，这种危险在 1 周内达到最高。TAVR 并在 2 年内降至持续恒定的晚期危险，与患者并发症有关，而不是随机分配至 TAVR 或手术 AVR[23]。与此发现一致的是，TAVR 和 SAVR 在 5 年时的脑卒中率没有差异[16]。

通过 PARTNER Ⅰ A 的长期跟进，还吸取了其他宝贵的经验教训。重要的是，在 30 天

PARTNER I: 研究设计

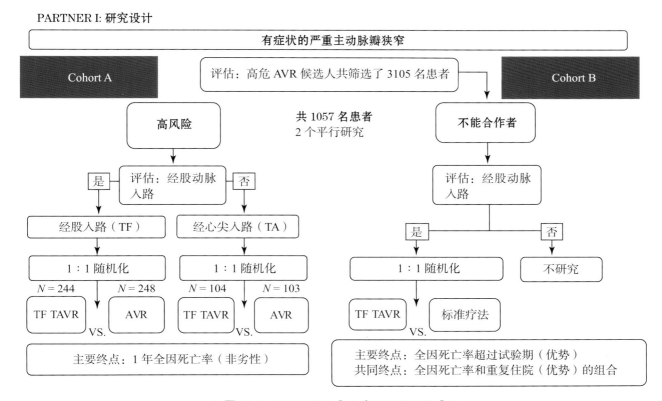

▲ 图 22-2　**PARTNER Ⅰ A 和 PARTNER Ⅰ B**

（12.2% vs. 0.9%）、1 年（6.8% vs. 1.9%）、2 年（6.9% vs. 0.9%）和 5 年（14.0% vs. 1.0%）（所有比较 P < 0.001）的观察中，TAVR 相对于手术 AVR 观察到中度或重度主动脉瓣膜反流更高[4, 16, 22]，中度或重度主动脉瓣关闭不全的存在与 2 年和 5 年随访中晚期死亡的发生率增加有关。然而，即使是轻度的主动脉瓣关闭不全，晚期死亡的风险也增加了，这强调了优化手术结果的重要性。此外，尽管 PARTNER 的 1 年结果表明经股动脉和经心尖入路的死亡率相似，但该评估的动力不足[4]。使用倾向评分匹配对 PARTNER ⅠA 和ⅠB 患者的差异进行校正后的更大分析发现，与经股动脉入路相比，经心尖入路与 6 个月时更高的死亡率（19% vs. 12%，P=0.01）、更多不良的程序事件、更长的住院时间和较慢的康复相关。在长达 5 年的随访中，TAVR 被发现具有与手术 AVR 相同的血流动力学参数（平均梯度），并且没有瓣膜恶化的信号[4, 16, 22, 24, 25]。

与 PARTNER ⅠB 相似，对 PARTNER ⅠA 的成本效益分析表明，在高手术风险患者中，TAVR 和手术 AVR 的 12 个月费用和质量调整的生命期相似。然而，经股动脉入路治疗的患者比手术费用更低。因此，如果可以经股动脉入路，TAVR 将成为手术 AVR 的经济上有吸引力的选择[26]。事实证明，避免并发症对于 TAVR 的成本效益至关重要，因为对 PARTNER ⅠB 和 PARTNER ⅠA 的汇总分析表明，约有 25% 的非植入物相关费用归因于手术并发症[27]。

三、SAPIEN XT 经导管心脏瓣膜系统

Edwards SAPIEN XT 经导管心脏瓣膜系统是 SAPIEN 瓣膜的改良和改进版本。SAPIEN XT 是具有钴铬合金支架框架和三叶式牛瓣膜组织的球囊扩张系统，在心室侧增加了布裙，以最大限度地减少瓣周漏。瓣膜系统的改进设计及其将瓣膜安装在腹主动脉内的展开气囊上的能力允许使用较小的输送鞘。此外，还引入了更大的 29mm 瓣膜，因此共有三种瓣膜尺寸可供选择（23mm、26mm 和 29mm），允许患者瓣环平均直径为 18～27mm。基于此处讨论的 PARTNER Ⅱ 试验结果，SAPIEN XT 经导管心脏瓣膜系统于 2010 年在欧洲获得 CE 认证批准，并于 2014 年在美国获得 FDA 批准（图 22-2 至图 22-4）。

PARTNER ⅡA

PARTNER ⅡA 的结果于 2016 年发表在新英格兰医学杂志上。PARTNER ⅡA 是一项随机对照试验，研究对象是具有中等手术风险的严重症状性主动脉瓣狭窄的患者，包括在 PARTNER Ⅰ 中不可手术或高风险的手术候选人（图 22-3）。关键纳入标准为 STS PROM 评分 ≥ 4%，或评分 < 4% 但由心脏小组根据 STS 评分未表现出的特征确定为中等手术风险。患者使用 SAPIEN XT 瓣膜系统与手术 AVR 进行 1∶1 的 TAVR 随机分组。根据术前评估，将经导管主动脉瓣置换患者进一步分为经股动脉入路与经胸（经心尖或经主动脉）入路。该试验总共包括 2032 例患者，其中 1011 例患者随机接受 TAVR、1021 例患者接受手术 AVR。采用非劣性设计，其主要终点为 2 年时全因死亡率或致残性脑卒中[7]。

PARTNER ⅡA 试验成功建立了具有 SAPIEN XT 瓣膜的 TAVR，作为中等手术风险患者的替代手术 AVR 的方法。在 2 年时，使用 TAVR 的主要复合终点发生率为 19.3%，而手术 AVR 的复合终点发生率为 21.3%（P=0.33），符合预先指定的非劣性标准。也就是说，在按入路将患者分开的预先指定的分析中，经股动脉入路队列的患者中，TAVR 导致的死亡率或脑卒中率低于手术组

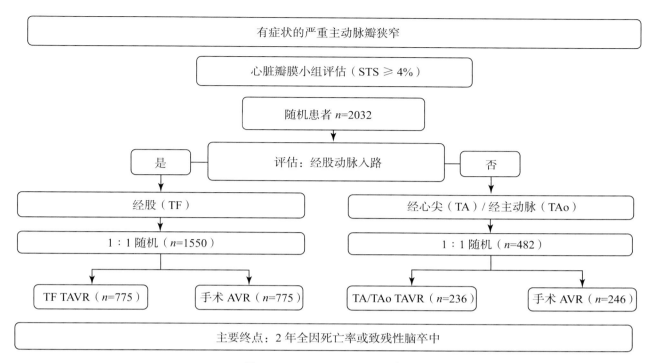

▲ 图 22-3　**PARTNER Ⅱ A 研究设计**

引自 Smith, CR. Transcatheter or Surgical Aortic Valve Replacement in Intermediate Risk Patientswith Aortic Stenosis: Final Results from the PARTNER 2A Trial. ACC 2016. Chicago.

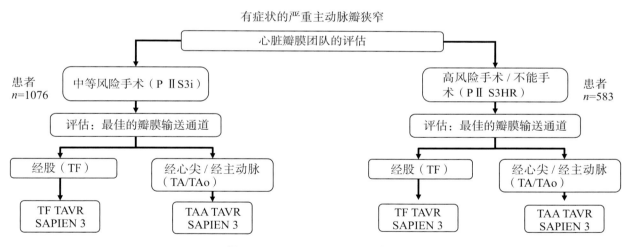

▲ 图 22-4　**PARTNER Ⅱ S3 研究设计**

引自 Kodali, S. Clinical and Echocardiographic Outcomes at 30 Days with the SAPIEN S3 Valve System in Inoperable,High-Risk and Intermediate -Risk AS Patients, ACC 2015, San Diego.

（HR=0.79，95%CI 0.62～1.00，P=0.05），而在经心尖或经胸队列中，没有差异。

令人欣慰的是，TAVR 和 SAVR 在致残性脑卒中或新的起搏器植入方面没有差异（分别为 6.2% vs. 6.4%，P=0.83；11.8% vs. 10.3%，

P=0.29）。此外，在 2 年时，TAVR 与较少的大出血（17.3% vs. 47.0%，$P < 0.001$）、较少的急性肾损伤（3.8% vs. 6.2%，P=0.02）和心房颤动发生率较低（11.3% vs. 27.3%，$P < 0.001$）相关[7]。PARTNER Ⅱ A 获得了 SAPIEN XT 的

FDA 批准，可用于中等风险患者的外科主动脉瓣置换术。

四、SAPIEN 3 经导管心脏瓣膜系统

SAPIEN 3 瓣膜设计是在先前 SAPIEN XT 基础上进行设计的，旨在最大限度地减少主动脉瓣关闭不全并进一步减小输送系统的直径。它也采用钴铬框架构造，在心室侧增加了聚对苯二甲酸乙二酯织物袖口和内部裙边，以减少瓣周漏。单张脱垂，可以在释放过程中更好地定位。SAPIEN 3 瓣膜有四种尺寸（20mm、23mm、26mm 和 29mm），尽管 29mm 的瓣膜需要 16 英寸的护套，但 20mm、23mm 和 26mm 的瓣膜可以通过 14 英寸的护套进行输送（图 22-1）。

（一）无法手术且具有高手术风险患者的 SAPIEN 3 注册研究

使用 SAPIEN 3 瓣膜的最初经验是在 583 名患者的大型裁决登记册中，以评估与 PARTNER Ⅰ 试验结果相比，高危或无法手术患者的预后是否有所改善（平均 STS PROM 为 8.6%），也称为 P Ⅱ S3HR 研究（图 22-4）。在该注册表中，30 天全因死亡率和致残性脑卒中发生率分别为 2.2% 和 0.9%、不可手术患者的全因死亡率为 17.7%、高危患者的全因死亡率为 12.7%。在经股入路患者中，无法手术的患者的死亡率甚至更低，分别为 12.3% 和高危患者的 6.7%。没有严重的主动脉 PVL，仅 2.7% 的患者存在中度主动脉 PVL，并且 NYHA 分类和生活质量显著改善。与 PARTNER ⅠB 和 PARTNER ⅠA 的结果相比，SAPIEN 3 无法手术且高风险的注册结果表明，随着经验和使用第三代 SAPIEN 3 瓣膜，TAVR 结果持续改善[28]。

（二）PARTNER Ⅱ S3i

基于无法手术且高风险的研究结果，PARTNER Ⅱ S3i 是一项预先指定的前瞻性研究，研究对象为 1077 例接受 SAPIEN 3 瓣膜置换术治疗且处于中等手术风险的严重症状性 AS 患者（图 22-4）。与早期的 PARTNER 试验不同，PARTNER Ⅱ S3i 研究使用了 PARTNER Ⅱ A 试验的对照进行比较，倾向得分相匹配以消除患者特征的差异。30 天全因死亡率和致残性脑卒中分别为 1.1% 和 1.0%。在 1 年的随访中，有 7.4% 的患者死亡（经股入路组为 6.5%），有 2% 的患者发生了致残性脑卒中，有 2% 的患者发生了中度或重度主动脉 PVL[8]。在倾向评分分析中，将 963 例接受 SAPIEN 3 治疗的患者与 747 例接受手术 AVR 的患者进行了比较。对于综合性全因死亡率、致残或轻度脑卒中及中度或重度主动脉 PVL 的主要终点，TAVR（非劣性，$P < 0.0001$；优势，$P < 0.0001$）优于手术 AVR。在进一步的优势分析中，尽管使用 SAPVR 3 瓣膜的瓣周漏发生率仍高于手术，但 SAPIEN 3 瓣膜的全因死亡率和卒中率均较低。该试验的结果导致 FDA 批准 SAPIEN 3 瓣膜系统作为中等风险患者手术主动脉瓣置换的替代方法[8]。

基于 PARTNER Ⅱ A 和 S3i 数据的成本效益数据尚未公布，但已在 2017 年经导管疗法会议上发表，表明在中危患者中，TAVR 联合 SAPIEN XT 或 SAPIEN 3 瓣膜与手术 AVR 相比，可能会节省长期成本。PARTNER Ⅱ 的结果表明，在中危患者中，TAVR 和 SAVR 均可显著改善健康状况和 QOL。TAVR 治疗的患者在 1 个月时 QOL 更高，但患者是行经股动脉入路治疗的。与手术相比，其他途径的患者没有差异。此外，QOL 似乎使 TAVR 和手术的平衡达到 2 年[29]。

表 22-2 总结了 PARTNER 随机对照试验的

主要结果。图 22-5 至图 22-8 显示了治疗期患者在 PARTNER 试验过程中 30 天结果的改善情况。图 22-5 显示了所有通行途径和经股动脉病例的全因死亡率的改善，而图 22-6 描述了经心尖和经主动脉途径的替代通行病例的结果。图 22-7 显示了脑卒中改善的趋势，图 22-8 显示了中度或重度主动脉瓣周漏随时间的改善。

五、CENTERA 经导管心脏瓣膜系统

Edwards CENTERA 经导管心脏瓣膜系统是新一代的自扩展生物假体，可补充 Edwards 球囊可扩展产品组合。与 SAPIEN3 不同的是，CENTERA 采用的是专为单个操作者设计的机动投递系统。CENTERA 瓣膜由镍钛合金框架制成，并带有 PET 裙边，有 23mm、26mm 和 29mm 等 3 种尺寸。CENTERA 可以使用 14F 鞘管经股骨或锁骨下入路，甚至最大达 29mm。自扩展框架允许在必要时对瓣膜进行部分重新定位和收回，瓣膜系统可以重新护套和重新定位，直到 70% 的瓣膜被释放。最终的瓣膜展开是通过快速的心室起搏进行的，最终通过按下单个按钮来释放瓣膜。

Binder 等对 15 例 CENTERA 瓣膜的可行性进行了研究。所有病例均成功植入该瓣膜，且无一例需要植入第二个瓣膜。30 天存活率为 87%、1 年存活率为 80%。在 30 天内，23% 的患者没有或轻微的瓣周漏、69% 为轻度、8% 为中度。

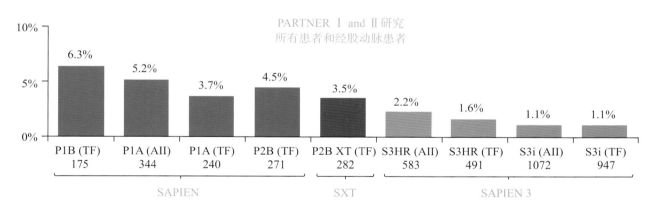

▲ 图 22-5　**PARTNER 研究中 30 天全因死亡率的趋势（所有患者和经股患者）**

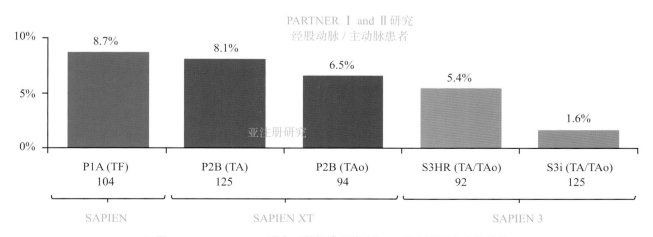

▲ 图 22-6　**PARTNER 研究（替代途径患者）30 天全因死亡率的趋势**

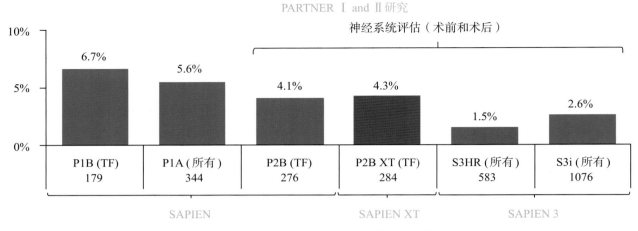

▲ 图 22-7　PARTNER 研究中 30 天的卒中趋势

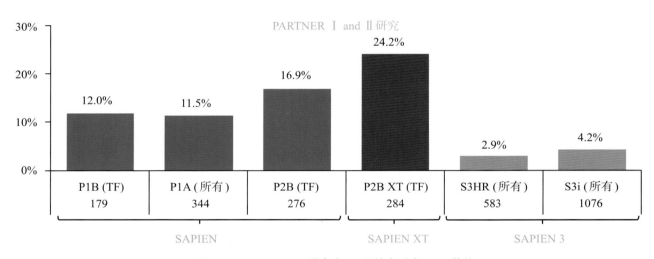

▲ 图 22-8　PARTNER 研究中 30 天的中重度 PVL 趋势

在这个小型可行性研究中，4 名患者（27%）需要植入心脏起搏器，这是使用自扩张瓣膜过程中不断出现的一个挑战[30]。

2017 年 12 月，CENTERA-EU 多中心试验结果发表在美国心脏病学杂志上，显示在 203 例有严重症状且手术风险高的主动脉狭窄患者中，CENTERA 植入术初步的 30 天预后，这是一项单臂研究。其主要终点是 30 天的全因死亡率[14]，发生在 1% 的接受治疗的人群中。2.5% 的患者发生 30 天严重脑卒中、4.9% 的患者发生危及生命或致残性出血、6.4% 的患者发生主要血管并发症，只有 0.6% 的患者发生中度或大动脉

PVL。值得注意的是，起搏器植入的要求相对较低，与较老版本的自膨胀瓣膜系统[31] 相比，只有 4.5%，这是一个很大的成就。2018 年 2 月，CENTERA-EU 最终获得了 CENTERA 瓣膜的 CE 认证，但尚未在美国获得批准。

六、结论

在相对较短的时间内，TAVR 领域进行了大量的创新和发展，并且该领域的进步没有丝毫放缓迹象。有几项正在进行的研究针对具有低手术风险的有症状严重 AS 患者、有症状严重 AS 患

者及中度 AS，以及左心室射血分数和心力衰竭症状减轻的患者。在本章中，对经导管主动脉瓣系统的 Edwards 系列进行了回顾，通过导管瓣膜系统发展系列的剪影，让我们充分了解该领域取得的令人难以置信的进步。

参 考 文 献

[1] Cribier A, Eltchaninoff H, Borenstein N, et al. Transcatheter implantation of balloon–expandable prosthetic heart valves: early results in an animal model [abstract]. Circulation. 2001;104(Suppl II):II–552.

[2] Cribier A, Eltchaninoff H, Bash A, et al. Percutaneous transcatheter implantation of an aortic valve prosthesis for calcific aortic stenosis: first human case description. Circulation. 2002;106(24):3006–8.

[3] Leon MB, Smith CR, Mack M, et al. Transcatheter aortic–valve implantation for aortic stenosis in patients who cannot undergo surgery. N Engl J Med. 2010;363(17):1597–607.

[4] Smith CR, Leon MB, Mack MJ, et al. Transcatheter versus surgical aortic–valve replacement in high–risk patients. N Engl J Med. 2011;364(23):2187–98.

[5] Popma JJ, Adams DH, Reardon MJ. Transcatheter aortic valve replacement using a self–expanding bioprosthesis in patients with severe aortic stenosis at extreme risk for surgery. J Am Coll Cardiol. 2014;63(19):1972–81.

[6] Adams DH, Popma JJ, Reardon MJ. Transcatheter aortic–valve replacement with a self–expanding prosthesis. N Engl J Med. 2014;370(19):1790–8.

[7] Leon MB, Smith CR, Mack M, et al. Transcatheter or surgical aortic–valve replacement in intermediate–risk patients. N Engl J Med. 2016;374:1609–20.

[8] Thourani VH, Kodali S, Makkar RR, et al. Transcatheter aortic valve replacement versus surgical valve replacement in intermediate–risk patients: a propensity score analysis. Lancet. 2016;387(10034):2218–25.

[9] Reardon MJ, Van Mieghem NM, Popma JJ, et al. Surgical or transcatheter aortic–valve replacement in intermediate–risk patients. N Engl J Med. 2017;376:1321–31.

[10] Yakubov SJ, Adams DH, Watson DR, et al. 2–year outcomes after iliofemoral self–expanding transcatheter aortic valve replacement in patients with severe Aortic stenosis deemed extreme risk for surgery. J Am Coll Cardiol. 2015;66(12):1327–34.

[11] Reardon MJ, Adams DH, Kleiman NS, et al. 2–year outcomes in patients undergoing surgical or self–expanding transcatheter aortic valve replacement. J Am Coll Cardiol. 2015;66(2):113–21.

[12] Kapadia SR, Leon MB, Makkar RR, et al. 5–year outcomes of transcatheter aortic valve replacement compared with standard treatment for patients with inoperable aortic stenosis (PARTNER 1): a randomised controlled trial. Lancet. 2015;385(9986):2485–91.

[13] Harjai KJ, Grines CL, Paradis JM, Kodali S. Transcatheter aortic valve replacement: the year in review 2016. J Interv

Cardiol. 2017;30(2):105–13.

[14] Svensson LG, Tuzcu M, Kapadia S, Blackstone EH, Roselli EE, Gillinov AM, Sabik JF 3rd, Lytle BW. A comprehensive review of the PARTNER trial. J Thorac Cardiovasc Surg. 2013;145(3 Suppl):S11–6. https://doi.org/10.1016/j.jtcvs.2012.11.051.

[15] Svensson LG, Blackstone EH, Rajeswaran J, Brozzi N, Leon MB, Smith CR, Mack M, Miller DC, Moses JW, Tuzcu EM, Webb JG, Kapadia S, Fontana GP, Makkar RR, Brown DL, Block PC, Guyton RA, Thourani VH, Pichard AD, Bavaria JE, Herrmann HC, Williams MR, Babaliaros V, Généreux P, Akin JJ. Comprehensive analysis of mortality among patients undergoing TAVR: results of the PARTNER trial. J Am Coll Cardiol. 2014;64(2):158–68. https:// doi.org/10.1016/ j.jacc.2013.08.1666.

[16] Mack MJ, Leon MB, Smith CR, Miller DC, Moses JW, Tuzcu EM, Webb JG, Douglas PS, Anderson WN, Blackstone EH, Kodali SK, Makkar RR, Fontana GP, Kapadia S, Bavaria J, Hahn RT, Thourani VH, Babaliaros V, Pichard A, Herrmann HC, Brown DL, Williams M, Akin J, Davidson MJ, Svensson LG. 5–year outcomes of transcatheter aortic valve replacement or surgical aortic valve replacement for high surgical risk patients with aortic stenosis (PARTNER 1): a randomised controlled trial. Lancet. 2015;385(9986):2477–84.

[17] Kumar A, Paniagua D, Hira RS, Alam M, Denktas AE, Jneid H. Balloon aortic valvuloplasty in the transcatheter aortic valve replacement era. J Invasive Cardiol. 2016;28(8):341–8.

[18] Andersen HR, Knudsen LL, Hasenkam JM. Transluminal catheter implantation of a new expandable artificial cardiac valve (the stent–valve) in the aorta and the beating heart of closed chest pigs [abstract]. Eur Heart J. 1990;11(Suppl):224a.

[19] Andersen HR, Knudsen LL, Hasenkam JM. Transluminal implantation of artificial heart valves. Description of a new expandable aortic valve and initial results with implantation by catheter technique in closed chest pigs. Eur Heart J. 1992;13(5):704–8.

[20] Kapadia SR, Leon MB, Makkar RR, Tuzcu EM, Svensson LG, Kodali S, Webb JG, Mack MJ, Douglas PS, Thourani VH, Babaliaros VC, Herrmann HC, Szeto WY, Pichard AD, Williams MR, Fontana GP, Miller DC, Anderson WN, Akin JJ, Davidson MJ, Smith CR. 5–year outcomes of transcatheter aortic valve replacement compared with standard treatment for patients with inoperable aortic stenosis (PARTNER 1): a randomised controlled trial. Lancet. 2015;385(9986):2485–91.

[21] Reynolds MR, Magnuson EA, Wang K, Lei Y, Vilain K, Walczak J, Kodali SK, Lasala JM, O'Neill WW, Davidson

CJ, Smith CR, Leon MB, Cohen DJ. Cost effectiveness of transcatheter aortic valve replacement compared with standard care among inoperable patients with severe aortic stenosis: results from the placement of aortic transcatheter valves (PARTNER) trial (Cohort B). Circulation. 2012;125(9):1102–9.

[22] Kodali SK, Williams MR, Smith CR, Svensson LG, Webb JG, Makkar RR, Fontana GP, Dewey TM, Thourani VH, Pichard AD, Fischbein M, Szeto WY, Lim S, Greason KL, Teirstein PS, Malaisrie SC, Douglas PS, Hahn RT, Whisenant B, Zajarias A, Wang D, Akin JJ, Anderson WN, Leon MB. Two–year outcomes after transcatheter or surgical aortic–valve replacement. N Engl J Med. 2012;366(18):1686–95.

[23] Miller DC, Blackstone EH, Mack MJ, Svensson LG, Kodali SK, Kapadia S, Rajeswaran J, Anderson WN, Moses JW, Tuzcu EM, Webb JG, Leon MB, Smith CR. Transcatheter (TAVR) versus surgical (AVR) aortic valve replacement: occurrence, hazard, risk factors, and consequences of neurologic events in the PARTNER trial. J Thorac Cardiovasc Surg. 2012;143(4):832–43.

[24] Douglas PS, Leon MB, Mack MJ, Svensson LG, Webb JG, Hahn RT, Pibarot P, Weissman NJ, Miller DC, Kapadia S, Herrmann HC, Kodali SK, Makkar RR, Thourani VH, Lerakis S, Lowry AM, Rajeswaran J, Finn MT, Alu MC, Smith CR, Blackstone EH. Longitudinal hemodynamics of transcatheter and surgical aortic valves in the PARTNER trial. JAMA Cardiol. 2017;2(11):1197–206.

[25] Blackstone EH, Suri RM, Rajeswaran J, Babaliaros V, Douglas PS, Fearon WF, Miller DC, Hahn RT, Kapadia S, Kirtane AJ, Kodali SK, Mack M, Szeto WY, Thourani VH, Tuzcu EM, Williams MR, Akin JJ, Leon MB, Svensson LG. Propensity–matched comparisons of clinical outcomes after transapical or transfemoral transcatheter aortic valve replacement: a placement of aortic transcatheter valves (PARTNER)–I trial substudy. Circulation. 2015;131(22):1989–2000.

[26] Reynolds MR, Magnuson EA, Lei Y, Wang K, Vilain K, Li H, Walczak J, Pinto DS, Thourani VH, Svensson LG, Mack MJ, Miller DC, Satler LE, Bavaria J, Smith CR, Leon MB, Cohen DJ. Cost–effectiveness of transcatheter aortic valve replacement compared with surgical aortic valve replacement in high–risk patients with severe aortic stenosis: results of the PARTNER (Placement of Aortic Transcatheter Valves) trial (Cohort A). J Am Coll Cardiol. 2012;60(25):2683–92.

[27] Arnold SV, Lei Y, Reynolds MR, Magnuson EA, Suri RM, Tuzcu EM, Petersen JL 2nd, Douglas PS, Svensson LG, Gada H, Thourani VH, Kodali SK, Mack MJ, Leon MB, Cohen DJ. Costs of periprocedural complications in patients treated with transcatheter aortic valve replacement: results from the placement of aortic transcatheter valve trial. Circ Cardiovasc Interv. 2014;7(6):829–36.

[28] Herrmann HC, Thourani VH, Kodali SK, Makkar RR, Szeto WY, Anwaruddin S, Desai N, Lim S, Malaisrie SC, Kereiakes DJ, Ramee S, Greason KL, Kapadia S, Babaliaros V, Hahn RT, Pibarot P, Weissman NJ, Leipsic J, Whisenant BK, Webb JG, Mack MJ, Leon MB. One–year clinical outcomes with SAPIEN 3 transcatheter aortic valve replacement in high–risk and inoperable patients with severe aortic stenosis. Circulation. 2016;134(2):130–40.

[29] Baron SJ, Arnold SV, Wang K, Magnuson EA, Chinnakondepali K, Makkar R, Herrmann HC, Kodali S, Thourani VH, Kapadia S, Svensson L, Brown DL, Mack MJ, Smith CR, Leon MB, Cohen DJ. Health status benefits of transcatheter vs. surgical aortic valve replacement in patients with severe aortic stenosis at intermediate surgical risk: results from the PARTNER 2 randomized clinical trial. JAMA Cardiol. 2017;2(8):837–45.

[30] Binder RK, Schäfer U, Kuck KH, Wood DA, Moss R, Leipsic J, Toggweiler S, Freeman M, Ostry AJ, Frerker C, Willson AB, Webb JG. Transcatheter aortic valve replacement with a new self–expanding transcatheter heart valve and motorized delivery system. JACC Cardiovasc Interv. 2013;6(3):301–7.

[31] Reichenspurner H, Schaefer A, Schäfer U, Tchétché D, Linke A, Spence MS, Søndergaard L, LeBreton H, Schymik G, Abdel–Wahab M, Leipsic J, Walters DL, Worthley S, Kasel M, Windecker S. Self–expanding transcatheter aortic valve system for symptomatic high–risk patients with severe aortic stenosis. J Am Coll Cardiol. 2017;70(25):3127–36.

第23章　经导管主动脉瓣植入术的 JenaValve 方案
The JenaValve Program for Transcatheter Aortic Valve Implantation

Hans R. Figulla　Markus Ferrari　Vicky Carr-Brendel　Alexander Lauten　**著**
王忠民　**译**　谢涌泉　**校**

一、JenaValve 技术现状

JenaValve（JenaValve 科技公司，美国加州尔湾市）经股动脉瓣膜植入系统，是首个第三代经导管主动脉瓣植入瓣膜，其有以下几方面独特优势。

- 解决主动脉瓣狭窄和主动脉瓣反流。
- 带有探测器，便于引导定位。
- 植入在左室流出道较高的位置，减少永久起搏器植入率。
- 极少的瓣周漏。
- 可进行精准的解剖定位，使新的人工瓣叶覆盖在原有瓣叶上，保持瓣膜交界区的功能。
- 更易进入冠状动脉开口。

目前，JenaValve 经股动脉瓣膜植入系统在欧洲正进行 CE 认证，在美国正处于 TAVI 和主动脉瓣反流的研究器械豁免（IDE）试验阶段。

欧洲和美国的市场需要一种可以经股动脉植入治疗主动脉瓣反流的人工瓣膜。目前的人工瓣膜可提供的瓣环尺寸分别为 23mm、25mm 及 27mm，更大尺寸的 29mm 瓣膜正在开发中（图 23-1）。

在未来，亟须降低 TAVI 术后永久起搏器的植入率，尤其是在年轻和低风险的患者中。JenaValve 在较低的起搏器（PM）植入率和精准的瓣膜解剖定位方面可能优于所有其他类型的人工瓣膜，且 JenaValve 瓣膜脉冲流出的血流方向是符合解剖学的，不会被心脏搏动过程中随机方向的瓣叶及交界区所干扰，这使 JenaValve 在年轻和低风险患者的应用中有更大的潜力。

二、TAVI 的起源

TAVI 的成功之路崎岖不平，与许多新的颠覆性技术一样，也经常遭遇挫折和延误。

当我们发现主动脉球囊瓣膜成形术的效果并不持久，我们意识到在瓣膜成形术中应该使用类似于冠状血管支架植入术中的支架，作为预防瓣膜再狭窄的一种方案，就需要制作一个带瓣膜的支架，当然这也很容易（图 23-2A）。1995 年，德国首次申请了用于治疗主动脉瓣狭窄的自扩张支架瓣膜专利（图 23-2B）。

只要一个装有三叶瓣的镍钛合金框架就足够了。然而，仍然存在以下几个重要问题。

- 可以制造出一个直径允许经股动脉进入的

JenaValve*——具有更优设计的下一代 TAVR 瓣膜

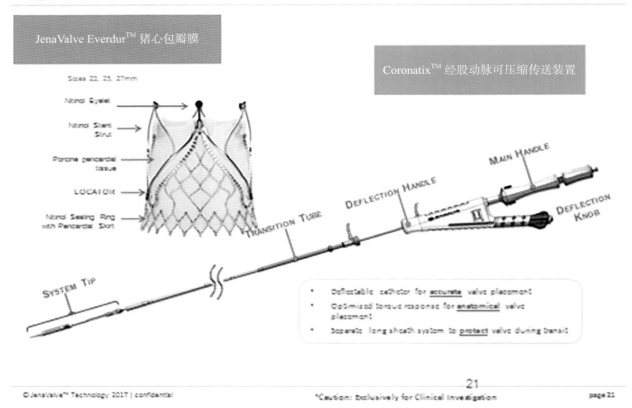

▲ 图 23-1　**JenaValve 经股动脉植入的心包瓣膜及引入导管，将于 2018 年进入欧洲市场**

图片由 JenaValve 提供

装置吗？

- 这个装置会不会在升主动脉上产生足够的摩擦力，从而不会造成栓塞？
- 如果自体的瓣叶留在原处，会影响冠状动脉口的开放吗？
- 瓣膜组织是否能够抵抗压缩过程中的拉伸应力？

虽然有许多问题仍待解决，但这确实是一个很吸引人的想法。最初并没有人认同这个想法，该领域的许多人对其发展缺乏信心，并且试图获得科学资助的尝试也失败了。当时，外科医师作为"瓣膜专家"主导着这一领域。我们的瓣膜设计和体外测试结果在德国心脏病学会年会上首次

发表时并没有引起太多关注[1]。

一些与该行业有关的尝试也以失败告终。这个概念被提供给一些大公司后，有些公司对我们的动物试验不感兴趣，有些则在 20 世纪 90 年代后期观察了我们的动物试验后开始了自己的开发。因此，资金的缺乏推迟了这一想法的发展，直到 2001 年，我们才筹集到一些研究资金。当时的动物实验表明，虽然上述许多问题都可以解决，但由于我们的装置没有弯折，用刚性压缩的长支架瓣膜穿越主动脉弓是十分困难的。

我们需要缩短支架，但这样摩擦力就会减小，会增加瓣膜移位的风险。因此，我们在缩短

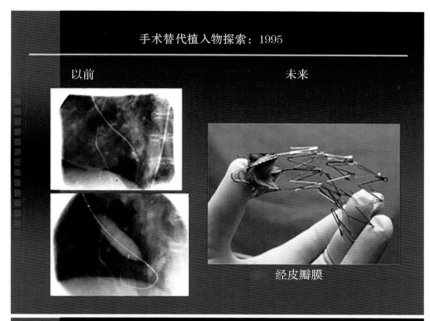

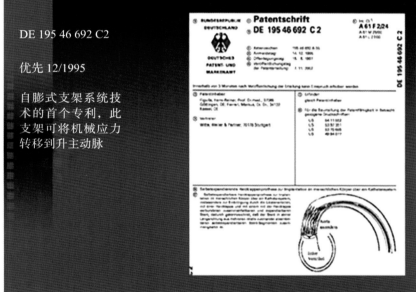

◀ 图 23-2　**1995 年的经皮瓣膜技术，是我们的第一个原型，也是治疗主动脉狭窄的自膨式瓣膜支架系统的第一个专利**

支架的同时添加了倒钩，以防止移位引起栓塞的发生。我们在猪主动脉中进行了体外试验来监测瓣膜植入后的血流动力学曲线，显示出了良好的血流动力学结果。此外，通过测量主动脉组织内的固位力来衡量固定效果，结果也令人满意（图 23-3A）。

　　一家名为 JEN. cardiotec 的公司成立后，在2001 年，与 Fraunhofer 微观力学和光学研究所（Jena，德国）合作，制造了可经过血管的一个体积较大的导管，并进行了第一次动物实验（图 23-3B）。该瓣膜在成年绵羊模型中显示出良好的血流动力学特征，即使在多巴胺应激下也能保持原位（图 23-3C）。

三、JenaValve 缩短的创意

　　15 年前，我们感觉到在升主动脉植入带倒钩的支架存在固有的不可接受风险。为了保证支架

经皮主动脉瓣置换术
1995—1997

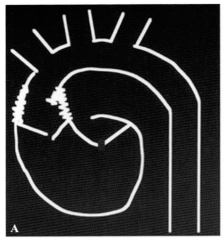

扩张：20～26mm
压缩至：8～9mm
脱位力：> 800g
反流流量：< 150ml/min
流量梯度：每分钟 6mmHg/10L

◀ 图 23-3　A. 自膨胀主动脉瓣的体外试验及其力学和血流动力学轮廓（图片由 H.R.F. 和 M.F. 提供）；B. 带有倒钩的支架瓣膜设计，用于固定在升主动脉和经血管输送导管（图片由 H.R.F. 和 M.F. 提供）

JEN.cardiotec 产品描述、生产设备（3）的概念
2001

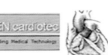

该装置现在的样式

有专利保护导管（现款）的现有支架设计（有或没有锚定倒钩）

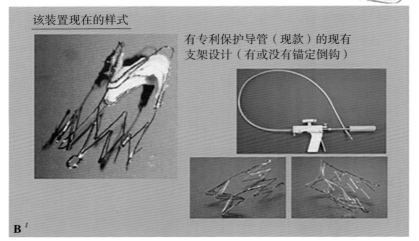

的短小，使其能够穿过主动脉弓，并去除倒钩，我们提出了一种革命性想法，即制造一种带有所谓夹子的短支架。

这个想法在 2003 年 4 月获得专利保护（图 23-4）。

除了夹紧自体的瓣膜，这项技术还具有以下 3 个作用。

● 降低瓣膜支架的硬度。

● 在释放过程中的定位对下部组织损伤较小，从而减少因对间隔干扰导致房室传导阻滞的可能性。

● 瓣叶总是能自动适合血流方向。

这种人工瓣膜不需要依靠自体瓣叶的钙化来固定，因此我们可以通过动物开始试验，这种瓣膜可以通过其夹持结构自行固定[1, 2]。然而，夹持机构需要一种特殊的导管，首先使夹子（现称为"定位器"）暴露，然后在第二步使瓣膜展开，这只能通过体积很大的导管来实现，如图 23-3B 所示。

由于实现小型经血管装置的技术十分困难，在 2006 年成立了一家制造此类装置的公司，并将其命名为 JenaValve。2011 年，该公司推出

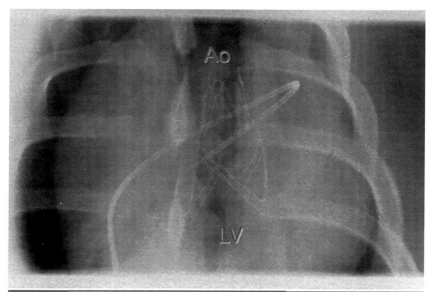

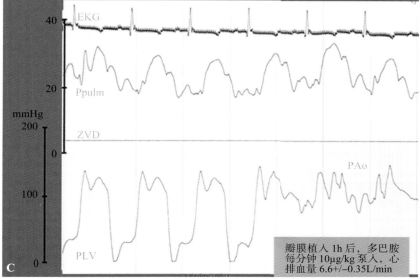

◀ 图 23-3（续）　C. 在成年羊模型上进行的第一次经皮植入主动脉瓣的体内实验显示，即使在多巴胺应激后，血流动力学结果也令人满意（图片由 **H.R.F.** 和 **M.F.** 提供）

瓣膜植入 1h 后，多巴胺每分钟 10μg/kg 泵入，心排血量 6.6+/-0.35L/min

了第一个带全猪瓣膜的经心尖植入装置（32F）（图 23-5）。

　　该装置的市场接受度良好，但那时经心尖系统的市场已经开始萎缩。2013 年，JenaValve 经心尖瓣膜系统因其治疗主动脉瓣反流方面从技术上比较适合并有良好的临床效果，获得了额外的 CE 认证[3]。

　　美国 Medtronic 公司（美国明尼苏达州明尼阿波利斯市）也采用了相同的瓣膜夹持概念，2 年后，一种名为 Engager 的经心尖瓣膜系统进入市场。该瓣膜系统使用夹子作为第二个部件连接

到支架上，其两件式结构使该设备非常笨重，经股动脉系统可能永远无法实现，因此该瓣膜系统在后来撤离了市场。

　　2016 年，JenaValve 经心尖系统也从市场上撤下，因为需要重新认证，且经心尖市场已经变得非常小。此外，一种新的心包瓣膜经股动脉系统的临床试验已经开始。

　　然而，由于技术上的改进，试验被中断，所谓的第三代 TAVI 设备的临床发布不得不推迟到 2018 年底（图 23-6）。

　　请注意，从第一个概念产生到第一个 Jena-Valve

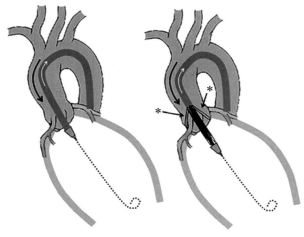

缩短支架使通过主动脉弓更容易

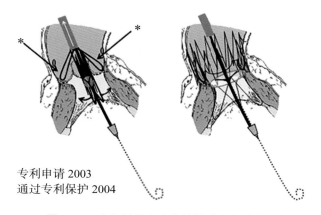

专利申请 2003
通过专利保护 2004

▲ 图 23-4 支架瓣膜夹在自体瓣叶上的革命性想法

图片由 H.R.F. 和 M.F. 提供

设备上市，经过了 15 年以上的时间。具有颠覆性的新医疗技术方案在进入市场之前会受到严格的监管。监管机构关心新技术的安全性和有效性必须与医疗需求相平衡，以取代通常不受监管、根据个别外科医师决定而应用，以及未进行临床试验的旧式和更具侵入性的外科手术。

目前其他新的 TAVI 装置仍在开发中，TAVI 的迭代更新始于 20 世纪 90 年代初，但它正如丘吉尔所言。

"……并没有结束，甚至还没有开始结束。也许是开始（阶段）的结束"

——温斯顿·丘吉尔

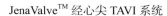

JenaValve™ 经心尖 TAVI 系统

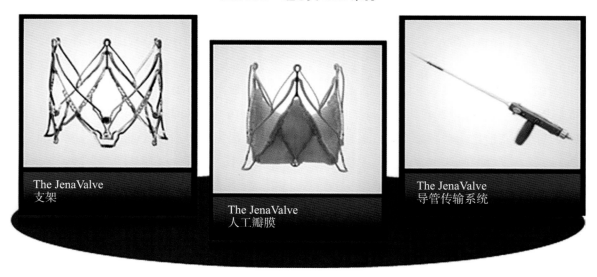

The JenaValve
支架

The JenaValve
人工瓣膜

The JenaValve
导管传输系统

▲ 图 23-5 带有夹子和完全猪（主动脉）根部瓣膜的 JenaValve 经心尖系统

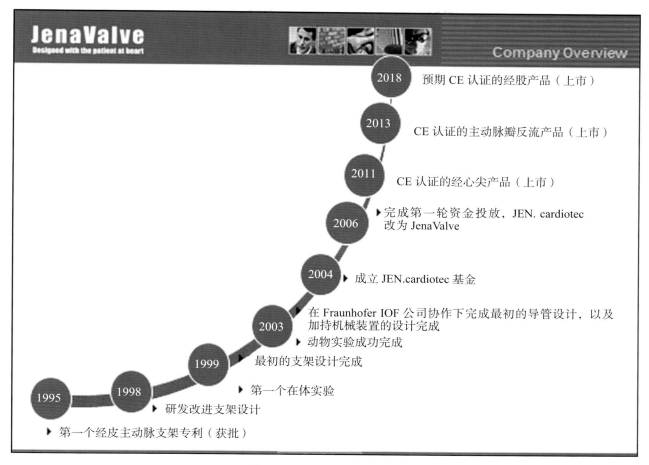

▲ 图 23-6　**JenaValve** 公司里程碑

参 考 文 献

[1] Ferrari M, Figulla HR, Schlosser M, et al. Transarterial aortic valve replacement with a self–expanding stent in pigs. Heart. 2004;90:1326–31.

[2] Lauten A, Ferrari M, Petri A, et al. Experimental evaluation of the JenaClip transcatheter aortic valve. Catheter Cardiovasc Interv. 2009;74:514–9.

[3] Seiffert M, Diemert P, Koschyk D, et al. Transapical implantation of a second–generation transcatheter heart valve in patients with noncalcified aortic regurgitation. JACC Cardiovasc Interv. 2013;6:590–7.

第24章 经导管主动脉瓣植入术的 Medtronic 方案

Medtronic Program for Transcatheter Aortic Valve Implantation

Yasuhiro Ichibori Sandeep M. Patel Ankur Kalra Guilherme F. Attizzani 著

王忠民 译 谢涌泉 校

一、概述

经导管主动脉瓣植入术也被称为经导管主动脉瓣置换术，对于具有中、高度围术期死亡风险的严重主动脉瓣狭窄患者，已被接受作为外科主动脉瓣置换术的替代治疗[1, 2]。装置和技术的不断改进更好地降低了经导管主动脉置换术 30 天死亡率[3, 4]。Medtronic CoreValve 是 2007 年获得 Conformité Européenne（CE）认证后上市的第一个自膨胀式经导管心脏瓣膜，其特点是环上环形设计从而提高瓣膜功能。2014 年 1 月，FDA 批准 CoreValve 用于外科主动脉瓣置换术围术期死亡风险高的患者。下一代 CoreValve Evolut R 装置于 2015 年 6 月获批用于高或极高手术风险患者。第二代装置有四种规格（23mm、26mm、29mm 和 34mm）（图 24–1），与之前的 CoreValve 装置相比，设计具有以下优点。

- 准确的定位。EnVeo R 输送导管系统（图 24–2）允许在瓣膜释放时实现 1 : 1 的扭矩响应，并允许在到达不可回收点之前，重新回收和定位瓣膜多达 3 次。
- 左心室流出道创伤小。重新设计瓣膜流入

端，以减少流入端所施加的力和随后植入起搏器的发生率。

- 增强封闭性。改进后的瓣膜流入部分，配有加长的裙边，产生一致的径向力，减少了瓣周漏。
- 剖面更小。自身附带的外鞘使 EnVeoR 输送导管系统的插入无须额外的动脉鞘，允许 14F（23mm、26mm、29mm）或 16F（34mm）大小的装置输送。

当需要额外的外鞘来输送导管时，18F 鞘管用于直径 23mm、26mm 和 29mm 的瓣膜，20F 鞘管用于直径 34mm 的瓣膜。最近，最新的 CoreValve Evolut PRO 在欧洲和美国获得批准。CoreValve Evolut PRO 由猪心包组织制成的外膜，能够增强瓣膜和主动脉环的接触，从而防止瓣周漏的发生。该装置目前有 23mm、26mm 和 29mm 尺寸可供选择（34mm 尺寸不可用），具有 16F 大小的自带外鞘。Medtronic 公司的 TAVR 装置在全球具有很大的市场份额，截至 2017 年 10 月，Medtronic 装置已在全球范围内植入超过 16 万名患者。

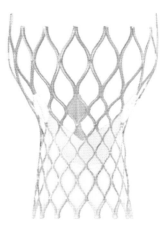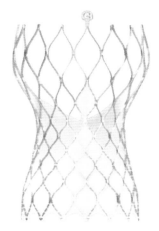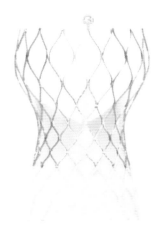

	CoreValve	Evolut R	Evolut PRO
型号	26mm，29mm，31mm	23mm，26mm，29mm，34mm	23mm，26mm，29mm
自身鞘	—	相当于 14F 或 16F	相当于 16F
动脉鞘大小	18F 或 20F	18F 或 20F*	20F*
直径	≥ 6.0mm	≥ 5.0mm 或 5.5mm	≥ 5.5mm
可回收	—	可以	可以
外部包装	—	—	整装

▲ 图 24-1　产品特点

*. 如果需要（经 ©Medtronic 2018 许可转载）

二、植入手术

（一）瓣膜和路径的选择

计算机断层扫描是 TAVR 的基本成像方式，包括选择瓣膜类型和大小[5-7]，CoreValve 的尺寸由多层 CT 根据瓣环周长决定的。此外，还应考虑其他信息，如 Valsalva 窦的大小、冠状动脉高度、瓣叶钙化的严重程度，特别是当瓣环周长位于两种瓣膜大小的交界。虽然还没有一个十分理想的指标，但目前建议使用较大规格的 CoreValve 以降低瓣周漏的风险[7-10]。先前的研究表明起搏器植入率与瓣膜过大的程度有直接关系[11, 12]。最近的一项研究表明，9.6%～16.2% 较大的瓣膜周长与较好的预后相关，包括降低扩张后脑卒中的发生率[13]。

与其他入路相比，经股动脉入路被认为是侵入性较低的黄金路径。当靶血管口径过小（< 5.0mm），或有严重钙化或曲折，锁骨下动脉或其他部位的动脉也是可以的，TAVR 血管并发症仍然是一个问题，与早期和晚期死亡率密切相关[14-16]。然而，随着装置的改进和技术的发展，目前其他路径正在减少。国际前沿研究（International forward Study）是一项多中心观察性研究，对 1083 例 CoreValve Evolut R 患者的临床实践进行了研究，其中只有 1.9% 的患者通过替代通路进行 TAVR，1.6% 通过锁骨下动脉，0.3% 采用直接主动脉入路[17]。

（二）植入技术

推荐 CoreValve Evolut R/PRO 植入距离瓣环平面 3～5mm 深度。既往研究表明，当 CoreValve 植入更深（更低）时，患者更可能发生 PVL 或需要永久性起搏器植入[8, 18-20]。以往的报道中建议植入深度小于 10mm 或相当于介入瓣一个支架单元格可以降低 PVL[8, 20]，但似乎需要更精确的

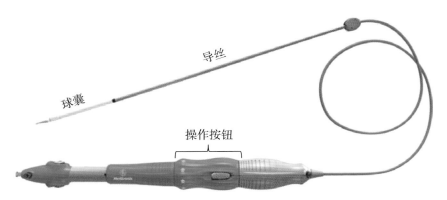

导丝

球囊

操作按钮

◀ 图 24-2　EnVeo R 输送导管系统。自身附带的外鞘能够插入 EnVeo R 输送导管系统，而不需要额外的外鞘，允许 14F（用于 CoreValve Evolut R 23mm、26mm、29mm）或 16F（用于 CoreValve Evolut R/PRO 34mm）的等效输送剖面

经 ©Medtronic 2018 许可转载

植入来降低起搏器植入的风险。尽管起搏器植入的比例在不同的报道中有所不同，但有报道称植入深度超过 6～10mm 增加了永久性起搏器植入的风险[21, 22]。与 CoreValve（4.0mm vs. 5.3mm，P=0.03）相比，CoreValve Evolut R 的再回收和新支架设计可以更精确地定位植入深度[23]。此外，较浅的植入位置在瓣膜最终释放时仍有可能发生装置移位至主动脉的风险，这支持了操作经验对于更好的植入位置和临床结果（包括起搏器植入率或显著 PVL）的重要性[9, 24]。

（三）经股动脉入路

股动脉通路是在股总动脉段行外科血管切开或采用血管闭合装置经皮穿刺建立的，与常规穿刺相比，动脉穿刺应更平行于血管，以减少 EnVeo R 导管穿过动脉壁时的阻力。当 EnVeo R 输送导管直接使用自带鞘时，14F（或 16F）鞘应该被放置在股动脉内。然而，由于 EnVeo R 输送导管的锥体与球囊的间隙导致可推性较差，对于严重钙化和弯曲的病例，建议使用 18F（或 20F）鞘，并通过该鞘传递 EnVeo R 导管。一根硬的导丝〔如 Safari（Boston Scientific，马萨诸塞州纳蒂克市）、Confida（Medtronic）或 Amplatz Super stiff（Boston Scientific）的导丝〕，放置在左心室心尖。当需要更大的支撑来输送导管时，也可以使用 Lunderquist Extra 特导丝（Cook Medical，印第安纳州布卢明顿市）。Safari 和 Confida 是专用的塑形导丝，能够在左心室中保持稳定，而手工塑性的导丝应谨慎操作，以减少左心室损伤的风险。导丝应放置在左心室心尖部，以方便瓣膜同轴定位和展开，从而避免损伤左心室或二尖瓣。通过超声心动图或透视（右前斜位）确定导丝的位置。

在主动脉瓣球囊预扩张前，行透视检查装载好瓣膜的输送导管是非常必要的，以防在瓣膜成形术后发生急性严重主动脉瓣反流或导致血流动力学不稳定，由于镍钛合金球囊的特殊材质，装载好的瓣膜不能直接被看见，所以检查输送导管时应在透视下进行，然后可以在旋转整个瓣膜的同时，以高帧率（每秒≥30帧）的正后方视图进行检查。仔细检查 CoreValve Evolut R/PRO 的两个桨叶，以确保它们完美地插入凹槽中，并且完全对称，并确保 EnVeo R 输送导管的瓣叶连接距离相等（图 24-3）。流出的齿冠应平行于瓣膜，被膜应该是直的，没有任何畸形，标记带或节点必须是直、均衡的，没有折痕或弯曲的瓣膜。

介入瓣膜植入前可进行主动脉瓣球囊成形术，这是由于 BAV 可在 CoreValve Evolut R/PRO 开始扩张时减轻左心室流出的阻力，以促进 CoreValve Evolut R/PRO 装置在自身瓣膜上的输送和扩张，BAV 还可以潜在地稳定经导管瓣膜植入期间的血流动力学，并允许缓慢展开。相反，BAV 被报道与并发症相关，如脑卒中、传

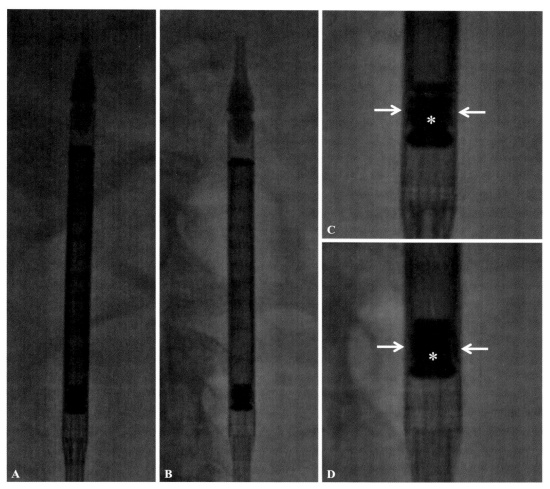

▲ 图 24-3　装置检查

A 和 C. 正确装载：CoreValve Evolut R/Pro 的两个桨叶（箭）完美地插入导管中，与 EnVeo R 导管的
侧翼附件（星）完全等距对称；B 和 D. 装载不当：两个侧翼不对称

导阻滞、严重的主动脉瓣反流和血流动力学不稳定[25, 26]，而 TAVR 不进行预扩张的安全性也有报道[27, 28]。在没有明确推荐的情况下，介入瓣膜植入前应根据术者经验及主动脉瓣钙化、主动脉瓣口面积、左心室功能等临床情况来确定是否行BAV。该输送系统沿位于左心室心尖的硬导丝进入，同时在透视下密切关注左心室导丝的位置。

当使用自带鞘管直接从腹股沟插入 EnVeo R 输送导管时，确认输送导管的冲洗口指向上，并且自带鞘管与瓣膜舱的近端接触。在透视下，确保前锥体和瓣膜舱没有空隙的情况下继推输送导管，特别是在弯曲的血管或严重钙化的血管中。

当产生间隙或操作者在前进过程中感到阻力时，切忌用力过猛；相反，将导管向后拉，并尝试通过操纵导丝来改变导管的轨迹，或者在某些情况下，将导管旋转 1/4 圈。更换更硬的导丝，如 Lunderquist 超硬导丝，或插入 18F 或 20F 标准动脉鞘也有助于输送系统的置入。

该装置通过主动脉瓣前进，保持其朝向升主动脉的外弧度。通过血管造影确认猪尾导管位于无冠窦的底部是很重要的。调整投影角度来消除装置内的视差，基本是通过左前斜和 C 臂足位旋转来实现的。然后，装载好 CoreValve Evolut R/ PRO 的流入端位于瓣环以下 3～5mm 的深度内，指向距离流入近端 6mm 处的第一个节点。达到装置最佳位置后，释放导管内的所有压力，并缓慢转动手柄使生物瓣膜的流入端部分张开。缓慢释放瓣膜，使用猪尾导管最低点的标志来监测和调整位置（图 24-4）。如有必要，可轻轻拉推输送系统或左心室导丝，使心室起搏达到每分钟 90~120 次的最佳状态，以稳定装置位置。一旦形成环形接触，血压会急剧下降，因此根据不透射线标记带和不透射线片附着的关系，释放应迅速进行，直到没有再次被回收的点。在手柄的旋转过程中，操作人员还可以感受到触控反馈，即部署已接近无法返回的点，确定恢复正常压力很重要。在视差去除后，通过注射对比剂评估 CoreValve Evolut R/PRO 的位置。当位置不是最优时，可部分或全部回收 CoreValve Evolut R/PRO。在达到满意的位置后，收回 LV 导丝，收拢前端锥体，以避免干扰瓣膜。在某些情况下，只要轻轻推一下输送导管，手柄就会非常缓慢地转动，直到两个侧翼脱离。应仔细评估侧翼是否完全脱离。胶囊在降主动脉被重新收回，随后将输送系统从体内取出。当球囊扩张完全后，一个 14F（或 16F）的鞘被重新插入。

（四）可选择路径

如果经股动脉入路不合适或血管并发症风险高，可选择经锁骨下 / 腋动脉入路或升主动脉入路。左锁骨下动脉和右锁骨下动脉都可以作为入路血管，但相对于主动脉瓣的角度，左锁骨下动脉更好。右侧锁骨下入路建议主动脉根部成角（主动脉瓣环平面与水平面的夹角）＜ 30°，左侧锁骨下入路建议成角＜ 70°。锁骨下动脉钙化较少、迂曲轻，但口径相对较小，血管易受损伤（如剥离和闭塞）。尤其对于有过冠状动脉搭桥手术和左乳内动脉或右乳内动脉移植手术的患者要谨慎；对于鞘管系统，建议最小动脉直径≥ 6.5mm；对于 18F 护套，建议最小动脉直径≥ 7.5mm。在升主动脉直接入路中，操作者可在离主动脉瓣较短的距离内通过升主动脉直接输送装置。所需要的手术切口，要么是胸骨上段切开，要么是右前外侧小切口。升主动脉入路距离瓣环平面应≥ 6cm，升主动脉直接入路不推荐使用自带鞘系统。

目前，最常见的非股动脉入路是经心尖入路（CoreValve 不适用）或经锁骨下动脉入路。到目前为止，这两种方法很少在临床研究中进行比较，一种方法对另一种方法的优越性尚未确

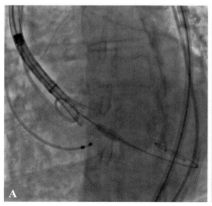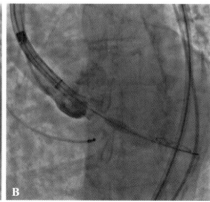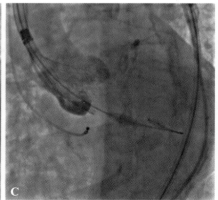

▲ 图 24-4　植入过程

A. 可以确定瓣膜深度与放置在无冠窦底部的导管末端的关系，作为主动脉瓣环的标志；B. 注射对比剂进一步明确瓣膜的深度，包括左冠状动脉开口；C. 在可回收点，瓣膜的位置在最终释放前被仔细评估

定[29, 30]。因此，可根据手术者的经验和偏好，以及患者的病变情况和解剖特点来选择具体通路。

（五）"瓣中瓣"植入术

瓣中瓣（VIV）TAVR 对于外科生物瓣膜衰败的患者是一种侵入性较小的方法，对于高危手术类型的患者是一种有效的替代外科手术主动脉瓣置换术的方法。VIV 植入后，硬化的外科瓣膜阻碍瓣膜扩张，导致导管瓣膜发生膨胀不全，进而导致术后更高的瓣膜倾斜度和更高的患者 - 瓣膜不匹配的发生率[31]。膨胀不全还可能对瓣膜寿命产生负面影响，支环上瓣设计的瓣膜更具优势，因为该装置可以在手术瓣膜刚性框架之上工作[32]。在体外 ViV 模型中，与环内瓣膜相比，CoreValve 表现出更好的瓣膜性能（即跨瓣膜压差和有效开口面积）[33]。当 CoreValve 的流入与手术瓣膜的流入并行时，深度为 0mm，在不同植入深度中表现最好。一项临床研究也表明，使用 CoreValve Evolut R[32]，较高的植入（定义为植入深度距离手术瓣膜下缘 ≤ 5mm）与较低的术后瓣膜压差相关。在较高的瓣膜置入术中，跨瓣膜压差升高比率（平均压差 ≥ 20mmHg）明显低于较低的瓣膜置入（深度 > 5mm）。这些结果表明，可重新定位的 CoreValve Evolut R/PRO 可作为治疗 VIV 的一线装置，特别是对于小型外科生物瓣膜的患者[34]。

对于装置的尺寸，使用的是在缝合环水平的外科手术瓣膜真正内径，通常比制造商标记的尺寸小 1～4mm。这些信息可以从制造商的网站或出版物上获得。考虑到瓣膜更换 10 年后的设计和尺寸信息并不总是精确的，建议使用多层 CT 或经食管超声心动图来确认外科手术瓣膜的最小内径。该装置大小是基于选择合适主动脉瓣的方法。对于成功的 VIV 手术，VIV 应用程序在获取重要信息方面也很有用，包括 TAVR 瓣膜路径和透视下图像的指导，以确定瓣膜的理想位置。

缝合环平面被用作外科瓣膜的参考平面，类似于 TAVR 中自身主动脉瓣的瓣环平面。外科瓣膜的垂直视图是通过使用不透射线的制造者（如基础环或支架框架）调整透视投影来实现的。缝合环的位置必须用不透射线外科瓣膜作为相对标记物，或者在没有透射线部分的情况下，用瓣膜成形术来确定颈部和经食管超声心动图来标记位置[35]。如前所述，为了更好地维持血流动力学稳定状态（图 24-5），将 CoreValve 瓣植入缝合环下方 5mm 的深度内。CoreValve Evolut R/PRO 的合理特性有助于获得理想的深度和手术瓣膜的同轴度。

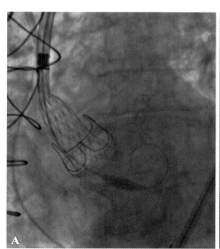
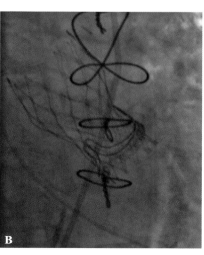

◀ 图 24-5　瓣中瓣植入术

Core-Valve Evolut R 23mm 在 Carpentier-Edwards Perimount 23mm 内部，外科手术瓣膜的支架框架可以作为空间位置的参考

（六）术后监测

在最近的CoreValve Evolut R试验中，14.7%～17.5%[4, 17, 36]的患者在术后30天内需要永久起搏器植入。与手术相关的高度房室传导阻滞（high-degree atrioventricular block，HAVB）主要发生在TAVR术后24h内的围术期。然而，2%～7%的患者[37, 38]在手术后≥48h出现延迟HAVB，因为自膨胀瓣膜在植入后仍在扩张。因此，目前建议持续心率监测达到术后72h[39]。此外，最近报道显示[37]，在TAVR期心电图正常的患者中，1例在TAVR术后8天发生延迟性HAVB。到目前为止，还没有建立一个循证策略来监测时间，最低所需时间也不清楚。因此，操作人员应根据术中有无心脏传导阻滞、新发左束支传导阻滞等危险因素，仔细评估每个患者HAVB的风险。

三、临床研究结果（表24-1）

（一）CoreValve US Pivotal 研究

CoreValve US Pivotal研究中的极端风险研究[40]起初是多中心、非随机化研究。观察CoreValve在SAVR极高风险高患者中的安全性和有效性。来自41个临床单位的总共486例患者接受了TAVI治疗，平均年龄为83.2岁，根据胸外科医师协会评分预测30天死亡率为10.3%。1年时主要终点全因死亡率或重大卒中的发生率为26%，显著低于预先设定的客观效果目标（43%；P < 0.0001），1个月时重大脑卒中发生率为2.3%，并且满1年时仍保持较低水平，为4.1%。美国CoreValve高风险研究[41]是第一项使用CoreValve的多中心、随机、独立研究，包括了来自美国45个中心的795名患者。有症状的严重主动脉瓣狭窄且手术风险较高的患者，采

用CoreValve TAVI vs. SAVR以1∶1方式随机分配。患者平均年龄为83.2岁，平均STS评分为7.4%。TAVI组1年的全因死亡率显著低于SAVR组（14.2% vs. 19.1%，非劣性P < 0.001，优越性P=0.04）。对次要终点的探索性分析表明，TAVI组1年的主要不良心血管或脑血管事件（包括全因死亡率、心肌梗死、任何脑卒中和再次干预）的发生率显著低于外科手术组（20.4% vs. 27.3%，P=0.03）。与分层测试显示的SAVR相比，TAVI中的瓣膜功能（如平均主动脉瓣压差和有效开口面积）并不逊色。在TAVI中，中度或重度瓣周漏、新的永久性起搏器植入和主要血管并发症的发生率较高，而SAVR中出血、急性肾损伤及新发或恶化的心房颤动发生率显著增高。这些数据支撑了美国FDA批准该产品为高手术风险患者使用的决策。在伊利诺伊州芝加哥举行的2016ACC大会上，报道了3年随访结果，趋势仍然是一致的。TAVI的死亡率或脑卒中率显著低于SAVR（37.3% vs. 46.7%，P=0.006）。

（二）NOTION 研究

NOTION（北欧主动脉瓣治疗）研究[42]是第一个将所有患者随机分为CoreValve TAVI或SAVR治疗的研究，并在3个北欧中心招募了280名年龄在70岁以上的严重主动脉瓣狭窄患者。平均年龄为79岁，其中低危患者占81.8%，依据STS评分在30天时的预测死亡率小于4%。1年时的结果显示，在主要终点上TAVI与SAVR无显著性差异（13.1% vs. 16.3%，优势比为P=0.43），包括任何原因的综合死亡率、脑卒中或心肌梗死。TAVI组在1年时具有较高的起搏器植入率、较高的主动脉瓣关闭不全发生率和较高的纽约心脏病协会心功能分级。此外，SAVR组手术后的有效开口面积较小，出血、心源性休克、急性肾损伤及新发或恶化的心房颤动更多。

表 24-1 临床试验

临床试验	位 置	手术风险	装 置	患 者	年 龄	STS 评分
CoreValve US Pivotal（极高风险）[40]	美国 41 个地点	极高风险	CoreValve	单中心 n=489	83.2 岁	10.3%
CoreValve US Pivotal（高风险）[41]	美国 45 个地点	高风险	CoreValve	治疗意向 / 治疗方案 TAVR n=394/390 SAVR n=401/357	TAVR 83.1 岁 SAVR 83.2 岁	TAVR 7.3% SAVR 7.5%
Notion 研究[42]	丹麦 2 个, 瑞典 1 个	所有受试对象＞70 岁	CoreValve	治疗意向 / 治疗方案 TAVR n=145/139 SAVR n=135/135	TAVR 79.2 岁 SAVR 79 岁	TAVR 2.9% SAVR 3.1%
SURTAVI 研究[2]	国际 87 个	中风险	CoreValve 86% CoreValve Evolut R 14%	治疗意向 / 改良治疗意向 TAVR n=879/864 SAVR n=867/796	TAVR 79.9 岁 SAVR 79.7 岁	TAVR 4.4% SAVR 4.5%

临床试验	路 径	术后 30 天结果	长期预后
CoreValve US Pivotal（极高风险）[40]	股动脉入路 100%	• 全因死亡率 8.3% • 脑卒中 4.0%	• 1 年全因死亡率或严重卒中（原发性）26.0%，P＜0.001；与预先指定的绩效目标（43.0%）相比，1 年全因死亡率为 24.3%
CoreValve US Pivotal（高风险）[41]	股动脉入路 82.8% 其他 17.2%	• 全因死亡率 TAVR 3.3% vs. SAVR 4.5%，P=0.43 • 脑卒中 TAVR 4.9% vs. SAVR 6.2%，P=0.46	• 1 年（原发性）全因死亡率 TAVR 14.2% vs. SAVR 19.1%；非劣效性 P＜0.001，优势 P=0.04，1 年脑卒中发生率 TAVR 为 8.8%，SAVR 为 12.6%，P=0.10
Notion 研究[42]	股动脉入路 96.5% 锁骨下动脉入路 3.5%	• 全因死亡率 TAVR 2.1% vs. SAVR 3.7%，P=0.43 • 脑卒中 TAVR 1.4% vs. SAVR 3.0%，P=0.37	• 1 年全因死亡率、脑卒中或心肌梗死发生率（初级）TAVR 6.3%，优势 P=0.43；1 年全因死亡率 TAVR 4.9% vs. SAVR 7.5%，P=0.38
SURTAVI 研究[2]	股动脉入路 93.6% 主动脉入路 4.1% 锁骨下动脉入路 2.3%	• 全因死亡率 TAVR 2.2% vs. SAVR 1.7%，95%CI -0.9~1.8 • 脑卒中 TAVR 3.4% vs. SAVR 5.6%，CI-4.2~-0.2	• 2 年（原发性）全因死亡率或致残性脑卒中 TAVR 12.6% vs. SAVR 14.0%，非劣效性 P=0.43，＞0.9999；1 年全因死亡率 TAVR 为 6.7%，SAVR 为 6.8%，CI -2.7~2.4；2 年全因死亡率 TAVR 11.4% vs. SAVR 11.6%，CI-3.8~3.3

TAVI 术后较高的主动脉瓣关闭不全和传导异常的发生率，可能与 1 年时 NYHA 心功能分级恶化相关。

（三）SURTA VI研究

SURTA VI（外科置换和经导管主动脉瓣植入）研究[2]是一项全球性、多中心、随机性研究，评估中度手术风险患者使用 CoreValve（86%）或 CoreValve Evolut R（14%）行 TAVR 与 SAVR 治疗术后 2 年的对比。中度手术风险由 STS 评分或非传统因素决定，如并存疾病、虚弱和残疾。1660 例尝试 TAVR（n=864）或 SAVR（n=796）的患者，平均年龄 79.8 岁，STS 评分为 4.5%。主要终点为 24 个月的估计发生率，包括任何原因的死亡或致残性脑卒中，在 TAVR 组为 12.6%，在外科手术组为 14.0%（95%CI -5.2~2.3%，非劣性概率＞ 0.999）；与既往研究相似，TAVR 患者术后起搏器植入率较高，而 SAVR 患者急性肾损伤和房颤发生率较高。与 SAVR 相比，TAVR 的主动脉瓣开口面积更大，平均压差更低，中度或重度瓣周漏更常见。随访 24 个月，两组均未发现瓣膜结构恶化。

从这些结果来看，TAVR 目前越来越多地用于 SAVR 风险较低和预期寿命较长的患者。2016 年 8 月，Medtronic 获得了 CoreValve Evolut R 系统的 CE 认证，包括中度 SAVR 风险的患者。此后，2017 年 7 月，FDA 批准了 CoreValve Evolut R 用于中度风险患者的额外适应证。最近，Medtronic 开始了一项新的临床试验，在 SAVR 手术死亡率预测风险较低（即 30 天死亡率预测风险＜ 3%）的患者中比较 TAVR 和 SAVR。该临床试验将包括 1200 例患者，采用 1∶1 随机分组，目的是研究 TAVR 与 SAVR 在 2 年全因死亡率或致残性脑卒中方面的非劣性。

这项研究的结果可能支持进一步向手术风险较低的患者应用 TAVR。然而，临床试验表明，与 SAVR 相比，TAVR 术后 PVL 和永久起搏器植入的发生率始终较高。新一代的 Medtronic 装置正在解决这些问题，最近的回顾性研究显示 CoreValve Evolut R 优 于 Corevalve [43, 44]。CoreValve Evolut R 对永久性起搏器植入的需求明显低于 Corevalve（22.7% vs. 35.3%，P=0.008），CoreValve Evolut R 中、重度 PVL 发生率较低（9.0% vs. 16.7%，P=0.044）。再回收技术可以优化瓣膜的位置，与使原有主动脉瓣环的密封性更好，对左心室流出道传导系统的损伤更小。在 Medtronic Evolut PRO 临床研究（n=60）[45] 中，最新的 CoreValve 瓣膜外包裙边也显示出良好的结果。在 30 天内，没有报道发生中度或重度 PVL，72.4% 的患者没有出现或仅有微量瓣周漏。此外，新的永久性起搏器植入的发生率报道为 10%。到目前为止，还

没有研究直接将 CoreValve Evolut PRO 与之前的装置进行比较，其结果尚待研究。

四、前景

Medtronic 经导管心脏瓣膜的重新设计，结合操作人员的经验，减少了 TAVR 相关并发症，如血管并发症、瓣周漏和起搏器植入。Evolut R 提供了一种可用于瓣膜再回收和重新定位的装置，可以帮助精确定位瓣膜，同时使用 InLine 系统减少了输送器尺寸，增加了与小髂股血管的兼容性，减少了血管并发症。最新上市的 Evolut PRO 配备了一层裙边，旨在增强瓣膜和主动脉瓣环的接触。

正在进行和未来的临床研究及临床实践经验将证明其在减少瓣周漏方面的疗效。然而，随着 TAVR 的适应证不断扩大到手术风险较低和预期寿命较长的患者，该装置的发展仍面临许多挑战。未来的技术将解决与 TAVR 相关的剩余问题，如冠状动脉通路和生物瓣膜的长期耐用性，包括 TAVI 中 TAVI 的可能性，并继续追求降低输送尺寸和起搏器植入率，以及使瓣膜易于精确定位的输送系统。

五、结论

自 Medtronic 作为第一种可自行扩张的经导管心脏瓣膜出现以来，Medtronic 装置已广泛应用于治疗主动脉瓣狭窄严重且手术风险较高的患者。临床试验表明，它们对不同的疾病类型和手术风险的患者有效，随着减少 TAVR 相关并发症的设计的发展，正在进行的低手术风险患者的随机试验有望证明 TAVR 的非劣势性，并扩大适应证至年轻和低手术风险患者。然而，TAVR 要想获得更好的疗效和长期安全性，尤其是瓣膜的耐

久性，还需要进一步的努力，以及长期随访的临床试验的良好结果。

声明

感谢：克利夫兰医学中心大学医院哈林顿心脏和血管研究所心血管医学部瓣膜和结构性心脏病治疗中心 Armando Vergara-Martel。

COI 披露：Patel 博士声明接受了来自 Abbott Vascular 公司、Boston Scientific 公司和 Medtronic 公司的酬金和个人费用。Kalra 博士声明接受了 Medtronic 公司和 Philips 公司的个人费用。Attizzani 博士是 Edwards Lifesciences 和 Medtronic 的顾问和学监，以及 Abbott Vascular 公司的顾问。其余的作者无利益冲突。

参考文献

[1] Leon MB, Smith CR, Mack MJ, Makkar RR, Svensson LG, Kodali SK, Thourani VH, Tuzcu EM, Miller DC, Herrmann HC, Doshi D, Cohen DJ, Pichard AD, Kapadia S, Dewey T, Babaliaros V, Szeto WY, Williams MR, Kereiakes D, Zajarias A, Greason KL, Whisenant BK, Hodson RW, Moses JW, Trento A, Brown DL, Fearon WF, Pibarot P, Hahn RT, Jaber WA, Anderson WN, Alu MC, Webb JG, Investigators P. Transcatheter or surgical aortic-valve replacement in intermediate-risk patients. N Engl J Med. 2016;374:1609-20.

[2] Reardon MJ, Van Mieghem NM, Popma JJ, Kleiman NS, Sondergaard L, Mumtaz M, Adams DH, Deeb GM, Maini B, Gada H, Chetcuti S, Gleason T, Heiser J, Lange R, Merhi W, Oh JK, Olsen PS, Piazza N, Williams M, Windecker S, Yakubov SJ, Grube E, Makkar R, Lee JS, Conte J, Vang E, Nguyen H, Chang Y, Mugglin AS, Serruys PW, Kappetein AP, Investigators S. Surgical or transcatheter aortic-valve replacement in intermediate-risk patients. N Engl J

[3] Med. 2017;376:1321-31. Husser O, Pellegrini C, Kessler T, Burgdorf C, Thaller H, Mayr NP, Ott I, Kasel AM, Schunkert H, Kastrati A, Hengstenberg C. Outcomes after transcatheter aortic valve replacement using a novel balloon-expandable transcatheter heart valve: a single-center experience. JACC Cardiovasc Interv. 2015;8:1809-16.

[4] Kalra SS, Firoozi S, Yeh J, Blackman DJ, Rashid S, Davies S, Moat N, Dalby M, Kabir T, Khogali SS, Anderson RA, Groves PH, Mylotte D, Hildick-Smith D, Rampat R, Kovac J, Gunarathne A, Laborde JC, Brecker SJ. Initial experience of a second-generation self-expanding transcatheter aortic valve: the UK & Ireland Evolut R Implanters' registry. JACC Cardiovasc Interv. 2017;10:276-82.

[5] Binder RK, Webb JG, Willson AB, Urena M, Hansson NC, Norgaard BL, Pibarot P, Barbanti M, Larose E, Freeman M, Dumont E, Thompson C, Wheeler M, Moss RR, Yang TH, Pasian S, Hague CJ, Nguyen G, Raju R, Toggweiler S, Min JK, Wood DA, Rodes-Cabau J, Leipsic J. The impact of integration of a multidetector computed tomography annulus area sizing algorithm on outcomes of transcatheter aortic valve replacement: a prospective, multicenter, controlled trial. J Am Coll Cardiol. 2013;62:431-8.

[6] Okuyama K, Jilaihawi H, Kashif M, Takahashi N, Chakravarty T, Pokhrel H, Patel J, Forrester JS, Nakamura M, Cheng W, Makkar RR. Transfemoral access assessment for transcatheter aortic valve replacement: evidence-based application of computed tomography over invasive angiography. Circ Cardiovasc Imaging. 2015;8:e001995.

[7] Willson AB, Webb JG, Labounty TM, Achenbach S, Moss R, Wheeler M, Thompson C, Min JK, Gurvitch R, Norgaard BL, Hague CJ, Toggweiler S, Binder R, Freeman M, Poulter R, Poulsen S, Wood DA, Leipsic J. 3-dimensional aortic annular assessment by multidetector computed tomography predicts moderate or severe paravalvular regurgitation after transcatheter aortic valve replacement: a multicenter retrospective analysis. J Am Coll Cardiol. 2012;59:1287-94.

[8] Takagi K, Latib A, Al-Lamee R, Mussardo M, Montorfano M, Maisano F, Godino C, Chieffo A, Alfieri O, Colombo A. Predictors of moderate-to-severe paravalvular aortic regurgitation immediately after CoreValve implantation and the impact of postdilatation. Catheter Cardiovasc Interv. 2011;78:432-43.

[9] Detaint D, Lepage L, Himbert D, Brochet E, Messika Zeitoun D, Iung B, Vahanian A. Determinants of significant paravalvular regurgitation after transcatheter aortic valve: implantation impact of device and annulus discongruence. JACC Cardiovasc Interv. 2009;2:821-7.

[10] Abdel-Wahab M, Mehilli J, Frerker C, Neumann FJ, Kurz T, Tolg R, Zachow D, Guerra E, Massberg S, Schafer U, El-Mawardy M, Richardt G, investigators C. Comparison of balloon-expandable vs self-expandable valves in patients undergoing transcatheter aortic valve replacement: the CHOICE randomized clinical trial. JAMA. 2014;311:1503-14.

[11] Khawaja MZ, Rajani R, Cook A, Khavandi A, Moynagh A, Chowdhary S, Spence MS, Brown S, Khan SQ, Walker N, Trivedi U, Hutchinson N, De Belder AJ, Moat N, Blackman DJ, Levy RD, Manoharan G, Roberts D, Khogali SS, Crean P, Brecker SJ, Baumbach A, Mullen M, Laborde JC, Hildick-Smith D. Permanent pacemaker insertion after CoreValve transcatheter aortic valve implantation: incidence and contributing factors (the UK CoreValve Collaborative).

Circulation. 2011;123:951–60.

[12] Debry N, Sudre A, Elquodeimat I, Delhaye C, Schurtz G, Bical A, Koussa M, Fattouch K, Modine T. Prognostic value of the ratio between prosthesis area and indexed annulus area measured by MultiSlice–CT for transcatheter aortic valve implanta tion procedures. J Geriatr Cardiol. 2016;13:483–8.

[13] Dvir D, Webb JG, Piazza N, Blanke P, Barbanti M, Bleiziffer S, Wood DA, Mylotte D, Wilson AB, Tan J, Stub D, Tamburino C, Lange R, Leipsic J. Multicenter evaluation of transcatheter aortic valve replacement using either SAPIEN XT or CoreValve: degree of device oversizing by computed–tomography and clinical outcomes. Catheter Cardiovasc Interv. 2015;86:508–15.

[14] Genereux P, Webb JG, Svensson LG, Kodali SK, Satler LF, Fearon WF, Davidson CJ, Eisenhauer AC, Makkar RR, Bergman GW, Babaliaros V, Bavaria JE, Velazquez OC, Williams MR, Hueter I, Xu K, Leon MB, Investigators PT. Vascular complications after transcatheter aortic valve replacement: insights from the PARTNER (Placement of AoRTic TraNscathetER Valve) trial. J Am Coll Cardiol. 2012;60:1043–52.

[15] Ducrocq G, Francis F, Serfaty JM, Himbert D, Maury JM, Pasi N, Marouene S, Provenchere S, Iung B, Castier Y, Leseche G, Vahanian A. Vascular complications of transfemoral aortic valve implantation with the Edwards SAPIEN prosthesis: incidence and impact on outcome. EuroIntervention. 2010;5:666–72.

[16] Toggweiler S, Gurvitch R, Leipsic J, Wood DA, Willson AB, Binder RK, Cheung A, Ye J, Webb JG. Percutaneous aortic valve replacement: vascular outcomes with a fully percutaneous procedure. J Am Coll Cardiol. 2012;59:113–8.

[17] Grube E, Van Mieghem NM, Bleiziffer S, Modine T, Bosmans J, Manoharan G, Linke A, Scholtz W, Tchetche D, Finkelstein A, Trillo R, Fiorina C, Walton A, Malkin CJ, Oh JK, Qiao H, Windecker S, Investigators FS. Clinical outcomes with a repositionable self–expanding transcatheter aortic valve pros–thesis: the International FORWARD Study. J Am Coll Cardiol. 2017;70:845–53.

[18] Lenders GD, Collas V, Hernandez JM, Legrand V, Danenberg HD, den Heijer P, Rodrigus IE, Paelinck BP, Vrints CJ, Bosmans JM. Depth of valve implan tation, conduction disturbances and pacemaker implantation with CoreValve and CoreValve Accutrak system for transcatheter aortic valve implantation, a multi–center study. Int J Cardiol. 2014;176:771–5.

[19] Petronio AS, Sinning JM, Van Mieghem N, Zucchelli G, Nickenig G, Bekeredjian R, Bosmans J, Bedogni F, Branny M, Stangl K, Kovac J, Schiltgen M, Kraus S, de Jaegere P. Optimal implantation depth and adherence to guidelines on permanent pacing to improve the results of transcatheter aor tic valve replacement with the medtronic corevalve system: the CoreValve Prospective, International, Post–Market ADVANCE–II Study. JACC Cardiovasc Interv. 2015;8:837–46.

[20] Sherif MA, Abdel–Wahab M, Stocker B, Geist V, Richardt D, Tolg R, Richardt G. Anatomic and pro cedural predictors of paravalvular aortic regurgitation after implantation of the Medtronic CoreValve bio prosthesis. J Am Coll Cardiol.

2010;56:1623–9.

[21] Guetta V, Goldenberg G, Segev A, Dvir D, Kornowski R, Finckelstein A, Hay I, Goldenberg I, Glikson M. Predictors and course of high–degree atrioventricular block after transcatheter aortic valve implantation using the CoreValve Revalving System. Am J Cardiol. 2011;108:1600–5.

[22] Ferreira ND, Caeiro D, Adao L, Oliveira M, Goncalves H, Ribeiro J, Teixeira M, Albuquerque A, Primo J, Braga P, Simoes L, Ribeiro VG. Incidence and predictors of permanent pacemaker requirement after transcatheter aortic valve implantation with a self–expanding bioprosthesis. Pacing Clin Electrophysiol. 2010;33:1364–72.

[23] Schulz E, Jabs A, Gori T, von Bardeleben S, Hink U, Kasper-Konig W, Vahl CF, Munzel T. Transcatheter aortic valve implantation with the new–generation Evolut R: comparison with CoreValve(R) in a single center cohort. Int J Cardiol Heart Vasc. 2016;12:52–6.

[24] Alli OO, Booker JD, Lennon RJ, Greason KL, Rihal CS, Holmes DR Jr. Transcatheter aortic valve implantation: assessing the learning curve. JACC Cardiovasc Interv. 2012;5:72–9.

[25] Ben–Dor I, Pichard AD, Satler LF, Goldstein SA, Syed AI, Gaglia MA Jr, Weissman G, Maluenda G, Gonzalez MA, Wakabayashi K, Collins SD, Torguson R, Okubagzi P, Xue Z, Kent KM, Lindsay J, Waksman R. Complications and outcome of balloon aortic val vuloplasty in high–risk or inoperable patients. JACC Cardiovasc Interv. 2010;3:1150–6.

[26] Percutaneous balloon aortic valvuloplasty. Acute and 30–day follow–up results in 674 patients from the NHLBI balloon valvuloplasty registry. Circulation. 1991;84:2383–97.

[27] Liao YB, Meng Y, Zhao ZG, Zuo ZL, Li YJ, Xiong TY, Cao JY, Xu YN, Feng Y, Chen M. Meta–analysis of the effectiveness and safety of transcatheter aortic valve implantation without balloon predilation. Am J Cardiol. 2016;117:1629–35.

[28] Auffret V, Regueiro A, Campelo–Parada F, Del Trigo M, Chiche O, Chamandi C, Puri R, Rodes–Cabau J. Feasibility, safety, and efficacy of transcatheter aortic valve replacement without balloon predila tion: a systematic review and meta–analysis. Catheter Cardiovasc Interv. 2017;90:839–50.

[29] Ciuca C, Tarantini G, Latib A, Gasparetto V, Savini C, Di Eusanio M, Napodano M, Maisano F, Gerosa G, Sticchi A, Marzocchi A, Alfieri O, Colombo A, Saia F. Trans–subclavian versus transapical access for transcatheter aortic valve implantation: a multicenter study. Catheter Cardiovasc Interv. 2016;87:332–8.

[30] Petronio AS, De Carlo M, Bedogni F, Maisano F, Ettori F, Klugmann S, Poli A, Marzocchi A, Santoro G, Napodano M, Ussia GP, Giannini C, Brambilla N, Colombo A. 2–year results of CoreValve implantation through the subclavian access: a propensity–matched comparison with the femoral access. J Am Coll Cardiol. 2012;60:502–7.

[31] Dvir D, Webb JG, Bleiziffer S, Pasic M, Waksman R, Kodali S, Barbanti M, Latib A, Schaefer U, Rodes–Cabau J, Treede H, Piazza N, Hildick–Smith D, Himbert D, Walther T, Hengstenberg C, Nissen H, Bekeredjian R, Presbitero P, Ferrari E, Segev A, de Weger A, Windecker S, Moat NE, Napodano M, Wilbring M, Cerillo AG, Brecker S, Tchetche D, Lefevre T, De

Marco F, Fiorina C, Petronio AS, Teles RC, Testa L, Laborde JC, Leon MB, Kornowski R, Valve-in-Valve International Data Registry I. Transcatheter aortic valve implantation in failed bioprosthetic surgical valves. JAMA. 2014;312:162–70.

[32] Simonato M, Webb J, Kornowski R, Vahanian A, Frerker C, Nissen H, Bleiziffer S, Duncan A, Rodes-Cabau J, Attizzani GF, Horlick E, Latib A, Bekeredjian R, Barbanti M, Lefevre T, Cerillo A, Hernandez JM, Bruschi G, Spargias K, Iadanza A, Brecker S, Palma JH, Finkelstein A, Abdel-Wahab M, Lemos P, Petronio AS, Champagnac D, Sinning JM, Salizzoni S, Napodano M, Fiorina C, Marzocchi A, Leon M, Dvir D. Transcatheter replacement of failed bioprosthetic valves: large multicenter assessment of the effect of implantation depth on hemodynam ics after aortic valve-in-valve. Circ Cardiovasc Interv. 2016;9:e003651.

[33] Midha PA, Raghav V, Condado JF, Okafor IU, Lerakis S, Thourani VH, Babaliaros V, Yoganathan AP. Valve type, size, and deployment location affect hemodynamics in an in vitro valve-in-valve model. JACC Cardiovasc Interv. 2016;9:1618–28.

[34] Diemert P, Seiffert M, Frerker C, Thielsen T, Kreidel F, Bader R, Schirmer J, Conradi L, Koschyk D, Schnabel R, Reichenspurner H, Blankenberg S, Kuck KH, Treede H, Schaefer U. Valve-in-valve implanta tion of a novel and small self-expandable transcatheter heart valve in degenerated small surgical bioprostheses: the Hamburg experience. Catheter Cardiovasc Interv. 2014;84:486–93.

[35] Bapat V, Adams B, Attia R, Noorani A, Thomas M. Neo-annulus: a reference plane in a surgical heart valve to facilitate a valve-in-valve procedure. Catheter Cardiovasc Interv. 2015;85:685–91.

[36] Popma JJ, Reardon MJ, Khabbaz K, Harrison JK, Hughes GC, Kodali S, George I, Deeb GM, Chetcuti S, Kipperman R, Brown J, Qiao H, Slater J, Williams MR. Early clinical outcomes after transcatheter aortic valve replacement using a novel self-expanding bioprosthesis in patients with severe aortic stenosis who are suboptimal for surgery: results of the Evolut R US study. JACC Cardiovasc Interv. 2017;10:268–75.

[37] Toggweiler S, Stortecky S, Holy E, Zuk K, Cuculi F, Nietlispach F, Sabti Z, Suciu R, Maier W, Jamshidi P, Maisano F, Windecker S, Kobza R, Wenaweser P, Luscher TF, Binder RK. The electrocardiogram after transcatheter aortic valve replacement determines the risk for post-procedural high-degree AV block and the need for telemetry monitoring. JACC Cardiovasc Interv. 2016;9:1269–76.

[38] Chorianopoulos E, Krumsdorf U, Pleger ST, Katus HA, Bekeredjian R. Incidence of late occurring bradyarrhythmias after TAVI with the self-expanding CoreValve((R)) aortic bioprosthesis. Clin Res Cardiol. 2012;101:349–55.

[39] Kappetein AP, Head SJ, Genereux P, Piazza N, van Mieghem NM, Blackstone EH, Brott TG, Cohen DJ, Cutlip DE, van Es GA, Hahn RT, Kirtane AJ, Krucoff MW, Kodali S, Mack MJ, Mehran R, Rodes-Cabau J, Vranckx P, Webb JG, Windecker S, Serruys PW, Leon MB. Updated standardized endpoint definitions for transcatheter aortic valve implantation: the valve academic research consortium-2 consensus document. J Am Coll Cardiol. 2012;60:1438–54.

[40] Popma JJ, Adams DH, Reardon MJ, Yakubov SJ, Kleiman NS, Heimansohn D, Hermiller J Jr, Hughes GC, Harrison JK, Coselli J, Diez J, Kafi A, Schreiber T, Gleason TG, Conte J, Buchbinder M, Deeb GM, Carabello B, Serruys PW, Chenoweth S, Oh JK, CoreValve United States Clinical I. Transcatheter aor tic valve replacement using a self-expanding bioprosthesis in patients with severe aortic stenosis at extreme risk for surgery. J Am Coll Cardiol. 2014;63:1972–81.

[41] Adams DH, Popma JJ, Reardon MJ, Yakubov SJ, Coselli JS, Deeb GM, Gleason TG, Buchbinder M, Hermiller J Jr, Kleiman NS, Chetcuti S, Heiser J, Merhi W, Zorn G, Tadros P, Robinson N, Petrossian G, Hughes GC, Harrison JK, Conte J, Maini B, Mumtaz M, Chenoweth S, Oh JK, Investigators USCC. Transcatheter aorticvalve replacement with a self-expanding prosthesis. N Engl J Med. 2014;370:1790–8.

[42] Thyregod HG, Steinbruchel DA, Ihlemann N, Nissen H, Kjeldsen BJ, Petursson P, Chang Y, Franzen OW, Engstrom T, Clemmensen P, Hansen PB, Andersen LW, Olsen PS, Sondergaard L. Transcatheter versus surgical aortic valve replacement in patients with severe aortic valve stenosis: 1-year results from the all-comers NOTION randomized clinical trial. J Am Coll Cardiol. 2015;65:2184–94.

[43] Gomes B, Geis NA, Chorianopoulos E, Meder B, Leuschner F, Katus HA, Bekeredjian R. Improvements of procedural results with a new-generation self expanding transfemoral aortic valve prosthesis in comparison to the old-generation device. J Interv Cardiol. 2017;30:72–8.

[44] Giannini C, De Carlo M, Tamburino C, Ettori F, Latib AM, Bedogni F, Bruschi G, Presbitero P, Poli A, Fabbiocchi F, Violini R, Trani C, Giudice P, Barbanti M, Adamo M, Colombo P, Benincasa S, Agnifili M, Petronio AS. Transcatheter aortic valve implantation with the new repositionable self-expandable Evolut R versus CoreValve system: a case-matched compari son. Int J Cardiol. 2017;243:126–31.

[45] Forrest JK, Mangi AA, Popma JJ, Khabbaz K, Reardon MJ, Kleiman NS, Yakubov SJ, Watson D, Kodali S, George I, Tadros P, Zorn GL 3rd, Brown J, Kipperman R, Saul S, Qiao H, Oh JK, Williams MR. Early outcomes with the Evolut PRO repositionable self-expanding transcatheter aortic valve with pericardial wrap. JACC Cardiovasc Interv. 2018;11:160–8.

第 25 章　经导管主动脉瓣植入术的 New Valve 科技方案

New Valve Technology Program for Transcatheter Aortic Valve Implantation

Nicola Corcione　Salvatore Giordano　Alberto Morello　Arturo Giordano　著

陈现杰　译　　谢涌泉　校

一、概述

自从 Alain Cribier[1] 的开创性努力以来，现在出现了几种用于严重主动脉瓣狭窄或生物瓣膜变性的经导管主动脉瓣植入术的不同装置，也称为经导管主动脉瓣置换术。在外科手术中高风险的生物瓣膜衰败的瓣膜狭窄的患者中[2-4]，第一代瓣膜已经成功应用，主要是 SAPIEN XT（Edwards Lifesciences，Irvine，CA，USA）和 CoreValve（Medtronic，Minneapolis，MN，USA）[5-9]，但是新的发展仍在继续，事实上，最近 New Valve 科技（德国黑兴根）已经获得 CE 认证，它是一种新型自膨胀式瓣膜 Allegra[10-12]。

二、技术特点

Allegra TAVR 系统是基于导管的 TAVR 系统（图 25-1）。它已获得 CE 认证，可用于治疗高风险且手术风险较高的严重钙化的主动脉瓣狭窄。因此，该装置旨在用微创经导管植入技术代替变性的钙化主动脉心脏瓣膜[10]。

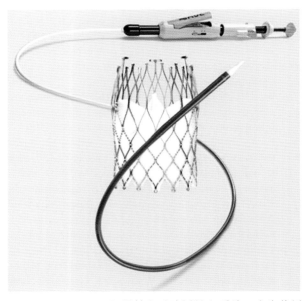

▲ 图 25-1　**Allegra** 经导管主动脉瓣植入系统，由生物瓣膜、输送系统和装载系统组成

图片由 New Valve 科技提供

Allegra 系统由生物瓣膜、输送系统和加载系统组成。具体而言，生物瓣膜是由牛心包膜的六个独立部分构成的三叶瓣设计的环上瓣。将构成裙部的三个牛心包段和三个小叶以半月形的方式缝制到金属框架上，以形成瓣膜接合平面。支架是镍钛合金激光切割支架，具有良好的不透射线能见度和另外六个金属不透射线标记，并在

其中缝合了瓣膜。该生物瓣膜有三种尺寸，分别为 23mm、27mm 和 31mm。适用于患者的自体瓣环尺寸，范围为 19～28mm。输送系统基于 PermaFlow 原理的专利（图 25-2），以确保在生物瓣膜定位和展开过程中永久的血液流动状况。不透射线的标记环可通过三个步骤精确控制生物瓣膜的释放。导管的特征在于柔性和刚性的理想平衡。加载系统是专用工具套件，可以快速、轻松、直观地将生物瓣膜加载到输送系统的药筒中。值得注意的是，生物瓣膜、输送系统和装载系统是在德国黑兴根开发、测试和制造的。

三、Allegra 的优势

Allegra 系统的优势在于其设计，该设计具有独特的经导管主动脉心脏瓣膜，该瓣膜由带有不透射线的金属标记的可自膨胀的支架框架和精选的牛心包组成[10-12]。支架框架的设计允许有一定的变形性，从而可以改善生物瓣膜的长期耐用性。沿支架框架的轴线量身定制的径向力分布可确保将其安全锚固在瓣环中。此外，结合处可变形点通过吸收冲击来减小小叶上的机械应力。利

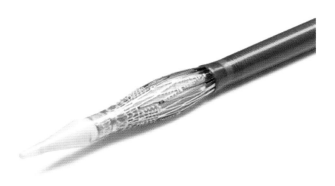

▲ 图 25-2 **PermFlow** 有其专有的瓣膜释放机制，包括由机械控制的输送导管、在生物瓣膜对合部分没有鞘管覆盖，以暴露近端游离网格支架框架。当生物瓣膜流入部被释放时，瓣膜立即起作用，以最大限度地减少血压下降

图片由 New Valve 科技提供

用 PermaFlow 原理，可以将 Allegra 植入正确的位置而不会损害左心室流出道，从而无须快速起搏即可进行植入。最后，环上瓣设计导致低压差和大的有效开口面积。

四、临床资料

Allegra 系统于 2017 年 3 月获得了 CE 认证。因此，鉴于该装置的新颖性，仅有有限的临床证据可提供支持，但迄今为止的数据似乎很有希望。具体来说，Wenaweser 等报道了 2016 年对 Allegra 系统的首次人体研究[10]，研究包括 21 例严重的主动脉瓣狭窄患者，其中 86% 的患者成功进行了手术，95% 的患者手术成功，平均主动脉斜度（从 48mm 降至 9mm）和主动脉瓣开口面积明显改善（从 $0.6cm^2$ 增大到 $1.7cm^2$）。并发主动脉夹层（1 例），需要植入第二枚瓣膜进行救治（1 例）和残留的中度主动脉瓣反流（1 例）。值得注意的是，在 24% 的病例中需要永久性起搏器植入。此外，14% 的患者发生了主要的血管并发症。相反，没有发生脑卒中、短暂性脑缺血发作和危及生命或严重出血的情况。从出院直至随访的 30 天，临床结果满意。

Jagielak 等[26] 在单中心研究中也报道了类似的有利结果[13]。作者特别强调，尽管有 1 例心脏压塞和 1 例瓣膜栓塞需要中转为外科主动脉瓣置换，但在 96% 的病例中仍能获得 Allegra 装置的成功。值得注意的是，在该系列中，随访 1 个月内未发生死亡，并且没有患者植入永久性起搏器。对这些研究进行的长达 12 个月的随访显示，在这样一个高危人群中，其生存率良好，而主动脉瓣反流也没有明显恶化，并且瓣膜血流动力学一直良好。

由于其独特的设计，如 Schäfer 等所倡导的，Allegra 被认为是最适合瓣中瓣手术的[11]。

确实，Sedaghat 等已经报道了一项专门的体外研究，并伴有 4 个患者的病例系列。在 2018 年[12]，表明该装置在植入 Epic（St. Jude Medical，美国明尼苏达州圣保罗市）、Perimount（Edwards Lifesciences）、Mosaic（Medtronic）、Mitroflow（Sorin，意大利米兰）、Aspire（Vascutek，英国因希嫩）和 Trifecta（St. Jude Medical）等装置时可以达成令人满意的效果。具体而言，使用专用的水音搏动模型进行体外测试，所有临床程序均被证明是成功且平稳的。

这些有利的证据为正在进行的有关 Allegra 的试验提供了支持，其中包括 VIVALL 研究中的 NVT ALLEGRA TAVI 经股动脉系统[14]和 FOLLOW 研究[15]中的 NVT ALLEGRA TAVI 经股动脉系统。具体来说，FOLLOW 研究将是一项单中心前瞻性研究，将包括 200 名具有高手术风险的严重主动脉瓣狭窄患者，其主要终点为心血管死亡。VIVALL 试验是一项单臂前瞻性研究，旨在招募 30 名需要经导管主动脉瓣膜植入术的患者，其主要终点为术后平均主动瓣跨瓣压差和 1 个月生存期。

五、结论

鉴于 Allegra TAVI 系统的良好设计特性，它显现出干预治疗中重要的帮手。迄今为止的证据支持其在自体瓣膜和衰败的生物瓣膜中广泛采用，而正在进行的研究则提供了更多的支持。

利益冲突

Corcione 博士曾为 Abbott Vascular 公司提供咨询。A. Giordano 博士曾为 Abbott Vascular 和 Medtronic 公司提供咨询。

参考文献

[1] Cribier A, Eltchaninoff H, Bash A, Borenstein N, Tron C, Bauer F, Derumeaux G, Anselme F, Laborde F, Leon MB. Percutaneous transcatheter implantation of an aortic valve prosthesis for calcific aortic stenosis: first human case description. Circulation. 2002;106:3006–8.

[2] Leon MB, Smith CR. Transcatheter aortic–valve replacement. N Engl J Med. 2016;375:700–1.

[3] Giordano A, Corcione N, Biondi–Zoccai G, Berti S, Petronio AS, Pierli C, Presbitero P, Giudice P, Sardella G, Bartorelli AL, Bonmassari R, Indolfi C, Marchese A, Brscic E, Cremonesi A, Testa L, Brambilla N, Bedogni F. Patterns and trends of transcatheter aortic valve implantation in Italy: insights from RISPEVA. J

[4] Cardiovasc Med (Hagerstown). 2017;18:96–102. Gatto L, Biondi–Zoccai G, Romagnoli E, Frati G, Prati F, Giordano A. New–generation devices for transcatheter aortic valve implantation. Minerva Cardioangiol. 2018;66(6):747–61. https://doi.org/10.23736/S0026–4725.18.04707–2.

[5] Biondi–Zoccai G, Peruzzi M, Abbate A, Gertz ZM, Benedetto U, Tonelli E, D'Ascenzo F, Giordano A, Agostoni P, Frati G. Network meta–analysis on the comparative effectiveness and safety of transcatheter aortic valve implantation with CoreValve or Sapien devices versus surgical replacement. Heart Lung Vessel. 2014;6:232–43.

[6] Makkar RR, Fontana GP, Jilaihawi H, Kapadia S, Pichard AD, Douglas PS, Thourani VH, Babaliaros VC, Webb JG, Herrmann HC, Bavaria JE, Kodali S, Brown DL, Bowers B, Dewey TM, Svensson LG, Tuzcu M, Moses JW, Williams MR, Siegel RJ, Akin JJ, Anderson WN, Pocock S, Smith CR, Leon MB, PARTNER Trial Investigators. Transcatheter aortic valve replacement for inoperable severe aortic stenosis. N Engl J Med. 2012;366:1696–704.

[7] Kodali SK, Williams MR, Smith CR, Svensson LG, Webb JG, Makkar RR, Fontana GP, Dewey TM, Thourani VH, Pichard AD, Fischbein M, Szeto WY, Lim S, Greason KL, Teirstein PS, Malaisrie SC, Douglas PS, Hahn RT, Whisenant B, Zajarias A, Wang D, Akin JJ, Anderson WN, Leon MB, PARTNER Trial Investigators. Two–year outcomes after transcatheter or surgical aortic–valve replacement. N Engl J Med. 2012;366:1686–95.

[8] Leon MB, Smith CR, Mack MJ, Makkar RR, Svensson LG, Kodali SK, Thourani VH, Tuzcu EM, Miller DC, Herrmann HC, Doshi D, Cohen DJ, Pichard AD, Kapadia S, Dewey T, Babaliaros V, Szeto WY, Williams MR, Kereiakes D, Zajarias A, Greason KL, Whisenant BK, Hodson RW, Moses JW, Trento A,

Brown DL, Fearon WF, Pibarot P, Hahn RT, Jaber WA, Anderson WN, Alu MC, Webb JG, PARTNER 2 Investigators. Transcatheter or surgical aortic–valve replacement in intermediate–risk patients. N Engl J Med. 2016;374:1609–20.

[9] Adams DH, Popma JJ, Reardon MJ, Yakubov SJ, Coselli JS, Deeb GM, Gleason TG, Buchbinder M, Hermiller J Jr, Kleiman NS, Chetcuti S, Heiser J, Merhi W, Zorn G, Tadros P, Robinson N, Petrossian G, Hughes GC, Harrison JK, Conte J, Maini B, Mumtaz M, Chenoweth S, Oh JK, U.S. CoreValve Clinical Investigators. Transcatheter aortic–valve replacement with a self–expanding prosthesis. N Engl J Med. 2014;370:1790–8.

[10] Wenaweser P, Stortecky S, Schütz T, Praz F, Gloekler S, Windecker S, Elsässer A. Transcatheter aortic valve implantation with the NVT Allegra transcatheter heart valve system: first–in–human experience with a novel self–expanding transcatheter heart valve. EuroIntervention. 2016;12:71–7.

[11] Schäfer U, Kalbacher D, Voigtländer L, Conradi L. First–in–human implantation of a novel self expanding supra–annular transcatheter heart valve for transcatheter aortic valve implantation inside a small degenerated aortic surgical bioprosthesis. Catheter Cardiovasc Interv. 2018;92(7):1453–7. https://doi. org/10.1002/ccd.27466.

[12] Sedaghat A, Sinning JM, Werner N, Nickenig G, Conradi L, Toggweiler S, Schäfer U. In vitro hydrodynamic and acute clinical performance of a novel self–expanding transcatheter heart valve in various surgical bioprostheses. EuroIntervention. 2018;13:2014–7.

[13] Jagielak D, Kozaryn R, Ciecwierz D, Pawlaczyk R, Fijalkowski M, Rogowski J. Single–centre experience with the novel self–expanding NVT Allegra transcatheter aortic valve prosthesis. EuroPCR Book of Abstracts. 2016;1:427.

[14] U.S. National Library of Medicine ClinicalTrials. gov—NVT ALLEGRA TAVI System TF in Failing Surgical Aortic Bioprosthesis (VIVALL). https:// clinicaltrials.gov/ct2/show/ NCT03287856. Accessed 8 Aug 2018.

[15] U.S. National Library of Medicine ClinicalTrials. gov—NVT ALLEGRA TAVI System TF in Failing Calcified Aortic Heart Valves in a Real–world Patient Population (FOLLOW). https:// clinicaltrials.gov/ct2/ show/NCT03613246. Accessed 8 Aug 2018.

第 26 章　经导管主动脉瓣植入术中的自膨式瓣膜和球扩式瓣膜装置比较

Self-Expanding vs. Balloon-Expandable Devices for Transcatheter Aortic Valve Implantation

Denise Todaro　Andrea Picci　Corrado Tamburino　Marco Barbanti　**著**

陈现杰 **译**　魏 来 **校**

一、概述

从 Cribier 在 2002 年实施第一例在人体经导管主动脉瓣膜置入手术以来，主动脉瓣狭窄的经皮治疗已经有了更广的应用范围，从严重主动脉瓣狭窄不能外科手术的患者扩大到中、高风险患者[2-4]。

经导管主动脉瓣的第一个原型（由 Cribier 和他的初创公司设计）是一种不锈钢支架（直径 23mm，高 17mm），内含一个三叶瓣膜（最初由聚氨酯制成，但很快变成了牛心包）。该装置与 24F 导引器鞘管兼容，并且最初采用穿房间隔入路植入。几年后，该原型演变为 Cribier-Edwards 瓣膜（Edwards Lifesciences），最初的穿房间隔途径被放弃，取而代之的是更可重复的经股动脉和经心尖方法[5]。同时，还开发了另一种装置，即由装有猪心包瓣的镍钛合金框架制成的自膨胀瓣膜 CoreValve（Medtronic）。这两个装置，经过几年获得了 CE 认证及 FDA 的认可，可以认为是现在所有商用装置的始祖。

在过去的 15 年中，TAVR 技术取得了令人瞩目的进步，将具有挑战性的治疗转变为非常标准化和简化的手术[6]。最新一代的 TAVR 装置具有减少输送导管尺寸，便于释放的功能，在某些情况下还具有重新定位和收回的功能[6]。根据释放方式，当前的 TAVR 装置可以分为球囊扩张式、自膨胀式和机械扩张式等三类（图 26-1）。

迄今为止，还没有明确的适应证要求针对不同的解剖类别选用某种经导管心脏瓣膜（THV）。本章将简要总结当前的 TAVR 技术，并介绍几种临床情况，其中特定装置可能比其他装置更适合。

（一）球囊扩张装置

Sapien 3 THV（Edwards Lifesciences）是 Edwards 可扩张的第四代球囊瓣膜[4-12]。这是唯一具有球囊可扩张释放技术的 TAVR 瓣膜。提供四种瓣膜尺寸（20mm、23mm、26mm、29mm），Sapien 3 瓣膜的设计为钴铬框架、三个牛心包瓣叶、流入部分的聚对苯二甲酸乙二酯裙边和外部 PET 密封裙边以减少瓣周漏（图 26-1 和表 26-1）。

经股动脉 Commander 输送系统（Edwards Lifesciences）包括一个内部球囊导管和一个可

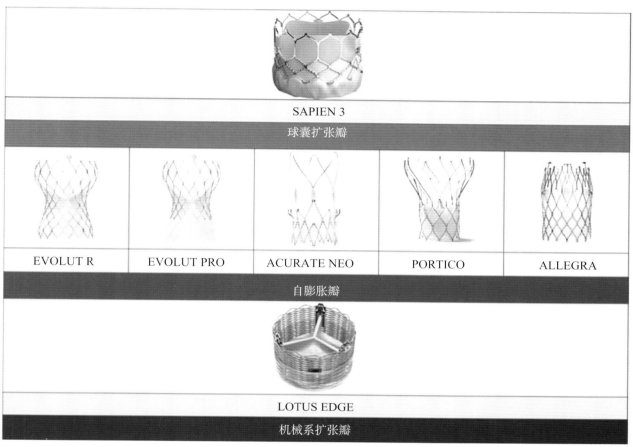

| SAPIEN 3 |
| 球囊扩张瓣 |

| EVOLUT R | EVOLUT PRO | ACURATE NEO | PORTICO | ALLEGRA |

自膨胀瓣

LOTUS EDGE

机械系扩张瓣

▲ 图 26-1　当前临床实践中使用的 TAVR 装置概述

弯曲的外部导管，在该球囊导管上压缩了瓣膜。导管具有双重关节，可在具有挑战性的解剖结构便于控制的同轴中穿过主动脉瓣。手柄带有一个微调轮，可以使气囊前进或缩回，并且可以在瓣膜内向上或向下移动数毫米的瓣膜，而无须推动或拉动整个输送系统。Commander 输送系统通过 14F（20mm、23mm、26mm 瓣膜）和 16F（29mm 瓣膜）可扩张 eSheath（Edwards Lifesciences）进行了改进（最低直径 5.5mm）。Certitude 释放系统（Edwards Lifesciences）也可以在市面上买到，以用于不适合经股动脉的患者进行替代性手术。18F 的 Certitude 输送系统适用于 20mm、23mm 和 26mm 瓣膜，21F 用于 29mm 瓣膜（表 26-1）。

（二）自膨胀装置

Evolut R 和 Evolut PRO

CoreValve Evolut R 装置（Medtronic）（目前有 23mm、26mm、29mm 和 34mm 四种尺寸，可以应用于周长为 56.5～94.2mm 的自身瓣膜）由猪心包组织获得的三尖瓣组成，安装并缝合在自膨胀镍钛合金框架内（图 26-1 和表 26-1）[6]。该装置的下部具有较高的自膨胀力以推开自身钙化的瓣叶，支架的中央部分支撑瓣膜。

与上一代 CoreValve 装置相比，Evolut R 提供了多种改进，以改善解剖结构、环形密封和耐久性。特别是该装置旨在实现可回收性和可重新定位性。Evolut R 支架经过专门设计，可降低整体高度，同时保留心包裙的高度（13mm）和流

表 26-1　目前临床中使用的经导管心脏瓣膜的主要特征

产品名称	瓣膜结构	入路、输送系统和瓣膜大小	入路血管直径	重新定位	完全回收
Sapien 3（Edwards Lifesciences）	牛心包组织瓣膜 球囊扩张式钴铬框架	TF: Edwards 鞘管 14F（20mm、23mm、26mm），16F（29mm） TA、TAo: Certitude 18F（20mm、23mm、26mm），21F（29mm）	≥5.0mm （SAPIEN 3 20mm、23mm、26mm） ≥5.5mm （SAPIEN 3 29mm）	否	否
Evolut R （Medtronic）	猪心包组织瓣膜 自膨胀镍钛合金框架	TF、TAo、TSc: EnVeo R 14F 外径（23mm、26mm、29mm），EnVeo N 16F 外径（34mm）	≥5.0mm（Evolut R 23mm、26mm、29mm） ≥5.5mm（Evolut R 34mm）	是	是
Evolut PRO （Medtronic）	猪心包组织瓣膜及猪心包外组织包裹物 自膨胀镍钛合金框架	TF、TAo、TSc: EnVeo N 16F 外径（23mm、26mm、29mm）	≥5.5mm	是	是
Portico（Abbott Vascular）	牛心包组织瓣膜 自膨胀镍钛合金框架	TF、Tao、TSc: 18F（23mm、25mm） 17F（27mm、29mm）	≥6.0mm	是	是
ACURATE neo （Boston Scientific）	猪心包组织瓣膜 自膨胀镍钛合金框架	TF：18F 外径（S、M、L） TA：无鞘的 28F（S、M、L）	≥6.0mm	否	否
Lotus valve （Boston Scientific）	猪心包组织瓣膜 自膨胀镍钛合金框架	TF: 18F（23mm） 20F（25mm、27mm）	≥6.0mm （Lotus 23mm） ≥6.5mm （Lotus25mm，27mm）	是	是
Allegra（NVT AG）	牛心包组织瓣膜、环形裙边和瓣叶 自膨胀镍钛合金支架	TF：18F（23mm、27mm、31mm）	≥6.0mm	是	是

入通道的延长裙边，以提供对瓣周漏的密封。此外，菱形格的几何形状经过重新设计，以实现最佳的径向力。

Evolut R 还被设计为可通过 14F 兼容的输送系统 EnVeo R 输送系统（Medtronic）进行植入，该系统集成了 InLine 鞘管（Medtronic）。该鞘管在胶囊上滑动以便于进入血管，可用于 14F 系统（Evolut R 34mm 为 16F）。这意味着现在已表明 Evolut R 系统可用于治疗动脉 ≥5mm（Evolut R 23mm、26mm、29mm）和 ≥5.5mm（Evolut R 34mm）的最细血管（表 26-1）。EnVeo R 传送系统的 1：1 同步性有助于提高定位精度。EnVeo R

提供了多达三次的重新回收和重新定位机会，直到达到"近乎完美"为止。

CoreValve Evolut PRO 瓣膜是最新一代的 Medtronic 经导管主动脉瓣膜。该装置于 2017 年 3 月获得了 FDA 的批准，并于 2017 年 7 月获得了 CE 认证。Evolut PRO 装置遵循可回收的 CoreValve Evolut R System 的平台，并从外部包裹了一层猪心包组织，增加了该瓣膜与自身主动脉瓣环的接触，可进一步提高瓣膜的密封性能。该设备目前提供 23mm、26mm 和 29mm 两种尺寸（34mm 尺寸将在未来提供）。Evolut PRO 系统通过等效于 16F 的 EnVeo R 输送导管系统输送，适用于 5.5mm 以上的血管。Evolut PRO 释放系统的 14F 版本将很快面市。

（三）Portico

Portico（Abbott Vascular）由自膨胀支架、牛瓣叶和猪心包密封裙边组成。较大的网格面积和瓣环定位使植入后冠状动脉开口不易于遮挡（图 26-1 和表 26-1）。大的网格面积还可使瓣膜组织在瓣环的钙化结节周围顺应而将 PVL 的风险降至最低。该瓣膜采用 Linx 抗钙化技术（用于 Trifecta 和 Epic 外科瓣膜，St Jude Medical 有限公司）。将 23mm 和 25mm 瓣膜装入 18F 输送系统，而 27mm 和 29mm 瓣膜装入 19F 输送系统（表 26-1）。对其他途径的临床研究已有报道，包括经腋动脉、经主动脉和锁骨下途径，目前正在进行案例研究以支持这一产品。Portico 瓣膜设计成在完全展开前可回收及重新定位在植入部位。

（四）Acurate neo

Acurate 经导管主动脉瓣膜（Boston Scientific）是第二代瓣膜，其瓣膜由猪心包膜组成，该瓣膜缝在由自膨胀镍钛诺制成的支架上，在支架内部和外部都包裹有猪心包裙边（图 26-1 和表 26-1）。该装置包括三个用于轴向对准主动脉瓣环的稳定弓形件，一个用于封盖主动脉瓣环的顶冠和一个底部，该底部向自身瓣膜上的全部开口敞开。瓣膜可以通过经心尖（28F）和经股动脉（18F）两种路径植入，使用简单两步和稳定的定位即可。Acurate neo 具有三种不同的尺寸，即小号（主动脉瓣环直径为 21～23mm）、中号（主动脉瓣环直径为 23～25mm）和大号（主动脉瓣环直径为 25～27mm）。

（五）Allegra

Allegra THV（NVT AG）是一种自膨胀瓣膜，由镍钛合金支架框架和牛心包（环形裙边和瓣叶）组成。框架的环形部分覆盖有密封裙边，在其上缝制了瓣叶（瓣叶的功能部分在环上方）。此外，六个不透射线的金质标记嵌合到支架框架上，以指示裙 / 叶过渡的水平。该瓣膜有三种尺寸（23mm、27mm 和 31mm）（表 26-1），框架高度分别为 37.3mm、41.3mm 和 43mm（图 26-1 和表 26-1）。框架采用不同的孔径大小设计，以便在瓣环的密封部分以较高的径向支撑力实现轴向适应，从而实现牢固的锚定。支架框架的上部具有较大的孔径，可以使支架框架弯曲并适应心动周期中的构象变化，从而最终消除瓣叶应力。经股动脉输送系统包括一个 18F 和一个 15F 的导管鞘。Allegra 装置于 2017 年 4 月获得 CE 认证批准。

二、临床研究概述

临床已经进行了许多随机对照研究，以评估 TAVI 与外科主动脉瓣置换术（SAVR）在不同临床情况下的结果（高风险、中等风险患者等）[13-18]。仅有两个 RCT 研究旨在比较两种不同的 TAVR 装置，即在高危的严重主动脉瓣狭窄患者中应用 Medtronic CoreValve 与 Edwards Sapien XT（CHOICE）的对比研究及应用 Lotus 瓣膜植入系统植入可回收的经皮置入系统的随机临床评估（REPRISE Ⅲ）研究（表 26-2）。

CHOICE 研究是一项多中心研究，2012 年 3 月—2013 年 12 月在德国 5 个中心招募了 241 例症状严重的主动脉瓣狭窄高危患者，接受 TAVR 和 1 : 1 随机分配，以接受球囊扩张瓣膜（Edwards Sapien XT，n=121）或自膨胀瓣膜（Medtronic CoreValve，n=120）[19, 20]。在球囊扩张瓣膜组中，器械成功率比在自膨胀瓣膜组中高（95.9% vs. 77.5%，$P < 0.001$）。这原因在于瓣周漏发生率更低（4.1% vs. 18.3%，$P < 0.001$）

表 26-2　比较不同 **THV** 类型的随机对照研究

	CHOICE	REPRISE Ⅲ
第一作者姓名	M. Abdel-Wahab	T. Feldman
目的	• 比较接受球囊扩张式与自膨胀式瓣膜 TAVI 手术患者的临床结果	• 评估高风险主动脉瓣狭窄患者行 TAVR 时，机械扩张瓣膜是否不劣于自膨式瓣膜
研究类型	随机对照试验	随机对照试验
随机分配	1∶1	2∶1
装置	BE（Edwards Sapien XT） SE（Medtronic）	ME（Lotus Valve） SE（Medtronic CoreValve Classic and Evolut R）
患者人群	• 具有高风险严重主动脉狭窄和适合于 TAVI 手术解剖学的患者	• 高或者极高风险、严重有症状的主动脉瓣狭窄患者
注册的患者数量	241（121 vs. 120）	912（607 vs. 305）
涉及的中心数量	5	55
国家	德国	北美、欧洲、澳大利亚
注册时间	2012 年 3 月—2013 年 12 月	2014 年 9 月—2015 年 12 月
主要终点	器械成功： • 成功的血管入路、装置释放、输送系统 • 装置的位置准确 • 无中重度主动脉瓣反流 • 只植入一个瓣膜且位置合适	复合终点： • 全因死亡率 • 脑卒中 • 危及生命或严重的出血 • 2、3 级急性肾损伤 • 30 天内主要血管并发症 • 主要有效性终点是基于核心实验室评估的 1 年全因死亡率、致残性脑卒中和中等及以上的瓣周漏组成的复合事件发生率
次要终点	• 心血管死亡率 • 出血和血管并发症 • 永久性起搏器植入 • 30 天内安全终点（全因死亡、主要脑卒中和其他严重并发症）	• 1 年内中度及以上瓣周漏
随访时间	30 天、1 年	30 天、1 年
结论	• 球囊扩张式瓣膜器械成功率比自膨式更高 • 进行了 1 年的随访，但统计能力有限，临床结果无统计学意义和明显不同	• 与自膨式瓣膜相比，使用器械扩张式装置没有导致主要安全终点或主要效果终点的劣性结果

及需要植入一个以上瓣膜的频率较低（0.8% vs. 5.8%，$P=0.03$）。30 天时的心血管死亡率、出血和血管并发症没有显著差异，并且联合安全性终点在球囊可扩张瓣膜组为 18.2% 和自膨胀瓣膜组为 23.1%（$P=0.42$）。在球囊扩张瓣膜组中，放置

的永久性起搏器的频率较低（17.3% vs. 37.6%，$P=0.001$）[19]。在 1 年时，全因死亡率（17.4% vs. 12.8%，$P=0.37$）和心血管原因的死亡率（12.4% vs. 9.4%，$P=0.54$）在球囊扩张组和自膨胀组中无统计学差异。两组的所有脑卒中发生频率（9.1%

vs. 3.4%，*P*=0.11）和需再住院的心力衰竭发生率（7.4% vs. 12.8%，*P*=0.19），在统计学上没有显著差异。球囊扩张组中的 4 名患者在随访过程中观察到跨瓣膜压差升高（3.4% vs. 0%，*P*=0.12），此类患者均通过抗凝治疗得以解决，这表明可能是血栓形成的原因所致。在自膨胀组中，轻度 PVL 的发生率更高（1.1% vs. 12.1%，*P*=0.005）[20]。尽管球囊扩张瓣膜的装置成功率更高，但在 CHOICE 研究中对患者进行了 1 年的随访，在有限的统计能力下，发现经股动脉 TAVR 手术的临床结果，球囊扩张瓣膜与自膨胀瓣膜统计学上无明显不同。

最近进行的 REPRISE Ⅲ 研究随机将具有高风险或极高风险及严重症状性主动脉瓣狭窄的患者按比例 2∶1 分组，有症状的主动脉瓣狭窄患者接受机械扩张的 Lotus Valve System（MEV，Boston Scientific）或者市售的自膨胀 CoreValve（CoreValve Classic 或 Evolut R；Medtronic）。该研究时间为 2014 年 9 月—2015 年 12 月，在北美、欧洲和澳大利亚 55 个中心进行，招募了 912 名患者[21]。30 天主要安全终点（全因死亡率、脑卒中、危及生命的出血或大出血、2/3 期急性肾损伤和重大血管并发症）在 MEV 组发生率为 20.3%，在 SEV 组为 17.2%（*P*=0.003）。在 MEV 组中，为期 1 年的主要疗效终点（全因死亡率、致残性脑卒中、中度或以上的瓣周漏的复合事件）发生率为 15.4%，而 SEV 组为 25.5%（*P* < 0.001）。MEV 组的 1 年中度或重度 PVL 率显著降低（0.9% vs. 6.8%，*P* < 0.001），主要疗效的优势具有统计学意义（差异，−10.2%，95%CI −16.3%～−4.0%，*P* < 0.001）。同时，MEV 组的起搏器植入发生率（35.5% vs. 19.6%，*P* < 0.001）和瓣膜血栓发生率（1.5% vs. 0%）较高，但再手术的发生率（0.2% vs. 2.0%）、瓣中瓣的应用（0% vs. 3.7%）和瓣膜移位（0% vs. 2.7%）较低。结论是，在高风险的主动脉瓣狭窄患者中，与 SEV 相比，MEV 的使用不会导致主要安全终点或主要有效性终点的不良结果[21]。表 26-2 报道了两项研究的简要摘要。

三、临床方案

（一）MDCT 在 TAVR 中的应用

为接受 TAVI 治疗的患者选择装置类型时，首先需要考虑是否可以进行高质量的影像学检查（计算机断层扫描、3D 经食管超声心动图）。在众多用于瓣膜大小测量的成像技术中，多层计算机断层扫描（MDCT）被认为是成像技术的金标准，使瓣环测量可重复进行[22, 23]，但该检查在肾功能很差的患者中无法进行，而这种情形在需要接受 TAVI 治疗的患者中经常出现，还有一种不能完成该检查的情况就是临床紧急状态。在临床不能应用 MDCT 时，主动脉根部测量和解剖评估可以应用三维经食管超声[24]、2D 心内超声心动图及磁共振成像[25] 来替代。但是，在日常实践中，通常会碰到需要 TAVI 治疗的患者（尤其是在紧急情况下），在这种情况下，术者应该依靠血管造影和 2D 经胸超声心动图仅做瓣膜大小选择。

一方面，球囊扩张 THV 大小选择需要对主动脉根部解剖和尺寸进行极其精确的评估，因为过大尺寸可能会增加主动脉瓣环破裂[26, 27] 和冠状动脉阻塞[28] 的风险，而过小会增加 PVL 和瓣膜移位的风险[29, 30]。另一方面，自膨胀装置可允许更大的瓣膜尺寸，以提供更好的密封而不会增加瓣环破裂的风险。因此，在不知道主动脉根部测量值和钙化分布的情况下，自膨胀装置的植入可能会更安全[31]。

与自膨胀 THV 相比，球囊扩张瓣膜的径向力更高，体外研究已充分证明了这一点。Egron

等[32] 在同一个基准测试中比较了五个 THV：CoreValve 尺寸 23（CV-23）和 26（CV-26）、Acurate neo S（ACU-S）、Sapien XT 23（XT-23）和 26（XT-26）带来定量的径向力分布信息（图 26-2）。这项研究表明，球囊扩张瓣膜可施加的径向力（＞100N）比自膨胀瓣膜（在推荐的尺寸范围内＜50N）要高得多，这使得周围的解剖结构不太可能向回推 Sapien XT 瓣膜[32]。这与先前的研究相吻合，也就是说在瓣膜植入到一个椭圆形瓣环中后，球扩瓣可保持较好的圆形形态[33]。

（二）严重钙化的自体主动脉瓣

主动脉瓣膜严重钙化是一个巨大的挑战，因为在这种情况下，术者必须在手术的有效性和患者的安全性之间找到更好的平衡。一方面，严重钙化主动脉瓣使瓣膜的选择不能达到最佳，同时增加了 PVL 的发生[11, 12, 34, 35]。另一方面，浸及左心室流出道的钙化是导致 TAVI 期间瓣环破裂的主要原因[20, 26]。

主动脉瓣钙化可按以下方法进行半定量分级。

- 1 级，无钙化。
- 2 级，轻度钙化（小的孤立斑点）。

- 3 级，中等钙化（多个较大斑点）。
- 4 级，严重钙化（错瓣叶组织广泛钙化）[36]。

选择 THV 时，需要单独分析 LVOT 的钙化程度、数量和位置。如果存在，钙化的程度和范围可以以如下半定量的方式进行评估[26, 37]。

- 轻度，1 个结节状钙化，在任何平面上均＜5mm，覆盖 LVOT 周长＜10%。
- 中度，2 个钙化结节或 1 个在任何平面上或覆盖 LVOT 周长＞10% 的 5mm 以上的结节。
- 重度，多发性钙化结节，其长度＞1cm 或覆盖 LVOT 周长＞20%。

正式的 LVOT 钙化评分也通过使用 Hounsfield 800 进行，就像 Ewe 等描述的对比剂增强 CT 血管造影术中确定 LVOT 中钙化的 Agatston 评分[38]。从解剖学上讲，THV 装置的锚定区可以分为三个特定区域[39]。

- 整个 LVOT（从主动脉瓣环平面到左心室内 10mm）。
- LVOT 上部（从主动脉瓣环平面到左心室内 2mm）。
- 主动脉瓣区域（从主动脉瓣环平面到左冠

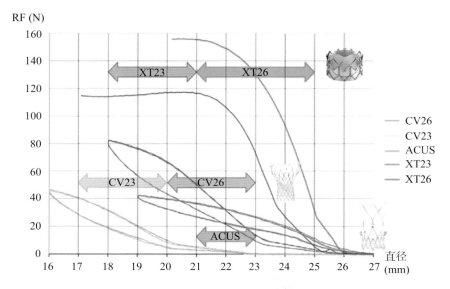

◀ 图 26-2　五个瓣膜的比较：自膨胀 CV23、CV26、ACU-S 和球扩瓣 XT23、XT26 的径向力（RF）曲线，以及各自推荐的尺寸窗口（箭）RF 以牛顿（N）表示

改编自 Egron et al.[32]

状动脉开口）。

根据主动脉瓣叶进一步细分每个区域。当接近严重的钙化瓣膜时，首先要考虑的是安全性。在 TAVI 之前进行的 MDCT 预先分析表明，至少有两个重要因素与瓣环破裂和主动脉周围血肿有关：①中度或重度 LVOT/ 瓣环下钙化；②经导管瓣膜明显过大（超过瓣口面积的 20%）[26, 27]。相反，主动脉瓣钙化的严重程度似乎并未在根部破裂中起重要作用，这可能是因为钙化的瓣叶通常位于大的 Valsalva 窦内，但在 Valsalva 窦较小的情况下对主动脉瓣叶严重钙化的患者进行

TAVI 时仍应谨慎行事，因为已证明这会导致小 Valsalva 窦的根部穿孔，并可能增加冠状动脉阻塞风险的发生（图 26-3）[26]。

相对浅显易懂的是 LVOT 上部钙化能更好地预测主动脉根部损伤，这是因为该区域直接与释放后地瓣膜接触，而且这样硬化的、变薄的结构还直接暴露在球囊扩张产生的暴力作用之下。特别是在上部 LVOT 区域内，在无冠瓣下方的钙化，证明是最能预测主动脉根部损伤（图 26-4），尽管以前的病例报道宣称累及主动脉根部损伤时，大冠窦区域缺乏心肌结构支撑，从而最易受

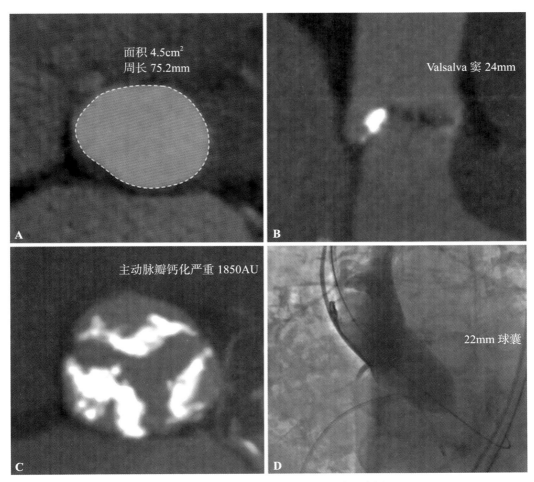

▲ 图 26-3　一名 TAVI 中危患者风险的病例

A. MDCT 显示可选瓣膜 29mm Evolut、26mm Sapien 3 或 27mm Portico（由于经股入路不可行且左心室射血分数不佳，因此通过经股或经心尖入路的 Acurate neo 不可行）；B. Valsalva 窦较小和严重钙化的主动脉瓣；C. 同时进行主动脉造影的球囊瓣膜成形术；D. 主动脉瓣阻挡了左主干口。由于 TAVI 相关并发症的高风险，该患者成功进行了外科主动脉瓣置换术

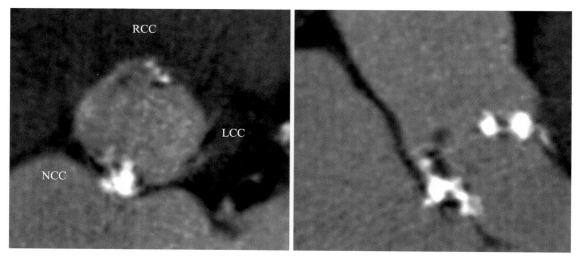

▲ 图 26-4　无冠瓣下方的严重 LVOT 钙化

损[26, 39]。从理论上讲，纤维三角区的钙化因其会给瓣环带来更大的硬化，从而使其易于破裂，而更偏前部的钙化则不会增加这样的风险。

鉴于这些考虑，就安全性而言，在严重的 LVOT 钙化情况下，应首选径向力低（自膨胀）的 THV，而不是球囊扩张的 THV。置入后，应谨慎进行自膨胀 THV 的后扩张，最好使用尺寸较小的球囊（图 26-5）。

此外，还涉及手术的效果，瓣膜锚定区的严重钙化通常是所有类型的 PVL 的独立危险因素，尤其对于自膨胀 THV[35, 40]。

如前所述，与球囊扩张瓣膜相比，自膨胀瓣膜表现出更加偏心和扩张不足的形态。自膨胀瓣膜相对小的径向力有益于降低严重钙化瓣膜的瓣环破裂的风险[41, 42]。在接受自膨胀瓣膜植入术的患者中，钙化似乎对最终的几何形状有更大的影响。因此，严重钙化的自体瓣膜可能会对瓣膜展开产生更高的抵抗力，此时具有较高径向力的瓣膜（如球囊扩张瓣膜）可能更合适[41]。TAVR 手术中不论是自膨胀或球囊扩张瓣膜，MDCT 可以评估钙化严重性和偏心性与 PVL 的关联[39]。因此，推开狭窄主动脉瓣膜所需的径向力的大小与钙化的严重程度直接相关[43]。

Walther 等[44] 提出，为了避免严重的 PVL，选择瓣膜直径超出自体瓣膜 10% 左右（基于经食管超声心动图测量）是理想的，但是在主动脉根部硬化的情况下应避免进一步扩大瓣膜尺寸。同样，我们及其他小组的研究也已证明在瓣环区域加大尺寸是至关重要的，以减轻显著瓣周漏的风险[22, 29]。

LVOT 钙化严重的患者，扩大瓣膜尺寸的情况应引起最大的临床关注。瓣膜升号 ≥ 20% 被发现是发生各种根部破裂的强力预警，但须重视的是，也有人认为这种风险可能会被其他根部改变因素所放大，如明显的 LVOT/ 瓣环下钙化[26]。这可以解释为什么在历史队列中显著的瓣膜升号并不一定会导致瓣环破裂[45]。

正如 Kim 等最近证明的那样，在重度和中度钙化的锚定区（device landing zone，DLZ）中，BE 装置可能具有优势，而在 DLZ 轻度钙化中，低径向力的 SE THV（Acurate neo）显示出最佳的形态[43]。

这项研究证实了 DLZ 钙化和 BE 装置的使用与主动脉根部损伤的发生有关，但是与过度升号的相关性仅在使用 BE 装置治疗组中有所发现。作者猜想 SE 装置中主动脉根部损伤的潜在机制

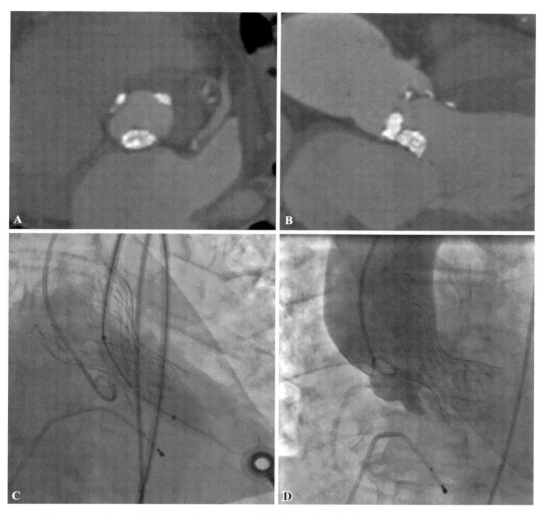

▲ 图 26-5　A 和 B. 拟行 TAVI 患者 LVOT 钙化严重，该患者接受了 31mm 自膨胀 CoreValve
植入。释放后，瓣膜支架明显膨胀不足。C 和 D. 用小尺寸的球囊（24mm）进行后扩张手术。
结束时轻度 PVL，无跨瓣膜压差或主动脉损伤的迹象

可能不是由于升号所致的同期过度膨胀引起的，而是后扩张的原因[43]。因此，在严重的 DLZ 钙化的情况下，BE 装置的主动脉根部损伤发生频繁更高，但这与使用 SE 装置的发生率没有显著差异，这可能是由于后者高概率的后扩张所致[46]。

在这一严重 DLZ 钙化的特定人群中使用 BE 器械 PVL ≥中度的发生率较低，并非以临床上明显的主动脉根部损伤为代价，但由于这种并发症的发生率极低且样本量有限，因此不宜得出明确的结论[43]。

此外，应该记住的是，尽管很少见，一旦发生主动脉根部损伤，这种并发症的预后就很糟糕，局限性破裂可能会带来未知程度的其他风险。因此，在有严重钙化的患者中，应避免过度升号，建议还是接受一定程度的残留 PVL。避免过度升高及植入深度偏高的策略还可以减少传导异常的发生率[43]。

关于这类患者的最后一个忧虑是在 TAVR 术后存在较高的平均跨瓣压差，尤其是在 BE THV 治疗的患者中，这是因为其瓣膜是环内的。

总之，在严重的主动脉瓣或 LVOT 钙化的情况下，强烈建议考虑 DLZ 钙化的严重程度，对

THV 进行更个性化的选择。就避免 PVR 来说，BE 瓣膜的使用是有帮助的，能后扩张和正确定位 BE 瓣膜的使用可能是有利的，但这可能是以较高的平均跨瓣压差和增加主动脉根部损伤风险为代价。

通过整合 MDCT 数据进行更个体化的患者 THV 选择是基础，从而可以选择最合适的瓣膜。通过对这部分患者进行适度升号（甚至降号）选择较小的瓣膜尺寸或球囊不充满[45] 可控制瓣环 / LVOT 伸展程度，从而使潜在发生瓣环破裂的可能性减小。重要的是要认识到，尽管已经确定了解剖和手术程序是瓣环破裂强烈的预测因素，这一事件发生率不高，并且一些可用的模型能够简化可能的风险的评估[26]。同时，我们想强调一个事实，即在目前可用的 THV 中，没有一种适合所有患者的理想装置。

因此，考虑到每个新装置的学习曲线及熟悉系统所需的最少操作例数，储备一定数量的不同 TAVI 装置（允许自定义瓣膜选择）可能是有利的[47]。

（三）极端尺寸

当前可用的 THV 产品组合可覆盖各种瓣环尺寸（图 26-6）。因此，尽管对于中型尺寸，选择是多种多样的，但极端尺寸会带来一些其他问题。对于现有的瓣膜尺寸，自膨胀瓣膜与球囊扩张瓣膜相比具有更大的有效开口面积（effective orifice area，EOA）原因可能是这些瓣膜的瓣叶位于瓣环上方，这对于瓣环较小的患者可能更有益。

（四）过小的瓣环

在外科手术经验中，主动脉瓣狭窄患者的主动脉瓣置换术中瓣膜 - 患者不匹配（PPM）的发生率较高[48]，这对短期和长期疗效具有负面影响，并可导致结构性瓣膜衰败。

PPM 确实与左心室肥厚的程度、冠状动脉血流储备减少、充血性心力衰竭的发生率增加、心脏功能下降及早期和晚期死亡的风险等相关[49-55]。

此外，由于瓣膜结构衰败在小尺寸瓣膜中的发生率更高，因此跨瓣压差升高已被认为是瓣膜耐久性下降的重要危险因素[56]。已提出在该患者组中，主动脉根部扩大策略或无支架生物瓣膜置入可降低 SAVR 后发生 PPM 的风险。在这部分患者中，TAVI 与良好的住院结局和中期结局相关，源于血流动力学优于外科手术，PPM 的发生率显著降低，并且术后瓣膜超声心动图表现更好[57-59]。尽管在该特定主题上缺乏可用的比较数据，但采用环上形设计的 THV 已被证明可实现出色的血流动力学性能和 EOA，因此 PPM 的发生率较低[60]。

基于倾向评分的 OCEAN-TAVR 注册登记研究亚组分析（优化的导管瓣膜治疗），比较了瓣环极小（＜ 314mm^2）患者应用 20mm 和 23mm Edwards Sapien XT-THV 的术后血流动力学和形态[61]，显示在整个队列和配对队列中，在 20mm 组中，跨瓣压差均较高，而 EOA 减小；而在 23mm 组中，差异似乎是并不显著。在 20mm 和 23mm 组中，严重的 PPM 的发生率很低，严重的 PPM 可以影响 TAVR 后的症状和预后[62, 63]。两组患者在术后 6 个月的随访中平均跨瓣膜压差均没有增加，并且匹配后 20mm 组的手术后 MDCT 的检查中 THV 扩展度比 23mm 组的低，尽管两组在术前 MDCT 检查中瓣环综合形态类似。

这一发现表明较大的 Sapien XT 更适合极小瓣环的患者，但较大的 Sapien XT 具有主动脉根部破裂或冠状动脉堵塞的潜在风险[26, 64]，这些数据还表明，较小的 20mm Sapien XT 对主动脉瓣环非常小且钙化严重的患者有用，因为严重的 PPM 的发生会影响术后的预后，发生率都不太高[61]。

在最近的研究中，Theron 等[65] 使用倾向评分的回归校正，回顾性比较了植入新一代 Sapien 3-THV（S3，$n=71$）和老一代的 Sapien XT 的严重主动脉瓣狭窄患者中度和重度 PPM 的发生率（XT，$n=50$）。该研究的主要发现是，与 XT-THV 植入相比，S3-THV 中度和重度 PPM 的风险更高。分析表明，iEOA 显著降低 [（1.12 ± 0.34）cm^2/m^2 vs.（0.96 ± 0.27）cm^2/m^2，$P=0.009$]，且平均跨瓣压差明显更高 [（11.0 ± 5.5）mmHg vs.（13.5 ± 4.7）mmHg，$P=0.002$]。令人惊讶的是，S3-THV 与 XT-THV 相比，显著降低 iEOA 达 $-0.21 cm^2/m^2$，并使平均跨瓣压差增加了 +4.95mmHg。因此，

S3-THV 置入的 PPM 风险增加了近 5 倍。更具体地说，接受 23mm S3-THV 瓣膜的最小主动脉瓣环患者与 23mm XT-THV 相比，PPM 风险增加 15 倍，然而使用 XT-THV 的主动脉瓣环明显更小 [（324 ± 38.8）mm^2 vs.（376.8 ± 38）mm^2，$P < 0.001$]，与先前的研究一致，证实降低了 PVR 的发生率和严重程度（分别为 34% 和 82%，$P < 0.001$）[7]。

作者通过包裹在 S3-THV 中的外部密封裙边来解释了高跨瓣压差和 PPM 的风险和严重性的增加。瓣膜释放后，此新特征会凸入瓣环空间以填充不规则的空间。然而，尽管这种新颖性降低

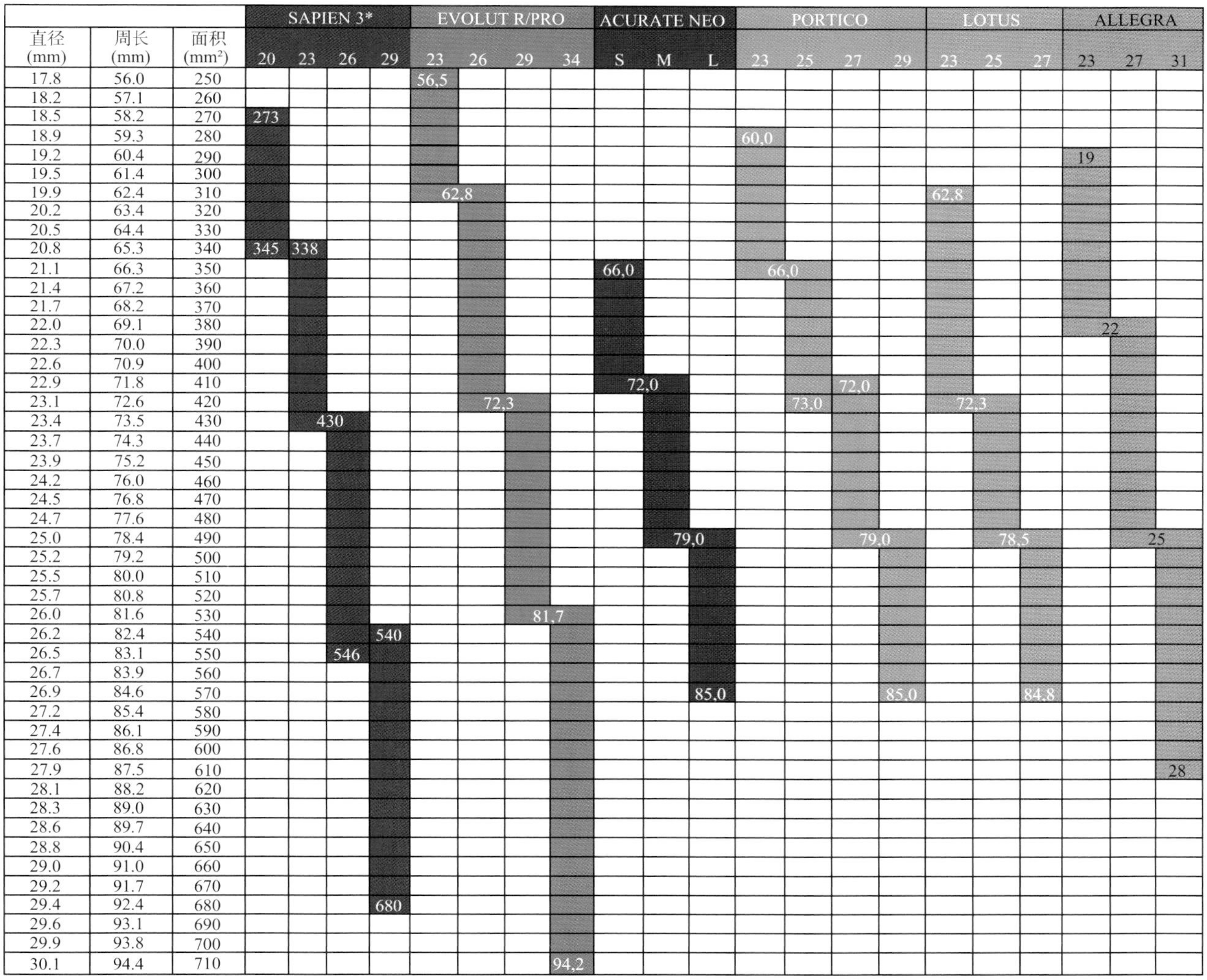

直径(mm)	周长(mm)	面积(mm²)	SAPIEN 3*				EVOLUT R/PRO				ACURATE NEO			PORTICO				LOTUS			ALLEGRA		
			20	23	26	29	23	26	29	34	S	M	L	23	25	27	29	23	25	27	23	27	31
17.8	56.0	250					56,5																
18.2	57.1	260																					
18.5	58.2	270	273																				
18.9	59.3	280												60.0									
19.2	60.4	290																					
19.5	61.4	300																			19		
19.9	62.4	310					62.8											62.8					
20.2	63.4	320																					
20.5	64.4	330																					
20.8	65.3	340	345	338																			
21.1	66.3	350									66,0				66,0								
21.4	67.2	360																					
21.7	68.2	370																					
22.0	69.1	380																				22	
22.3	70.0	390																					
22.6	70.9	400																					
22.9	71.8	410										72,0				72,0							
23.1	72.6	420						72.3									73.0		72.3				
23.4	73.5	430		430																			
23.7	74.3	440																					
23.9	75.2	450																					
24.2	76.0	460																					
24.5	76.8	470																					
24.7	77.6	480																					
25.0	78.4	490											79,0			79.0				78.5			25
25.2	79.2	500																					
25.5	80.0	510																					
25.7	80.8	520																					
26.0	81.6	530							81.7														
26.2	82.4	540			540																		
26.5	83.1	550		546																			
26.7	83.9	560																					
26.9	84.6	570											85.0			85.0				84.8			
27.2	85.4	580																					
27.4	86.1	590																					
27.6	86.8	600																					
27.9	87.5	610																					28
28.1	88.2	620																					
28.3	89.0	630																					
28.6	89.7	640																					
28.8	90.4	650																					
29.0	91.0	660																					
29.2	91.7	670																					
29.4	92.4	680				680																	
29.6	93.1	690																					
29.9	93.8	700																					
30.1	94.4	710								94,2													

▲ 图 26-6　当前新一代 TAVR 装置的尺寸表

* 面积截断值

了 PVL 的发生率，但存在一种占据瓣环空间的辅助材料，可能加重了收缩期血液梗阻和血流动力学性能降低，特别是在主动脉瓣环较小的情况下。但是，这种观察需要在较大的样本分析中得到更好的证实。

在不同 THV 的比较中，两项最近的分析比较了主动脉瓣狭窄患者的球扩式（Edwards Sapien）和自膨式（Medtronic CoreValve/Evolut R 和 Acurate neo）装置的血流动力学和临床结果（图 26-7）。

Rogers 等[60] 根据主动脉瓣环大小（小、中至大）和瓣膜类型（Sapien XT 或 S3 THV 与 CoreValve 或 Evolut R THV）比较了瓣膜的血流动力学和临床结局。在主动脉瓣环较小的患者中，SEV 与 BEV 相比无量纲指数（0.64 vs. 0.53，$P=0.02$）显著升高、峰值速度较低（1.8m/s vs.

2.4m/s，$P < 0.001$）和平均压差降低（7.5mmHg vs. 10.0mmHg，$P=0.07$）。随着主动脉瓣环尺寸的增加，这些瓣膜类型的瓣膜血流动力学差异减小了。在这项研究中，主动脉瓣环大小或瓣膜类型与 PVL 无显著关联。主动脉瓣环大小中位数之间观察到 1 年时的死亡率无区别[60]。

Mauri 等[66] 在德国的五个中心进行了倾向得分匹配分析，比较了使用小型自膨式 Acurate neo 瓣膜（$n=129$）或当前的 Sapien 3 23mm 球囊 THV（$n=117$）进行 TAVR 后的血流动力学和早期至 1 年的临床结果。PS 匹配产生了 92 个匹配对。

自膨式的 Acurate neo 瓣膜，平均经瓣膜压差减小 [（9.3 ± 3.9）mmHg vs.（14.5 ± 5.5）mmHg，$P < 0.001$，Acurate neo vs. Sapien 3]，具有更好的血流动力学特性，有效开口面积分数增加 [（0.96 ± 0.3）vs.（0.80 ± 0.2）cm^2/m^2，$P=0.003$，

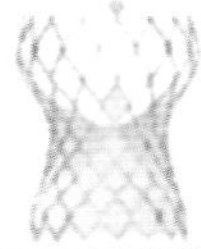

	SAPIEN 3 20	Evolut R 23	ACURATE neo S
	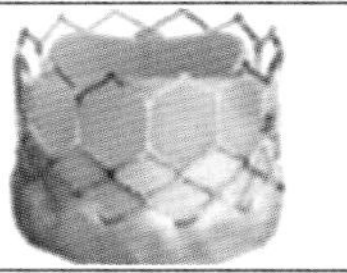	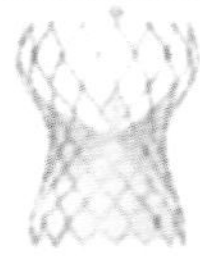	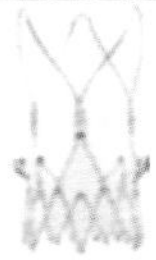
瓣环直径（mm）	18.6～21	18～20	21～23
瓣环周长（mm）	58.4～65.9	56.5～62.8	66～72
瓣环面积（mm²）	273～345	254.4～314.1	346～415
平均 Valsalva 窦（mm）	—	≥25	—
平均 Valsalva 窦高度（mm）	—	≥15	—

▲ 图 26-7　小型号 THV 的特点对比

Acurate neo vs. Sapien 3], 瓣膜患者不匹配的频率降低（41% vs. 67%，P=0.002，Acurate neo vs. Sapien 3）。特别是，在 3% 的 Acurate 患者和 22% 的 Sapien 3 患者中发现了严重的 PPM（P=0.004）。随访观察持续到 1 年后，平均瓣压差分别为 6.6 ± 2.7mmHg 和 17.5 ± 6.5mmHg（P ＜ 0.008）。Acurate neo 和 Sapien 3 患者的 iEOA 分别为 $1.01 ± 0.3 cm^2/m^2$ 和 $0.74 ± 0.2 cm^2/m^2$（P=0.031）。

两种瓣膜均提供了针对 PVL 的有效保护。两组≥中度的临床相关 PVL 均较低（出院时：4.5% vs. 3.6%，P=0.208；1 年时：3.9% vs. 3.6%，P=0.527，Acurate neo vs. Sapien 3）。

总之，后两个分析表明，THV 系统（球扩式和自膨式）都具有相似的安全性。但是，采用环上设计的 SEV 在跨瓣膜压差、iEOA 和 PPM 频率方面具有优越的血流动力学特性（图 26-8）。对于主动脉瓣环较小且有 PPM 风险的患者而言，这可能尤其有益，而 PPM 又可能是结构性瓣膜衰败和远期效果受损的风险因素。

超大瓣环

主动脉根部解剖较大（瓣环直径 ＞ 29mm）

的患者，由于缺乏合适的大瓣膜，直到最近仍被排除在 TAVR 之外。实际可用的最大瓣膜是 Sapien 3 29mm 瓣膜（适用于 3D 面积衍生的瓣环直径最大为 29.5mm 或 3D 瓣环面积，最大 $683mm^2$）和 Evolut R 34mm 瓣膜（适用于瓣环直径最大 30mm 或周长最大 94.2mm 的患者）（图 26-9）。但是，有些患者的主动脉解剖对于 TAVR 来说仍然太大，超出了制造商的建议范围。

最近，这两个 THV 在主动脉瓣环的尺寸大于公司推荐的上限的实体中进行了测试。

Shivaraju 等[67] 首先实施了使用球扩式的 29mm Sapien 3 瓣膜来处理瓣环面积大于 $683mm^2$ 的情形。他们展示，向输送球囊中另加注入 4ml 对比剂可以处理面积达 $740mm^2$ 的主动脉瓣环，瓣膜性能良好，PVL 程度可接受，并且不会增加瓣环破裂的风险。

Mathur 等进一步展示了该技术成功实施[68] 在 3 例患者病例中，这些患者接受了超大的 29mm Sapien 3，针对瓣环面积 ＞ $740mm^2$（最大 $793mm^2$），在短期随访中，没有患者表现出超过中度的 PVL（表 26-3），没有瓣膜移位或栓塞事件。

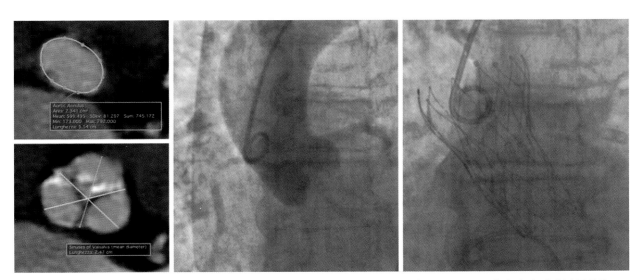

▲ 图 26-8　用 **23mm Portico THV** 治疗的主动脉瓣环很小的患者的临床病例，**TAVI** 后患者出院时跨瓣压差为 **23mmHg**

	SAPIEN 3 29	Evolut R 34
	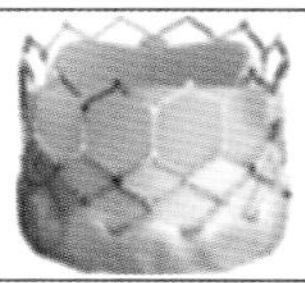	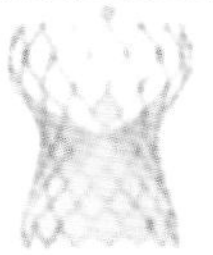
瓣环直径（mm）	26.2～29.5	26.2～29.5
瓣环周长（mm）	82.3～92.6	82.3～92.6
瓣环面积（mm²）	540～683	540～683
平均 Valsalva 窦（mm）	—	≥31
平均 Valsalva 窦高度（mm）	—	≥16

▲ 图 26-9　大型号 THV 的特点对比

表 26-3　大主动脉瓣环患者的 29mm SAPIEN 3 THV 过度扩张：基线和手术特征

	患者 1	患者 2	患者 3
瓣环直径（mm）	28.6/32.4	29.3/36.2	27/36
偏心指数	0.12	0.19	0.25
瓣环周长（mm）	97.7	101	101
瓣环面积（mm²）	748.1	793	787
估计超出瓣膜面积未过度扩张百分比（%）	-11.7	-16.71	-16.07
S3 29 过度扩张对比剂体积（ml）	+4	+4	+4
入路	经股动脉	经股动脉	经股动脉
球囊预扩张（mm）	23	否	否
球囊后扩张（mm）	否	+5ml	否
最终经胸超声心动图 AR	微量瓣周漏及中央反流	轻度瓣周漏	轻中度瓣周漏

AR. 主动脉瓣关闭不全；PVL. 瓣周漏 [68]

在这项研究中，对 29mm S3 输送球囊进行了体外测试，并能够在标准容量的基础上再容纳 6ml 的对比剂。球囊宽度的测量是使用数字卡尺（Neiko 01407A 0～150mm）进行的。球囊破裂发生在再注入 7ml 对比剂情况下，并沿球囊的纵轴发生（表 26-4）[68]。

当然，过度扩张引起了人们对由于框架缩短而导致的瓣叶对合面减少、PVL 增加、瓣膜移位和定位不易的担忧[67]。因此，应特意选择"低"定位策略，是由于瓣膜的"底部"（心室）边缘向"顶部"（主动脉）边缘发生了预期的瓣膜缩短（图 26-10）。即在 TAVR 释放开始时将 29mm S3 的中心标记定位在环形平面下方约 1.5mm 处。

最近 Elmously 等[69]描述了 2 名严重的主动脉瓣狭窄和主动脉瓣环大小远超出范围的高危患者的治疗过程，他们使用 34mm Evolut R 进行了 TAVR 术（表 26-5）。2 名患者均进行了植入后扩张，导致 PVL 显著降低，2 名患者均在手术结束时存在轻度 PVL。在大瓣环中选择 THV 类型时，必须考虑到由于框架设计和外部密封裙边引起的可能性限制。S3 过度扩展的能力不仅取决于菱形格和单元的几何形状，而且还取决于由聚对苯二

甲酸乙二酯制成的密封裙边，其弹性极限可能会对过度扩张施加进一步的限制。因此，过度扩张存在"上限"。另一方面，CoreValve Evolut 的后

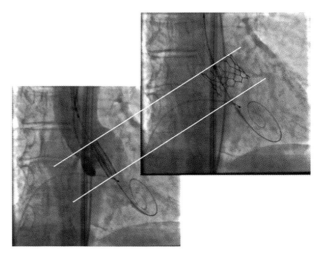

▲ 图 26-10　SAPIEN S3 29mm 瓣膜过度扩张过程中的瓣膜缩短

注意瓣膜的顶部边缘保持相对稳定，而底部边缘向主动脉方向移动

表 26-4　Edward Sapien 29mm S3 输送球囊（基准测试结果）[68]

体积（ml）	直径（mm）	衍生面积（mm²）
33（标注容量）	29.0	660.48
+1	29.5	683.45
+2	29.9	702.11
+3	30.1	711.53
+4	30.2	716.27
+5	30.5	730.57
+6	31.1	759.6
+7	破裂	

表 26-5　基线和手术特征

	患者 1	患者 2
基线 AR	中度	中度
瓣环直径（mm）	31.9	31.1
瓣环周长（mm）	100.2	97.7
瓣环面积（mm²）	762	739.5
瓣环钙化	中度	中度（具有多个突出的环形钙化结节）
超扩比例（%）	5.7	9.3
入路	经股动脉	经主动脉
球囊预扩张（mm）	否	23
起搏	是	否
植入后 PVR	中度	中度
球囊后扩张（mm）	28	25
最终 AR	轻微	轻微

AR. 主动脉瓣关闭不全，PVL. 瓣周漏
超扩的计算公式为［（瓣周长 - 瓣环周长）/ 瓣环周长］×100[69]

扩张策略受到限制，因为它无法将镍钛合金框架过度扩展到标准直径之外。

（五）二瓣化主动脉瓣

二瓣化的主动脉瓣膜（BAV）在年轻的 AS 患者中具有较高的患病率。然而，即使在老年人（＞80岁）中，二叶瓣仍占约20%的手术病例[70]。

BAV 是由两个功能性瓣叶组成的异常主动脉瓣膜形态，瓣叶的平行分布并少于三个区域[71]。BAV 的分类是根据瓣叶的数量和开口方向进行分类的（图26-11）。

- 0型通常称为"真性 BAV"，具有2个正常发育的瓣叶、窦和交界、没有融合嵴。
- 1型有3个瓣叶结构，2个瓣叶未充分发育，1个瓣叶完全发育，1个交界未充分发育，2个交界发育完全，1个融合嵴，根据该融合嵴与主动脉窦的位置关系定义亚分类（左–右、右–无和左–无）。
- 2型有三个瓣叶结构，2个瓣叶未完全发育、1个瓣叶完全发育，2个交界发育不良，1个交界发育完好，2个融合嵴[71]。

TAVI 在二瓣化中的早期经验表明，这种解剖实体具有许多特征，这些特征通常会使 TAVI 的结果不理想且难以预测[72]。

- 椭圆形的瓣环可能会影响瓣膜的定位和密封。
- 瓣叶的不对称和重度钙化可能会阻碍瓣膜扩张，进而损害瓣膜血流动力学（如较高的跨瓣压差和 PVL）。
- 主动脉疾病的存在可能会增加在瓣膜球囊扩张成形术，扩张后或植入球囊扩张式瓣膜时发生夹层或破裂的风险。
- 在球囊瓣膜成形术中，融合的交界易受影响，导致严重的主动脉瓣关闭不全。
- THV 的膨胀不足和（或）非圆形可能会影响长期耐用性。

BAV 病理形态能使球扩式和自膨式 TAV 各自潜在优势和缺点分别显露。球扩瓣可以施加更大的径向力，并使圆形环自然化，从而消除了 PVL 的潜在部位。但是，钙化的结节可能会阻碍瓣膜完全扩张，从而需要后扩张，或可能导致残留的 PVL。考虑到相对于球扩瓣的径向强度减低，自膨性 THV 可能更易发生这种 PVL。然而，自膨瓣膜和瓣叶的环上形设计，使其顺应性更高，可以减轻瓣环水平的不均匀圆形应

0 型——没有融合嵴

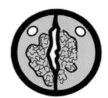

2 型——2 个融合嵴

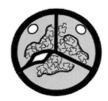

◀ 图 26–11　根据 Sievers 等的描述对二瓣化主动脉瓣进行分类[71]

1 型——1 个融合嵴

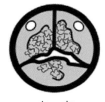

左–右

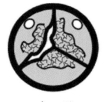

右–无

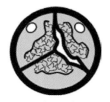

左–无

力，并有可能改善长期的血流动力学结果（图 26-12 ）[70]。

有一项针对早期 TAVI 装置的多中心研究，评估了使用球囊扩张或自膨式装置对进行 THV 的 BAV 患者的大样本量的临床结果[70]。

0 型 BAV 的发生率为 26.7%，1 型 BAV 为 68.3%，而 2 型 BAV 为 5.0%。在 63.5% 的患者中使用了基于 MDCT 测量的 TAV 尺寸（球囊扩张型 THV 为 77.1%，自膨型 THV 为 56.0%，$P=0.02$ ）。

这项研究发现，THV 移位的总体发生率较高，需要第二个瓣膜植入（ 3.6% ），在 28.4% 的患者中出现中度或重度 PVR。

球囊扩张型 TAV 治疗的患者的临床结局与自膨胀瓣膜治疗的患者的临床结局相似。特别注意的是，在使用自膨胀装置治疗的患者中，对第二个瓣膜的需求略有增加（ 2.1% vs. 4.4%，$P=0.66$，BE THV vs. SE THV ）。

自膨胀 THV 的手术死亡率在数值上较高（ 4.9% 和 2.1%，$P=0.66$ ），而自膨胀 THV 的 1 年死亡率较低（ 12.5% vs. 20.8%，$P=0.12$ ）。该方法对大多数患者有效，在 84.9% 的患者中达到了 30 天的联合疗效终点（ 87.5% vs. 84.5%，BE THV vs. SE THV，$P=0.81$ ）。

植入自膨胀 THV 后，主动脉瓣周反流的频率是球囊扩张 THV 的 2 倍（ 32.2% vs. 19.6%，$P=0.11$ ）。但是，在自膨胀的 THV 人群中使用基于 MDCT 的 TAV 尺寸测量比例过低，可能是造成这种差异的原因。实际上，当通过 MDCT 进行术前瓣环评估时，主动脉瓣周反流确实下降到 17.4%，亚组分析表明，植入后 PVL 的发生率组间无显著差异（ BE THV 为 16.7%，SE THV 为 17.6%，$P=0.99$ ）。

值得注意的是，当 BAV 基础解剖为 0 型（经典的二瓣化主动脉瓣）时，有意义的主动脉瓣瓣周反流发生率更高。

第二代装置在克服针对三叶瓣 AS 的手术局限性方面已显示出明显进步，现在也已经在应对治疗二叶瓣 AS 的挑战方面走在了前面。新一代球囊扩张式 Sapien 3 带有外部裙边，可实现有效密封，从而消除或减轻二瓣化 AS 的形态学挑战。同样，带有外部自适应密封结构的机械式扩张瓣膜 Lotus，具有回收和重新定位能力，可以缓解最佳定位方面的困难并防止瓣周漏[73-78]。

最近一项基于大型多中心倾向性分析比较了 546 对二瓣化主动脉瓣和三叶主动脉瓣（ tricuspid aortic valve，TrAV ）患者的 TAVI 结果[79]。与三叶瓣 AS 患者相比，二叶瓣 AS 患者转外科手术率更高（ 2.0% vs. 0.2%，$P=0.006$ ），并且器械成功率显著降低（ 85.3% vs. 91.4%，$P=0.002$ ）。在这项研究中，将早期装置（ Sapien XT，CoreValve ）植入到二叶瓣 AS 患者 320 例，植入三叶瓣 AS 患者 321 例，而分别在 226 例二叶瓣和 225 例三叶瓣患者中使用 AS 新一代装置（ Sapien 3，Lotus，Evolut R ）。如果根据是否接受早期和新一代器械进行分层，则二叶瓣 AS 患者在接受早期器械时比三叶瓣 AS 患者有更多的手术并发症（转为外科手术：2.5% vs. 0.3%，$P=0.02$；中度或重度 PVL：15.9% vs. 10.3%，$P=0.03$；第二个瓣膜植入：7.2% vs. 2.2%，$P=0.003$ ）。

特别是与三叶瓣 AS 相比，二叶瓣 AS 患者接受 Sapien XT 时主动脉根部损伤发生率更高（ 4.5% vs. 0.0%，$P=0.015$ ）。接受 CoreValve 时，与三叶瓣 AS 对比第二个瓣膜植入率更高（ 11.6% vs. 2.9%，$P=0.002$ ），严重瓣周漏发生率（ 19.4% vs. 10.5%，$P=0.02$ ）更高，器械成功率（ 72.1% vs. 86.0%，$P=0.002$ ）较低。在接受 Sapien 3 和 Lotus 时，各组的不良事件发生率没有显著差异，这一事实可能与两个装置的较高的径向力有关。

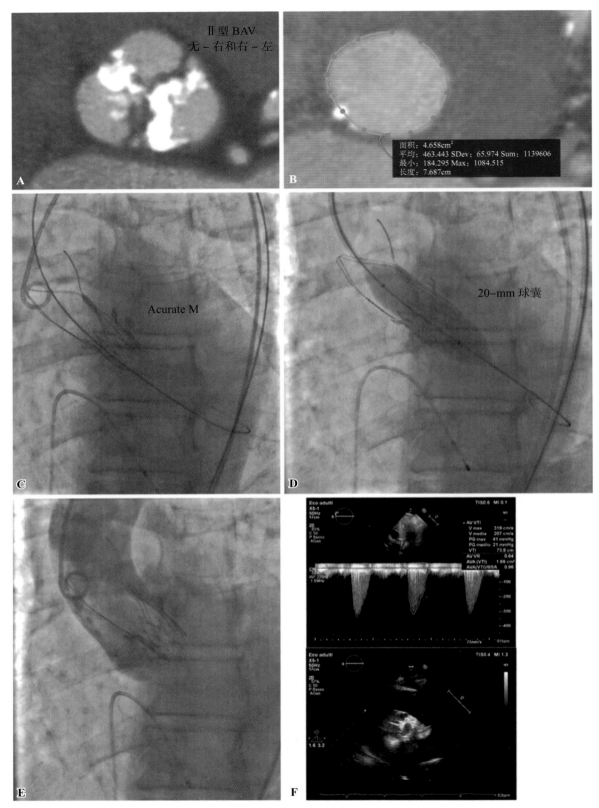

▲ 图 26-12　A 至 C. 患有 2 型 BAV（A 和 B）的患者使用自膨胀的 Acurate neo THV（C）进行 TAVI 的病例示例。释放后，瓣膜严重膨胀不良。D. 使用小号球囊；E. 最终主动脉造影显示 THV 扩张不对称，无 PVL；F. 经胸超声心动图显示 THV 呈椭圆形，轻度的 PPM

同样，大型多中心分析比较了接受早期和老式 TAVI 装置的二叶主动脉瓣患者 TAVI 早期和 1 年结局[80]。

在 301 例患者中，有 199 例患者（占 71.1%）接受了早期装置的治疗（Sapien XT：n=87，CoreValve：n=112），而有 102 例患者接受了新一代装置的治疗（Sapien 3：n=91，Lotus：n=11）。胸外科医师学会（STS）平均评分为 4.7±5.2，两组之间无显著差异［（4.6±5.1）vs.（4.9±5.4），P=0.57］。与所有使用新一代装置的患者都进行 CT 评估相比，对 157 例使用早期装置的患者进行了术前 CT 评估（占 78.9%）。较常见的解剖分型是 1 型（86.2%）。

总体而言，全因死亡率在 30 天时为 4.3%，在 1 年时为 14.4%。与早期装置相比，新一代装置不存在中度或严重的瓣周漏，且频率明显降低（0.0% vs. 8.5%，P=0.002），从而器械成功率更高（92.2% vs. 80.9%，P=0.01）。早期和新一代装置在脑卒中（2.5% vs. 2.0%，P > 0.99）、危及生命的出血（3.5% vs. 2.9%，P > 0.99）、大血管并发症（4.5% vs. 2.9%，P=0.76）发生率方面没有差异，第 2～3 期急性早期肾脏损伤（2.5% vs. 2.9%，P > 0.99）、安全性指标（15.1% vs. 10.8%，P=0.30）和 30 天全因死亡率（4.5% vs. 3.9%，P > 0.99）均没有显著差异。

Perlman 等进行的多中心研究[81]，收集了来自欧洲和加拿大 8 个中心的 51 例患者的基线特征、手术数据和 30 天临床随访，这些患者使用 Sapien 3 瓣膜在二瓣化 AS 中进行了 TAVI。在患者人群中，二叶瓣类型 0 型，为 11.8%；1 型，占 82.3%；2 型，占 1.9%。没有瓣膜栓塞的情况，也不需要第二个瓣膜。没有中度或重度的植入后 AR 的病例。在 30 天的随访中，有 2 例死亡（3.9%）和 2 例大血管并发症。其中 12 例（23.5%）需要起搏器植入。

结论是，BAV 中 TAVR 的疗效不如三叶瓣好是不可否认的，必须根据患者的主动脉根部解剖结构和钙化的分布情况仔细讨论 TAVR 的适应证。尚不清楚某一种 THV 装置是否优于另外一种。有待更有力的证据来解决这种不确定性，应该通过仔细评估瓣环和钙化的分布选择 THV，以便在获得最佳密封和主动脉根部损伤的风险之间进行平衡。

参考文献

[1] Cribier A, et al. Percutaneous transcatheter implantation of an aortic valve prosthesis for calcific aortic stenosis. Circulation. 2002;106(24):3006 LP–3008.

[2] Baumgartner H, et al. 2017 ESC/EACTS guidelines for the management of valvular heart disease. Eur Heart J. 2017;38(36):2739–86.

[3] Nishimura RA, et al. 2017 AHA/ACC focused update of the 2014 AHA/ACC guideline for the management of patients with valvular heart disease. J Am Coll Cardiol. 2017;17:735–1097.

[4] Barbanti M, Webb JG, Gilard M, Capodanno D. Transcatheter aortic valve implantation in 2017: state of the art. EuroIntervention. 2017;13(AA):AA11–21.

[5] Cribier AG. The odyssey of TAVR from concept to clinical reality. Texas Hear Inst J. 2014;41(2):125–30.

[6] van Gils L, et al. TAVI with current CE-marked devices: strategies for optimal sizing and valve delivery. EuroIntervention. 2016;12(Y):Y22–7.

[7] Binder RK, et al. Transcatheter aortic valve replacement with the SAPIEN 3. JACC Cardiovasc Interv. 2013;6(3):293–300.

[8] Nijhoff F, Abawi M, Agostoni P, Ramjankhan FZ, Doevendans PA, Stella PR. Transcatheter aortic valve implantation with the new balloon-expandable sapien 3 versus sapien XT valve system. Circ Cardiovasc Interv. 2015;8(6)

[9] Husser O, et al. Outcomes after transcatheter aortic valve replacement using a novel balloon-expandable transcatheter heart valve: a single-center experience. JACC Cardiovasc Interv. 2015;8(14):1809–16.

[10] Wöhrle J, Gonska B, Rodewald C, Seeger J, Scharnbeck D,

Rottbauer W. Transfemoral aortic valve implantation with the new Edwards Sapien 3 valve for treatment of severe aortic stenosis – impact of valve size in a single center experience. PLoS One. 2016;11(3):1–10.

[11] De Torres–Alba F, et al. Changes in the pacemaker rate after transition from Edwards SAPIEN XT to SAPIEN 3 transcatheter aortic valve implantation the critical role of valve implantation height. JACC Cardiovasc Interv. 2016;9(8):805–13.

[12] Reichenspurner H, et al. Self-expanding transcatheter aortic valve system for symptomatic high–risk patients with severe aortic stenosis. J Am Coll Cardiol. 2017;70(25):3127–36.

[13] Mack MJ, et al. 5–year outcomes of transcatheter aortic valve replacement or surgical aortic valve replacement for high surgical risk patients with aortic stenosis (PARTNER 1): a randomised controlled trial. Lancet. 2016;385(9986):2477–84.

[14] Kapadia SR, et al. 5–year outcomes of transcatheter aortic valve replacement compared with standard treatment for patients with inoperable aortic stenosis (PARTNER 1): a randomised controlled trial. Lancet. 2015;385(9986):2485–91.

[15] Leon MB, et al. PARTNER 2: Transcatheter or surgical aortic–valve replacement in intermediate–risk patients. N Engl J Med. 2016;374(17):1609–20.

[16] Deeb GM, et al. 3–year outcomes in high–risk patients who underwent surgical or transcatheter aortic valve replacement. J Am Coll Cardiol. 2016;67(22):2565–74.

[17] Søndergaard L, et al. Two–year outcomes in patients with severe aortic valve stenosis randomized to transcatheter versus surgical aortic valve replacement: the all–comers nordic aortic valve intervention randomized clinical trial. Circ Cardiovasc Interv. 2016;9(6):1–10.

[18] Reardon MJ, et al. Surgical or transcatheter aortic valve replacement in intermediate–risk patients. N Engl J Med. 2017;376(14):1321–31.

[19] Abdel–Wahab M, et al. Comparison of balloon–expandable vs. self–expanding valves in patients undergoing transcatheter aortic valve replacement: the CHOICE randomized clinical trial. JAMA. 2014;311(15):1503–14.

[20] Abdel–Wahab M, et al. 1–year outcomes after transcatheter aortic valve replacement with balloon expandable versus self–expanding valves. J Am Coll Cardiol. 2015;46(2):791–800.

[21] Feldman TE, et al. Effect of mechanically expanded vs. self–expanding transcatheter aortic valve replacement on mortality and major adverse clinical events in high–risk patients with aortic stenosis. JAMA. 2018;319(1):27.

[22] Willson AB, et al. 3–dimensional aortic annular assessment by multidetector computed tomography predicts moderate or severe paravalvular regurgitation after transcatheter aortic valve replacement: a multicenter retrospective analysis. J Am Coll Cardiol. 2012;59(14):1287–94.

[23] Zamorano JL, Gonçalves A, Lang R. Imaging to select and guide transcatheter aortic valve implantation. Eur Heart J. 2014;35(24):1578–87.

[24] Hahn RT, et al. Recommendations for comprehensive intraprocedural echocardiographic imaging during TAVR. JACC Cardiovasc Imaging. 2015;8(3):261–87.

[25] La Manna A, et al. Non–contrast three–dimensional magnetic resonance imaging for pre–procedural assessment of aortic annulus dimensions in patients undergoing transcatheter aortic valve implantation. Struct Hear. 2018;0(0):1–3.

[26] Barbanti M, et al. Anatomical and procedural features associated with aortic root rupture during balloon–expandable transcatheter aortic valve replacement. Circulation. 2013;128(3):244–53.

[27] Blanke P, et al. Prosthesis oversizing in balloon–expandable transcatheter aortic valve implantation is associated with contained rupture of the aortic root. Circ Cardiovasc Interv. 2012;5(4):540–8.

[28] Gurvitch R, et al. Transcatheter aortic valve implan tation: lessons from the learning curve of the first 270 high–risk patients. Catheter Cardiovasc Interv. 2011;78(7):977–84.

[29] Jilaihawi H, et al. Cross–sectional computed tomo graphic assessment improves accuracy of aortic annular sizing for transcatheter aortic valve replacement and reduces the incidence of paravalvular aortic regurgitation. J Am Coll Cardiol. 2012;59(14):1275–86.

[30] Détaint D, et al. Determinants of significant para valvular regurgitation after transcatheter aor tic valve implantation. JACC Cardiovasc Interv. 2009;2(9):821–7.

[31] Barbanti M, et al. Prosthesis choice for transcatheter aortic valve replacement: improved outcomes with the adoption of a patient–specific transcatheter heart valve selection algorithm. Int J Cardiol. 2016;203:1009–10.

[32] Egron S, et al. Radial force: an underestimated parameter in oversizing transcatheter aortic valve replacement prostheses: in vitro analysis with five commercialized valves. ASAIO J. 2018;64(4):536–43.

[33] Schuhbaeck A, et al. Aortic annulus eccentricity before and after transcatheter aortic valve implantation: comparison of balloon–expandable and self–expanding prostheses. Eur Heart J. 2013;34(7):31–2.

[34] Barbanti M, et al. Underexpansion and ad hoc post dilation in selected patients undergoing balloon–expandable transcatheter aortic valve replacement. J Am Coll Cardiol. 2014;63(10):976–81.

[35] John D, et al. Correlation of device landing zone cal cification and acute procedural success in patients undergoing transcatheter aortic valve implantations with the self–expanding CoreValve prosthesis. JACC Cardiovasc Interv. 2010;3(2):233–43.

[36] Tops LF, et al. Noninvasive evaluation of the aortic root with multislice computed tomography: implica tions for transcatheter aortic valve replacement. JACC Cardiovasc Imaging. 2008;1(3):321–30.

[37] Maeno Y, et al. Relationship between left ventricular outflow tract calcium and mortality following transcatheter aortic valve implantation. Am J Cardiol. 2017;120(11):2017–24.

[38] Ewe SH, et al. Location and severity of aortic valve calcium and implications for aortic regurgitation after transcatheter aortic valve implantation. Am J Cardiol. 2011;108(10):1470–7.

[39] Hansson NC, et al. The impact of calcium volume and distribution in aortic root injury related to balloon–expandable transcatheter aortic valve replacement. J Cardiovasc Comput Tomogr. 2015;9(5):382–92.

[40] Khalique OK, et al. Quantity and location of aortic valve

complex calcification predicts severity and loca tion of paravalvular regurgitation and frequency of post–dilation after balloon–expandable transcatheter aortic valve replacement. JACC Cardiovasc Interv. 2014;7(8):885–94.

[41] Almeida JG, et al. Comparison of self–expanding and balloon–expandable transcatheter aortic valves morphology and association with paravalvular regurgitation: evaluation using multidetector computed tomography. Catheter Cardiovasc Interv. 2018;92(3):533–41.

[42] Delgado V, Kapadia S, Schalij MJ, Schuijf JD, Tuzcu EM, Bax JJ. Transcatheter aortic valve implantation: implications of multimodality imaging in patient selection, procedural guidance, and outcomes. Heart. 2012;98(9):743–54.

[43] Kim WK, et al. Comparison of outcomes using balloon–expandable versus self–expanding transcatheter prostheses according to the extent of aortic valve calcification. Clin Res Cardiol. 2017;106(12):995–1004.

[44] Walther T, et al. Transapical aortic valve implantation: step by step. Ann Thorac Surg. 2009;87(1):276–83.

[45] Willson AB, et al. Computed tomography–based sizing recommendations for transcatheter aortic valve replacement with balloon–expandable valves: comparison with transesophageal echocardiography and rationale for implementation in a prospective trial. J Cardiovasc Comput Tomogr. 2012;6(6):406–14.

[46] Barbanti M, et al. Impact of balloon post–dilation on clinical outcomes after transcatheter aortic valve replacement with the self–expanding CoreValve pros thesis. JACC Cardiovasc Interv. 2014;7(9):1014–21.

[47] Kempfert J, et al. Transapical aortic valve implantation: analysis of risk factors and learning experience in 299 patients. Circulation. 2011;124(11 Suppl):S124–9.

[48] Pibarot P, Dumesnil JG. Prosthetic heart valves: selection of the optimal prosthesis and long–term management. Circulation. 2009;119(7):1034–48.

[49] Head SJ, et al. The impact of prosthesis patient mismatch on long–term survival after aortic valve replacement: a systematic review and meta–analysis of 34 observational studies comprising 27 186 patients with 133 141 patient–years. Eur Heart J. 2012;33(12):1518–29.

[50] Dayan V, Vignolo G, Soca G, Paganini JJ, Brusich D, Pibarot P. Predictors and outcomes of prosthesis–patient mismatch after aortic valve replacement. JACC Cardiovasc Imaging. 2016;9(8):924–33.

[51] Flameng W, Herregods MC, Vercalsteren M, Herijgers P, Bogaerts K, Meuris B. Prosthesis–patient mismatch predicts structural valve degeneration in bioprosthetic heart valves. Circulation. 2010;121(19):2123–9.

[52] Walther T, et al. Patient prosthesis mismatch affects short– and long–term outcomes after aortic valve replacement. Eur J Cardiothorac Surg. 2006;30(1):15–9.

[53] Bleiziffer S, et al. Impact of patient–prosthesis mismatch on exercise capacity in patients after bioprosthetic aortic valve replacement. Heart. 2008;94(5):637–41.

[54] Bakhtiary F, et al. Impact of patient–prosthesis mismatch and aortic valve design on coronary flow reserve after aortic valve replacement. J Am Coll Cardiol. 2007;49(7):790–6.

[55] Tasca G, et al. Impact of prosthesis–patient mismatch on cardiac events and midterm mortality after aortic valve replacement in patients with pure aortic stenosis. Circulation. 2006;113(4):570–6.

[56] Johnston DR, et al. Long–term durability of bioprosthetic aortic valves: implications from 12,569 implants. Ann Thorac Surg. 2015;99(4): 1239–47.

[57] Pibarot P, et al. Incidence and sequelae of prosthesis–patient mismatch in transcatheter versus surgical valve replacement in high–risk patients with severe aortic stenosis: a PARTNER trial cohort–a analysis. J Am Coll Cardiol. 2014;64(13):1323–34.

[58] Zorn GL, et al. Prosthesis–patient mismatch in high risk patients with severe aortic stenosis: a randomized trial of a self–expanding prosthesis. J Thorac Cardiovasc Surg. 2016;151(4):1014–1023.e3.

[59] Kalavrouziotis D, et al. Transcatheter aortic valve implantation in patients with severe aortic stenosis and small aortic annulus. J Am Coll Cardiol. 2011;58(10):1016–24.

[60] Rogers T, et al. Choice of balloon–expandable ver sus self–expanding transcatheter aortic valve impacts hemodynamics differently according to aortic annular size. Am J Cardiol. 2017;119(6):900–4.

[61] Yashima F, et al. Transcatheter aortic valve implanta tion in patients with an extremely small native aortic annulus: the OCEAN–TAVI registry. Int J Cardiol. 2017;240:126–31.

[62] Ewe SH, et al. Hemodynamic and clinical impact of prosthesis patient mismatch after transcatheter aortic valve implantation. J Am Coll Cardiol. 2011;58(18):1910–8.

[63] Kukucka M, et al. Patient–prosthesis mismatch after transapical aortic valve implantation: incidence and impact on survival. J Thorac Cardiovasc Surg. 2013;145(2):391–7.

[64] Ribeiro HB, et al. Coronary obstruction follow ing transcatheter aortic valve implantation: a systematic review. J Am Coll Cardiol Intv. 2013;6(5): 452–61.

[65] Theron A, et al. Patient–prosthesis mismatch in new generation trans–catheter heart valves: a propensity score analysis. Eur Heart J Cardiovasc Imaging. 2018;19(2):225–33.

[66] Mauri V, et al. Short–term outcome and hemodynamic perfor mance of next–generation self–expanding versus balloon–expandable transcatheter aortic valves in patients with small aortic annulus. Circ Cardiovasc Interv. 2017;10(10): e005013.

[67] Shivaraju A, et al. Overexpansion of the SAPIEN 3 transcath eter heart valve: a feasibility study. JACC Cardiovasc Interv. 2015;8(15):2041–3.

[68] Mathur M, Mccabe JM, Aldea G, Pal J, Don CW. Overexpan sion of the 29 mm SAPIEN 3 trans catheter heart valve in patients with large aortic annuli (area > 683 mm2): a case series. Catheter Cardiovasc Interv. 2018;91(6):1149–56.

[69] Elmously A, Worku B, Wong SC, Salemi A. Pushing boundaries: implantation of the 34 mm Medtronic CoreValve in patients with a large aortic annulus. Catheter Cardiovasc Interv. 2018;92(7):1449–52.

[70] Mylotte D, et al. Transcatheter aortic valve replace ment in bicuspid aortic valve disease. J Am Coll Cardiol.

2014;64(22):2330–9.

[71]   Sievers HH, Schmidtke C. A classification system for the bicuspid aortic valve from 304 surgical specimens. J Thorac Cardiovasc Surg. 2007;133(5):1226–33.

[72]   Colombo A, Latib A. Bicuspid aortic valve: any room for TAVR? J Am Coll Cardiol. 2014;64(22):2340–2.

[73]   Barbanti M, et al. Transcatheter aortic valve replacement with new–generation devices: a systematic review and meta–analysis. Int J Cardiol. 2017;245:83–9.

[74]   Ando T, Briasoulis A, Holmes AA, Taub CC, Takagi H, Afonso L. Sapien 3 versus Sapien XT prosthetic valves in transcatheter aortic valve implantation: a meta–analysis. Int J Cardiol. 2016;220:472–8.

[75]   Grube E, et al. Clinical outcomes with a reposition able self–expanding transcatheter aortic valve prosthesis: the international FORWARD study. J Am Coll Cardiol. 2017;70(7):845–53.

[76]   Todaro D. et al. Early and mid–term outcomes of transcatheter aortic valve replacement using the new generation self–expanding Corevalve Evolut R device. 2018: 1–6.

[77]   Forrest JK, et al. Early outcomes with the Evolut PRO repositionable self–expanding transcatheter aortic valve with pericardial wrap. JACC Cardiovasc Interv. 2018;11(2):181–91.

[78]   Möllmann H, et al. Real–world experience using the ACURATE neo prosthesis: 30–day outcomes of 1,000 patients enrolled in the SAVI TF registry. EuroIntervention. 2018;13(15):e1764–70.

[79]   Yoon S–H, et al. Outcomes in transcatheter aortic valve replacement for bicuspid versus tricuspid aortic valve stenosis. J Am Coll Cardiol. 2017;69(21):2579–89.

[80]   Yoon SH, et al. Transcatheter aortic valve replace ment with early– and new–generation devices in bicuspid aortic valve stenosis. J Am Coll Cardiol. 2016;68(11):1195–205.

[81]   Perlman GY, et al. Bicuspid aortic valve stenosis: favorable early outcomes with a next–generation transcatheter heart valve in a multicenter study. JACC Cardiovasc Interv. 2016;9(8):817–24.

第27章 经导管主动脉瓣植入术的个体化装置选择

Individualized Device Choice for Transcatheter Aortic Valve Implantation

Nicola Corcione   Salvatore Giordano   Alberto Morello   Arturo Giordano   **著**

陈现杰 **译**   魏 来 **校**

球队只有作为一个整体来运作才能取得成功。您可能拥有世界上最伟大的一群球星，但如果他们不能团结作战，俱乐部将一文不值。

——Babe Ruth

一、概述

2002 年，在法国里昂，Alain Cribier 革新了主动脉瓣狭窄的治疗方法[1]。的确，当时他对一位时刻面临死亡的患有严重瓣膜狭窄的患者进行了首例经导管的生物瓣膜植入，于是一个新的时代开始了，即经导管主动脉瓣植入术时代。此后，基于第一代球囊扩张 TAVI 装置的治疗获得了 CE 认证，可用于无法手术的患者。根据以下这些研究的结果，如主动脉导管瓣膜放置（PARTNER）研究[2-4]、CoreValve 高风险的美国关键研究[5] 及外科置换和经导管主动脉瓣植入术（SURTAVI）的研究[6]，适应证已扩大到具有中高危手术风险的患者，并获得 FDA 的批准。因此，该手术立即在全世界的导管室中变得司空见惯。这不可避免地导致了 TAVI 的两种领先装置的比较，既 CoreValve 自膨式瓣膜（Medtronic，美国加州尔湾市）和 SAPIEN 球囊扩张式瓣膜（Edwards Lifesciences，美国加州尔湾市）[7]。实际上，在一项开创性的网络 Meta 分析中，比较了经皮瓣膜置换术与经心尖 TAVI 和经股动脉 TAVI 的区别，Biondi-Zoccai 等区分了器械类型。收集了有关 TAVI 的四个随机研究（1805 例患者）的数据。这样的比较不仅着重于释放方法和近期结果，但长期有效性和安全性更是如此。具体来说，高危严重主动脉瓣狭窄患者经导管心脏瓣膜的比较：Medtronic CoreValve 与 Edwards SAPIEN XT（CHOICE）试验是正式比较这两种第一代瓣膜的第一个研究（CoreValve vs. SAPIEN），共包括 241 例严重的主动脉瓣狭窄高危患者[8]。SAPIEN Valve 的成功率更高、残留的主动脉瓣周漏较少、瓣中瓣手术的需求较低、永久性起搏器植入的风险较小，但两种装置的死亡率和并发症率没有显著差异。

从那时起，TAVI 投入了巨大的科学和经济资源，带来了进一步的发展和研究证据，明显改变了 TAVI 设备的格局。具体而言，第二代和第三代瓣膜拥有更小尺寸的输送系统和控制释放，重新定位性和（或）可回收的功能[9]。因此，目前在市场上有一种球囊可扩张装置和至少六种不同的自膨胀装置，每个装置的手术成功率均接近 100%。因此，几乎在任何情况下，只要精心选择患者并且术者是其优选装置的专家，无论选用何种装置就可以完成该手术并尽量减少并发症[10]。

然而，瓣膜的选择仍然是至关重要的策略，对于瓣膜技术和手术都有重要意义，这也影响瓣膜和手术的成功及短期和长期的结果。特别是，术者必须清楚每种瓣膜设备都有几个独有的特征，以便于他们在术前及术中可以协调一致（表 27-1）。但是，与传统的外科手术相比，TAVI 瓣膜的耐久性及衰败机制还需要研究。

此外，随访 8 年，多达 50% 的球囊扩张型瓣膜出现轻 - 中度反流、跨瓣平均压差 ≥ 20mmHg[11]。有几项关于第一代 CoreValve 自膨胀瓣膜的耐久性最近也有报道[12]。值得注意的是，经过近 10 年的随访，几乎没有发现因瓣膜功能障碍所致的严重临床事件病例。这些数据还需要持续不断对第一代和第二代瓣膜的长期随访，以及第三代瓣膜的研究来支持。

在以下各节中，我们将回顾目前领先的 TAVI 装置，总结其主要特征、优缺点和临床应用，突出不同瓣膜的特性。

二、Acurate neo

Acurate neo 设备（Boston Scientific，美国马萨诸塞州纳蒂克）是新一代的自膨胀瓣膜，不能回收，不能重新定位，但在释放期间特别稳定[13, 14]。它是由猪心包膜做成的环上瓣，缝合于具有自上而下置入的开放式结构上。瓣膜先是主动脉中膨开，然后在主动脉根部释放。植入过程，第一步打开三个大的拱形结构，进入冠状动脉窦，然后释放上花冠确定环上瓣的锚定位置。最后释放下花冠使其突出到左心室流出道长度最少。因此，Acurate neo 很容易达到目标位置并在操作过程的各个阶段都保持稳定释放，减少了湍流和滑脱的风险。此外，为了减少瓣周漏，在附着区的内部和外部 Acurate neo 都装有心包裙衬。瓣膜安装在 18F 具有灵活的可以调弯的输送系统（Acurate TF）。在全因死亡率、瓣周漏和永久性

表 27-1　根据患者特点选择经导管主动脉瓣植入装置

	较小角度的主动脉弓	水平的主动脉	二叶式瓣膜	椭圆形瓣环	广泛的瓣膜钙化	外周动脉细小	收缩功能降低
Acurate neo	++	++	+/-	+/-	+	+/-	++
Allegra	+?	+?	+?	+?	-?	+/-	+
Evolut	--	-	++	++	+/-	++	+/-
Portico	++	++	+	++	++	+/-	++
Lotus edge	--	--	-	+/-	++	--	+/-
SAPIEN 3	++	++	--	--	--	++	++

++. 在此情况下使用此装置最有可能获得令人满意的结果；+. 在此情况下使用此装置时可以得到良好的结果；+/-. 在此情况下使用此装置时可能会得到满意的结果；-. 在此情况下使用本装置不太可能获得令人满意的结果；--. 在此情况下使用此装置时，很可能无法预期结果；+?. 在此情况下使用此装置时，可能会得到令人满意的结果，但需要其他数据；-?. 在此情况下使用此装置不太可能获得令人满意的结果，但需要其他数据

起搏器植入率上瓣膜表现良好[13-15]。最重要的是，Kim 团队提供了最新数据强调了在考虑到患者解剖结构和钙化分布情况下，适当的增加尺寸可以达到最小化瓣周漏和永久起搏器植入的目的[16]。

三、Allegra

Allegra（New Valve Technology，德国黑兴根市）是一种自膨胀瓣膜，由三叶式牛心包构成，并缝合到镍钛合金支架框架上[17]。其镍钛合金支架框架展示了可变尺寸的孔格，这些可导致不同水平的径向力，并易于进入冠状动脉窦。在瓣膜平面水平放置六个不透射线的金标记，以辅助正确的瓣膜定位，而瓣膜的流入部分被牛心包密封裙边覆盖，以减少瓣膜反流。值得注意的是，瓣膜的流出道的尺寸小于流入道的尺寸，可以减小瓣叶的应力，这可能会减少瓣叶的变性和钙化，这可以增加耐用性。Allegra 提供三种尺寸（23mm、27mm 和 31mm），以匹配 19～29mm 的主动脉瓣环尺寸。其输送系统由 18F 鞘管组成，可用于各种尺寸的瓣膜，并包括三步释放，可在不干扰左心室流出道的情况下进行受控的定位。由于具有这些功能，因此可以重新捕获它并对其进行完全回收。当前关于该人工瓣膜的数据很少，但是从灵活性的角度来看，瓣膜的特性，如高度短及与输送系统有关的特性似乎是令人感兴趣的。因此，对于复杂的主动脉弓和水平主动脉，可以优先选用该装置。

四、Evolut

Evolut R 和 Evolut PRO 分别是延续的 CoreValve 装置的第二代和第三代设备（Medtronic，美国明尼苏达州明尼阿波利斯市）[18-21]。Evolut 是一种自膨胀瓣膜，具有逐步释放系统，该系统随后可以重新回收和重新定位瓣膜。虽然以镍钛合金网的低轮廓结构为特征，但它会施加很大的径向力，从而具有出色的能力来适应椭圆形或不规则形状的瓣环，如严重钙化的自体瓣环。特别是，Evolut PRO 还具有一条猪心包做成的裙边，包裹到瓣膜外部的一个孔格高度和一半流入道（13mm）的高度。这种设计可以增加瓣膜与自体瓣膜环的接触面，减少了间隙，有利于内皮化，并降低了可能发生的瓣周漏的风险。将三个猪心包瓣叶安装在金属结构内部做成环上瓣的结构，从而更利于椭圆形环或二瓣化病变的贴合。

瓣膜安装在较细（14F）的释放系统上（Evolut PRO 为 16F），该系统可以通过股动脉直径≥ 5mm 的患者，瓣膜尺寸范围为 23～34mm，Evolut 可以应用于最广泛的瓣环尺寸。此外，目前 Evolut 是唯一获准用于最大瓣环直径为 30mm 的 TAVI 系统。只要确定了自体瓣环的型号和尺寸，因其多种型号的瓣膜，逐步释放和可回收的特性使 Evolut 适合植入不能耐受外科手术的患者中。输送系统内部的两个金属芯有助于保持同轴性，并在释放过程中保持稳定性。但是，如果水平主动脉或主动脉弓特别迂曲，这种瓣膜则不适用于这种复杂解剖学情况。当主动脉弓的角度过小时，由于胶囊的刚度，前端锥体的弯曲就可能导致其与胶囊连接处的断裂，可能会导致血管破裂和撕裂，或者导致瓣膜的移位。

有机构研究提供的临床数据显示了 Evolut 的优点，同时强调了它的一些局限性[20, 22-24]。值得注意的是，在 Evolut R US 的研究中，有 241 名患者使用了第二代设备。短期随访显示更低的死亡率（2.5%），永久性起搏器植入占 16.4%，中度瓣周漏占 5.3%[22]。Forrest 等还提供了 60 例美国患者有关 Evolut PRO 的初步数据，提供了有利的 30 天结果数据，包括 1.7% 的死亡、11.8% 的永久性起搏器植入和 0% 的中度或重度瓣周漏率[20]。

五、Lotus Edge

Lotus Edge（Boston Scientific）是一种自膨胀瓣膜，因安全性被召回，目前在国际市场上还不可用，其特征是三个牛心包瓣叶安装在镍钛合金结构上，并具有聚氨酯密封膜以减少瓣周漏[25-27]。该瓣膜有两种尺寸，分别为23mm和27mm，分别安装在18F或20F的预塑形输送系统上，需要比标准更粗的输送鞘管20.1F（6.7mm）到22.5F（7.5mm），这使该系统灵活性下降，不适用于复杂的主动脉弓[28]。该瓣膜具有细长的构型，在释放后回缩到其最终19mm高度的状态。虽然这种瓣膜在减少瓣周漏方面表现出优异的结果，但它却具有较高的起搏器植入率[25-27]。尽管召回原因的详细信息有限，但在制造过程中无意中引入的铆钉结构使瓣膜关闭时产生了过度的张力[29]。

六、Portico

Portico（Abbott Vascular，美国加州圣克拉拉市）是一种自膨胀的瓣膜，由镍钛结构组成，与Medtronic装置非常相似，尽管其几何形状不同，但以大网格为特征，有利于进入冠状动脉窦并增加支架和组织的接触，具有出色的顺应性和密封能力[30-32]。三个牛心包瓣叶和一个猪心包围裙完成瓣膜结构。瓣膜的两个组件均经过抗钙化技术处理（Linux抗钙化处理）。瓣膜可以在相对较短的时间内安装，其释放系统的特点是远端有18F近端部分和远端有13F近端柄。最重要的是，输送系统非常灵活，可以在复杂的解剖结构（如主动脉弓角度较小和水平主动脉）的情况下使用。

可控性和逐步释放的特征使瓣膜可以完全回收和重新定位，还有一个非常重要的特征是从瓣膜释放的早期阶段就可以正常工作，这样可以在

整个过程中保持血流动力学稳定性，从而避免了在释放过程中快速起搏。该瓣膜还具有出色的适应能力和顺应性，甚至可以适应椭圆形瓣环，随着时间的延长保持合适的性能，其耐用性与外科植入的St. Jude瓣膜相当[33]。

七、SAPIEN 3

SAPIEN 3装置（Edwards Lifesciences，美国加州尔湾市）是目前第三代的球囊扩张瓣膜[34, 35]。它由钴-铬结构组成，瓣膜比解剖主动脉根部短，其中安装了三个牛心包的瓣叶。聚乙烯覆盖了瓣膜的内层和外层，可以减少瓣周漏。瓣膜预先安装在球囊上，球囊扩张后人工瓣膜的张力和主动脉瓣环的附着力随即确定，而非逐渐释放。该输送系统可以简单且快速的植入，不可回收。此外，该设备也适用于圆形和轻微钙化的瓣环，如果钙化严重，瓣膜尺寸过大（＞20%）会明显增加主动脉窦部损伤的风险[36]。

专有的eSheath是一款较细的导引鞘，当瓣膜通过时可以扩张。它有两种型号：14F，与23mm和26mm的瓣膜兼容；16F，与29mm的瓣膜兼容。即使在股动脉较细的患者中，也可以通过股动脉途径进行手术。配备有双关节的Commander释放系统可以实现完美的同轴性，使瓣膜即使在如较小角度的主动脉弓和水平主动脉等较困难的解剖条件下依然表现优良[37, 38]。

八、特征比较

几项研究比较了TAVI的治疗，如包括球囊主动脉瓣膜成形术或外科主动脉瓣置换术在内，其重点在TAVI的不同装置上（表27-2）[39, 40]。尽管获得了数据，但仍存在很大的不确定性，数据表明，球囊扩张瓣膜虽然可能会增加围术期

表 27-2　已完成或正在进行的关于经导管主动脉瓣植入术的相对有效性的随机临床研究

名　称	试验组	对照组	样本（例）	进　度	项目编号
CHOICE	CoreValve	SAPIEN XT	121	CoreValve 与 SAPIEN XT 结果差异无统计学意义	PMID 24682026
DEDICATE	任何 CE 认证的 TAVI 装置	SAVR	1600	招募中	NCT 03112980
EARLY TAVR	SAPIEN 3	Medical Rx	1109	招募中	NCT 03042104
ELECT	SAPIEN XT	CoreValve	108	结果待定	NCT 01982032
Evolut R Low Risk	CoreValve 或 Evolut	SAVR	1200	招募中	NCT 02701283
NOTION	CoreValve	SAVR	280	TAVR 与 SAVR 结果差异无统计学意义	PMID 27296202
NOTION 2	任何 CE 认证的 TAVI 装置	SAVR	992	招募中	NCT 02825134
PARTNER Ⅰ A	SAPIEN XT	SAVR	699	TAVR 与 SAVR 结果差异无统计学意义	PMID 22443479
PARTNER Ⅰ B	SAPIEN XT	Medical Rx（包括瓣膜成形术）	358	TAVI 优于药物治疗	PMID 22443478
PARTNER Ⅱ	SAPIEN XT	SAVR	2032	TAVR 与 SAVR 结果差异无统计学意义	PMID 27040324
PARTNER Ⅲ	SAPIEN 3	SAVR	1328	招募中	NCT 02675114
PORTICO IDE	Portico	Evolut 或 SAPIEN 3	758	招募中	NCT 02000115
REBOOT	Lotus edge	SAPIEN 3	116	暂停	NCT 02668484
REPRISE 3	Lotus edge	Evolut	2092	暂停	NCT 02202434
SCOPE 1	Acurate neo	SAPIEN 3	730	招募中	NCT 03011346
SCOPE 2	Acurate neo	Evolut	764	招募中	NCT 03192813
STACCATO	SAPIEN XT	SAVR	70	TAVI 劣于 SAVR	PMID 22581299
SURTAVI	CoreValve	SAVR	1746	TAVR 与 SAVR 结果差异无统计学意义	PMID 28304219
TAVR UNLOAD	SAPIEN 3	Medical Rx	600	招募中	NCT 02661451
US CoreValve High Risk	CoreValve	SAVR	795	TAVI 优于 SAVR	PMID 24678937

NCT. 美国国家医学图书馆 ClinicalTrials.gov ID 编号；PMID. PubMed ID 编号；SAVR. 外科 AVR

的潜在风险，但具有更低的永久性起搏器植入率、瓣周漏发生率。自膨胀式瓣膜因其自有的特征，可以或多或少地更适合个别患者，但通常存在更高的人工起搏器植入率和明显的瓣周漏。然而，目前瓣膜（包括球囊扩张和自膨胀瓣膜）的不断发展，最终短期和长期的临床结果将趋于一致[41]。这些研究将有助于了解每种瓣膜的特性，从而有望每个患者的个体化应用。

九、结论

经导管主动脉瓣植入术在结构性心脏疾病治疗领域已经成熟。值得注意的是，可用的几种 TAVI 瓣膜，各自都有其独特的性能。没有一种瓣膜可以满足所有的技术和临床要求，一些患者适合某种瓣膜，另外一些适合另外一种瓣膜。期待更多的效果对比研究，临床医师、介入心脏病医师和外科医师才能更加熟悉每种设备的巧妙之处，以期在最大限度地提高有效性和最小化风险的同时，也要留意成本和资源的使用。

声明

利益冲突：Corcione 博士是 Abbott Vascular 公司的顾问。A. Giordano 博士是 Abbott Vascular 和 Medtronic 公司的顾问。

参考文献

[1] Cribier A, Eltchaninoff H, Bash A, Borenstein N, Tron C, Bauer F, Derumeaux G, Anselme F, Laborde F, Leon MB. Percutaneous transcatheter implantation of an aortic valve prosthesis for calcific aortic stenosis: first human case description. Circulation. 2002;106:3006–8.

[2] Makkar RR, Fontana GP, Jilaihawi H, Kapadia S, Pichard AD, Douglas PS, Thourani VH, Babaliaros VC, Webb JG, Herrmann HC, Bavaria JE, Kodali S, Brown DL, Bowers B, Dewey TM, Svensson LG, Tuzcu M, Moses JW, Williams MR, Siegel RJ, Akin JJ, Anderson WN, Pocock S, Smith CR, Leon MB, PARTNER Trial Investigators. Transcatheter aortic valve replacement for inoperable severe aortic steno sis. N Engl J Med. 2012;366:1696–704.

[3] Kodali SK, Williams MR, Smith CR, Svensson LG, Webb JG, Makkar RR, Fontana GP, Dewey TM, Thourani VH, Pichard AD, Fischbein M, Szeto WY, Lim S, Greason KL, Teirstein PS, Malaisrie SC, Douglas PS, Hahn RT, Whisenant B, Zajarias A, Wang D, Akin JJ, Anderson WN, Leon MB, PARTNER Trial Investigators. Two–year outcomes after transcatheter or surgical aortic–valve replacement. N Engl J Med. 2012;366:1686–95.

[4] Leon MB, Smith CR, Mack MJ, Makkar RR, Svensson LG, Kodali SK, Thourani VH, Tuzcu EM, Miller DC, Herrmann HC, Doshi D, Cohen DJ, Pichard AD, Kapadia S, Dewey T, Babaliaros V, Szeto WY, Williams MR, Kereiakes D, Zajarias A, Greason KL, Whisenant BK, Hodson RW, Moses JW, Trento A, Brown DL, Fearon WF, Pibarot P, Hahn RT, Jaber WA, Anderson WN, Alu MC, Webb JG, PARTNER 2 Investigators. Transcatheter or surgical aortic–valve replacement in intermediate–risk patients. N Engl J Med. 2016;374:1609–20.

[5] Adams DH, Popma JJ, Reardon MJ, Yakubov SJ, Coselli JS, Deeb GM, Gleason TG, Buchbinder M, Hermiller J Jr, Kleiman NS, Chetcuti S, Heiser J, Merhi W, Zorn G, Tadros P, Robinson N, Petrossian G, Hughes GC, Harrison JK, Conte J, Maini B, Mumtaz M, Chenoweth S, Oh JK, U.S. CoreValve Clinical Investigators. Transcatheter aortic–valve replacement with a self–expanding prosthesis. N Engl J Med. 2014;370:1790–8.

[6] Reardon MJ, Van Mieghem NM, Popma JJ, Kleiman NS, Søndergaard L, Mumtaz M, Adams DH, Deeb GM, Maini B, Gada H, Chetcuti S, Gleason T, Heiser J, Lange R, Merhi W, Oh JK, Olsen PS, Piazza N, Williams M, Windecker S, Yakubov SJ, Grube E, Makkar R, Lee JS, Conte J, Vang E, Nguyen H, Chang Y, Mugglin AS, Serruys PW, Kappetein AP, SURTAVI Investigators. Surgical or transcatheter aortic–valve replacement in intermediate–risk patients. N Engl J Med. 2017;376:1321–31.

[7] Biondi–Zoccai G, Peruzzi M, Abbate A, Gertz ZM, Benedetto U, Tonelli E, D'Ascenzo F, Giordano A, Agostoni P, Frati G. Network meta–analysis on the comparative effectiveness and safety of transcatheter aortic valve implantation with CoreValve or Sapien devices versus surgical replacement. Heart Lung Vessel. 2014;6:232–43.

[8] Abdel–Wahab M, Mehilli J, Frerker C, Neumann FJ, Kurz T, Tölg R, Zachow D, Guerra E, Massberg S, Schäfer U, El–Mawardy M, Richardt G, CHOICE Investigators. Comparison of balloon–expandable vs self–expandable valves in patients undergoing transcatheter aortic valve replacement: the CHOICE randomized clinical trial. JAMA. 2014;311:1503–14.

[9] Giordano A, Corcione N, Biondi–Zoccai G, Berti S, Petronio AS, Pierli C, Presbitero P, Giudice P, Sardella G, Bartorelli AL,

Bonmassari R, Indolfi C, Marchese A, Brscic E, Cremonesi A, Testa L, Brambilla N, Bedogni F. Patterns and trends of transcatheter aortic valve implantation in Italy: insights from RISPEVA. J Cardiovasc Med (Hagerstown). 2017;18:96–102.

[10] Gatto L, Biondi–Zoccai G, Romagnoli E, Frati G, Prati F, Giordano A. New–generation devices for transcatheter aortic valve implantation. Minerva Cardioangiol. 2018;66:747–61. https://doi.org/10.23736/S0026– 4725.18.04707–2.

[11] Kappetein AP, Head SJ, Généreux P, Piazza N, van Mieghem NM, Blackstone EH, Brott TG, Cohen DJ, Cutlip DE, van Es GA, Hahn RT, Kirtane AJ, Krucoff MW, Kodali S, Mack MJ, Mehran R, Rodés–Cabau J, Vranckx P, Webb JG, Windecker S, Serruys PW, Leon MB. Updated standardized endpoint definitions for transcatheter aortic valve implantation: the valve aca demic research consortium–2 consensus document. Eur Heart J. 2012;33:2403–18.

[12] Arora S, Vavalle JP. Transcatheter aortic valve replacement in intermediate and low risk patients–clinical evidence. Ann Cardiothorac Surg. 2017;6:493–7.

[13] Möllmann H, Diemert P, Grube E, Baldus S, Kempfert J, Abizaid A. Symetis ACURATE TF™ aortic bioprosthesis. EuroIntervention. 2013;9:S107–10.

[14] Möllmann H, Walther T, Siqueira D, Diemert P, Treede H, Grube E, Nickenig G, Baldus S, Rudolph T, Kuratani T, Sawa Y, Kempfert J, Kim WK, Abizaid A. Transfemoral TAVI using the self–expanding ACURATE neo prosthesis: one–year outcomes of the multicentre "CE–approval cohort". EuroIntervention. 2017;13:e1040–6.

[15] Möllmann H, Hengstenberg C, Hilker M, Kerber S, Schäfer U, Rudolph T, Linke A, Franz N, Kuntze T, Nef H, Kappert U, Walther T, Zembala MO, Toggweiler S, Kim WK. Real–world experience using the ACURATE neo prosthesis: 30–day outcomes of 1,000 patients enrolled in the SAVI TF registry. EuroIntervention. 2018;13:e1764–70.

[16] Kim WK, Möllmann H, Liebetrau C, Renker M, Rolf A, Simon P, Van Linden A, Arsalan M, Doss M, Hamm CW, Walther T. The ACURATE neo transcatheter heart valve: a comprehensive analysis of predictors of procedural outcome. JACC Cardiovasc Interv. 2018;11:1721–9. https://doi.org/10.1016/j.jcin.2018.04.039.

[17] Wenaweser P, Stortecky S, Schütz T, Praz F, Gloekler S, Windecker S, Elsässer A. Transcatheter aortic valve implantation with the NVT Allegra transcath eter heart valve system: first–in–human experience with a novel self–expanding transcatheter heart valve. EuroIntervention. 2016;12:71–7.

[18] Piazza N, Martucci G, Lachapelle K, de Varennes B, Bilodeau L, Buithieu J, Mylotte D. First–in–human experience with the Medtronic CoreValve Evolut R. EuroIntervention. 2014; 9:1260–3.

[19] Noble S, Stortecky S, Heg D, Tueller D, Jeger R, Toggweiler S, Ferrari E, Nietlispach F, Taramasso M, Maisano F, Grünenfelder J, Jüni P, Huber C, Carrel T, Windecker S, Wenaweser P, Roffi M. Comparison of procedural and clinical outcomes with Evolut R versus Medtronic CoreValve: a Swiss TAVI registry analysis. EuroIntervention. 2017;12:e2170–6.

[20] Forrest JK, Mangi AA, Popma JJ, Khabbaz K, Reardon MJ, Kleiman NS, Yakubov SJ, Watson D, Kodali S, George I, Tadros P, Zorn GL 3rd, Brown J, Kipperman R, Saul S, Qiao H, Oh JK, Williams MR. Early outcomes with the Evolut PRO reposi tionable self–expanding transcatheter aortic valve with pericardial wrap. JACC Cardiovasc Interv. 2018;11:160–8.

[21] Mahtta D, Elgendy IY, Bavry AA. From CoreValve to Evolut PRO: reviewing the journey of self–expanding transcatheter aortic valves. Cardiol Ther. 2017;6:183–92.

[22] Popma JJ, Reardon MJ, Khabbaz K, Harrison JK, Hughes GC, Kodali S, George I, Deeb GM, Chetcuti S, Kipperman R, Brown J, Qiao H, Slater J, Williams MR. Early clinical outcomes after transcatheter aortic valve replacement using a novel self–expanding bioprosthesis in patients with severe aortic stenosis who are suboptimal for surgery: results of the Evolut R US study. JACC Cardiovasc Interv. 2017;10:268–75.

[23] Kuhn C, Frerker C, Meyer AK, Kurz T, Schäfer U, Deuschl F, Abdel–Wahab M, Schewel D, Elghalban A, Kuck KH, Frey N, Frank D. Transcatheter aortic valve implantation with the 34 mm self–expanding CoreValve Evolut R: initial experience in 101 patients from a multicentre registry. EuroIntervention. 2018;14:e301–5.

[24] Schwerg M, Stangl K, Laule M, Stangl V, Dreger H. Valve in valve implantation of the CoreValve Evolut R in degenerated surgical aortic valves. Cardiol J. 2018;25:301–7.

[25] Gooley R, Lockwood S, Antonis P, Meredith IT. The SADRA lotus valve system: a fully repositionable, retrievable prosthesis. Minerva Cardioangiol. 2013;61:45–52.

[26] Meredith IT, Worthley SG, Whitbourn RJ, Antonis P, Montarello JK, Newcomb AE, Lockwood S, Haratani N, Allocco DJ, Dawkins KD. Transfemoral aortic valve replacement with the repositionable lotus valve system in high surgical risk patients: the REPRISE I study. EuroIntervention. 2014;9:1264–70.

[27] Meredith IT, Walters DL, Dumonteil N, Worthley SG, Tchétché D, Manoharan G, Blackman DJ, Rioufol G, Hildick–Smith D, Whitbourn RJ, Lefèvre T, Lange R, Müller R, Redwood S, Allocco DJ, Dawkins KD. Transcatheter aortic valve replacement for severe symptomatic aortic stenosis using a repositionable valve system: 30–day primary endpoint results from the REPRISE II study. J Am Coll Cardiol. 2014;64:1339–48.

[28] Ruparelia N, Latib A, Kawamoto H, Buzzatti N, Giannini F, Figini F, Mangieri A, Regazzoli D, Stella S, Sticchi A, Tanaka A, Ancona M, Agricola E, Monaco F, Spagnolo P, Chieffo A, Montorfano M, Alfieri O, Colombo A. A comparison between first–generation and second–generation transcatheter aortic valve implantation (TAVI) devices: a propensity–matched single–center experience. J Invasive Cardiol. 2016;28:210–6.

[29] Grover N. Boston Scientific recalls lotus valve heart devices. Reuters Health News. 2017. https:// www.reuters.com/article/ us–boston–scientific–recall/ boston–scientific–recalls–lotus–valve–heart–devices idUSKBN1621NA. Accessed 7 Aug 2018.

[30] Manoharan G, Spence MS, Rodés–Cabau J, Webb JG. St Jude medical portico valve. EuroIntervention. 2012;8:Q97–101.

[31] Manoharan G, Linke A, Moellmann H, Redwood S, Frerker C,

Kovac J, Walther T. Multicentre clinical study evaluating a novel resheathable annular func tioning self–expanding transcatheter aortic valve sys tem: safety and performance results at 30 days with the portico system. EuroIntervention. 2016;12:768–74.

[32] Linke A, Holzhey D, Möllmann H, Manoharan G, Schäfer U, Frerker C, Worthley SG, van Boven AJ, Redwood S, Kovac J, Butter C, Søndergaard L, Lauten A, Schymik G, Walther T. Treatment of aortic steno sis with a self–expanding, resheathable transcatheter valve: one–year results of the international multicenter portico transcatheter aortic valve implantation system study. Circ Cardiovasc Interv. 2018;11:e005206.

[33] Tzikas A, Amrane H, Bedogni F, Brambilla N, Kefer J, Manoharan G, Makkar R, Möllman H, Rodés–Cabau J, Schäfer U, Settergren M, Spargias K, van Boven A, Walther T, Worthley SG, Sondergaard L. Transcatheter aortic valve replacement using the portico system: 10 things to remember. J Interv Cardiol. 2016;29:523–9.

[34] Wendler O, Schymik G, Treede H, Baumgartner H, Dumonteil N, Ihlberg L, Neumann FJ, Tarantini G, Zamarano JL, Vahanian A. SOURCE 3 registry: design and 30–day results of the European Postapproval registry of the latest generation of the SAPIEN 3 transcatheter heart valve. Circulation. 2017; 135:1123–32.

[35] Mauri V, Reimann A, Stern D, Scherner M, Kuhn E, Rudolph V, Rosenkranz S, Eghbalzadeh K, Friedrichs K, Wahlers T, Baldus S, Madershahian N, Rudolph TK. Predictors of permanent pacemaker implantation after transcatheter aortic valve replacement with the SAPIEN 3. JACC Cardiovasc Interv. 2016;9:2200–9.

[36] Miyasaka M, Tada N, Taguri M, Kato S, Enta Y, Otomo T, Hata M, Watanabe Y, Naganuma T, Araki M, Yamanaka F, Shirai S, Ueno H, Mizutani K, Tabata M, Higashimori A, Takagi K, Yamamoto M, Hayashida K, OCEAN–TAVI Investigators. Incidence, predictors, and clinical impact of prosthesis–patient mismatch following transcatheter aortic valve replacement in Asian patients: the OCEAN–TAVI |registry. JACC Cardiovasc Interv. 2018;11(8):771–80.

[37] Ohno Y, Tamburino C, Barbanti M. Transcatheter aortic valve implantation experience with SAPIEN 3. Minerva Cardioangiol. 2015;63:205–16.

[38] Facchin M, Mojoli M, Covolo E, Tarantini G. The SAPIEN 3 valve: lights and shadows. Minerva Med. 2014;105:497–500.

[39] Baumgartner H, Falk V, Bax JJ, De Bonis M, Hamm C, Holm PJ, Iung B, Lancellotti P, Lansac E, Rodriguez Muñoz D, Rosenhek R, Sjögren J, Tornos Mas P, Vahanian A, Walther T, Wendler O, Windecker S, Zamorano JL, ESC Scientific Document Group. 2017 ESC/EACTS guidelines for the management of valvular heart disease. Eur Heart J. 2017;38:2739–91.

[40] Nishimura RA, Otto CM, Bonow RO, Carabello BA, Erwin JP 3rd, Fleisher LA, Jneid H, Mack MJ, McLeod CJ, O'Gara PT, Rigolin VH, Sundt TM 3rd, Thompson A. 2017 AHA/ACC focused update of the 2014 AHA/ACC guideline for the management of patients with valvular heart disease: a report of the American College of Cardiology/American Heart Association Task Force on clinical practice guidelines. J Am Coll Cardiol. 2017;70:252–89.

[41] Abawi M, Agostoni P, Kooistra NHM, Samim M, Nijhoff F, Voskuil M, Nathoe H, Doevendans PA, Chamuleau SA, Urgel K, Hendrikse J, Leiner T, Abrahams AC, van der Worp B, Stella PR. Rationale and design of the Edwards SAPIEN–3 periprosthetic leakage evaluation versus Medtronic CoreValve in transfemoral aortic valve implantation (ELECT) trial: a randomised comparison of balloon–expandable versus self–expanding transcatheter aortic valve prostheses. Neth Hear J. 2017;25:318–29.

第 28 章　预扩张在经导管主动脉瓣植入术中的应用

Predilation in Transcatheter Aortic Valve Implantation

Alexander Sedaghat　Eberhard Grube　Jan-Malte Sinning　著

朱喜亮　译　　魏来　校

我唯一知道的是，我一无所知。

——苏格拉底

一、概述

经导管主动脉瓣植入术（TAVI），也被称为经导管主动脉瓣置换术（TAVR），应用球囊预扩张钙化狭窄的主动脉瓣膜是手术成功所必需的过程，其概念源于冠状动脉血管成形术和支架植入术。尤其是在严重钙化狭窄的病变中，预扩张是必要的，以方便介入瓣膜的植入，并确保植入后的瓣膜完全展开[1]。在 TAVI 中，预扩张主要有三个目的：①增加主动脉瓣口面积以允许瓣膜输送系统的通过；②改善围术期血流动力学；③通过改变瓣膜钙化的分布来去除影响经导管瓣膜的扩张，从而防止瓣膜出现膨胀不良[2]。此外，预扩张也可用于瓣膜尺寸的选择和冠状动脉阻塞的预测等方面[3, 4]。

尽管支持预扩张必要性的科学证据是有限的，但在 TAVI 早期，它被认为是强制性的，并且目前仍然被制造商介绍应用。但是，最近发表的一些研究（主要是回顾性研究）和 Meta 分析研究，表明"直接 TAVI"（未行预扩张的 TAVI）

的安全性和可行性对预扩张的必要性提出了挑战[5-9]。

本章将对 TAVI 过程中的预扩张进行总体概述，包括该技术的潜在好处和缺陷，以及当前相关的最新研究结果。

二、预扩张的技术要点

从本质上来说，TAVI 术中预扩张钙化狭窄的主动脉瓣来源于主动脉瓣成形术中的技术过程[10]。在血管介入手术中，建立动脉通路后，导丝以逆行方式向主动脉瓣推进。然后应用 Amplatz Left（即 AL1）诊断导管和软直头 0.035″ 导丝在 RAO 30° 位跨过主动脉瓣。对于严重钙化的主动脉瓣狭窄，也可以应用亲水性的直头 Terumo 导丝（Terumo，日本神奈川县）。软直头导丝成功跨瓣后，将 AL1 导管推进左心室腔，退出软导丝，置入 J 形普通导丝和猪尾导管，最终通过猪尾导管将硬的工作导丝置入左心室。有多种不同类型的硬导丝可供应用，如 Amplatz Super Stiff™（Boston Scientific，美国马萨诸塞州马尔堡市）或者 Lunderquist Extra Stiff® wire（Cook Medical，美国印第安纳州布卢明顿市），在手术过程中可提供不同程度的支撑强度。目前，选用预成形的导丝被认为是 TAVI 治疗中的"金标准"，因为其创伤较小的设计，可以防止左心室损伤［如 Safari™ 导丝（Boston Scientific 公司，美国马萨诸塞州马尔堡市）或 Conida™ 导丝（Medtronic 公司，美国明尼苏达州明尼阿波利斯市）］。

通常在预扩张前，通过经股静脉或经颈静脉途径将临时起搏导线（temporary pacing wire, TPW）置入右心室。预扩张时以 180～220 次 / 分钟快速起搏心室率，以最小化心排血量来稳定扩张时球囊位置。对于置入永久起搏器的患者，可直接通过起搏器超速起搏。最近报道在特定的患者中单导丝技术，通过 0.035″ 导丝来实现左心室快速起搏，也是可行和安全的[11]。

预扩张通常使用半顺应性球囊［如 Tyshak Ⅱ（Braun International Systems）］或非顺应性球囊［如 Z-Med™（Braun Interventional Systems 公司，美国宾州伯利恒市）］进行。此外，沙漏形状的球囊已经被报道应用于临床实践中，如 V8™（InterValve 公司，美国明尼苏达州明尼通卡市）或 NuCLEUS X™（NuMed 公司，美国纽约州霍普金顿市），理论上它与传统球囊相比具有更高的稳定性，同时可以降低扩张时瓣环破裂的风险[10]。最近报道了一种可用于瓣膜成形术的球囊，在扩张的同时能够保持心脏血流的持续泵出，但目前仍在临床研究中（ClinicalTrials.gov 注册号：NCT02847546）。True™ Flow 球囊（BARD PV 公司，美国亚利桑那州坦佩市）中央具有持续开放的管腔，在球囊置入期间允许心排血量约为 1L/min 的维持输出，因此具有潜在避免快速起搏左心室的可能，同时减少预扩张相关的全身低灌注。

尽管用于预扩张的球囊类型主要由医师决定，但球囊大小的选择是基于（经食管）超声心动图或计算机断层扫描成像测量的主动脉瓣环大小。为了避免主动脉瓣环破裂和（或）主动脉根部撕裂，通常选择比主动脉瓣环平均直径（≤ 1：1 比率）稍小型号的球囊。近来越来越多的专家主张球囊型号应该更小。在这种情况下，为了避免主动脉损伤和主动脉瓣环破裂，应考虑主动脉瓣形态（二叶或三叶）和主动脉瓣钙化的程度和钙化的分布，以及左心室流出道钙化。

在预扩张过程中，球囊通常在 0～3s 内被快速注入 25～50ml 生理盐水 / 对比剂（10：90 比例）。球囊的完全扩张和稳定的位置主要通过术中造影或者经食管超声心动图评价。我们更喜欢通过造影来确认，因为这种方法的侵入性较小，而且可以对球囊是否完全膨胀进行全面评价。

尽管目前对成功的预扩张仍然没有明确的定义，但目前普遍认为成功的预扩张能够显著降低收缩期跨瓣压差和增加主动脉瓣口面积。我们可以在术中通过位于左心室内和主动脉内的猪尾导管来评估收缩期瓣膜跨瓣压差的变化，进而评估预扩张的效果。有研究指出预扩张后主动脉峰值压差降低 50mmHg 或 40%～50% 是 TAVI 治疗的明确手术指征[10]，但是由于更小型号球囊的应用，这种改善程度可能会有所降低。主动脉瓣面积的评估首选（经食管）超声心动图。然而，考虑到 TAVI 往往作为重症瓣膜病的终末期治疗，这些评价在临床实践中都不是必需的。在预扩张过程中，结合主动脉根部造影，通过观察钙化主动脉瓣叶向主动脉窦的运动方向，可有助于评价冠状动脉阻塞的风险。

三、预扩张的并发症

与传统的主动脉瓣球囊成形术相比，预扩张术后并发症发生率相对较低。且大多数并发症可通过急诊介入治疗，但主动脉瓣环破裂或左心室穿孔等严重并发症需要紧急外科手术治疗。因此，目前欧洲心脏病学会和欧洲心胸外科医师协会均建议，TAVI 必需在心内科和心脏外科医师均在现场的情况下实施[12]。

（一）心脏穿孔

伴随心脏压塞的心脏穿孔是最可怕的围术期并发症之一，通常需要外科的急诊手术。预扩张过程中的心脏穿孔可由瓣环破裂或硬导丝导致左心室壁穿孔引起，如果术中出现血流动力学突然不稳定，应立即通过超声心动图排除。事实上心脏穿孔和心脏压塞不仅仅发生于预扩张过程，其几乎可以在 TAVI 的全程中发生，包括放置临时起搏导线、导丝跨过主动脉瓣、介入瓣膜释放和后扩张等过程[13]。随着手术经验的积累和更柔软的预成形导丝的出现，目前左心室穿孔的发生率已显著降低。在最近发布的一项多中心研究通过对 2013—2016 年超过 27 000 名患者的临床资料分析发现，导丝导致的左心室穿孔并发症在需要紧急心脏手术的患者中仅占 0.23%[14]。

（二）血管相关损伤

血管相关并发症在 TAVI 中较为常见，可能发生于球囊置入和预扩张的各个过程中。根据瓣膜学术研究协会（Valve Academic Research Consortium）制订的标准，血管损伤分为轻微和严重并发症[15]。在目前的随机对照 TAVI 相关研究中，严重的血管并发症发生率为 6%～7.9%[16-17]。此外，血管并发症可根据其主要发生部位予以分类。因此，入路相关血管损伤（ASARVI），如出血、夹层或血管闭塞，通常由股动脉鞘、介入瓣膜输送系统或入路的不完全闭合引起，可通过人工压迫、对侧球囊封闭或支架植入方法处理[18-21]。

此外，非入路相关血管并发症，主要包括主动脉瓣环或根部破裂或穿孔和主动脉或根部夹层，可由 BAV 或预扩张直接导致，并与死亡率增加直接相关。

相关文献中报道的主动脉或主动脉瓣环破裂的发病率为 0%～2%，与预后不良直接相关[22]。EuRECS-TAVI 研究中，术中需要紧急心脏外科手术的瓣环破裂发生率为 0.25%，其住院死亡率高达 62.2%[14]。一般来说，治疗策略主要包括保守治疗和紧急手术治疗，主要取决于并发症发生的位置和临床表现[23]。从临床经验来看，瓣环破裂的原因是多因素导致的，其不仅仅与球囊和主动脉瓣环不匹配相关（即球囊尺寸过大）。其他相关危险因素包括较小的主动脉瓣环（＜20mm）同时合并主动脉根部狭窄、环形的主动脉瓣环钙化、左心室流出道钙化和左心室肥厚。考虑到这种并发症的致命后果，术前有必要采用 CTA 和 3D 经食管超声心动图进行精确评价，以评估瓣膜锚定区域直径、瓣膜和左心室流出道钙化的程度及其分布，从而评估破裂的潜在风险。

主动脉夹层是预扩张过程中另外一种可怕的并发症。主动脉夹层的发生率约为 0.2%[24]，可以是急性发生，也可以慢性发生[25]。当出现不明原因的血流动力学不稳定、心包积液，或脑或其他器官灌注不足时，应怀疑主动脉夹层。

医源性主动脉夹层的治疗主要包括保守治疗（严密观察）、覆膜支架的置入与紧急心脏手术[26]。尽管缺乏关于预扩张过程中主动脉夹层发生原因的有力证据，但其潜在的病理生理学可能与瓣环破裂相似，这意味着主动脉（根部）的钙化和球囊和（或）瓣膜介入系统对血管壁施加的应力可能是导致夹层发生的原因。

（三）严重主动脉瓣反流

严重的主动脉瓣反流可能是预扩张直接导致。尽管随着新一代经导管心脏瓣膜和操作经验的增加，TAVI 术后瓣周漏的发生率已经显著降低[27]，但预扩张后的急性 AR 仍然是一个潜在的隐患。严重 AR 可通过有创血流动力学（如 AR-index）[28]或影像技术（如主动脉造影术或超声心动图）[29]监测。当出现心力衰竭的临床症状，同时伴随预扩张后主动脉舒张压突然下降和 LVEDP 增加，应意识到出现严重的 AR。

严重主动脉狭窄可导致左心室重构和左心室顺应性代偿性的降低，这些患者通常不能耐受急性 AR[30]。因此，预扩张后的急性严重 AR 需要立即处理，包括快速起搏以缩短心室舒张期和紧急植入介入瓣膜。

（四）卒中/栓塞

与主动脉球囊瓣膜成形术相似，TAVI 预扩张可能导致主动脉瓣钙化斑块脱落，并导致栓塞的发生。研究指出 BAV 脑卒中发生率为 0.5%~0.8%，处于相对较低水平，可能意味着预扩张的相关脑卒中发生率可能也较低[31, 32]。但是近年来的 TAVI 研究中，中等风险患者 30 天内的脑卒中发病率为 3.4%~5.5%，表明 BAV 和 TAVI 之间脑卒中发生率可能存在差异[16, 17]。

有趣的是，有研究应用经颅多普勒对 TAVI 过程中不同时期栓塞荷载进行评估发现，在预扩张过程中并没有检测到栓塞荷载的增加，但是在输送系统定位和瓣膜植入期间栓塞荷载显著增加[33, 34]。另一项分别对进行和未行预扩张的 TAVI 患者的临床资料回顾性分析发现，在未行预扩张的 TAVI 患者中，磁共振成像检测到的脑缺血病变范围反而更大[35]。根据这些信息，在 TAVI 期间预扩张是否增加脑卒中的风险仍不确定。TAVI 相关脑卒中的治疗应多学科协作，治疗团队应包括放射科医师、神经内科医师和介入神经放射科医师，并应遵守现行的治疗指南。

（五）传导阻滞

传导阻滞主要包括新发的高度房室传导阻滞和左束支传导阻滞，在 TAVI 过程中常见，并可能在预扩张过程中发生。新发的 LBBB 及 HAVB 可能是暂时性的，也可能是永久性的[36]。如果术前放置临时起搏导线，预扩张期间新发的传导阻滞的影响相对较小。本书第 33 章详细概述了 TAVI 过程中传导阻滞发生的细节。

从力学原理上讲，在 TAVI 过程中有 2 个过程对传导束的影响较大，第一次是在球囊预扩张时，第二次是在介入瓣膜释放时。Lange 等[37]的研究发现在应用≤ 23mm 自膨胀瓣膜植入患者中永久性起搏器的植入概率相对较低。另一个倾向性匹配研究发现在没有预扩张的情况下，直接 TAVI 的患者中新发 LBBB 的发生率更低，但是对起搏器植入发生率没有显著影响[38]。总的来说，关于预扩张对新发传导阻滞影响的数据是有限的，预扩张导致传导阻滞的风险可能会在进一步的随机对照研究中得到阐明。

（六）冠状动脉阻塞

冠状动脉阻塞是 TAVI 过程中发生率较低（< 1%）但非常致命的并发症，往往由于术中左冠状动脉（left coronary artery，LCA）开口阻塞引起的[39, 40]。冠状动脉阻塞主要见于左冠状动脉开口低和（或）主动脉窦较小的患者，尤其是在应用球囊扩张瓣膜的患者。尽管缺少相关临床数据，但目前普遍认为球囊预扩张可用于评估冠状动脉阻塞的潜在风险[4]。尤其是当 CT 血管造影数据不确定或不可用时，预扩张有助于评估术中主动脉瓣钙化瓣叶向冠状动脉开口的位移。预扩张期间严重低血压或 ST 段压低提示一过性冠状动脉阻塞出现。因此，预扩张引起的冠状动脉阻塞往往是可逆的，这是由于自身主动脉瓣在球囊撤除后的回缩。当 THV 瓣膜置入后发生冠状动脉阻塞，通常需要经皮冠状动脉介入治疗和支架[39]。

四、常规预扩张或"直接 TAVI"

TAVI 作为一种治疗高危或存在外科手术禁忌证的主动脉瓣狭窄患者的方法，预扩张被认为是一个必不可少的步骤。事实上，植入前预扩张是 PARTNER 研究（第一代 Edwards SAPIEN 瓣膜）中所需的研究方案，目前仍然被大多数瓣膜使用说明书所采用（IFU）[41, 42]。但随着临床专业知识和操作经验的增长，这一概念受到了以 Eberhard Grube 为首的临床医师的挑战，他们在没有预扩张的情况下直接进行 TAVI 手术，导致预扩张在临床的应用逐渐减少[2, 43]。从理论上讲，放弃预扩张导致介入手术时间的缩短，并避免了预扩张相关并发症的发生。因此，有专家指出，省略预扩张可以降低脑卒中、急性肾损伤或与低灌注相关的全身不良反应的发生率[44, 45]。但是，直接 TAVI 可能导致介入瓣膜的不完全膨胀，不理想的血流动力学和瓣周漏发生率的增加[30, 46]，并导致瓣膜植入后后扩张的增加[5]。在这种情况下，患者自体瓣膜的解剖和形态等自身特征，对评价是否选择预扩张是必需的[47, 48]。然而，尽管使用了预扩张，THV 瓣膜相关的膨胀不足仍然可能发生[49]，强调了系统研究的必要性。到目前为止，关于预扩张相关研究仍然主要是回顾性非随机研究和 Meta 分析。尽管目前正在进行更大规模的随机比较研究，但迄今为止只有一项随机研究发表[50]。

（一）回顾性分析

有大量的回顾性研究对比了预扩张和无预扩张 TAVI 患者的临床结果。小样本研究已经对特定类型的 THV 瓣膜进行了评估，但是大样本的多中心或单中心研究仍然包含不同类型的瓣膜。

Martin 等[43] 对英国 TAVI 登记系统中 5888 名应用 Medtronic CoreValve 和 Edwards SAPIEN 瓣膜患者的临床资料进行倾向性匹配分析，发现预扩张和无预扩张术后患者临床结果未见明显差异，指出无预扩张直接行 TAVI 手术的安全性和可行性。

Pagnesi 等[5] 的单中心分析研究对 837 例使用不同类型瓣膜（Medtronic CoreValve 和 Evolut R、Edwards SAPIEN 和 SAPIEN XT）接受 TAVI 手术的患者进行预扩张和无预扩张的安全性评价，发现无预扩张直接行 TAVI 的安全性与常规预扩张相似，但是经过倾向评分匹配后，其中更多的患者需要后扩张[5]。

Beardi 等[38] 最近发表的一项来自巴西的 761 名 TAVI 患者（CoreValve 和 Edwards SAPIEN）的研究结果，发现直接 TAVI 和传统行预扩张的 TAVI 患者，具有相似的术后超声心动图指标和临床结果。但是，预扩张的患者新发左束支传导阻滞的发生率较高，这在多个研究中已经得到证实[38]。

（二）预扩张在自膨胀 THV 中的作用

自膨式 THV 的充分扩张依赖于镍钛合金支架对周围组织施加的径向支撑力。因此，在自膨胀 THV 中应用预扩张，使钙化狭窄的瓣膜充分扩开，THV 支架得以充分膨胀。

2011 年，Eberhard 等[51] 报道了 60 名患者成功应用自膨胀瓣膜无预扩张直接行 TAVI，证明了它的安全性和可行性。在另外一项单中心研究中，Kochman 等对使用 CoreValve 瓣膜行 TAVI 的高危患者的临床资料进行评估，发现在接受预扩张和无预扩张的患者中，其手术成功率、生存率和血流动力学指标（跨瓣压差和瓣周漏）相似[52]。Toutuzas 等[53] 对 210 名接受了 CoreValve 瓣膜 TAVI 治疗的患者的临床结果分析后，也报道了类似的手术成功率和存活率。但是在这项回顾性研究中，发现中度及以上瓣周漏的发生率较低。

有意思的是，Lange 等[37] 指出对于应用

CoreValve 瓣膜的 TAVI 患者，应用相对较小的球囊（≤23mm）预扩张时术后起搏器的置入率也更低[37]。Kim 等[54] 评估了预扩张对 ACURATE 经股动脉瓣膜（Boston Scientiic 公司，美国马萨诸塞州马尔堡市）性能的影响，在他们对严重主动脉瓣狭窄伴随轻中度钙化患者的研究中，发现预扩张和无预扩张患者具有相似的临床结果，但后者的手术时间和造影时间相对更短。

（三）预扩张在球扩 THV 的应用

与自膨式 THV 不同，球扩式 THV 是通过预安装的瓣膜成形球囊来输送和释放的。预扩张在球扩式 THV 中被普遍应用，在目前公布的重要球扩式 THV 试验中，预扩张是强制性的要求[43]。由于 TAVI 的相关并发症，如主动脉瓣环破裂或冠状动脉阻塞，可能与应用球扩式 THV 相关，在一些回顾性研究中预扩张可能是导致这些并发症的潜在危险因素。

对于中度主动脉瓣钙化的患者，直接 TAVI 的早期和中期死亡率及手术安全性与预扩张患者间未见明显差异[55]。Conradi 等[55] 通过病例匹配分析了新一代 Edwards SAPIEN 瓣膜直接 TAVI 时，与预扩张患者具有相似的临床和血流动力学结果。Hamm 等[56] 发现股动脉直接植入 Edwards SAPIEN XT 和 SAPIEN 3 瓣膜，手术时间更短，而手术安全性和成功率相似[56]。Abramowitz[6] 指出用较小的球囊进行适度的预扩张（≤22mm）与直接 TAVI 具有相似的临床效果，但直接 TAVI 时造影时间更短[6]。值得注意的是，应用磁共振成像评估发现无预扩张直接行 TAVI 与患者新发脑缺血面积增加相关，但这在其他研究中无法被重复[35]。

（四）Meta 分析

目前发表了三篇进行或不行预扩张 TAVI 的

安全性和可行性的 Meta 分析。Liao 等[8] 分析了 18 项研究中的 2000 多名患者，指出无预扩张的直接 TAVI 不仅安全，而且具有低的近期死亡率和较少的并发症发生率（脑卒中、瓣周漏和永久起搏器植入）。相比之下，Bagur 等[57] 通过对 16 项研究中 1395 名患者的临床资料分析，发现直接 TAVI 与常规预扩张患者在瓣周漏、脑卒中和起搏器植入率方面无明显差异[57]。目前最大的 Meta 分析由 Auffret 等[9] 发表，表明两者的安全性相似，但同时强调需要进一步的随机对照研究[9]。

随机对照研究

到目前为止，只有一项关于预扩张的随机研究发表。这项研究包含 60 名应用 Edwards SAPIEN XT 球扩瓣经股动脉和经心尖路径的 TAVI 患者，最终作者指出在早期死亡率和血流动力学指标方面进行和不行预扩张患者没有显著差异[50]。然而，由于此研究病例数较少且介入路径的差异，不能得出最终的结论。目前正在进行的几项大规模随机对照研究，如 SIMPLIFy TAVI 研究（NCT01539746）、DIRECT 研 究（NCT02448927）和 EASE-IT 试验（NCT02760771、NCT02127580）等将有希望能够完全阐明 TAVI 预扩张的潜在收益和风险。

五、结论

从技术上讲，TAVI 的预扩张类似于主动脉瓣狭窄中的球囊瓣膜成形术，因此其表现出类似的风险和并发症发生率。

在过去的几年里，随着 TAVI 手术经验的增加，观察到预扩张在 TAVI 中的应用呈逐渐下降趋势。尽管回顾性分析和 Meta 分析均表明不行预扩张的 TAVI 手术是安全和有效的，但缺乏大规模的随机对照研究。在选定的患者中，无预扩张直接 TAVI 的手术具有更短的手术和 X 线透视时间，更少的对比剂应用量。然而，常规预扩张对患者最终的临床安全影响较小，特别是对于潜在的致命并发症，如脑卒中、主动脉瓣环破裂或冠状动脉阻塞，目前的证据并不表明预扩张能增加其风险。由于缺乏随机临床试验，TAVI 预扩张的适应证主要仍由医师决定。然而，患者自身特征和个体风险概率应纳入是否行预扩张的决策中，尤其是在严重钙化的主动脉瓣狭窄或二瓣化主动脉瓣疾病患者中，预扩张被认为可能是有益的，并有助于手术（图 28-1）。正在进行的临床研究，如 SIMPLIFyTAVI、DIRECT 或 EASE-IT 研究，将进一步阐明 TAVI 预扩张的潜在风险和收益。

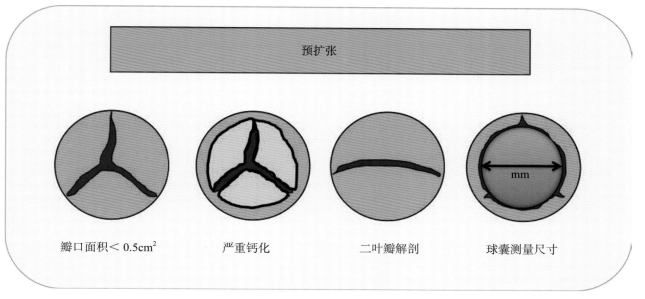

瓣口面积＜ 0.5cm² 严重钙化 二叶瓣解剖 球囊测量尺寸

▲ 图 28-1 TAVI 术中需要球囊预扩张的相关临床因素

参 考 文 献

[1] Levine GN, Bates ER, Blankenship JC, Bailey SR, Bittl JA, Cercek B, et al. 2011 ACCF/AHA/SCAI guideline for percu-taneous coronary intervention. J Am Coll Cardiol. 2011;58(24): e44–e122.

[2] Pagnesi M, Baldetti L, Sole PD, et al. Predilatation prior to transcatheter aortic valve implantation: is it still a prerequisite? Interv Cardiol. 2017;12(2):116–0.

[3] Patsalis PC, Al–Rashid F, Neumann T, Plicht B, Hildebrandt HA, Wendt D, et al. Preparatory balloon aortic valvuloplasty during transcatheter aortic valve implantation for improved valve sizing. J Am Coll Cardiol Intv. 2013;6(9):965–71.

[4] Furini FR, de Lima VC, de Brito FS Jr, de Oliveira AT, da Cunha Sales M, Lucchese FA. Coronary occlusion after TAVI: safety strategy report. Revista Brasileira de Cardiologia Invasiva (English Edition). Sociedade Brasileira de Hemodinâmica e Cardiologia Intervencionista. 2016;23(2):152–5.

[5] Pagnesi M, Jabbour RJ, Latib A, Kawamoto H, Tanaka A, Regazzoli D, et al. Usefulness of predilation before transcatheter aortic valve implantation. Am J Cardiol. 2016;118(1):107–12.

[6] Abramowitz Y, Jilaihawi H, Chakravarty T, Kashif M, Matar G, Hariri B, et al. Feasibility and safety of balloon–expandable transcatheter aortic valve implantation with moderate or without predilatation. EuroIntervention. 2016;11(10):1132–9.

[7] Conradi L, Schaefer A, Seiffert M, Schirmer J, Schaefer U, Schön G, et al. Transfemoral TAVI without pre–dilatation using balloon–expandable devices: a case–matched analysis. Clin Res Cardiol. 2015;104(9):735–42.

[8] Liao Y–B, Meng Y, Zhao Z–G, Zuo Z–L, Li Y–J, Xiong T–Y, et al. Meta–analysis of the effectiveness and safety of transcatheter aortic valve implantation without balloon predilation. Am J Cardiol. 2016;117(10):1629–35.

[9] Auffret V, Regueiro A, Campelo–Parada F, Del Trigo M,

Chiche O, Chamandi C, et al. Feasibility, safety, and efficacy of transcatheter aortic valve replacement without balloon predilation: a systematic review and meta–analysis. Catheter Cardiovasc Interv. 2017;90(5):839–50.

[10] Keeble TR, Khokhar A, Akhtar MM, Mathur A, Weerackody R, Kennon S. Percutaneous balloon aortic valvuloplasty in the era of transcatheter aortic valve implantation: a narrative review. Open Heart. 2016;3(2):e000421–12.

[11] Hilling–Smith R, Cockburn J, Dooley M, Parker J, Newton A, Hill A, et al. Rapid pacing using the 0.035–in. Retrograde left ventricular support wire in 208 cases of transcatheter aortic valve implantation and balloon aortic valvuloplasty. Cathet Cardiovasc Intervent. 2016;89(4):783–6.

[12] Baumgartner H, Falk V, Bax JJ, De Bonis M, Hamm C, Holm PJ, et al. ESC/EACTS Guidelines for the management of valvular heart disease. Eur Heart J. 2017;38(36):2739–91.

[13] Rezq A, Basavarajaiah S, Latib A, Takagi K, Hasegawa T, Figini F, et al. Incidence, management, and outcomes of cardiac tamponade during transcatheter aortic valve implantation: a single–center study. J Am Coll Cardiol Intv. 2012;5(12):1264–72.

[14] Eggebrecht H, Vaquerizo B, Moris C, Bossone E, Lämmer J, Czerny M, et al. Incidence and outcomes of emergent cardiac surgery during transfemoral transcatheter aortic valve implantation (TAVI): insights from the European Registry on Emergent Cardiac Surgery during TAVI (EuRECS–TAVI). Eur Heart J. 2017;39(8):676–84.

[15] Kappetein AP, Head SJ, Généreux P, Piazza N, van Mieghem NM, Blackstone EH, et al. Updated standardized endpoint definitions for transcatheter aortic valve implantation: the valve academic research consortium–2 consensus document. J Am Coll Cardiol. 2012;60(15):1438–54.

[16] Reardon MJ, van Mieghem NM, Popma JJ, Kleiman NS, Søndergaard L, Mumtaz M, et al. Surgical or transcatheter aortic–valve replacement in intermediate–risk patients. N Engl J Med. 2017;376(14):1321–31.

[17] Leon MB, Smith CR, Mack MJ, Makkar RR, Svensson LG, Kodali SK, et al. Transcatheter or surgical aortic–valve replacement in intermediate–risk patients. N Engl J Med. 2016;374(17):1609–20.

[18] Sedaghat A, Neumann N, Schahab N, Sinning J–M, Hammerstingl C, Pingel S, et al. Routine endovas cular treatment with a stent graft for access–site and access–related vascular injury in transfemoral transcatheter aortic valve implantation. Circ Cardiovasc Interv. 2016;9(8):e003834.

[19] Généreux P, Kodali S, Leon MB, Smith CR, Ben–Gal Y, Kirtane AJ, et al. Clinical outcomes using a new crossover balloon occlusion technique for percutane ous closure after transfemoral aortic valve implantation. J Am Coll Cardiol Intv. 2011;4(8):861–7.

[20] De Backer O, Arnous S, Sandholt B, Brooks M, BIASCO L, Franzen O, et al. Safety and efficacy of using the viabahn endoprosthesis for percutaneous treatment of vascular access complications after transfemoral aortic valve implantation. Am J Cardiol. 2015;115(8):1123–9.

[21] Stortecky S, Wenaweser P, Diehm N, Pilgrim T, Huber C, Rosskopf AB, et al. Percutaneous management of vascular complications in patients undergoing transcatheter aortic valve implantation. J Am Coll Cardiol Intv. 2012;5(5):515–24.

[22] Toggweiler S, Leipsic J, Binder RK, Freeman M, Barbanti M, Heijmen RH, et al. Management of vascular access in transcatheter aortic valve replacement: part 2: vascular complications. J Am Coll Cardiol Intv. 2013;6(8):767–76.

[23] Pasic M, Unbehaun A, Buz S, Drews T, Hetzer R. Annular rupture during transcatheter aortic valve replacement classi–fication, pathophysiology, diagnos tics, treatment approaches, and prevention. J Am CollCardiol Intv. 2015;8(1):1–9.

[24] Möllmann H, Kim W–K, Kempfert J, Walther T, Hamm C. Complications of transcatheter aortic valve implantation (TAVI): how to avoid and treat them. Heart. 2015;101(11):900–8.

[25] Al–Attar N, Himbert D, Barbier F, Vahanian A, Nataf P. Delayed aortic dissection after transcatheter aortic valve implantation. J Heart Valve Dis. 2013;22(5):701–3.

[26] Conzelmann LO, Yousef M, Schnelle N, Grawe A, Ferrari M, Vahl CF, et al. How should I treat a DeBakey type I acute aortic dissection four weeks after transcatheter aortic valve implantation in an old, fragile patient? EuroIntervention. 2015;10(12):e1–6.

[27] Jochheim D, Zadrozny M, Theiss H, Baquet M, Maimer–Rodrigues F, Bauer A, et al. Aortic regur gitation with second versus third–generation balloon–expandable prostheses in patients undergoing transcatheter aortic valve implantation. EuroIntervention. 2015;11(2):214–20.

[28] Sinning J–M, Hammerstingl C, Vasa–Nicotera M, Adenauer V, Lema Cachiguango SJ, Scheer A–C, et al. Aortic regurgitation index defines severity of peri–prosthetic regurgitation and predicts outcome in patients after transcatheter aortic valve implantation. J Am Coll Cardiol. 2012;59(13):1134–41.

[29] Abdelghani M, Tateishi H, Spitzer E, Tijssen JG, de Winter RJ, Soliman OII, et al. Echocardiographic and angiographic assessment of paravalvular regurgitation after TAVI: optimizing inter–technique reproducibility. Eur Heart J Cardiovasc Imaging. 2016;17(8):852–60.

[30] Sinning J–M, Vasa–Nicotera M, Chin D, Hammerstingl C, Ghanem A, Bence J, et al. Evaluation and management of paravalvular aortic regurgitation after transcatheter aortic valve replacement. J Am Coll Cardiol. 2013;62(1):11–20.

[31] Moretti C, Chandran S, Vervueren P–L, D'Ascenzo F, Barbanti M, Weerackody R, et al. Outcomes of patients undergoing balloon aortic valvuloplasty in the TAVI Era: a multicenter registry. J Invasive Cardiol. 2015;27(12):547–53.

[32] Ben–Dor I, Maluenda G, Dvir D, Barbash IM, Okubagzi P, Torguson R, et al. Balloon aortic valvuloplasty for severe aortic stenosis as a bridge to transcatheter/surgical aortic valve replacement. Catheter Cardiovasc Interv. 2013;82(4):632–7.

[33] Erdoes G, Basciani R, Huber C, Stortecky S, Wenaweser P, Windecker S, et al. Transcranial Doppler–detected cerebral embolic load during transcatheter aortic valve implantation. Eur J Cardiothorac Surg. 2012;41(4):778–83; discussion783–4.

[34] Kahlert P, Al–Rashid F, Döttger P, Mori K, Plicht B, Wendt D, et al. Cerebral embolization during transcatheter aortic

valve implantation: a transcranial Doppler study. Circulation. 2012;126(10):1245–55.

[35] Bijuklic K, Haselbach T, Witt J, Krause K, Hansen L, Gehrckens R, et al. Increased risk of cerebral embo lization after implantation of a balloon–expandable aortic valve without prior balloon valvuloplasty. J Am Coll Cardiol Intv. 2015;8(12):1608–13.

[36] Auffret V, Puri R, Urena M, Chamandi C, Rodriguez–Gabella T, Philippon F, et al. Conduction distur bances after transcatheter aortic valve replacement. Circulation. 2017;136(11):1049–69.

[37] Lange P, Greif M, Vogel A, Thaumann A, Helbig S, Schwarz F, et al. Reduction of pacemaker implantation rates after CoreValve (R) implantation by moderate predilatation. Euro–Intervention. 2014;9(10):1151–7.

[38] Bernardi FLM, Ribeiro HB, Carvalho LA, Sarmento–Leite R, Mangione JA, Lemos PA, et al. Direct transcatheter heart valve implantation versus implantation with balloon predilatation insights from the Brazilian transcatheter aortic valve replacement registry. Circulation Cardiovasc Interv. 2016;9(8):e003605.

[39] Ribeiro HB, Nombela–Franco L, Urena M, Mok M, Pasian S, Doyle D, et al. Coronary obstruction following transcatheter aortic valve implantation a systematic review. J Am Coll Cardiol Intv. 2013;6(5):452–61.

[40] Ribeiro HB, Webb JG, Makkar RR, Cohen MG, Kapadia SR, Kodali S, et al. Predictive factors, man agement, and clinical outcomes of coronary obstruction following transcatheter aortic valve implantation insights from a large multicenter registry. J Am Coll Cardiol. 2013;62(17):1552–62.

[41] Smith CR, Leon MB, Mack MJ, Miller DC, Moses JW, Svensson LG, et al. Transcatheter versus surgical aortic–valve replacement in high–risk patients. N Engl J Med. 2011;364(23):2187–98.

[42] Leon MB, Smith CR, Mack M, Miller DC, Moses JW, Svensson LG, et al. Transcatheter aortic–valve implantation for aortic stenosis in patients who cannot undergo surgery. N Engl J Med. 2010;363(17):1597– 607. https://doi.org/10.1056/ NEJMoa1008232.

[43] Martin GP, Sperrin M, Bagur R, de Belder MA, Buchan I, Gunning M, et al. Pre–implantation balloon aortic valvuloplasty and clinical outcomes following transcatheter aortic valve implantation: a propensity score analysis of the UK registry. J Am Heart Assoc. 2017;6(2):e004695–12.

[44] Sinning J–M, Scheer A–C, Adenauer V, Ghanem A, Hammerstingl C, Schueler R, et al. Systemic inflammatory response syndrome predicts increased mortality in patients after transcatheter aortic valve implantation. Eur Heart J. 2012;33(12):1459–68. https://doi.org/10.1093/eurheartj/ehs002.

[45] Sinning J–M, Ghanem A, Steinhäuser H, Adenauer V, Hammerstingl C, Nickenig G, et al. Renal function as predictor of mortality in patients after percutaneous transcatheter aortic valve implantation. J Am Coll Cardiol Intv. 2010;3(11):1141–9.

[46] Kuetting M, Sedaghat A, Utzenrath M, Sinning J–M, Schmitz C, Roggenkamp J, et al. In vitro assess ment of the influence of aortic annulus ovality on the hydrodynamic performance of self–expanding transcatheter heart valve prostheses. J Biomech. 2014;47(5):957–65.

[47] Islas F, Almería C, García–Fernández E, Jiménez P, Nombela–Franco L, Olmos C, et al. Usefulness of echocardiographic criteria for transcatheter aortic valve implantation without balloon predilation: a single–center experience. J Am Soc Echocardiogr. 2015;28(4):423–9.

[48] Pagnesi M, Baldetti L, Sole PD, Mangieri A, Ancona MB, Regazzoli D, et al. Predilatation prior to transcatheter aortic valve implantation: is it still a prerequisite? Interv Cardiol. 2017;12(02):116–0.

[49] Sinning J–M, Vasa–Nicotera M, Ghanem A, Grube E, Nickenig G, Werner N. An exceptional case of frame underexpansion with a self–expandable transcatheter heart valve despite predilation. J Am Coll Cardiol Intv. 2012;5(12):1288–9.

[50] Ahn HC, Nielsen N–E, Baranowski J. Can predilata tion in transcatheter aortic valve implantation be omitted? – a prospective randomized study. J Cardiothorac Surg. 2016; 11(1):124. https://doi.org/10.1186/ s13019–016–0516–x.

[51] Grube E, Naber C, Abizaid A, Sousa E, Mendiz O, Lemos P, et al. Feasibility of transcatheter aortic valve implantation without balloon pre–dilation a pilot study. J Am Coll Cardiol Intv. 2011;4(7):751–7.

[52] Kochman J, Kołtowski L, Huczek Z, Scisło P, Bakoń L, Wilimski R, et al. Direct transcatheter aortic valve implantation–one–year outcome of a case control study. Postepy Kardiol Interwencyjnej. 2014;10(4):250–7.

[53] Toutouzas K, Latsios G, Stathogiannis K, Drakopoulou M, Synetos A, Sanidas E, et al. One year outcomes after direct transcatheter aortic valve implantation with a self–expanding bioprosthesis. A two–center international experience. Int J Cardiol. 2016;202:631–5.

[54] Kim W–K, Liebetrau C, Renker M, Rolf A, Van Linden A, Arsalan M, et al. Transfemoral aortic valve implantation using a self–expanding transcath eter heart valve without pre–dilation. Int J Cardiol. 2017;243:156–60.

[55] Spaziano M, Sawaya F, Chevalier B, Roy A, Neylon A, Garot P, et al. Comparison of systematic predilation, selective predilation, and direct transcatheter aortic valve implantation with the SAPIEN S3 valve. Can J Cardiol. 2017;33(2):260–8.

[56] Hamm K, Reents W, Zacher M, Halbfass P, Kerber S, Diegeler A, et al. Omission of predilation in balloon–expandable transcatheter aortic valve implantation: retrospective analysis in a large–volume centre. EuroIntervention. 2017;13(2):e161–7.

[57] Bagur R, Kwok CS, Nombela–Franco L, Ludman PF, de Belder MA, Sponga S, et al. Transcatheter aortic valve implantation with or without preim–plantation balloon aortic valvuloplasty: a systematic review and meta–analysis. J Am Heart Assoc. 2016;5(6):e003191–20.

第29章 球囊后扩张在经导管主动脉瓣植入术中的应用

Balloon Post–dilation During Transcatheter Aortic Valve Implantation

Amit N. Vora G. Chad Hughes IV J. Kevin Harrison 著

朱喜亮 译 魏 来 校

一、概述

经导管主动脉瓣植入术（TAVI）已成为治疗不能耐受传统外科手术的高危主动脉瓣狭窄患者的一种革命性的治疗方法[1, 2]。最近也应用于高风险[3, 4]和中等手术风险[5]患者中，对于低风险患者目前仍在临床试验中。由于不同于传统开放手术能够直视下取出瓣叶和瓣环的增厚钙化组织，TAVR术后部分患者存在瓣周漏的风险，轻度以上的PVL与术后远期不良预后相关。在极少数情况下，TAVR并不能很好地解除主动脉瓣狭窄，而这种情况在治疗生物瓣膜衰败时最为常见。

因此，建议在TAVR术中采用球囊后扩张（BPD）来提高瓣膜功能。尽管BPD可能进一步扩张瓣膜支架，降低植入后PVL的严重程度，改善跨瓣压差，但也可能增加主动脉瓣环破裂、瓣膜移位、损伤植入瓣膜瓣叶和发生脑卒中的风险。在本章中，我们回顾PVL对TAVR术后临床结果的影响，评估BPD相关的收益和风险，并介绍应用BPD扩张瓣膜的最佳经验。我们还介绍BPD在生物瓣膜衰败后行瓣中瓣TAVR的早期经验，以提升它的血流动力学表现。我们的讨论将仅限于美国FDA批准的两种THV瓣膜介入系统。

二、TAVR术后主动脉瓣反流

目前的研究表明，与SAVR相比，接受TAVR的患者术后瓣周漏（PVL）发生率更高。TAVR术后PVL的发生率是不一致的，公布的发生率的差异是由许多因素造成的，包括影像学检查（血管造影、血流动力学、经胸超声心动图、经食管超声心动图）、评估时间点（术后即刻、出院前或术后30天）和分级标准[6]。血管造影术中最常用的分级标准[7]包括：①1级（轻度PVL）是在舒张期少量的对比剂进入LV，且在第一个心动周期内能被清除；②2级（中度PVL）是对比剂在舒张期反流于整个LV，但密度小于主动脉内；③3级（中–重度PVL）是对比剂在舒张期反流于整个LV，密度与主动脉内相同；④4级（严重PVL）是对比剂于第一次搏动的舒张期反流入LV，且密度大于主动脉。超声心动图方面，瓣膜学术研究协会（VARC Ⅱ）确定了半定量（舒张期降主动脉逆向血流、瓣周漏程度）和定量参数（反流容积、反流分数、有效反流面积），从而将 TAVR 术后 PVL 分为轻度、中度、重度[8, 9]。评估的时间点也很重要，因为瓣膜植入后即刻评估可能会高估 PVL 的程度。既往的研究证明介入瓣膜在植入后瓣架能够持续扩张，可能引起 PVL 在 30 天到 1 年内逐渐减少[10]。

从经验上来看，PVL 的最强预测因子包括瓣膜尺寸过小、由于钙化导致瓣膜支架与自身瓣膜不能完全贴合[11] 和瓣膜位置不当[6]。既往应用 TEE 评估主动脉瓣环直径时，选择的瓣膜型号过小更为常见，目前由于多源 CT 成像的常规应用导致瓣膜尺寸选择过小相关的 PVL 发生率显著降低[12-15]。此外，新一代的 THV 瓣膜专门针对 PVL 进行了改进设计。Edwards SAPIEN 3 在其瓣膜支架外的下缘针对性地增加了聚酯合成纤维裙边，以增加与组织的贴合，从而减少 PVL。

CoreValve Evolut Pro 瓣膜介入系统能够可重新回收和定位瓣膜，减少了瓣膜位置不当的发生率。为了尽量减少 PVL，瓣膜下方外层增加了猪心包以最大限度地降低 PVL 的发生。

TAVR 术后主动脉瓣反流的危害已经明确。Hayashida 等[16] 根据 TAVR 术后 AR 的严重程度将 400 名患者分为 0/1 级（75%）、2 级（22%）和 3/4 级（3.0%），其发现尽管术后 30 天患者死亡率未见明显差异，但术后远期患者的死亡率随着 PVL 程度的增加而增加。TAVR 术后 PVL 程度 ≥ 2 是术后远期患者死亡的独立预测因子（HR=1.68，95%CI 1.21～1.44）（图 29-1）。PAR-TNER 临床注册研究报道，对伴无 / 微量、轻度和中 / 重度 PVL 的患者具有相似的术后早期结果，但是术后 1 年的全因死亡率（15.9% vs. 22.2% vs. 35.1%，$P < 0.0001$）、心脏相关死亡率（6.1% vs. 7.4% vs. 16.3%，$P < 0.0001$）、再

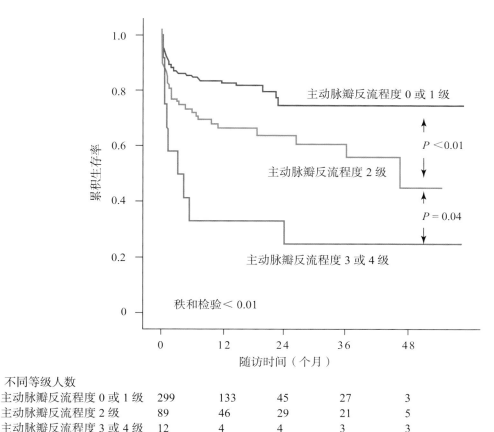

◀ 图 29-1　TAVR 术后不同程度主动脉瓣反流患者的累积生存率（0/1 级：蓝色、2 级：绿色、3/4 级：红色）

引自 Hayashida et al., JACC Intv 2012.

不同等级人数

主动脉瓣反流程度 0 或 1 级	299	133	45	27	3
主动脉瓣反流程度 2 级	89	46	29	21	5
主动脉瓣反流程度 3 或 4 级	12	4	4	3	3

住院率（14.4% vs. 23.0% vs. 31.3%，$P < 0.0001$）PVL 患者发生率更高。在多变量分析中，即使是轻度的 PVL 也会导致 1 年死亡率增加（HR=1.37，95%CI 1.14～1.90，P=0.012），而中 / 重度 PVL 患者的死亡率增高更为显著（HR=2.18，95%CI 1.57～3.02，$P < 0.0001$）[17]。最近发表的一项 Meta 分析对包含 45 项研究的 13 000 余名患者分析显示，TAVR 术后中 / 重度 PVL 的发生率为 11.7%（95%CI 9.6%～14.1%），与术后 30 天（OR=2.95，95%CI 1.73～5.02）和 1 年（OR=2.27，95%CI 1.84～2.81，P=0.001）的死亡率呈相关关系[18]。

三、TAVR 术后球囊后扩张的指征和结果

由于轻度以上的瓣周漏与 TAVR 术后短期和远期不良的临床结果相关，BPD 被认为是一种安全有效的方法，能够适度扩张 THV 瓣膜支架，并从整体降低 PVL 的发生率[19]。在此我们介绍目前美国两种商用 THV 瓣膜系统的 BPD 经验。虽然 BPD 均可降低 CoreValve 及 SAPIEN 瓣膜术后 AR，但在 1 年的随访结果上存在显著不同。在参与 CoreValve 试验的患者中（极端风险关键研究、高风险关键研究，以及对两者的后续访问登记，n=3532），782 例（22%）患者在首次瓣膜植入后接受了 BPD[20]。BPD 最常见的适应证是中度或以上 AR（58.1%），瓣膜植入前进行或不行预扩张患者 BPD 的发生率无差异（25.2% vs. 21.6%，P=NS），BPD 组与非 BPD 组患者 TAVR 术后院内主要不良事件，如严重的心脑血管并发症（MACCE）、全因死亡率、脑卒中或永久起搏器植入率无显著性差异。然而，在接受 BPD 的患者中，急性肾损伤（12.7% vs. 9.9%）和危及生命 / 致残性出血（15.9% vs. 10.5%）的发生率较高。

总的来说，12.4% 的 PARTNER Ⅰ 试验患者（n=2135）在 TAVR 后进行 BPD[21]。BPD 患者中与手术相关的脑卒中发生率显著增高（4.9% vs. 2.6%，P=0.04），然而术后 7～30 天或 > 30 天的发生率却无明显差异。重要的是，1 年时 BPD 患者全因死亡率呈上升趋势（25.4% vs. 20.3%，HR=1.30，95%CI 0.99～1.70，P=0.054），经多变量调整后 1 年时全因死亡率和脑卒中的发生率仍然增加（28.2% vs. 23.0%，HR=1.29，95%CI 1.01～1.66，P=0.04）。

四、TAVR 球囊后扩张的风险

BPD 最严重的并发症是球囊扩张导致主动脉瓣损伤和主动脉瓣环破裂引起的血流动力学不稳定。Barbanti 等[22] 分析了 SAPIEN 瓣膜相关的主动脉根部破裂的相关解剖和操作因素，发现瓣环破裂与更严重的瓣环下 /LVOT 钙化和过大的球囊相关，而 BPD 与主动脉破裂相关（22.6% vs. 0.0%，P=0.005）[22]。

然而，也有可能通过选择保守的 BPD 球囊尺寸来降低这些风险。在 CoreValve（极端风险和高风险研究及后续访问研究）相关研究的经验中，有 3 例瓣环破裂导致死亡，并且都发生在选择较大尺寸（28mm）球囊的患者。作者推测，这些死亡可能是瓣环和左心室流出道钙化和 BPD 时选择球囊相对过大导致[20]。

在进行 BPD 时，必须确保导丝准确的穿过主动脉瓣膜。Noble 等[23] 报道了 1 例患者经心尖路径置入 26mm SAPIEN XT 瓣膜，术后 6 天后发现 2～3+ 级 AR，再入介入手术室行 BPD，术中导丝被无意中放在瓣膜旁间隙，并且没有发现，球囊扩张后导致 SAPIEN XT 瓣膜被压缩变形引起大量 AR，术中血流动力学不稳定，在紧急放置 CoreValve 后解决。

五、最佳方案以降低 TAVR 相关的 PVL

（一）术前评估

在进行 TAVR 手术之前制订细致的手术计划，是最大限度地减少 PVL 和进行 BPD 的最重要步骤。MDCT 能够精确评估瓣环大小、形态、瓣环和 LVOT 的钙化程度（可靠性高于 TTE 或 TEE），进而可能影响瓣膜输送系统和瓣膜大小的选择[24]。瓣膜要选择相对较大的型号，可以提供更好的密封性和较低的 PVL 发生率[25]，同时能够保证冠状动脉充足的血流。因此，需要应用 MDCT 充分评估主动脉窦部大小和冠状动脉开口高度。

（二）瓣膜释放后

THV 瓣膜充分释放后，第一步就要仔细评估残余 AR，包括应用经胸或经食管超声心动图、血流动力学评估和血管造影。这包括对瓣膜张开情况和瓣膜植入深度的目测。目前关于 CoreValve 植入深度和 PVL 的发生率仍存在争议[28]。尽管早期的研究表明，随着植入深度的增加，PVL 的发生率将增加[26]，但最近的一项分析并没有证明较低的植入深度下 BPD 的发生率更高[20]。对于 CoreValve，这种评估通常在瓣膜植入后约 10min 进行，以便镍钛合金支架有时间加热和膨胀。如果 AR 肉眼可见，术者必须确定 AR 是否来源于瓣周。

发现 PVL 后，如果情况允许，通常建议行 BPD 以获得最佳的临床效果。然而，综合考虑瓣周反流的严重程度、解剖和患者总体特征是很重要的。如，对于瓣环和 LVOT 严重钙化的患者，有创 BPD 可能导致灾难性的瓣环撕裂。如果植入瓣膜的位置过高，那么有创 BPD 将有较高的

风险使 THV 向瓣环平面上方移位。

（三）确保 BPD 成功的关键步骤

球囊的类型和尺寸是确保 BPD 成功的最重要条件。对于球扩瓣膜如 SAPIEN，通常需要 1～2ml 的对比剂注入球囊中用于后扩张 THV 瓣膜，从而避免撤除瓣膜输送系统和再次进行主动脉瓣球囊成形术（图 29-2）。非常有必要指出的是，对于半顺应性球囊通常需要 5 个大气压下才能达到标准直径，这是手工推注无法达到的。我们的经验是，一些球囊，如 Z-Med Ⅱ，在约 2 个大气压的压力下，应用手动推注可以达到比标准直径小 1mm 的球囊直径。相比之下，非顺应性球囊（如 Bard True Balloon）通过手动推注可以实现其目标直径，但需要施加最小径向力，直到达到特定的直径。

对于大多数 BPD，我们更倾向于使用半顺应球囊（如 Z-Med Ⅱ）和手动推注。选择的球囊的尺寸应比 MDCT 分析的面积直径小 1～2mm。如，如果瓣环的平均直径为 24.5mm，我们可以选择的最大直径球囊为 25mm Z-Med Ⅱ 球囊，因为我们通过手动推注时，可实现最大球囊直径为 24mm。

如果在球囊完全膨胀前通过造影观察到瓣膜支架已经达到预期膨胀，则术者可以在球囊完全膨胀前停止。值得注意的是，先前对 3 例 BPD 导致的瓣环撕裂死亡病例的分析发现与球囊过大和（或）存在广泛的瓣环 /LVOT 钙化相关。因此，我们建议保守选择球囊尺寸（图 29-3）。

由于残存的主动脉瓣狭窄行 BPD 的情况较为少见，当植入自膨胀瓣膜时，如果没有对自体瓣膜进行球囊预扩张，可能出现这种情况。在极个别情况下，可能出现瓣膜支架折叠，从而需要 BPD 解决。

当进行瓣中瓣 TAVR 操作时，由于准确的瓣

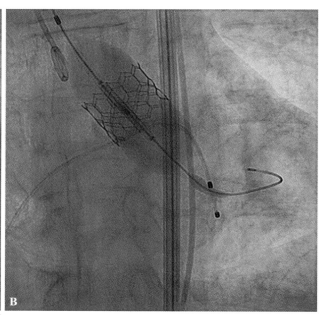

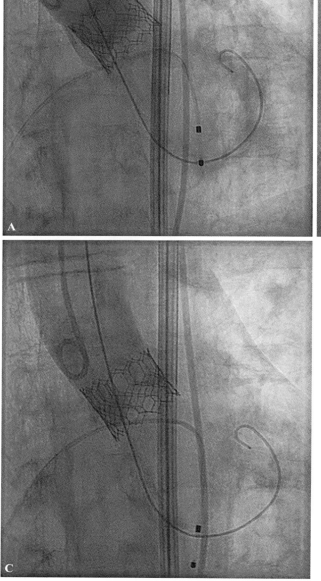

▲ 图 29-2　患者为 1 例伴有严重临床症状的 74 岁老年男性置入 23mm SAPIEN S3 瓣膜

A. CTA 显示患者瓣环无明显钙化，测量平均瓣环径为 22.1mm。首次瓣膜植入后，造影显示瓣周轻度反流，观察发现瓣膜支架与左冠窦之间有 < 1mm 的间隙。B. 给予瓣膜输送系统的球囊额外增加 1ml 的容积，对瓣膜行后扩张。C. 后扩张后无主动脉瓣反流。最终跨瓣压差为 5mmHg

环尺寸是已知的，BPD 的目标是 THV 瓣架下方在生物瓣环内完全膨胀。因此，需要选择与生物瓣环内径相匹配的非顺应性球囊（图 29-4）。

一旦选择了合适的球囊，将球囊的远端标记点定位于 THV 瓣膜的下方。在 BPD 期间，快速心室起搏是关键（心室率为 170～200 次 / 分），以确保在心脏收缩和舒张过程中球囊保持准确的位置。在左心室每搏量产生 < 10mmHg 的脉压之前，不应开始球囊扩张。如果球囊"识别标识"进入 LV 内，可能导致心尖或二尖瓣装置的直接损伤，或者 THV 瓣膜可能从瓣环位置移位。我们建议快速心室起搏应该持续到球囊抽空后 1s，以减少扩张球囊造成的创伤或瓣膜移位的风险。表 29-1 列出了确保 BPD 成功的所有必要步骤。

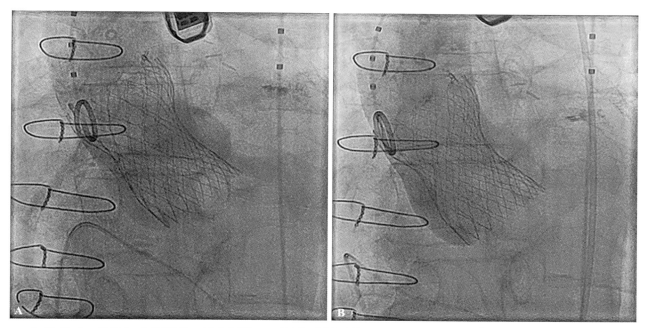

▲ 图 29-3　患者为 62 岁男性，患有严重 AS（平均跨瓣压差 40mmHg，AVA 0.4cm²），主动脉瓣环平均直径 27.9mm（周长 90.3mm）

A. TAVR 植入一个 34mm 的 CoreValve Evolut。瓣膜植入后，造影显示中度主动脉瓣反流，瓣膜左冠窦侧有 4mm 间隙；

B. 应用 28mm 的 Z-Med Ⅱ型球囊进行后扩张后反流量降为轻微

六、特殊情况：人工生物瓣膜毁损瓣中瓣 TAVR

近年来，瓣中瓣 TAVR 已经成为一种微创治疗人工生物瓣膜毁损的重要方法，自膨式和球扩式瓣膜均被美国 FDA 批准用于二次开胸手术风险较高的患者。但是人工瓣膜 – 患者不匹配（BMI < 30kg/m² 的患者 EOAI < 0.65cm²/m²，或 BMI ≥ 30kg/m² 的患者 EOAI < 0.6cm²/m²），是这些患者所面临的一个重要问题，有研究指出有超过 30% 的接受 ViV TAVR 的患者中存在 PPM[29]。VIVID（Valve-in-Valve International Data）注册研究的最新数据表明，即使经过多变量调整后，重度的 PPM 与术后 1 年增高的死亡率显著相关[30]。此外，对比小号、中号和大号的人工生物瓣膜患者在瓣膜毁损后接受 ViV TAVR，术后 1 年的临床资料发现，小号生物瓣膜患者术后 1 年的死亡率显著增加。

目前已经提出了一些增加瓣膜 EOA，以降低 ViV TAVR 发生严重 PPM 的方法，如使用环上瓣 CoreValve Evolut 系统和将瓣膜置入相对较高的位置以改善血流动力学结果。与 Evolut Pro 和 SAPIEN 3 瓣膜相比，CoreValve Evolut R 和 SAPIEN XT 瓣膜都是首选的，因为后两种瓣膜在其支架外没有减少反流的裙边材料，这样可以减少 ViV TAVR 后收缩期瓣口的梗阻。由于 TAVR 瓣膜位于人工生物瓣膜支架内，受其的限制不能完全扩张，引起了人们对 ViV TAVR 后残存的狭窄影响瓣膜血流动力学指标的担忧。BPD 在 ViV TAVR 中使用频率很高，而且几乎是常规应用。ViV TAVR 后，即使在瓣膜功能正常的状态下，许多患者也达到了 PPM 的程度。最近有多个个案报道应用球囊爆破人工生物瓣膜，成功植入较大型号 THV[31-35]。在相关的最多病例研究中，生物瓣膜爆裂（bioprosthesis valve fracture，BVF）后导致平均跨瓣压差显著下降［从（20.5±7.4）mmHg 至

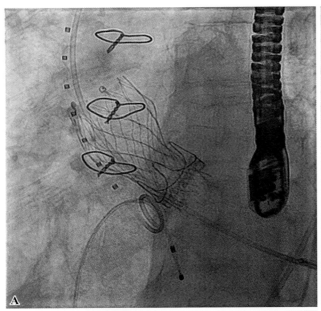

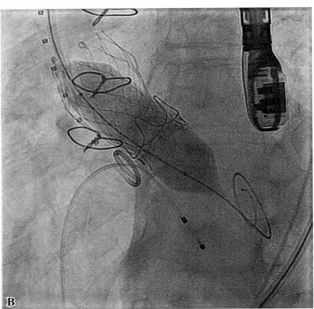

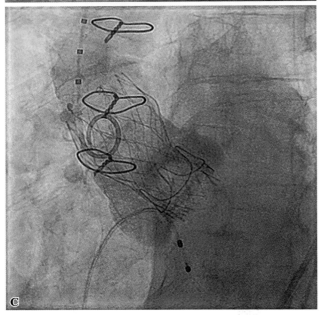

▲ 图 29-4　1 例 68 岁男性患者因人工生物瓣膜毁损后严重 AS（平均跨瓣压差 51mmHg）引起心力衰竭，成功置入 23mm CoreValve Evolut R 瓣膜

A. 患者于 15 年前植入 21mm 的 Carpentier-Edwards Magna 人工生物瓣膜。植入 23mm Evolut R 瓣膜后，平均跨瓣压差为 18mmHg。B. 应用 20mm True Balloon 进行后扩张。C. 图像显示球囊扩张后瓣膜支架形态良好，跨瓣压差降为 6mmHg

（6.7±3.7）mmHg，$P < 0.001$]，EOA 显著增加 [从（1.0±0.4）cm^2 至（1.8±0.6）cm^2，$P < 0.001$][33]。

可以被爆破的人工生物瓣膜包括 St.Jude Biocor Epic、Medtronic Mosaic、Sorin Mitroflow、Carpentier Edwards Perimount、Edwards Magna Ease 和 Edwards Magna。但是，St. Jude Medical Trifecta 和 Medtronic Hancock Ⅱ 无法被爆破。通常，选择非顺应性的 Bard True 球囊（有时 Bard Atlas Gold），选择的型号比生物瓣膜型号大 1mm 即可（即 22mm 球囊用于 21mm 生物瓣膜）。非顺应性的球囊通常需要压力泵给予 10～24 个大气压，直至生物瓣膜瓣架被爆破，在透视下可观察到球囊的腰征逐渐消失（图 29-5）。在介入瓣膜释放前还是释放后行生物瓣膜爆破目前仍然存在争议，其各有自身的优缺点。

在经导管瓣膜释放前爆破可以选择更大型号的瓣膜，此外介入瓣膜避免了高压的损伤，其高压损伤可能影响瓣膜的耐久性。然而，如果爆破

表 29-1　成功的球囊后扩张所需要的步骤

- 手术前
    - 准确的影像评估，包括多源 CT 评估瓣环和主动脉根部大小
- 瓣膜释放后
    - 准确的评估残余 AR
        - 经食管 / 经胸超声心动图
        - 有创血流动力学评估
        - 血管造影
- 球囊后扩张在球扩瓣膜中的应用
    - 保持输送系统在原位
    - 增加 1～2ml 稀释后的对比剂于输送球囊
    - 快速心室起搏时迅速推入对比剂，同时目测瓣膜支架扩张程度
    - 重新评估残余 AR 和主动脉瓣跨瓣压差
- 球囊后扩张在自膨式瓣膜的应用
    - 撤出瓣膜输送系统
    - 根据 MDCT 测量结果选择小于瓣环直径 1～2mm 的半顺应性球囊
    - 在心室快速起搏时打起球囊，同时目测瓣膜支架扩张情况
    - 重新评估残余 AR 和主动脉瓣跨瓣压差
- 球囊后扩张在瓣中瓣的应用
    - 撤出瓣膜输送系统
    - 根据人工生物瓣膜内径选择相应大小的非顺应性球囊（如 Bard True 球囊）
        - 在心室快速起搏时打起球囊，同时目测瓣膜支架扩张情况
        - 重新评估残余 AR 和主动脉瓣跨瓣压

后发生严重的主动脉瓣反流，可能会引起患者血流动力学不稳定。对于释放瓣膜后的爆破可以被认为是后扩张的，在介入瓣膜释放后通过血流动力学的评价可以避免部分患者施行人工生物瓣膜的爆破。Saxon 等[36] 在图 29-6 中给出了不同瓣膜球囊和爆破压力的选择。

重要的是，球囊爆破损毁的人工生物瓣存在潜在风险。尽管大宗的临床研究并没有报道不良事件，但有可能从生物瓣膜脱落的组织碎片，导致脑卒中和周围栓塞，有 2 名患者发现围术期脑卒中（n=30）。此外，也存在由于瓣叶损伤导致的严重 AR、瓣环撕裂、因心脏传导阻滞需要植入永久起搏器及冠脉阻塞等并发症风险。主动脉瓣环撕裂目前尚未见报道。ViV TAVR 作为手术的一部分，未来需要更多的研究来充分阐明人工生物瓣环爆破的作用、安全性和效果。

七、结论

尽管基于导管的瓣膜介入治疗已经彻底改

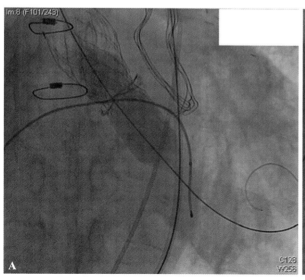
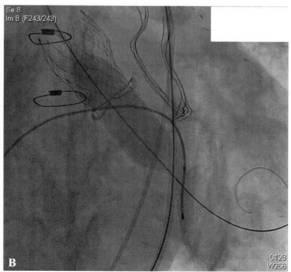

▲ 图 29-5　生物瓣膜瓣架爆破

A. 82 岁男性患者因为既往植入的 21mm Sorin Mitroflow 生物瓣膜衰败，所以植入 23mm CoreValve Evolut 瓣膜；B. 由于介入瓣膜植入后测量的跨瓣压差为 16mmHg，应用 22mm 非顺应性球囊（13 个大气压）后扩张。"腰征"在球囊扩张后消失。跨瓣压差为 6mmHg（图片由 Matthew Sherwood，MD 提供）

厂商 / 品牌	瓣膜大小	Bard TRU 球囊爆破 / 压力	Bard Atlas Gold** 爆破 / 压力	爆破后形状
St. Jude Trifecta	19mm	否	否	
	21mm	否	否	
St Jude Biocor Epic 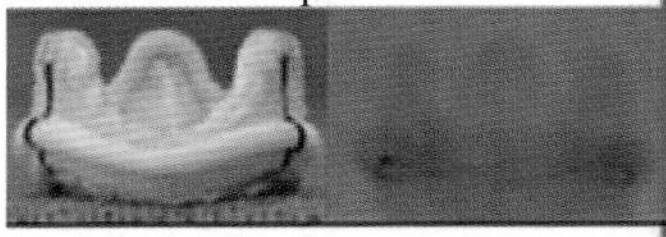	21mm	是 /8atm	未测试	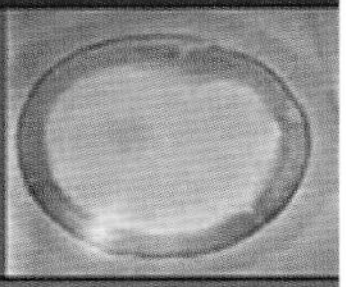
Medtronic Mosaic	19mm	是 /10atm	是 /10atm	
	21mm	是 /10atm	是 /8atm	
Medtronic Hancock II 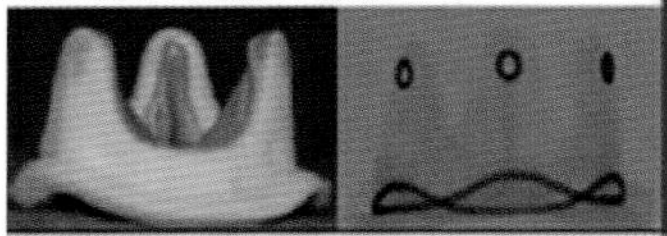	21mm	否	未测试	
Sorin Mitroflow	19mm	是 /12atm	未测试	
	21mm	是 /12atm	是 /10atm	
Edwards MagnaEase	19mm	是 /18atm	是 /19atm	
	21mm	是 /18atm	是 /21atm	
Edwards Magna 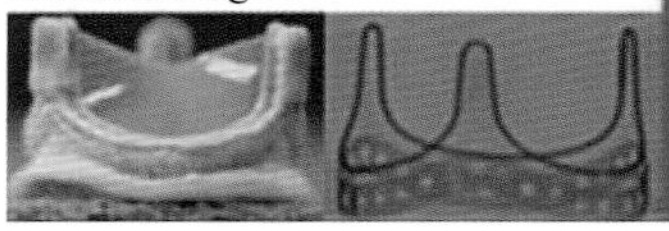	19mm	是 /24atm	未测试	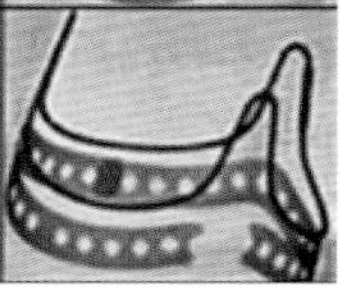
	21mm	是 /24atm		

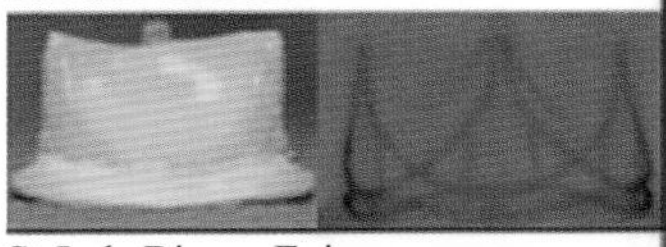

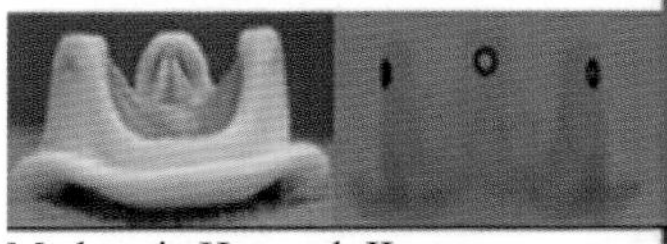

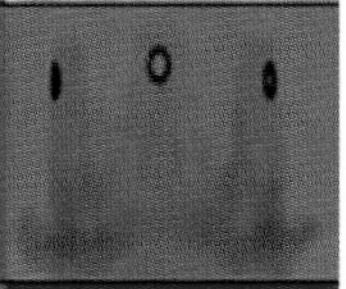

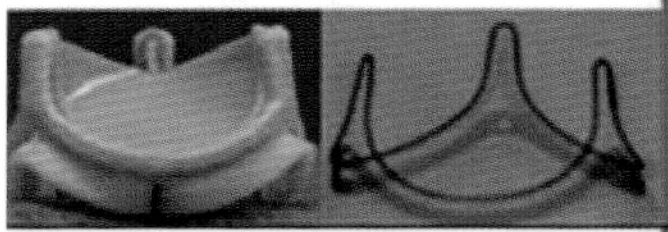

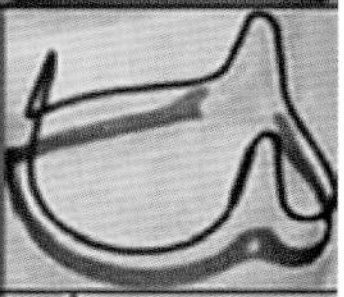

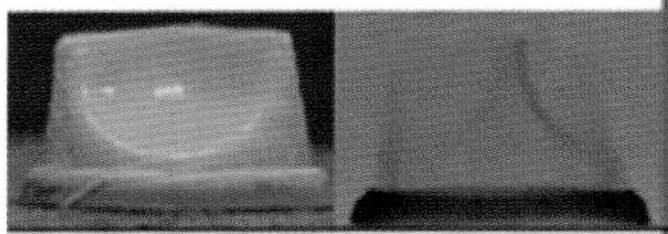

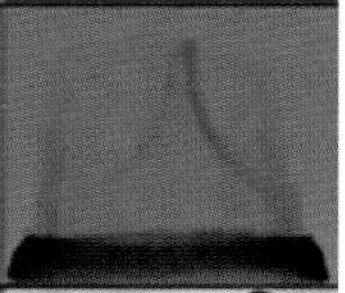

▲ 图 29-6　人工生物瓣膜瓣架爆破时球囊和压力的选择

atm. 个大气压（引自 Saxon, Interventional Cardiology, 2018.）

变了严重的有症状的主动脉瓣狭窄患者的治疗方法，但是由于轻度以上的 AR 与远期的不良预后相关，因此瓣周 AR 仍然是 TAVR 需要关注的问题。残余狭窄尤其是治疗人工生物瓣膜损毁的瓣中瓣 TAVR，也与不良的晚期临床结果相关。球囊后扩张是减少残余 AR 和优化 TAVR 瓣膜性能的有效方法。采用本章所述的最佳实践将使 BPD 期间并发症的风险降至最低。该领域的未来方向包括使用高压球囊爆破损毁的人工生物瓣膜，改善瓣中瓣 TAVR 后残余狭窄的问题。

参 考 文 献

[1] Leon MB, Smith CR, Mack M, Miller DC, Moses JW, Svensson LG, et al. Transcatheter aortic-valve implantation for aortic stenosis in patients who cannot undergo surgery. N Engl J Med. 2010;363(17):1597–607.

[2] Popma JJ, Adams DH, Reardon MJ, Yakubov SJ, Kleiman NS, Heimansohn D, et al. Transcatheter aortic valve replacement

using a self-expanding bioprosthesis in patients with severe aortic stenosis at extreme risk for surgery. J Am Coll Cardiol. 2014;63(19):1972–81.

[3] Adams DH, Popma JJ, Reardon MJ, Yakubov SJ, Coselli JS, Deeb GM, et al. Transcatheter aortic-valve replacement with a self-expanding prosthesis. N Engl J Med. 2014;370(19):1790–8.

[4] Smith CR, Leon MB, Mack MJ, Miller DC, Moses JW, Svensson LG, et al. Transcatheter versus surgical aortic-valve replacement in high-risk patients. N Engl J Med. 2011;364(23):2187–98.

[5] Reardon MJ, Van Mieghem NM, Popma JJ, Kleiman NS, Sondergaard L, Mumtaz M, et al. Surgical or transcatheter aortic-valve replacement in intermediate-risk patients. N Engl J Med. 2017;376(14):1321–31.

[6] Généreux P, Head SJ, Hahn R, Daneault B, Kodali S, Williams MR, et al. Paravalvular leak after transcatheter aortic valve replacement: the new Achilles' heel? A comprehensive review of the literature. J Am Coll Cardiol. 2013;61(11):1125–36.

[7] Sellers RD, Levy MJ, Amplatz K, Lillehei CW. Left retrograde cardioangiography in acquired cardiac disease: technic, indications and interpretations in 700 cases. Am J Cardiol. 1964; 14:437–47.

[8] Kappetein AP, Head SJ, Genereux P, Piazza N, van Mieghem NM, Blackstone EH, et al. Updated standardized endpoint definitions for transcatheter aortic valve implantation: the valve academic research Consortium-2 consensus document. J Am Coll Cardiol. 2012;60(15):1438–54.

[9] Kappetein AP, Head SJ, Genereux P, Piazza N, van Mieghem NM, Blackstone EH, et al. Updated standardized endpoint definitions for transcatheter aortic valve implantation: the valve academic research Consortium-2 consensus document. J Thorac Cardiovasc Surg. 2013;145(1):6–23.

[10] Oh JK, Little SH, Abdelmoneim SS, Reardon MJ, Kleiman NS, Lin G, et al. Regression of paravalvular aortic regurgitation and remodeling of self-expanding transcatheter aortic valve: an observation from the CoreValve US Pivotal Trial. JACC Cardiovasc Imaging. 2015;8(12):1364–75.

[11] Haensig M, Rastan AJ, Kempfert J, Mukherjee C, Gutberlet M, Holzhey DM, et al. Aortic valve calcium scoring is a predictor of significant paravalvular aortic insufficiency in transapical-aortic valve implantation. Eur J Cardiothorac Surg. 2012;41(6):1234–41.

[12] Jilaihawi H, Kashif M, Fontana G, Furugen A, Shiota T, Friede G, et al. Cross-sectional computed tomographic assessment improves accuracy of aortic annular sizing for transcatheter aortic valve replacement and reduces the incidence of para-valvular aortic regurgitation. J Am Coll Cardiol. 2012;59(14): 1275–86.

[13] Jabbour A, Ismail TF, Moat N, Gulati A, Roussin I, Alpendurada F, et al. Multimodality imaging in transcatheter aortic valve implantation and post-procedural aortic regurgitation: comparison among cardiovascular magnetic resonance, cardiac computed tomography, and echocardiography. J Am Coll Cardiol. 2011;58(21):2165–73.

[14] Willson AB, Webb JG, Labounty TM, Achenbach S, Moss R, Wheeler M, et al. 3-dimensional aortic annular assessment by multidetector computed tomography predicts moderate or severe paravalvular regurgitation after transcatheter aortic valve replacement: a multicenter retrospective analysis. J Am Coll Cardiol. 2012;59(14):1287–94.

[15] Hayashida K, Bouvier E, Lefevre T, Hovasse T, Morice MC, Chevalier B, et al. Impact of CT-guided valve sizing on post-procedural aortic regurgitation in transcatheter aortic valve implantation. EuroIntervention. 2012;8(5):546–55.

[16] Hayashida K, Lefèvre T, Chevalier B, Hovasse T, Romano M, Garot P, et al. Impact of post-procedural aortic regurgitation on mortality after transcatheter aortic valve implantation. J Am Coll Cardiol Intv. 2012;5(12):1247–56.

[17] Kodali S, Pibarot P, Douglas PS, Williams M, Xu K, Thourani V, et al. Paravalvular regurgitation after transcatheter aortic valve replacement with the Edwards sapien valve in the PARTNER trial: characterizing patients and impact on outcomes. Eur Heart J. 2015;36(7):449–56.

[18] Athappan G, Patvardhan E, Tuzcu EM, Svensson LG, Lemos PA, Fraccaro C, et al. Incidence, predictors, and outcomes of aortic regurgitation after transcatheter aortic valve replacement: meta-analysis and systematic review of literature. J Am Coll Cardiol. 2013;61(15):1585–95.

[19] Daneault B, Koss E, Hahn RT, Kodali S, Williams MR, Genereux P, et al. Efficacy and safety of postdilatation to reduce paravalvular regurgitation during balloon-expandable transcatheter aortic valve replace ment. Circ Cardiovasc Interv. 2013;6(1):85–91.

[20] Harrison JK, Hughes GC, Reardon MJ, Stoler R, Grayburn P, Hebeler R, et al. Balloon post-dilation following implantation of a self-expanding transcatheter aortic valve bioprosthesis. JACC Cardiovasc Interv. 2017;10(2):168–75.

[21] Hahn RT, Pibarot P, Webb J, Rodes-Cabau J, Herrmann HC, Williams M, et al. Outcomes with post-dilation following transcatheter aortic valve replacement: the PARTNER I trial (placement of aortic transcatheter valve). JACC Cardiovasc Interv. 2014;7(7):781–9.

[22] Barbanti M, Yang TH, Rodes Cabau J, Tamburino C, Wood DA, Jilaihawi H, et al. Anatomical and procedural features associated with aortic root rupture during balloon-expandable transcatheter aortic valve replacement. Circulation. 2013;128(3):244–53.

[23] Noble S, Cikirikcioglu M, Roffi M. Massive aortic regurgitation following paravalvular balloon valvuloplasty of an Edwards SAPIEN valve treated by emergent CoreValve implantation: never cross a transcatheter aortic valve without a pigtail. Catheter Cardiovasc Interv. 2013;82(4):E609–12.

[24] Binder RK, Webb JG, Willson AB, Urena M, Hansson NC, Norgaard BL, et al. The impact of integration of a multidetector computed tomography annulus area sizing algorithm on outcomes of transcatheter aortic valve replacement: a prospective, multicenter, controlled trial. J Am Coll Cardiol. 2013;62(5):431–8.

[25] Popma JJ, Gleason TG, Yakubov SJ, Harrison JK, Forrest JK, Maini B, et al. Relationship of annular sizing using multidetector computed tomographic imaging and clinical outcomes after self-expanding CoreValve transcatheter aortic

valve replacement. Circ Cardiovasc Interv. 2016;9(7)

[26] Sinning JM, Hammerstingl C, Vasa–Nicotera M, Adenauer V, Lema Cachiguango SJ, Scheer AC, et al. Aortic regurgitation index defines severity of peri–prosthetic regurgitation and predicts outcome in patients after transcatheter aortic valve implantation. J Am Coll Cardiol. 2012;59(13):1134–41.

[27] Sherif MA, Abdel–Wahab M, Stocker B, Geist V, Richardt D, Tolg R, et al. Anatomic and procedural predictors of paravalvular aortic regurgitation after implantation of the Medtronic CoreValve bioprosthesis. J Am Coll Cardiol. 2010;56(20):1623–9.

[28] Takagi K, Latib A, Al–Lamee R, Mussardo M, Montorfano M, Maisano F, et al. Predictors of moderate–to–severe paravalvular aortic regurgitation immediately after CoreValve implantation and the impact of postdilatation. Catheter Cardiovasc Interv. 2011;78(3):432–43.

[29] Dvir D, Webb JG, Bleiziffer S, Pasic M, Waksman R, Kodali S, et al. Transcatheter aortic valve implantation in failed bioprosthetic surgical valves. JAMA. 2014;312(2):162–70.

[30] Pibarot P, Simonato M, Barbanti M, Linke A, Kornowski R, Rudolph T, et al. Impact of pre–existing prosthesis–patient mismatch on survival following aortic valve–in–valve procedures. JACC Cardiovasc Interv. 2018;11(2):133–41.

[31] Allen KB, Chhatriwalla AK, Cohen DJ, Saxon JT, Aggarwal S, Hart A, et al. Bioprosthetic valve fracture to facilitate transcatheter valve–in–valve implantation. Ann Thorac Surg. 2017;104(5):1501–8.

[32] Brown SC, Cools B, Gewillig M. Cracking a tricuspid perimount bioprosthesis to optimize a second transcatheter sapien valve–in–valve placement. Catheter Cardiovasc Interv. 2016;88(3):456–9.

[33] Chhatriwalla AK, Allen KB, Saxon JT, Cohen DJ, Aggarwal S, Hart AJ, et al. Bioprosthetic valve fracture improves the hemodynamic results of valve–in valve transcatheter aortic valve replacement. Circ Cardiovasc Interv. 2017;10(7)

[34] Nielsen–Kudsk JE, Christiansen EH, Terkelsen CJ, Norgaard BL, Jensen KT, Krusell LR, et al. Fracturing the ring of small mitroflow bioprostheses by high–pressure balloon predilatation in transcatheter aortic valve–in–valve implantation. Circ Cardiovasc Interv. 2015;8(8):e002667.

[35] Tanase D, Grohmann J, Schubert S, Uhlemann F, Eicken A, Ewert P. Cracking the ring of Edwards perimount bioprosthesis with ultrahigh pressure balloons prior to transcatheter valve in valve implantation. Int J Cardiol. 2014;176(3):1048–9.

[36] Saxon JT, Allen KB, Cohen DJ, Chhatriwalla AK. Bioprosthetic valve fracture during valve–in–valve TAVR: bench to bedside. Interv Cardiol. 2018;13(1):20–6.

第30章　经导管主动脉瓣植入术中的脑保护装置

Embolic Protection Devices for Transcatheter Aortic Valve Implantation

Anna Franzone　Stefan Stortecky　**著**

朱喜亮 **译**　杨　剑 **校**

缩略语

CI	confidence interval	可信区间
CLEAN–TAVI	Claret Embolic Protection and TAVI	Claret 栓子保护和 TAVI
CVE	cerebrovascular event	脑血管事件
DW–MRI	diffusion–weighted magnetic resonance imaging	漫射加权 MRI
EPD	embolic protection device	栓子保护装置
FLAIR	fluid–attenuated inversion recovery	流体稀释反向恢复
HITS	high intensity transient signal	高强度瞬间信号
HR	hazard ratio	危险比
MACCE	major adverse cardiac and cerebrovascular event	主要的心脑血管不良事件
MISTRAL–C	MRI Investigation in TAVI with Claret	用 Claret 系统在 TAVI 中行 MRI 检查
MoCA	Montreal Cognitive Assessment	Montreal 认知评估
NOTION	Nordic Aortic Valve Intervention Trial	北欧主动脉瓣治疗研究
OR	odds ratio	优势比
PARTNER	Placement of Aortic Transcatheter Valves	主动脉瓣经导管治疗
RR	risk ratio	风险比
SAVR	surgical aortic valve replacement	外科主动脉瓣置换
SENTINEL	Cerebral Protection in Transcatheter Aortic Valve Replacement	TAVR 中的脑保护
SMD	standardized mean difference	标准化的平均差
SURTAVI	Surgical Replacement and Transcatheter Aortic Valve Implantation	外科置换和经导管主动脉瓣植入术
TAVI	transcatheter aortic valve implantation	经导管主动脉瓣植入术
TCD	transcranial Doppler	经颅多普勒
TIA	transient ischemic attack	短暂性脑缺血发作
VARC	Valve Academic Research Consortium	瓣膜学术研究协会

一、概述

脑血管事件（CVE）是介入治疗的一种严重并发症，具有较高的发病率和死亡率[1, 2]。早期研究表明，与外科主动脉瓣置换术相比，使用第一代设备行 TAVI 手术后发生 CVE 的风险显著增加[3]。但是随着技术的创新、手术步骤的简化和中低危风险患者的加入，CVE 发病率呈逐渐下降趋势。此外，多项研究揭示了 TAVI 患者发生 CVE 的潜在机制、时机和临床意义。栓塞被认为是 TAVI 后早期发生神经系统并发症的主要机制，为栓塞保护装置在手术过程中应用提供了基本支持[5]。

本章总结了 TAVI 下 CVE 的发病率、发病时间、发病机制和临床表现。此外，本文还介绍了血栓保护装置（embolic protection devices，EPD）的特点，并根据现有的证据概述了 EPD 的安全性和有效性。

二、TAVI 相关血栓栓塞性 CVE 发生时间和比率

评估 TAVI 后栓塞性 CVE 的综合影响是非常具有挑战性的，这与既往研究中采用的不同定义及神经系统并发症诊断方法有关。图 30-1 显示了 TAVI 相关 CVE 发生的时间及相关预防策略[6]。栓塞性的 CVE 可能发生在围术期早期，也可能发生在随访的任何时间，这是由于不同的机制和诱发因素决定的。然而，有研究发现，在 TAVI 术后 10 天内发生的 CVE 约占术后 2 年内神经系统并发症的 75%。有研究对 1061 名接受了球扩瓣或自膨式瓣的 TAVI 术的患者进行分析，发现共有 54 名患者（5.1%）在术后 30 天内发生了 CVE，其中 54% 的 CVE 发生在 TAVI 后的 24h 内，而剩余的 25 例 CVE 为亚急性的（发

生在术后 1~30 天内）[7]。对 2621 例经导管主动脉瓣植入研究（PARTNER）患者的临床资料分析表明，85% 的 CVE 发生在术后 1 周内。此外，脑卒中的风险在术后第 2 天达到峰值，然后降至 0.8% 的低风险，持续 1~2 周[8]。在 CoreValve US 极端风险和高风险人群研究或随后的访问研究中也观察到了类似的现象：TAVI 术后的 10 天内发生了 147 例（4.1%）脑卒中，在随后的随访期间脑卒中仍然持续存在[9]。

总体而言，在临床评估 TAVI 瓣膜性能的研究中，脑卒中的发生率为 1.2%~6.7%，而胸外科医师学会发表的相关研究指出单独接受 SAVR 的患者脑卒中的风险约为 1.5%[10]。早期的随机对照研究表明，TAVI 治疗后 30 天的脑卒中的发生率明显高于传统外科手术。在 PARTNER Ⅰ B 试验中，TAVI 和药物保守治疗后的脑卒中发生率分别为 13.8% 和 5.5%（P=0.01）；在术后 30 天内，TAVI 组发生更多的缺血性并发症（6.7% vs. 1.7%，P=0.02），而在 30 天之后，TAVI 患者观察到更多出血性脑卒中的患者（2.2% vs. 0.6%，P=0.16）[11]。然而，在最长时间的随访研究（5 年）中，TAVI 患者脑卒中风险为 16.0%，而标准治疗组为 18.2%（HR=1.39，CI 0.62~3.11，P=0.555）[12]。在参与 PARTNER Ⅰ A 试验的患者中，与 SAVR 患者相比，TAVI 术后 30 天（5.5% vs. 2.4%，P=0.04）和 1 年（8.3% vs. 4.3%，P=0.04）新发的神经系统并发症的风险约增加 2 倍。具体而言，术后 30 天时 TAVI 组和 SAVR 组的主要脑卒中发生率分别为 3.8% 和 2.1%（P=0.20），1 年时分别为 5.1% 和 2.4%（P=0.07）[3]。然而在术后 5 年时两组患者脑卒中或短暂性脑缺血发作的风险未见明显差异（TAVI 组为 14.7%，SAVR 组为 15.9%）[13]。患者自身和手术相关的因素可能促成了这些发现：如在 PARTNER-1A 和 B 研究中分别选择不可手术和手术高危患者，以

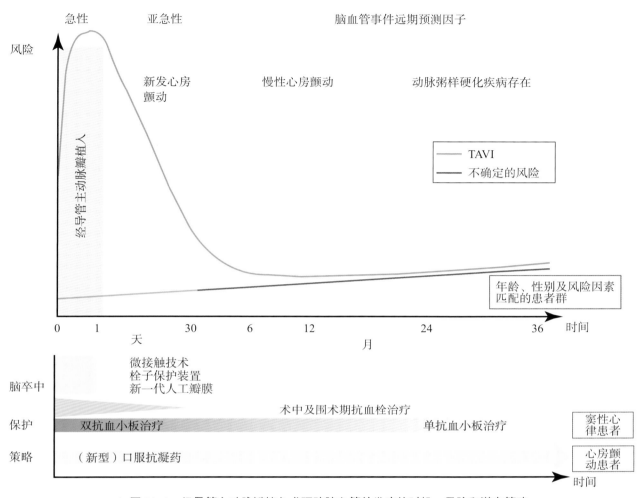

▲ 图 30-1　经导管主动脉瓣植入术预防脑血管并发症的时机、风险和潜在策略

绿线表示接受经导管主动脉瓣植入术的患者；红线显示年龄、性别和危险因素匹配后的人群的风险（经许可转载，引自 Stortecky S，Windecker S，Circulation. 2012；126：2921-2924.）

及应用第一代的球扩式经导管瓣膜（Edwards SAPIEN—Edwards Lifesciences，Inc.，Irvine，California）等，多种并发症存在增加了患血栓栓塞的风险。CoreValve 极端风险群的患者在 30 天内发生严重脑卒中的发生率较低（2.3%），这归因于第一代自膨式 Medtronic CoreValve（Medtronic，美国明尼苏达州明尼阿波利斯市）与 SAPIEN 瓣膜相比更低[14]。而在 High Risk trial 研究中，30 天时 TAVI 组和手术组的脑卒中发生率分别为 4.9% 和 6.2%（P=0.46），1 年时分别为 8.8% 和 12.6%（P=0.10）[15]。

涉及中等风险患者的研究发现，TAVI 和 SAVR 在 CVE 发病率方面未见显著差异。在 PARTNER II A 研究中 TAVI 和 SAVR 患者术后 30 天和 2 年总的神经系统事件的发生率分别为 6.4% 和 6.5%（P=0.94）及 12.7% 和 11%（P=0.25）[16]。同样，在 SURTAVI 研究中随机将患者分为外科手术组和 TAVI 组，两组患者术后致残性脑卒中发生率相似[17]。NOTION-I 研究中 81.8% 患者的 STS 评分 < 4%，术后 30 天 TAVI 组和 SAVR 组神经系统并发症的发生率分别为 2.8% 和 3%（P=0.94），1 年时分别有 5% 和 6.2%[18]。随机试

验的 Meta 分析发现 TAVI 和 SAVR 在 CVE 发生率（包括脑卒中或短暂性脑缺血发作）方面没有差异[19, 20]。

来自大型的国家注册中心研究的 CVE 发生率与最近的随机试验结果一致。此外，在现实世界的患者中，随着时间的推移，神经系统并发症逐渐减少，这可能是由于研究中更多中低风险患者的纳入和技术的进步。UK TAVI 注册登记的患者中，脑卒中的发生率从 2007 年和 2008 年的 3.6% 下降到 2012 年的 2.4%（P=0.022）[21]。胸外科医师学会 / 美国心脏病学会经导管瓣膜治疗注册中心 2016 年年度报告显示，TAVI 术后 30 天脑卒中率为 2.1%，从 2012 年的 2.3% 下降至 2015 年的 1.9%（P=0.03）[22]。值得注意的是，另一项分析发现 TAVI 手术量与围术期脑卒中存在线性相关，尽管在对患者和手术患者特征调整后，这种关联消失了，但它表明了术者的经验可能在围术期 CVE 的发生中也起到了一定作用[23]。

三、TAVI 患者脑血管并发症的发生机制

虽然大多数发生在围术期的神经并发症被认为是由动脉粥样硬化或血栓栓塞事件引起的，但围术期低血压和脑灌注不足也可能导致神经系统损伤。在球囊瓣膜成形术和瓣膜释放过程中需要短时间内快速心室起搏以减少心脏运动和心室射血，可能引起脑灌注不足，从而造成脑损伤。研究指出，使用经颅脑血氧饱和度监测能够观察到在这些操作步骤中某些大脑区域的局部氧饱和度降低[5]。然而，这些异常通常能够很好耐受，并在快速起搏停止后迅速恢复，可能只有在长时间脑灌注不足的情况下才具有临床意义。

接受经皮冠状动脉介入治疗的患者中，主动脉斑块破裂伴脑栓塞的发生率高达 0.2%～0.4%。

然而，由于 TAVI 术中使用了更大口径和更硬的导管，同时患者主动脉壁存在更为明显的钙化，这些均显著增加了栓塞碎片脱落的风险。特别是，术中操作导管、导丝和介入瓣膜输送系统通过钙化的主动脉弓和主动脉瓣膜被认为是脑栓塞产生的主要机制。Van Mieghem 及其同事研究了 81 例接受 TAVI 治疗的患者中，应用双过滤器的栓塞保护装置（Montage Dual Filter System, Claret Medical 公司，美国加州圣罗莎市）捕获的碎片的组织病理学特征。总的来说，74% 为血栓物质，63% 为组织源性碎片；栓塞组织主要来源于主动脉瓣叶、主动脉壁和左心室心肌。此外，在 33% 的样品中，发现了无定形钙化碎片及胶原和蛋白多糖基质[24]。血栓是已发表的报道中发现的最常见的碎片类型[25]。对因严重主动脉瓣狭窄而接受 SAVR 患者的瓣膜进行的研究表明，83% 的瓣膜存在钙营养不良性钙化，支持大多数碎片来源于瓣环周围区域或瓣膜的大块钙化性动脉粥样硬化斑块的观点[26]。来自对比剂注射或大的导管交换的空气栓塞也可能是神经系统并发症发生的原因。经导管心脏瓣膜释放后球囊后扩张也被认为可能导致斑块破裂脱落。在一项 221 名接受球囊后扩张 THVS 治疗的患者的研究中，发现了球囊后扩张后脑卒中的概率增加近 6 倍[27]。同样，在一项涉及 72 318 名患者的 64 项研究的系统回顾中，发现球囊后扩张的使用往往与 CVE 的高风险相关（RR=1.43, P=0.07）[28]。基于同样的原因，为了方便介入系统通过，而施行的球囊预扩张也被提出质疑。然而，对 20 项研究（包括 3586 例患者）的系统回顾显示，TAVI 行或不行球囊预扩张在术后早期 CVE 发生率方面没有显著差异（RR=0.92, 95%CI 0.58～1.46）[29]。

术中经颅多普勒研究为微粒碎片和栓塞的理论提供了进一步的证据。其通过监测颅内动脉

（通常是大脑中动脉）多普勒信号中的高强度瞬态信号（high intensity transient signal，HITS）了解微栓塞事件是否发生。几乎在 TAVI 的所有操作步骤中都观察到了这些迹象，特别是在主动脉瓣球囊成形术和瓣膜释放过程中达到了峰值[30]。在 TAVI 期间 TCD 检测到的次数与 S100B（脑损伤标志物）的术后释放相关[31]。同样，加权磁共振的研究也发现 TAVI 后普遍存在的亚临床或无症状的脑损伤[32-36]。这项技术包括分子扩散映射（主要是水）在生物组织中，特别是急性脑缺血区域由于水分子扩散率低，因此比周围组织更亮。其栓塞部位的分布具有播散性和多发性的特征，支持栓塞颗粒来源。有研究指出大脑前循环比后循环更容易发生栓塞，而在基线检查时发现的病灶数量和大小与术后新病灶的发生有关。

此外，术后出现 CVE 的病因目前尚不清楚，可能与患者自身有关，而不是与手术因素相关。TAVI 术后新发心房颤动发生率高达 35%，是脑卒中或其他全身性栓塞事件的独立预测因子

（HR=5.0，95%CI 1.29～19.35，P=0.020）[37]。老年严重主动脉瓣狭窄患者的促血栓形成状态和瓣膜支架内皮化延迟也可能与随访期间的血栓栓塞事件相关。

四、TAVI 患者血栓栓塞事件的临床表现

VARC-2 发表的评估 TAVI 患者 CVE 的相关标准见表 30-1[38]。最近，NeuroARC（Neurologic Academic Research Consortium Consensus）发表了介入治疗中神经系统并发症的最新定义和分类[39]。即将到来的 VARC-3 计划将影像纳入脑卒中诊断标准。然而，在临床研究中，尤其是在观察性研究中，标准化的诊断程序很少被应用。TAVI 后的 CVE 通常被报道为脑卒中（致残或非致残性）和 TIA，但与 TAVI 相关的神经系统并发症表现更为复杂，包括亚临床事件，其对患者预后的影响仍有待明确。DW-MRI 相关研究发现可在 66%～90% 的 TAVI 患者中发现新的缺血性病

表 30-1　VARC-2 推荐的脑卒中和短暂性脑缺血发作（TIA）诊断标准

诊断标准：
- 局灶性或全身性神经功能障碍的急性发作，至少有下列情况之一：意识水平改变，偏瘫，麻木，身体一侧感觉的丧失，语言障碍或失语，偏盲，黑矇，或其他与脑卒中相一致的神经症状或体征
- 脑卒中：局灶性或全身性神经功能障碍持续时间＞24h；或如果经神经影像学检查新发现的出血或梗死时间＜24h；或神经性疾病导致死亡
- TIA：局灶性或全身性神经性疾病的持续时间＜24h，神经影像学检查均未显示新发的出血或梗死
- 也没有其他的非脑卒中原因的临床表现（如脑肿瘤、外伤、感染、低血糖、周围病变、药理学影响），由指定的神经科医生确定或与指定的神经科医生共同确定
- 至少由下列情况之一确认诊断：神经科医生或神经外科专家；神经影像学检查（CT 扫描或脑部 MRI），但脑卒中可能仅凭临床症状诊断

脑卒中分类：
- 缺血性：由于中枢神经系统组织梗死引起的局灶性脑、脊髓或视网膜功能障碍的急性发作
- 出血性：由脑实质内、脑室内或蛛网膜下腔出血引起的局灶性或全脑或脊髓功能障碍的急性发作
- 如果没有足够的临床信息将脑卒中归类为缺血性或出血性，那么脑卒中可被归类为未定

脑卒中定义：
- 致残性脑卒中：90 天时，改良的 Rankin 量表得分为 2 分或 2 分以上，个人的脑卒中前基线至少增加一个类别
- 非致残性脑卒中：90 天时，改良的 Rankin 量表得分＜2 或不会导致个人的脑卒中前基线至少增加一个类别

变[33, 40, 41]。然而，这种病变与神经症状、神经认知行为改变或远期生存的相关性从未被证实。DW-MRI 的主要挑战包括术前存在脑部病变在老年患者中往往非常常见，这些病变往往与新发的病变区分较为困难。虽然 1.5T 成像可能无法检测到较小的栓塞，但 3.0T 成像由于图像具有更高分辨和栓塞诊断的灵敏度，可能导致对病变范围的高估。在这种情况下，尽管 SENTINEL 研究（该研究比较了 TAVI 期间放置和不放置脑栓塞的远端保护装置）通过 3T T_2 FLAIR 成像技术，发现了基线认知功能和术前大脑病理学存在显著相关关系，而新病灶的临床意义仍不清楚。

五、EPD 的作用机制和应用条件

栓塞是导致围术期 CVE 的主要原因，是 TAVI 术中应用 EPD 的主要原因。它们的目的是提供一个机械保护装置，通过捕捉脱落的组织碎片或阻碍其路径，避免其进入大脑。除 TAVI 外，这些设备的主要应用领域包括颈动脉支架置入术中，此外也被用于部分 SAVR 患者[43, 44]。2010 年首次报道了 4 名 TAVI 患者（平均年龄 90 岁）应用 EPD 的临床经验：所有患者的放置均不复杂，且无放置相关并发症，额外的平均放置时间是 13min（四分位间距，12～16min）[45]。理想的保护装置应能完全覆盖主动脉弓三大分支的开口，在手术过程中保持稳定的位置，使用方便，不会对主动脉弓造成任何损伤。根据设计原理，目前可用的 EPD 可大致分为两大类：过滤装置如 Sentinel（Claret Medical 公司，美国加州圣罗莎市）和 EMBOL-X（Edwards Lifesciences，美国加州尔湾市），以及导流装置如 Embrella（Edwards Lifesciences，美国加州尔湾市）和 TriGuard（Keystone Heart 公司，以色列凯撒利亚）（图 30-2）。

六、Sentinel 脑保护系统

Sentinel 脑保护系统（图 30-2A）由两个相互连接的过滤器组成：近端滤过器位于头臂干内，覆盖由右侧椎动脉和颈动脉供血的大脑区域；远端（SpiderFX™，Covidien，美国马萨诸塞州曼斯菲尔德市或者 FilterWire™，Boston Scientiic，美国马萨诸塞州纳蒂克市）释放到左颈总动脉。通常起源于左锁骨下动脉的左椎动脉仍然没有受到保护。因此，目前的装置只能保护 28 个大脑区域中的 9 个。近端过滤器由一个不透射线的镍钛合金框架构成，该框架包含 140μm 孔径的聚氨酯过滤器，可容纳在直径为 9～15mm 的血管内。该系统在瓣膜输送系统通过主动脉弓前，通过 6F 血管鞘经右臂的肱动脉或桡动脉放置。其安全性在一项包括 40 名 TAVI 患者的研究中报道，第一代器械（Claret CE Pro）的技术成功率（主要研究终点事件）为 60%，第二代装置为 87%。

在 54.3% 的患者中发现脱落的碎片。然而，在手术过程中并没有发生神经系统并发症，但是在术后 30 天发现了三次脑卒中[46]。第二代装置具有一个 0.014″ 导丝管腔可以改变导管远端的曲线，以及可伸缩性的导管，能够更加快速地进入左颈总动脉内。它被应用于包括 65 名患者随机对照研究 MISTRAL-C。随访的 MRI 发现未应用脑保护装置的患者中 78% 有新发的脑部病变，而应用 Sentinel 装置的患者新发的脑部病变数量较少，且病灶体积更小 [95mm³，IQR=10～257 vs. 197mm³]。应用 Sentinel 装置的患者中仅有 4% 出现神经认知功能恶化，而未应用 Sentinel 装置的患者中有 27% 出现神经认知功能恶化（P=0.017）。然而，随访中 DW-MRI 和神经认知功能测试分别仅完成了 57% 和 80%[47]。

CLEAN-TAVI 是一项单中心、双盲研究，随机选择 100 名 TAVI 患者，按照 1:1 的比例，将

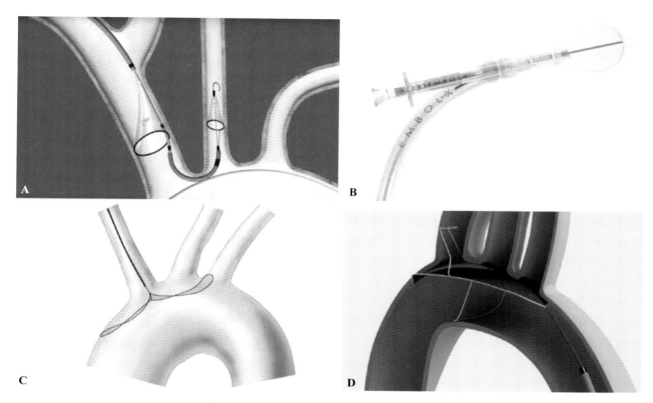

▲ 图 30-2　脑栓塞保护装置在 TAVI 中的应用研究

A. Sentinel 脑保护系统（Claret Medical 公司，美国加州圣罗莎市）；B. EMBOL-X（Edwards Lifesciences，美国加州尔湾市）；
C. Embrella（Edwards Lifesciences，美国加州尔湾市）；D. TriGuard（Keystone Heart 公司，以色列凯撒利亚）［经许可转载，
引自 Samim et al., J Thorac Cardiovasc Surg. 2015 Mar; 149（3）: 799–805.］

患者分为行和未行脑栓塞保护装置患者。Sentinel EPD 装置的使用与新发病灶的数量（4.00，四分位间距 IQR=3.00～7.25 vs. 10.00，IQR=6.75～7.00 对照组；差异度 5.00, IQR=2.00～8.00, P ＜ 0.001）和总病变体积（242mm³, 95%CI 159～353 vs. 527mm³, 95%CI 364～830；差异度 234mm³, 95%CI 91～406, P=0.001）显著减少相关。然而，两组患者的脑卒中率和神经认知功能结果没有明显差异[48]。

迄今为止，评估使用 EPD 潜在优势的最大随机试验是 SENTINEL：363 名患者被随机分为安全组（n=123）、设备成像组（n=121）和控制成像组（n=119）。这两个成像组包括使用 DW-MRI 和 FLAIR MRI 对新发的和先前存在的脑损伤进行评估。此外，成像组的患者接受了全面的神经认知功能评估，在 99% 的患者中发现碎片，包括血栓、钙化、瓣膜组织、动脉壁和异物。主要终点事件包括 30 天的主要心脑血管不良事件发生率为 7.3%，与对照组比较差异无统计学意义（9.9%，P=0.41）。然而，研究发现 EPD 装置组未达到有效保护的效果，因为在术后 2～7 天，受保护脑区域出现新的病灶体积在对照组为 178.0mm³，装置组为 102.8mm³（P=0.33）。然而，在对瓣膜类型和 T₂/FLAIR 病变体积基线调整后，发现 EPD 装置能显著减小新发的病变体积。尽管病灶体积与神经认知功能下降存在相关性，但脑卒中发生率却无差异。有几个因素可能导致这些结果，其中，DW-MRI 诊断新发的缺血性病变的标准目前尚不一致，并考虑到既往存在的病变。此外，多种不同的 TAVI 瓣膜和治疗具有显著的交互作用（EPD

的作用仅在除 Edwards SAPIEN 3 外的瓣膜上具有统计学意义），但目前没有明确的解释。另一个重要的限制是，25% 的患者缺乏影像学随访，这在相关研究中较为常见[49]。

对三个随机试验（314 名患者）的研究数据进行的汇总分析表明，Sentinel 装置可以显著降低保护区域内的新发病灶总体积[50]。

然而，早期的研究表明，在所有无症状的脑损伤中，至少有 1/5 存在于大脑后部区域（脑干和小脑），而这些区域不受 Sentinel 装置的保护[34, 51]。为了解决未覆盖大脑区域的问题，有研究在 9 名患者的左椎动脉中增加了 WIRION 单滤器，在 WIRION 滤器和前哨装置中发现了等量的碎片，包括血栓、组织相关碎片和异物[52]。

与随机研究的结果相比，倾向性评分匹配研究包括 280 名和 522 名使用和不使用 Sentinel 装置的 TAVI 患者，根据 VARC-2 诊断标准，使用 Sentinel 装置患者发生全因死亡率和脑卒中的概率显著降低（OR=0.30，95%CI 0.12～0.77，P=0.001）。此外，使用 Sentinel 保护装置，致残和非致残性脑卒中发生率为 1.4%，而未应用脑保护装置的发生率高达 4.6%（P=0.03）[53]。然而，值得指出的是，在这一研究中无脑保护的 TAVI 在 2014—2015 年完成，而 EPD 用于手术过程中在 2016—2017 年：更丰富的操作经验、不同的介入瓣膜和患者的临床特征也可能是 Sentinel 保护装置组卒中发生率较低的原因。

PROTECT-TAVI 试验（NCT02895737）是目前正在进行的 Sentinel 保护装置的相关研究，这是一项十字形研究，比较了该装置在自膨式和球囊扩张式瓣膜的应用效果，试验结果预计在 2019 年公布。

七、EMBOL-X 装置

EMBOL-X 装置（图 30-2B）由自膨胀和自匹配的镍钛合金框架制成，覆盖有半透性聚酯网（孔径为 120mm）。TAo EmbolX（EMBOL-X 装置对接受 TAVI 手术患者主动脉内栓塞保护效果）研究包括 30 名高危患者，应用的均为 SAPIEN-XT 瓣膜（Edwards Lifesciences），随机分为应用 EMBOL-X 装置组（第 1 组，n=14）或无 EMBOL-X 装置组（第 2 组，n=16）。术后 DW-MRI 在第 2 组和第 1 组分别发现 69% 和 50% 的新发脑缺血区域。接受 EMBOL-X 装置的患者比未接受 EMBOL-X 装置的患者病灶体积更小 [（88±60）mm³ vs.（168±217）mm³，P=0.27]，但两组患者均无神经系统并发症[54]。

八、Embrella Embolic Delector 装置

Embrella 装置（图 30-2C）是一种带有 2 层肝素涂层的聚氨酯膜（其孔径是目前可用的 EPD 中最小的）伞状装置，安装在椭圆形的镍钛合金框架上。它能够装入 6F 鞘内，通过右臂经桡动脉或肱动脉输送，并有三个标记点用于在透视下引导放置。花瓣样的保护伞能够覆盖头臂干和左颈动脉开口。在一些患者，它也能够覆盖（有时部分）左锁骨下动脉。Embrella 在 2010 年获得了 CE 认证。在 PROTAVI-C 研究中通过 41 名的实验患者和 11 名对照患者，探讨了其应用的可行性。Embrella 均成功放置于患者的主动脉弓水平且无并发症。TCD 显示 Embrella 患者 HITS 较高（P＜0.001）。两组患者在 TAVR 后 7 天内进行的 DW-MRI 均显示有新发缺血性病变，而与对照组相比，使用 Embrella 的患者病灶体积较小（P=0.003）。TAVI 术后 30 天进行的 DW-MRI 未

发现新的病灶[55]。目前该设备已经被制造商从市场上撤回，目前也没有相关的临床注册研究。

九、TriGuard 脑保护装置

TriGuard（图 30-2D）是一种生物相容性过滤器，由镍钛合金制成，涂有抗血栓涂层，通过 9F 导管鞘输送，锚定于主动脉弓，并由无名动脉开口处的非创伤性稳定器固定。它覆盖了主动脉弓的全部三支动脉（无名动脉、左颈总动脉和左锁骨下动脉），同时通过 250μm 的过滤孔保持血液对脑部的灌注。

在一项包含 37 名患者前瞻性、多中心研究（DEFLECT Ⅰ）中，首次评估了该设备的安全性和有效性。80% 的病例成功覆盖全部大脑区域。主要安全终点事件（手术相关的心血管死亡率、严重致残性脑卒中、危及生命的出血、肢体远端栓塞、严重的血管并发症和需要急诊心脏手术）发生率为 8.1%。术后对 28 名受试者进行 DW-MRI 检查，结果显示新发的脑缺血病变总数与既往研究中的对照组相似。然而，每位患者的总病灶体积比既往报道的数据低 34%，完全（n=17）脑血管覆盖的总病灶体积比不完全（n=10）覆盖患者的体积低 89%[56]。在此基础上，该装置于 2013 年 10 月获得 CE 认证。

DEFLECT Ⅲ 研究是第一个多中心随机对照试验，通过 85 名患者对 TriGuard 装置的性能进行了评估。在 88.9% 的患者中成功置入。TriGuard 组和对照组的主要住院治疗安全终点事件（死亡、脑卒中、危及生命或致残性的出血、2 期或 3 期急性肾损伤和严重的血管并发症）分别为 21.7% 和 30.8%（P=0.34）。研究显示实验患者免于新发的缺血性脑损伤概率更高（26.9% vs. 11.5%），国家脑卒中评估研究所量表检测到的新的神经系统疾病更少（3.1% vs. 15.4%），Montreal 认知评估

（MoCA）评分提高，出院前更好的延迟记忆能力（P=0.028），受保护患者在 30 天时恢复正常认知功能的能力增加了 2 倍[41]。

REFLECT 试验（NCT02536196）是针对神经认知评分和脑缺血损伤的研究，目前由于 TriGuard 3（3 倍滤过面积和更小的过滤孔）的推出已经停止。

十、综合证据

应用系统回顾和 Meta 分析对四项随机对照研究（n=252）的数据进行系统分析，通过评估总病变体积和新发的缺血性病变数量及国家脑卒中评估研究所和 Montreal 认知评估系统，评价了 EPD 在 TAVI 患者（CLEAN-TAVI、DEFLECT Ⅲ、EMBOL-X、、MISTRAL-C）中的应用效果。EPD 的应用能降低的总的病变体积（Montreal 认知评估 SMD=0.65，95%CI 1.06～0.25，P=0.002）、减少新发缺血性病变（SMD=1.27，95%CI 2.45～0.09，P=0.03）。此外，还降低了神经认知功能恶化的风险（RR=0.55，95%CI 0.27～1.09，P=0.09），提高的 Montreal 认知评估评分（SMD=0.40，95%CI 0.04～0.76，P=0.03）。然而，EPD 组的脑卒中风险和全因死亡率并没有显著降低[57]。一项最新的包含 SENTINEL 研究数据试验的分析，显示 EPD 与较低的相对和绝对死亡率或脑卒中风险相关。此外，根据使用的 EPD 装置类型进行分层分析后，结果也是一致的[58]。一个更大规模的 Meta 分析，包括 16 项研究和 1170 名患者的非随机试验，发现具有明显临床表现的脑卒中（RR=0.70，95%CI 0.38～1.29，P=0.26）和 30 天死亡率（RR=0.58，95%CI 0.20～1.64，P=0.30）没有差异，而使用 EPD 会显著减小每个病变的缺血体积和病变总体积[59]。

十一、结论

现有关于 EPD 在 TAVI 术中应用的证据总结。

- 在几乎所有接受 TAVI 的患者中，微粒碎片都会进入脑循环。

- 这些小的碎片的存在与临床相关的脑损伤和认知功能障碍无关。

- 现有的研究是基于替代的终点事件，不能用于评估主要的临床结果。

- 部分 EPD 能减少新发缺血灶的数量和体积。然而，它们对临床显著不良事件的影响目前尚不清楚。

- 尽管在技术上可行且安全，但在 TAVI 中使用 EPD 需要进一步的研究，并且只有在临床试验中有足够的证据支持情况下，特别是随机对照研究，才可在临床常规中推荐应用。

参考文献

[1] Sabate M, Canovas S, Garcia E, Hernandez Antolin R, Maroto L, Hernandez JM, Alonso Briales JH, Munoz Garcia AJ, Gutierrez–Ibanes E, Rodriguez–Roda J, et al. In–hospital and mid–term predictors of mortality after transcatheter aortic valve implantation: data from the TAVI National Registry 2010–2011. Rev Esp Cardiol (Engl Ed). 2013;66(12):949–58.

[2] Eggebrecht H, Schmermund A, Voigtlander T, Kahlert P, Erbel R, Mehta RH. Risk of stroke after transcatheter aortic valve implantation (TAVI): a meta–analysis of 10,037 published patients. EuroIntervention. 2012;8(1):129–38.

[3] Smith CR, Leon MB, Mack MJ, Miller DC, Moses JW, Svensson LG, Tuzcu EM, Webb JG, Fontana GP, Makkar RR, et al. Transcatheter versus surgical aortic–valve replacement in high–risk patients. N Engl J Med. 2011;364(23):2187–98.

[4] Bonow RO, Leon MB, Doshi D, Moat N. Management strategies and future challenges for aortic valve disease. Lancet. 2016;387(10025):1312–23.

[5] Fanning JP, Walters DL, Platts DG, Eeles E, Bellapart J, Fraser JF. Characterization of neurological injury in transcatheter aortic valve implantation: how clear is the picture? Circulation. 2014;129(4):504–15.

[6] Stortecky S, Windecker S. Stroke: an infrequent but devastating complication in cardiovascular interventions. Circulation. 2012; 126(25):2921–4.

[7] Nombela–Franco L, Webb JG, de Jaegere PP, Toggweiler S, Nuis RJ, Dager AE, Amat–Santos IJ, Cheung A, Ye J, Binder RK, et al. Timing, predictive factors, and prognostic value of cerebrovascular events in a large cohort of patients undergoing transcatheter aortic valve implantation. Circulation. 2012; 126(25):3041–53.

[8] Kapadia S, Agarwal S, Miller DC, Webb JG, Mack M, Ellis S, Herrmann HC, Pichard AD, Tuzcu EM, Svensson LG, et al. Insights into timing, risk factors, and outcomes of stroke and transient ischemic attack after Transcatheter aortic valve replacement in the PARTNER trial (placement of aortic Transcatheter valves). Circ Cardiovasc Interv. 2016;9(9)

[9] Kleiman NS, Maini BJ, Reardon MJ, Conte J, Katz S, Rajagopal V, Kauten J, Hartman A, McKay R, Hagberg R, et al. Neurological events following transcatheter aortic valve replacement and their predictors: A report from the CoreValve trials. Circ Cardiovasc Interv. 2016;9(9).

[10] Gallo M, Putzu A, Conti M, Pedrazzini G, Demertzis S, Ferrari E. Embolic protection devices for transcatheter aortic valve replacement. Eur J Cardiothorac Surg. 2017;

[11] Makkar RR, Fontana GP, Jilaihawi H, Kapadia S, Pichard AD, Douglas PS, Thourani VH, Babaliaros VC, Webb JG, Herrmann HC, et al. Transcatheter aortic–valve replacement for inoperable severe aortic stenosis. N Engl J Med. 2012;366(18):1696–704.

[12] Kapadia SR, Leon MB, Makkar RR, Tuzcu EM, Svensson LG, Kodali S, Webb JG, Mack MJ, Douglas PS, Thourani VH, et al. 5–year outcomes of transcatheter aortic valve replacement compared with standard treatment for patients with inoperable aortic stenosis (PARTNER 1): a randomised controlled trial. Lancet. 2015;385(9986):2485–91.

[13] Mack MJ, Leon MB, Smith CR, Miller DC, Moses JW, Tuzcu EM, Webb JG, Douglas PS, Anderson WN, Blackstone EH, et al. 5–year outcomes of transcatheter aortic valve replacement or surgical aortic valve replacement for high surgical risk patients with aortic stenosis (PARTNER 1): a randomised controlled trial. Lancet. 2015;385(9986):2477–84.

[14] Popma JJ, Adams DH, Reardon MJ, Yakubov SJ, Kleiman NS, Heimansohn D, Hermiller J, Jr., Hughes GC, Harrison JK, Coselli J et al: Transcatheter aortic valve replacement using a self–expanding bioprosthesis in patients with severe aortic stenosis at extreme risk for surgery. J Am Coll Cardiol 2014, 63(19):1972–1981.

[15] Adams DH, Popma JJ, Reardon MJ, Yakubov SJ, Coselli JS, Deeb GM, Gleason TG, Buchbinder M, Hermiller J Jr, Kleiman NS, et al. Transcatheter aortic–valve replacement with a self–expanding prosthesis. N Engl J Med. 2014;370(19):1790–8.

[16] Leon MB, Smith CR, Mack MJ, Makkar RR, Svensson LG, Kodali SK, Thourani VH, Tuzcu EM, Miller DC, Herrmann HC, et al. Transcatheter or surgical aortic–valve replacement in intermediate–risk patients. N Engl J Med. 2016;374(17):

1609–20.

[17] Reardon MJ, Van Mieghem NM, Popma JJ, Kleiman NS, Sondergaard L, Mumtaz M, Adams DH, Deeb GM, Maini B, Gada H, et al. Surgical or transcatheter aortic–valve replacement in intermediate–risk patients. N Engl J Med. 2017;376(14):1321–31.

[18] Thyregod HG, Steinbruchel DA, Ihlemann N, Nissen H, Kjeldsen BJ, Petursson P, Chang Y, Franzen OW, Engstrom T, Clemmensen P, et al. Transcatheter versus surgical aortic valve replacement in patients with severe aortic valve stenosis: 1–year results from the all–comers NOTION randomized clinical trial. J Am Coll Cardiol. 2015;65(20):2184–94.

[19] Siemieniuk RA, Agoritsas T, Manja V, Devji T, Chang Y, Bala MM, Thabane L, Guyatt GH. Transcatheter versus surgical aortic valve replacement in patients with severe aortic stenosis at low and intermediate risk: systematic review and meta–analysis. BMJ. 2016;354:i5130.

[20] Siontis GC, Praz F, Pilgrim T, Mavridis D, Verma S, Salanti G, Sondergaard L, Juni P, Windecker S. Transcatheter aortic valve implantation vs. surgical aortic valve replacement for treatment of severe aortic stenosis: a meta–analysis of randomized trials. Eur Heart J. 2016;37(47):3503–12.

[21] Duncan A, Ludman P, Banya W, Cunningham D, Marlee D, Davies S, Mullen M, Kovac J, Spyt T, Moat N. Long–term outcomes after transcatheter aortic valve replacement in high–risk patients with severe aortic stenosis: the UK Transcatheter Aortic Valve Implantation Registry. JACC Cardiovasc Interv. 2015;8(5):645–53.

[22] Grover FL, Vemulapalli S, Carroll JD, Edwards FH, Mack MJ, Thourani VH, Brindis RG, Shahian DM, Ruiz CE, Jacobs JP, et al. 2016 annual report of the Society of Thoracic Surgeons/ American College of Cardiology transcatheter valve therapy registry. J Am Coll Cardiol. 2017;69(10):1215–30.

[23] Carroll JD, Vemulapalli S, Dai D, Matsouaka R, Blackstone E, Edwards F, Masoudi FA, Mack M, Peterson ED, Holmes D, et al. Procedural experience for Transcatheter aortic valve replacement and relation to outcomes: The STS/ACC TVT Registry. J Am Coll Cardiol. 2017;70(1):29–41.

[24] Van Mieghem NM, El Faquir N, Rahhab Z, Rodriguez–Olivares R, Wilschut J, Ouhlous M, Galema TW, Geleijnse ML, Kappetein AP, Schipper ME, et al. Incidence and predictors of debris embolizing to the brain during transcatheter aortic valve implantation. JACC Cardiovasc Interv. 2015;8(5):718–24.

[25] Schmidt T, Akdag O, Wohlmuth P, Thielsen T, Schewel D, Schewel J, Alessandrini H, Kreidel F, Bader R, Romero M, et al. Histological findings and predictors of cerebral debris from transcatheter aortic valve replacement: the ALSTER experience. J Am Heart Assoc. 2016;5(11).

[26] Mohler ER, 3rd, Gannon F, Reynolds C, Zimmerman R, Keane MG, Kaplan FS: Bone formation and inflammation in cardiac valves. Circulation 2001, 103(11):1522–1528.

[27] Nombela–Franco L, Rodes–Cabau J, DeLarochelliere R, Larose E, Doyle D, Villeneuve J, Bergeron S, Bernier M, Amat–Santos IJ, Mok M, et al. Predictive factors, efficacy, and safety of balloon post–dilation after transcatheter aortic valve implantation with a balloon–expandable valve. JACC

Cardiovasc Interv. 2012;5(5):499–512.

[28] Auffret V, Regueiro A, Del Trigo M, Abdul–Jawad Altisent O, Campelo–Parada F, Chiche O, Puri R, Rodes–Cabau J. Predictors of early cerebrovascular events in patients with aortic stenosis undergoing Transcatheter aortic valve replacement. J Am Coll Cardiol. 2016;68(7):673–84.

[29] Auffret V, Regueiro A, Campelo–Parada F, Del Trigo M, Chiche O, Chamandi C, Puri R, Rodes–Cabau J. Feasibility, safety, and efficacy of transcatheter aortic valve replacement without balloon predilation: a systematic review and meta–analysis. Catheter Cardiovasc Interv. 2017;90(5):839–50.

[30] Erdoes G, Basciani R, Huber C, Stortecky S, Wenaweser P, Windecker S, Carrel T, Eberle B. Transcranial Doppler–detected cerebral embolic load during trans catheter aortic valve implantation. Eur J Cardiothorac Surg. 2012;41(4):778–83; discussion 783–774

[31] Reinsfelt B, Westerlind A, Ioanes D, Zetterberg H, Freden–Lindqvist J, Ricksten SE. Transcranial Doppler microembolic signals and serum marker evidence of brain injury during transcatheter aortic valve implantation. Acta Anaesthesiol Scand. 2012;56(2):240–7.

[32] Rodes–Cabau J, Dumont E, Boone RH, Larose E, Bagur R, Gurvitch R, Bedard F, Doyle D, De Larochelliere R, Jayasuria C, et al. Cerebral embolism following transcatheter aortic valve implantation: comparison of transfemoral and transapical approaches. J Am Coll Cardiol. 2011;57(1):18–28.

[33] Ghanem A, Muller A, Nahle CP, Kocurek J, Werner N, Hammerstingl C, Schild HH, Schwab JO, Mellert F, Fimmers R, et al. Risk and fate of cerebral embolism after transfemoral aortic valve implantation: a prospective pilot study with diffusion–weighted magnetic resonance imaging. J Am Coll Cardiol. 2010;55(14):1427–32.

[34] Arnold M, Schulz–Heise S, Achenbach S, Ott S, Dorfler A, Ropers D, Feyrer R, Einhaus F, Loders S, Mahmoud F, et al. Embolic cerebral insults after transapical aortic valve implantation detected by mag netic resonance imaging. JACC Cardiovasc Interv. 2010;3(11):1126–32.

[35] Fairbairn TA, Mather AN, Bijsterveld P, Worthy G, Currie S, Goddard AJ, Blackman DJ, Plein S, Greenwood JP. Diffusion–weighted MRI determined cerebral embolic infarction following transcatheter aortic valve implantation: assessment of predictive risk factors and the relationship to subsequent health status. Heart. 2012;98(1):18–23.

[36] Abdul–Jawad Altisent O, Ferreira-Gonzalez I, Marsal JR, Ribera A, Auger C, Ortega G, Cascant P, Urena M, Del Blanco BG, Serra V, et al. Neurological damage after transcatheter aortic valve implantation compared with surgical aortic valve replacement in intermediate risk patients. Clin Res Cardiol. 2016;105(6):508–17.

[37] Amat–Santos IJ, Rodes–Cabau J, Urena M, DeLarochelliere R, Doyle D, Bagur R, Villeneuve J, Cote M, Nombela–Franco L, Philippon F, et al. Incidence, predictive factors, and prognostic value of new–onset atrial fibrillation following transcatheter aortic valve implantation. J Am Coll Cardiol. 2012;59(2):178–88.

[38] Kappetein AP, Head SJ, Genereux P, Piazza N, van Mieghem NM, Blackstone EH, Brott TG, Cohen DJ, Cutlip DE, van

Es GA, et al. Updated standardized endpoint definitions for transcatheter aortic valve implantation: the valve academic research Consortium–2 consensus document. J Am Coll Cardiol. 2012;60(15):1438–54.

[39] Lansky AJ, Messe SR, Brickman AM, Dwyer M, van der Worp HB, Lazar RM, Pietras CG, Abrams KJ, McFadden E, Petersen NH, et al. Proposed standardized neurological endpoints for cardiovascular clinical trials: an academic research consortium initiative. J Am Coll Cardiol. 2017;69(6):679–91.

[40] Kahlert P, Knipp SC, Schlamann M, Thielmann M, Al–Rashid F, Weber M, Johansson U, Wendt D, Jakob HG, Forsting M, et al. Silent and apparent cerebral ischemia after percutaneous transfemoral aortic valve implantation: a diffusion–weighted magnetic resonance imaging study. Circulation. 2010;121(7):870–8.

[41] Lansky AJ, Schofer J, Tchetche D, Stella P, Pietras CG, Parise H, Abrams K, Forrest JK, Cleman M, Reinohl J, et al. A prospective randomized evaluation of the TriGuard HDH embolic DEFLECTion device during transcatheter aortic valve implantation: results from the DEFLECT III trial. Eur Heart J. 2015;36(31):2070–8.

[42] Lazar RM, Pavol MA, Bormann T, Dwyer MG, Kraemer C, White R, Zivadinov R, Wertheimer JC, Thone–Otto A, Ravdin LD, et al. Neurocognition and cerebral lesion burden in high–risk patients before undergoing transcatheter aortic valve replacement: insights from the SENTINEL trial. JACC Cardiovasc Interv. 2018;

[43] Banbury MK, Kouchoukos NT, Allen KB, Slaughter MS, Weissman NJ, Berry GJ, Horvath KA. Investigators I: emboli capture using the Embol–X intraaortic filter in cardiac surgery: a multicentered randomized trial of 1,289 patients. Ann Thorac Surg. 2003;76(2):508–15; discussion 515.

[44] Bolotin G, Huber CH, Shani L, Mohr FW, Carrel TP, Borger MA, Falk V, Taggart D, Nir RR, Englberger L, et al. Novel emboli protection system during cardiac surgery: a multi–center, randomized, clinical trial. Ann Thorac Surg. 2014;98(5):1627–33; discussion 1633–1624

[45] Nietlispach F, Wijesinghe N, Gurvitch R, Tay E, Carpenter JP, Burns C, Wood DA, Webb JG. An embolic deflection device for aortic valve interven tions. JACC Cardiovasc Interv. 2010;3(11):1133–8.

[46] Naber CK, Ghanem A, Abizaid AA, Wolf A, Sinning JM, Werner N, Nickenig G, Schmitz T, Grube E. First–in–man use of a novel embolic protection device for patients undergoing transcath eter aortic valve implantation. EuroIntervention. 2012;8(1):43–50.

[47] Van Mieghem NM, van Gils L, Ahmad H, van Kesteren F, van der Werf HW, Brueren G, Storm M, Lenzen M, Daemen J, van den Heuvel AF, et al. Filter–based cerebral embolic protection with transcatheter aortic valve implantation: the randomised MISTRAL–C trial. EuroIntervention. 2016;12(4):499–507.

[48] Haussig S, Mangner N, Dwyer MG, Lehmkuhl L, Lucke C, Woitek F, Holzhey DM, Mohr FW, Gutberlet M, Zivadinov R, et al. Effect of a cerebral protection device on brain lesions following Transcatheter aortic valve implantation in patients with severe aortic stenosis: the CLEAN–TAVI randomized clinical trial. JAMA. 2016;316(6):592–601.

[49] Kapadia SR, Kodali S, Makkar R, Mehran R, Lazar RM, Zivadinov R, Dwyer MG, Jilaihawi H, Virmani R, Anwaruddin S, et al. Protection against cerebral embolism during Transcatheter aortic valve replacement. J Am Coll Cardiol. 2017;69(4):367–77.

[50] Latib A, Pagnesi M. Cerebral embolic protection during transcatheter aortic valve replacement: a dis connect between logic and data? J Am Coll Cardiol. 2017;69(4):378–80.

[51] Samim M, Hendrikse J, van der Worp HB, Agostoni P, Nijhoff F, Doevendans PA, Stella PR. Silent ischemic brain lesions after transcatheter aortic valve replacement: lesion distribution and predictors. Clin Res Cardiol. 2015;104(5):430–8.

[52] Van Gils L, Kroon H, Daemen J, Ren C, Maugenest AM, Schipper M, De Jaegere PP, Van Mieghem NM. Complete filter–based cerebral embolic protection with transcatheter aortic valve replacement. Catheter Cardiovasc Interv. 2017;

[53] Seeger J, Gonska B, Otto M, Rottbauer W, Wohrle J. Cerebral embolic protection during transcatheter aortic valve replacement significantly reduces death and stroke compared with unprotected procedures. JACC Cardiovasc Interv. 2017;10(22):2297–303.

[54] Wendt D, Kleinbongard P, Knipp S, Al–Rashid F, Gedik N, El Chilali K, Schweter S, Schlamann M, Kahlert P, Neuhauser M, et al. Intraaortic protection from embolization in patients undergoing transaortic transcatheter aortic valve implantation. Ann Thorac Surg. 2015;100(2):686–91.

[55] Rodes–Cabau J, Kahlert P, Neumann FJ, Schymik G, Webb JG, Amarenco P, Brott T, Garami Z, Gerosa G, Lefevre T, et al. Feasibility and exploratory efficacy evaluation of the embrella embolic deflector system for the prevention of cerebral emboli in patients undergoing transcatheter aortic valve replacement: the PROTAVI–C pilot study. JACC Cardiovasc Interv. 2014;7(10):1146–55.

[56] Baumbach A, Mullen M, Brickman AM, Aggarwal SK, Pietras CG, Forrest JK, Hildick–Smith D, Meller SM, Gambone L, den Heijer P, et al. Safety and performance of a novel embolic deflection device in patients undergoing transcatheter aortic valve replacement: results from the DEFLECT I study. EuroIntervention. 2015;11(1):75–84.

[57] Giustino G, Mehran R, Veltkamp R, Faggioni M, Baber U, Dangas GD. Neurological outcomes with embolic protection devices in patients undergoing Transcatheter aortic valve replacement: a systematic review and meta–analysis of randomized controlled trials. JACC Cardiovasc Interv. 2016;9(20):2124–33.

[58] Giustino G, Sorrentino S, Mehran R, Faggioni M, Dangas G. Cerebral embolic protection during TAVR: a clinical event meta–analysis. J Am Coll Cardiol. 2017;69(4):465–6.

[59] Bagur R, Solo K, Alghofaili S, Nombela–Franco L, Kwok CS, Hayman S, Siemieniuk RA, Foroutan F, Spencer FA, Vandvik PO, et al. Cerebral embolic protection devices during Transcatheter aortic valve implantation: systematic review and meta–analysis. Stroke. 2017;48(5):1306–15.

第31章 经导管主动脉瓣植入术中及术后的抗血栓治疗
Antithrombotic Therapy During and After Transcatheter Aortic Valve Implantation

Gennaro Sardella　Simone Calcagno　Nicolò Salvi　Massimo Mancone 著
陆国庆 译　杨 剑 校

一、概述

经导管主动脉瓣置入术（TAVI），又称经导管主动脉瓣置换术（TAVR），已成为传统外科主动脉瓣置换术中被认为不能手术或处于高 / 中风险的重度主动脉瓣狭窄患者的治疗方法。TAVI手术量呈指数级增长，已被证实是一种挽救生命的手术。TAVI手术患者很虚弱，缺血性脑卒中和大出血的风险都很高，这比传统的生物瓣膜置换术要高得多。重要的是，血栓风险在随访期间也会扩大，特别是在心房颤动的情况下。在这类患者中，30天内大出血和脑卒中的比率超过15%，增加了死亡的风险。关于 TAVI 后抗血栓治疗的指南很少，而且还没有进行随机评估来证明什么是最好的策略。

二、病理生理学

由于瓣膜定位和植入的机制，在围术期脑卒中的风险最高[1]。事实上，狭窄的主动脉瓣与正常的主动脉瓣不同，其特点是大量的组织因子和凝血酶会增加炎症和血栓形成。与 SAVR 不同，病变的自身瓣膜在 TAVI 期间（和之后）仍在原位，

并可能机械损伤，导致瓣膜组成成分暴露和（或）栓塞进入动脉循环。此外，在不移除病变主动脉瓣的情况下植入人工瓣膜会在瓣膜框架周围形成一个不规则的区域，改变了血流模式，容易形成血栓，特别是在瓣膜尺寸小且瓣膜与患者不匹配的情况下，更容易形成血栓。已有研究表明，与 TAVI 相关的脑栓塞可由血栓形成或钙化的动脉粥样硬化物质组成。目前尚不清楚这两种栓塞引起脑卒中的概率是否相同。重要的是，TAVI 患者在手术后的头几个月仍有脑卒中风险。在这些患者中，除了瓣膜因素外，似乎还涉及其他机制，如主动脉壁损伤、创伤后血管表面暴露，随之而来的是血液凝血系统的激活、血流形式变为湍流或局部瘀血。除了瓣膜植入和手术损伤主动脉管壁易形成血栓外，约 1/3 患者术前已患有心房颤动，并且术后患者新发心房颤动的概率大范围为1%～30%，这进一步增加了血栓形成的风险[2]。

三、抗血栓治疗的选择

为 TAVI 患者制订最佳的抗血栓治疗仍然是一个难题，这主要是因为缺乏相关有说服力的研究。普通肝素（unfractionated heparin，UFH）是

最常用的抗凝方法。在 PARTNER[3] 研究中，静脉注射 5000U 肝素，必要时追加剂量，以达到活化凝血时间（ACT）≥ 250s。随后的一份美国共识建议，当 ACT ≥ 300s，再 1∶1[4] 鱼精蛋白中和肝素。虽然给予鱼精蛋白的目的是减少与手术结束时相关的出血，但鱼精蛋白中和肝素可导致脑血管事件[5]。因此，TAVI 术后逆转肝素作用的安全性值得进一步研究。

使用别的抗凝药可减少手术出血，如比伐卢定，是凝血酶抑制药，它已经显示可以减少 PCI 期间的出血率。尽管比伐卢定可能被证明在 TAVI 的高出血风险人群中是有用的，但它代替 UFH 的作用仍不清楚。多中心非盲研究 BRAVO 3[7] 将接受 TAVI 治疗的 802 例主动脉瓣狭窄患者随机分为两组，分别使用比伐卢定和普通肝素。结果是，与肝素相比，比伐卢定没有减少 48h 出血率或 30 天内不良心血管事件（全因死亡率、心肌梗死、脑卒中和大出血）发生率。虽然比伐卢定没有表现出优越性，但心血管不良事件也没表现出劣等性。考虑到较低的成本，肝素仍应是治疗的标准，而比伐卢定可以作为 TAVI 中无法接受肝素治疗的患者的抗凝药物备用选择。此外，手术中发生的危及生命的血管和出血并发症，如心脏压塞、主动脉瓣环破裂或外周血管破裂，往往需要立即逆转抗凝，而比伐卢定不可能做到这一点，尽管该药的半衰期很短。

更不确定的是 TAVI 后最佳抗血栓治疗的数据，没有足够的研究来解决这个问题。可能有理由认为，TAVI 患者受益于目前传统主动脉瓣置换后所使用的类似的抗栓治疗。然而，需要强调的是，经皮瓣膜置换术使用的瓣膜瓣叶由生物材料和类似于血管 / 冠状动脉支架的金属框架组成的。此外，目前还没有强有力的证据来确定 SAVR 生物瓣置换术后理想的抗栓治疗方案，国际指南也没有给出相应的治疗方案。事实上，欧洲指南建议在 SAVR 术后 3 个月内使用阿司匹林（Ⅱa 推荐）或维生素 K 拮抗药（Ⅱb 推荐）[8]。AHA/ACC 指南建议长期服用小剂量阿司匹林（Ⅱa 推荐；证据水平 B），而 VKA 仅在前 3 个月使用（Ⅱb 建议，证据水平 C）[9]；ACCP 指南推荐使用小剂量阿司匹林而非 VKA（2C 级）[10]。因此，一些（但不是所有）指南建议在 SAVR 后的前 3～6 个月使用 VKA，而使用阿司匹林可能是首选的长期治疗方法。

四、抗血小板治疗的选择

在 TAVI 患者中，基于抗血小板治疗的二级预防得到了最广泛的研究。考虑到与瓣膜相关的血栓形成风险的增加，在没有抗凝治疗具体方案情况下，使用阿司匹林和氯吡格雷进行双重抗血小板治疗（DAPT）是一种普遍接受的策略，并已纳入实践指南（表 31-1）。然而，在 TAVI 前通常没有明确规定使用负荷量的氯吡格雷（300～600mg），而且氯吡格雷治疗的时间在不同的研究中差异很大（通常是 1～6 个月）。ACCF/AATS/SCAI/STS 建议 TAVI 后应用阿司匹林和氯吡格雷进行 DAPT，以减少血栓或血栓栓塞事件的风险，但没有规定使用时间和负荷剂量氯吡格雷[4]。加拿大心血管学会关于 TAVI 的一份声明建议终生使用阿司匹林和氯吡格雷 1～3 个月[11]。表 31-1 总结了 TAVI 患者抗血栓治疗的主要建议。

对于许多接受冠状动脉支架植入术的 TAVI 患者，DAPT 也起着关键作用。建议在 TAVI 后小剂量使用阿司匹林联合氯吡格雷（75mg/d）1～6 个月是经验性的，到目前为止还没有研究证实这一治疗方法的有效性。此外，DAPT 的益处已经受到质疑，最近的观察显示，DAPT 似乎没有提高安全性，这可能引发 TAVI 后最佳抗血栓治疗选择的方式转变。对 672 名 TAVI 患者数据进行汇

表 31-1　对 TAVI 患者进行抗血栓治疗的建议

	阿司匹林	联合的抗血小板治疗	口服抗凝治疗
欧洲指南和共识	低剂量终身服用	TAVI 术后早期用噻吩吡啶	AF 而无 CAD 的患者单独使用 VKA（心房颤动且近期支架植入术时使用 VKA+抗血小板治疗，根据 CAD 指南）
AHA/ACC 指南	终身低剂量服用（75～100mg/d）	氯吡格雷 75mg/d，连续 6 个月	
ACCF/AATS/SCAI/STS 共识	终身低剂量服用	氯吡格雷 75mg/d，3～6 个月	有指征时用 VKA（无氯吡格雷）
加拿大协会声明	终身低剂量服用	氯吡格雷 75mg/d，持续 1～3 个月	有指征时用 VKA（除非明确指征，否则避免三联治疗）

AF. 心房颤动；CAD. 冠心病；TAVI. 经导管主动脉瓣植入；VKA. 维生素 K 拮抗药

总分析，比较 TAVI 后单独服用阿司匹林与 DAPT 效果，结果显示 30 天内临床不良事件和脑事件发生率无差异，但观察到单独服用阿司匹林[12]有减少危及生命的出血和大出血风险的趋势。

目前只有四项基于少量患者和事件的研究，其中只有两项研究是随机试验研究。在 Ussia 等的第一个随机试验中，将 DAPT 组与单独服用阿司匹林组进行了 TAVI 后的比较，推荐所有患者终身服用阿司匹林（100mg），氯吡格雷组服用氯吡格雷 3 个月（每天 75mg）[13]。在 TAVI 的单一抗血小板疗法（SAT-TAVI）试验中，推荐所有患者终身服用阿司匹林（75～160mg），氯吡格雷组服用氯吡格雷 6 个月（每天 75mg）[14]。在 Ussia 等的随机试验中，阿司匹林组和 DAPT 组术后 30 天内出血率无差异（18% vs. 18%）；在 SAT-TAVI 试验中（10% vs. 15%），30 天内出血率也无差异。而且，两项试验在 30 天内死亡率、心肌梗死和脑卒中方面也无差异。在 SAT-TAVI 试验中，单用阿司匹林组疗效优于 DAPT，显示血管穿刺部位相关并发症的发生率较低（5% vs. 13%，$P < 0.05$）[14]。

Poliacikova 等回顾性比较了单一中心 TAVI[15] 术后 6 个月阿司匹林单药治疗组（n=91）、

DAPT（n=58）和氯吡格雷组，与阿司匹林组相比，DAPT 组 30 天内出血率较高（19.0% vs. 8.8%，P=0.069），死亡率和血栓形成不良事件没有差异。DAPT 组的全因死亡率、急性冠状动脉事件、脑卒中和大出血的发生率高于阿司匹林（27.6% vs. 12.1%）。Durand 等前瞻性地比较了源自 FRANCE 2 三个中心登记处 TAVI 患者分别接受 DAPT（n=128）和单抗疗法（n=164）的疗效[16]。死亡率和血栓栓塞事件在两组之间没有差异。单用阿司匹林组的主要和轻微血管并发症比双抗治疗组低（分别为 10% vs. 6% 和 9% vs. 2%），以及大出血和危及生命的出血（分别为 13% vs. 2% 和 13% vs. 4%）较低。此外，DAPT 组与阿司匹林组相比，接受输血的患者更多（25% vs. 7%）。

总体而言，这些数据是关于 TAVI 术后抗血小板策略的研究，但仍未确定最佳的抗血小板治疗策略。一项前瞻性随机对照研究，即 ARTE 试验[17]，在纳入 74% 的计划研究人群后过早停止，并于最近发表。这项研究比较了使用球囊扩张瓣膜 TAVI 术后 DAPT（阿司匹林 80～100mg/d 加氯吡格雷 75mg/d）组与单用 SAPT（单抗血小板治疗）组疗效。主要观察指标是术后 3 个月内死亡、心肌梗死、脑卒中或短暂性缺血发作、严重或危及生命的出血的发生情况。共纳入 222 名患者，DAPT 组 111 个，SAPT 组 111 个。上述总的观察指标在 DAPT 组发生率更高（15.3% vs. 7.2%，$P=0.065$），而两组患者 3 个月内死亡、心肌梗死、脑卒中或短暂性缺血发作的发生率没有差异。DAPT 组比 SAPT 组重大或危及生命的出血并发症发生率较高（10.8% vs. 3.6%，$P=0.038$）。此外，这些数据并不能确定 TAVI 术后最佳的抗血小板治疗策略，但显示单抗治疗可减少严重不良事件的发生率，降低重大或危及生命的风险。此外，还应该考虑[1]与氯吡格雷或阿司匹林相关的高反应性现象，这种现象也可能发生在 TAVI 患者中[18, 19]，尽管其临床相关性尚不清楚[2]，新旧经皮瓣膜技术的影响仍然不明确，引入新的技术和材料可以降低瓣周漏的发生率和潜在的血栓形成风险。

五、TAVI 后抗凝治疗

TAVI 期间和之后血栓来源尚不清楚，可能源于血小板或凝血酶。因此，仅以抗血小板为基础的治疗方案可能不是最优的。TAVI 患者已存在和新发心房颤动也需要口服抗凝药，特别是对于具有高的 CHA2DS2-VASc 评分患者。在这种情况下，OAC 在预防血栓形成方面有重要意义，特别是对于临床上无法识别的和高风险的新发和复发的阵发性心房颤动患者[10]。

危险分层对于指导 TAVI 术后抗血栓治疗的选择非常重要。在老年人中，CHA2DS2-VASc 评分是危险分层的关键一步。这种对非瓣膜性心房颤动患者进行危险分层的方法定义了"主要（明确的）"风险因素（如既往脑卒中/短暂性脑缺血发作和年龄≥ 75 岁）和"临床上相关的非主要"风险因素（如心力衰竭、高血压、糖尿病、女性、年龄 65—74 岁和动脉粥样硬化性血管疾病）[20]。

该评分可识别没有从抗凝治疗中获益，甚至从抗凝治疗中受害的[21]AF 患者，但也能识别既往有卒中史并具有非常高的心血管事件风险[22]非 AF 的患者。重要的是，发现该评分与 TAVI 患者的 1 年死亡率相关。尽管绝大多数心房颤动 TAVI 患者平均 CHA2DS2-VASc 评分为 4 分，符合慢性 OAC 的条件，但 CHA2DS2-VASc 评分为 2 分的非心房颤动患者是否能从慢性 OAC 中受益仍是一个谜。

经导管瓣膜血栓形成是罕见但危险的，可能导致跨瓣压差升高。一名 TAVI 后脑卒中的患者在 CT 上发现了瓣叶运动受限，另一名无症状患者也有类似的发现，这导致了对该观察的进一步仔细研究。核心实验室的额外 CT 检查显示，这一发现并不是孤立的，这促使我们进行了更广泛的调查，包括分析所有可用的 CT 和超声心动图数据。最近的一项研究回顾了总共 18 例已发表的病例（SAPIEN 17 例，CoreValve 1 例），报道了 4 例新病例（SAPIEN 1 例，CoreValve 3 例）[23]，而一项更大规模的多中心回顾性研究分析了 4266 名患者，报道了 26 例经导管瓣膜血栓形成（平均随访 6 个月；SAPIEN 20 例，CoreValve 6 例）[24]。临床表现主要表现为呼吸困难和跨瓣压差升高，抗凝治疗在治疗后 2 个月内有效地降低了大部分患者的跨瓣压差。然而，经导管瓣膜血栓形成的频率可能被低估了，因为临床体征和症状可以被并发症掩盖，而且早期的随访超声心动图并不统一。然而，瓣膜压突然升高的患者应该怀疑血管翳形成或血栓形成，这促使进一步的研究和 OAC 加单一抗血小板治疗或 DAPT 的治疗。当药物治疗出现失败时，可以考虑瓣中瓣 TAVI 或 SAVR。这些事件还促使三项正在进行研究的建立，以评估 TAVI 或外科主动脉瓣置换术后生物瓣叶的功能：Portico IDE 试验、Resolve 注册研究和 Savory 注册研究。Makkar 等报道了这些研究的结果[25]，通过四维体积 CT 评估生物瓣叶运动受限的发生率，瓣叶运动受限与临床事件（脑卒中和短暂性脑缺血发作）之间的关系，以及抗凝对瓣叶运动受限的影响。数据显示，在临床试验的 55 名患者中有 22 名（40%）患者，在两个登记处的 132 名患者中有 17 名（13%）患者在 CT 上发现瓣叶运动受限。与 DAPT 相比，华法林的抗凝治疗显著降低瓣叶运动受限的发生率。在随访 CT 复查的患者中，11 例接受抗凝治疗的患者和 10 例未接受抗凝治疗的患者中有 1 例（$P < 0.001$）出现了瓣叶运动恢复。在临床试验中，瓣叶运动受限的患者与瓣叶运动正常的患者在卒中或 TIA 的发生率方面没有显著差异，但在总并发症中发现了显著差异。即使在使用生物主动脉瓣的患者中显示出主动脉瓣叶运动受限，并且这种情况通过治疗性抗凝得到解决，这些发现对包括脑卒中在内的临床结果的影响仍需要进一步的研究。

Neumann 等发表了 TAVI（SAPIEN 3 瓣膜）术后 5 天的系统计算机断层扫描结果，显示 16/156 名患者瓣叶增厚[26]，无临床事件。在 CT 随访中（约在 2 个月后），11 名接受 OAC 治疗（INR 2.5～3.5）的患者显示这些结果改善。Sondergaard 等介绍了在 TAVI（n=47）或 SAVR（n=15）组术后约 3 个月用 CT 评估瓣叶运动的数据，显示不同类型瓣膜的瓣叶运动受限的发生率相似，这一现象并没有使结果恶化[27]。以上结果提示，华法林抗凝治疗，而不是抗血小板药物治疗，可以预防和有效治疗主动脉瓣瓣叶运动受限和减少瓣叶血栓形成的并发症。考虑到这些初步数据需要通过专门的试验来证实，即使在没有特定适应证（心房颤动、机械瓣膜）的情况下，这些初步数据也可能为 TAVI 患者在 TAVI 后使用 OAC 的管理开辟新的视角。相反，这种方法的必要性仍然是讨论的主题，因为所有的患者都没有症状，也没有临床事件的报道或预防。

六、心房颤动患者

在接受 TAVI 治疗的心房颤动患者中，关于最佳抗血栓治疗及其长期用药的数据很少。美国和加拿大的指南建议使用 OAC 加阿司匹林和氯吡格雷的三联疗法。在心房颤动合并冠状动脉支架置入术患者中，与三联疗法相比，OAC 联合单一抗血小板药物显示出最好的安全性，出血事件发生率较低，且不增加缺血性事件发生率[28, 29]。然而，最近一项关于 AF 患者接受 TAVI 治疗的欧洲共识建议，如果没有伴随的冠心病，最好使用华法林单独治疗，而不是加用抗血小板药物。事实上，这种双抗疗法可能会增加更高的出血风险，并对缺血益处产生怀疑。相反，在接受冠状动脉支架并接受 TAVI 治疗的心房颤动患者中，建议采取与接受冠状动脉狭窄的患者同样的处理策略，实际上因为没有这类患者具体的数据[30]。

七、即将开展的研究

在 TAVI 领域，POPular-TAVI 研究[31] 在总共 1000 名患者中进行了试验，假设 TAVI 后使用阿司匹林或 OAC 单一治疗比加用氯吡格雷 3 个月更安全，而不会影响临床效果。这项研究包括两个队列：A 组，患者被随机分为阿司匹林组和阿司匹林 + 氯吡格雷组；B 组，接受 OAC 治疗的患者被随机分为 OAC 组和 OAC+ 氯吡格雷组。主要结果是在 1 年内无手术相关的出血，次要的临床结果是 1 年内无心血管死亡、无手术相关的出血、心肌梗死或脑卒中。相反，对非维生素 K 拮抗药口服抗凝药的适当使用，更多见解来自正在进行的 Atlantis 试验和 Galileo 试验。在第一个试验中，作者比较了成功施行 TAVI 后标准护理（SOC 组）和基于阿哌沙班策略（抗 Xa 组）[32]。随机分组是根据慢性抗凝治疗的策略而非 TAVI 方法，在试验组中，患者使用 5mg 的阿哌沙班每天 2 次，或小剂量 2.5mg 阿哌沙班，每天 2 次，或阿哌沙班与抗血小板药物联用时也应用小剂量。在对照组中，如果有适应证，患者接受 VKA 治疗，或可单独（单或双）抗血小板治疗，或在需要时两者联合。在 GALILEO 试验中[33]，包括超过 1520 名顺利接受 TAVI 治疗，没有口服抗凝的适应证的患者，随机接受利伐沙班治疗或抗血小板治疗。在实验组中，受试者接受利伐沙班（10mg，每天 1 次）和阿司匹林（75～100mg，每天 1 次）共 90 天，然后单独使用利伐沙班。在对照组，受试者接受氯吡格雷（75mg/d）+ASA（如上所述）治疗 90 天，然后单独使用 ASA。

另一项研究是 ENVISAGE 试验，在经导管主动脉瓣植入术后且合并心房颤动患者中使用依多沙班，并有指征术后需口服抗凝药物。作者调查了依多沙班与维生素 K 拮抗药对不良临床事件（包括全因死亡、心肌梗死、缺血性脑卒中、全身血栓栓塞、瓣膜血栓形成和大出血）的影响。上述正在进行的研究见图 31-1。

八、结论

尽管手术技能和技术有所改进，但 TAVI 术后缺血和出血并发症仍然普遍存在，并影响了患者的生存。由于并发症的病因随着时间而变化，TAVI 后的抗栓治疗仍不明朗。目前推荐 TAVI 后 DAPT 方案的合理性最近受到了质疑，而现在出现了 OAC 治疗有益的观点。新的抗凝治疗方法正在兴起，应该与标准治疗方法（包括维生素 K 拮抗药）相比较。为了支持这些指南，非常有必要精心设计有说服力的研究。目前，随机对照试验正在招募患者，以收集更多关于氯吡格雷在 TAVI 后的效果的信息。

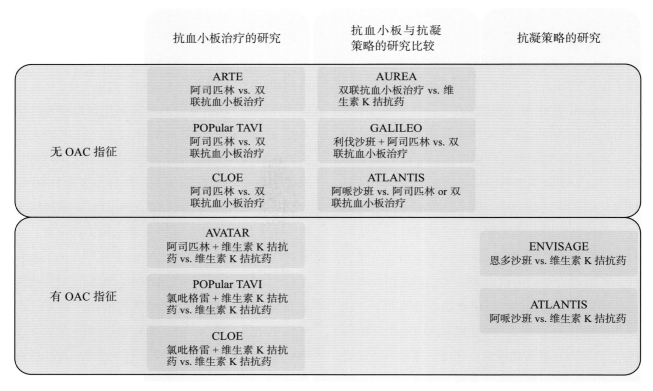

▲ 图 31-1　正在进行的 TAVI 患者直接口服抗凝药物的随机试验

参 考 文 献

[1] Rodés–Cabau J, Dauerman HL, Cohen MG, Mehran R, Small EM, Smyth SS, Costa MA, Mega JL, O'Donoghue ML, Ohman EM, Becker RC. Antithrombotic treatment in transcatheter aortic valve implantation: insights for cerebrovascular and bleeding events. J Am Coll Cardiol. 2013;62:2349–59.

[2] Amat–Santos IJ, Rodés–Cabau J, Urena M, DeLarochellière R, Doyle D, Bagur R, et al. Incidence, predictive factors, and prognostic value of new–onset atrial fibrillation following transcatheter aortic valve implantation. J Am Coll Cardiol. 2012;59(2):178–88.

[3] Leon MB, Smith CR, Mack M, Miller DC, Moses JW, Svensson LG, et al. Transcatheter aorticvalve implantation for aortic stenosis in patients who cannot undergo surgery. N Engl J Med. 2010;363(17):1597–607.

[4] Holmes DR, Mack MJ, Kaul S, Agnihotri A, Alexander KP, Bailey SR, et al. ACCF/AATS/ SCAI/STS expert consensus document on transcatheter aortic valve replacement. J Am Coll Cardiol. 2012;59(13):1200–54.

[5] Levison JA, Faust GR, Halpern VJ, Theodoris A, Nathan I, Kline RG, et al. Relationship of protamine dosing with postoperative complications of carotid endarterectomy. Ann Vasc Surg. 1999;13(1):67–72.

[6] Thompson KA, Philip KJ, Schwarz ER. Clinical applications of bivalirudin in the cardiac catheterization laboratory. J Cardiovasc Pharmacol Ther. 2011;16(2):140–9.

[7] Dangas GD, Lefèvre T, Kupatt C, Tchetche D, Schäfer U, Dumonteil N, et al. Bivalirudin versus heparin anticoagulation in transcatheter aortic valve replacement: the randomized BRAVO–3 trial. J Am Coll Cardiol. 2015;66(25):2860–8.

[8] Baumgartner H, Falk V, Bax JJ, De Bonis M, Hamm C, Holm PJ, et al. ESC/EACTS guidelines for the management of valvular heart disease. Eur Heart J. 2017;38(36):2739–91.

[9] Nishimura RA, Otto CM, Bonow RO, Carabello BA, Erwin JP, Fleisher LA, et al. 2017 AHA/ACC focused update of the 2014 AHA/ACC guideline for the man agement of patients with valvular heart disease. J Am Coll Cardiol. 2017;70(2):252–89.

[10] Whitlock RP, Sun JC, Fremes SE, Rubens FD, Teoh KH. Antithrombotic and thrombolytic therapy for valvular disease. Chest. 2012;141(2):e576S–600S.

[11] Webb J, Rodés–Cabau J, Fremes S, Pibarot P, Ruel M, Ibrahim R, et al. Transcatheter aortic valve implanta tion: a Canadian cardiovascular society position state ment. Can J Cardiol. 2012;28(5):520–8.

[12] Hassell MECJ, Hildick–Smith D, Durand E, Kikkert WJ, Wiegerinck EMA, Stabile E, et al. Antiplatelet therapy following transcatheter aortic valve implanta tion. Heart. 2015;101(14):1118–25.

[13] Ussia GP, Scarabelli M, Mulè M, Barbanti M, Sarkar K, Cammalleri V, et al. Dual antiplatelet therapy versus aspirin alone in patients undergoing transcatheter aortic valve implantation. Am J Cardiol. 2011;108(12):1772–6.

[14] Stabile E, Pucciarelli A, Cota L, Sorropago G, Tesorio T, Salemme L, et al. SAT–TAVI (single antiplatelet therapy for TAVI) study: a pilot randomized study comparing double to single antiplatelet therapy for transcatheter aortic valve implantation. Int J Cardiol. 2014;174(3):624–7.

[15] Poliacikova P, Cockburn J, de Belder A, Trivedi U, Hildick–Smith D. Antiplatelet and antithrombotic treatment after transcatheter aortic valve implantation—comparison of regimes. J Invasive Cardiol. 2013;25(10):544–8.

[16] Durand E, Blanchard D, Chassaing S, Gilard M, Laskar M, Borz B, et al. Comparison of two antiplatelet therapy strategies in patients undergoing transcatheter aortic valve implantation. Am J Cardiol. 2014;113(2):355–60.

[17] Rodés–Cabau J, Masson J–B, Welsh RC, Garcia Del Blanco B, Pelletier M, Webb JG, et al. Aspirin versus aspirin plus clopidogrel as antithrombotic treatment following transcatheter aortic valve replacement with a balloon–expandable valve: the ARTE (aspirin versus aspirin + clopidogrel following transcatheter aortic valve implantation) randomized clinical trial. JACC Cardiovasc Interv. 2017;10(13):1357–65.

[18] Sardella G, Calcagno S, Mancone M, Lucisano L, Pennacchi M, Stio RE, et al. Comparison of therapy with Ticagrelor, Prasugrel or high Clopidogrel dose in PCI patients with high on treatment platelet reactivity and genotype variation. TRIPLETE RESET trial. Int J Cardiol. 2015;194:60–2.

[19] Sardella G, Calcagno S, Mancone M, Palmirotta R, Lucisano L, Canali E, et al. Pharmacodynamic effect of switching therapy in patients with high on–treatment platelet reactivity and genotype variation with high clopidogrel dose versus prasugrel: the RESET GENE trial. Circ Cardiovasc Interv. 2012;5(5):698–704.

[20] Lip GYH, Halperin JL. Improving stroke risk stratification in atrial fibrillation. Am J Med. 2010;123(6):484–8.

[21] Friberg L, Rosenqvist M, Lip GYH. Net clinical benefit of warfarin in patients with atrial fibrillation: a report from the Swedish atrial fibrillation cohort study. Circulation. 2012;125(19):2298–307.

[22] Ntaios G, Lip GYH, Makaritsis K, Papavasileiou V, Vemmou A, Koroboki E, et al. CHADS2, CHA2S2DS2–VASc, and long–term stroke outcome in patients without atrial fibrillation. Neurology. 2013;80(11):1009–17.

[23] De Marchena E, Mesa J, Pomenti S, Marin Y, Kall C, Marincic X, Yahagi K, et al. Thrombus formation following transcatheter aortic valve replacement. JACC Cardiovasc Interv. 2015;8(5):728–39.

[24] Latib A, Naganuma T, Abdel–Wahab M, Danenberg H, Cota L, Barbanti M, et al. Treatment and clinical outcomes of transcatheter heart valve thrombosis. Circ Cardiovasc Interv. 2015;8(4):e001779.

[25] Makkar RR, Fontana G, Jilaihawi H, Chakravarty T, Kofoed KF, De Backer O, et al. Possible subclinical leaflet

thrombosis in bioprosthetic aortic valves. N Engl J Med. 2015;373(21):2015–24.

[26] Ruile P, Neumann F–J. Valve thrombosis after TAVI. Eur Heart J. 2017;38(36):2700–1.

[27] Sondergaard L, Sigitas C, Chopra M, Bieliauskas G, De Backer O. Leaflet thrombosis after TAVI. Eur Heart J. 2017;38(36):2702–3.

[28] Camm AJ, Lip GYH, De Caterina R, Savelieva I, Atar D, Hohnloser SH, et al. 2012 focused update of the ESC guidelines for the management of atrial fibrillation: an update of the 2010 ESC guidelines for the management of atrial fibrillation. Developed with the special contribution of the European heart rhythm association. Eur Heart J. 2012;33(21):2719–47.

[29] Lip GYH, Windecker S, Huber K, Kirchhof P, Marin F, Ten Berg JM, et al. Management of antithrombotic therapy in atrial fibrillation patients presenting with acute coronary syndrome and/ or undergoing percutaneous coronary or valve interventions: a joint consensus document of the European Society of Cardiology Working Group on thrombosis, European heart rhythm association (EHRA), European Association of Percutaneous Cardiovascular Interventions (EAPCI) and European Association of Acute Cardiac Care (ACCA) endorsed by the Heart Rhythm Society (HRS) and Asia–Pacific Heart Rhythm Society (APHRS). Eur Heart J. 2014;35(45):3155–79.

[30] Capodanno D, Lip GYH, Windecker S, Huber K, Kirchhof P, Boriani G, et al. Triple antithrombotic therapy in atrial fibrillation patients with acute coronary syndromes or undergoing percutaneous coronary intervention or transcatheter aortic valve replacement. EuroIntervention. 2015;10(9):1015–21.

[31] Nijenhuis VJ, Bennaghmouch N, Hassell M, Baan J, van Kuijk JP, Agostoni P, et al. Rationale and design of popular–TAVI: antiPlatelet therapy for patients undergoing transcatheter aortic valve implantation. Am Heart J. 2016;173:77–85.

[32] Collet J–P, Berti S, Cequier A, Van Belle E, Lefevre T, Leprince P, et al. Oral anti–Xa anticoagulation after trans–aortic valve implantation for aortic stenosis: the randomized ATLANTIS trial. Am Heart J. 2018;200:44–50.

[33] Windecker S, Tijssen J, Giustino G, Guimarães AHC, Mehran R, Valgimigli M, et al. Trial design: rivaroxaban for the prevention of major cardiovascular events after transcatheter aortic valve replacement: rationale and design of the GALILEO study. Am Heart J. 2017;184:81–7.

第 32 章　经导管主动脉瓣植入术中对比剂致急性肾损伤的风险、结果、治疗和预防

Contrast-Induced Acute Kidney Injury in Transcatheter Aortic Valve Implantation: Risk, Outcomes, Treatment, and Prevention

Andrew M. Goldsweig　J. Dawn Abbott　著
陆国庆 译　杨 剑 校

一、概述

对比剂所致的急性肾损伤（contrast-induced acute kidney injury，CIAKI）是经导管主动脉瓣置换术中常见而严重的并发症。文献中对急性肾损伤的定义各不相同，但在结构性心脏病领域，当代最广泛接受的定义来自 VARC-2 和急性肾损伤网络（Acute Kidney Injury Network，AKIN）[1-2]（表 32-1），根据血清肌酐和尿量定义 AKI 的三个阶段。2015 年一项重要的 Meta 分析报道称，在 TAVR 手术中，CIAKI 使 20% 的 TAVR 手术变得复杂，高达 10% 的 CIAKI 病例需要血液透析[3]。

二、CIAKI 的风险

碘对比剂直接引起肾小管细胞凋亡。此外，对比剂降低肾髓质中的一氧化氮和前列腺素分泌及自由基清除，导致血管收缩、缺血和对比剂清除延迟[4]。一些患者特有的因素导致了与 TAVR 相关的 AKI 风险（表 32-2）。虽然这些因素可能不是 CIAKI 的特异性，但肾脏损伤是叠加性的，非对比剂肾损害加重了 CIAKI。

多项初步研究和 Meta 分析显示，基线肾损害是手术后 AKI 最具预测性的因素[5, 6]。慢性肾病（chronic kidney disease，CKD）患者与无慢性肾病患者 TAVR 后 AKI 的发生率分别为 34.1% 和

表 32-1　**VARC-2**[1] **和 AKIN**[2] 的对比剂所致急性肾损伤

第 1 阶段
在对比剂注射 48h 内，血清肌酐增加至 150%～199%（与基线相比增加 1.5～1.99 倍）或＞ 0.3mg/dl（＞ 26.4mmol/L）；或 6～12h 内尿量＜ 0.5ml/（kg·h）

第 2 阶段
在对比剂注射 48h 内，血肌酐升高至 200%～299%（与基线相比增加 2.0～2.99 倍）；或 12～24h 内尿量＜ 0.5ml/（kg·h）

第 3 阶段
血肌酐升高至＞ 300%（与基线相比增加＞ 3 倍）或血肌酐＞ 4.0mg/dl（＞ 354mmol/L），且急性升高至少 0.5mg/dl（44mmol/L）；或 24h 以上尿量＜ 0.3ml/（kg·h）；或开始肾脏替代治疗

表 32-2　　**TAVR 中 CIAKI 的危险因素**

- 患者特异性因素
- 年龄
- 女性（可能是由于基线 GFR 较低）
- 高血压
- 糖尿病
- 基线肾损害
- 贫血
- 充血性心力衰竭
- 左心室收缩功能下降
- 外周动脉疾病
- 心房颤动
- 恶性心律失常
- 血流动力学不稳定
- 手术相关因素
- 对比剂用量
- 输血
- 同期应用肾毒药物
- 急诊 TAVR
- 主动脉内球囊反搏
- 快速起搏引起的低血压
- 肾动脉粥样硬化栓子

10.6%（调整后 OR=4.7，95%CI 4.42～5.00）。在相同的人群中，TAVR 术后 AKI 需要血液透析的发生率为 2.4% 而无 CKD 的患者占 0.6%（调整后 OR=3.55，95%CI 2.88～4.38）[7]。表 32-3 总结了使用 AKI 的 VARC-2 定义评价与 TAVR 相关 AKI 的近期主要研究。与基线肾功能相关的其他特定患者的因素也会影响 CIAKI 的风险。年龄的增长和女性性别，都是 Cockcroft-Gault 方程式的组成部分，与较低的肾小球数量有关，因此基线肾小球滤过率（glomerular filtration rate，GFR）也较低[8]。同样，高血压[9,10]、糖尿病[6,11]、充血性心力衰竭[12]和左心室收缩功能降低[13]可能是通过潜在的肾脏损害机制增加 CIAKI。外周动脉疾病、肾血管疾病的标志物、TAVR 术后患者易发生 AKI，同样，心房颤动可能与肾栓塞[14]有关。血流动力学不稳定[15]，无论是泵衰竭、主动脉瓣反流或恶性心律失常，也与 TAVR 后肾脏损害相关。

表 32-3　　应用 VARC-2 标准评价 TAVR 相关 AKI 的近期主要研究

研　究	年　份	患者量	急性肾损伤发生率（%）	透析率（%）	预测急性肾损伤的变量
Gupta 等[7]	2017	41 025	18.8	1.2	
Crowhurst 等[25]	2015	209	39.2	2.4	慢性肾病，呼吸衰竭，脑卒中，输血，瓣膜重新定位
Schnabel 等[47]	2014	458	16	2.4	体重指数，TAVR 前的 GFR
Frerker 等[48]	2013	323	10.3		
Généreux 等[49]	2013	218	8.3	4.1	出血
Yamamoto 等[13]	2013	415	15.2	1.0	糖尿病，LVEF < 40%，输血，TAVR 后主动脉瓣功能不全
Khawaja 等[11]	2012	248	35.9	10.0	外周动脉疾病、糖尿病、慢性肾病
Nuis 等[12]	2012	995	30.1	3.1	输血，外周动脉疾病，充血性心力衰竭，白细胞增多，欧洲心脏手术风险评估系统
Tchetche 等[50]	2012	943	23.2		输血
Ussia 等[51]	2012	178	18.5	2.2	

此外，手术因素可能增加 CIAKI 的风险。对比剂使用量是冠状动脉介入治疗中最重要的操作风险因素，这一点已经得到了充分的证明[16]。迄今为止的一项研究已在 TAVR 中证实了这一发现，并将输血作为另一个重要的 CIAKI 危险因素[13]。其他伴随的肾脏损害可协同加重 CIAKI。因为血流动力学的不稳定与 AKI 有关，所以急诊手术[17] 和围术期使用主动脉内球囊反搏与 AKI 有关。同样，快速心室起搏引起的低血压可减少肾灌注，从而增加 CIAKI[3]。经心尖通路与 AKI 的相关性可能使采用经心尖通路的患者的数量减少，这些患者有更多的外周动脉和潜在的肾血管疾病[18, 19]。此外，主动脉内导管操作引起的动脉粥样硬化栓子脱落可能导致肾梗死。

三、CIAKI 对 TAVR 结果的影响

AKI，包括 CIAKI，对 TAVR 结果有显著的影响，包括 CKD 的发生、血液透析治疗、住院时间长度和死亡率。一项研究显示，在发生 AKI 的患者中，平均血清肌酐在 TAVR 后 6 个月增加了 0.17mg/dl[20]。在一般的 AKI 文献中，在住院期间发生 AKI 的 1 期、2 期或 3a 期 CKD 患者的多变量模型用 6 个独立的预测变量预测了有 2.7% 的风险发生持续性 4 期或 5 期 CKD，预测变量包括高龄、女性、较高的血清肌酐基线、蛋白尿、AKI 严重程度、出院时血肌酐较高[21]。

TAVR 后血液透析率从 2007—2008 年的 6.1% 显著下降到 2013—2014 年的 2.3%。来自 STS/ACC TVT Registry 的一项分析发现，1 期和 2 期 CKD 的影响很小；然而，第 3 期、4 期和 5 期与血液透析相关，调整后的 HR 分别为 3.22、12.62 和 60.29[22]。除了慢性肾损伤的基线外，血液透析的启用与左心室收缩功能基线降低、糖尿病、使用 Edwards SAPIEN 瓣膜相关（这种瓣膜

需要快速起搏，不像其他 FDA 批准的 TAVR 瓣膜，Medtronic CoreValve）、非股动脉入路，以及 TAVR 术后轻度以上主动脉瓣关闭不全等相关[23, 24]。由于 AKI 患者需要额外的护理，重症监护病房的时间可能会增加 75%，总住院时间可能会增加 56%[25]。

AKI 是 TAVR 后死亡率的独立预测因子[9, 26]。一项 Meta 分析报道，无论基线或手术特征如何，急性肾损伤患者的死亡率高 4 倍[5]。这种影响在没有 CKD 的患者发生 AKI 时最为突出，特别是在需要透析的情况下。国家住院患者样本登记处的一项研究报道说，在没有慢性肾脏病的情况下，AKI 会导致住院死亡率增加 7 倍（17.3% vs. 2.2%，$P < 0.001$），而需要透析的 AKI 会使住院死亡率增加 15 倍（56.3% vs. 3.5%，$P < 0.001$）[7]。然而，TAVR 术后肾功能完全或部分恢复的 AKI 患者的死亡率低于肾功能未恢复的患者[27]。

四、CIAKI 的治疗

CIAKI 的治疗以最大限度的肾灌注为中心。为了使肾灌注最大化，血流动力学应通过补液来优化，以补充血容量的消耗，当低血压对容量无反应时，应用强心药，应避免使用减少肾灌注的血管升压药。可以使用肼屈嗪、硝酸盐、二氢吡啶钙通道阻滞药降低后负荷，但是应避免使用血管紧张素转化酶（angiotensin-converting enzyme, ACE）抑制药，因为可以抑制出球小动脉的收缩，从而减少肾小球滤过率。使用外周动脉和中心静脉或 Swan-Ganz 导管进行有创性血流动力学监测可能有助于血管活性药物的应用。

充足尿量是重要的，这既是肾脏血流灌注充足的标志，也是清除体内对比剂的信号。因此，如果补液和血流动力学支持不能纠正少尿（每小时 < 0.5ml/kg），可能需要给予襻利尿药。作为

最后的手段，在电解质异常或容量超负荷的情况下，肾脏替代疗法（间歇性血液透析；或者，如果血流动力学不能耐受，则需要持续的静脉 – 静脉血液滤过）可能是必要的。

五、CIAKI 的预防

CIAKI 的风险和严重程度可以通过最小化对比剂、通过补液和预防低血压最大限度地增加肾脏灌注及避免伴随的肾毒素来降低。

许多关于预防 CIAKI 的数据来自经皮冠状动脉介入治疗的文献。在 2007 年的一项里程碑式的研究中，Laskey 等提出了对比剂用量与肌酐清除率之比的概念，建立受者 – 术者特征性模型，并得出 < 3.7 的比值是 PCI 术后 48h 内 AKI 的显著的和独立的预测因子[28]。2012 年，Gurm 等利用保险注册数据设计了一个类似的模型，表明当对比剂用量与肌酐清除率的比值超过 2.0 时，CIAKI 的风险变得具有统计学意义[29]。在 TAVR 中，Yamamoto 等对 TAVR 患者进行了类似的研究，分析对比剂用量（ml）×［血清肌酐（mg/dl）/体重（kg）］的值；他们发现 2.7 是一个阈值，超过这个阈值，该统计数据预测 AKI 风险增加[13]。

低渗非离子对比剂的 CIAKI 风险最低。在一项包含 25 项研究进行的 Meta 分析中，有 4 项研究指出碘化醇与碘海醇、碘帕米多、异丙咪胺和异沙格酸盐相比安全程度最低[30]。此外，对比剂可以用生理盐水稀释，以提供相同的注射量和较少肾毒性对比剂。多次使用对比剂检查至少间隔48h，以减少累积毒性和 CIAKI。这包括 TAVR 前冠状动脉造影、PCI 及 CT 血管造影，CTA 通常用于评估血管尺寸，确保周围血管有足够的直径，通过这些血管进行 TAVR。对于这种 CTA，可以使用低剂量的造影方案，而不是使用传统的80～100ml 静脉注射对比剂，且不会降低图像清晰度和可读性，也不会增加手术并发症[31]。对于 CIAKI 风险极高的患者，可以通过非增强 MRI 来测量瓣环大小，以及通过多侧孔导管直接向主动脉内注射 10～15ml 对比剂[32] 行外周血管 CTA 成像的方法使患者受益。

在一项特定的 POSEIDON 研究中，对 CKD 3 期或以上患者最大限度增加肾灌注已证明能够降低 CIAKI 的风险。以左心室舒张末期压为指导补液方法，结果 AKI 的相对风险为 0.41（95%CI 0.22～0.79，$P=0.005$）[33]。一种名为 RenalGuard 的设备，可以平衡容量扩张和呋塞米诱导的利尿，是为了预防 PCI 中的 AKI[34] 而开发的，也在 Protect–TAVI 研究中进行了专门的试验。在 112 例随机分为 RenalGuard 组和标准生理盐水组 的 TAVR 患者中，RenalGuard[35] 组 AKI 发生率显著低于 RenalGuard 组（5.4% vs. 25.0%，$P=0.014$）[35]。

生理盐水适合补液，碳酸氢钠[36] 或 N- 乙酰半胱氨酸（NAC）治疗没有显示出任何益处[37, 38]。有限的证据表明，非诺多巴姆（一种 D1 多巴胺受体激动药和血管扩张药[39]）或心房利钠肽（一种利尿激素[40]）在 AKI 中的效用；然而，由于缺乏相关数据，以及缺乏 CIAKI 和 TAVR 经验，目前也没有推荐使用这些药物的指南。虽然栓塞保护装置已经被开发出来并被批准用于脑血管[41]，但是还没有装置被设计用于预防 TAVR 期间的肾栓塞。在外科文献中，CKD 患者预防性血液透析降低了冠状动脉搭桥术[42] 后的 AKI 和死亡率，但在 TAVR 中没有这样的研究，而且这种治疗的成本是令人望而却步的。

此外，由于伴随的肾脏损害可以增加 CIAKI 发生，额外的损害（如低血压和肾毒素），必须尽量避免。低血压降低肾灌注，并已被证明引起 AKI[43]；如果单靠补液不能维持 65mmHg 的平均动脉压，则使用强心药物。肾毒性药物，包括非甾体抗炎药，必须停用，以防止增加肾损伤的风险。

最后，病例报道和小型研究提出了应用经食管超声心动图和心内超声心动图（分别为 TEE 和 ICE）减少对比剂使用的策略，以提供程序性成像指导。至少有两组报道了经 TEE 和透视引导的完全无对比剂 TAVR 手术[44, 45]。在一项对 60 例 TAVR 患者的研究中，随机分为一组 ICE 指导或一组血管造影指导，ICE 平均少使用 51.9ml 对比剂，AKI 减少 17%（分别为 80% 和 63%）[46]。

六、结论

CIAKI 是 TAVR 相关的常见不良临床事件。患者特有的因素和与手术相关的因素决定了 CIAKI 的风险，而 CIAKI 又显著增加了围术期死亡的风险。通过最大限度地增加肾灌注治疗 CIAKI 是不全面的，最佳的预防 CIAKI 策略是通过减小对比剂用量和最大化肾脏灌注来实现。

声明

无利益冲突。

参 考 文 献

[1] Kappetein AP, Head SJ, Généreux P, Piazza N, van Mieghem NM, Blackstone EH, Brott TG, Cohen DJ, Cutlip DE, van Es GA, Hahn RT, Kirtane AJ, Krucoff MW, Kodali S, Mack MJ, Mehran R, Rodés-Cabau J, Vranckx P, Webb JG, Windecker S, Serruys PW, Leon MB. Updated standardized endpoint definitions for transcatheter aortic valve implantation: the valve academic research consortium–2 consensus document. J Am Coll Cardiol. 2012;60:1438–54.

[2] Mehta RL, Kellum JA, Shah SV, Molitoris BA, Ronco C, Warnock DG, Levin A, Acute Kidney Injury Network. Acute kidney injury network: report of an initiative to improve outcomes in acute kidney injury. Crit Care. 2007;11:R31.

[3] Najjar M, Salna M, George I. Acute kidney injury after aortic valve replacement: incidence, risk factors and outcomes. Expert Rev Cardiovasc Ther. 2015;13:301–16.

[4] Persson PB, Hansell P, Liss P. Pathophysiology of contrast medium–induced nephropathy. Kidney Int. 2005;68:14–22.

[5] Elhmidi Y, Bleiziffer S, Deutsch MA, Krane M, Mazzitelli D, Lange R, Piazza N. Acute kidney injury after transcatheter aortic valve implantation: incidence, predictors and impact on mortality. Arch Cardiovasc Dis. 2014;107:133–9.

[6] Alassar A, Roy D, Abdulkareem N, Valencia O, Brecker S, Jahangiri M. Acute kidney injury after transcatheter aortic valve implantation: incidence, risk factors, and prognostic effects. Innovations (Phila). 2012;7:389–93.

[7] Gupta T, Goel K, Kolte D, Khera S, Villablanca PA, Aronow WS, Bortnick AE, Slovut DP, Taub CC, Kizer JR, Pyo RT, Abbott JD, Fonarow GC, Rihal CS, Garcia MJ, Bhatt DL. Association of chronic kidney disease with in–hospital outcomes of transcatheter aortic valve replacement. JACC Cardiovasc Interv. 2017;10:2050–60.

[8] Scherner M, Wahlers T. Acute kidney injury after transcatheter aortic valve implantation. J Thorac Dis. 2015;7:1527–35.

[9] Bagur R, Webb JG, Nietlispach F, Dumont E, De Larochelliere R, Doyle D, Masson JB, Gutierrez MJ, Clavel MA, Bertrand OF, Pibarot P, Rodes–Cabau J. Acute kidney injury following transcatheter aortic valve implantation: predictive factors, prognostic value, and comparison with surgical aortic valve

[10] replacement. Eur Heart J. 2010;31:865–74. Kong WY, Yong G, Irish A. Incidence, risk factors and prognosis of acute kidney injury after transcatheter aortic valve implantation. Nephrology (Carlton). 2012;17:445–51.

[11] Khawaja MZ, Thomas M, Joshi A, Asrress KN, Wilson K, Bolter K, Young CP, Hancock J, Bapat V, Redwood S. The effects of VARC–defined acute kidney injury after transcatheter aortic valve implantation (TAVI) using the Edwards bioprosthesis. EuroIntervention. 2012;8:563–70.

[12] Nuis RJ, Rodes–Cabau J, Sinning JM, van Garsse L, Kefer J, Bosmans J, Dager AE, van Mieghem N, Urena M, Nickenig G, Werner N, Maessen J, Astarci P, Perez S, Benitez LM, Dumont E, van Domburg RT, de Jaegere PP. Blood transfusion and the risk of acute kidney injury after transcatheter aortic valve implantation. Circ Cardiovasc Interv. 2012;5:680–8.

[13] Yamamoto M, Hayashida K, Mouillet G, Chevalier B, Meguro K, Watanabe Y, Dubois–Rande JL, Morice MC, Lefevre T, Teiger E. Renal function–based contrast dosing predicts acute kidney injury following transcatheter aortic valve implantation. JACC Cardiovasc Interv. 2013;6:479–86.

[14] Wang J, Yu W, Zhou Y, Yang Y, Li C, Liu N, Hou X, Wang L. Independent risk factors contributing to acute kidney injury according to updated valve academic research consortium–2 criteria after transcatheter aortic valve implantation: a meta–analysis and meta–regression of 13 studies. J Cardiothorac Vasc Anesth. 2017;31:816–26.

[15] Villablanca PA, Ramakrishna H. The renal frontier in TAVR. J Cardiothorac Vasc Anesth. 2017;31:800–3.

[16] Rihal CS, Textor SC, Grill DE, Berger PB, Ting HH, Best PJ, Singh M, Bell MR, Barsness GW, Mathew V, Garratt KN, Holmes DR Jr. Incidence and prognostic importance of acute renal failure after per cutaneous coronary intervention. Circulation. 2002;105:2259–64.

[17] Mihelis EA, Vidi VD, Sraow D, Scheinerman SJ, Palazzo RS, Kaplan B, Jauhar R, Meraj P. Acute kidney injury following transcatheter aortic valve replacement: utilizing STS/ACC-TVT registry to aid in improved capture of adverse outcomes and to perform internal audit as a quality improvement initia tive. Washington, DC: National Cardiovascular Data Registry Annual Meeting; 2014.

[18] Barbash IM, Ben-Dor I, Dvir D, Maluenda G, Xue Z, Torguson R, Satler LF, Pichard AD, Waksman R. Incidence and predictors of acute kidney injury after transcatheter aortic valve replacement. Am Heart J. 2012;163:1031–6.

[19] Saia F, Ciuca C, Taglieri N, Marrozzini C, Savini C, Bordoni B, Dall'Ara G, Moretti C, Pilato E, Martin-Suarez S, Petridis FD, Di Bartolomeo R, Branzi A, Marzocchi A. Acute kidney injury following transcatheter aortic valve implantation: incidence, predictors and clinical outcome. Int J Cardiol. 2013;168:1034–40.

[20] Thongprayoon C, Wisit C, Kittanamongkolchai W, Srivali N, Greason KL, Kashani K. Changes in kidney function among patients undergoing transcatheter aortic valve replacement. J Renal Inj Prev. 2017;6:216–21.

[21] James MT, Pannu N, Hemmelgarn BR, Austin PC, Tan Z, McArthur E, Manns BJ, Tonelli M, Wald R, Quinn RR, Ravani P, Garg AX. Derivation and exter nal validation of prediction models for advanced chronic kidney disease following acute kidney injury. JAMA. 2017;318:1787–97.

[22] Hansen JW, Foy A, Yadav P, Gilchrist IC, Kozak M, Stebbins A, Matsouaka R, Vemulapalli S, Wang A, Wang DD, Eng MH, Greenbaum AB, O'Neill WO. Death and dialysis after transcatheter aortic valve replacement: an analysis of the STS/ACC TVT registry. JACC Cardiovasc Interv. 2017;10:2064–75.

[23] Ferro CJ, Law JP, Doshi SN, de Belder M, Moat N, Mamas M, Hildick-Smith D, Ludman P, Townend JN: Dialysis following transcatheter aortic valve implantation, risk factors and outcomes: an analysis from the UK TAVI registry (transcatheter aortic valve implantation) registry. JACC Cardiovasc Interv 2017; 10(20):2040–2047.

[24] Ladia V, Panchal HB, TJ ON, Sitwala P, Bhatheja S, Patel R, Ramu V, Mukherjee D, Mahmud E, Paul TK. Incidence of renal failure requiring hemodialysis following transcatheter aortic valve replacement. Am J Med Sci. 2016;352:306–13.

[25] Crowhurst JA, Savage M, Subban V, Incani A, Raffel OC, Poon K, Murdoch D, Saireddy R, Clarke A, Aroney C, Bett N, Walters DL. Factors contributing to acute kidney injury and the impact on mortality in patients undergoing transcatheter aortic valve replacement. Heart Lung Circ. 2016;25:282–9.

[26] Sinning JM, Ghanem A, Steinhauser H, Adenauer V, Hammerstingl C, Nickenig G, Werner N. Renal function as predictor of mortality in patients after percutaneous trans-catheter aortic valve implantation. JACC Cardiovasc Interv. 2010;3:1141–9.

[27] Thongprayoon C, Cheungpasitporn W, Srivali N, Kittanamongkolchai W, Sakhuja A, Greason KL, Kashani KB. The association between renal recovery after acute kidney injury and long-term mortality after transcatheter aortic valve replacement. PLoS One. 2017;12:e0183350.

[28] Laskey WK, Jenkins C, Selzer F, Marroquin OC, Wilensky RL, Glaser R, Cohen HA, Holmes DR. Investigators NDR: volume-to-creatinine clearance ratio: a pharmacokinetically based risk factor for prediction of early creatinine increase after percutaneous coronary intervention. J Am Coll Cardiol. 2007;50:584–90.

[29] Gurm HS, Dixon SR, Smith DE, Share D, Lalonde T, Greenbaum A, Moscucci M. Registry BBCBSoMCC: renal function-based contrast dosing to define safe limits of radiographic contrast media in patients undergoing percutaneous coronary interventions. J Am Coll Cardiol. 2011;58:907–14.

[30] Eng J, Wilson RF, Subramaniam RM, Zhang A, Suarez-Cuervo C, Turban S, Choi MJ, Sherrod C, Hutfless S, Iyoha EE, Bass EB. Comparative effect of contrast media type on the incidence of contrast-induced nephropathy: a systematic review and meta analysis. Ann Intern Med. 2016;164:417–24.

[31] Zemedkun M, LaBounty TM, Bergman G, Wong SC, Lin FY, Reynolds D, Gomez M, Dunning AM, Leipsic J, Min JK. Effectiveness of a low contrast load CT angiography protocol in octogenarians and nonagenarians being evaluated for transcatheter aortic valve replacement. Clin Imaging. 2015;39:815–9.

[32] Krishnaswamy A, Tuzcu EM. Minimizing acute kid ney injury during TAVR: the importance of seeing the trees and the forest. Catheter Cardiovasc Interv. 2015;85:1254–5.

[33] Brar SS, Aharonian V, Mansukhani P, Moore N, Shen AY, Jorgensen M, Dua A, Short L, Kane K. Haemodynamic-guided fluid administration for the prevention of contrast-induced acute kidney injury: the POSEIDON randomised controlled trial. Lancet. 2014;383:1814–23.

[34] Putzu A, Boscolo Berto M, Belletti A, Pasotti E, Cassina T, Moccetti T, Pedrazzini G. Prevention of contrast-induced acute kidney injury by furosemide with matched hydration in patients undergoing interventional procedures: a systematic review and meta-analysis of randomized trials. JACC Cardiovasc Interv. 2017;10:355–63.

[35] Barbanti M, Gulino S, Capranzano P, Imme S, Sgroi C, Tamburino C, Ohno Y, Attizzani GF, Patane M, Sicuso R, Pilato G, Di Landro A, Todaro D, Di Simone E, Picci A, Giannetto G, Costa G, Deste W, Giannazzo D, Grasso C, Capodanno D. Acute kidney injury with the RenalGuard system in patients undergoing transcatheter aortic valve replacement: the PROTECT-TAVI trial (PROphylactic effecT of furosEmide-induCed diuresis with matched isotonic intravenous hydraTion in Transcatheter aortic valve implantation). JACC Cardiovasc Interv. 2015;8:1595–604.

[36] Maioli M, Toso A, Leoncini M, Gallopin M, Tedeschi D,

Micheletti C, Bellandi F. Sodium bicarbonate versus saline for the prevention of contrast–induced nephropathy in patients with renal dysfunction undergoing coronary angiography or intervention. J Am Coll Cardiol. 2008;52:599–604.

[37] Xu R, Tao A, Bai Y, Deng Y, Chen G. Effectiveness of N–acetylcysteine for the prevention of contrastinduced nephropathy: a systematic review and meta analysis of randomized controlled trials. J Am Heart Assoc. 2016;5

[38] Weisbord SD, Gallagher M, Jneid H, Garcia S, Cass A, Thwin SS, Conner TA, Chertow GM, Bhatt DL, Shunk K, Parikh CR, McFalls EO, Brophy M, Ferguson R, Wu H, Androsenko M, Myles J, Kaufman J, Palevsky PM. Outcomes after angiography with sodium bicarbonate and acetylcysteine. N Engl J Med:2017.

[39] Landoni G, Biondi–Zoccai GG, Marino G, Bove T, Fochi O, Maj G, Calabro MG, Sheiban I, Tumlin JA, Ranucci M, Zangrillo A. Fenoldopam reduces the need for renal replacement therapy and in–hospital death in cardiovascular surgery: a meta–analysis. J Cardiothorac Vasc Anesth. 2008;22:27–33.

[40] Nigwekar SU, Navaneethan SD, Parikh CR, Hix JK. Atrial natriuretic peptide for management of acute kidney injury: a systematic review and meta–analysis. Clin J Am Soc Nephrol. 2009;4:261–72.

[41] Giustino G, Sorrentino S, Mehran R, Faggioni M, Dangas G. Cerebral embolic protection during TAVR: a clinical event meta–analysis. J Am Coll Cardiol. 2017;69:465–6.

[42] Durmaz I, Yagdi T, Calkavur T, Mahmudov R, Apaydin AZ, Posacioglu H, Atay Y, Engin C. Prophylactic dialysis in patients with renal dysfunction undergoing on–pump coronary artery bypass surgery. Ann Thorac Surg. 2003;75:859–64.

[43] Vincent JL, Zapatero DC. The role of hypotension in the development of acute renal failure. Nephrol Dial Transplant England. 2009;24:337–8.

[44] Pershad A, Fraij G, Girotra SV, Fang HK, Gellert G. TEE–guided transcatheter aortic valve implanta tion with "zero contrast"—a viable alternative for patients with chronic kidney disease. J Invasive Cardiol. 2015;27:E25–6.

[45] Latib A, Maisano F, Colombo A, Klugmann S, Low R, Smith T, Davidson C, Harreld JH, Bruschi G, DeMarco F. Transcatheter aortic valve implantation of the direct flow medical aortic valve with minimal or no contrast. Cardiovasc Revasc Med. 2014;15:252–7.

[46] Bartel T, Bonaros N, Edlinger M, Velik–Salchner C, Feuchtner G, Rudnicki M, Muller S. Intracardiac echo and reduced radiocontrast requirements during TAVR. JACC Cardiovasc Imaging. 2014;7:319–20.

[47] Schnabel RB, Seiffert M, Wilde S, Schirmer J, Koschyk DH, Conradi L, Ojeda F, Baldus S, Reichenspurner H, Blankenberg S, Treede H, Diemert P. Kidney injury and mortality after transcatheter aortic valve implantation in a routine clinical cohort. Catheter Cardiovasc Interv. 2015;85:440–7.

[48] Frerker C, Schewel D, Kuck KH, Schafer U. Ipsilateral arterial access for management of vascular complication in transcatheter aortic valve implantation. Catheter Cardiovasc Interv. 2013;81:592–602.

[49] Genereux P, Kodali SK, Green P, Paradis JM, Daneault B, Rene G, Hueter I, Georges I, Kirtane A, Hahn RT, Smith C, Leon MB, Williams MR. Incidence and effect of acute kidney injury after transcatheter aortic valve replacement using the new valve academic research consortium criteria. Am J Cardiol. 2013;111:100–5.

[50] Tchetche D, Van der Boon RM, Dumonteil N, Chieffo A, Van Mieghem NM, Farah B, Buchanan GL, Saady R, Marcheix B, Serruys PW, Colombo A, Carrie D, De Jaegere PP, Fajadet J. Adverse impact of bleeding and transfusion on the outcome post–transcatheter aortic valve implantation: insights from the Pooled RotterdAm–Milano–Toulouse in Collaboration Plus (PRAGMATIC Plus) initiative. Am Heart J. 2012;164:402–9.

[51] Ussia GP, Barbanti M, Petronio AS, Tarantini G, Ettori F, Colombo A, Violini R, Ramondo A, Santoro G, Klugmann S, Bedogni F, Maisano F, Marzocchi A, Poli A, De Carlo M, Napodano M, Fiorina C, De Marco F, Antoniucci D, de Cillis E, Capodanno D, Tamburino C. Transcatheter aortic valve implantation: 3–year outcomes of self–expanding CoreValve prosthesis. Eur Heart J. 2012;33:969–76.

第 33 章　经导管主动脉瓣植入术后传导异常和永久起搏器植入术

Conduction Disorders and Permanent Pacemaker Implantation After Transcatheter Aortic Valve Implantation

Jorn Brouwer　Vincent J. Nijenhuis　Uday Sonker　Jurrien M. ten Berg　著

杨海涛　译　　杨　剑　校

一、概述

主动脉瓣狭窄是最常见的心脏瓣膜疾病，随着年龄的增长，发病率越来越高[1]。经导管主动脉瓣植入术（TAVI），也被称为经导管主动脉瓣置换术（TAVR），已被广泛应用于外科手术动脉瓣置换的替代治疗，这些患者被认为不能行外科手术或有中高手术风险[2-5]。因此，接受 TAVI 治疗的患者数量正在增加。

传导障碍的形成是 TAVI 最常见的并发症，具有重要的临床意义[6]。大多数 TAVI 相关并发症的减少是由于技术的改进，最小的侵入性方法（即经股动脉入路优于经心尖入路）及外科医师越来越多的经验。然而，传导障碍的发生率并没有随着时间的推移而降低[7]。TAVI 导致的传导障碍最常见的是新发左束支传导阻滞（LBBB）和需要永久性起搏器植入（PPI）的高度房室传导阻滞（high-degree atrioventricular block，HAVB）。

与外科手术进行主动脉瓣置换相比，TAVI 后需要 PPI 的严重传导障碍发生率更高（TAVI 约为 17%，而 SAVR 为 3%～6.9%）[1, 3-5]。SAVR 术后 PPI 的较低的发生率可以通过瓣膜置换的不同技术和患者人群的差异来解释。与适合 SAVR 的患者相比，TAVI 患者年龄较大，通常存在更多的先天性传导障碍和其他并发症（如肾功能不全、呼吸系统疾病、既往心肌梗死、行动不便）[8]。

由于心脏传导系统和主动脉瓣复合体之间紧密的解剖学联系，任何外科手术或经皮介入措施均可导致传导障碍[9]。尽管老龄化对传导系统有负面影响，但也有证据表明主动脉瓣狭窄的严重程度与传导障碍之间存在关联。这是因为钙在传导系统上沉积和在主动脉瓣上的沉积相似，这使得传导系统更容易受到外部影响[10]。

本章简要概述了 TAVI 术后传导障碍的不同方面：传导系统的解剖结构及其与主动脉瓣复合体的关系，病理生理学，需要植入起搏器的 LBBB 和 HBBB 患者，其发生、发展、危险因素、结局、预后和管理。

二、主动脉瓣和传导系统的解剖关系

TAVI 术后的传导阻滞可以通过位于主动脉瓣复合体邻近的传导系统来解释（图 33-1）。

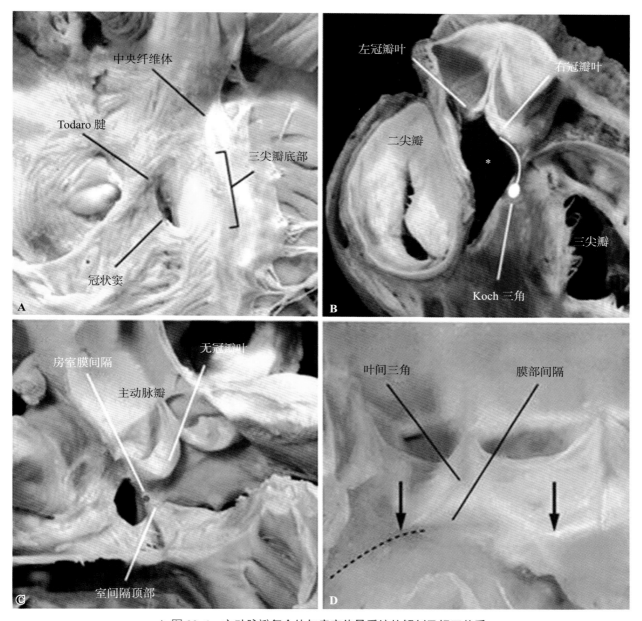

▲ 图 33-1　主动脉瓣复合体与房室传导系统的解剖及相互关系

A. 心房和心室间隔右侧的视图，图示 Koch 三角的标志，房室结位于 Koch 三角的顶端，房室束穿过中央纤维体（毡状体）；B. 通过去除主动脉根部的无冠状窦而形成的底面观察，显示出位于二尖瓣和室间隔之间的深层憩室（星），被标志出的是房室结的位置（椭圆形）和传导束的轨迹（从椭圆形发出的线）；C. 夹在室间隔的膜部和肌部之间的房室束的位置（红色圆圈），这是通过解剖右心室流出道显露主动脉根部的后部而形成；D. 从左心室观察开放的主动脉根部，主动脉瓣右冠瓣和无冠瓣的底部附着物（箭），它位于左束支最上部的部分，因为它起源于传导束的分支结构（虚线）（经许可转载，引自 Van der Boon RM et al. Nat Rev. Cardiol. 2012；9：454-463.）

房室结位于 Koch 三角内，Koch 三角位于右室。Koch 三角是 Todaro 腱、冠状窦口和三尖瓣的隔瓣所构成。冠状窦的窦口形成 Koch 三角的底部，而顶点是由 Todaro 肌腱的汇聚和三尖瓣的隔瓣的插入点而形成的。房室结就位于那个顶点的下方，一旦穿过中央纤维体（毡状体），房室结就成了房室束。房室束穿过室间隔膜部，将直接出现在主动脉根部和左心室流出道的左侧，它位于室间隔顶部的浅表面。左传导束的束支起源从这里开始，与瓣间三角基底部直接相关，而瓣间三角分隔着主动脉瓣的右冠状瓣和无冠状瓣[6, 7, 11, 12]。

三、TAVI 术后传导障碍的机制

在 TAVI 中，传导障碍主要是由于人工瓣膜或钙化的自体主动脉瓣对房室传导系统的机械压迫所导致。基于房室束的位置，如果人工瓣膜或钙化的自体主动脉瓣的扩张对相关组织施加压力，则很容易发生传导障碍[13]。TAVI 术后 HAVB 患者尸检结果显示局部组织水肿、血肿、房室束受压坏死，这些因素引发了传导障碍。另一方面，其他几个因素（如解剖变异），可以使 TAVI 手术中传导系统对损伤的易感性增加。

首先，房室结在 Koch 三角和房室束的非穿透部分有很大的解剖学变异性。根据尸检结果，有三种主要的变异。在约 50% 的病例中，未穿透的房室束穿过室间隔的右侧，约 30% 的病例穿过室间隔的左侧，而在 20% 的病例中，未穿透的房室束穿过室间隔的下方，恰好在心内膜的下方。尤其是后两个变异，与 TAVI 手术相关的传导障碍的风险增高有关，这是由于 TAVI 手术是在主动脉瓣膜的表面进行的[14]。

通过计算机断层扫描能测量出膜间隔，而较短的膜间隔与 TAVI 术后较高的传导障碍发生率有关。膜间隔远端被认为是房室束的左心室出口的解剖学标志，膜间隔的总长度等于主动脉瓣环到房室束的距离。膜间隔较短，也就是患者主动脉瓣环到房室束的距离较短，在扩张人工瓣膜时更难避免房室束受压[15]。有证据表明，主动脉瓣狭窄和传导障碍存在关联。假设传导系统和主动脉瓣上都有钙沉积，因为传导系统靠近主动脉瓣，这使得传导系统更容易受到外界影响[10]。因

此，主动脉瓣复合体内房室传导轴线在解剖上位置的接近，再加上年龄的增加和传导系统的老化，可以解释 TAVI 术后传导异常的起源和诱发的原因。

四、左束支传导阻滞

（一）发病率

新发的 LBBB 是 TAVI 术后最常见的传导障碍，在现有的文献中报道的发病率是不同的，这可能因为研究方法学的差异造成。发病率取决于 TAVI 手术过程中使用的瓣膜，以及是否包括一过性 LBBB。

据报道，使用 Medtronic 和 Edwards Lifesciences 公司的第一代 TAVI 瓣膜的 TAVI 术后新发左束支传导阻滞的发生率为 4%～65%[1, 7, 12, 16]。使用可球囊扩张的 Edwards SAPIEN 和 SAPIEN XT 瓣膜的新发 LBBB 发生率为 4%～30%，使用自膨胀 Medtronic CoreValve 的发生率为 18%～65%[12]。关于新一代 TAVI 系统的数据有限。使用 Edwards SAPIEN 3 的 TAVI 后新发的 LBBB 为 12%～22%[7,17]。一项使用自膨胀的 Portico TAVI 装置（St. Jude）的研究报道了类似的发病率，而两项使用机械释放性 Lotus 系统（Boston Scientific）的研究报道了更高的 LBBB 发生率（55% 和 77%）[18-20]。

（二）左束支传导阻滞发生的时机

大多数传导障碍发生在围术期，85%～94% 的 TAVI 诱导的 LBBB 发生在此期间[21]。新发的 LBBB 主要发生在植入前的不同阶段，而不仅仅是在实际的瓣膜植入过程中。一项研究在 TAVI 手术期间持续监测所有患者的心电图，观察到 62% 的患者在实际植入瓣膜前（即插入硬导丝和主动脉瓣球囊扩张时）就新发生了 LBBB[22]。新发的

LBBB 在手术后发生的频率较低，出院后也很少见。新发的 LBBB 在出院后重归正常也并不常见。此外，随访 1 年后报道的 LBBB 发生率为 60%[23]。

（三）危险因素

TAVI 致 LBBB 的危险因素可分为患者相关因素、手术相关因素和解剖学因素。危险因素如表 33-1 所示。

新发 LBBB 的主要预测危险因素与手术操作有关。首先，TAVI 瓣膜植入左心室流出道的深度被认为是主要的预测因素：植入越深，LBBB 的风险越高[7, 24]。根据这一观察结果，与 Edwards SAPIEN 瓣膜相比，Medtronic TAV 瓣膜术后 LBBB 的发生率更高[25, 26]。可自膨胀的 Medtronic 瓣膜从主动脉瓣的心室侧膨开，因此对左心室流出道和间隔膜部施加更大的径向力[27]。瓣膜过大、主动脉瓣环小和左心室流出道直径小也预示着 TAVI 手术后新发 LBBB 的风险更高[28]。标准的 TAVI 主动脉瓣成形术的步骤，如用硬导丝穿过瓣膜，以及拔除导管也可能导致传导障碍[22]。

多种患者相关因素与 TAVI 术后新发的 LBBB 相关，包括女性、糖尿病、术前传导障碍（主要是 QRS 时限延长）、主动脉瓣环和左心室流出道的严重钙化[26, 28]。

（四）结局和预后

一项大的 Mate 分析，包括观察 TAVI 术后新发 LBBB 的 8 项研究，共计 4756 名患者，调查了 3 种不同 TAVI 术的 1 年后结局：永久起搏器植入的风险、全因死亡率和心源性亡率[16]。17%～24% 的新发 LBBB 患者需要行永久起搏器植入术[24, 29]。植入后 1 年全因死亡率的风险没有增加，不同的 TAVI 瓣膜之间的全因死亡率也没有差异。然而，与新发的 LBBB 相关的 1 年后心源性死亡风险更高[30]。

五、需要植入永久起搏器的高度房室传导阻滞

（一）发病率

HAVB 需要 PPI 是 TAVI 术后常见的临床相关并发症。TAVI 后使用 PPI 作为预后的因素有一定的局限性。因为它高度依赖于的起搏器植入的时机和不同的适应证。最新的欧洲心脏病学会指南建议心脏起搏治疗 HAVB（三度或二度 II 型），而不考虑症状[31]。在文献中，PPI 是 TAVI 术后严重传导障碍最常用的结果变量，因此在本文中使用。

在植入第一代 TAVI 装置后，约 17% 的患者

表 33-1　**TAVI 术后新发 LBBB 的危险因素**

解剖学因素	患者相关因素	手术相关因素
主动脉瓣环和左心室流出道的严重钙化	女性	植入深度
短小的膜间隔	糖尿病	Medtronic CoreValve 的使用
左心室流出道直径小	术前传导障碍（主要是 QRS 时限延长）	主动脉瓣瓣环过度扩张
		瓣膜的尺寸更大
		导丝的插入
		球囊瓣膜成形术

（各研究的发病率为 2%～51%）出现了需要 PPI 的严重传导障碍[7, 9, 32]。第一个 TAVI 的随机研究、PARTNER Ⅰ～Ⅱ 和美国 CoreValve 临床试验，报道了 PPI 发生率为 3.6%～19.8%[2-5]。

数据显示，新一代 TAVI 瓣膜的围术期并发症较低（如瓣周漏），但术后需行 PPI 的发生率无明显下降。最新常用的 TAVI 装置的 PPI 发生率，Edwards SAPIEN 3 为 11%～14%，Medtronic Evolut R 为 15%～22%，Boston Scientific Lotus 为 28%～37%，Symetis Acurate neo 为 5%～11%，JenaValve 为 12%～15%，St.Jude Portico 为 4.5%～10%[7, 18, 19, 33-47]。

上面提到的 PPI 发生率可能是低估的，因为大多数研究将 TAVI 手术前有 PPI 的患者纳入非 PPI 的对照组[48]。另一方面，许多医师可能会更早地进行 PPI，以减少术后住院时间，或者出于预防的原因（没有遵循当前的指南）。

（二）HAVB 的发生时机

如前所述，大多数传导障碍发生在围术期。TAVI 引起的 HAVB 在围术期的发生率为 60%～96%。TAVI 术后超过 24h 出现 HAVB 被认为是延迟 HAVB，这种情况的出现频率较低（2%～7%）[7, 16]。如果出院时不存在传导障碍，则出院后不太可能出现晚期的 HAVB。新发的 LBBB 有 17% 会演变为 HAVB[16, 49]。此外，在 TAVI 手术住院期间没有出现传导障碍的情况下，

TAVI 术后第 1 年需要 PPI 非常罕见[32, 49]。

有趣的是 TAVI 术后对起搏器的依赖性。在 4 年的中位随访时间里，高达 86% 的 TAVI 术后 PPI 患者的心室起搏时间比率 >1%[50]。TAVI 引起的 HAVB 患者几乎全部在 TAVI 术后 5 天内接受 PPI 治疗，中位时间为 3 天[31, 32]。随着时间的推移，HAVB 可在不依赖起搏器和低心室起搏比率（<1%）的情况下消退。急性起病的 HAVB（24h 内）的 30 天后观察到的恢复率为 59%，延迟 HAVB 的为 25%。与延迟 HAVB（超过 6 天）相比，急性起病的 HAVB 恢复更快[7]。

（三）危险因素

与新发 LBBB 的危险因素类似，除了前面提到的解剖学因素外，还区分了与患者相关的因素和与手术相关的因素。有关 TAVI 术后 PPI 预测因素的概述，见表 33-2。

与 TAVI 术后 PPI 相关的危险因素包括女性和既往传导障碍，如右束支传导阻滞、一度房室传导阻滞或左前分支传导阻滞。主动脉瓣环、左心室流出道和二尖瓣环钙化也与 TAVI 术后 PPI 相关[7, 9, 21, 32]。

据报道，与球囊扩张的 Edwards 瓣膜相比，TAVI 术后需行 PPI 的严重传导障碍的风险，自膨胀的 CoreValve 瓣膜要高 2～3 倍。其他操作因素包括术中 HAVB、瓣膜尺寸过大超过 10% 和较低的植入深度。左心室功能和入路（经股动脉入

表 33-2　**TAVI 术后 PPI 的危险因素**

解剖因素	患者相关因素	手术相关因素
主动脉瓣环和左心室流出道的严重钙化	女性	植入深度
短小的膜间隔	既往 RBBB	Medtronic CoreValve 的使用
	既往一度房室传导阻滞	主动脉瓣的尺寸过大
	既往左前分支导阻滞	主动脉瓣的过度伸展
		围术期存在 HAVB

路与经心尖入路）似乎与 TAVI 术后 PPI 风险增加无关[7, 9, 21, 32]。

关注延迟 HAVB（TAVI 术后 > 24h）、女性、既往有 RBBB、TAVI 后新发 LBBB 或 RBBB、特定延长的 QRS 间期是独立危险因素。

（四）结局和预后

一项大型 Mate 分析调查了随访 1 年后的全因死亡率和心脏死亡率[16]，没有被观察到 TAVI 术后 PPI 患者会使全因致死亡和心源性死亡的风险增加。更重要的是，PPI 有降低心源性死亡率的趋势[51]。然而，最近的一项美国大型研究显示，PPI 组 1 年后的死亡率更高[32]。由于长期的右心室起搏，左心室功能不全和心力衰竭的发生率可能更高[50, 51]。此外，TAVI 患者通常是有其他非心脏并发症和预期寿命缩短的老年人。

六、TAVI 术后导致 LBBB 和 HAVB 的治疗

目前，对于 TAVI 术后传导障碍的最佳治疗策略尚无确凿证据。根据现有文献，推荐的治疗策略包括术前心电图分析和围术期节律观察（TAVI 术后 24～48h），直至出院[7]。存在一种或多种既往传导障碍，如 RBBB、一度房室传导阻滞、左前分支传导阻滞和 QRS 间期延长，使患者更容易发生严重的传导障碍。这些可能会影响所使用的 TAVI 瓣膜的选择，有利于降低 HAVB 发生率的 TAVI 瓣膜（如球囊扩张的 SAPIEN 瓣膜），与选择瓣膜植入较高的位置[52]。在围术期，建议在心脏监护病房进行心律监测，因为大多数传导障碍发生在围术期。一直到出院进行持续的心律监测是观察可能的传导障碍和诊断新出现的心律失常（如心房颤动）的一种简单的方法[53]。

新发 LBBB 的治疗建议如图 33-2 所示。在 TAVI 手术过程中总是要安装临时起搏器。当术中出现新的 LBBB 时，建议观察 24h，因为可能演变为 HAVB。在 TAVI 导致的 LBBB 消退的情况下，可以撤除临时起搏器，直到出院为止进行持续的心律监测观察就足够了。当新发的 LBBB 持续存在时，应考虑进一步检查（如内环记录器）。当合并 QRS 间期延长（> 150ms）或一度房室传导阻滞时，可考虑 PPI。TAVI 后未改变的既往 LBBB 或其他较轻的传导障碍将不需要进一

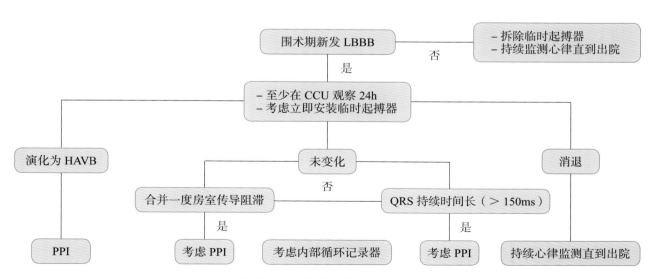

▲ 图 33-2　新发的左束支传导阻滞（**LBBB**）的推荐治疗方案
CCU. 心脏护理单元；HAVB. 高度房室传导阻滞；PPI. 永久起搏器植入

步观察[7]。在随访期间，建议在 30 天和 1 年后进行心电图检查，以监测可能向更严重的传导障碍的演变。

新发 HAVB 的建议的治疗方案如图 33-3 所示。当术中出现 HAVB 时，建议使用临时起搏器 24～48h 的观察期，而围术期出现的 HAVB 在 24～48h 后恢复正常的情况较少见。在 HAVB 消退的情况下，可拆除临时起搏器，并进行充分的心律监测，直至出院。当 HAVB 出现（观察后）或复发时，出院前应行 PPI[7]。在 HAVB 向 LBBB 演变的情况下，我们可以参考如上所述的 LBBB 的治疗。

最新的欧洲心脏病学会指南建议对 TAVI 术后 HAVB 或完全性心脏传导阻滞的患者进行长达 7 天的临床观察，以评估传导障碍是否为一过性并随着时间的推移而缓解（Ⅰ类，证据 C 级适应证）[31]，但在完全性心脏传导阻滞伴心室反应性减慢、围术期出现 HAVB 且持续时间＞ 48h 的情况下，此观察期可缩短[31]。正如本指南中提到的，大多数 PPI 是在手术后 3～5 天内进行的，这与指南的建议不同[31]。TAVI 术后不久进行的 PPI 不会导致住院和心脏死亡风险增加[54,55]。更长的观察期可能会避免一过性 HAVB 患者出现不适当的 PPI，从而防止这些患者出现 PPI 并发症和长期心室起搏引起的并发症，如左心室受损、心力衰竭和再住院[32,51]。此外，TAVI 术后引起的 HAVB 的观察期越长，就会导致住院时间越长，临时体外起搏器时间越长，其原本相关的并发症时间更长，如活动不便、感染、血栓栓塞和穿孔等[7]。在随访期间，建议在 30 天后定期进行心电图分析和起搏器功能控制，以监测起搏器的传导障碍和功能。

七、结论

本章概述了 TAVI 诱发的传导障碍的常见情况。由于主动脉瓣膜复合体与传导系统的密切关系，接受 TAVI 治疗的患者容易发生传导障碍。

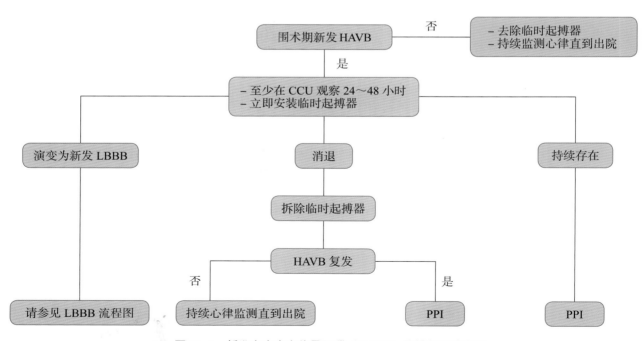

▲ 图 33-3　新发高度房室传导阻滞（HAVB）的推荐治疗方案
CCU. 心脏护理单元；LBBB. 左束支传导阻滞；PPI. 永久起搏器植入

在 TAVI 的过程中，传导障碍主要由人工瓣膜或原有的钙化主动脉瓣对房室传导系统造成的机械性损伤所致。新发的 LBBB 和 HAVB 在 TAVI 术后经常被观察到，尽管有一些能够改善，这种情况对植入和预后有一定的影响。最新一代的 TAVI 瓣膜减少了其他手术并发症，但 PPI 的发生率保持不变。建议在整个住院期间进行心电图监测，以确定潜在传导障碍的严重程度。此外，几个与解剖学、患者相关和手术相关的因素可以预测哪些患者容易发生传导障碍。最好的预测危险因素是既往 RBBB、植入自膨胀的 TAVI 瓣膜、植入 LVOT 过深、主动脉瓣环和 LVOT 过度伸展。TAVI 术后导致的 LBBB 与较高的心脏死亡率和 PPI（由于 HAVB 有长期心室起搏并发症）及可能较高的死亡率相关。需要更多的研究来调查最新一代的 TAVI 装置后传导障碍的发生和结局，以及确定 TAVI 后传导障碍的最佳治疗时机。

声明

无利益冲突。

参考文献

[1] Martinez-Selles M, Bramlage P, Thoenes M, Schymik G. Clinical significance of conduction disturbances after aortic valve intervention: current evidence. Clin Res Cardiol. 2015;104(1):1–12.

[2] Leon MB, Smith CR, Mack M, Miller DC, Moses JW, Svensson LG, et al. Transcatheter aortic-valve implantation for aortic stenosis in patients who cannot undergo surgery. N Engl J Med. 2010;363(17):1597–607.

[3] Smith CR, Leon MB, Mack MJ, Miller DC, Moses JW, Svensson LG, et al. Transcatheter versus surgical aortic-valve replacement in high-risk patients. N Engl

[4] J Med. 2011;364(23):2187–98. Leon MB, Smith CR, Mack MJ, Makkar RR, Svensson LG, Kodali SK, et al. Transcatheter or surgical aortic-valve replacement in intermediate-risk patients. N Engl J Med. 2016;374(17):1609–20.

[5] Adams DH, Popma JJ, Reardon MJ, Yakubov SJ, Coselli JS, Deeb GM, et al. Transcatheter aortic-valve replacement with a self-expanding prosthesis. N Engl J Med. 2014;370(19):1790–8.

[6] Young Lee M, Chilakamarri Yeshwant S, Chava S, Lawrence Lustgarten D. Mechanisms of heart block after transcatheter aortic valve replacement: cardiac anatomy, clinical predictors and mechanical factors that contribute to permanent pacemaker implantation. Arrhythmia Electrophysiol Rev. 2015;4:81–5.

[7] Auffret V, Puri R, Urena M, Chamandi C, Rodriguez Gabella T, Philippon F, et al. Conduction disturbances after transcatheter aortic valve replacement: current status and future perspectives. Circulation. 2017;136(11):1049–69.

[8] Jilaihawi H, Chakravarty T, Weiss RE, Fontana GP, Forrester J, Makkar RR. Meta-analysis of complications in aortic valve replacement: comparison of Medtronic-Corevalve, Edwards-Sapien and surgical aortic valve replacement in 8,536 patients. Catheter Cardiovasc Interv. 2012;80(1):128–38.

[9] Siontis GC, Juni P, Pilgrim T, Stortecky S, Bullesfeld L, Meier B, et al. Predictors of permanent pacemaker implantation in patients with severe aortic stenosis undergoing TAVR: a meta-analysis. J Am Coll Cardiol. 2014;64(2):129–40.

[10] Yater WM, Cornell VH. Heart block due to calcareous lesions of the bundle of his: review and report of a case with detailed histopathologic study. Ann Intern Med. 1935;8:777–89.

[11] Piazza N, de Jaegere P, Schultz C, Becker AE, Serruys PW, Anderson RH. Anatomy of the aortic valvar complex and its implications for transcatheter implantation of the aortic valve. Circ Cardiovasc Interv. 2008;1:74–81.

[12] van der Boon RM, Nuis RJ, Van Mieghem NM, Jordaens L, Rodes-Cabau J, van Domburg RT, et al. New conduction abnormalities after TAVI—frequency and causes. Nat Rev Cardiol. 2012;9(8):454–63.

[13] Moreno R, Dobarro D, Lopez de Sa E, Prieto M, Morales C, Calvo Orbe L, et al. Cause of complete atrioventricular block after percutaneous aortic valve implantation: insights from a necropsy study. Circulation. 2009;120(5):e29–30.

[14] Kawashima T, Sato F. Visualizing anatomical evidences on atrioventricular conduction system for TAVI. Int J Cardiol. 2014;174(1):1–6.

[15] Hamdan A, Guetta V, Klempfner R, Konen E, Raanani E, Glikson M, et al. Inverse relationship between membranous septal length and the risk of atrioven-tricular block in patients undergoing transcatheter aortic valve implantation. JACC Cardiovasc Interv. 2015;8(9):1218–28.

[16] Regueiro A, Abdul-Jawad Altisent O, Del Trigo M, Campelo-Parada F, Puri R, Urena M, et al. Impact of new-onset left bundle branch block and periproce-dural permanent pacemaker implantation on clinical outcomes in patients undergoing transcatheter aortic valve replacement: a systematic review and metaanalysis. Circ Cardiovasc Interv. 2016;9(5):e003635.

[17] Husser O, Pellegrini C, Kessler T, Burgdorf C, Thaller H, Mayr NP et al. Predictors of permanent pacemaker implantations and new-onset conduction abnormalities with the SAPIEN 3 balloon-expandable transcatheter heart valve. JACC

Cardiovasc Interv. 2016;9(3):244–54.

[18] Rampat R, Khawaja MZ, Byrne J, MacCarthy P, Blackman DJ, Krishnamurthy A, et al. Transcatheter aortic valve replacement using the repositionable LOTUS valve: United Kingdom experience. JACC Cardiovasc Interv. 2016;9(4):367–72.

[19] Zaman S, McCormick L, Gooley R, Rashid H, Ramkumar S, Jackson D, et al. Incidence and predictors of permanent pacemaker implantation following treatment with the repositionable Lotus transcatheter aortic valve. Catheter Cardiovasc Interv. 2017;90(1):147–54.

[20] Manoharan G, Linke A, Moellmann H, Redwood S, Frerker C, Kovac J, et al. Multicentre clinical study evaluating a novel resheathable annular functioning self–expanding transcatheter aortic valve system: safety and performance results at 30 days with the portico system. EuroIntervention. 2016;12(6):768–74.

[21] Erkapic D, De Rosa S, Kelava A, Lehmann R, Fichtlscherer S, Hohnloser SH. Risk for permanent pacemaker after transcatheter aortic valve implantation: a comprehensive analysis of the literature. J Cardiovasc Electrophysiol. 2012; 23(4):391–7.

[22] Nuis RJ, Van Mieghem NM, Schultz CJ, Tzikas A, Van der Boon RM, Maugenest AM, Cheng J, Piazza N, van Domburg RT, Serruys PW, de Jaegere PP. Timing and potential mechanisms of new conduction abnormalities during the implantation of the Medtronic CoreValve system in patients with aortic stenosis. Eur Heart J. 2011;32:2067–74.

[23] Nazif TM, Williams MR, Hahn RT, Kapadia S, Babaliaros V, Rodes–Cabau J, et al. Clinical implications of new–onset left bundle branch block after transcatheter aortic valve replacement: analysis of the PARTNER experience. Eur Heart J. 2014;35(24):1599–607.

[24] Aktug O, Dohmen G, Brehmer K, Koos R, Altiok E, Deserno V, et al. Incidence and predictors of left bundle branch block after transcatheter aortic valve implantation. Int J Cardiol. 2012;160(1):26–30.

[25] Franzoni I, Latib A, Maisano F, Costopoulos C, Testa L, Figini F, et al. Comparison of incidence and predictors of left bundle branch block after transcatheter aortic valve implantation using the CoreValve versus the Edwards valve. Am J Cardiol. 2013;112(4):554–9.

[26] Schymik G, Tzamalis P, Bramlage P, Heimeshoff M, Würth A, Wondraschek R, Gonska BD, Posival H, Schmitt C, Schröfel H, Luik A. Clinical impact of a new left bundle branch block following TAVI implantation: 1–year results of the TAVIK cohort. Clin Res Cardiol. 2015;104:351–62.

[27] Tzamtzis S, Viquerat J, Yap J, Mullen MJ, Burriesci G. Numerical analysis of the radial force produced by the Medtronic–CoreValve and Edwards–SAPIEN after transcath–eter aortic valve implantation (TAVI). Med Eng Phys. 2013; 35(1):125–30.

[28] Hein–Rothweiler R, Jochheim D, Rizas K, Egger A, Theiss H, Bauer A, et al. Aortic annulus to left coronary distance as a predictor for persistent left bundle branch block after TAVI. Catheter Cardiovasc Interv. 2017;89(4):E162–8.

[29] Nijenhuis VJ, Van Dijk VF, Chaldoupi SM, Balt JC, Ten Berg JM. Severe conduction defects requiring permanent pacemaker implantation in patients with a new–onset left bundle branch block after transcatheter aortic valve implantation. Europace. 2017;19(6):1015–21.

[30] Zannad F, Huvelle E, Dickstein K, van Veldhuisen DJ, Stellbrink C, Kober L, et al. Left bundle branch block as a risk factor for progression to heart failure. Eur J Heart Fail. 2007;9(1):7–14.

[31] Brignole M, Auricchio A, Baron–Esquivias G, Bordachar P, Boriani G, Breithardt OA, et al. 2013 ESC guidelines on cardiac pacing and cardiac resynchronization therapy: the task force on cardiac pacing and resynchronization therapy of the European Society of Cardiology (ESC). Developed in collabo–ration with the European Heart Rhythm Association (EHRA). Eur Heart J. 2013;34(29):2281–329.

[32] Fadahunsi OO, Olowoyeye A, Ukaigwe A, Li Z, Vora AN, Vemulapalli S, et al. Incidence, predictors, and outcomes of permanent pacemaker implantation following transcatheter aortic valve replacement: analysis from the US Society of Thoracic Surgeons/ American College of Cardiology TVT Registry. JACC Cardiovasc Interv. 2016;9(21):2189–99.

[33] Kodali S, Thourani VH, White J, Malaisrie SC, Lim S, Greason KL, et al. Early clinical and echocardiographic outcomes after SAPIEN 3 transcatheter aortic valve replacement in inoperable, high–risk and intermediate–risk patients with aortic stenosis. Eur Heart J. 2016;37(28):2252–62.

[34] Wendler O, Schymik G, Treede H, Baumgartner H, Dumonteil N, Ihlberg L, et al. SOURCE 3 registry: design and 30–day results of the European postapproval registry of the latest generation of the SAPIEN 3 transcatheter heart valve. Circulation. 2017;135(12):1123–32.

[35] Seeger J, Gonska B, Rottbauer W, Wohrle J. Outcome with the repositionable and retrievable Boston Scientific Lotus valve compared with the balloon–expandable Edwards Sapien 3 valve in patients undergoing transfemoral aortic valve replacement. Circ Cardiovasc Interv. 2017;10(6):e004670. https://doi. org/10.1161/CIRCINTERVENTIONS.116.004670.

[36] Pilgrim T, Stortecky S, Nietlispach F, Heg D, Tueller D, Toggweiler S, et al. Repositionable versus balloon–expandable devices for transcatheter aortic valve implantation in patients with aortic stenosis. J Am Heart Assoc. 2016;5(11) https://doi.org/10.1161/ JAHA.116.004088.

[37] Kalra SS, Firoozi S, Yeh J, Blackman DJ, Rashid S, Davies S, et al. Initial experience of a second–generation self–expanding transcatheter aortic valve: the UK & Ireland Evolut R Implanters' Registry. JACC Cardiovasc Interv. 2017;10(3):276–82.

[38] Popma JJ, Reardon MJ, Khabbaz K, Harrison JK, Hughes GC, Kodali S, et al. Early clinical outcomes after transcatheter aortic valve replacement using a novel self–expanding bioprosthesis in patients with severe aortic stenosis who are suboptimal for surgery: results of the Evolut R US study. JACC Cardiovasc Interv. 2017;10(3):268–75.

[39] Noble S, Stortecky S, Heg D, Tueller D, Jeger R, Toggweiler S, et al. Comparison of procedural and clinical outcomes with Evolut R versus Medtronic CoreValve: a Swiss TAVI registry

我们的目的是总结对患者和术者辐射暴露的了解、风险、后果及保护措施。

二、辐射测量

辐射暴露对患者和医务人员都有潜在的不良影响。这些风险通常被具有不确定性和随机性效应[2-4]。确定性效应（或组织反应）是一种有"阈值"的效应，具有辐射暴露的直接健康剂量依赖性效应。阈值是 1% 的人群开始出现症状时的吸收剂量，之后这一比例急剧增长。确定性影响的例子有由于手术时间延长导致患者皮肤烧伤（吸收剂量阈值约为 2Gy）、医师白内障形成（阈值约为 0.5Gy）。随机效应是指偶然发生在特定人群中的辐射生物效应，其概率与剂量呈线性关系，每希沃特有效剂量斜率为 5%，但其严重程度与剂量无关[3]。辐射后恶性肿瘤是随机效应的例子，其严重程度与辐射剂量无关，因为高剂量辐射诱发的癌症不会比小剂量辐射诱发的癌症更严重。

为了研究这些不良反应，需要对辐射剂量进行量化。在介入治疗过程中，测量通常通过剂量学仪器进行登记，如可以放置在几乎任何身体部位（如胸部、手或脚）的单个电子剂量计，以量化局部剂量。应用标准剂量指标以便研究和比较患者暴露。这些参数包括透视时间（FT）、介入参考点累积空气比释动能（$K_{a,r}$）和累积比释动能 - 面积乘积（P_{KA}）$K_{a,r}$。FT 代表应用荧光透视时间。TAVI 程序中存在不同的 X 线成像模式如电影（或数字）采集。电影模式可形成高对比度 / 低噪声图像，但需要高辐射剂量，通常不包括在 FT 中[5]。因此，FT 可能低估总的波束接通时间，通常被用作复杂性的指标，而不是作为患者

辐射剂量参数[6]。Kerma 是"单位质量释放的动能"的缩写，它量化了从撞击电离辐射（如 X 线）到给定位置[1]的电子所传递的能量，并以给定质量（kg）释放的能量焦耳（J）表示。焦耳 / 千克（J/kg）的单位叫作戈瑞（Gy）。累积空气比释动能测量输送到空气中的 X 线能量在一个预定义的参考点（称为"介入参考点"）。这个虚拟位置在 X 线焦点的方向距离血管造影装置等中心 15cm，旨在用于介入心脏病等手术确定患者皮肤入口，是确定性效应风险的一种方便的测量方法。P_{KA} 以戈瑞 - 平方厘米（$Gy \cdot cm^2$）表示，是暴露区域空气比释动能的积分。P_{KA} 用来评估电离过程中的辐射风险（即随机效应），因此经常用于评估患者的辐射剂量。如，已经确定了患者 P_{KA} 和有效剂量的一些详细换算系数[7]，如胸部区域的一般换算约为 0.2mSv/（$Gy \cdot cm^2$）。

与 TAVI 相比，CA 和 PCI 是较老的治疗方法，并且在辐射剂量方面有更多的研究，因此允许开发不同的保护手段。一些关于 TAVI 期间患者暴露的研究描述了 TAVI 和 PCI 或 CA 可比较的辐射范围[8, 9]。职业辐射剂量的调查比较少，与 PCI 或 CA 相比，TAVI 手术期间医师人数、职称差异足以相当大地改变辐射暴露。尽管如此，PCI 或 CA 过程中的职业辐射剂量研究较多，因此为操作人员提供了很适用的信息。

三、辐射剂量

建议

电离辐射及其不利影响来自人类和大自然两个方面，目前西方国家最大的人为来源是医学 X 线成像和核医学[10]。在治疗性和诊断性心脏病手

---

1. 在诊断成像的能量范围（10～100keV）内，在电子脱离原子的部位和这些电子存储能量作为吸收剂量的部位，能量均足够接近允许的近似总值，即比释动能和吸收剂量数值被认为是相同的，但在放射治疗中却不是这样。放射治疗中光子能量达到约几兆电子伏的量级。

术兴起的同时[11]，电离辐射暴露在过去 20 年中翻了一番[12]。作为一项保护目标，国际辐射防护委员会为普通民众和医务人员规定了最大辐射剂量。这个目标足以防止辐射的确定性和随机性效应。对于一般人群，每年 1mSv 的剂量（或某一年内高但 5 年的平均值不超过每年 1mSv）是安全的。1mSv 相当于约 50 个胸部 X 线的辐射量。对工作人员的建议是每年 20mSv，并为不同的器官设定了特定的当量和标准，如眼睛晶状体每年 20mSv，皮肤每年 500mSv，四肢（手、脚）每年 500mSv[13]。这些限制主要用于计划内的辐射暴露。对于患者并没有设置介入、放射治疗的阈值，因为辐射暴露一般会被治疗获益效益所抵消。

四、TAVI 过程中的辐射暴露

患者

2012 年的一项前瞻性研究纳入 105 名 TAVI 患者，其中 79 名患者经股入路手术，26 名患者经心尖入路手术，比较两组患者手术过程中的暴露情况[8]。由 X 线上的剂量学仪器测量辐射剂量，并用 P_{KA} 分析。结果显示，与其他经皮心脏介入手术相比，本组所有患者的平均辐射剂量为 188Gy·cm^2，在安全范围内。从而得出，在这一辐射范围内，患者不太可能出现确定性效应不良反应。此外他们认为，在接受 TAVI 术的患者中，由于辐射而导致的临床癌症发生率应该比 PCI 术的患者要低。因为尽管 TAVI 和 PCI 手术中使用的辐射量相似，但 TAVI 术患者平均年龄要比 PCI 患者大 20 年左右，因此减少了出现放射源性癌症症状的时间。他们还发现，体重指数越高、体重越大的患者接受的辐射剂量越高[14]。这一观察结果是因为肥胖患者需要更大剂量的放射来获得清晰的影像。与经股入路相比，经心尖入路的

放射剂量和 FT（透视时间）较低。可能是由于与经心尖入路相比，切开及缝合右股动脉需要额外的 FT，并且在经股入路期间发生的血管并发症，延长了 FT 时间。

近期，在 8 个瑞士中心收集了 CA（有或没有 PCI）、除颤器植入和 TAVI 患者辐射暴露的数据。仅针对 TAVI，共对 221 例患者进行分析，并与 PCI 进行比较。记录以下参数：$K_{a,r}$（mGy）、图像数、P_{KA}（Gy·cm^2）、透视时间等[15]。TAVI 过程的 P_{KA} 是 55±33Gy·cm^2，与 PCI 近似。然而（图 34-1），TAVI 在 130Gy·cm^2 处存在第二个辐射峰值，而 PCI 不存在。这种较高的辐射暴露峰值可能由于 TAVI 操作更为复杂。当然，PCI 有时也可能较为复杂，但通常很少能达到与 TAVI 相同的难度。

累积空气比释动能，在这种情况下是指患者在 TAVI 或 PCI 期间接受的总辐射剂量（图 34-2）。两种手术的结果相似，PCI 的剂量略低于 TAVI（P=0.3）。

如图 34-3 所示，在 TAVI 中荧光透视时间较高。如前所述，FT 通常用于比较复杂的手术。这一观察结果与 TAVI 具有更高复杂性相一致（图 34-1）。

图 34-4 显示了在这两个手术中保存的图像数量。对于 TAVI，平均图像数为 620±350，明显低于 PCI 的 980±380 张图像（$P<0.05$），图像数量并不反映辐射剂量。辐射剂量主要是受透视时间和电影摄影时间使用率影响。在 TAVI 期间，较多应用电影摄影，需要比较多的对比剂，因此辐射更多。在 PCI 术中，较多应用无对比剂的 X 线摄像。心脏介入和 TAVI 手术的总体职业辐射暴露。

2008 年，一项对几个 PubMed 研究的分析，回顾了不同的心脏介入手术（诊断性导管术、PCI、消融、起搏器/除颤器植入），并报道平均每次手术的有效辐射剂量为 0.02～31.2μSv。平均每次手术的等效肢体剂量为 50～4160μSv[16] 可引起对肢体辐射暴露的关注。由于靠近放射源，操

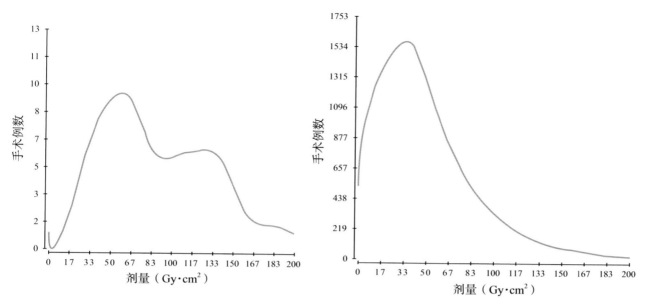

▲ 图 34-1　剂量面积（Gy·cm²）

此图显示了两条曲线：左边为 TAVI 曲线，右边为 PCI 曲线。TAVI 过程有两个峰值。55Gy·cm² 左右的第一个峰值与 PCI 峰值非常相似。第二个峰值约为 130Gy·cm²，反映了在复杂手术过程中需要更高的辐射暴露

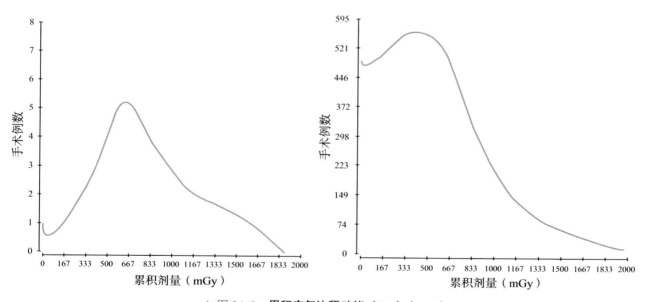

▲ 图 34-2　累积空气比释动能（$K_{a,r}$）（mGy）

此图包含两条曲线：左侧为 TAVI 曲线，右侧为 PCI 曲线。两种方法的平均累积剂量相似，PCI 的剂量略低（不显著）。复杂手术有更高的累积剂量

作者左侧受到辐射相对较多。此外，很难得出对比结果，因为不同研究中没有标准化的剂量测定方法，而且有很多影响因素会影响到辐射剂量。

2011 年一项研究比较了两种不同 TAVI 方法（即经股动脉和经心尖入路）的职业辐射剂量[17]。所有工作人员的胸部、心胸外科医师和心内科医师的手和脚及心胸外科医师的眼睛上都使用了剂量计。心胸外科医师的全身辐射剂量（手、眼和脚）明显较高，此外经心尖入路（剂量为 0.03mSv）明显高于经股动脉入路（剂量为

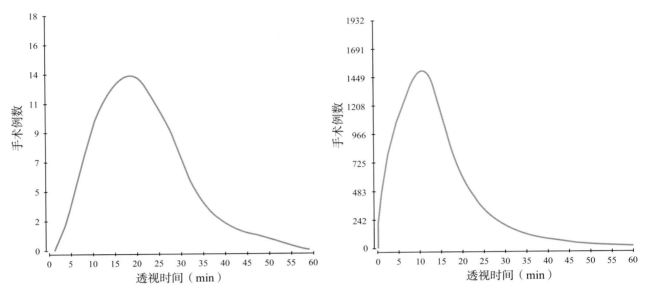

▲ 图 34-3　透视时间（min）

此图包含两条曲线：左侧为 TAVI 的 FT 曲线，右侧为 PCI 的 FT 曲线。TAVI 过程 FT 更长，反映了 TAVI 手术更为复杂

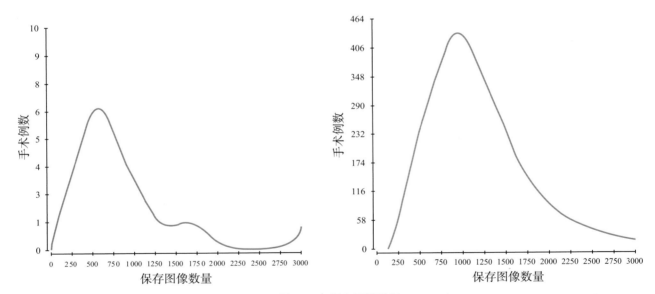

▲ 图 34-4　保存图像数量

此图包含两条曲线：左侧为 TAVI 曲线，右侧为 PCI 曲线。TAVI 组平均图像数（620 张）明显低于 PCI 组（980 张）（$P < 0.001$）

0.003mSv）。之所以出现这种情况可能是由于经心尖入路手术台上缺乏保护措施而且距离 X 线束较近。心胸外科医师的左手在经心尖入路时所承受的辐射剂量升高最为明显（每次手术约 2mSv）。在四肢耐受每年 500mSv 的情况下，每年最多进行 250 次经心尖 TAVI 手术。相反，心内科医师在经心尖入路和经股入路中没有发现明显的全身辐射差异。然而，与经股动脉入路（左 0.03mSv，右 0.01mSv）相比，经心尖入路（左 0.08mSv，右 0.09mSv）对双手的照射明显增多。本研究中的职业辐射剂量与 Kim 等在其他心脏介入手术报道的剂量相似。

我们团队曾发表的一篇文章比较单纯 CA 和 CA 后 PCI 的职业辐射剂量，包括不同的入路右股动脉入路（RFA）、右桡动脉入路（RRA）和左桡动脉入路（LRA）。这项研究包括 830 个连续手术，其中 457 个 CA 和 373 个 CA 后 PCI[18]。辐射暴露量是使用单独的胸部剂量计测量的，并记录了几个参数，如操作员累积剂量（$K_{a,r}$）、FT、电影血管造影次数（NC）和 PKA 标准化 $K_{a,r}$［术者接受每一 Gy·cm² 的剂量（mSv）］。大多数手术（55%）使用 RFA，33% 使用 RRA，12% 使用 LRA。这项非随机化的单中心研究的结论如下：对于心内科医师来说，使用 RFA 较 RRA 或者使用 LRA 较 RRA 进行 CA 或 CA+PCI 时，医师受到的辐射程度较低。与文献报道一致，经桡动脉入路会增加操作者的辐射暴露[19]。这种结果是因为经桡动脉操作与 X 线束和患者（术者的散射辐射源）距离更近，而且为了便于 RPA 操作含铅玻璃移动设备和患者手术床之间的辐射防护间隙较大。最后，与 RRA 和 LRA 相比，尽管操作员的辐射暴露较少，但 RFA 操作更为复杂，如 NC 增加（FT 无显著差异）。由于 TAVI 主要通过右股动脉入路进行，这些结果多少让人放心。上述文献还从单中心角度具体分析职业暴露。结果显示，医务人员的空气比释动能剂量为 249Gy，FT 时间为 9min35s，P_{KA} 为 36.55Gy·cm²。这些 FT 和 P_{KA} 比通常要低，并且明显受术者经验影响。在这个中心工作的心脏病专家都受过良好的 TAVI 培训，因此手术时间短，辐射暴露少。

五、讨论

最新文献显示，TAVI 过程中患者的辐射暴露与其他心脏介入手术（如 CA）相当，且暴露剂量在安全范围内。然而，确定性和随机性效应是存在的。对于患者来说，确定性效应范围从红斑到更严重的永久性皮肤损伤[20]及脱发[2]。当超过阈值时，就会发生这些反应，并导致组织发生变化及细胞死亡[21]。约 2Gy 的剂量就足以产生皮肤红斑，而 5Gy 可能会导致长期皮肤损伤[22]。

随机效应，即癌症的发展，更难以研究，因为潜伏期可能长达数年。电离辐射可直接改变 DNA，或通过水分子电离作用诱导自由基羟基的形成，从而导致 DNA 损伤。如果未修复，这种损伤可能有利于癌症的发展[23]。在日本原子弹幸存者或其他医学或环境暴露人群等群体中进行的辐射暴露研究已经确定了辐射暴露 50mSv 以上与诱发癌症有明确因果关系[24]。目前对于低剂量暴露，癌症风险仍然难以评估。一些心脏操作过程中，如心肌灌注成像[25]和 TAVI 期间，辐射剂量可达到 > 50mSv，P_{KA} 中位数达 188Gy·cm²[8]。此外，重复的心脏操作或与其他医学成像的叠加可能使辐射累积而最终达到阈值，因此必须予以重视。

职业辐射是一个较新而且重要的问题。由于长期暴露于辐射中，在所有医源性暴露中心脏病医师遭受的确定性和随机性不良效应的风险是最高的。这里再次强调，职业辐射引起的不良反应很难评估，但是已经有对介入心脏病医师健康的影响的报道，涉及多个器官（主要是大脑和眼睛）。虽然辐射对其他器官也有明显影响，但对于介入心脏病方面并无特异性。

1998 年，一篇关于两位加拿大心脏病医师罹患脑肿瘤的病例报道首次提出了职业辐射的问题[26]。2012 年，另外一篇关于四位介入心脏病医师脑肿瘤病例报道进一步证实了潜在的因果关系[27]，随后又有越来越多的相关病例报道[28]。值得注意的是，这些脑肿瘤中的大多数位于左侧的，与辐射照射的一侧相吻合[29]。2013 年的一项法国多中心观察性研究显示，白内障的发病率与脑肿瘤一样高[30]。此项研究比较了介入心脏病医师和非医疗工作者的未暴露组，结果显示心脏病医师患后囊下白内障的风险显著增加。后囊下白内障在年龄相关性白内障中并不常见的，它是电离辐射相关白内障最常见的类型[1]。随着介入心脏手术的增加，心脏病医师每人每年的暴露量是放射科医师的 2～3 倍[31]。

大多数文献关注于 CA 过程中职业辐射暴露，而较少关注 TAVI。既往认为在 TAVI 和 PCI 两者过程中术者、患者的暴露是相似的，并且都保持在安全的范围内。越来越多的心脏手术和医学影像可能会导致严重的不良反应，其中主要为随机性效应。然而，很难进行标准化剂量测量、评估长期癌症风险困难、术者间暴露差异等因素，导致很难得到明确的结论。尽管如此，必须明确对患者和术者使用辐射防护，包括几种有效的手段和技术。

TAVI 过程中的辐射防护

已提出各种各样的方法用来减少 X 线暴露。为了保护民众免受医疗照射引起的电离辐射，部长理事会批准了欧洲指令，简称 ALARA（as low as reasonably achievable）原则[32]，它是一种基于没有绝对安全的辐射剂量的原则。顾名思义，ALARA 原则旨在以尽可能低的辐射暴露和减少不必要的电离辐射使用来达到最佳诊断效果。不存在固定的辐射阈值，但在进行任何需要电离辐射的干预之前，必须考虑平衡风险和获益关系。

结合 ALARA 原则，已经开发了多种方法和技术，以特别减少介入心脏手术期间患者和术者的辐射暴露。这些研究是在多种心脏介入手术中进行的，虽然不是专门针对 TAVI 的，但原则上同样适用。其中一些方法可同时减少患者和术者的辐射暴露，另外一些方法则更具体地针对患者或术者保护。

对于患者来说，首先，需要做到的是减少透视和采集时间。其次，其他有效技术包括术中注意改变光束角度以避免长时间暴露在同一皮肤区域[33]。如增加手术台高度以最大限度地增加患者与 X 线源的距离[34]，并保持患者手臂远离光束，因为这可以提供高辐射剂量；患者始终靠近探测器，可使患者暴露的皮肤面积最小化并限制散射辐射[34]；利用陡峭角度的辐射束有利于散射辐射，因此需要尽量减少甚至避免[35]。如前所述，在不同程度的辐射照射下，心脏介入治疗中存在不同的采集模式。为了尽量减少辐射暴露，在冠状动脉造影期间研究了两种模式的比较，即数字采集或"电影"血管造影和最后一次透视保持（LFH）[5]。LFH 是一种自动存储最后一张图像并显示在显示器上的模式，因此可减少连续透视。与电影模式相比，LFH 可显著减少辐射暴露。此外，与电影冠状动脉造影相比，LFH 图像的诊断质量较低，这一问题可以通过改进新的血管造影系统来解决。一些较新的设备将最后一次荧光透视运行存储在缓冲存储器中，而不是形成电影射线照相序列，从而减少了大量皮肤辐射暴露，因为荧光透视和电影射线照相的剂量相差约 10 倍。其他简单的放射学技术，如降低荧光透视或电影的帧速率[36, 37]，或通过使用允许变焦而不需要更多辐射的软件放大算法取代放大模式[36]，也有效减少了辐射暴露。最后，美国心脏病学会和 ICRP 都建议使用剂量计监测辐射剂量，以避免超出安全范围，并结合辐射暴露反馈[38]。

对于医务人员来说，穿戴合适的个人防护服，包括全套防辐射套装、甲状腺项圈[39]和头部保护帽[29]非常重要，即便有报道说这些装置的重量对骨头会产生的不利影响[40]，目前正在研究更轻的防护服。此外手术过程中戴铅衬眼镜可防止白内障的发生发展[41]。根据桡动脉或股动脉入路，术者和患者的防护罩和（或）幕帘可进一步减少术者的辐射暴露[42]。术者必须保持四肢远离电离射线，并最大限度地增加自身、电离射线源和患者的距离，以防止散射辐射。散射辐射是一种已知的程序性附带辐射源，并影响不直接位于主 X 线束内的手术人员和患者区域[33]。

六、结论

在现代医学实践中，电离辐射的医疗用途极其重要，且在不久的将来将会继续增加。虽然需要辐射操作的益处往往超过了潜在的有害影响，但仍必须重视重复辐射暴露给患者及医护人员带来的影响。TAVI 是一项相对较新的技术，对于辐射暴露的不良反应和量化研究较少，并且很多研究由于缺乏标准化和操作人员内部的可变性而受到阻碍。目前的文献回顾表明，患者和术者的辐射暴露与冠状动脉造影相似，在安全范围内。随着人们对辐射照射的关注日益增加，已经制订了一系列保护患者和医务人员的方法，必须严格遵守。训练有素的心脏病医师手术速度快，从而有效减少辐射照射。因此，介入心脏手术的增加及 TAVI 手术的增多促进心脏病医师专业技能的提高。在不久的将来，TAVI 肯定会应用到更年轻和更低危的人群，手术技术的提高将进一步减少手术时间。最后，放射性材料的技术进步也有助于减少患者和医务人员的辐射暴露。

总之，TAVI 使患者和医务人员暴露于辐射及其随后的风险中。相较于患者，医务人员更容易受到重复照射的影响，但使用几种简单的防护措施及遵循有关 X 线材料利用的建议将有助于将辐射照射保持在安全范围内。放射材料的进步及心脏病医师技术水平的提高将进一步有助于减少 TAVI 手术中的辐射暴露。

声明

无利益冲突。

参 考 文 献

[1] Picano E, Vano E. The radiation issue in cardiology: the time for action is now. Cardiovasc Ultrasound. 2011;9:35.

[2] Balter S, Hopewell JW, Miller DL, Wagner LK, Zelefsky MJ. Fluoroscopically guided interventional procedures: a review of radiation effects on patients' skin and hair. Radiology. 2010; 254(2):326–41.

[3] Chambers CE, Fetterly KA, Holzer R, Lin PJ, Blankenship JC, Balter S, et al. Radiation safety program for the cardiac catheterization laboratory. Catheter Cardiovasc Interv. 2011; 77(4):546–56.

[4] Little MP. Risks associated with ionizing radiation. Br Med Bull. 2003;68:259–75.

[5] Olcay A, Guler E, Karaca IO, Omaygenc MO, Kizilirmak F, Olgun E, et al. Comparison of fluoro and cine coronary angiography: balancing acceptable outcomes with a reduction in radiation dose. J Invasive Cardiol. 2015;27(4):199–202.

[6] Padovani R, Bernardi G, Malisan MR, Vano E, Morocutti G, Fioretti PM. Patient dose related to the complexity of interventional cardiology procedures. Radiat Prot Dosimetry. 2001;94(1–2):189–92.

[7] Struelens L, Vanhavere F, Bacher K, Thierens H. DAP to effective dose conversion in cardiology and vascular/ interventional radiology: FANC/SCK/UGent; 2009.

[8] Daneault B, Balter S, Kodali SK, Williams MR, Genereux P, Reiss GR, et al. Patient radiation exposure during transcatheter aortic valve replacement procedures. EuroIntervention. 2012; 8(6):679–84.

[9] Sharma D, Ramsewak A, O'Conaire S, Manoharan G, Spence MS. Reducing radiation exposure during transcatheter aortic valve implantation (TAVI). Catheter Cardiovasc Interv. 2015; 85(7):1256–61.

[10] Mettler FA Jr, Bhargavan M, Faulkner K, Gilley DB, Gray JE, Ibbott GS, et al. Radiologic and nuclear medicine studies in the United States and worldwide: frequency, radiation dose, and comparison with other radiation sources—1950–2007. Radiology. 2009;253(2):520–31.

[11] Picano E, Vano E, Rehani MM, Cuocolo A, Mont L, Bodi V, et al. The appropriate and justified use of medical radiation in cardiovascular imaging: a position document of the ESC associations of cardiovascular imaging, percutaneous cardiovascular interventions and electrophysiology. Eur Heart J. 2014;35(10):665–72.

[12] Food And Drug Administration US. White paper: initiative to reduce unnecessary radiation exposure from

[13] medical imaging. 2010. The 2007 Recommendations of the International Commission on Radiological Protection. ICRP publication 103. Ann ICRP. 2007;37(2–4):1–332.

[14] Fetterly KA, Lennon RJ, Bell MR, Holmes DR Jr, Rihal

CS. Clinical determinants of radiation dose in percutaneous coronary interventional procedures: influence of patient size, procedure complexity, and performing physician. JACC Cardiovasc Interv. 2011;4(3):336–43.

[15] Ryckx N, Goy JJ, Stauffer JC, Verdun FR. Patient dose assessment after interventional cardiology procedures: a multi-centric approach to trigger optimisation. Radiat Prot Dosimetry. 2016;169(1–4):249–52.

[16] Kim KP, Miller DL, Balter S, Kleinerman RA, Linet MS, Kwon D, et al. Occupational radiation doses to operators performing cardiac catheterization procedures. Health Phys. 2008;94(3):211–27.

[17] Sauren LD, van Garsse L, van Ommen V, Kemerink GJ. Occupational radiation dose during transcatheter aortic valve implantation. Catheter Cardiovasc Interv. 2011;78(5):770–6.

[18] Kallinikou Z, Puricel SG, Ryckx N, Togni M, Baeriswyl G, Stauffer JC, et al. Radiation exposure of the operator during coronary interventions (from the RADIO study). Am J Cardiol. 2016;118(2):188–94.

[19] Lange HW, von Boetticher H. Randomized comparison of operator radiation exposure during coronary angiography and intervention by radial or femoral approach. Catheter Cardiovasc Interv. 2006;67(1):12–6.

[20] Rehani MM, Srimahachota S. Skin injuries in interventional procedures. Radiat Prot Dosimetry. 2011;147(1–2):8–12.

[21] Stewart FA, Akleyev AV, Hauer-Jensen M, Hendry JH, Kleiman NJ, Macvittie TJ, et al. ICRP publication 118: ICRP statement on tissue reactions and early and late effects of radiation in normal tissues and organs— threshold doses for tissue reactions in a radiation pro tection context. Ann ICRP. 2012;41(1–2):1–322.

[22] Abbott JD. Controlling radiation exposure in interventional cardiology. Circ Cardiovasc Interv. 2014;7(4):425–8.

[23] Brenner DJ, Hall EJ. Computed tomography—an increasing source of radiation exposure. N Engl J Med. 2007;357(22):2277–84.

[24] National Research Council US. Health risks from exposure to low levels of ionizing radiation: BEIR VII phase 2. Washington, DC: The National Academies Press; 2006.

[25] Einstein AJ, Weiner SD, Bernheim A, Kulon M, Bokhari S, Johnson LL, et al. Multiple testing, cumulative radiation dose, and clinical indications in patients undergoing myocardial perfusion imaging. JAMA. 2010;304(19):2137–44.

[26] Finkelstein MM. Is brain cancer an occupational disease of cardiologists? Can J Cardiol. 1998;14(11):1385–8.

[27] Roguin A, Goldstein J, Bar O. Brain tumours among interventional cardiologists: a cause for alarm? Report of four new cases from two cities and a review of the literature. EuroIntervention. 2012;7(9):1081–6.

[28] Roguin A, Goldstein J, Bar O, Goldstein JA. Brain and neck tumors among physicians performing interventional procedures. Am J Cardiol. 2013;111(9):1368–72.

[29] Reeves RR, Ang L, Bahadorani J, Naghi J, Dominguez A, Palakodeti V, et al. Invasive cardiologists are exposed to greater left sided cranial radiation: the BRAIN study (BRAIN radiation exposure and attenuation during invasive cardiology procedures). JACC Cardiovasc Interv. 2015;8(9):1197–206.

[30] Jacob S, Boveda S, Bar O, Brezin A, Maccia C, Laurier D, et al. Interventional cardiologists and risk of radiation-induced cataract: results of a French multicenter observational study. Int J Cardiol. 2013;167(5):1843–7.

[31] Miller DL, Vano E, Bartal G, Balter S, Dixon R, Padovani R, et al. Occupational radiation protec tion in interventional radiology: a joint guideline of the Cardiovascular and Interventional Radiology Society of Europe and the Society of Interventional Radiology. J Vasc Interv Radiol. 2010;21(5): 607–15.

[32] Teunen D. The European directive on health protec tion of individuals against the dangers of ionising radiation in relation to medical exposures (97/43/ EURATOM). J Radiol Prot. 1998;18(2):133–7.

[33] Hirshfeld JW Jr, Balter S, Brinker JA, Kern MJ, Klein LW, Lindsay BD, et al. ACCF/AHA/HRS/SCAI clinical competence statement on physician knowledge to optimize patient safety and image quality in fluoroscopically guided invasive cardiovascular procedures: a report of the American College of Cardiology Foundation/ American Heart Association/American College of Physicians Task Force on Clinical Competence and Training. Circulation. 2005;111(4):511–32.

[34] Perisinakis K, Damilakis J, Theocharopoulos N, Manios E, Vardas P, Gourtsoyiannis N. Accurate assessment of patient effective radiation dose and associated detriment risk from radiofrequency cath eter ablation procedures. Circulation. 2001;104(1): 58–62.

[35] Agarwal S, Parashar A, Bajaj NS, Khan I, Ahmad I, Heupler FA Jr, et al. Relationship of beam angulation and radiation exposure in the cardiac catheterization laboratory. JACC Cardiovasc Interv. 2014;7(5):558–66.

[36] Pantos I, Patatoukas G, Katritsis DG, Efstathopoulos E. Patient radiation doses in interventional cardiology procedures. Curr Cardiol Rev. 2009;5(1):1–11.

[37] Weiss EM, Thabit O. Clinical considerations for allied professionals: radiation safety and protection in the electro-physiology lab. Heart Rhythm. 2007;4(12):1583–7.

[38] Limacher MC, Douglas PS, Germano G, Laskey WK, Lindsay BD, McKetty MH, et al. ACC expert consensus document. Radiation safety in the practice of cardiology. American College of Cardiology. J Am Coll Cardiol. 1998;31(4):892–913.

[39] Vano E. Radiation exposure to cardiologists: how it could be reduced. Heart. 2003;89(10):1123–4.

[40] Klein LW, Tra Y, Garratt KN, Powell W, Lopez-Cruz G, Chambers C, et al. Occupational health hazards of interventional cardiologists in the current decade: results of the 2014 SCAI membership survey. Catheter Cardiovasc Interv. 2015;86(5):913–24.

[41] Vano E, Kleiman NJ, Duran A, Romano-Miller M, Rehani MM. Radiation-associated lens opacities in catheterization personnel: results of a sur vey and direct assessments. J Vasc Interv Radiol. 2013;24(2):197–204.

[42] Gilligan P, Lynch J, Eder H, Maguire S, Fox E, Doyle B, et al. Assessment of clinical occupational dose reduction effect of a new interventional cardiology shield for radial access combined with a scatter reducing drape. Catheter Cardiovasc Interv. 2015;86(5):935–40.

第35章　经导管主动脉瓣植入术的手术效益
Procedure Efficiency in Transcatheter Aortic Valve Implantation

Sandeep M. Patel　Yasuhiro Ichibori　Angela Davis　Guilherme F. Attizzani　著

徐高俊　译　　郭应强　校

一、概述

经导管主动脉瓣植入术（TAVI）代表了自体瓣膜和生物瓣膜狭窄治疗的重大进展。在早期，外科手术占主导地位。随着 TAVR 的发展，为了获得安全、有效和最佳的效果，需要介入医师和外科医师共同参与探讨治疗方法。虽然 TAVR 手术对于那些新接触 TAVR 的术者来说是令人望而生畏的，但对于绝大多数有经验的术者，可以游刃有余地完成手术。TAVR 的学习曲线是一条基于实践、渴望、手术流程的未知及创新过程的新奇的曲线。很显然，随着实践经验的增加，"TAVR 计划"将成为未来所有 TAVR 流程的基础。有了"计划"，难点和成就就会变得引人注目，并成为推动它走向失败或成功的因素。从多个注册数据（美国和欧洲）来看，有利的结果可以帮助减少未来的失望，推广最佳实践。本章旨在强调 TAVR 的最重要方面来增加手术效率。

二、瓣膜协调员和瓣膜临床

TAVR 协调员是执行 TAVR 的必要方面，是介入心脏病学领域的一个新概念，因为许多高危和复杂的手术都是在医师驱动的常规标准治疗基础上进行的。对瓣膜协调员的需求不是因为 TAVR

手术的复杂，而是 TAVR 流程复杂。TAVR 流程不单单涉及手术，而且涉及从患者进入门诊开始，到 TAVR 后 1 年随访的一切事项。协调员负责筛选患者、安排评估、收集预评估测试、确保适当的实验室检查、安排术前侵入性和计算机断层血管造影检查、护理评估、牙科、心理社会需求，以及协调手术安排和术后随访[1-5]。协调员通常在心脏小组会议上介绍患者信息，并与患者和家属密切合作，帮助他们解答问题和缓解焦虑。因此，协调员是整个手术效率的主要支点，因为他们了解成功瓣膜植入所需的所有内在要素，并且从接诊患者那一刻起就不断朝着目标努力。

瓣膜门诊是一个涉及瓣膜心脏团队所有成员的多学科门诊。通常，进行 TAVR 的介入心脏病医师和心胸外科医师应在同一次访视期间对患者进行独立评估，并共同审查必要的数据，以确保采取最合适的治疗方案。瓣膜门诊的重点不应是 TAVR 或 SAVR，而应是 AVR 或无 AVR，然后根据临床、实验室和影像学检查，以提供最佳的置换策略。瓣膜门诊应该包括心力衰竭专家、心脏影像专家，以及老年病学家、社会学者、姑息治疗、理疗师和精神病专家[1-5]。从各自的角度出发，对 AVR 患者采取全面评估和管理。根据患者的需要咨询其他学科的专家，如肾病学、血液学、肿瘤学、肺病学等，为患者制订全面的"治疗计划"。提前解决可能使手术过程复杂的内在因素并培训整个团队可以提高手术效率并减少并发症。

三、术前 CTA 评估

TAVR 患者筛选在手术效率中起着主要决定作用。为了确保手术成功，手术入路、主动脉瓣环大小、瓣膜选择、瓣膜植入前瓣膜成形及髂股动脉系统和主动脉弓的解剖结构等方面是最佳瓣膜植入的关键决定因素。多层门控计算机断层 CT 扫描提供了对主动脉瓣最全面的无创评估，以评估 TAVR 所需的解剖参数[4, 6]。三维成像是 TAVR 术前了解主动脉瓣、冠状动脉解剖、周围血管和周围解剖的金标准。所有 TAVR 术者都应学会专业化和标准化的图像解读，从而通过预测入路问题、特殊鞘管、植入前外周干预、使用专用导丝进行瓣膜置换，并选择最适合植入的瓣膜类型等以提高效率[2, 3, 7-11]。冠状动脉高度、窦管交界或左心室流出道钙化、主动脉窦狭窄、主动脉瓣二叶瓣畸形及主动脉 - 左心室夹角异常都会影响使用自膨式或球囊扩张式瓣膜的选择[2-4, 7-11]。三维磁共振成像可以提供同样的术前评估效果，但比较耗时，而且对于体内有金属植入物、起搏器或幽闭恐惧症的患者磁共振检查存在禁忌[12-14]。复习回顾影像学资料可以帮助术者，让团队了解具体的手术方案，准备后备方案，并确保所有团队成员了解各自分工而确保手术过程按预期进行并顺利完成[4]。

四、心脏团队

风险评估是 TAVR 的一个关键要素。由于 TAVR 目前只适用于中、高、极高风险的外科患者，低风险患者中应用仍在研究中，因此理解"风险"的定义至关重要。多种风险评分

和模型已用于心脏手术死亡率评估。在当前的 TAVR 时代，两种最常见的患者评分系统包括 EuroSCORE 和 STS-PROM[1, 4]。目前的文献表明，STS-PROM 更接近接受 AVR 的高危患者的手术死亡率和远期死亡率[15]。此外，某些额外的风险因素，如虚弱、慢性肺病、慢性肝病和营养状况等，均可能会增加患者的风险，但 STS-PROM 和 EuroSCORE 并未纳入这些风险因素。这些分数和风险模型不是确定 TAVR 的绝对标准，因此了解患者是否适合 TAVR，需要心脏团队协作[1-5]。来自不同专业的医务人员，对患者身体、情感和解剖及手术死亡率风险评估，有助于选择合适的患者并使之从 TAVR 中获益，从而确保手术效率。

五、手术

在手术当天，可以采取多个步骤来改善患者从术前入院到术后护理的整体流程。瓣膜协调员应与患者、家属和护理人员进行沟通，让他们对术前检查工作和出院回家或到专业护理机构有预期的了解。一旦患者躺到手术台上，仰卧位经胸超声心动图可以用于基线研究，并确保超声心动图检查者熟悉患者的声学窗口，以便能够在手术台上重复成像并对比。此后，患者由主刀医师进行评估，如果是手术团队的一部分，则由麻醉科进行评估。避免在 TAVR 前插入中心静脉导管、动脉导管和导尿管，这样不仅有助于节省时间，而且有助于将患者"转移"到手术台上，这反过来又促进了无菌准备。既往研究表明，没有这些器械，手术结果并无差异，并且不会影响患者安全[16]。

目前，大多数 TAVR 手术都是通过股动脉入路完成的[17]。替代入路有锁骨下动脉、腋动脉、颈动脉、腔静脉和经心尖等，大部分手术需要在杂交手术室、全身麻醉和手术入路部位显露的情

况进行。然而，许多中心都倾向于经股动脉入路，麻醉类型成为影响手术效率的主要因素。

值得注意的是，由于经股动脉 TAVR 已成为几乎与心导管一样的标准，无须插管和全身麻醉进行该手术的趋势已变得流行。在某些 TAVR 中心，极简方法 TAVR（MAT）已经成为一种治疗标准[16]。在 MAT 环境下，在标准的心脏导管室中进行，使用局部麻醉和轻度清醒镇静，无须经食管超声心动图和气管插管，也无须体外循环团队及管道预充。通过 TVT/STS 注册中心对这种方法的研究（尽管是非随机化数据）表明，这种方法提高了效率、成本比和资源利用率，并保持了患者安全和良好的手术结果[18-20]。避免术中 TEE 的概念也一直是 TAVR 术者争论的焦点，但之前研究表明，避免 TEE 不会产生不良影响，且效果无差异，还可防止因深镇静导致的血流动力学波动、气管插管及整个手术过程复杂化[21, 22]。

如果经皮途径是可行的，使用 MAT 的麻醉管理通常是通过手术护士在医师的指导下使用标准的镇痛药和抗焦虑药。值得注意的是，采用麻醉监护的高级麻醉管理（MAC）或全身麻醉（GA）是心脏小组根据具体情况进行评估，并在患者到达手术室之前进行计划。患者的特殊因素包括严重的呼吸系统疾病、严重的焦虑、需要更高剂量的药物、血流动力学状态，操作的复杂程度和患者的倾向性是应用高级麻醉支持的典型原因。然而，通常情况下，结合上述情况和整体临床情况及患者安全，需要高级麻醉支持。

一旦进入手术室，就应该采取团队方法为患者做好准备。角色应该明确，并且保证只有必要的成员应该出现在手术间内，以尽量减少手术过程中的混乱。我们建议在手术室内张贴一份手术步骤流程图，供所有团队成员查看。本流程主要针对心脏团队，并提供患者关键临床病史、CTA 测量数据、手术计划和急救策略的要点，以便所有团队成员在进入前做好准备（图 35-1）。

一旦无菌准备完成，我们通常首先经右颈内静脉插入经静脉起搏器，然后是非主要入路准备，然后准备预先缝合的主入路径。TVP 通常通过 6F～7F 标准鞘插入，允许中心静脉输注药物，同时保持 TVP 的通路。鉴于进入角度是根据 CT 成像预先计算出来的，我们在此视图中进行主动脉根部血管造影，然后开始穿过瓣膜的过程。开始使用 6F AL1 导管和 150cm 0.035″ 内芯固定导丝的标准手术过程。然后，我们同时使用导丝和导管来识别主动脉瓣血流，然后将其作为引导向主动脉瓣开口推进。此过程可能需要多次、细致、耐心的尝试，如果因为解剖、钙化、主动脉成角等问题，可能用到其他导管，如 AR1、JR4、AL2、AL3 等，以及 0.035″ 直头亲水导丝等。然而，这可能导致难以追踪导管穿过瓣膜的过程，因此，我们通常不推荐这种方法。一旦穿过主动脉瓣，我们通常会在左心室交换一根 0.035″ 260cm 长的 J 形金属丝。当导丝向前推进时，导管顺时针旋转通常可以使导丝脱离二尖瓣装置，到达真正的左心室心尖。一旦导线到达心尖，我们就把一根 6F 的猪尾导管交换至左心室，测量血流动力学。通过这根猪尾导管，我们将一根预先成形的硬导丝放置于左心室心尖，再次确保导丝不会缠绕在二尖瓣装置中。必须注意避免将导丝插入心尖太深，也不要太靠近主动脉瓣。在球扩瓣膜中，每例手术均需要标准的球扩操作。而在自膨式瓣膜中需要根据术前具体情况来决定是否需要球扩。然后，我们将瓣膜沿导丝推进，并根据制造商说明书释放瓣膜。通常只需再注射 1～2 次对比剂，以确保适当的瓣膜植入深度、位置和稳定性。一旦瓣膜成功植入，需进行血流动力学监测，并进行仰卧位经胸超声心动图以评估植入成功率。只有当血流动力学和超声心动图不一致时，才进行主动脉造影。每一步操作过程中术者

TAVR 术前检查表

年龄：	STS 评分
并发症：	
心脏起搏器 /ICD	过敏
手术禁忌证风险：是 / 否	肌酐
	血红蛋白 / 血小板

冠心病：	
超声：	左心室大小 / 室壁厚度
EF	其他瓣膜
主动脉瓣压差 / 平均压差	
主动脉瓣瓣口面积	
心电图	

CT 测量值		
瓣环面积	周长：	% 超过
窦部：	窦管交界：	
冠脉高度左：	右：	
左心室流出道钙化：	其他：	
外周血管		
（最窄处直径）		
右侧：	左侧：	
钙化 / 弯曲程度		

TAVR 计划
瓣膜（类型 / 尺寸）：
入路：
抗血小板 / 抗凝

手术过程细节

日期：_____ 开始时间：_____ 结束时间：_____

主要访问站点：_____ LFA/RFA _____

关闭方法：Proglides × ___ +/–Angioseal ___ Fr × ___

次级访网站点：LFA/RFA，关闭方法：_____

ACT：_____ 秒

血压：_____（术前）；_____（术后）

峰间压差：_____（术前）；_____（术后）

左心室舒张末期压：___（术前）；_____（术后）

透视时间：_____ 对比剂体积：_____

球囊名称和尺寸：_____

瓣膜名称和尺寸：_____ 位置：低 / 最佳 / 高

Sapien 瓣膜：完全扩张 / ___ 扩张不足 / ___ 扩张过度

快速起搏率：球扩期间 ___ bmp；释放期间 ___ bmp

鱼精蛋白使用：是 / 否；鱼精蛋白剂量：_____

术中并发症：是 / 否；如果是，请勾选下面的表格

　– 左束支传导阻滞：____

　– 房室传导阻滞：____ ；房室传导阻滞程度：1/2a/2b/3

　– 急速肺水肿：____　　　 – 室速 / 室颤：____

　– 输液量：____　　　　　 – 持续低血压时间：____

　– 冠状动脉阻塞：____　　 – 脑卒中：____

　– 瓣环破裂：____　　　　 – 急诊外科：____

　– 心包积液：____

腹股沟并发症或特别注意事项（请用文字说明）：

▲ 图 35–1　手术规划文件样稿
经 Medtronic 许可转载

都要谨慎以防止任何不良并发症的发生，并从血管闭合角度遵循最佳原则（表 35-1 和表 35-2）。由于手术的性质，当采用这些方法时，可以有效克服各种瓣膜置换装置的学习曲线，透视时间、对比剂使用量、手术时间和并发症发生率都得到了优化和最小化[23, 24]。

表 35-1　多学科心脏团队与手术过程心脏团队的命名及差异

多学科心脏团队	手术过程心脏团队
基础团队	**基础植入团队**
咨询医师	介入心血管病专家
临床瓣膜协调员	心胸外科医生
介入心血管病专家	导管技术员
心胸外科医师	手术护士
心血管影像学专家	循环 / 药理学护士
一般心血管专家	瓣膜系统准备技术员
	器械销售代理
辅助专家	经胸超声心动图技术员
电生理学专家	
心力衰竭心脏病专家	
老年病学专家	
精神科医生	
肺科专家	
血管外科医生	
附属服务	**辅助专家**
社会服务	心脏麻醉师
个案经理	经食管超声心动图医生
家庭健康服务	手术室工作人员
理疗 / 康复	体外循环师

表 35-2　自膨瓣与球扩瓣的最佳操作方法

自膨瓣最佳操作方法

- 单前壁穿刺
- 预封闭法，最好是两条正交放置的 Perclose 缝线
- 充分游离皮下组织，以防止导丝 / 瓣膜弯曲
- 使用专用的预塑形主动脉瓣导丝放置在左心室心尖
- 无鞘瓣膜植入
- 连续左前斜位透视引导瓣膜通过主动脉弓
- 将带标记点的猪尾导管放置于无冠窦最低点
- 在开始释放之前，移除瓣膜上的视差（进一步 LAO 和最小 CAU 角度）
- 三个术者协同完成释放工作
  - 术者 1——瓣膜定位
  - 术者 2——瓣膜释放
  - 术者 3——操作导丝
- 缓慢释放瓣膜；每 5～10s 转 1/4 圈
- 当瓣膜快速释放时，使用每分钟 100～120 次起搏以尽量减少早搏并避免瓣膜弹出
- 间歇性血管造影，以确保朝向左冠窦适当的瓣膜轨迹
- 当瓣膜释放 80% 时，移除视差并进行血管造影以确认瓣膜位置
- 拔出导丝使前锥体居中
- 非常缓慢地释放每个瓣叶，每次一个，直到瓣膜完全释放
- 在降主动脉最直的部分重新捕获前锥体

球扩瓣最佳手术方法

- 单前壁穿刺
- 预封闭法，最好是两条正交放置的 Perclose 缝线
- 充分游离皮下组织，以防止导丝 / 瓣膜弯曲
- 将制造商外鞘插入硬导丝上
- 将外鞘缝合到皮肤上
- 使用专用的预塑形主动脉瓣导丝放置在左心室心尖
- 当平均动脉压＜ 50mmHg 时快速、短暂（5～10s）起搏（每分钟 180～200 次）行瓣膜成形术
- 将带标记点的猪尾导管放置于无冠窦最低点
- 在加载球囊之前，插入瓣膜输送系统，并在 CRA 视图中移除瓣膜的视差
- 将可弯曲导管的旋钮转动至少 50%，以确保顺利穿过主动脉弓
- 在 LAO 投影角度将主动脉弓周围的瓣膜推进至主动脉瓣
- 当瓣膜穿过自体主动脉瓣，将其拉回瓣膜推动器系统
- 确认对比剂注射器、猪尾导管控制人员、瓣膜定位人员和瓣膜球囊充气人员的角色
- 快速起搏，血管造影以确认适当的位置，拉动猪尾导管，瓣膜充气
- 将球囊完全充气并保持充气 3～5s，然后快速放气
- 球囊完全放气后停止起搏
- 解开可弯曲导管并从患者身上移除所有设备

血管闭合是 TAVR 手术的最后一步。已经描述了多种技术，包括人工加压、预缝合、"交叉"导丝技术和外科缝合。在撤除大的鞘管或瓣膜输送系统后，作者的首选方法是以 CTA 为基础，透视引导下，两条正交放置的预置缝合线，在标准 0.035″ 导丝上按顺序闭合[25]。首先缝合较粗的血管通道，以确保当出现并发症时第二通道可用于可能的交叉通路和血管抢救。没有一种血管闭合技术通过随机研究被确定为 TAVR 的金标准，但每个团队所采用的方法应该是术者最熟悉的方法，以满足不同的患者解剖结构，重要的是优先考虑患者的安全和充分的止血。

六、内部质量改进计划

基于目前公认的成功率和并发症率，TAVR 手术的管理被认为是最高水平的管理。参加国家（和国际）注册是 TAVR 项目的一项要求，并与美国 TAVR 项目的报销挂钩。一个由协调员、术者、注册助理和研究人员组成的团队，应该在团队内部组织好和记录好中心特定的患者数据，以便全面了解项目的优势和劣势。数据分析应每季度进行一次，并报告给所有团队成员。心脏团队应定期开会讨论结果，并解决阻碍积极结果的问题。变更的实施应以证据为基础，并应向团队所有成员和辅助人员概述改进的时间段，以实现目标。随着不断积极地重新评估各种项目要素，确定成功和高效项目所需的需求、资源和基本要素变得显而易见，并成为所有相关人员的首要目标。

七、结论

TAVR 有望成为主动脉瓣疾病治疗的金标准。与所有新的手术一样，随着术者技术提高，手术效率可得到改善并成为一种规范。已经建立了最佳实践标准，心脏团队 / 植入者应该接受培训并精通这些方法。TAVR 中心应认识到，手术效率是在手术开始之前确定的，并依赖于手术规划，包括确定患者康复需求、确定瓣膜、了解 CTA 成像及适合的血管通路，以及血管缝合处理等。随着 TAVR 技术的发展，团队应不断地重新评估手术流程，以明确问题和成功，帮助不断提高患者体验和临床效果的整体质量。

参 考 文 献

[1] Holmes DR Jr, Rich JB, Zoghbi WA, Mack MJ. The heart team of cardiovascular care. J Am Coll Cardiol. 2013;61:903–7.

[2] Nishimura RA, Otto CM, Bonow RO, et al. 2017 AHA/ ACC focused update of the 2014 AHA/ACC guideline for the management of patients with valvular heart disease: a report of the American College of Cardiology/ American Heart Association Task Force on Clinical Practice Guidelines. J Am Coll Cardiol. 2017;70:252–89.

[3] Nishimura RA, Otto CM, Bonow RO, et al. 2014 AHA/ACC guideline for the management of patients with valvular heart disease: executive summary: a report of the American College of Cardiology/ American Heart Association Task Force on Practice Guidelines. J Am Coll Cardiol. 2014;63:2438–88.

[4] Otto CM, Kumbhani DJ, Alexander KP, et al. 2017 ACC expert consensus decision pathway for transcatheter aortic valve replacement in the management of adults with aortic stenosis: a report of the American College of Cardiology Task Force on Clinical Expert Consensus Documents. J Am Coll Cardiol. 2017;69:1313–46.

[5] Passeri JJ, Melnitchouk S, Palacios IF, Sundt TM. Continued expansion of the heart team concept. Futur Cardiol. 2015;11:219–28.

[6] Tops LF, Wood DA, Delgado V, et al. Noninvasive evaluation of the aortic root with multislice computed tomography implications for transcatheter aortic valve replacement. JACC Cardiovasc Imaging. 2008;1:321–30.

[7] Jilaihawi H, Kashif M, Fontana G, et al. Crosssectional computed tomographic assessment improves accuracy of aortic annular sizing for transcatheter aortic valve replacement and reduces the incidence of paravalvular aortic regurgitation. J Am Coll Cardiol.

2012;59:1275–86.

[8] Khalique OK, Hahn RT, Gada H, et al. Quantity and location of aortic valve complex calcification predicts severity and location of paravalvular regurgitation and frequency of post–dilation after balloon–expandable transcatheter aortic valve replacement. JACC Cardiovasc Interv. 2014;7:885–94.

[9] Schultz CJ, Tzikas A, Moelker A, et al. Correlates on MSCT of paravalvular aortic regurgitation after transcatheter aortic valve implantation using the Medtronic CoreValve prosthesis. Catheter Cardiovasc Interv. 2011;78:446–55.

[10] Shavelle DM, Budoff MJ, Buljubasic N, et al. Usefulness of aortic valve calcium scores by electron beam computed tomography as a marker for aortic stenosis. Am J Cardiol. 2003;92:349–53.

[11] Willson AB, Webb JG, Labounty TM, et al. 3–dimensional aortic annular assessment by multidetector computed tomography predicts moderate or severe paravalvular regurgitation after transcatheter aortic valve replacement: a multicenter retrospective analysis. J Am Coll Cardiol. 2012;59:1287–94.

[12] Caruthers SD, Lin SJ, Brown P, et al. Practical value of cardiac magnetic resonance imaging for clinical quantification of aortic valve stenosis: comparison with echocardiography. Circulation. 2003;108:2236–43.

[13] Gleeson TG, Mwangi I, Horgan SJ, Cradock A, Fitzpatrick P, Murray JG. Steady–state freeprecession (SSFP) cine MRI in distinguishing normal and bicuspid aortic valves. J Magn Reson Imaging. 2008;28:873–8.

[14] Pouleur AC, le Polain de Waroux JB, Pasquet A, Vancraeynest D, Vanoverschelde JL, Gerber BL. Planimetric and continuity equation assessment of aortic valve area: head to head comparison between cardiac magnetic resonance and echocardiography. J Magn Reson Imaging. 2007;26:1436–43.

[15] Dewey TM, Brown D, Ryan WH, Herbert MA, Prince SL, Mack MJ. Reliability of risk algorithms in predicting early and late operative outcomes in highrisk patients undergoing aortic valve replacement. J Thorac Cardiovasc Surg. 2008;135:180–7.

[16] Attizzani GF, Alkhalil A, Padaliya B, et al. Comparison of outcomes of transfemoral transcatheter aortic valve implantation using a minimally invasive versus conventional strategy. Am J Cardiol. 2015;116:1731–6.

[17] Grover FL, Vemulapalli S, Carroll JD, et al. 2016 Annual Report of The Society of Thoracic Surgeons/ American College of Cardiology Transcatheter Valve Therapy Registry. J Am Coll Cardiol. 2017;69:1215–30.

[18] Hyman MC, Vemulapalli S, Szeto WY, et al. Conscious sedation versus general anesthesia for transcatheter aortic valve replacement: insights from the National Cardiovascular Data Registry Society of Thoracic Surgeons/American College of Cardiology Transcatheter Valve Therapy Registry. Circulation. 2017;136:2132–40.

[19] Babaliaros V, Devireddy C, Lerakis S, et al. Comparison of transfemoral transcatheter aortic valve replacement performed in the catheterization laboratory (minimalist approach) versus hybrid operating room (standard approach): outcomes and cost analy sis. JACC Cardiovasc Interv. 2014;7:898–904.

[20] Frohlich GM, Lansky AJ, Webb J, et al. Local ver sus general anesthesia for transcatheter aortic valve implantation (TAVR)—systematic review and metaanalysis. BMC Med. 2014;12:41.

[21] Attizzani GF, Ohno Y, Latib A, et al. Transcatheter aortic valve implantation under angiographic guidance with and without adjunctive transesophageal echocardiography. Am J Cardiol. 2015;116:604–11.

[22] Goncalves A, Nyman C, Okada DR, et al. Transthoracic echocardiography to assess aortic regurgitation after TAVR: a comparison with periprocedural transesophageal echocardi-ography. Cardiology. 2016;137:1–8.

[23] Minha S, Waksman R, Satler LP, et al. Learning curves for transfemoral transcatheter aortic valve replacement in the PARTNER–I trial: success and safety. Catheter Cardiovasc Interv. 2016;87:165–75.

[24] Alli O, Rihal CS, Suri RM, et al. Learning curves for transfemoral transcatheter aortic valve replace ment in the PARTNER–I trial: technical performance. Catheter Cardiovasc Interv. 2016;87:154–62.

[25] Griese DP, Reents W, Diegeler A, Kerber S, Babin Ebell J. Simple, effective and safe vascular access site closure with the double–ProGlide preclose technique in 162 patients receiving transfemoral transcatheter aortic valve implantation. Catheter Cardiovasc Interv. 2013;82:E734–41.

第 36 章　成功完成经导管主动脉瓣植入术的预测因子

Predictors of Success of Transcatheter Aortic Valve Implantation

Alessandro Maloberti　Domenico Sirico　Andrea Buono　Giannattasio Cristina　著

孙俊杰　译　　潘湘斌　校

一、概述

经导管主动脉瓣植入术作为外科高风险患者的手术替代方案，最早是在有症状的重度主动脉瓣狭窄患者中完成的[1]。近期的证据表明，TAVR 与外科主动脉瓣置换相比，对于中等外科风险的患者亦显现出令人鼓舞的临床效果[2]。然而目前接受 TAVR 患者的危险分层模型源于针对外科手术患者。很多关注此项技术的人质疑这个模型在预测 TAVR 死亡率和并发症风险的可靠性。事实上，生存评估及主要和次要并发症对于严重 AS 决定行介入治疗有非常重要的意义。TAVR 术后个体化评估是很有挑战的，因为心脏瓣膜团队需要考虑各种预测因子。总体因子分为三组，即术前、术中和术后（图 36-1）。前者包括患者个人相关临床病史、并发症、心血管形态学和功能学改变。术中预测因子为技术相关因素（血管路径、瓣膜类型、扩张前和扩张后状态等）。术后预测因子为或大或小的并发症或其他主要预测事件如死亡（包括传导异常、瓣周漏等）。

最后，TAVR 成功预测因子已经被很多研究广泛评估过。这些研究存在结果的异质性，很可能与样本量大小和特征不同相关。

二、死亡相关预测因子

死亡被认为是主要临床终点，经常用来作为评价全因死亡的主要临床终点和心血管死亡的次要终点。再者，死亡通常分为早期死亡（住院死亡和 30 天内死亡）、中期死亡（1 年内死亡）、远期死亡（1 年以上），死亡的主要预测因素如图 36-2 所示。

（一）术前预测因素

在众多术前预测因子中，需要讨论心脏超声和患者的基线特征资料。

在第一组因素中，发现 EF 值降低，低跨瓣压差（LF-LG）性狭窄和脑卒中容量指数（stroke volume index，SVI）降低被认为是死亡率的主要预测因子，已经报道过 TAVR 术前不同 LVEF 值对死亡率影响的对比数据。在 PARTNER 试验中，EF 值低与较差的临床结果无关[3]。与此相反，近期的两项 Meta 分析表明低 EF 患者的全因死亡和心血管死亡较 EF 值正常患者明显高，存在显著性差异[4, 5]。

低主动脉瓣压差（< 40mmHg）所代表的 LF-LG 是一个与严重 AS 患者预后不良的独立相

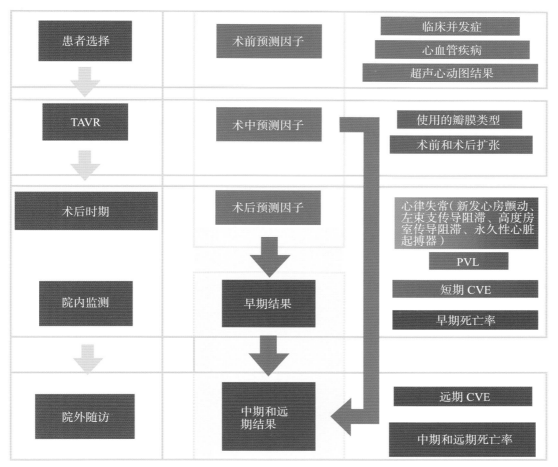

▲ 图 36-1　**TAVI 手术成功的术前、术中、术后预测因子**

TAVR. 经导管主动脉瓣置换术；PVL. 瓣周漏；CVE. 脑血管事件

关因子，它代表了疾病自然病程的晚期[6]。此外，发现在 TAVR 患者中 LF-LG 和低 LVEF 同时存在较 LF-LG 但 LVEF 值正常者死亡率明显增高[7]。最近，Conrotto 等的研究表明，在 TAVR 患者中，低 LVEF 和 LF-LG 同时存在不良预后的最强的独立危险因子（如果分开考虑 LVEF 和平均主动脉压差，两者均不是独立相关因素）。作者表明，LVEF 或跨瓣压差值至少有一项超过 40（取临界值 40 为两者参数）可获得相似的良好预后，而两者均低于 40 的 3 年死亡率是上述情况的 2.4 倍[8]。相反，Barom 等的研究表明，无论 LVEF 值怎样，LF-LG 是较高的死亡率（HR=1.21，95%CI 1.11～1.32，$P < 0.001$）和较高的 HF（心

力衰竭）发生率（HR=1.52，95%CI 1.36～1.69，$P < 0.001$）相关的独立因素[9]。

近期的数据表明，SVI 减少（＜ 35ml/m²）可能是 TAVR 术后死亡率的独立危险因子[10]。一项包括 7673 名患者的 Meta 分析评价了低 SVI、LF-LG（＜ 40mmHg）及低 EF 值（＜ 50% 和＜ 30%）与 1 年全因死亡率的关系，即在术前特征相似的情况下，每个指标均与术后 1 年死亡率增加相关（HR=1.52～1.60）[11]。

术前患者特征是一个复杂的问题。事实上，相对于选择经导管途径，多种并发症增加外科手术风险和更高的死亡率。此外，同样的并发症可以预测全因死亡率和心血管死亡率。

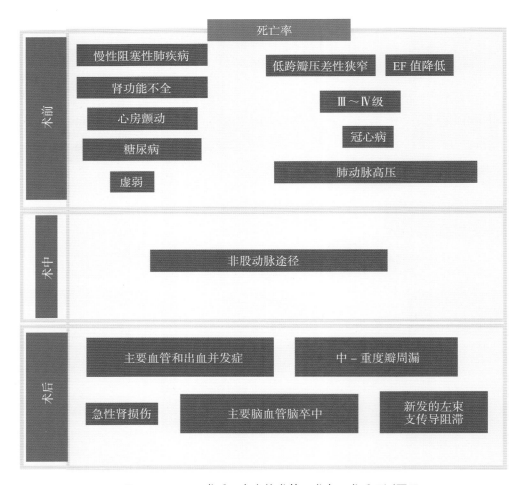

▲ 图 36-2 **TAVI 术后死亡率的术前、术中、术后预测因子**

其中，发现以下因素是全因死亡的主要预测因子。

(1) 慢性阻塞性肺疾病（COPD）：它是一个公认的强且独立的 TAVR 术后中期死亡率危险因子（HR=3.14，95%CI 1.05～9.40，*P*=0.04）[12]。此外，在 COPD 患者中，更严重的气道狭窄和活动能力较差，对于更高的肺部并发症和死亡率是有责任的。有趣的是 TAVR 治疗并不能使 1/3 以上的合并 COPD 患者受益，一个稍短距离的 6min 步行试验（＜170m）证明 TAVR 术后并不获益[12]。此外，COPD 是再次住院的预测因子，也是 TAVR 术后中远期死亡率的独立预测因子（HR=1.56，95%CI 1.02～2.39，*P*=0.043）[13]。

(2) 慢性肾病：研究显示术前 CKD 和透析是

TAVR 术后中远期死亡率的独立预测因子[14]。尤为重要的是，术前肾小球滤过率小于 30ml/min 与死亡风险增加相关，而且 GFR 每降低 10ml/min，患者全因死亡率（35%，*P* < 0.001）和心血管死亡率（14%，*P*=0.018）相对地进一步增加[15]。CKD 和终末期肾病（end-stage renal disease，ESRD）患者 TAVR 术后院内效果更差[16]。CKD 增加 TAVR 术后 AKI 的风险，这与术后死亡率升高相关（术后预测因子，见下文）[17]。

(3) NYHA 心功能分级：心功能 Ⅲ 或 Ⅳ 级的严重 AS 接受 SAVR 患者死亡率更高[18]。同样，在 TAVR 患者，较高的远期死亡率与心功能 Ⅲ～Ⅳ 级相关[14]。而且全因死亡率与心血管死亡率与心功能 Ⅰ 级患者相比明显升高，且存在明显差异[19]。

(4) 体重指数:VARC-2 定义 BMI 小于 $20kg/m^2$ 为虚弱。事实上，较高的 BMI 与 TAVR 术后 30 天较低的死亡率有关[20]，低 BMI 与远期死亡率增加相关，无论是 SAVR 术后还是 TAVR 术后 (HR=2.45，P=0.01)[21]。

(5) 心房颤动:就像存在 AF 与 SAVR 术后相对较死亡率高有关一样[22]，报道称它也是 TAVR 术后死亡率高的一个显著预测因子[23]，如在德国的注册登记中，慢性心房颤动与 1 年较差的结果明显相关[24]，并且是心血管死亡和全因死亡的独立预测因子 (HR 分别为 2.33 和 1.88)[25]。

(6) 肺动脉高压:肺动脉收缩压 (pulmonary arterial systolic pressure，PASP) 大于 60mmHg 是 HF 和其他原因致 TAVR 患者死亡的独立预测因子 (HR 分别为 1.99 和 1.90)[25]。

(7) 糖尿病 (diabetes mellitus，DM):文献显示，这个并发症已被广泛评估且获得不同的结果。在 PARTNER 试验的亚组分析中，糖尿病患者与非糖尿病患者相比临床结果良好[26]。其他研究表明 DM 不导致 TAVR 术后不良结果，且与对不良结果的影响无明显相关性[27, 28]。在一个评估 DM 患者接受 TAVR 的结果影响的大量 Meta 分析，研究表明 DM 与 1 年的全因死亡率增加相关，但与远期死亡率无关。有趣的是，DM 对早期死亡率、大出血或大血管并发症没有影响，但糖尿病患者较非糖尿病患者 TAVR 术后 AKI 风险增高[29]。

(8) 虚弱:它在定义年龄较大患者行 TAVR 或 SAVR 恢复能力中起一个关键作用[30]。然而，这个评价因其缺乏衡量共识而在临床实践中受限[31]。事实上很多 TAVR 中心衡量虚弱靠不同的结果推断[31]。在一个多变量分析研究中，证明四项脆弱基本因素 (Essential Frailty Toolset，EFT) 与 1 年死亡率强烈相关 (OR=37.2，95%CI 2.54～5.45)，

在鉴别年龄较大虚弱的成人行 TAVR 术会有不好的临床结果方面优于其他虚弱衡量标准[32]。

(9) 冠心病 (coronary artery disease，CAD):合并 CAD 的患者在严重 AS 需接受 TAVR 中比例很高 (约 50%)[33]。大部分外科评估 CAD 的风险评分系统，同时也被用来评估 TAVR 候选者。先前的证据表明 CAD 与 TAVR 术后不良事件增加无关，且完全再血管化可能不构成先决条件[34]。此外，一个纳入 2472 例患者的调整后的观察性研究 Meta 分析显示，CAD 对中期结果无影响[35]。

(二) 术中预测因子

(1) 植入瓣膜类型:似乎瓣膜的类型与死亡率具有相关性。事实上，Tarantini 等对比自膨式 CoreValve 和球囊扩张 Edwards SAPIEN XT 远期临床效果及血流动力学表现指出，无论哪种类型的瓣膜其临床结果及远期血流动力学表现 (即平均压差、有效开口面积和 AI 发生率) 均良好[36]。同样在英国 TAVR 注册登记中，多变量分析研究中两种主要类型瓣膜的长期生存曲线无差异[23]，尽管这些不同类型植入物的结果预测了与 TAVR 相关其他并发症，如传导异常。

(2) 血管径路:非股动脉径路与 TAVR 术后早期及远期死亡率明显增加相关。在多因素分析中，经心尖路径与早期和中期死亡率相关[37]。同样经心尖途径与晚期因心力衰竭死亡风险增加相关 (HR=2.38，95%CI 1.60～3.54，P < 0.001)[25]。锁骨下动脉途径与远期死亡率增加相关[14]。与这些发现不同，德国主动脉瓣注册登记 (German Aortic Valve Registry，GARY) 中患者接受 TAVR 的多因素分析研究表明经心尖途径不是死亡独立预测因子[18]。

(三) 术后预测因子

（1）瓣周漏、传导阻滞和心脑血管事件：这些类型的并发症同样与死亡率相关，将在下文中详细讨论。

（2）AKI：这是 TAVR 术后一个常见的并发症，表现为一个与高死亡率、大出血、血管并发症相关的主要的预测价值。高血压、COPD、输血、经心尖路径、术前肌酐值、外周血管疾病、术中出血事件是 AKI 的预测因子[38]。在一个纳入近 9000 例患者的 Meta 分析中 AKI 2 级以上是 30 天死亡率的强预测因子（OR=18.0，95%CI 6.25～52），AKI 3 级是中期累计死亡率的主要预测因子（OR=6.80，95%CI 2.55～15.66）[4]。

（3）BNP：BNP 在有症状的 AS 患者中增高，经成功的 SAVR 后降低[39]。在 TAVR 患者中，术前 BNP 和 pro-BNP 水平已被确定为 TAVR 术后短期及长期死亡率的独立预测因子[40]。在 AKI 中提及的 Meta 分析中，pro-BNP（TAVI 术前 24h 测值）基线升高是 30 天（OR=5.35，95%CI 1.74～16.5）和中期（OR=11，95%CI 1.51～81）死亡率的强独立预测因子[4]。术前 BNP 水平高的患者使用介入瓣膜治疗效果不佳被认为与左心室收缩和舒张功能受损有关[41]，这些患者可能从 TAVR 术前优化他们的血流动力学状态中获益。我们把这个因子作为术后预测因子是因为 BNP 水平在 TAVR 术后 30 天增高是 1 年死亡率的主要的独立预测因子（OR=1.82，95%CI 1.26～2.62）[42]。BNP 的持续增高意味着这些患者室壁压力降低不完全，作者也指出瓣周漏是容量负荷过高的潜在原因。

（4）心肌损伤：定义为术后 cTnT 和（或）CK-MB 峰值大于 5 倍的参考值上限。这是 TAVR 术后常见的并发症。其对近期结果的影响存在争议，也与长期预后相关与否存在争论。心肌损伤最可能因心肌缺血引起，这由氧供和需求不匹配导致，50%～60% 患者表现为 cTnT 和

CK-MB 升高，这是 30 天死亡率的强独立预测因子，是中期死亡率的亚强相关因子[43]。相反，Stundl 等研究发现，心肌损伤与 1 年的全因死亡率没有明显的相关性[44]。

（四）危险评分

目前严重 AS 行 TAVR 及 SAVR 治疗适应证的风险评估模型来源于外科手术患者评分系统（STS-PROM、EuroSCORE），此外还有心功能、并发症、手术并发症评估。然而，为 TAVR 人群定制的危险分层评分将会在干预前后分层患者风险。在过去的几年里，人们对传统风险评分系统局限性的认识增加了，提出了几种 TAVR 应用风险评分模型。

Debonaire 等制订出了 TAVI2-SCORe，它建立在一个纳入连续 511 名患者回顾性分析的基础上，包括 TAVR 术后死亡率独立预测因子的所有变量，有瓷化主动脉、贫血、EF 值、近期心肌梗死、男性、严重 AS、年龄和 CKD。所有患者根据评分被分为五个风险等级组，分别标注为 0（参考）、1（1 年死亡率 HR=2.6）、2（HR=3.6）、3（HR=10.5）、≥ 4（HR=17.6）。这个评分与 logistic EuroSCORE 和 STS-PROM 评分相比具有更好的区分能力[45]。

另外一个简单的风险评估系统是 OBSERVANT。它用来预测 TAVR 术后 30 天死亡率，这个评分建立在同源研究的七个变量上，分别是 eGFR < 45（6 分）、术前危重状态（5 分）、心功能Ⅳ级（4 分）、肺动脉高压（4 分）、糖尿病（4 分）、主动脉球囊扩张史（3 分）、EF 值 < 40%（3 分）。与 logistic EuroSCORE 相比，这个模型表现出极强的区分能力（C statistic 0.71 vs. 0.66）和更好的全局准确性（Brier score 0.0054 vs. 0.0073）[46]。

TAVR 患者的进一步更深度地风险评估模型

源于 FRANCE2 注册登记，基于相似数量患者的队列 STS-PROM 模型。这九个变量风险评分的目标是评估早期死亡。然而，尽管预测的和观察到的死亡率有很好的一致性，它获得的仅是在进行中和生效样本的中等强度辨别（C-index 分别为 0.67 和 0.59）[37]。

近来，美国胸外科医师协会开发了经导管途径瓣膜治疗注册模型工具（Transcatheter Valve Therapy，TVT）作为接受 TAVR 患者住院死亡预测模型。最终的模型包括预测因子年龄、eGFR、血液透析、心功能Ⅳ级、严重的 COPD、非股动脉路径。该模型进展组的鉴别能力的 C statistic 为 0.67（95%CI 0.65～0.69），验证组为 0.66（95%CI 0.62～0.69）[47]。有趣的是，在纳入连续患者的瑞士 TAVR 注册研究的独立数据集中进行了该模型的外部验证，发现其具有适度的鉴别能力（住院和 30 天死亡率的 C-Index 分别为 0.66 和 0.67）和良好的校准。此外，与 STS-PROM 评分系统相比，TVT 注册模型在住院死亡率和 30 天死亡率方面改进了校准[48]。

总之，所有这些评分均可替代以往的那些普通评分系统，然而其在真实世界的临床应用仍需进一步的外部验证。

三、生存质量改进预测因子

对于有 AS 症状的患者 TAVR 和 SAVR 在改善症状及健康相关生活质量方面均优于药物治疗。经过堪萨斯城心脏病问卷调查（Kansas City Cardiomyopathy Questionnaire，KCCQ）评估，可以看到这些优势出现在瓣膜置换的早期，持续增长到 1 年，也大部分维持在 3 年以上[49]。

然而，有相当大数量的患者在 TAVR 后缺乏 QoL 和心功能状态的改善，鉴别这个亚组患者可帮助临床医师确认治疗无效的可能。尤其是缺乏

医疗效果或缺乏有意义的生存益处被认为是徒劳无益的[50]。

对于鉴别这类患者的最佳方式，Arnold 等建议定义不良结局为 TAVR 术后 6 个月死亡，KCCQ < 45（相当于 NYHA Ⅳ级或 KCCQ 降幅超过基线值的 10 个百分点以上）。

依据这样定义，在 PARTNER 试验中经 TAVR 处理的患者中有 35% 获得的是不良结局[51]。

依上述定义，在 TVT 注册登记中严重 COPD、透析或很差的健康状态预示 1 年不良结局[52]。

在近期的 GARY 注册登记分析中，使用欧洲 QoL（EQ-5D）评估 TAVR 术后 QoL 结果表明，尽管有相当一部分患者未受益，瓣膜置换仍使 QoL 平均值水平提高。对 QoL 有益的不明显的独立预测因素有年龄、女性、BMI、心功能Ⅲ～Ⅳ级、透析、外周动脉疾病、MI、术后 TIA 或脑卒中和再次住院[53]。然而，EQ-5D 是一个健康状态的一般评价，它可能不像鉴别疾病健康评价方面的如症状改变、功能、QoL 一样敏感，因此它可能低估了接受 TAVR 治疗带来的益处[54]。

四、脑血管事件预测因子

脑血管事件（cerebrovascular events，CVE）是 TAVR 手术最可怕的并发症之一，是 TAVR 后发病率和死亡率增长的重要致因。大多数 CVE 是缺血，也有一些是出血。在 PARTNER 试验中，对于外科高风险重度 AS 患者，TAVR 患者术后 30 天及 1 年 CVE 的发生率较 SAVR 患者高[55]。CVE 的风险数年后下降到 2.5%～3%，这主要归功于术者经验增加、瓣膜技术改进及患者选择的改进[18, 23]。如，在 PARTNER Ⅰ 中，术后 30 天脑卒中风险为 5.5%～6.7%，在 PARTNER Ⅱ 中降为 3.2%[56]。

如图 36-3 所示，高潜在风险因子和独立预测因子可以高度提示 CVE[57]。

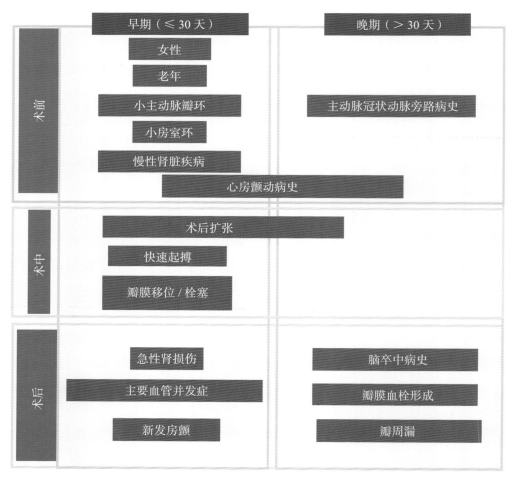

▲ 图 36-3　TAVI 术后脑血管事件的术前、术中、术后预测因子

CVE 可以根据出现时间分为两个主要组，即早期或短期（术后 7 天内）或亚早期（30 天内）、远期（1 年及以上）。这种分类方法表明不同的风险因子就像不同预测因子一样，存在且作用于 CVE 的发生基础。早期和中期 CVE 通常与围术期因素强相关，远期 CVE 与患者和（或）疾病相关因素相关，尤其是全身严重动脉粥样硬化。50%～60% 的脑卒中发生在 TAVR 术后 24h 内，第二个高峰发生在术后 1 周内[58]，这可以解释为什么评估短期 CVE 的预测因子比远期多。

（一）早期 CVE 的预测因子

依上述指出的预测因子分类，早期 CVE 的预测因子有女性、高龄、小主动脉瓣环、主动脉瓣开口面积小，这可能是瓣膜越小、钙化程度越高，TAVR 时栓塞潜在的风险也越高[57, 59]。男性表现为短期 CVE 风险低，很可能是因为主动脉瓣环和左心室流出道较大，这样可以减少自身瓣膜与植入主动脉瓣膜在定位与植入过程中的机械性接触，这两个过程恰恰与脑血栓最高风险密切相关[59]。此外，像 CKD 这样的并发症等也与 CVE 相关。AF 病史是 CVE 最主要的术前预测因子，在不同的研究中均发现其与短期和长期 CVE 相关[57, 60]。

瓣膜技术的改进和术者经验提高改善了手术操作相关因素。最近的证据表明不同类型的瓣膜有不均一的结果[61]，瓣膜类型和路径似乎不直接影响 CVE 的发生率[62]。虽然各瓣膜有相似的脑卒中风险，但其发生脑卒中的时机可能有很大区别。Kahlevt 等将研究聚集于定位与释放瓣膜这个脑卒中高风险时段，发现 CoreValve 在较缓释放时 CVE 风险较高，而 Edwards 瓣膜在缓慢定位时 CVE 风险最高，大于释放时[63]。

另一个预测因子是植入后球囊扩张，这是一项用来降低瓣周漏发生的技术。事实上，不同的研究已经证明了 BPD 与脑卒中相关。BPD 是主动脉根部的操作（只在 TAVR 手术中应用），而不是主动脉弓的操作（尤其是经股动脉路径），这可能决定了 CVE 的发生[64]。此外，人们怀疑 BPD 相关瓣叶损伤可能增加假体瓣膜血栓形成风险。

AKI 和血管并发症（vascular complication，VC）[57]，还有新发心房颤动[59] 是短期 CVE 发生的最强术后预测因子。

（二）晚期 CVE 预测因子

晚期 CVE 预测因子研究相对较少，晚期 CVE 患者的术前特征和其术中、术后因素相比与 CVE 风险相关性更大，特别是术前主动脉 - 冠脉搭桥病史和 AF 病史，这些都是 TAVR 术后 1 年脑卒中有力预测因子[57]。

此外，在 PARTNER 试验中，晚期脑卒中的预测因子有术前 6～12 个月有脑卒中史、非股动脉路径（这可以理解为动脉粥样硬化严重及血管径路差），心功能分级较高。

另一个血栓的来源可能是生物瓣膜假体不完全内膜化。假体与自身瓣膜的空隙即瓣周漏，这可能增加血流模式异常风险，即使先前的研究比较少[64]，后续的研究也表明瓣周漏与 CVE 的发生无关。

（三）CVE 作为死亡率的预测因子

如前报道，CVE 本身是死亡率的预测因子[61]。神经系统事件的严重程度影响 TAVR 术后脑卒中患者的预后（临床结局）。数据显示，在

那些脑卒中但是没有后遗症的患者中，死亡率可能不受影响。然而，PARTNER 试验中 TAVR 术后重度脑卒中患者 1 年的死亡率明显增加[65]。

五、传导异常预测因子

TAVR 相关传导异常主要是新发左束支传导阻滞和需要永久起搏器植入的高度房室传导阻滞，也是这个手术最常见的并发症。虽然术者经验增加了，瓣膜的重新定位及可回收性能提高了，出现了抗瓣周漏瓣膜，但这些并发症仍然随着时间推移不断增长。一个持续至少 48h 的心电图对于迅速识别这些并发症是必需的。事实上，大多数传导异常在 TAVR 术中和术后数小时即可发生，绝大多数传导异常是暂时的（尤其是 LBBB），特别是那些使用球囊扩张的瓣膜。迟发性 AAVB（TAVR 术后 48h 以上）的发生较围术期少见，如若发生则需要评估是否需要使用 PPM。

此外，新发 LBBB 和 PPM 是不良预后的预测因子[66]，LBBB 与术后 1 年心血管死亡率高风险相关，这可能与其增加突发心脏死亡及心室运动不同步致收缩功能障碍有关[25]。

解剖学因素是可以预测传导异常的（图 36-4）。事实上，房室束位于左边或心内膜位置正下方、膜性室间隔较短、钙化沉积在传导系统或瓣膜上、左心室流出道尺寸，以上这些对于预测上述传导异常尤为重要[67]。除了解剖学方面，其他的术前预测因子有术前存在传导异常、女性、CABG 史、DM[68]。

在术中预测因子中，植入瓣膜类型起着中心作用。事实上，植入后需使用机械扩张的 Lotusvalve，新发 LBBB 比率更高[69]。此外，自膨式 CoreValve 系统出现新发 LBBB 较球囊扩张式 Edward SAPIEN 瓣膜和自膨式 PorticoTAVR 系统普遍。这样的相关性可以用 CoreValve 瓣膜植

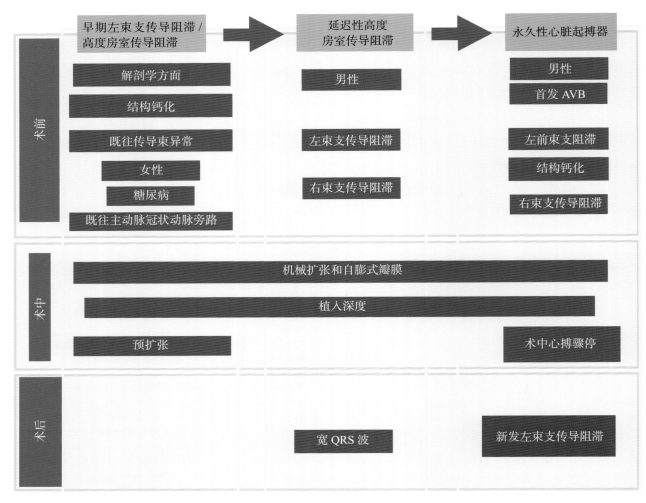

▲ 图 36-4　TAVI 术后心律失常并发症的术前、术中、术后预测因子

入左心室流出道深度较深，致其对周围传导系统施加高径向力来解释[70]。预扩张与传导异常的联系同样是这样的原因[71]。

男性、TAVR 术前存在左束支或右束支传导阻滞、QRS 波持续大于 128ms 是迟发性 AAVB 的独立预测因子[72]。

与 LBBB 类似，PPM 在自膨式 CoreValve 的发生率是球囊扩张式 Edward SAPIEN/SAPIEN XT 瓣膜的 5 倍以上[73]。Siontis 等在 Meta 分析中鉴别指出，男性、Ⅰ 度 AVB、左前分支和右束支传导阻滞是 PPM 的术前预测因子，术中存在 AAVB 和使用自膨式瓣膜是 PPM 的术中预测因子[74]。对于有关 LBBB 报道，主动脉瓣和二尖瓣环钙化这样的解剖特征和植入瓣膜的深度与 TAVR 术后 PPM 的发生相关[66]。

六、瓣周漏的预测因子

瓣周漏是 TAVR 术后常见的并发症之一，其发生率是 SAVR 术后的 6 倍，大多情况下是轻度反流，但在 20% 的病例中可能观察到中到重度反流，中到重度反流与不良预后相关。图 36-5 展示 PVR 的主要预测因子。

（一）术前预测因子

这个节段涉及了所有导致瓣膜与患者不匹

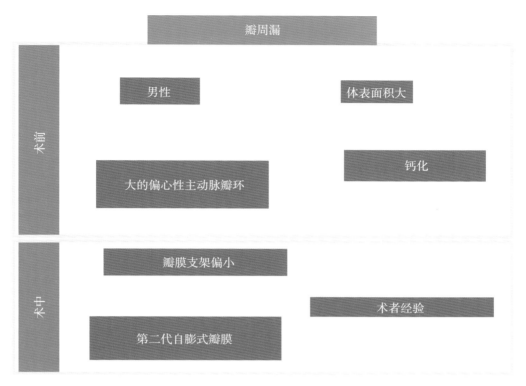

▲ 图 36-5　瓣周漏的术前、术中、术后预测因子

配，反映了测量瓣膜的不恰当[75]。在受试者特征中，体表面积大和男性是 PVR 严重程度高的重要预测因子，这与他们的主动脉瓣环大相关。解剖方面特点也是术前预测因子中最重要的，大的和反常的瓣环是 PVR 的预测因子。事实上，从未在那些主动脉瓣环直径小于 22mm 的患者中发现中度以上的 PVR[76]。

主动脉瓣环越偏离圆形，经导管瓣膜越不能完全与瓣环相吻合。所有的这些解剖学特征均可在主动脉瓣二瓣化畸形中发现，也确实是 PVR 进展的高风险因素。

一个已经被研究过的解剖因素是升主动脉轴（植入瓣膜上边的落座区域）与左心室流出道轴（植入瓣膜下边的落座区域）的夹角（植入瓣膜下边的落座区域），夹角越大，PVR 发生率越高[77]。与 Edward SAPIEN 相比较，CoreValve 有较长支架，较大的夹角影响植入瓣封闭瓣周间隙能力。

然而，研究最多的术前预测因子是动脉瓣钙化。多个研究已经证明主动脉瓣钙化与 PVR 明显相关[78]。很明显，自身瓣周存在大量钙化不允许植入瓣与主动脉完成完美贴合导致了 PVR 的发生。任何主动脉水平（从流出道至瓣周和瓣叶）的严重钙化和不对称或有突出是轻度以上 PVR 的预测因子。评估钙化的一种方法是通过 CT 计算 Agaston 评分，评分大于 3000HU 已被证实增加严重 PVR 风险[79]。

Watanabe 等在一个患者使用 Edwards Valve 行 TAVR 的研究中鉴别出两个独立的可以预测中度及以上 PVR 的因子，命名为瓣膜直径 / 平均瓣环直径（calculated average annulus diameter，CAAD）比和瓣膜钙化指数（valve calcification index，VCI），定义为主动脉瓣根部钙化体积 / BSA。他们开发了一种预测评分，在这个评分系统中瓣膜直径 /CAAD 比小于 1.055 计为 1 分，VCI > 418.4m³/m² 计为 1 分。当评分结果分别是 0、1、2 时，重度 PVR 的发生率分别是 5.3%、

11.8%、37.5%[80]。

综上所述，植入瓣与自身瓣环不能完全贴合归咎于钙化的类型或程度或瓣环的反常，看起来这些是 PVR 最有力的术前预测因子。TVR 术前合适的准备包括仔细测量瓣环，钙化的分级和定量，使用 CT 评估左心室流出道与瓣环。

（二）术中预测因子

瓣膜过小和位置不正是 PVR 产生的主要基础，无论是在球扩瓣膜和自膨瓣膜都能观察到这样的情况。

无论瓣膜类型，瓣膜测量是 PVR 的最强预测因子之一，瓣膜测量越大 PVR 发生率越低，最低可以降到 25% 以上[81]。此外，植入大的瓣膜可导致许多并发症，如传导异常和脑血管事件。总体来说，在一定程度上，大一点的瓣膜对预防 PVR 是有必要的，但也不能太大。

有两项研究曾试图做出一个测量方式用来确定合适的瓣膜。Detaint 等指出并证明覆盖指数是［100×（植入瓣膜直径 – 经食管超声瓣环直径）/ 植入瓣膜直径）］是中度以上 PVR 的独立预测因子[76]。事实上，较低的指数反映植入大点瓣膜的程度低，可显著预测 PVR。相反，指数大于 8% 与显著反流无相关性。Santos 等定义了"错配指数"，即经食管三维超声下瓣膜面积减去植入瓣膜面积[67]。像先前的研究一样，只评估了 Edwards SAPIEN 瓣，发现这个指数是明显 PVR 的唯一独立预测因子。

最佳的测量主动脉瓣环的影像学方法是 CT。依赖以 CT 为基础的增加瓣膜尺寸与 PVR 的发生减少相关，而依赖于经食管二维超声的方法没有这样的发现。当使用满足 CT 为基础的测量标准，PVR 的发生率降低 21%[82]。

TAVR 术中使用的装置类型与术后 PVR 的发生明显相关，这可以用不同的装置有不同的瓣膜结构和植入技术来解释。这些证据几乎完全来自第二代装置，显示 CoreValve 发生 PVR 风险较 Edward SAPIEN 瓣高。相反[83, 84]，在 PRAGMATIC 试验中，无论患者使用 CoreValve 还是使用球囊扩张的瓣膜行 TAVR 治疗，术后 1 年中等到大量 PVR 无明显差异[85]。CoreValve 组较 Edwards SAPIEN 组术后中重度 PVR 发生率高，但这个研究没有达到统计学的差异，可能是其样本量相对于前文提及的 Meta 分析中较少的原因。

自膨式瓣膜 PVR 发生率高可能有很多原因，首先，是关注者们推崇低辐射量的镍钛合金框架，尤其是对于高度钙化患者。镍钛合金支架较不锈钢支架可能显示出更强的承受能力和可操作性，但缺乏需要对抗自身瓣膜硬度和钙化带来的压缩力所需的硬度。其次，装置的不完全膨胀和由此带来的 CoreValve 瓣与自身瓣环和左心室流出道贴和受损也会受到影响。最后，支架的长度是核心角色，尤其当左心室流出道轴和升主动脉轴成角严重时，相对于 Edwards SAPIEN 大一点的 CoreValve 瓣靠自膨作用来封闭瓣周间隙的能力就降低了[68]。

而且 PVR 明显受植入深度影响，当位置高或低了，植入瓣的裙边不足以封闭瓣周。CoreValve 尤其是这样的，由于它的下段呈梯形，植入深度对于它来说更具挑战。已知相对低的植入深度可预测 PVR，植入瓣膜距冠状动脉开口 5～10mm 能最大限度地降低明显 PVR 的风险[77]。

无论怎样，期待第三代装置大规模使用，这可以迅速带来广泛的 PVR 明显下降。Medtronic CoreValve Evolut R 可完全回收和重新随意定位瓣膜位置，且有加长的用以闭封的裙边。SAPIEN 3 系统为降低 PVR 的发生在瓣膜底部周围镶嵌（加入）一个裙边。St. Jude 公司的 Portico 自膨式瓣膜为最大限度降低 PVR 风险，在瓣环层面提供完全可回收功能和大号选择[86]。这些装置把 PVR

的发生率降到 30% 以下，而老的瓣膜发生率是大于 50% 的。术者的经验很明显是 PVR 发生的一个明显的预测因子。

（三）PVR 作为死亡率的预测因子

TAVR 术后残存的中到重度 PVR 对生存的负面影响存在强有力的证据，轻度 PVR 预后尚未得知。事实上，依 VARC-2 标准 PVR ＞ 2 级即可定义为装置失效，这是急性和中期死亡率的最强预测因子之一[84]。

一些研究已经表明即使轻度 PVR 对死亡率也有不利影响。事实上，PARTNER 试验中 A 组的结果已经证明使用自膨式瓣膜患者，即使是轻度的 PVR，其 2 年和 5 年更差的生存状态也与 PVR 相关。存在更严重的 PVR 与心功能好转减少和再次住院率高相关[1, 75]。

七、血管和出血并发症的预测因子

总结血管并发症和出血并发症的预测指标主要根据两个原因。首先，根据 VARC-2 分类标准，出血并发症肯定是血管并发症的一种，VARC-2 分类标准包括出血学术研究联盟（BARC）定义的 2、3 和 5 型出血。其次，血管并发症也是出血并发症的主要预测因素之一。已有多项研究对预测因子的识别进行了评估，其中多项研究是独立的，但在研究中使用了 VC 和 BC 的异质定义。VARC-2 分类标准更有意义，其允许主要和次要 VC 进行区分，因此与死亡率有更强的关联性。

（一）血管并发症

血管并发症取决于入路的位置：由于经股动脉入路是最常用的入路，所以髂股的并发症是最常见的，我们将重点介绍。血管通路并发症的发生率受几个因素的影响，包括术前（患者的解剖）和手术过程（装置的大小和操作人员使用闭合装置的经验 / 技术），如图 36-6 所示。小血管尺寸和中重度钙化是最重要的解剖预测指标，两者结合后血管并发症发生率最高[87]。Blakeslee-Carter 等开发了一种髂形态评分（iliac morphology score, IMS）模型来预测 VC。IMS 包括髂动脉钙化和髂动脉最小直径的 CT 评估。高 IMS（≥ 5）和股动脉面积是 VC 的强预测因子[88]。除了髂股动脉内径的绝对测量外，鞘 - 股动脉的比值也很重要，其定义为鞘外径与股动脉最小腔径的比值。比值＞ 1.05 是主要 VC 和 30 天死亡率的一个强有力的预测指标[87]。在患者特征中，女性、年龄、身高、糖尿病、CKD、外周动脉疾病均与 VC 相关[89]。事实上，所有这些因素都与动脉直径变小或动脉壁钙化有关。正如之前报道的其他类型的并发症，同样在本例中，手术经验发挥了关键作用[90]。最重要的手术预测指标是鞘径。最近来自 STS/ACC 经导管瓣膜治疗登记的数据表明，VC 的频率随着时间的推移而下降。事实上，新一代 TAVR 设备需要更小的传递鞘，主要 VC 显著降低，并发症从 8%（使用 22F～24F 鞘）减少到 1%（使用 18F～19F 鞘）[91]。

瓣膜的类型似乎并不主要影响 VC 的发生率，除了一些罕见的并发症，如在超大尺寸的球扩瓣上经常出现的环状破裂。主要的区别是需要鞘：与老一代 Edwards SAPIEN 设备相比，Medtronic CoreValve 的血管并发症风险更低，前者需要内径为 22F～24F。然而，与第一代瓣膜相比，新一代 SAPIEN XT 瓣膜（18F 或 19F 输送系统）和 Edwards SAPIEN 3 系统（甚至更小的输送系统）的 VC 值更低。一项大型欧洲多中心注册比较了两种新一代瓣膜，发现 Medtronic CoreValve 与 Edwards SAPIEN XT 瓣膜的血管并发症发生率无差异[92]。最近，Medtronic CoreValve Evolut

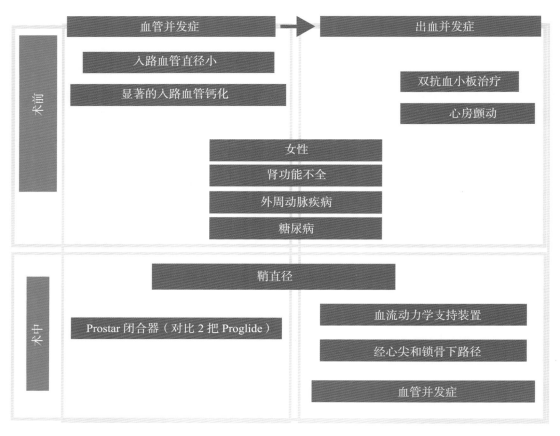

▲ 图 36-6　**TAVI 术后出血和血管并发症的术前、术中、术后预测因子**

R 系统和 Edwards SAPIEN valve 3 系统获得了批准，其中 CoreValve 使用了 14F 护套，Edwards SAPIEN valve 3 系统使用了 14F 可膨胀护套（允许在瓣膜通过过程中，护套瞬间膨胀，并在通过后立即返回到一个低直径）。现实世界中血管并发症的发生率有望下降。

最后，需要讨论血管闭合装置的类型。事实上，双 Preclose Proglide 系统的 VC 和 BC 发病率较低，特别是与 Prostar XL 系统（两者均由 Abbott Vascular，Abbott Park，IL，USA 生产）相比[93]。在 CONTROL 多中心研究中，Prostar 与 VC 和 BC 独立相关，与 Proglide 相比，Prostar 的主要并发症风险增加了 6 倍[90]。

（二）出血并发症

出血并发症（bleeding complication，BC）依据发展时间模式可以区分早期出血（围术期）和晚期出血。前者是起源于穿刺部位或邻近区域的入路性出血，主要与手术或技术因素有关。后者通常是非入路性出血，似乎是患者出血敏感性的表现。

如图 36-5 所示，女性、年龄、外周动脉疾病、CKD、AF、低 BMI、高手术风险和糖尿病是 BC 早期和晚期的最强预测因子[94]。

BC 的一个主要方面是治疗方案。在接受 TAVR 的患者的术前阶段使用单抗和双抗血小板治疗（dual antiplatelet therapy，DAPT）的策略降低了危及生命的和主要的 BC。最近的 OCEAN-TAVI 注册结果显示，DAPT 与单抗血小板治疗（single antiplatelet therapy，SAPT）相比，第二种方法的任何一种 BC 都增加了 2 倍[95]。

TAVR 后抗血小板方案对预测 BC 的作用尚

不明确。一项 Meta 分析表明，TAVR 后 30 天，DAPT 可能比 SAPT 有更高的出血风险[96]。然而，最近的另一项 Meta 分析发现，只有考虑非随机试验时，BC 合并 DAPT 的发生率更高，而仅随机试验时失去了意义[97]。

同样，在手术因素中，输送系统的直径是一个主要问题，经心尖和经锁骨下血管通路已成为预测因素[94]。

八、展望

最近，有新的变量被用来预测 TAVR 术后的预后。Sinning 等发现，生长分化因子 –15 和白细胞介素 –8 的升高与 1 年死亡率的增加有关。生长分化因子 –15 是应对炎症和组织损伤而产生的应激性细胞因子，白细胞介素 –8 参与先天免疫反应。此外，这些生物标记物与 EuroSCORE Ⅱ 的结合为单独的风险评分增加了预后信息[98]。

值得注意的是，接受 TAVR 治疗的患者如果既往存在血小板减少症（thrombocytopenia，TP）加重，其住院临床结果较差，发生重大 VC 和 BC 的风险分别增加了 2.8 倍和 3 倍[99]。

此外，在严重 AS 患者中，通过脉搏波速度（pulse wave velocity，PWV）评估的动脉刚度与跨瓣膜压差相关，而在接受 TAVR 的患者中，能够预测超声心动图的处理反应。因此，在 TAVR 前对 PWV 进行基线评估有助于患者的选择[100]。

最后，接受 TAVR 并进行术中有创测量的心脏指数（cardiac index，CI） < 1.9L/（min·m²）的重度 AS 患者在 30 天和 1 年的死亡率显著较高，而那些基线 CI 较低且瓣膜植入后没有改善的患者在 1 年随访时的生存率最差[101]。

这些新因素的确切作用有待进一步研究证实，但未来可能会有新的变量加入预测模型，以提高预测 TAVR 相关死亡率和并发症的敏感性。

九、结论

在本章中，我们回顾了 TAVR 死亡率和并发症的主要预测因子。虽然许多患者对 TAVR 的反应是最佳的，没有并发症，死亡率和 QOL 有所改善，但也有相当多的患者不是这样。了解 TAVR 治疗后死亡率、生活质量或功能状态缺乏改善及并发症背后的预测因素，有助于确定一组治疗无效的患者，从而避免这样治疗。新的变量正在研究中，未来它们可能被添加到预测模型中，以提高预测 TAVR 相关死亡率和并发症的敏感性。

声明

无利益冲突和资助。

参 考 文 献

[1] Mack MJ, Leon MB, Smith CR, Miller DC, Moses JW, Tuzcu EM, et al. 5–year outcomes of transcatheter aortic valve replacement or surgical aortic valve replacement for high surgical risk patients with aortic stenosis (PARTNER 1): a randomised controlled trial. Lancet. 2015;385:2477–84.

[2] Reardon MJ, Van Mieghem NM, Popma JJ, Kleiman NS, Søndergaard L, Mumtaz M, et al. Surgical or transcatheter aortic–valve replacement in intermediate–risk patients. N Engl J Med. 2017;376:1321–31.

[3] Elmariah S, Palacios IF, McAndrew T, Hueter I, Inglessis I, Baker JN, et al. Outcomes of transcatheter and surgical aortic valve replacement in high–risk patients with aortic stenosis and left ventricular dysfunction: results from the placement of aortic transcatheter valves (PARTNER) trial (cohort A). Circ Cardiovasc Interv. 2013;6:604–14.

[4] Giordana F, D'Ascenzo F, Nijhoff F, Moretti C, D'Amico M,

Biondi Zoccai G, et al. Meta–analysis of predictors of all–cause mortality after transcatheter aortic valve implantation. Am J Cardiol. 2014;114:1447–55.

[5] Sannino A, Gargiulo G, Schiattarella GG, Brevetti L, Perrino C, Stabile E, et al. Increased mortality after transcatheter aortic valve implantation (TAVI) in patients with severe aortic stenosis and low ejection fraction: a meta–analysis of 6898 patients. Int J Cardiol. 2014;176:32–9.

[6] Amabile N, Agostini H, Gilard M, Eltchaninoff H, Iung B, Donzeau–Gouge P, et al. Impact of low preprocedural transvalvular gradient on cardiovascular mortality following TAVI: an analysis from the FRANCE 2 registry. EuroIntervention. 2014;10:842–9.

[7] Lauten A, Figulla HR, Möllmann H, Holzhey D, Kötting J, Beckmann A, et al. TAVI for low–flow, low–gradient severe aortic stenosis with preserved or reduced ejection fraction: a subgroup analysis from the German aortic valve registry (GARY). EuroIntervention. 2014;10:850–9.

[8] Conrotto F, D'Ascenzo F, Stella P, Pavani M, Rossi ML, Brambilla N, et al. Transcatheter aortic valve implantation in low ejection fraction/low transvalvular gradient patients: the rule of 40. J Cardiovasc Med. 2017;18:103–8.

[9] Baron SJ, Arnold SV, Herrmann HC, Holmes DR, Szeto WY, Allen KB, et al. Impact of ejection fraction and aortic valve gradient on outcomes of transcatheter aortic valve replacement. J Am Coll Cardiol. 2016;67:2349–58.

[10] Le Ven F, Freeman M, Webb J, Clavel M–A, Wheeler M, Dumont É, et al. Impact of low flow on the outcome of high–risk patients undergoing transcath eter aortic valve replacement. J Am Coll Cardiol. 2013;62:782–8.

[11] Eleid MF, Goel K, Murad MH, Erwin PJ, Suri RM, Greason KL, et al. Meta–analysis of the prognostic impact of stroke volume, gradient, and ejection fraction after transcatheter aortic valve implantation. Am J Cardiol. 2015;116:989–94.

[12] Mok M, Nombela–Franco L, Dumont E, Urena M, DeLarochellière R, Doyle D, et al. Chronic obstruc tive pulmonary disease in patients undergoing transcatheter aortic valve implantation: insights on clinical outcomes, prognostic markers, and functional status changes. JACC Cardiovasc Interv. 2013;6:1072–84.

[13] Nombela–Franco L, del Trigo M, Morrison–Polo G, Veiga G, Jimenez–Quevedo P, Abdul–Jawad Altisent O, et al. Incidence, causes, and predictors of early (≤30 days) and late unplanned hospital readmissions after transcatheter aortic valve replacement. JACC Cardiovasc Interv. 2015;8:1748–57.

[14] Gilard M, Eltchaninoff H, Donzeau–Gouge P, Chevreul K, Fajadet J, Leprince P, et al. Late outcomes of transcatheter aortic valve replacement in high–risk patients. J Am Coll Cardiol. 2016;68:1637–47.

[15] Codner P, Levi A, Gargiulo G, Praz F, Hayashida K, Watanabe Y, et al. Impact of renal dysfunction on results of transcatheter aortic valve replacement outcomes in a large multicenter cohort. Am J Cardiol. 2016;118:1888–96.

[16] Gupta T, Goel K, Kolte D, Khera S, Villablanca PA, Aronow WS, et al. Association of chronic kidney disease with in–hospital outcomes of transcatheter aortic valve replacement.

JACC Cardiovasc Interv. 2017;10:2050–60.

[17] Goebel N, Baumbach H, Ahad S, Voehringer M, Hill S, Albert M, et al. Transcatheter aortic valve replacement: does kidney function affect outcome? Ann Thorac Surg. 2013;96:507–12.

[18] Walther T, Hamm CW, Schuler G, Berkowitsch A, Kötting J, Mangner N, et al. Perioperative results and complications in 15,964 transcatheter aortic valve replacements. J Am Coll Cardiol. 2015;65:2173–80.

[19] Abdelghani M, Cavalcante R, Miyazaki Y, de Winter RJ, Sarmento–Leite R, Mangione JA, et al. Prevalence, predictors, and prognostic implications of residual impairment of functional capacity after transcatheter aortic valve implantation. Clin Res Cardiol. 2017;106:752–9.

[20] van der Boon RMA, Chieffo A, Dumonteil N, Tchetche D, Van Mieghem NM, Buchanan GL, et al. Effect of body mass index on short– and long–term outcomes after transcatheter aortic valve implantation. Am J Cardiol. 2013;111:231–6.

[21] Koifman E, Kiramijyan S, Negi SI, Didier R, Escarcega RO, Minha S, et al. Body mass index association with survival in severe aortic stenosis patients undergoing transcatheter aortic valve replacement. Catheter Cardiovasc Interv. 2016;88:118–24.

[22] Schulenberg R, Antonitsis P, Stroebel A, Westaby S. Chronic atrial fibrillation is associated with reduced survival after aortic and double valve replacement. Ann Thorac Surg. 2010;89:738–44.

[23] Ludman PF, Moat N, de Belder MA, Blackman DJ, Duncan A, Banya W, et al. Transcatheter aortic valve implantation in the United Kingdom clinical perspective: temporal trends, predictors of outcome, and 6–year follow–up: a report from the UK transcatheter aortic valve implantation (TAVI) registry, 2007 to 2012. Circulation. 2015;131:1181–90.

[24] Zahn R, Gerckens U, Linke A, Sievert H, Kahlert P, Hambrecht R, et al. Predictors of one–year mortality after transcatheter aortic valve implantation for severe symptomatic aortic stenosis. Am J Cardiol. 2013;112:272–9.

[25] Urena M, Webb JG, Eltchaninoff H, Muñoz–García AJ, Bouleti C, Tamburino C, et al. Late cardiac death in patients undergoing transcatheter aortic valve replacement. J Am Coll Cardiol. 2015;65:437–48.

[26] Lindman BR, Pibarot P, Arnold SV, Suri RM, McAndrew TC, Maniar HS, et al. Transcatheter versus surgical aortic valve replacement in patients with diabetes and severe aortic stenosis at high risk for surgery: an analysis of the PARTNER trial (placement of aortic transcatheter valve). J Am Coll Cardiol. 2014;63:1090–9.

[27] Abramowitz Y, Jilaihawi H, Chakravarty T, Mangat G, Maeno Y, Kazuno Y, et al. Impact of diabetes mellitus on outcomes after transcatheter aortic valve implantation. Am J Cardiol. 2016;117:1636–42.

[28] Abramowitz Y, Kazuno Y, Chakravarty T, Kawamori H, Maeno Y, Anderson D, et al. Concomitant mitral annular calcification and severe aortic stenosis: prevalence, characteristics and outcome following transcatheter aortic valve replacement. Eur Heart J. 2017;38:1194–203.

[29] Mina GS, Gill P, Soliman D, Reddy P, Dominic P. Diabetes mellitus is associated with increased acute kidney injury and

1–year mortality after transcatheter aortic valve replacement: a meta–analysis. Clin Cardiol. 2017;40:726–31.

[30] Talbot–Hamon C, Afilalo J. Transcatheter aortic valve replacement in the care of older persons with aortic stenosis. J Am Geriatr Soc. 2017;65:693–8.

[31] Afilalo J, Alexander KP, Mack MJ, Maurer MS, Green P, Allen LA, et al. Frailty assessment in the cardiovascular care of older adults. J Am Coll Cardiol. 2014;63:747–62.

[32] Afilalo J, Lauck S, Kim DH, Lefèvre T, Piazza N, Lachapelle K, et al. Frailty in older adults undergoing aortic valve replacement: the FRAILTY–AVR study. J Am Coll Cardiol. 2017;70:689–700.

[33] Lombard JT, Selzer A. Valvular aortic stenosis. A clinical and hemodynamic profile of patients. Ann Intern Med. 1987;106:292–8.

[34] Gautier M, Pepin M, Himbert D, Ducrocq G, Iung B, Dilly M–P, et al. Impact of coronary artery disease on indications for transcatheter aortic valve implantation and on procedural outcomes. EuroIntervention. 2011;7:549–55.

[35] D'Ascenzo F, Conrotto F, Giordana F, Moretti C, D'Amico M, Salizzoni S, et al. Mid–term prognostic value of coronary artery disease in patients undergoing transcatheter aortic valve implantation: a meta–analysis of adjusted observational results. Int J Cardiol. 2013;168:2528–32.

[36] Tarantini G, Purita PAM, D'Onofrio A, Fraccaro C, Frigo AC, D'Amico G, et al. Long–term outcomes and prosthesis performance after transcatheter aortic valve replacement: results of self–expandable and balloon–expandable transcatheter heart valves. Ann Cardiothorac Surg. 2017;6:473–83.

[37] Iung B, Laouénan C, Himbert D, Eltchaninoff H, Chevreul K, Donzeau–Gouge P, et al. Predictive factors of early mortality after transcatheter aortic valve implantation: individual risk assessment using a simple score. Heart. 2014;100:1016–23.

[38] Elhmidi Y, Bleiziffer S, Deutsch M–A, Krane M, Mazzitelli D, Lange R, et al. Acute kidney injury after transcatheter aortic valve implantation: incidence, predictors and impact on mortality. Arch Cardiovasc Dis. 2014;107:133–9.

[39] Neverdal NO, Knudsen CW, Husebye T, Vengen OA, Pepper J, Lie M, et al. The effect of aortic valve replacement on plasma B–type natriuretic peptide in patients with severe aortic stenosis—one year follow–up. Eur J Heart Fail. 2006;8:257–62.

[40] O'Sullivan CJ, Stortecky S, Heg D, Jüni P, Windecker S, Wenaweser P. Impact of B–type natriuretic peptide on short–term clinical outcomes following transcatheter aortic valve implantation. EuroIntervention. 2015;10:e1–8.

[41] Bergler–Klein J, Klaar U, Heger M, Rosenhek R, Mundigler G, Gabriel H, et al. Natriuretic peptides predict symptom–free survival and postopera tive outcome in severe aortic stenosis. Circulation. 2004;109:2302–8.

[42] O'Neill BP, Guerrero M, Thourani VH, Kodali S, Heldman A, Williams M, et al. Prognostic value of serial B–type natriuretic peptide measurement in transcatheter aortic valve replacement (from the PARTNER trial). Am J Cardiol. 2015;115:1265–72.

[43] Koskinas KC, Stortecky S, Franzone A, O'Sullivan CJ, Praz F, Zuk K, et al. Post–procedural troponin elevation and clinical

outcomes following transcath eter aortic valve implantation. J Am Heart Assoc. 2016;5:e002430.

[44] Stundl A, Schulte R, Lucht H, Weber M, Sedaghat A, Shamekhi J, et al. Periprocedural myocardial injury depends on transcatheter heart valve type but does not predict mortality in patients after transcatheter aortic valve replacement. JACC Cardiovasc Interv. 2017;10:1550–60.

[45] Debonnaire P, Fusini L, Wolterbeek R, Kamperidis V, van Rosendael P, van der Kley F, et al. Value of the "TAVI2–SCORe" versus surgical risk scores for prediction of one year mortality in 511 patients who underwent transcatheter aortic valve implantation. Am J Cardiol. 2015;115:234–42.

[46] Capodanno D, Barbanti M, Tamburino C, D'Errigo P, Ranucci M, Santoro G, et al. A simple risk tool (the OBSERVANT score) for prediction of 30–day mortality after transcatheter aortic valve replacement. Am J Cardiol. 2014;113:1851–8.

[47] Edwards FH, Cohen DJ, O'Brien SM, Peterson ED, Mack MJ, Shahian DM, et al. Development and validation of a risk prediction model for in–hospital mortality after transcatheter aortic valve replacement. JAMA Cardiol. 2016;1:46.

[48] Pilgrim T, Franzone A, Stortecky S, Nietlispach F, Haynes AG, Tueller D, et al. Predicting mortality after transcatheter aortic valve replacement: external validation of the transcatheter valve therapy registry model. Circ Cardiovasc Interv. 2017;10:e005481.

[49] Baron SJ, Arnold SV, Reynolds MR, Wang K, Deeb M, Reardon MJ, et al. Durability of quality of life benefits of transcatheter aortic valve replacement: long–term results from the CoreValve US extreme risk trial. Am Heart J. 2017;194:39–48.

[50] American Thoracic Society. Withholding and with drawing life–sustaining therapy. Ann Intern Med. 1991;115:478–85.

[51] Arnold SV, Spertus JA, Lei Y, Green P, Kirtane AJ, Kapadia S, et al. How to define a poor outcome after transcatheter aortic valve replacement: conceptual framework and empirical observations from the placement of aortic transcatheter valve (PARTNER) trial. Circ Cardiovasc Qual Outcomes. 2013;6:591–7.

[52] Arnold SV, Spertus JA, Vemulapalli S, Li Z, Matsouaka RA, Baron SJ, et al. Quality–of–life outcomes after transcatheter aortic valve replacement in an unselected population: a report from the STS/ ACC transcatheter valve therapy registry. JAMA Cardiol. 2017;2:409.

[53] Lange R, Beckmann A, Neumann T, Krane M, Deutsch M–A, Landwehr S, et al. Quality of life after transcatheter aortic valve replacement. JACC Cardiovasc Interv. 2016;9:2541–54.

[54] Spertus J, Peterson E, Conard MW, Heidenreich PA, Krumholz HM, Jones P, et al. Monitoring clinical changes in patients with heart failure: a comparison of methods. Am Heart J. 2005;150:707–15.

[55] Leon MB, Smith CR, Mack M, Miller DC, Moses JW, Svensson LG, et al. Transcatheter aorticvalve implantation for aortic stenosis in patients who cannot undergo surgery. N Engl J Med. 2010;363:1597–607.

[56] Leon MB, Smith CR, Mack MJ, Makkar RR, Svensson LG, Kodali SK, et al. Transcatheter or surgical aortic–valve replacement in intermediate–risk patients. N Engl J Med.

2016;374:1609–20.

[57] Bosmans J, Bleiziffer S, Gerckens U, Wenaweser P, Brecker S, Tamburino C, et al. The incidence and predictors of early- and mid-term clinically relevant neurological events after transcatheter aortic valve replacement in real-world patients. J Am Coll Cardiol. 2015;66:209–17.

[58] Stortecky S, Windecker S, Pilgrim T, Heg D, Buellesfeld L, Khattab AA, et al. Cerebrovascular accidents complicating transcatheter aortic valve implantation: frequency, timing and impact on outcomes. EuroIntervention. 2012;8:62–70.

[59] Auffret V, Regueiro A, Del Trigo M, Abdul-Jawad Altisent O, Campelo-Parada F, Chiche O, et al. Predictors of early cerebrovascular events in patients with aortic stenosis undergoing transcath eter aortic valve replacement. J Am Coll Cardiol. 2016;68:673–84.

[60] Yankelson L, Steinvil A, Gershovitz L, Leshem Rubinow E, Furer A, Viskin S, et al. Atrial fibrillation, stroke, and mortality rates after transcatheter aortic valve implantation. Am J Cardiol. 2014;114:1861–6.

[61] Eggebrecht H, Schmermund A, Voigtländer T, Kahlert P, Erbel R, Mehta RH. Risk of stroke after transcatheter aortic valve implantation (TAVI): a meta-analysis of 10,037 published patients. EuroIntervention. 2012;8:129–38.

[62] Athappan G, Gajulapalli RD, Sengodan P, Bhardwaj A, Ellis SG, Svensson L, et al. Influence of transcatheter aortic valve replacement strategy and valve design on stroke after transcatheter aortic valve replacement: a meta-analysis and systematic review of literature. J Am Coll Cardiol. 2014;63:2101–10.

[63] Kahlert P, Al-Rashid F, Döttger P, Mori K, Plicht B, Wendt D, et al. Cerebral embolization during transcatheter aortic valve implantation: a transcranial Doppler study. Circulation. 2012;126:1245–55.

[64] Hahn RT, Pibarot P, Webb J, Rodes-Cabau J, Herrmann HC, Williams M, et al. Outcomes with post-dilation following transcatheter aortic valve replacement: the PARTNER I trial (placement of aortic transcatheter valve). JACC Cardiovasc Interv. 2014;7:781–9.

[65] Daneault B, Kirtane AJ, Kodali SK, Williams MR, Genereux P, Reiss GR, et al. Stroke associated with surgical and transcatheter treatment of aortic stenosis: a comprehensive review. J Am Coll Cardiol. 2011;58:2143–50.

[66] Auffret V, Puri R, Urena M, Chamandi C, Rodriguez-Gabella T, Philippon F, et al. Conduction disturbances after transcatheter aortic valve replace ment: current status and future perspectives. Circulation. 2017;136:1049–69.

[67] Santos N, de Agustín JA, Almería C, Gonçalves A, Marcos-Alberca P, Fernández-Golfín C, et al. Prosthesis/annulus disconguence assessed by three-dimensional transoesophageal echocardiography: a predictor of significant paravalvular aortic regurgita tion after transcatheter aortic valve implantation. Eur Heart J Cardiovasc Imaging. 2012;13:931–7.

[68] O'Sullivan KE, Gough A, Segurado R, Barry M, Sugrue D, Hurley J. Is valve choice a significant determinant of paravalular leak post-transcatheter aortic valve implantation?

A systematic review and meta-analysis. Eur J Cardiothorac. 2014;45:826–33.

[69] Zaman S, McCormick L, Gooley R, Rashid H, Ramkumar S, Jackson D, et al. Incidence and predictors of permanent pacemaker implantation following treatment with the repositionable Lotus™ trans catheter aortic valve. Catheter Cardiovasc Interv. 2017;90:147–54.

[70] Franzoni I, Latib A, Maisano F, Costopoulos C, Testa L, Figini F, et al. Comparison of incidence and predictors of left bundle branch block after transcatheter aortic valve implantation using the CoreValve versus the Edwards valve. Am J Cardiol. 2013;112:554–9.

[71] Lange P, Greif M, Vogel A, Thaumann A, Helbig S, Schwarz F, et al. Reduction of pacemaker implantation rates after CoreValve® implantation by moderate predilatation. Euro-Intervention. 2014;9:1151–7.

[72] Toggweiler S, Stortecky S, Holy E, Zuk K, Cuculi F, Nietlispach F, et al. The electrocardiogram after transcatheter aortic valve replacement determines the risk for post-procedural high-degree AV block and the need for telemetry monitoring. JACC Cardiovasc Interv. 2016;9:1269–76.

[73] Abdel-Wahab M, Mehilli J, Frerker C, Neumann F-J, Kurz T, Tölg R, et al. Comparison of balloon-expandable vs self-expandable valves in patients undergoing transcatheter aortic valve replacement: the CHOICE randomized clinical trial. JAMA. 2014;311:1503–14.

[74] Siontis GCM, Jüni P, Pilgrim T, Stortecky S, Büllesfeld L, Meier B, et al. Predictors of permanent pacemaker implantation in patients with severe aortic stenosis undergoing TAVR: a meta-analysis. J Am Coll Cardiol. 2014;64:129–40.

[75] Kodali S, Pibarot P, Douglas PS, Williams M, Xu K, Thourani V, et al. Paravalvular regurgitation after transcatheter aortic valve replacement with the Edwards sapien valve in the PARTNER trial: characterizing patients and impact on outcomes. Eur Heart J. 2015;36:449–56.

[76] Détaint D, Lepage L, Himbert D, Brochet E, Messika-Zeitoun D, Iung B, et al. Determinants of significant paravalvular regurgitation after transcatheter aortic valve: implantation impact of device and annulus discongruence. JACC Cardiovasc Interv. 2009;2:821–7.

[77] Sherif MA, Abdel-Wahab M, Stöcker B, Geist V, Richardt D, Tölg R, et al. Anatomic and proce dural predictors of paravalvular aortic regur gitation after implantation of the Medtronic CoreValve bioprosthesis. J Am Coll Cardiol. 2010;56:1623–9.

[78] Khalique OK, Hahn RT, Gada H, Nazif TM, Vahl TP, George I, et al. Quantity and location of aortic valve complex calcification predicts severity and location of paravalvular regurgitation and frequency of post-dilation after balloon-expandable transcatheter aortic valve replacement. JACC Cardiovasc Interv. 2014;7:885–94.

[79] Koos R, Mahnken AH, Dohmen G, Brehmer K, Günther RW, Autschbach R, et al. Association of aortic valve calcification severity with the degree of aortic regurgitation after transcatheter aortic valve implantation. Int J Cardiol. 2011;150:142–5.

[80] Watanabe Y, Lefèvre T, Arai T, Hayashida K, Bouvier E, Hovasse T, et al. Can we predict postprocedural paravalvular leak after Edwards SAPIEN transcatheter aortic valve implantation? Catheter Cardiovasc Interv. 2015;86:144–51.

[81] Leber AW, Eichinger W, Rieber J, Lieber M, Schleger S, Ebersberger U, et al. MSCT guided sizing of the Edwards Sapien XT TAVI device: impact of different degrees of oversizing on clinical outcome. Int J Cardiol. 2013;168:2658–64.

[82] Mylotte D, Dorfmeister M, Elhmidi Y, Mazzitelli D, Bleiziffer S, Wagner A, et al. Erroneous measurement of the aortic annular diameter using 2–dimensional echocardiography resulting in inappropriate CoreValve size selection: a retrospective comparison with multislice computed tomography. JACC Cardiovasc Interv. 2014;7:652–61.

[83] Moat NE, Ludman P, de Belder MA, Bridgewater B, Cunningham AD, Young CP, et al. Long–term outcomes after transcatheter aortic valve implantation in high–risk patients with severe aortic stenosis: the U.K. TAVI (United Kingdom Transcatheter Aortic Valve Implantation) Registry. J Am Coll Cardiol. 2011;58:2130–8.

[84] Athappan G, Patvardhan E, Tuzcu EM, Svensson LG, Lemos PA, Fraccaro C, et al. Incidence, predictors, and outcomes of aortic regurgitation after transcatheter aortic valve replacement. J Am Coll Cardiol. 2013;61:1585–95.

[85] Chieffo A, Buchanan GL, Van Mieghem NM, Tchetche D, Dumonteil N, Latib A, et al. Transcatheter aortic valve implantation with the Edwards SAPIEN versus the Medtronic CoreValve Revalving system devices: a multicenter collabora–tive study: the PRAGMATIC Plus Initiative (Pooled–RotterdAm–Milano–Toulouse In Collaboration). J Am Coll Cardiol. 2013;61:830–6.

[86] Paradis J–M, Altisent OA–J, RodÉs–Cabau J. Reducing periprocedural complications in transcatheter aortic valve replacement: review of paravalvular leaks, stroke and vascular complications. Expert Rev Cardiovasc Ther. 2015;13:1251–62.

[87] Hayashida K, Lefèvre T, Chevalier B, Hovasse T, Romano M, Garot P, et al. Transfemoral aortic valve implantation new criteria to predict vascular complications. JACC Cardiovasc Interv. 2011;4:851–8.

[88] Blakeslee–Carter J, Dexter D, Mahoney P, Ahanchi S, Steerman S, Larion S, et al. A novel iliac morphology score predicts procedural mortality and major vascular complications in transfemoral aortic valve replacement. Ann Vasc Surg. 2018;46:208–17.

[89] Sardar MR, Goldsweig AM, Abbott JD, Sharaf BL, Gordon PC, Ehsan A, et al. Vascular complications associated with transcatheter aortic valve replacement. Vasc Med. 2017;22:234–44.

[90] Barbash IM, Barbanti M, Webb J, Molina–Martin De Nicolas J, Abramowitz Y, Latib A, et al. Comparison of vascular closure devices for access site closure after transfemoral aortic valve implantation. Eur Heart J. 2015;36:3370–9.

[91] Holmes DR, Nishimura RA, Grover FL, Brindis RG, Carroll JD, Edwards FH, et al. Annual outcomes with transcatheter valve therapy: from the STS/ ACC TVT registry. J Am Coll Cardiol. 2015;66: 2813–23.

[92] Di Mario C, Eltchaninoff H, Moat N, Goicolea J, Ussia GP, Kala P, et al. The 2011–12 pilot European sentinel registry of transcatheter aortic valve implantation: in–hospital results in 4,571 patients. EuroIntervention. 2013;8:1362–71.

[93] Mehilli J, Jochheim D, Abdel–Wahab M, Rizas KD, Theiss H, Spenkuch N, et al. One–year outcomes with two suture–mediated closure devices to achieve access–site haemostasis following transfemoral transcatheter aortic valve implantation. EuroIntervention. 2016;12:1298–304.

[94] Piccolo R, Pilgrim T, Franzone A, Valgimigli M, Haynes A, Asami M, et al. Frequency, timing, and impact of access–site and non–access–site bleeding on mortality among patients undergoing transcatheter aortic valve replacement. JACC Cardiovasc Interv. 2017;10:1436–46.

[95] Hioki H, Watanabe Y, Kozuma K, Nara Y, Kawashima H, Kataoka A, et al. Pre–procedural dual antiplatelet therapy in patients undergoing transcatheter aortic valve implantation increases risk of bleeding. Heart. 2017;103:361–7.

[96] Aryal MR, Karmacharya P, Pandit A, Hakim F, Pathak R, Mainali NR, et al. Dual versus single antiplatelet therapy in patients undergoing transcatheter aortic valve replacement: a systematic review and meta–analysis. Heart Lung Circ. 2015;24:185–92.

[97] Gandhi S, Schwalm J–DR, Velianou JL, Natarajan MK, Farkouh ME. Comparison of dual–antiplatelet therapy to mono–antiplatelet therapy after transcatheter aortic valve implantation: systematic review and meta–analysis. Can J Cardiol. 2015;31:775–84.

[98] Sinning J–M, Wollert KC, Sedaghat A, Widera C, Radermacher M–C, Descoups C, et al. Risk scores and biomarkers for the prediction of 1–year outcome after transcatheter aortic valve replacement. Am Heart J. 2015;170:821–9.

[99] Flaherty MP, Mohsen A, Moore JB, Bartoli CR, Schneibel E, Rawasia W, et al. Predictors and clinical impact of pre–existing and acquired thrombocytopenia following transcatheter aortic valve replacement. Catheter Cardiovasc Interv. 2015;85:118–29.

[100] Bruschi G, Maloberti A, Sormani P, Colombo G, Nava S, Vallerio P, et al. Arterial stiffness in aortic stenosis: relationship with severity and echocar–diographic procedures response. High Blood Press Cardiovasc Prev. 2017;24:19–27.

[101] Kiramijyan S, Koifman E, Magalhaes MA, Ben–Dor I, Didier R, Jerusalem ZD, et al. Intraprocedural invasive hemodynamic parameters as predic tors of short– and long–term outcomes in patients undergoing transcatheter aortic valve replacement. Cardiovasc Revasc Med. 2018;19:257–62.

第 37 章　经导管主动脉瓣植入术的学习曲线特征及临床结果与手术量的关系

Learning Curve Characteristics and Relationship of Procedural Volumes with Clinical Outcomes for Transcatheter Aortic Valve Implantation

Anthony Wassef　Asim N. Cheema　著

孙俊杰　译　　潘湘斌　校

经导管主动脉瓣植入术在成功验证高危[1-3]和中危主动脉瓣置换术风险患者的大样本随机对照试验中临床效果得到成功验证后呈现出显著的增长。随着 TAVR 适应证的扩大[6]，可以实施 TAVR 的心脏中心数量和在每个心脏中心所完成的手术量有显著的增长。2012 年在美国 198 个心脏中心有 4627 台手术进行，2015 年 400 多家中心的手术量已经超过了 24 000 台。在接下来的数十年里，西方国家的老年人口比例越来越高[8, 9]，对能够实施 TAVR 手术的医师和心脏中心的需求量将持续增长。然而，TAVR 是一个在技术上具有挑战性的手术，需要一套不同于介入心脏病学和心外科[11]常规手术的独特技巧。因此，目前对于实施 TAVR 的医师和医院站点进行临床结果优化并保持卓越的质量保证非常必要。

手术的学习曲线已经很好地证明了其技术上困难性和手术复杂性[12, 13]。外科文献中很好地记载了操作医师和医院手术量在手术成功率和患者结局方面的影响[14]，而对于 TAVR 的临床结局的学习曲线和年手术量与临床结果的关系可获得的信息有限。

在本章节中，我们将回顾学习曲线的一般原则和医院或操作医师手术数量与临床结果的关系。此外，我们将讨论 TAVR 学习曲线的证据和检验每年心脏中心手术数量对患者结局影响的资料，确定需要进一步研究的领域去回答悬而未决的问题。

一、学习曲线分析的一般原则

学习曲线的概念首先在 1936 年的飞机制造中介绍，Wright 描述了飞机制造成本是如何随时间和经验的增加而减少的[15]。这一点后来被应用于包括医疗行业在内的其他行业，随着接触和经验的增加，人们和组织机构将更好地执行特定的工作[16]。与药理学实验相比，由于其复杂性、需要特殊培训和不断积累经验以获得满意结果多方面性质，手术和包括 TAVR 在内的介入治疗的研究很困难[16-18]。Cook 等[19]描述了学习曲线分析的一个概念性方法，即结果逐渐改善最后达到一个平台期。值得注意的是，"外科手术技能"不是一个数值或者可以直接测量而取得，但是在学习曲线分析的评估中有两个量值可以被评估，即过程测量（手术时间、对比数量）和临床结果的测量（如死亡、脑卒中、出血等）[17]。

二、临床医学中的学习曲线现象

人们已经将这种学习曲线在多个学科中进行了评估，主要与外科专业和医学教育相关[18]。在临床结局方面，最显著的事件是在英国的布里斯托尔市接受心脏手术的儿童患者的死亡率过高，这时的不良结果被确定为与外科医师有限的经验有关[20]。在心血管医学中，介入和心脏外科手术都有学习曲线的存在。对于冠状动脉旁路移植术（coronary artery bypass grafting，CABG），Bridgewater 等研究表明，1 年岗位培训的医师的患者死亡率从 2.2% 持续下降到 4 年岗位培训住院医师的 1.2%[21]。同样，有经验的外科医师与新外科医师相比，CABG 时间已经显示缩短超过 17min。在介入心脏病学，已经证明了心导管和冠状动脉介入治疗存在学习曲线现象。Ball 等[13]研究了 28 名医师完成 1672 例经桡动脉介入治疗的患者，与经验丰富的操作医师相比，发现前 50 个病例的失败率和死亡率明显更高，每多 50 例操作经验，医师失败率下降 32%。相似的结果也在更大量的 Cath PCI 注册登记研究中得到证明，最少需要 50 个病例经验，才能达到熟练做经桡动脉 PCI 的技术程度[23]。

三、经导管主动脉瓣膜植入术的学习曲线

（一）TAVR 学习曲线的流程检测

多项研究表明，随着手术经验的增加，检测 TAVR 操作的过程包括手术时间、造影时间和对比度的使用这些指标将会提高（表 37-1）。早期集中在经心尖的 TAVR 单个医院的试验[24]显示，在最初的 150 个病例后，造影时间（7.1min vs. 6.2min）和对比剂剂量（104ml vs. 93ml）显著减少。D'Anconna 等的研究[25]表明，每进行 100 次 TAVR 手术，手术时间将减少 5%，射线暴露将降低 15%。由 Suri 等类似的分析表明，在最初 60 例手术后，包括接受 TA-TAVR 的 1100 例在内的患者手术显示，造影时间（12～14min）和对比剂剂量（90～114ml）有明显减少。在 PARTNER 研究的经股动脉 TAVR 也有类似的趋势[27]，手术时间从 154min 减少到 85min，造影时间由 28min 减少到 20min。

先前我们已经检查了国际 TAVR 注册登记研究的 1953 名患者手术的学习曲线[28]。将从第 1 例 TAVR 开始收集到所有 TAVR 病例的数据手术时间进行分层，我们观察到随着病例数量的增加，手术时间持续减少。相比于第一组（＜ 62 台手术）13.3% 病例手术时间大于 120min，在第四组中（＞ 243 台手术）仅 2.3% 的病例 TAVR 手术时间 ＞ 120min。同样相比于第一组 15% 的病例使用对比剂剂量大于 100ml，第四组仅 5% 的病例使用对比剂剂量大于 100ml。这些发现后来在美国 42 988 名 TAVR 患者的 TVT 注册登记中同样得到证实，显示随着经验的增长[29]，对比剂的使用量、辐射剂量和造影时间有很大程度地减少。

（二）TAVR 学习曲线的临床结局

随着系统地检查临床结局，研究了多个学科并报道，随着手术经验的增加（表 37-1）TAVR 患者的临床结果有所改善。一份来自温哥华小组的学习曲线[30]初步报道中，将最初的 270 个病例分为第一组和第二组，30 天死亡率有所改善，这一比例从第一组的 13.3% 下降到第二组的

表 37-1　经导管主动脉瓣植入术学习曲线的研究总结

研　究	年　份	数据来源/人群	例　数	路　径	对比原则/分析	主要结论
Gurvitch 等[30]	2011	单中心	270	经股动脉和经心尖	上一半（135）vs. 下一半（135）	总体手术成功率显著提高（92.6% vs. 97.8%），总体死亡率显著降低（13.3% vs. 5.9%）
Kempfert 等[24]	2011	单中心	299	经心尖	上一半（150）vs. 下一半（149）	显著降低对比剂用量（104ml vs. 93ml），球囊再扩张和降低 30 天死亡率（11.3%～6.0%）
Alli 等[47]	2012	单中心	44	经股动脉和经心尖	第一组到第三组	显著降低中位比对比剂用量（分别为 180ml、160ml、130ml），瓣膜成形术、瓣膜时间、透视时间（分别为 26.1min、17.2min、14.3min）和放射剂量
D'Ancona 等[25, 48, 49]	2014	单中心	500	经心尖	线性和非参数相关	每 100 例患者手术时间减少 5%，对比剂剂量减少 15%
Lundardi 等[50]	2016	单中心	177	经股动脉	累积计算	54 例为主要复合终点及主要并发症的平台期，32 例为装置成功的平台期
Arai 等[31]	2016	3 个中心	312	经股动脉	累积计算早期经验 Edwards 瓣（86 例），CoreValve（40 例）	Edwards 瓣膜：减少 30 天死亡率（17% 降至 7%）和 1 年死亡率（34% 降至 21%）。CoreValve：减少 30 天死亡率（20% 降至 6%）和 1 年死亡率（38% 降至 15%）
Arai 等[51]	2016	3 个中心	257	经主动脉	累积计算早期经验 128 例 vs. 晚期经验	30 天死亡率无显著差异，晚期组有危及生命的出血（9% vs. 1%），脑卒中（5% vs. 0%）和 AKI（16% vs. 6%）的发生率降低
Suri 等[26]	2016	多中心 PARTNER	1100	经心尖	非线性混合建模 30～45 例	30 例：手术时间由 131min 缩短至 116min；45 例：设备成功率高到 90%
Minha 等[32]	2016	多中心 PARTNER	1521	经股动脉	效果平台-临床	22 例：器械成功率 80%；70 例：大出血 10% 以下；25 例：主要血管并发症低于 5%；28 例：30 天死亡率持续降低
Alli 等[27]	2016	多中心 PARTNER	1521	经股动脉	效果平台-技术性	手术时间从 154min 减少到 85min，透视时间为 28min 降至 20min。中心最晚期达平台期为 25 例
D'Anconna 等[52]	2017	单中心	133	经股动脉	早期学习时期（20 例）vs. 巩固时期	前 20 例术后置管时间的减少有统计学意义
Henn 等[53]	2017	单中心	400	经股动脉、经心尖和经主动脉	病例序列	技术经验从第 25 例开始增加，第 50 例达到熟练
Gurevich 等[44]	2017	单中心，最近刚开始	269	经股动脉和其他	有经验的中心和新手中心之间的指导	50 例术后 1 年：有经验的中心和新手中心在手术安全性、手术时间、住院时间等方面无差异
Wassef 等[28]	2017	国际多中心注册	1953	经股动脉和其他	病例序列分数 Q1:0～62；Q2：63～133；Q3：134～242；Q4：≥ 243	Q4 vs. Q1：全因死亡率降低（4% vs. 8%），设备成功率提高（89% vs. 78%），联合安全终点降低（10% vs. 19%）
Carrol 等[29]	2017	STS/TVT 注册	42 998	经股动脉和其他	病例序列分数，线性和非线性	手术例数增加与降低死亡率、出血、血管通路并发症有关，但与脑卒中无关。前 100 例患者发生不良血管和血结局的风险较高

5.9%。一个来自法国和日本的 3 个中心的研究检验了 TA-TAVR 和 TF-TAVR 的早期学习曲线[31]，作者观察到 TA-TAVR 患者 1 年死亡率明显好转，完成 86 例 Sapien 瓣膜术后患者死亡率由 34% 降至 21%，完成 40 例 CoreValve 瓣膜后患者死亡率由 38% 降至 14%。虽然在 128 例患者后有生命危险的出血（9% vs. 1%）、脑卒中（5% vs. 0%）和急性肾衰竭损伤（16% vs. 6%）有所减少，但死亡率无显著性差异。

3 项大型多中心的研究已经在 TAVR 人群中研究了手术数量与临床结局的关系。Minha 等[32]使用了来自 PARTNER 试验中 1521 名行 TF-TAVR 患者的数据，发现有 22 例手术经验成功率达到了 80%，在完成 70 例手术后出血率低于 5%，在完成 25 例手术后大出血率小于 10%。Wassef 等[28]（图 37-1）使用来自包括 9 个中心的 1953 名患者的国际 TAVR 注册登记系统，将所有病例按时间顺序进行分层（第一层 ≤ 62 例，第二层 63～133 例，第三层 134～242 例，第四层 ≥ 243 例），作者报道，随着 TAVR 手术量的

增加，手术成功率提高（从第一层的 78% 升高到第四层的 89%），严重瓣周漏发生率降低（从第一层的 19% 降到第四层的 11%），瓣膜移位发生率降低（从第一层的 3.8% 降到第四层的 0.2%）。早期安全终点的总比率从第一层的 19% 改善到第二组的 10%，第一层至第四层主要血管并发症的发生率（9% vs. 4%）、大出血率（4.4% vs. 1.6%）和全因死亡率（8.3% vs. 3.7%）明显下降。基线和多变量校正变量表明第二层（OR=2.18）、第三层（OR=3.82）和第四层（OR=13.5）与较高的手术成功率独立相关。而第三层（OR=0.67）和第四层（OR=0.41）与更高的早期安全终点相关。第四层也与较低的死亡率独立相关（OR=0.36）。Carrol 等使用 TVT 注册登记系统数据也证明了类似的学习曲线（图 37-2）[29]，在他们的分析中，2011—2015 年期间美国 395 家医院进行了 42 988 例 TAVR 手术，第 1 例与第 400 例相比，其模型化死亡率、血管并发症和出血并发症分别为 3.6% vs. 2.6%、6.1% vs. 4.2%、9.6% vs. 5.1%，在临床结局上差异最明显的是前 100 例。

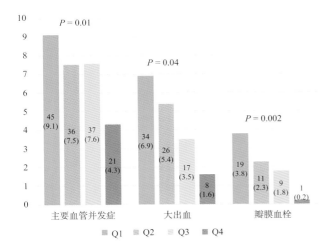

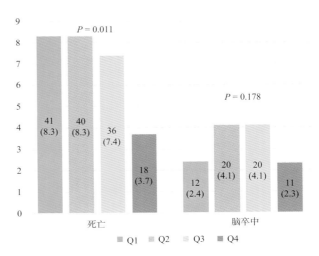

▲ 图 37-1　一个纳入 1953 名患者的大型多中心注册登记研究证明了学习曲线，在这个研究中按时间顺序为患者排列编号：第一组为 1～62 号，第二组为 63～133 号，第三组为 134～242 号，第四组为 243～476。随着手术经验增加，主要血管并发症、大出血、瓣膜血栓和死亡均得到改善

引自 Wassef et al. 2017 [28]

四、TAVR 手术量与临床结局的关系

临床医学中的手术量和结局

医院及操作医师的手术数量与外科手术不良结果的关系已经被很好地描述了。Luft 等于 1979 年发表的报道表明，大手术量的医院的许多手术的死亡率相比于较少手术量的医院低。在那些具有更多手术量的医院中，影响手术结果的原因包括更熟练的外科医师、转诊倾向于结果更好的外科医师、有熟悉并有能力预测和管理术后并发症及有更多资源管理复杂患者和更好沟通的医疗团队。在手术量少的医院中，术后管理的作用和抢救并发症"失败"也被确定作为影响不良后果的另一个重要因素。一组来自正在接受心血管手术的 100 000 多名美国医疗保险患者的结果显示，相比于年手术量最高的医院，在年手术量最低的医院中心进行手术的患者主要并发症要高 12%，

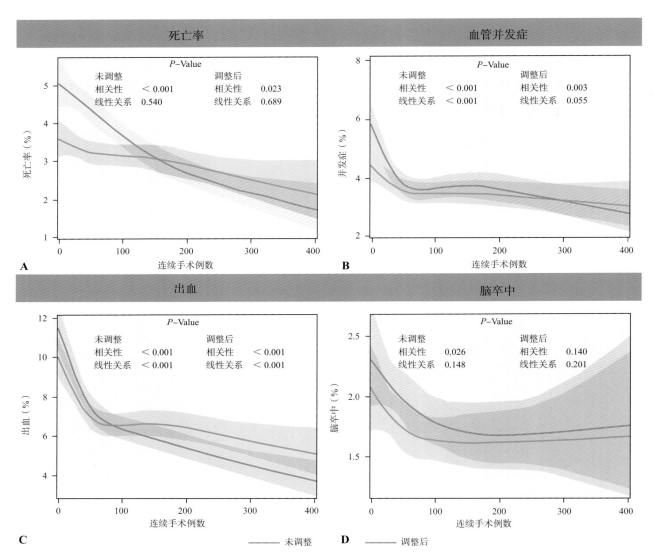

▲ 图 37-2 死亡率（**A**）、血管并发症（**B**）、出血（**C**）、脑卒中（**D**）与序贯手术操作量的关系，其临床结果在前 100 例中获得极其显著的改善

经许可转载，引自 Carrol et al. 2017 [29]

57% 的患者死于术后并发症。研究显示临床结果与医师手术量和医院手术量有很大关系，最近的一项系统研究表明医院手术量更能预测复杂手术的不良后果，同样对于不太复杂的手术，手术量是预后的合理预测指标[35]。Birkmeyer 等报道了一组将近 50 万名接受常规外科手术患者临床资料，表明了医院手术量和改善的死亡率强烈的关系，包括冠状动脉旁路移植术（年手术量＞ 162 台医院的年死亡率为 5.5%、年手术量少于 101 台医院的死亡率为 3.5%）、主动脉瓣置换术（年手术量大于 42 次的医院死亡率为 10%，年手术量＜ 22 次医院死亡率为 6%）、腹主动脉瘤修复术（年手术量＞ 18 台医院死亡率为 6%，年手术量＜ 8 台医院死亡率为 4%）[36]。在介入心脏病学中，有几篇研究已经报道了年手术量与临床结果的重要关系。Hannan 等一项广为人知的研究中分析纽约 PCI 注册登记的数据，发现年手术量少于 75 例的 PCI 医师和年手术量少于 600 例的医院，死亡率（0.96% vs. 0.90%）和行冠状动脉搭桥术死亡率（3.9% vs. 3.4%）明显更高。众多的研究和 Meta 分析表明完成更多手术量的医师和医院的临床结果更好，一项公共倡议建议将复杂的外科手术限制在特定的操作医师和医院[37]。

五、TAVR 的手术量和临床结局关系

TAVR 是一个复杂的过程，需要多个专业的专家参与，包括介入心脏病学、心脏外科、心脏影像、麻醉，从而可以更好地选择合适的患者、操作手术，以及进行术后管理。从 TAVR 心脏团队进展看来，操作医师手术数量和临床结果的关系考察很少被研究，且大多数研究人员都专注于描绘医院手术量对临床结局的影响（表 37-2）。为了认识各种医学手术中手术量对好的临床结

的重要性，美国的医疗保险和医疗补助中心需要一个 TAVR 中心执行至少 50 次 TAVR，需雇用 2 名以上心脏外科医师，完成 ≥ 1000 次冠状动脉血管造影和 ≥ 400 次 PCI 的这样的医院[38]。

带着临床结局的兴趣，Kim 等[39] 使用美国国家住院部样本（256 家医院，7660 名患者）进行研究发现临床转归与医院手术量的关系：低手术量的 TF-TAVR 医院（＜ 20 例 TAVR/ 年）与高手术量医院（＞ 20 例 TAVR/ 年）相比有较高的全因死亡率（OR=1.55）、出血（OR=1.53）、起搏器植入（OR=1.39），在脑卒中上无显著性差异。同样，低手术量的 TA-TAVR 医院中心（＜ 10 例 TAVR/ 年）与高手术量的 TA-TAVR 医院中心相比（＞ 20 例 TAVR/ 年）有较高的死亡率（OR=3.1）、起搏器植入（OR=6.0）和心肌梗死（OR=5.4）。Badheka 等[40] 使用美国国家住院患者样本（n=1481）依医院手术量将医院划分四层（最低＜ 5 例 TAVR/ 年，最高＞ 20 例 TAVR/ 年）并发现住院死亡率随着医院手术量的增加而下降为 6.4%（第一层）、5.9%（第二层）、5.2%（第三层）和 2.8%（第四层）。此外，对于第四层的医院，患者的住院时间和住院成本降低很多。但是 de Baisi 等[41] 的研究结果与上述发现相反，他们也使用了美国全国住院患者样本，未发现 TAVR 的手术量与死亡率的反向线性关系。Khera 等[42] 报道了 2014 年全美 49% 的住院患者再入院数据库，发现医院 TAVR 手术量与治疗后再入院率有一个明显的反向关系。与中等手术量（50～100 个手术 / 年）（OR=0.76）和低手术量医院（≤ 50 个手术 / 年（OR=0.75）相比，高手术量医院（≥ 100 个手术 / 年）的 30 天再入院率最低。这些观察结果表明，卓越的技术和更好的术后护理是影响临床结果的两个重要因素。有趣的是，TAVR 的数量与结果关系也可能适用于 TAVR 质量检测。Verma 等最近的一个研究[43] 检

表 37-2　经导管主动脉瓣植入术量与临床结果的研究总结

研　究	年　份	数据来源 / 人群	例　数	路　径	对比原则	主要结论
Kim 等[40]	2015	美国：全国住院患者样本	256 家医院 7660 例	经股动脉和经心尖	低 vs. 高病例量（经股动脉 20 例 / 年，经心尖 10 例 / 年）	经股动脉：在低病例量中心的死亡率、肾衰竭、血管并发症、起搏器植入显著升高。经心尖：在低病例量中心的死亡率（3.6% vs. 2.3%）、肾衰竭、起搏器植入明显升高
Badheka 等[40]	2015	美国：全国住院患者样本	1418 例	经股动脉和其他	年病例量第一个 1/4（< 5/ 年），第二个 1/4（6～10/ 年），第三个 1/4（11～20/ 年），第四个 1/4（> 20/ 年）	多变量分析显示，死亡风险（最低 2.4% vs. 最高 6.4%）、死亡和并发症发病率、住院时间（> 6 天）均显著降低（$P < 0.05$）
De Biasi 等[41]	2016	美国：全国住院患者样本	7635 例	经股动脉和其他	TAVR 分布< 20、20～40、40～60、> 60	医院容积并不能预测住院的并发症发病率和死亡率
Verma 等[43]	2016	美国：3 个中心	3 家医院，181 例		CT 评估报道的环径与独立回顾的相关性	在高病例量中心，初次评估的环径尺寸与重新评估的瓣环尺寸之间的相关性更高；错配预示着更高的复合终点
Khera 等[42]	2017	美国：国家再入院数据库	129 家医院，16 252 例 TAVR	经股动脉和其他	医院手术量分为低（< 50）、中（50～100）和高（≥ 100）	大病例量医院的再入院率显著降低，在住院时间和手术费用指标方面无差异
Bestehorn 等[54]	2017	德国	87 家医院，9924 例患者	经股动脉和其他		死亡率随着医院病例量的增加而持续下降，统计上来说，每年执行< 50 例 TAVR 的医院死亡率高于每年执行> 200 例 TAVR 的医院

查了多个医院 CT 报告，并报道了在高手术量医院（> 75 例 TAVR/ 年）的 CT 独立报告主动脉瓣环大小和经导管瓣膜大小有很好的相关性，这个发现在低手术量医院不存在。

六、临床实践的意义

TAVR 在认知和技术方面是一个复杂的手术，比心脏外科和介入性心脏病学更独特和不同[11]。这些包括了解潜在的病理生理，理解和分析包括心脏血流动力学和非侵入性成像在内的诊断性检查，还包括手术路径、植入瓣膜、采用适当的临床随访计划管理潜在的手术和术后并发症的技术专业知识。以前的类似手术经验（即学习曲线）将进一步改善临床结果，在这种复杂性下几乎没有人对此怀疑，在大手术量医院医疗设备集中将有利于更好的临床结果。可利用的数据一致表明，学习曲线现象和手术数量与临床结果之间的关系都存在于 TAVR 中。

虽然对于使用的技术方法和研究的患者群体存在一些较大的局限性，但在明显减小导管尺寸，改进瓣膜设计和面对许多手术挑战紧急情况下允许进行救援的特性的方面上，TAVR 是一种先进的技术领域。此外，结合 CT 结果完善的临床知识，更好地预测潜在的并发症，护理方面（经皮通路，有意识镇静）的进步都极大地影响手术成功率和临床结果。在包括 TAVR 在内的任何正在发展的领域中，定义学习曲线阈值和医院手术量标准本身就很难。

此外，大多数已发表的研究都是在早期的患者收集中心使用第一代和第二代设备。最近的改善能否使 TAVR 技术转化为较短的学习曲线仍不确定。此外，正式指导带教的作用尚未知。在美国明尼苏达州最近的一项研究中，一个在新项目和已建立项目的正式指导带教极大地提高了包括手术时间和成功率在内的技术熟练度，其安全性在新项目和已建立的项目在完成 50 例和 1 年后得到提高。加拿大不列颠哥伦比亚省采取了另一种办法，对 TAVR 项目制订了一个区域化政策，对所有医院站点都配有能完成 TF-TAVR 的医疗主任，这是一个基本策略。所有非 TF-TAVR、瓣中瓣和非主动脉瓣介入只能在更好的医院中心进行[45]。最新的 2017 年 AATS/ACC/SCAI/STS 专家共识管理体系文件已经为新的 TAVR 项目制作了具体建议[46]。这些包括有 ≥ 100 例 TAVR 经验的介入心脏病专家，有 50 次经验的初级医师，有治疗 > 100 例 SAVR 经验或前一年治疗 25 例 SAVR 或持续 2 年以上治疗 50 例 SAVR 经验的外科医师，每年进行 > 300 次 PCI 和 > 40 次 SAVR 的医院。

学习曲线门槛意义重大，如维持必要技术标准所需年度手术操作容量标准、医院认证、法医学界鉴定。此外，在医疗成本不断上升的时代，合理配置社会资源越来越重要。TAVR 是经导管结构性心脏介入的开创性手术，这些经验在未来很可能应用到这个领域中相似的医疗系统。

最后，随着 TAVR 向主流介入心脏病学转型，结构介入协会为了培养下一代 TAVR 医师，制订基于能力的培训计划需要充分理解学习曲线的阈值和手术数量与结果的关系。

七、结论

随着完成的手术数量和提供 TAVR 的医院数量明显地增加，经导管主动脉瓣置换术已经是一门成熟的技术。TAVR 也是一门技术上复杂的手术，其有一个特征性的学习曲线，在临床方面医院手术量与患者预后有重要的关系。从第一台手术到第 240 台手术，操作医师在进行 TAVR 中在持续地进步。此外，可利用的证据表明对于年 TAVR 量大于 50 例的医院，患者的临床结局有所改善。

然而，值得注意的是，这些阈值是根据包括第一代和第二代 TAVR 装置在内的早期病例收集中心的数据设定的。目前仍不能确定配备有正式指导带教的当代 TAVR 装置的医院能否用更短的学习曲线达到大手术量医院的熟练程度和可比较的临床结果。需要进行进一步研究来完善上述内容，包括进一步提高技术，培训正式医师，扩大适应证和改变 TAVR 的现状。

参 考 文 献

[1] Leon MB, Smith CR, Mack M, et al. Transcatheter aortic-valve implantation for aortic stenosis in patients who cannot undergo surgery. N Engl J Med. 2010;363(17):1597-607.

[2] Smith CR, Leon MB, Mack MJ, et al. Transcatheter versus surgical aortic-valve replacement in high-risk patients. N Engl J Med. 2011;364(23):2187-98.

[3] Adams DH, Popma JJ, Reardon MJ, et al. Transcatheter aortic-valve replacement with a self-expanding prosthesis. N Engl J

Med. 2014;370(19):1790–8.

[4] Reardon MJ, Van Mieghem NM, Popma JJ, et al. Surgical or transcatheter aortic–valve replacement in intermediate–risk patients. N Engl J Med. 2017;376(14):1321–31.

[5] Leon MB, Smith CR, Mack MJ, et al. Transcatheter or surgical aortic–valve replacement in intermediate–risk patients. N Engl J Med. 2016;374(17):1609–20.

[6] Nishimura RA, Otto CM, Bonow RO, et al. 2017 AHA/ACC focused update of the 2014 AHA/ACC guideline for the management of patients with valvu lar heart disease: a report of the American College of Cardiology/American Heart Association Task Force on Clinical Practice Guidelines. J Am Coll Cardiol. 2017;70(2):252–89.

[7] Grover FL, Vemulapalli S, Carroll JD, et al. 2016 annual report of The Society of Thoracic Surgeons/ American College of Cardiology Transcatheter Valve Therapy Registry. J Am Coll Cardiol.

[8] 2017;69(10):1215–30. Stewart BF, Siscovick D, Lind BK, et al. Clinical factors associated with calcific aortic valve disease. Cardiovascular Health Study. J Am Coll Cardiol. 1997;29(3):630–4.

[9] Wan He DG, Paul Kowal An aging world: 2015 International Population Reports. US Census Bureau, International Population Reports, P95/16–1, 2016.

[10] Osnabrugge RL, Mylotte D, Head SJ, et al. Aortic stenosis in the elderly: disease prevalence and number of candidates for transcatheter aortic valve replacement: a meta–analysis and modeling study. J Am Coll Cardiol. 2013;62(11):1002–12.

[11] Tommaso CL, Bolman RM 3rd, Feldman T, et al. Multisociety (AATS, ACCF, SCAI, and STS) expert consensus statement: operator and institutional requirements for transcatheter valve repair and replacement, part 1: transcatheter aortic valve replacement. J Thorac Cardiovasc Surg. 2012;143(6):1254–63.

[12] Sanchez PL, Harrell LC, Salas RE, et al. Learning curve of the Inoue technique of percutaneous mitral balloon valvuloplasty. Am J Cardiol. 2001;88(6):662–7.

[13] Ball WT, Sharieff W, Jolly SS, et al. Characterization of operator learning curve for transradial coronary interventions. Circ Cardiovasc Interv. 2011;4(4):336–41.

[14] Hannan EL, Racz M, Ryan TJ, et al. Coronary angio plasty volume–outcome relationships for hospitals and cardiologists. JAMA. 1997;277(11):892–8.

[15] Wright TP. Factors Affecting the Cost of Airplanes. J Aeronaut Sci. 1936;3(4):122–8.

[16] Craig P, Dieppe P, Macintyre S, et al. Developing and evaluating complex interventions: the new Medical Research Council guidance. BMJ. 2008;337:a1655.. (Clinical research ed)

[17] Subramonian K, Muir G. The 'learning curve' in sur gery: what is it, how do we measure it and can we influence it? BJU Int. 2004;93(9):1173–4.

[18] Hopper AN, Jamison MH, Lewis WG. Learning curves in surgical practice. Postgrad Med J. 2007;83(986):777–9.

[19] Cook JA, Ramsay CR, Fayers P. Statistical evaluation of learning curve effects in surgical trials. Clin Trials.

2004;1(5):421–7.

[20] The Report of the Public Inquiry into children's heart surgery at the Bristol Royal Infirmary 1984–1995, 2001.

[21] Bridgewater B, Grayson AD, Au J, et al. Improving mortality of coronary surgery over first four years of independent practice: retrospective examination of prospectively collected data from 15 surgeons. BMJ. 2004;329(7463):421.. (Clinical research ed)

[22] Maruthappu M, Duclos A, Lipsitz SR, et al. Surgical learning curves and operative efficiency: a cross–specialty observational study. BMJ Open. 2015;5(3):e006679.

[23] Hess CN, Peterson ED, Neely ML, et al. The learning curve for transradial percutaneous coronary intervention among operators in the United States: a study from the National Cardiovascular Data Registry. Circulation. 2014;129(22): 2277–86.

[24] Kempfert J, Rastan A, Holzhey D, et al. Transapical aortic valve implantation: analysis of risk factors and learning experience in 299 patients. Circulation. 2011;124(11 Suppl):S124–9.

[25] D'Ancona G, Pasic M, Unbehaun A, et al. Transapical aortic valve implantation: learning curve with reduced operating time and radiation exposure. Ann Thorac Surg. 2014;97(1):43–7.

[26] Suri RM, Minha S, Alli O, et al. Learning curves for transapical transcatheter aortic valve replacement in the PARTNER–I trial: technical performance, success, and safety. J Thorac Cardiovasc Surg. 2016;152(3):773–80.e14.

[27] Alli O, Rihal CS, Suri RM, et al. Learning curves for transfemoral transcatheter aortic valve replacement in the PARTNER–I trial: technical performance. Catheter Cardiovasc Interv. 2016;87(1):154–62.

[28] Wassef AWA, Alnasser S, Rodes–Cabau J, et al. Institutional experience and outcomes of transcatheter aortic valve replacement: results from an international multicentre registry. Int J Cardiol. 2017;245:222–7.

[29] Carroll JD, Vemulapalli S, Dai D, et al. Procedural experience for transcatheter aortic valve replacement and relation to outcomes: The STS/ACC TVT registry. J Am Coll Cardiol. 2017;70(1):29–41.

[30] Gurvitch R, Tay EL, Wijesinghe N, et al. Transcatheter aortic valve implantation: lessons from the learning curve of the first 270 high–risk patients. Catheter Cardiovasc Interv. 2011;78(7):977–84.

[31] Arai T, Lefevre T, Hovasse T, et al. Evaluation of the learning curve for transcatheter aortic valve implantation via the transfemoral approach. Int J Cardiol. 2016;203:491–7.

[32] Minha S, Waksman R, Satler LP, et al. Learning curves for transfemoral transcatheter aortic valve replacement in the PARTNER–I trial: Success and safety. Catheter Cardiovasc Interv. 2016;87(1):165–75.

[33] Luft HS, Bunker JP, Enthoven AC. Should operations be regionalized? The empirical relation between surgical volume and mortality. N Engl J Med. 1979;301(25):1364–9.

[34] Gonzalez AA, Dimick JB, Birkmeyer JD, et al. Understanding the volume–outcome effect in cardiovascular surgery: the role of failure to rescue. JAMA Surg. 2014;149(2):119–23.

[35] McAteer JP, LaRiviere CA, Drugas GT, et al. Influence of

surgeon experience, hospital volume, and specialty designation on outcomes in pediatric surgery: a systematic review. JAMA Pediatr. 2013;167(5):468–75.

[36] Birkmeyer JD, Stukel TA, Siewers AE, et al. Surgeon volume and operative mortality in the United States. N Engl J Med. 2003;349(22):2117–27.

[37] Urbach DR. Pledging to eliminate low–volume surgery. N Engl J Med. 2015;373(15):1388–90.

[38] US Department of Health and Human Services, Centers for Medicare and Medicaid Services. Transcatheter Aortic Valve Replacement (TAVR) hos pital program volume requirements.

[39] Kim LK, Minutello RM, Feldman DN, et al. Association between transcatheter aortic valve implantation volume and outcomes in the United States. Am J Cardiol. 2015;116(12):1910–5.

[40] Badheka AO, Patel NJ, Panaich SS, et al. Effect of hospital volume on outcomes of transcatheter aortic valve implantation. Am J Cardiol. 2015;116(4):587–94.

[41] de Biasi AR, Paul S, Nasar A, et al. National analysis of short–term outcomes and volume–outcome relationships for transcatheter aortic valve replacement in the era of commer–cialization. Cardiology. 2016;133(1):58–68.

[42] Khera S, Kolte D, Gupta T, et al. Association between hospital volume and 30–day readmissions following transcatheter aortic valve replacement. JAMA Cardiol. 2017;2(7):732–41.

[43] Verma DR, Pershad Y, Pershad A, et al. Impact of institutional volume and experience with CT interpretation on sizing of transcatheter aortic valves: a mul ticenter retrospective study. Cardiovasc Revasc Med. 2016;17(8):566–70.

[44] Gurevich S, John R, Kelly RF, et al. Avoiding the learning curve for transcatheter aortic valve replacement. Cardiol Res Pract. 2017;2017:7524925.

[45] Stub D, Lauck S, Lee M, et al. Regional systems of care to optimize outcomes in patients undergoing transcatheter aortic valve replacement. JACC Cardiovasc Interv. 2015;8(15):1944–51.

[46] Bavaria JETC, Carroll JD, Deeb GM, Feldman TE, Gleason TG, Horlick EM, Kavinsky CJ, Kumbhani DJ, Miller DC, Seals AA, Shemin RJ, Sundt TM, Thourani VH. 2018 AATS/ACC/SCAI/STS Expert Consensus Systems of Care Document: Operator and Institutional Requirements for Transcatheter Aortic Valve Replacement. J Am Coll Cardiol. 2019;73:340–74.

[47] Alli OO, Booker JD, Lennon RJ, et al. Transcatheter aortic valve implantation: assessing the learning curve. JACC Cardiovasc Interv. 2012;5(1):72–9.

[48] Pasic M, Unbehaun A, Dreysse S, et al. Introducing transapical aortic valve implantation (part 1): effect of a structured training program on clinical outcome in a series of 500 procedures. J Thorac Cardiovasc Surg. 2013;145(4):911–8.

[49] Pasic M, Unbehaun A, Dreysse S, et al. Introducing transapical aortic valve implantation (part 2): institutional structured training program. J Thorac Cardiovasc Surg. 2013;145(4):919–25.

[50] Lunardi M, Pesarini G, Zivelonghi C, et al. Clinical outcomes of transcatheter aortic valve implantation: from learning curve to proficiency. Open Heart. 2016;3(2):e000420.

[51] Arai T, Romano M, Lefevre T, et al. Impact of proce dural volume on outcome optimization in transaortic transcatheter aortic valve implantation. Int J Cardiol. 2016;223:292–6.

[52] D'Ancona G, Agma HU, Kische S, et al. Introducing transcatheter aortic valve implantation with a new generation prosthesis: Institutional learning curve and effects on acute outcomes. Neth Hear J. 2017;25(2):106–15.

[53] Henn MC, Percival T, Zajarias A, et al. Learning alternative access approaches for transcatheter aortic valve replacement: implications for new transcatheter aortic valve replacement centers. Ann Thorac Surg. 2017;103(5):1399–405.

[54] Bestehorn K, Eggebrecht H, Fleck E, et al. Volume–outcome relationship with transfemoral transcatheter aortic valve implantation (TAVI)—insights from the compulsory German quality assurance registry on aortic valve replacement (AQUA). EuroIntervention. 2017;13:914–20.

第38章 主动脉瓣球囊成形术在经导管主动脉瓣植入术时代的作用

Role of Balloon Aortic Valvuloplasty in the Transcatheter Aortic Valve Implantation Era

Laura Gatto Enrico Romagnoli Vito Ramazzotti Francesco Prati 著

轩继中 译 潘湘斌 校

一、概述

钙化性主动脉瓣狭窄是西方国家最常见的主动脉瓣疾病，随着人口的老龄化，其患病率也在增加，并影响了多达 4% 的 85 岁以上的成年人[1]。主动脉瓣狭窄的临床病史以长期潜伏演变为特征，但是在症状发作后，患者的生存率会显著降低，主要是由于缺乏明确的治疗方法[2]。O'Keefe 等的一项回顾性研究报道，在患有未经治疗的严重主动脉瓣狭窄的受试者中，1 年、2 年和 3 年生存率分别为 57%、37% 和 25%[3]。

根据欧洲心脏病学会和美国心脏病学会 / 美国心脏协会的最新指南，外科主动脉瓣置换是严重钙化性主动脉瓣狭窄的最佳治疗选择[4, 5]。流出道梗阻的解除可同时改善左心室的肥大和功能，进而持续改善症状。但是，许多患者由于他们的高风险因素（如并发症）或者患者 / 医师的拒绝而未能接受外科手术。实际上，欧洲心脏调查杂志报道称，约有 32% 的严重瓣膜性心脏病患者因心脏原因和其他并发症（如高龄、慢性阻塞性肺疾病、肾衰竭和预期寿命短）而被排除在外科治疗之外[6]。

球囊主动脉瓣膜成形术是通过经皮球囊扩张来增加主动脉瓣口面积，是一种历史性的非手术选择，可为部分患有严重主动脉瓣狭窄的患者提供暂时的症状缓解和血流动力学改善（即过渡治疗），适用于无法手术的患者。

随着最近经导管主动脉瓣植入术的引入，BAV 的应用一直在增加，因为这是作为 TAVI 手术的一部分或进行 TAVI 之前的过渡治疗[7]。

二、主动脉瓣球囊成形术的历史和技术

1985 年，法国的 Alain Cribier 进行了首次成人 BAV 的治疗，时至今日仍能作为某些特定情况下的上佳之选[8]。

BAV 对病变瓣膜的作用已得到广泛研究，但尚未明确证明有单一作用机制。最普遍的假设是，瓣叶内钙化结节的破裂增加了钙化主动脉瓣膜的柔韧性，从而改善了瓣膜的开放。其他机制还包括瓣环扩张和融合瓣叶的分离，以及瓣叶微裂缝和沿胶原基质分裂平面的广泛形成[9]。

BAV 的程序在过去 20 年中没有太大变化，但由于球囊的设计、导丝的不断进步和较新的成像方式（如经食管超声心动图、心内超声心动图和主动脉计算机断层扫描），已经得到了显著提高。此外，近年来血管封闭装置的引入也降低了穿刺部位血管并发症的发生率[10]。

BAV 通常使用逆行方法进行：在手术过程中，导线穿过狭窄的瓣膜，然后送入球囊，定位并向球囊充气（图 38-1）。球囊可能会扩张很多次，取出后，通常进行主动脉造影以评估急性主动脉瓣关闭不全（一种可能致命的并发症）的存在和严重程度。逆行技术必然要求适合大口径鞘管的血管入路，而股动脉是最常见的血管穿刺部位。动脉通路的需求与出血并发症的风险有关，对于患有外周动脉疾病的老年患者，既往进行过血管手术或有股动脉迂曲的患者，这可能是一个重要的问题。确实，有问题的逆行路径可能会限制导丝穿过狭窄瓣膜[11]。

作为备选，也可以使用股静脉作为进入部位

通过顺行方式进行 BAV。该技术在技术上更具挑战性，因为它需要房间隔穿刺并通过左心室来输送球囊。这种方法的一个可能的并发症是产生永久性的房间隔缺损（占所有患者的 5%），其从左到右的分流增加了心排血量，从而导致了术后瓣膜面积改善的错误评估[12]。顺行技术使用 Inoue 球囊，该球囊通常用于二尖瓣成形术，但与传统的主动脉球囊（用于逆行方法）相比，已被证明可改善手术后的主动脉瓣口面积，并且可缩短充气与放气时间[13]。

并没有两种技术的随机对照研究，但是观察数据显示出了对比性的结果。早在 1987 年，Block 就证明了主动脉瓣压差的减少及瓣口面积的增加是相似的，但是血管并发症在逆行方法中更为常见[14]。最近，Cubeddu 等发表了一项回顾性单中心研究，其中包括了 157 例接受顺行或逆行 BAV 治疗的严重主动脉瓣狭窄患者，尽管使用逆行技术治疗的患者周围动脉疾病的发病率显著升高且血管并发症的发生率更高，但两组

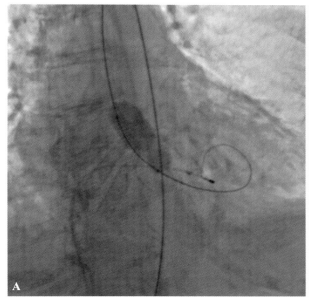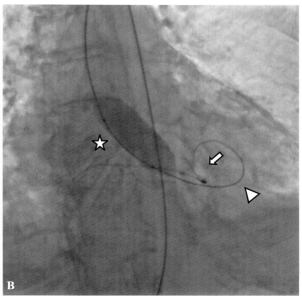

▲ 图 38-1　球囊主动脉瓣膜成形术的案例

A. 显示了扩张的初始阶段，狭窄的瓣叶使球囊凹陷；B. 显示了完全膨胀的球囊，图中标注的星、箭和三角分别代表充气的球囊（Valver Ag，Balton）、导丝（Amplatz SuperStiff，Boston Scientific）和右心室起搏导管（Spike Flow，FIAB）

随访 2 年时的血流动力学参数和临床结局均无差异[15]。

BAV 在技术方面从未标准化过，目前主要由术者自行决定。可变性（除其他因素外）包括：球囊尺寸、手术成功的定义、快速心室起搏的使用、血管鞘大小和止血。

瓣膜成形术的球囊尺寸通常根据在超声心动图上测量的主动脉瓣环直径决定，并取自长轴视图，该长轴视图测量椭圆主动脉瓣环的短轴[16]。在大多数情况下，球囊尺寸比超声测量的主动脉瓣环直径小 1mm：对于 ≤ 19mm 的瓣环径，球囊直径为 18mm；对于 < 20mm 的瓣环径，球囊直径为 20～23mm；对于 > 24mm 的瓣环径，球囊直径为 23mm。瓣叶明显钙化的患者可能更倾向于直径比超声测得的主动脉瓣环小 2mm 的球囊，这代表了相对保守但成体系的尺寸选择；有理由推测，更激进地选择球囊尺寸将极大地改善压差和瓣口面积，但要以增加并发症为代价[17]。

过去，BAV 球囊是使用大的注射器手动充气的，但是这些大的球囊用手充气是非常困难的：简单的手动充气通常会导致充气不足，低于标准直径 1～2mm。在当前实践中，通常使用专门的充气装置，或者使用较小的侧面注射器来"增强"充气的最后部分，这些新技术可将球囊完全充气至标准直径[18]。

传统上，成功的 BAV 定义为平均压差降低 > 40% 和（或）瓣口面积增加 > 40%。手术结束时，记录回撤过程中主动脉瓣口的压力、测量峰值和平均压差、心排血量，并使用 Gorlin 公式计算主动脉瓣口面积[10]。或者，也可在 BAV 后早期通过超声心动图评估 AVA 和平均压差。瓣膜成形术后即刻收集的这些参数可能比球囊膨胀后立即通过血流动力学测量评估更可靠。实际上，BAV 可造成患者短暂的低血压状态，这可能导致以儿茶酚胺释放、心动过速和收缩力增加为特征的反应，由于这些原因，平均主动脉压差可能会被严重高估。30min 应该是一个合理的时间范围，以使术中压力和短暂并发症后的血流动力学完全稳定[19]。

在球囊充气过程中，通常使用快速心室起搏来获得暂时的循环停止，并在瓣口处稳定球囊，从而通过防止球囊移动来提高手术成功率。通常在球囊膨胀之前开始以每分钟 180～200 次的速度进行心室起搏，并在放气时停止，最长持续 10s[10]。但是，在专家的掌握下，可以采用总体上无创且耐受性更好的方法，无须进行快速起搏就可以进行 BAV。实际上，快速的心室起搏有时可能是呼吸停止的原因，或者在缺乏冠状动脉储备的脆弱患者中血流动力学可能不稳定[20]。注册数据表明这两种技术的手术安全性相似，尽管球囊更容易稳定，但快速起搏技术在扩大瓣口面积的有效性方面较差[21]。最近，Dall'Ara 及其同事进行了一项随机研究，以比较 100 例年龄在 70 岁或以上伴有严重退行性主动脉瓣狭窄的患者在进行或不进行快速心室起搏的情况下进行 BAV 的有效性和安全性。两组的主要疗效终点定义为超声心动图平均主动脉压差降低 50%，安全终点为死亡、心肌梗死、脑卒中、急性主动脉瓣反流和 30 天时 BARC 出血 ≥ 3。然而，无起搏组表现出更好的手术耐受性（16% vs. 41%），所需的紧急临时起搏器明显更少（P=0.048），并且术后中/重度肾功能恶化的发生率更低（P=0.052）[19]。

Hilling-Smith 及其同事最近提出了一种通过 0.035″ 左心室连接导线快速起搏的微创方法，这可能是一种极具吸引力的新策略。作者介绍了一组病例，其中 132 例 TAVI 和 76 例 BAV 是通过左心室起搏完成，即简单地将一个电极连接到患者的皮肤，另一个电极通过左心室导线连接。据报道，所有手术均成功完成，没有 BAV 患者需要临时或永久起搏器植入[22]。

三、主动脉瓣球囊成形术的并发症

在选择接受 BAV 的患者时，平衡症状改善和手术风险是至关重要的一点，因为并发症并不罕见，包括死亡、缺血性脑卒中、出血和严重的主动脉瓣反流。在美国国家心脏、肺和血液研究所的 BAV 登记中，输血、脑血管意外和死亡率分别为 23%、3% 和 3%[23]。

（一）出血

据报道，使用大口径动脉鞘的手术过程中周围血管损伤的发生率为 10%～15%[24, 25]。然而，在最近的 20 年中，技术的进步，如使用血管闭合装置和新型抗凝剂，大大降低了穿刺部位的并发症发生率。Ben-Dor 等在 333 例接受 BAV 的严重主动脉瓣狭窄患者的病例中，报道的累积血管并发症发生率为 8.4%，包括穿孔、肢体局部缺血、动静脉瘘、需要干预的假性动脉瘤和穿刺部位感染。与手动按压相比，使用 VCD 可显著降低穿刺部位不良事件的风险（7% vs. 17%，$P < 0.001$），具有较低的输血发生率和较短的住院时间[26]。最近在另一项多中心回顾性研究中也报道了类似的结果，该研究比较了缝线介导的 VCD 与手动压迫穿刺点，结果表明，第一种技术可显著减少严重出血，MACE 和 NACE 事件（10.0% vs. 24.5%，$P < 0.001$）[27]。

事实上，在接受 BAV 治疗的患者中，约有 20% 的患者发生大出血和需要输血。在经皮穿刺过程中，传统上，静脉注射普通肝素即可达到合适的抗凝要求，但最近的数据表明，比伐卢定可能是一种有效和安全的选择。Kini 及同事比较了在两个高水平中心接受选择性或紧急 BAV 的患者注射比伐卢定或肝素的结果，在 BRAVO（比伐卢定对主动脉瓣介入治疗结果的影响）研究中共登记了 427 例患者，其中 223 例接受了比伐卢定治疗，204 例接受了肝素治疗，与肝素组相比，比伐卢定组大出血明显减少（4.9% vs. 13.2%，$P=0.003$）。

在 MACE 事件（死亡率、心肌梗死或脑卒中）的综合发生率（6.7% vs. 11.3%，$P=0.1$）和血管并发症发生率（主要，2.7% vs. 2.0%；次要，4.5% vs. 4.9%，$P=0.83$）方面没有明显统计学差异；但在比伐卢定组，包括主要出血和 MACE 在内的 NACE 事件累计有所减少（11.2% vs. 20.1%，$P=0.01$）[28]。

（二）急性主动脉瓣关闭不全

约有 60% 的患者患有不同程度的主动脉瓣反流，但已证明 BAV 在同时合并主动脉瓣狭窄和反流的患者中相对安全，因为两种瓣膜丧失功能的发病机制都是由于严重的钙化而导致的瓣叶活动性降低[29]。

相反，急性主动脉瓣关闭不全是 BAV 的一种罕见但可怕的并发症，并且与预后不良相关。通常将其定义为 BAV 后突然出现的严重瓣膜关闭不全，并伴有血流动力学不稳定或明显的心源性休克，而与瓣膜反流的术前分级无关。在急性主动脉瓣反流期间，连续压力监测通常显示出以下特点，即收缩压和舒张压值突然下降，主动脉压力曲线的"心室化"，心室舒张压急剧增加、舒张末期压力等于主动脉舒张压，心电图上 QRS 波增宽伴有严重的心动过缓和高度房室传导阻滞。一旦这种并发症发生应立即中止球囊充气，以试图纠正血流动力学失衡并最终纠正瓣膜的结构改变。然而，即使在急性主动脉瓣关闭不全之后，也没有进一步瓣膜扩张建议[30]。Eltchaninoff 等的最新论文报道了严重主动脉瓣关闭不全的发生率为 1.5%，并表明该并发症是远期死亡的独立预测因素[31]。Dall'Ara 及其同事在 1517 例接受 BAV 的患者中，报道了 26 例（1.7%）急性主动脉瓣反流并伴有明显的血流动力学不稳定的情况，80% 的病例在 1 或 2 次球囊充盈后发生了这种并发症，且 26 例中有 8 例在几分钟内主动脉瓣反流自发消退（30.8%）。为了纠正持续的主动脉瓣反流，作者报道了一种被称为"强化猪尾"的抢救方法，在有透视证据或怀疑有一个或多个主动脉瓣叶卡在开放位置的病例中尝试。在 18 例患者中，有 13 例成功地完成了这一操作，其中包括将一根 6F 的猪尾逆行插入升主动脉，直至到达瓣膜平面。一根 0.035″ 的 J 形导丝，或者更常见的是，一根 0.035″ 的超硬导丝的近端留在猪尾内。在插入猪尾之前，最好手动调整导丝尖端的角度，以帮助操作人员有选择地将导管远端指向窦壁和移位瓣叶的每个 Valsalva 窦，顺时针或逆时针旋转猪尾导管，可能使移位的主动脉瓣复位（并"关闭"）[32]。

四、主动脉瓣球囊成形术的早期和长期结果

（一）早期结果

大多数研究都记录了各种血流动力学参数的显著改善，包括 BAV 后主动脉瓣压差、心排血量和 AVA（表 38-1）。尽管结果根据主动脉狭窄程度和技术的不同而有所不同，但压力峰值的降低幅度为 30%~40%，AVA 的改善也相似[23-25、33-36]。术后血流动力学参数的这些有利变化导致早期症状的获益，通常被报道为 NYHA 心功能分级的降低。

在美国国家心脏、肺和血液研究所注册登记中，包括 674 名主要由于年龄或其他并发症而不能手术的患者接受 BAV 治疗，主动脉峰值压差从 65mmHg 显著降低至 31mmHg（$P < 0.001$），主动脉瓣口面积从 0.5cm^2 增加到 0.8cm^2（$P < 0.001$），并且所有幸存的患者在 1 个月时症

表 38-1　球囊主动脉瓣膜成形术登记研究中血流动力学参数和并发症发生率的早期改善

	患者数量	年龄（岁）	主动脉瓣口面积的增加（cm^2）	主动脉瓣口平均压差的降低（mmHg）	主动脉瓣口峰值压差的降低（mmHg）	围术期并发症发生率（%）
Otto CM[23]	674	78±9	从 0.50±0.20 到 0.80±0.30	从 55±21 到 29±13	—	25
McKay R[24]	492	79±8.4	从 0.50±0.18 到 0.82±0.30	从 60±23 到 30±13	—	20.5
Klein A[25]	78	78±11	从 0.63±0.21 到 1.01±0.36	从 50±16 到 29±14	—	22
Agarwal A[33]	212	82±8	从 0.6±0.2 到 1.2±0.3	从 44±18 到 18±9	从 55±22 到 20±11	25.8
Elmariah S[34]	281	83.0±9.4	从 0.64±1.8 到 1.23±0.3	从 45±18 到 16±9	—	12.7（30 天内死亡率）
Kuntz RE[35]	205	78±10	从 0.60±0.2 到 0.90±0.30	从 55±19 到 30±12	从 67±28 到 33±15	17
Lieberman E[36]	165	78±11	从 0.50±0.20 到 0.70±0.30	—	从 68±38 到 38±28	—

状均得到了明显改善。但是，整体并发症发生率较高（出院前为 31%），且有很高的 30 天内死亡风险（14%）[23]。

在 Mansfield Scientific 主动脉瓣膜成形术登记注册研究中，共招募了 492 例年龄较大、主动脉瓣狭窄严重且具有较高手术风险的患者，主动脉瓣膜成形术导致主动脉瓣口面积 [从（0.50±0.18）cm^2 增至（0.82±0.30）cm^2]、主动脉瓣口平均压差 [从（60±23）mmHg 到（30±13）mmHg] 和心排血量 [从（3.86±1.26）L/min 到（4.05±1.31）L/min] 均得到显著改善。手术成功率（定义为术后 7 天内无死亡或转为常规外科手术的情况下，AVA 至少增加 25% 或主动脉瓣口平均压差至少减少 50%）达到 87%。连续主动脉造影显示主动脉瓣关闭不全中度或重度增加仅占 2.1%，但总的并发症发生率为 20.5%，包括血管损伤（11%）、栓塞现象（2.2%）、心室穿孔导致心脏压塞（1.8%）和非致命性心律失常（0.8%）。4.9% 的患者在术后 24h 内死亡，另有 2.6% 的患者在术后 7 天内死亡，但在随访 1 年后，观察到心力衰竭症状的发生率下降了 20%[24]。

Agarwal 及其同事在 212 例接受 BAV 治疗的严重主动脉瓣狭窄患者中，以同样的方式，发现跨主动脉瓣的峰值压差显著降低 [从（55±22）mmHg 至（20±11）mmHg] 和 AVA 增加 [从（0.6±0.2）cm^2 至（1.2±0.3）cm^2][33]。

（二）长期疗效

不管临床症状和血流动力学参数是否立即得到改善，手术获益并不是持久的。在这一人群中，由于瓣膜再狭窄和并发症的高发生率，BAV 术后的中期和长期结果都很差。连续超声心动图和临床随访显示，BAV 术后 6 个月再狭窄率为 60%。Otto 和同事比较了 187 名患者在 BAV 术前和术后 6 个月的超声心动图检查结果，尽管 AVA

立即从 0.57cm^2 增加到 0.78cm^2，但 6 个月时平均 AVA 又减少到 0.65cm^2[23]。

另外，BAV 术后的生存率预计也会降低。Agarwal 等发现 1 年、3 年和 5 年生存率分别为 64%、28% 和 14%[33]。Otto 及其同事报道的 1 年生存率为 55%，3 年生存率为 23%，这些结果稍微好一些[37]。这两项研究存活率的差异可归因于重复 BAV 对预后的影响。在 Agarwal 的研究中，有 24% 的患者接受了再次的 BAV 治疗，这是降低死亡率的一个独立因素。

然而，并非所有患者的预后都相同，大多数研究都将长期生存率不仅仅与手术本身，同时也与患者的基线资料及左心室功能相关联。Agarwal 及其同事报道，女性（HR=0.80，95%CI 0.68～0.94，P=0.016）和多次 BAV 手术（HR=0.88，95%CI 0.80～0.95，P=0.021）与 BAV 后较低的死亡率相关，而慢性肾功能不全（HR=1.30，95%CI 1.11～1.56，P=0.009）和查尔森并发症指数（HR=1.12，95%CI 1.03～1.21，P=0.006），如表 38-2 所述，预示死亡风险增加[33]。Otto 等同样发现了以下有关临床、超声心动图和导管植入方面的生存预测因素，如功能状态、左心室收缩功能、心排血量、恶病质、肾功能、二尖瓣反流和女性[37]。

Klein 及其同事发现，年龄是预测死亡率的最有力的因素，即年龄每增加 10 岁死亡率就会增加 2 倍（RR=2.0，95%CI 1.2～3.3，P=0.005），70 岁以上患者的中位生存率有很大差异（5.7 个月 vs. 29.3 个月，P=0.013）[25]。

Elmariah 等回顾性分析了 2001 年 1 月—2007 年 7 月在西奈山医疗中心接受 BAV 治疗的 281 例严重主动脉瓣狭窄患者的资料。BAV 术后不良临床结局的预测因素包括术前临床状态差、肾功能不全、术前右心房压高和心排血量低。这四个变量用于得出一个特定的风险评分，即 CRRAC

表 38-2　Charlson 并发症指数中考虑的参数 [a]

年龄	• ＜ 50 岁：0 • 50—59 岁：+1 • 60—69 岁：+2 • 70—79 岁：+3 • ＞ 80 岁：+4
糖尿病	• 无：0 • 无并发症：+1 • 靶器官受累：+2
肝脏疾病	• 无：0 • 轻度：+1 • 中重度：+3
恶性肿瘤	• 无：0 • 白血病、淋巴瘤或局限性实体瘤：+2 • 转移性实体瘤：+6
获得性免疫缺陷综合征	• 无：0 • 有：+6
中重度慢性肾脏疾病	• 无：0 • 有：+2
慢性心力衰竭	• 无：0 • 有：+1
心肌梗死	• 无：0 • 有：+1
慢性阻塞性肺疾病	• 无：0 • 有：+1
周围血管病	• 无：0 • 有：+1
脑血管意外或短暂性脑缺血发作	• 无：0 • 有：+1
老年痴呆症	• 无：0 • 有：+1
偏瘫	• 无：0 • 有：+2
结缔组织病	• 无：0 • 有：+1
消化性溃疡病	• 无：0 • 有：+1

a. 该指数预测了多种并发症患者的 10 年生存率

和 AV 评分（危重状态、肾功能不全、右心房压力、心排血量），用于确定 BAV 术后 30 天死亡率较高的患者[34]。与 logistic 欧洲心脏手术风险评估系统（Euro-SCORE）相比，该风险模型与改善短期死亡率的区分相关。总的来说，这些数据表明，尽管 BAV 治疗后的结果仍然很差，但改进患者选择可能会使患者获得更有利和持续的益处。

五、主动脉瓣球囊成形术作为过渡治疗

TAVI 现在已经成为外科主动脉瓣置换术的一种可行和有效的替代治疗方法[4, 5]。在一项纳入 358 例不适合手术治疗的严重主动脉瓣狭窄患者经导管主动脉瓣膜植入（PARTNER）试验表明，TAVI 与标准治疗（包括单独药物治疗或与 BAV 联合治疗）相比可显著降低死亡率。在这项研究中，所有患者在 TAVI 前都进行了 BAV，84% 的患者接受了标准治疗。

尽管 TAVI 有明显的益处，而且有大量受试者可能符合 TAVI 的条件，但最初许多患者由于临床和解剖学原因被排除在该手术之外。在 Ben-Dor 的研究中，筛查拟行 TAVI 的 469 例严重主动脉瓣狭窄的患者中，有 363 例（77.1%）不符合纳入标准。与 TAVI 组相比，这些接受药物治疗或 BAV 治疗的患者具有更高的临床风险（更高的 NYHA 心功能分级，更高的肾衰竭发生率，更低的射血分数），且 STS-SCORE 和 Euro-SCORE 评分显著更高[38]。

一般来说，TAVI 的排除可能是永久性的（即缺乏合适的血管通路）或暂时性的（即低心排血量、血流动力学不稳定）原因。正是在后一种情况下，BAV 可能在严重主动脉瓣狭窄患者的治疗中发挥新的治疗作用，也就是说，作为 TAVI 或 SAVR 的桥接治疗[11]。BAV 后主动脉瓣压差的降

低及与之相关的心排血量增加可以提供一个重要的时间窗，在此期间更好的前向血流可改善外周灌注，减少的流出道梗阻可减少肺充血，并在临床状态中带来相关益处。症状的稳定为评估患者是否适合 TAVI 或 SAVR 提供了的机会，也为患者提供了一段血流动力学改善期，在此期间可减少一些更明确和更有侵袭性手术的风险[39]。

大量研究表明，最初认为主动脉瓣置换术风险过高的患者在接受 BAV 作为桥接治疗后，可以成功地接受 TAVI 或进行外科手术，这支持了 BAV 的这种新兴作用。尽管发生率有所不同，但目前有 20%～30% 的患者把 BAV 作为一种桥接治疗。Saia 和他的同事报道，在连续 210 例接受 BAV 的患者中，78 例（37%）是在 TAVI 前接受 BAV 作为桥接治疗。这组患者包括左心室射血分数低、虚弱或虚弱状态、病因不明的症状、危重状态、中度至重度二尖瓣反流及需要进行重大非心脏手术的患者。BAV 后，36 例患者（46%）接受 TAVI 治疗，而 22 例患者（28%）身体改善到足以接受 SAVR 治疗。其余存活的患者，尽管在手术后减少了平均主动脉瓣压差，但没有经历任何症状的改善，他们只是接受了药物治疗，因为其症状是其他因素引起的[40]。

与单独 BAV 相比，BAV 作为 TAVI 或 SAVR 的桥接治疗可显著改善预后。Ben-Dor 及同事报道，与单独行 BAV 相比，接受 BAV 作为桥接治疗的严重主动脉瓣狭窄患者的死亡率显著降低（22.3% vs. 55.2%，$P \leqslant 0.001$）[41]。

Kapadia 等报道，1990—2005 年间 99 例因严重主动脉瓣狭窄接受 BAV 治疗的患者类似的结果。BAV 试图暂时改善血流动力学，目的是改善患者整体健康并实现主动脉瓣置换术，最终在 27 名患者中实施手术。接受瓣膜置换术的患者 6 个月和 1 年生存率分别为 81% 和 78%，而仅接受 BAV 治疗的患者的生存率为 57% 和 44%

（P=0.024）[42]。

值得注意的是，当 BAV 作为更明确治疗的桥接治疗时，后者必须尽早实施。一些数据表明，BAV 作为 SAVR 或 TAVI 桥接治疗的成功率从时间延迟 8 周的 74% 下降到延迟 7 个月的 26%。Saia 等在他们的系列研究中描述，在选择 BAV 后行 TAVI 或 SAVR 的患者中，高达 40% 的患者在接下来的 2 年内没有接受这些手术。他们报道说，虽然在等待名单上的这些患者中大多数由于客观的临床原因（如绝症 / 恶性肿瘤或其他持续的禁忌证）而被排除在外，有一些患者拒绝明确的治疗，还有一些患者在此期间死亡[43]。过度延迟最终治疗方案是不良中期结果的最有力的预测因素之一，应该避免[44]。

Malkin 等建议使用 BAV 来筛查 TAVI 术中自身瓣膜阻塞冠状动脉开口的可能性，并评估患者是否可以从最终的主动脉瓣治疗中得到改善，特别是那些有左心室功能不全或慢性阻塞性肺疾病并且仍然关注其症状是否可逆的患者[45]。

因此，在这些以缓解症状为主要目标的患者中，BAV 可以充当更积极治疗策略的看门人，使患者免于高风险的手术治疗，以及使医疗保健系统节省相关费用。

最后，对于严重主动脉瓣狭窄但因其他并发症（如恶性肿瘤）而预后不佳的患者，BAV 可作为一种有用的姑息性"目的治疗"，因为它往往能导致显著的、允许患者出院的临床症状改善[39]。

六、主动脉球囊的作用：瓣膜成形术、经导管主动脉瓣植入

尤其是在第一个 TAVI 时代，BAV 已被视为瓣膜放置前必不可少的步骤，这可以使瓣膜输送更加容易并有助于实现瓣膜的完全扩张。另一方面，预扩张可能是造成远端栓塞及在 TAVI 术中

房室传导障碍的部分原因。因此，在最近引入自膨胀瓣膜后，TAVI 通常不进行预扩张。在一项仅纳入 60 例患者的初步研究中，Grube 等发现，采用自膨胀的 Medtronic CoreValve 瓣膜（Medtronic，美国明尼苏达州明尼阿波利斯市）进行 TAVI 是一种可行的方法，其急性期安全性和有效性与预扩张的标准 TAVI 手术相似[46]。

据一项回顾性的研究报道，26 名植入球囊扩张式 Edwards Sapien XT（Edwards Lifescience，美国加州尔湾市）患者的临床结果与 30 名接受预扩张治疗的 TAVI 患者相比效果相当[47]。

最近发表了一项前瞻性、双臂、多中心注册研究（EASE–IT TA）的研究结果，研究对象是使用 Edwards SAPIEN 3 瓣膜（Edwards Lifescience，美国加州尔湾市）伴或不伴 BAV 的经心尖 TAVI 的患者。接受预先 BAV 治疗的 61 例患者与未接受 BAV 治疗的 137 例患者相比，（主动脉瓣）峰值流速和平均跨瓣压降低程度相似。此外，在没有 BAV 的情况下，X 线透视时间显著缩短（4.7min vs. 7.9min，P=0.039），使用儿茶酚胺类药物的概率显著降低（17.5% vs. 32.8%，P=0.017），即使多变量调整后 6 个月时复合终点也没有明显差异。

无论这些结果如何，BAV 将继续在 TAVI 中被用作预扩张的工具，尤其是在瓣膜面积特别小、瓣叶广泛钙化和导管无法"直接"跨越瓣膜的情况下[49]。最后，在瓣膜扩张不足或瓣环附着不良的情况下，通常需要 BAV 后扩张以减少瓣周漏，瓣周漏已被证明会使患者的长期预后恶化。X 线透视可检查到瓣膜扩张不足，而主动脉瓣周反流通常在经食管超声心动图或主动脉造影中明显。在这种情况下，通常使用与植入瓣膜相比较小的球囊进行 BAV，以最大限度地降低瓣环撕裂的风险[50]。

七、结论

尽管 BAV 仅对严重的主动脉瓣狭窄患者提供临时解决方案，但其在瓣膜疾病的治疗中仍然发挥着重要作用。它可以作为治疗高风险症状患者的一种稳定措施，也可以作为 TAVI 和 SAVR 等更明确治疗的"桥接疗法"。最后，无论是作为预扩张还是后扩张的工具，BAV 将继续是 TAVI 手术中的一个重要步骤。正在进行的研究将进一步定义 BAV 在 TAVI 时代的作用，未来的药物涂层球囊的发展和提高可能会改善术后再狭窄的中期结果。

声明

利益冲突：Prati 教授是 Abbott Vascular 和 Amgen 公司的顾问。其他作者没有利益冲突需要披露。

资金

无

参考文献

[1] Lindroos M, Kupari M, Heikkila J, Tilvis R. Prevalence of aortic valve abnormalities in the elderly: an echo–cardiographic study of a random population sample. J Am Coll Cardiol. 1993;21:1220–5.

[2] Ross J Jr, Braunwald E. Aortic stenosis. Circulation. 1968;38:61–7.

[3] O'Keefe JH Jr, Vlietstra RE, Bailey KR, Holmes DR Jr. Natural history of candidates for balloon aortic valvuloplasty. Mayo Clin Proc. 1987;62:986–91.

[4] Baumgartner H, Falk V, Bax JJ, De Bonis M, Hamm C, Holm PJ, Iung B, Lancellotti P, Lansac E, Rodriguez Muñoz D, Rosenhek R, Sjögren J, Tornos Mas P, Vahanian A, Walther T, Wendler O, Windecker S, Zamorano JL, ESC Scientific Document Group. 2017 ESC/EACTS Guidelines for the management of valvular heart disease. Eur Heart J. 2017;38:2739–91.

[5] Nishimura RA, Otto CM, Bonow RO, Carabello BA, Erwin

JP 3rd, Fleisher LA, Jneid H, Mack MJ, McLeod CJ, O'Gara PT, Rigolin VH, Sundt TM 3rd, Thompson A. 2017 AHA/ACC focused update of the 2014 AHA/ACC guideline for the management of patients with valvular heart disease: a report of the American College of Cardiology/American Heart Association Task Force on clinical practice guide lines. Circulation. 2017;135:e1159–95.

[6] Iung B, Baron G, Butchart EG, Delahaye F, Gohlke Bärwolf C, Levang OW, Tornos P, Vanoverschelde JL, Vermeer F, Boersma E, Ravaud P, Vahanian A. A prospective survey of patients with valvular heart disease in Europe: the Euro heart survey on valvular heart disease. Eur Heart J. 2003;24:1231–43.

[7] Leon MB, Smith CR, Mack M, Miller DC, Moses JW, Svensson LG, Tuzcu EM, Webb JG, Fontana GP, Makkar RR, Brown DL, Block PC, Guyton RA, Pichard AD, Bavaria JE, Herrmann HC, Douglas PS, Petersen JL, Akin JJ, Anderson WN, Wang D, Pocock S, PARTNER Trial Investigators. Transcatheter aortic-valve implantation for aortic stenosis in patients who cannot undergo surgery. N Engl J Med. 2010;363:1597–607.

[8] Cribier A, Savin T, Saoudi N, Behar P, Rocha P, Mechmèche R, Berland J, Letac B. Percutaneous transluminal aortic valvuloplasty using a balloon catheter. A new therapeutic option in aortic stenosis in the elderly. Arch Mal Coeur Vaiss. 1986;79:1678–86.

[9] Jabbour RJ, Dick R, Walton AS. Aortic balloon valvuloplasty—review and case series. Heart Lung Circ. 2008;17(Suppl 4):S73–81.

[10] Ji DM, Si BD. Percutaneous aortic valve intervention. In: Cohn L, editor. Cardiac surgery in the adult. New York: McGraw-Hill; 2008. p. 963–71.

[11] Baber U, Kini AS, Moreno PR, Sharma SK. Aortic stenosis: role of balloon aortic valvuloplasty. Cardiol Clin. 2013;31:327–36.

[12] Feldman T. Transseptal antegrade access for aor tic valvuloplasty. Catheter Cardiovasc Interv. 2000;50:492–4.

[13] Eisenhauer AC, Hadjipetrou P, Piemonte TC. Balloon aortic valvuloplasty revisited: the role of the inoue balloon and transseptal antegrade approach. Catheter Cardiovasc Interv. 2000;50:484–91.

[14] Block PC, Palacios IF. Comparison of hemodynamic results of anterograde versus retrograde per cutaneous balloon aortic valvuloplasty. Am J Cardiol. 1987;60:659–62.

[15] Cubeddu RJ, Jneid H, Don CW, Witzke CF, Cruz-Gonzalez I, Gupta R, Rengifo-Moreno P, Maree AO, Inglessis I, Palacios IF. Retrograde versus antegrade percutaneous aortic balloon valvuloplasty: immediate, short- and long-term outcome at 2 years. Catheter Cardiovasc Interv. 2009;74:225–31.

[16] Lang RM, Badano LP, Mor-Avi V, Afilalo J, Armstrong A, Ernande L, Flachskampf FA, Foster E, Goldstein SA, Kuznetsova T, Lancellotti P, Muraru D, Picard MH, Rietzschel ER, Rudski L, Spencer KT, Tsang W, Voigt JU. Recommendations for cardiac chamber quantification by echocardiography in adults: an update from the American Society of Echocardiography and the European Association of Cardiovascular Imaging. J Am Soc Echocardiogr. 2015;28:1–39.e14.

[17] Feldman T, Guerrero M. Balloon aortic valvuloplasty in the TAVR era: not so new but definitely improved. Catheter Cardiovasc Interv. 2017;90:311–2.

[18] Feldman T, Chiu YC, Carroll JD. Single balloon aor tic valvuloplasty: increased valve areas with improved technique. J Invasive Cardiol. 1989;1:295–300.

[19] Dall'Ara G, Marzocchi A, Taglieri N, Moretti C, Rodinò G, Chiarabelli M, Bottoni P, Marrozzini C, Sabattini MR, Bacchi-Reggiani ML, Rapezzi C, Saia F. Randomized comparison of balloon aortic valvulo-plasty performed with or without rapid cardiac pacing: the pacing versus no pacing (PNP) study. J Interv Cardiol. 2018;31:51–9.

[20] Gupta SD, Das S, Ghose T, Sarkar A, Goswami A, Kundu S. Controlled transient respiratory arrest along with rapid right ventricular pacing for improving balloon stability during balloon valvuloplasty in pediatric patients with congenital aortic stenosis—a retrospective case series analysis. Ann Card Anaesth. 2010;13:236–40.

[21] Witzke C, Don CW, Cubeddu RJ, Herrero-Garibi J, Pomerantsev E, Caldera A, McCarty D, Inglessis I, Palacios IF. Impact rapid ventricular pacing during percutaneous balloon aortic valvuloplasty in patients with critical aortic stenosis: should we be using it? Catheter Cardiovasc Interv. 2010;75:444–52.

[22] Hilling-Smith R, Cockburn J, Dooley M, Parker J, Newton A, Hill A, Trivedi U, de Belder A, Hildick-Smith D. Rapid pacing using the 0.035-in. Retrograde left ventricular support wire in 208 cases of transcatheter aortic valve implantation and balloon aortic valvuloplasty. Catheter Cardiovasc Interv. 2017;89:783–6.

[23] Percutaneous balloon aortic valvuloplasty. Acute and 30-day follow-up results in 674 patients from the NHLBI Balloon Valvuloplasty Registry. Circulation. 1991;84:2383–97.

[24] McKay RG. The Mansfield Scientific Aortic Valvuloplasty Registry: overview of acute hemodynamic results and pro-cedural complications. J Am Coll Cardiol. 1991;17:485–91.

[25] Klein A, Lee K, Gera A, Ports TA, Michaels AD. Long-term mortality, cause of death, and temporal trends in complications after percutaneous aortic balloon valvuloplasty for calcific aortic stenosis. J Interv Cardiol. 2006;19:269–75.

[26] Ben-Dor I, Looser P, Bernardo N, Maluenda G, Torguson R, Xue Z, Lindsay J, Pichard AD, Satler LF, Waksman R. Comparison of closure strategies after balloon aortic valvuloplasty: suture mediated versus collagen based versus manual. Catheter Cardiovasc Interv. 2011;78:119–24.

[27] O'Neill B, Singh V, Kini A, Mehran R, Jacobs E, Knopf D, Alfonso CE, Martinez CA, Martinezclark P, O'Neill W, Heldman AW, Yu J, Baber U, Kovacic JC, Dangas G, Sharma S, Sartori S, Cohen MG. The use of vascular closure devices and impact on major bleeding and net adverse clinical events (NACEs) in balloon aortic valvuloplasty: a sub-analysis of the BRAVO study. Catheter Cardiovasc Interv. 2014;83:148–53.

[28] Kini A, Yu J, Cohen MG, Mehran R, Baber U, Sartori S, Vlachojannis GJ, Kovacic JC, Pyo R, O'Neill B, Singh V, Jacobs E, Poludasu S, Moreno P, Kim MC, Krishnan P, Sharma SK, Dangas GD. Effect of bivalirudin on aortic valve intervention outcomes study: a two-centre registry study comparing bivalirudin and unfractionated heparin in balloon aortic valvuloplasty. EuroIntervention. 2014;10:312–9.

[29] Saia F, Marrozzini C, Ciuca C, Bordoni B, Dall'Ara G, Moretti C, Taglieri N, Palmerini T, Branzi A, Marzocchi A. Is balloon aortic valvuloplasty safe in patients with significant aortic valve regurgitation? Catheter Cardiovasc Interv. 2012;79:315–21.

[30] Gotzmann M, Lindstaedt M, Mügge A. From pressure overload to volume overload: aortic regurgita tion after transcatheter aortic valve implantation. Am Heart J. 2012;163:903–11.

[31] Eltchaninoff H, Durand E, Borz B, Furuta A, Bejar K, Canville A, Farhat A, Fraccaro C, Godin M, Tron C, Sakhuja R, Cribier A. Balloon aortic valvulo-plasty in the era of transcatheter aortic valve replace ment: acute and long–term outcomes. Am Heart J. 2014;167:235–40.

[32] Dall'Ara G, Saia F, Moretti C, Marrozzini C, Taglieri N, Bordoni B, Chiarabelli M, Ciuca C, Rapezzi C, Marzocchi A. Incidence, treatment, and outcome of acute aortic valve regurgitation complicating percutaneous balloon aortic valvuloplasty. Catheter Cardiovasc Interv. 2017;89:E145–52.

[33] Agarwal A, Kini AS, Attanti S, Lee PC, Ashtiani R, Steinheimer AM, Moreno PR, Sharma SK. Results of repeat balloon valvuloplasty for treatment of aortic stenosis in patients aged 59 to 104 years. Am J Cardiol. 2005;95:43–7.

[34] Elmariah S, Lubitz SA, Shah AM, Miller MA, Kaplish D, Kothari S, Moreno PR, Kini AS, Sharma SK. A novel clinical prediction rule for 30–day mortality following balloon aortic valuloplasty: the CRRAC the AV score. Catheter Cardiovasc Interv. 2011;78:112–8.

[35] Kuntz RE, Tosteson AN, Berman AD, Goldman L, Gordon PC, Leonard BM, McKay RG, Diver DJ, Safian RD. Predictors of event–free survival after balloon aortic valvuloplasty. N Engl J Med. 1991;325:17–23.

[36] Lieberman EB, Bashore TM, Hermiller JB, Wilson JS, Pieper KS, Keeler GP, Pierce CH, Kisslo KB, Harrison JK, Davidson CJ. Balloon aortic valvulo-plasty in adults: failure of procedure to improve long term survival. J Am Coll Cardiol. 1995;26:1522–8.

[37] Otto CM, Mickel MC, Kennedy JW, Alderman EL, Bashore TM, Block PC, Brinker JA, Diver D, Ferguson J, Holmes DR Jr. Three–year outcome after balloon aortic valvuloplasty. Insights into prognosis of valvular aortic stenosis. Circulation. 1994;89:642–50.

[38] Ben–Dor I, Pichard AD, Gonzalez MA, Weissman G, Li Y, Goldstein SA, Okubagzi P, Syed AI, Maluenda G, Collins SD, Delhaye C, Wakabayashi K, Gaglia MA Jr, Torguson R, Xue Z, Satler LF, Suddath WO, Kent KM, Lindsay J, Waksman R. Correlates and causes of death in patients with severe symptomatic aortic stenosis who are not eligible to participate in a clinical trial of transcatheter aortic valve implantation. Circulation. 2010;122:S37–42.

[39] Costopoulos C, Sutaria N, Ariff B, Fertleman M, Malik I, Mikhail GW. Balloon aortic valvuloplasty as a treatment option in the era of transcatheter aortic valve implantation. Expert Rev Cardiovasc Ther. 2015;13:457–60.

[40] Saia F, Marrozzini C, Moretti C, Ciuca C, Taglieri N, Bordoni B, Dall'ara G, Alessi L, Lanzillotti V, Bacchi–Reggiani ML, Branzi A, Marzocchi A. The role of percutaneous balloon aortic valvuloplasty as a bridge for transcatheter aortic valve implantation. EuroIntervention. 2011;7:723–9.

[41] Ben–Dor I, Maluenda G, Dvir D, Barbash IM, Okubagzi P, Torguson R, Lindsay J, Satler LF, Pichard AD, Waksman R. Balloon aortic valvuloplasty for severe aortic stenosis as a bridge to transcatheter/surgical aortic valve replacement. Catheter Cardiovasc Interv. 2013;82:632–7.

[42] Kapadia SR, Goel SS, Yuksel U, Agarwal S, Pettersson G, Svensson LG, Smedira NG, Whitlow PL, Lytle BW, Tuzcu EM. Lessons learned from balloon aortic valvuloplasty experience from the pre transcatheter aortic valve implantation era. J Interv Cardiol. 2010;23:499–508.

[43] Saia F, Marrozzini C, Ciuca C, Guastaroba P, Taglieri N, Palmerini T, Bordoni B, Moretti C, Dall'ara G, Branzi A, Marzocchi A. Emerging indications, in hospital and long–term outcome of balloon aortic valvuloplasty in the transcatheter aortic valve implantation era. EuroIntervention. 2013;8:1388–97.

[44] Nwaejike N, Mills K, Stables R, Field M. Balloon aortic valvuloplasty as a bridge to aortic valve surgery for severe aortic stenosis. Interact Cardiovasc Thorac Surg. 2015;20:429–35.

[45] Malkin CJ, Judd J, Chew DP, Sinhal A. Balloon aortic valvuloplasty to bridge and triage patients in the era of trans–catheter aortic valve implantation. Catheter Cardiovasc Interv. 2013;8:358–63.

[46] Grube E, Naber C, Abizaid A, Sousa E, Mendiz O, Lemos P, Kalil Filho R, Mangione J, Buellesfeld L. Feasibility of transcatheter aortic valve implantation without balloon pre–dilation: a pilot study. JACC Cardiovasc Interv. 2011;4:751–7.

[47] Möllmann H, Kim WK, Kempfert J, Blumenstein J, Liebetrau C, Nef H, Van Linden A, Walther T, Hamm C. Transfemoral aortic valve implantation of Edwards SAPIEN XT without predilatation is feasible. Clin Cardiol. 2014;37:667–71.

[48] Strauch J, Wendt D, Diegeler A, Heimeshoff M, Hofmann S, Holzhey D, Oertel F, Wahlers T, Kurucova J, Thoenes M, Deutsch C, Bramlage P, Schröfel H. Balloon–expandable transapical transcatheter aortic valve implantation with or without predilation of the aortic valve: results of a multicentre registry. Eur J Cardiothorac Surg. 2018;53:771–7.

[49] Chan PH, Mario CD, Moat N. Transcatheter aortic valve implantation without balloon predilatation: not always feasible. Catheter Cardiovasc Interv. 2013;82:328–32.

[50] Van Belle E, Juthier F, Susen S, Vincentelli A, Iung B, Dallongeville J, Eltchaninoff H, Laskar M, Leprince P, Lievre M, Banfi C, Auffray JL, Delhaye C, Donzeau–Gouge P, Chevreul K, Fajadet J, Leguerrier A, Prat A, Gilard M, Teiger E, FRANCE 2 Investigators. Postprocedural aortic regurgitation in balloon–expandable and self–expandable transcatheter aortic valve replacement procedures: analysis of predictors and impact on long–term mortality: insights from the FRANCE2 Registry. Circulation. 2014;129:1415–27.

第四篇
外科学的视角
Surgical Perspectives

第 39 章　心脏团队在经导管主动脉瓣植入术决策制订中的作用

Role of the Heart Team in Decision-Making for Transcatheter Aortic Valve Implantation

Carlo Savini　Roberto Di Bartolomeo　著

李建朝　译　　潘湘斌　校

一、概述

经导管主动脉瓣植入术的问世，已成为使有实施 TAVI 计划的心脏内科和心脏外科中心的临床操作和组织架构发生重大变化的重要因素之一。TAVI 的开展使得心脏团队的优势被大大发挥，而该团队最初是在药物洗脱支架问世时，作为评估该支架对冠状动脉病变改善程度而设立的。在主动脉瓣病变的决策过程中，心脏团队起到了决定性作用，以至于可以将心脏团队的业务范围扩展到其他领域，如对于心脏结构性疾病的治疗中，采用介入治疗方案代替外科治疗等。在这一章中，我们将就建立心脏团队及心脏团队的决策和程序责任等方面展开叙述。

二、心脏团队

理论假设与实践思考

现代心脏团队的概念很早以前就被提出，可以在 Venn 图数据理论中找到详细的描述[1]。这些图最初由 John Venn 在 19 世纪 80 年代用来教授基本集合论时提出，最常用于说明概率、统计学和计算机科学等领域中的集合关系。Venn 图是由重叠圆圈组成的插图，它展示了有限的事物各集合之间的关系，在定义不同集合的共性区域时最有用。

Venn 图有助于理解不同人在心血管疾病从诊断到治疗的整个过程中所起到的作用[2]。随着该领域的发展，心血管疾病 Venn 图的重叠区域继续扩大。这种现象在心血管疾病管理的许多方面都很明显，包括在患者诊断及治疗专家、疾病、技术、机构、付款人和监管机构等各处都有体现。自从多学科心脏团队的概念问世以来，介入心脏病学和心血管外科的 Venn 图的重叠变得越来越大。"专业的以团队为基础的治疗"在医学领域并不是一个新概念，如肿瘤委员会在肿瘤学中做出多专科疾病管理决策等[3, 4]。而特定术语"心脏团队"近年才被提出，仅仅在介绍了关键的 SYNTAX 试验的结果之后才被纳入指南中[5]。SYNTAX 评估了复杂多支血管病变或冠状动脉左主干病变患者接受冠状动脉旁路移植术和经皮冠状动脉介入治疗的两种随机策略的疗效。由包括外科医师、介入心脏病专家、全科心脏病专家和患者组成的心脏团队共同努力，从而就最佳血运重建策略达成一致[6, 7]。这种心脏团队组成方式已被编入欧洲心脏病学会 / 欧洲心胸外科协会（ESC/EACTS）关于心肌血运重建的指南中，该指南建议复杂冠状动脉疾病的患者应由包括心血管外科医师和介入心脏病学家在内的心脏团队进行检查。这种使用心脏团队方法是 2011 年 ACC/AHA 冠状动脉旁路移植术指南提出的 I C 类建议[8]。

"心脏团队"这一概念最终进入结构性心脏病领域，特别是主动脉瓣狭窄和经导管主动脉瓣置换术中[9, 10]。在这种情况下，如 Venn 示意图所示，心血管外科医师和介入心脏病学家结合在一起，形成了负责计划和实施选定主动脉瓣置换策略团队的核心（图 39-1）。这种融合现在已被联邦监管机构授权进行使用。

有趣的是，近年来，心脏结构疾病（主要是主动脉瓣狭窄）心脏团队的概念越来越受到人们的关注。这种现象的发生不仅对于各专家做临床决策来讲是必要的，而且对于为了治疗策略的执行而共享信息来讲也是必要的。事实上，冠状动脉病理学理论基础只在决策阶段提供了一个多学科的方法，使患者可以遵循不同的治疗路径（手术、PCI 和药物治疗）。此外，从主动脉病理学理论基础来讲，如果进行经导管介入治疗，则介入心脏病学家和心脏外科医师都需要在场。通过这种方式，混合手术区基本上代表了心脏团队的全面表达。实时图像融合技术需要多学科专家同时参与，他们共同协作以确保融合过程的成功。同时，任何程序上的复杂性（手术通道、冠状动脉开口的保护、并发症的处理等）都需要在手术台上提供多个数据以做参考。对于必须接受导管治疗的主动脉瓣狭窄患者来说，心脏小组即以这种方式共享从最初的决策到植入的决策过程。

TAVI 为心脏病及心脏手术患者的管理创造了划时代的变革条件，也做出了巨大贡献，但在现实生活中事情往往不是如此一帆风顺，心脏内科医师和心脏外科医师往往处于对立状态，而不是协作状态。然而，笔者认为有两个主要方面必须占主导地位：首先是患者，其次具有经济影响的社会和卫生政策也是相当重要的。

从这个意义上说，心脏团队扮演的角色责任重大，因为它对需要接受治疗的患者拥有完全的决策权，也对使用具有重大经济影响的设备拥有完全的决策权。欧洲和北美的主要指南在定

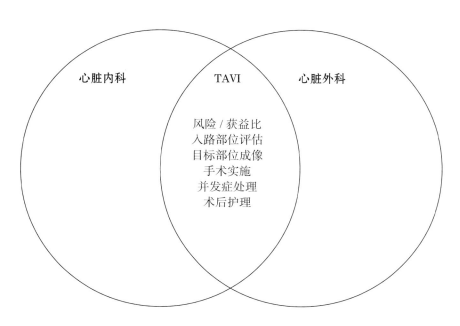

◀ 图 39-1　TAVI 心脏团队的 Venn 示意图

心脏内科　　TAVI　　心脏外科

风险 / 获益比
入路部位评估
目标部位成像
手术实施
并发症处理
术后护理

义 TAVI 适应证时仍然相当笼统，这并不是巧合。如，最新的美国指南在证据级别 I 中规定[11]："对于正在考虑行 TAVR 或高危外科 AVR 的患者，由具有 VHD、心脏成像、介入性心脏病学、心脏麻醉和心脏外科专业知识的综合、多学科医疗保健专业人员组成的心脏瓣膜团队应该协作，为患者提供最佳治疗。"ESC 指南遵循大致相同的政策，并且对心脏团队的组成和职责作出更加具体的说明[12]。因此，委派给当地心脏小组的责任主要是由于迄今为止，决定患者植入 TAVI 的途径尚未普遍标准化：除了纯粹的临床方面之外，只有每个中心心脏团队的专家才知道该中心在专业技能、后勤能力和资源可用性方面的潜力。

心血管学科日益趋同的背景与我们各自为政的专业学会形成鲜明对比，如美国心脏病学会（ACC）、美国心脏协会（AHA）、胸科外科医师学会（STS）、美国胸科外科学会（AATS）、心血管造影与干预学会（SCAI）、美国超声心动图学会（ASE）、美国核心血管病学会（ASNC）或欧洲的 ESC 和 EACTS 等。每个学科时而相互竞争，时而相互对抗，时而相互协作。每个学科都有许多类似的独立组成部分，如执行委员会、志愿者和受薪员工、宣传，以及科学、教育和监管团体等。此外，每个学科的核心任务可能也非常相似。虽然每个专业协会都很好地服务于其核心群体，但这种情况也有许多不利之处，如工作重叠，效率低下；目标相互冲突，使患者、付款人和监管机构都感到困惑；分散努力以获得日益稀缺的行业和政府资金等。心血管内科和心血管外科特有的其他缺点是门诊登记（如 ACC 和 AHA）相互竞争、程序性报销信息混乱（如颈动脉支架置入术）、针对特定疾病的方法（如心脏节律协会、ACC、心房颤动的 STS）提供多余的赠款，以及过多的认证和认证要求（如 ASE 和 ASNC）。

但是，我们仍然有想要改变和改善此情况的精神。目前的心脏团队在很大程度上仍然由专家代表，他们接受了非常分区化的"老式"训练。而今天，有必要为培养具有横向技能的专业人员创造条件，使这些专业人员能够具备技术发展所需的能力。STS 和 ACC 已经开始与联邦监管和支付机构围绕 TAVR 的开展展开前所未有的合作，以利其最佳的实际应用，并制订国家层面的注册登记、项目教育、认证需求和手术操作规范[10, 13]。已经有一些心血管内、外科医师的通力合作范例，其中就有美国心脏病学院第三任院长 Robert Glover（1953—1954 年），他本人是一名费城的外科医师。这项任务就是创建一个专业的学会，包括了心血管团队的所有部分，即外科医师、内科医师、血管放射科医师、麻醉师、心血管护士、科教小组，大家都尊属于一个管理部门之下。目标是通过拥有这样一个单一专业学会的行政管理，来协调科教活动、疾病登记管理和结果分析，以及关于支付和所有医师及相关卫生专业人员的培训、教育和资格认证方面路径的共同制订。

同时，在大学及专业培训学校中，有必要建立培训计划旨在鼓励学习外科和心血管内科介入基础。这也是一个心脏瓣膜中心应该有系统的培训计划。任何有能力进行瓣膜干预的外科医师和心血管内科医师都应该预先接受重点的培训，作为他们基本培训的一部分。学习新技术应该在专业人员指导下进行，从而最大限度地减少"学习曲线"的影响。只有这样，我们才能认为未来心脏团队的各个组成部分能够承担起应承担的责任，即必须具备全方位的外科手术经验，包括瓣膜置换，主动脉根部手术，二尖瓣、三尖瓣和主动脉瓣修复，复杂瓣膜心内膜炎（如根部脓肿）的修复，心房颤动的治疗，以及外科心肌血管重建术。除 TAVR 外，介入治疗的范围也应包括二尖瓣成形术、二尖瓣修复术（边缘对边缘）、房间隔缺损封堵术、瓣周漏封堵术、左心房心耳封堵术和经皮冠状动脉介入治疗。同时，还必须具备血管疾病及并发症的介入，以及外科治疗方面的专业知识。

现在是时候更切合实际地切入这一章，即心脏团队应该由谁组成，它应该如何行动？

Chambers 等[14] 已很好地定义了一个可处理结构性心脏病（SHVD）的治疗中心的基本要求。

1. 具备瓣膜置换、主动脉根部手术、二尖瓣、三尖瓣和主动脉瓣修复及经导管主动脉和二尖瓣技术（包括再干预）的能力的多学科团队。心脏团队必须定期开会，并按照标准操作程序工作。

2. 影像学检查，包括三维和负荷超声心动图技术、围术期经食管超声心动图、心脏计算机断层扫描、磁共振成像和正电子发射断层扫描 CT。

3. 定期咨询社区、其他医院和心脏外科室，并与非侵入性心脏病医师、外科医师和介入性心脏病医师进行定期会诊。

4. 后勤服务，包括其他心脏病医师、心脏外科医师、内科医师护理和其他医学专科。

5. 数据审查有以下几方面。

- 强有力的内部审计程序，包括死亡率和并发症、至少 1 年随访的再手术率。

- 结果可供内部和外部审查。
- 加入组成国家或国际质量数据库。

判断患者是否可以行 TAVR 需要经过很多步骤，涉及不同的专业人士，因此必须将心脏团队当作一个动态的整体，其中重要的是在正确的决策时间选择合适的参与人员。图 39-2 表示患者与相应专家在每个时刻的关系图。当然，心脏外科医师和介入心脏病专家在主要的决策中占有关键地位，但所有的专业人士都是这一过程成功所必需的组成部分。

三、结论

"心脏团队"这一概念在最近几年中占据了绝对重要的地位。

其职能是保证决策阶段符合接受治疗的适应证及实施阶段的安全性。接受经导管置入术的主动脉瓣狭窄患者将被分配到由心脏团队负责的特定地点。在结构性心脏病治疗的新领域，心脏团队将在不同的情况下协调他们的专业技能，这就是具有结构性心脏病高等治疗体系的医院里，总是有一批习惯于以多学科方式工作的专业人员的原因。

声明

无利益冲突。

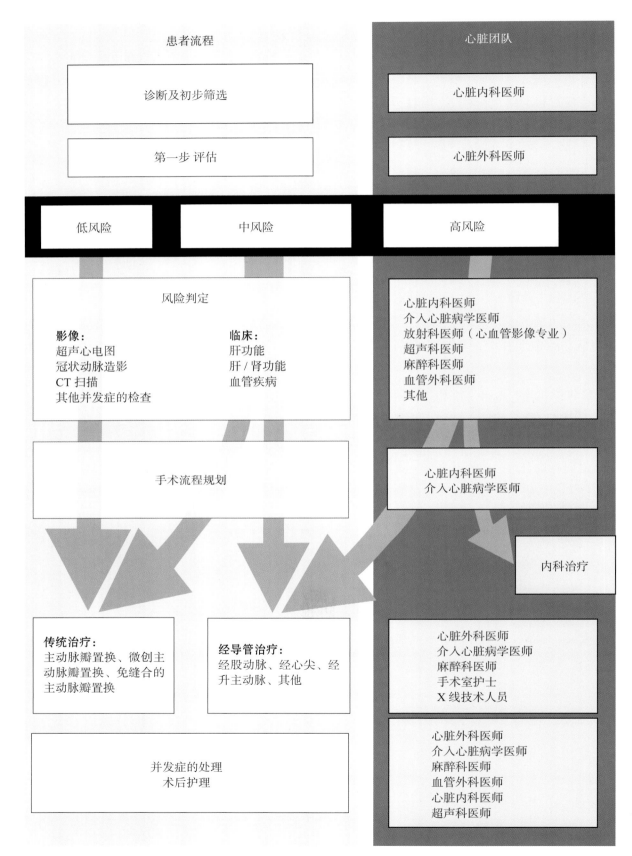

▲ 图 39-2　对于主动脉瓣狭窄患者治疗的多学科参与的流程图

参 考 文 献

[1] Chen H, Boutros PC. Venn diagram: a package for the generation of highly customizable Venn and Euler diagrams in R. BMC Bioinformatics. 2011;12:35.

[2] Holmes DR Jr, Mohr F, Hamm CW, Mack MJ. Venn diagrams in cardiovascular disease: the Heart Team concept. Eur Heart J. 2014;35:66–8.

[3] Taylor C, Munro AJ, Glynne–Jones R. Multidisciplinary team working in cancer: what is the evidence? Br Med J. 2010;340:c951.

[4] Gabel M, Hilton NE, Nathanson SD. Multidisciplinary breast cancer clinics. Do they work? Cancer. 1997;79:2380–4.

[5] Serruys PW, Morice MC, Kappetein AP, Colombo A, Holmes DR, Mack MJ, Stahle E, Feldman TE, van den Brand M, Bass EJ, Van Dyck N, Leadley K, Dawkins KD, Mohr FW, SYNTAX Investigators. Percutaneous coronary intervention versus coronary artery bypass grafting for severe coronary artery disease. N Engl J Med. 2009;360:961–72.

[6] Rothberg MB, Sivalingam SK, Ashraf J, Visintainer P, Joelson J, Kleppel R, Vallurupalli N, Schweiger MJ. Patients' and cardiologists' perceptions of the benefits of percutaneous coronary intervention for stable coronary disease. Ann Intern Med. 2010;153:307–13.

[7] Brownlee S, Wennberg J, Barry M, Fisher E, Goodman D, Bynum J. Improving Patient Decision–Making in Health Care: A 2011 Dartmouth Atlas Report Highlighting Minnesota. The Dartmouth Institute for Health Policy and Clinical Practice, 2011.

[8] Hillis LD, Smith PK, Anderson JL, Bittl JA, Bridges CR, Byrne JG, Cigarroa JE, Disesa VJ, Hiratzka LF, Jr Hutter AM, Jessen ME, Keeley EC, Lahey SJ, Lange RA, London MJ, Mack MJ, Patel MR, Puskas JD, Sabik JF, Selnes O, Shahian DM, Trost JC, Winniford MD. 2011 ACCF/AHA Guideline for Coronary Artery Bypass Graft Surgery: executive summary: a report of the American College of Cardiology Foundation/ American Heart Association Task Force on Practice Guidelines. Circulation. 2011;124:2610–42.

[9] Holmes DR Jr, Mack MJ. Transcatheter valve therapy. J Am Coll Cardiol. 2011;58:445–55.

[10] Holmes DR Jr, Mack MJ, Kaul S, Agnihotri A, Alexander KP, Bailey SR, Calhoon JH, Carabello BA, Desai MY, Edwards FH, Francis GS, Gardner TJ, Kappetein AP, Linderbaum JA, Mukherjee C, Mukherjee D, Otto CM, Ruiz CE, Sacco RL, Smith D, Thomas JD, American College of Cardiology Foundation, American Association for Thoracic Surgery, Society for Cardiovascular Angiography and Interventions, Society for Thoracic Surgeons, American Heart Association, American Society of Echocardiography, European Association for Cardio–Thoracic Surgery, Heart Failure Society of America, Mended Hearts, Society of Cardiovascular Anesthesiologists, Society of Cardiovascular Computed Tomography, Society for Cardiovascular Magnetic Resonance. 2012 ACCF/AATS/SCAI/ STS expert consensus document on transcath eter aortic valve replacement. Ann Thorac Surg. 2012;93:1340–95.

[11] 2017 AHA/ACC Focused Update of the 2014 AHA/ ACC Guideline for the Management of Patients With Valvular Heart Disease. A Report of the American College of Cardiology/ American Heart Association Task Force on Clinical Practice Guidelines. JACC. 2017;70(2):252–89.

[12] Baumgartner H, Falk V, Bax JJ, De Bonis M, Hamm C, Holm PJ, Iung B, Lancellotti P, Lansac E, Muñoz DR, Rosenhek R, Sjögren J, Mas PT, Vahanian A, Walther T, Wendler O, Windecker S, Zamorano JL, ESC Scientific Document Group. 2017 ESC/ EACTS Guidelines for the management of valvular heart disease. The Task Force for the Management of Valvular Heart Disease of the European Society of Cardiology (ESC) and the European Association for Cardio–Thoracic Surgery (EACTS). Eur Heart J. 2017;38:2739–91.

[13] Carroll JD, Edwards FH, Marinac–Dabic D, Brindis RG, Grover FL, Peterson ED, Tuzcu M, Shahian DM, Rumsfeld JS, Shewan CM, Hewitt K, Holmes DR Jr, Mack MJ, On behalf of the STS/ACC TVT Registry Steering Committee. The STS–ACC transcatheter valve therapy national registry. A new partnership and infrastructure for the introduction and surveillance of medical devices and therapies. J Am Coll Cardiol. 2013;62:1026–34.

[14] Chambers J, Prendergast B, Iung B, Rosenhek R, Zamorano JL, Pierard LA, Modine T, Falk V, Kappetein AP, Pibarot P, Sundt T, Bamgartner H, Bax JJ, Lancellotti P. Standards defining a "heart valve centre": ESC Working Group on Valvular Heart Disease and European Association for Cardiothoracic Surgery viewpoint. Eur Heart J. 2017;38:2177–82.

第 40 章　经导管主动脉瓣植入术与外科主动脉瓣置换术在中危患者中的对比

Comparison of Transcatheter Aortic Valve Implantation to Surgical Aortic Valve Replacement in Intermediate-Risk Patients

Anita W. Asgar　Nathan Messas　著
胡俊龙　译　　魏来　校

一、概述

经导管主动脉瓣植入术是重症主动脉瓣狭窄且传统外科手术禁忌患者的一线治疗方案[1]。随着 TAVR 术者临床经验的积累和经导管瓣膜系统的技术进步，TAVR 介入治疗在世界范围内得到了广泛的应用。截至目前，全球已有至少 65 个国家完成 25 万例 TAVR 手术。因此，现在有兴趣将 TAVR 适应证扩展到外科中低风险患者。尽管目前 SAVR 仍是中低手术风险主动脉瓣狭窄患者治疗方法的金标准，然而来自观察性研究和随机试验的最新证据正在使这种治疗模式从外科手术向 TAVR 转变。

二、确定主动脉瓣狭窄患者的风险

在欧洲和北美，主动脉瓣狭窄是瓣膜置换术最常见的适应证，随着人口老龄化，其发病率不断上升。瓣膜性心脏病的决策需要仔细评估风险收益比，同时考虑干预的结果和未经干预的不良后果严重性相关风险。因此，对于有症状的严重 AS 患者，适当的危险分层是选择最佳治疗策略的关键。与不良临床结果相关的因素包括机体功能低下、高龄和合并冠状动脉疾病[2]。

AS 的风险评估通常集中于外科干预风险或手术死亡率。增加手术风险的相关临床因素很多，包括急诊干预、左心室功能不全、肺动脉高压、高龄、既往心脏手术史及肾功能不全、严重慢性阻塞性肺疾病等并发症。为了便于风险评估，多变量风险评分普遍应用于患者的危险分层。最常用的评分系统包括预测死亡风险的美国胸外科医师协会评分（STS-PROM）和欧洲评分（EuroSCORE）。两种评分都使用基于临床参数的数字评分系统，使用算法风险模型计算风险。值得注意的是，由于没有充分考虑到可能增加手术相关风险，如患者虚弱、认知障碍、谵妄风险、解剖特征（如瓷化主动脉）和出院后社会支持等传统风险评分中未评估的因素，手术风险评分有一定的局限性。最后，评分系统没有将特定医疗机构的手术结果纳入分析，这可能会低估手术风险。

有关 TAVR 的随机对照试验已经确定了主动脉瓣狭窄的四个危险分层，即低、中、高和禁忌性风险，如表 40-1 所示。前三组由 STS-

PROM 评分定义为低风险（＜4%）、中等风险（4%～8%）或高风险（＞8%）。禁忌性风险是指 1 年内死亡率和发病率＞50% 的风险，累及 3 个以上主要系统器官、严重虚弱、手术操作相关障碍[3]。

根据北美和欧洲的指南，共识认为具备严重症状、无法行外科手术或者存在手术禁忌性风险但预期寿命大于 12 个月的 AS 患者是 I A 类推荐[1, 4]。经多学科心脏团队确认适应证且有足够的预期寿命，TAVR 是高手术风险患者可接受的治疗方案（I A 类）。在本文撰写阶段，对于中危手术风险的有症状 AS 患者，TAVR 也被认为是 SAVR 的一个合理的替代方案（Ⅱ A 类）[1]。

尽管在已发表的文献中，重症 AS 行主动脉瓣外科置换的患者远多于早先在 TAVR 研究中的人群[5–9]。事实上，在主动脉瓣置换的患者中，高风险人群只占一小部分。STS 2002—2010 年主动脉瓣疾病病例数据库（n=141 905）显示，只有

6.2% 的患者属于高风险，而大多数患者（79.9%）属于低风险，13.9% 属于中等风险[10]。鉴于患者的分布和对扩大 TAVR 适应证的关注，人们越来越有兴趣将技术的边界推向低风险人群。

三、TAVR 与 SAVR 在中等风险患者中比较的临床证据

TAVR 是不能手术或存在禁忌性风险及高危重症主动脉瓣狭窄患者的治疗手段。中危适应证的确定之路，无论对球扩瓣或者自膨瓣，都是从队列研究和前瞻性配对研究（表 40-2）的数据开始，最后是前瞻性随机试验数据的累积。

四、前瞻性非随机队列研究

对中危患者 TAVR 结果的早期观点，发表于 2012 年的一项使用 Edwards SAPIEN XT 或

表 40-1　手术风险的定义

	低　危	中　危	高　危	禁　忌
临床特征	• 无虚弱 • 无并发症	轻度虚弱或 1 个术后不能改善的主要脏器受损	中重度虚弱或 2 个以上术后不能改善的主要脏器受损	严重虚弱或者 3 个以上术后不能改善的主要脏器受损
STS 评分	＜4%	4%～8%	＞8%	1 年死亡风险＞50%
EuroSCORE Ⅱ 评分	＜10%	10%～20%	＞20%	

表 40-2　中等风险患者 TAVR 与 SAVR 的队列研究（倾向匹配分析）

参考文献	病例数	风险评分均值	30 天死亡率（%）	血管并发症（%）	永久起搏器植入（%）
Latib 等	222	4.6（STS）	1.8 vs. 1.8（P=NS）	33.3 vs. 0.9（P＜0.001）	11.7 vs. 2.7（P=0.009）
Fraccaro 等	830	9.9（EuroCORE）	2.7 vs. 3.6（P=NS）	6.0 vs. 0.5（P＜0.0001）	13.4 vs. 3.7（P＜0.0001）
Schymik 等	432	8.7（EuroSCORE）	1.4 vs. 4.2（P=NS）	10.6 vs. 0.0（P＜0.001）	13.9 vs. 4.6（P＜0.0001）
Piazza 等	510	17.4（EuroSCORE）	7.8 vs. 7.1（P=NS）	*	*
Thourani 等	2021	5.3（STS）	1.1 vs. 4	6.1 vs. 5.4	10.2 vs. 7.3

*. 未报道

Medtronic CoreValve 瓣膜的小样本倾向性匹配研究。Latib 等根据临床特征和风险评分进行倾向性匹配，比较了经股动脉 TAVR（TF-TAVR）和 SAVR 的 111 例患者临床结果，平均 STS 评分值为 4.6 ± 2.3（TAVR）与 4.6 ± 2.6（SAVR），1 年时全因死亡率无显著性差异（TF-TAVR 为 6.4%，SAVR 为 8.1%，$P=1.0$），TF-TAVR 与较高的血管并发症（33.3% vs. 0.9%，$P < 0.001$）和永久性起搏器（11.7% vs. 2.7%，$P=0.009$）相关，而急性肾损伤在 SAVR 组更为常见（26.1% vs. 8.1%，$P < 0.001$）[11]。

意大利一项关于 SAVR 或 TAVR 治疗的单一国家、多中心队列研究中可以获得更多的前瞻性数据。关于 SAVR-TAVR 在重症 AS 患者治疗有效性的观察性研究（OBSERVANT 研究），2010 年 12 月—2012 年 6 月期间纳入了在意大利 93 家研究医院接受 SAVR 或 TAVR 治疗的 7618 名重症 AS 患者。排除由于合并冠状动脉搭桥等高危或无法手术的患者，对行 TAVR 和 SAVR 患者进行倾向相匹配。作者发现 TAVR 和 SAVR 在早期死亡率或心肌梗死方面无显著差异，30 天死亡率分别为 3.6% 和 2.7%（$P=0.4328$），脑卒中发生率在接受 SAVR 患者中略高（3.0% vs. 0.0%，$P=0.0455$）。SAVR 组急性肾衰竭（9.6% vs. 3.6%，$P=0.001$）和输血率较高（63.2% vs. 34.5%，$P < 0.001$），但 TAVR 与血管并发症（6.0% vs. 0.5%，$P < 0.0001$）和永久起搏器植入（13.4% vs. 3.7%，$P < 0.0001$）增加相关[12]。

对中危患者的比较，最近越来越多研究比较新一代经导管瓣膜和外科主动脉瓣

置换术。Thourani 等的倾向性匹配研究比较了 PARTNER Ⅱ 研究中中危的 SAPIEN 3 和 PARTNER Ⅱ A 研究中中危的 SAVR 患者，使用预处理的倾向评分分析来解释研究间的基线特征的差异[14]。倾向性匹配分析的主要终点是 1 年内全因死亡、所有脑卒中和治疗后主动脉瓣反流的非分层复合事件。平均年龄 81 岁，88%TAVR 采用经股动脉入路，平均 STS 评分 5.3%。与先前公布的数据相比，使用 SAPIEN 3 的 TAVR 患者具备更低的全因死亡率（1.1%）、致残性脑卒中发生率（1.0%）、中重度瓣周漏发生率（4.2%）、主要血管并发症（6.1%）、危及生命的出血发生率（4.6%）及新的永久起搏器植入率（10%）。此外，作者发现 TAVR 在死亡率、脑卒中和中重度主动脉瓣反流（比例加权差）的复合终点方面较 SAVR 具有显著优势 -9.2%（95%CI -13.0～-5.4，$P < 0.0001$）。

五、随机对照试验数据

到目前为止，已经有三个随机对照试验检验中危手术风险患者中的 TAVR，如表 40-3 所示。

北欧主动脉瓣介入研究（NOTION Trail）作为一项多中心、全入组研究，用自膨瓣比较了 TAVR 和 SAVR 在中低危重度主动脉瓣狭窄患者中的应用。共纳入 280 例患者，随访 5 年，使用 STS 和 EuroSCORE Ⅰ 和 EuroSCORE Ⅱ 评估患者的临床风险，约 80% 的入组者被认为是低风险患者。在意向治疗分析中，主要终点（1 年内全因死亡、脑卒中或心肌梗死）没有发现统计学差异

表 40-3　中危患者 TAVR 与 SAVR 的随机对照试验数据

参考文献	病例数	风险评分均值	30 天死亡率（%）	血管并发症（%）	永久起搏器植入（%）
PARTNER Ⅱ A	2032	5.8（STS）	3.9 vs. 4.1（$P=0.78$）	7.9 vs. 5.0（$P=0.008$）	8.5 vs. 6.9（$P=0.17$）
SURTAVI	1746	4.5（STS）	2.2 vs. 1.7	6 vs. 1.1	25.9 vs. 6.6

（TAVR 为 13.1%，SAVR 为 16.3%，P=0.43 ）[15]。

在前瞻性、随机、非劣效性 PARTNER ⅡA 研究中，对 2032 例重度主动脉瓣狭窄且中危（STS 评分 4%～8%，平均 5.8%）的患者，比较了使用球扩瓣 SAPIEN XT（Edwards Lifesciences，USA）的 TAVR 与 SAVR。TAVR 组 和 SAVR 组的主要终点（2 年随访时全因死亡或致残性脑卒中）相似（符合非劣效性标准 P=0.001），TAVR 组和 SAVR 组的 2 年生存曲线事件率无显著差异（分别为 16.7% 和 18.0%）。有趣的是，占 TAVR 总数 76% 的经股动脉入路患者中，全因死亡和致残脑卒中率比 SAVR 组低 21%（P=0.05）。此外，TAVR 术后各时间点主动脉瓣开口面积和压差的改善均优于 SAVR。相反，在 TAVR 组中观察到轻度以上瓣周漏的发生率更高[8]。

最后，在 Medtronic CoreValve 的前瞻性随机非劣效性 SURTAVI 研究中，1746 名中危（平均 STS 评分 4.5%）的患者被纳入研究，以评估自膨瓣 CoreValve 或 Evolut R（Medtronic，USA）与 SAVR 的安全性和有效性。随访 2 年，TAVR 组和 SAVR 组的全因死亡或致残性脑卒中（主要终点）发生率相似，采用贝叶斯分析方法进行评估（分别为 12.6% 和 14.0%）。TAVR 患者的平均跨瓣压差更低，主动脉瓣开口面积较大，而 TAVR 患者的永久起搏器植入率为 26%，中重度瓣周漏发生率较高[9]。

综上所述，这些采用非劣效性设计的随机试验有力地支持了中危风险患者行 TAVR 的安全性和有效性，并因此产生了 ⅡA 的最新适应证[1]。

六、当前数据的 Meta 分析

Singh 等的 Meta 分析对 2375 例接受 TAVR 和 2377 例接受 SAVR 的中危患者结果进行了评估。这项分析发现两组的 30 天全因死亡率（P=0.07）、30 天心脏死亡率（P=0.53）和 12 个月全因死亡率（P=0.34）相似。然而，经股动脉途径 TAVR 的死亡率明显低于 SAVR（OR=0.58，P=0.006）。TAVR 组中重度主动脉瓣关闭不全（P < 0.00001）和新永久起搏器植入（P < 0.0001）的发生率较高[16]。

在迄今为止最大规模的严重主动脉瓣狭窄患者 Meta 分析中，Gargiulo 等比较了 16 638 例 TAVR 或 SAVR 患者的死亡率。总的来说，TAVR 和 SAVR 在术后早期（OR=1.01，95%CI 0.81～1.26）或中期（OR=0.96，95%CI 0.81～1.14）全因死亡率方面没有统计学意义的差异。然而，该分析综合了从禁忌性风险到中危风险的所有风险水平的患者。对中低风险患者亚组的分析显示，TAVR 患者的早期（OR=0.67，95%CI 0.42～1.07）和中期（OR=0.91，95%CI 0.67～1.23）死亡率在统计学上无显著降低。TAVR 组大出血、急性肾损伤和新发心房颤动的发生率显著降低，但永久性起搏器植入、血管并发症和瓣周漏的显著增加。有趣的是，在随机试验中发现经股亚组的 TAVR 具有显著的远期死亡获益（P=0.001）[17]。

七、现存问题

TAVR 是高风险或不能手术的重症主动脉瓣狭窄患者的标准治疗方法，现在也被推荐用于中危患者。随着适应证向低危人群扩展，现存问题亟待明确。

随着经导管瓣膜技术的进步，血管并发症这一 TAVR 技术曾经的致命伤，正在稳步减少。然而，它的确与并发症发生率、死亡率及费用的增加相关[18, 19]。TAVR 中增加的永久起搏器植入发生率因技术而异，这是使医疗成本增加和临床关注的问题。最近发表的研究表明，新的起搏器植入虽然与死亡率增加无关，但会明确增加心力衰竭住院率且影响术后左心室功能的改善。Chanandi 等进行了一项多中心回顾性研究，以评估新起搏器植入的发生率和结果。在超过 1600 名患者中，约 20% 的患者在 30 天内需要新的起搏器植入，其中 86% 的患者确实需要起搏。在随访中，新起搏器植入患者有更高的因心力衰竭再住院率（22.4% vs. 16.1%，矫正 HR=1.42，95%CI 1.06～1.89）和更高的死亡率或心力衰竭再住院的复合终点发生率（59.6% vs. 51.9%，矫正 HR=1.25，95%CI 1.05～1.48）。此外，随着时间的推移，新的起搏器植入与 LVEF 的改善不明显相关，尤其是针对 TAVR 前 LVEF 降低的患者[20]。对于那些依赖起搏器的患者，心脏再同步治疗对降低心力衰竭的发生率是否有潜在的益处，还需要进一步的研究来确定。

由于只有过去 5～7 年有限的应用经验，经导管心脏瓣膜的耐久性仍然是一个问题。关于经导管和外科瓣膜结构性毁损的问题仍在仔细研究中，新的定义有望创造一种更标准化的评估和随访方法[21]。这仍然是一个重要的问题，在未来几年仍待严格随访。

八、结论

经导管主动脉瓣植入术改变了高危主动脉瓣狭窄患者的治疗，提供了一种微创且效果更佳的治疗方案。对于中危患者，TAVR 现在也是一个非劣选择。钟摆现在正朝着低风险患者的方向摆动，我们急切地等待这一领域的数据，以充分理解这一技术的潜力。问题仍然存在，我们必须提高警惕，回答这些问题，以便为我们的患者提供最好的治疗。

参 考 文 献

[1] Nishimura RA, Otto CM, Bonow RO, Carabello BA, Erwin JP 3rd, Fleisher LA, et al. 2017 AHA/ ACC focused update of the 2014 AHA/ACC guideline for the management of patients with valvular heart disease: a report of the American College of Cardiology/American Heart Association Task Force on clinical practice guidelines. J Am Coll Cardiol. 2017;70(2):252–89.

[2] Vahanian A, Otto CM. Risk stratification of patients with aortic stenosis. Eur Heart J. 2010;31(4):416–23.

[3] Otto CM, Kumbhani DJ, Alexander KP, Calhoon JH, Desai MY, Kaul S, et al. 2017 ACC expert consensus decision pathway for transcatheter aortic valve replacement in the management of adults with aortic stenosis: a report of the American College of Cardiology Task Force on clinical expert consensus documents. J Am Coll Cardiol. 2017;69(10):1313–46.

[4] Baumgartner H, Falk V, Bax JJ, De Bonis M, Hamm C, Holm PJ, et al. 2017 ESC/EACTS Guidelines for the management of valvular heart disease. Eur Heart J. 2017;38(36):2739–91.

[5] Makkar RR, Fontana GP, Jilaihawi H, Kapadia S, Pichard AD, Douglas PS, et al. Transcatheter aortic–valve replacement for inoperable severe aortic stenosis. N Engl J Med. 2012;366(18):1696–704.

[6] Popma JJ, Adams DH, Reardon MJ, Yakubov SJ, Kleiman NS, Heimansohn D, et al. Transcatheter aortic valve replacement using a self–expanding bioprosthesis in patients with severe aortic stenosis at extreme risk for surgery. J Am Coll Cardiol. 2014;63(19):1972–81.

[7] Reardon MJ, Adams DH, Coselli JS, Deeb GM, Kleiman NS, Chetcuti S, et al. Self–expanding transcatheter aortic valve replacement using alternative access sites in symptomatic patients with severe aortic stenosis deemed extreme risk of surgery. J Thorac Cardiovasc Surg. 2014;148(6):2869–76 e1–7.

[8] Leon MB, Smith CR, Mack MJ, Makkar RR, Svensson LG, Kodali SK, et al. Transcatheter or surgical aortic–valve replacement in intermediate–risk patients. N Engl J Med. 2016;374(17):1609–20.

[9] Reardon MJ, Van Mieghem NM, Popma JJ, Kleiman NS, Sondergaard L, Mumtaz M, et al. Surgical or transcatheter aortic–valve replacement in intermediate–risk patients. N Engl J Med. 2017;376(14):1321–31.

[10] Thourani VH, Suri RM, Gunter RL, Sheng S, O'Brien SM, Ailawadi G, et al. Contemporary real–world outcomes of surgical aortic valve replacement in 141,905 low–risk, intermediate–risk, and high–risk patients. Ann Thorac Surg. 2015;99(1):55–61.

[11] Latib A, Maisano F, Bertoldi L, Giacomini A, Shannon J, Cioni M, et al. Transcatheter vs surgical aortic valve replacement

第 40 章　经导管主动脉瓣植入术与外科主动脉瓣置换术在中危患者中的对比

Comparison of Transcatheter Aortic Valve Implantation to Surgical Aortic Valve Replacement in Intermediate-Risk Patients

in intermediate–surgical–risk patients with aortic stenosis: a propensity score–matched case–control study. Am Heart J. 2012;164(6):910–7.

[12] Fraccaro C, Tarantini G, Rosato S, Tellaroli P, D'Errigo P, Tamburino C, et al. Early and midterm outcome of propensity–matched intermediate–risk patients aged >/=80 years with aortic stenosis undergoing surgical or transcatheter aortic valve replacement (from the Italian Multicenter OBSERVANT Study). Am J Cardiol. 2016;117(9):1494–501.

[13] Kodali S, Thourani VH, White J, Malaisrie SC, Lim S, Greason KL, et al. Early clinical and echocardio–graphic outcomes after SAPIEN 3 transcatheter aor tic valve replacement in inoperable, high–risk and intermediate–risk patients with aortic stenosis. Eur Heart J. 2016;37(28):2252–62.

[14] Thourani VH, Kodali S, Makkar RR, Herrmann HC, Williams M, Babaliaros V, et al. Transcatheter aortic valve replacement versus surgical valve replacement in intermediate–risk patients: a propensity score analysis. Lancet. 2016;387(10034):2218–25.

[15] Sondergaard L, Steinbruchel DA, Ihlemann N, Nissen H, Kjeldsen BJ, Petursson P, et al. Two–year outcomes in patients with severe aortic valve stenosis randomized to transcatheter versus surgical aortic valve replacement: the all–comers nordic aortic valve inter vention randomized clinical trial. Circ Cardiovasc Interv. 2016;9(6):e003665.

[16] Singh K, Carson K, Rashid MK, Jayasinghe R, AlQahtani A, Dick A, et al. Transcatheter aortic valve implantation in intermediate surgical risk patients with severe aortic stenosis: a systematic review and meta–analysis. Heart Lung Circ. 2018;27(2):227–34.

[17] Gargiulo G, Sannino A, Capodanno D, Barbanti M, Buccheri S, Perrino C, et al. Transcatheter aortic valve implantation versus surgical aortic valve replacement: a systematic review and meta–analysis. Ann Intern Med. 2016;165(5):334–44.

[18] Genereux P, Cohen DJ, Mack M, Rodes–Cabau J, Yadav M, Xu K, et al. Incidence, predictors, and prognostic impact of late bleeding complications after transcatheter aortic valve replacement. J Am Coll Cardiol. 2014;64(24):2605–15.

[19] Redfors B, Watson BM, McAndrew T, Palisaitis E, Francese DP, Razavi M, et al. Mortality, length of stay, and cost implications of procedural bleeding after percutaneous interventions using large–bore catheters. JAMA Cardiol. 2017;2(7):798–802.

[20] Chamandi C, Barbanti M, Munoz–Garcia A, Latib A, Nombela–Franco L, Gutierrez–Ibanez E, et al. Long–term outcomes in patients with new permanent pacemaker implantation following transcatheter aortic valve replacement. JACC Cardiovasc Interv. 2018;11(3):301–10.

[21] Dvir D, Bourguignon T, Otto CM, Hahn RT, Rosenhek R, Webb JG, et al. Standardized definition of structural valve degeneration for surgical and transcatheter bioprosthetic aortic valves. Circulation. 2018;137(4):388–99.

第41章 主动脉瓣疾病治疗新方法：从经导管主动脉瓣植入术到免缝合主动脉瓣

New Approaches for Aortic Valve Disease: From Transcatheter Aortic Valve Implantation to Sutureless Aortic Valves

Giuseppe Santarpino　Renato Gregorini　Theodor Fischlein　**著**

轩继中 **译**　魏来 **校**

传统主动脉瓣置换术的成功率相对较高，70岁以下接受单纯 AVR 的患者围术期死亡率为 1%～3%，合并冠状动脉旁路移植术时，死亡率增至 4%～8%。然而，并非所有患者都适合手术，有一些因素会影响到患者适合手术与否。

在 21 世纪初，主动脉瓣手术接近僵局，因为只有两种类型的人工主动脉瓣——机械瓣和生物瓣可用。此外，由于并发症或高龄本身，许多患者被心脏病主诊专家或执业医师认为不能进行常规手术。在 2005 年的欧洲心脏瓣膜研究调查中发现，33% 的严重主动脉瓣狭窄患者因年龄较大、左心室功能不全或神经功能不全、高手术风险及远期效果等因素而没有接受手术。

对于主动脉瓣狭窄的中高危老年患者，最合适的治疗策略仍然是一个争论的问题。根据欧洲心脏病学会关于瓣膜性心脏病管理的最新指南，建议将 AVR 作为严重症状性主动脉瓣狭窄患者的一线治疗，以改善症状和生存率[1]。

对于被认为不能手术的高龄患者，经导管主动脉瓣植入术已成为传统手术的替代治疗方法[2, 3]。

经导管主动脉瓣植入术它不需要体外循环（cardiopulmonary bypass，CPB），已经在瓣膜性心脏病的治疗上产生了一场真正的革命，为以前被认为常规手术风险太高的患者提供了新的希望和替代治疗方案。

TAVI 技术的引入引起了广泛的热情，以至于现在有几位心脏病专家希望在"每一位主动脉瓣疾病患者"中进行 TAVI，从而引领使外科手术方式的彻底放弃。在一个更加合作的环境中，TAVI 使心脏病学和心脏外科学走得更近，治疗方案也趋向统一，以满足单个患者的需要。因此，医师可以仔细考虑每种治疗策略的优缺点，以便为他们的个体化患者确定最合适的治疗方案。

尤其是在 PARTNER 研究的队列 A 结果发表后，对于替代治疗策略，如 TAVI 治疗重症主动脉瓣狭窄的高危患者，存在着很大的争议[4]。

基于导管的技术在需要主动脉瓣介入治疗的患者中得到了广泛的接受。与外科医师的"开胸"相比，通过"腹股沟小孔"来完成手术的描绘，说明了患者的选择是 TAVI，而不是开放手术。

值得注意的是，在迄今为止进行的最重要的多中心临床研究中，TAVI 途径一直与通过开胸使用传统人工主动脉瓣的外科 AVR 进行比较。基本上，这意味着心脏病学的最大创新（TAVI）与

"古老"甚至"遥远"的外科手术（缝合 AVR、全胸骨切开术）相比，而后者还被认为是心脏外科领域前沿且经验丰富中心的标准治疗。此外，比较老年患者 TAVI 与传统外科主动脉瓣置换术的研究表明，单纯高龄本身不应被视为 TAVI 的适应证[5]。另一方面，经导管主动脉瓣植入术在世界上大多数中心已成为不能手术或高危重症主动脉瓣狭窄患者的治疗常规，其手术数量已超过了传统的主动脉瓣手术[6]。

除手术和经导管治疗的二元论以外，出现了一种新的选择。最近的研究表明，微创技术 AVR 的临床和美容效果优于传统手术[7]。

使用微创技术进行主动脉瓣置换作为外科手术的目标也是多年来一直持续的问题。现有系统性回顾和 Meta 分析的可用数据并不能提供有力的证据支持放弃传统的开胸 AVR，从而可以显著改善患者的预后。微创手术的缺点是通常需要更长的主动脉阻断时间和手术时间，这可能使患者面临潜在的附加风险，特别是如果手术是由非专家或仍处于学习阶段的外科医师实施的。虽然没有数据支持这一观察结果，但由于这些手术需要高水平的手术技能，学习曲线是不可避免的。最近，免缝合主动脉瓣已经被开发出来，在使用微创手术方法时，可以缩短手术时间，更方便地植入主动脉瓣膜[8-11]。此外，新的免缝合主动脉生物瓣膜的使用，因其更短的体外循环和主动脉阻断时间[12]，已在 80 岁人群中被证明与良好预后相关[13]。但是，缺乏比较免缝合和支架主动脉生物瓣膜的前瞻性随机研究是导致目前主动脉瓣疾病治疗指南中将该装置排除在建议之外的一个主要因素。

这些装置安装在支架上，在主动脉瓣环内可自行锚定，无须缝合，从而缩短手术时间，缩短缺血时间。因此，这些装置的使用使得瓣膜植入更快、更容易，似乎可以改善术后效果。目前，有两种市售的免缝合主动脉瓣，即 Perceval S（LivaNova Group，意大利米兰）（图 41-1）和 Intuity（Edwards Lifesciences，美国加州尔湾市）（图 41-2）。

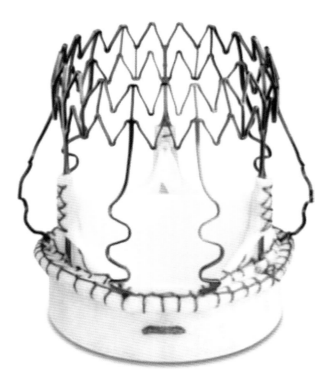

▲ 图 41-1　LivaNova Perceval 免缝合人工心脏瓣膜
图片由 LivaNova Group, Milan, Italy 提供

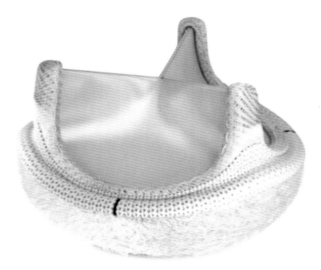

▲ 图 41-2　Edwards Intuity "快速安装系统"人工心脏瓣膜
图片由 Edwards Lifesciences, Irvine, CA 提供

至于这两种类型的免缝合瓣膜，Perceval 生物瓣膜有一个可折叠的设计，可以更容易地植入主动脉环。Intuity 没有上述特征，它像传统的人工瓣膜一样固定在刚性框架上。

最早使用免缝合 Perceval 生物瓣的经验是为了确定装置的安全性。在人类首次植入时（2007年），首要问题是免缝合主动脉瓣在患有高血压和心律异常等患者体内是否会使器械移位的风险增加，尽管体外和动物实验的结果基本上是令人放心的。后来的观察证实了植入物的安全性，即使远期也没有瓣膜移位的风险，同时也提示了缩短手术时间的可能性，使用全胸骨切开途径，主动脉阻断时间不到 20min。随后，一项研究提供了缩短手术时间的明确证据，该研究纳入 100名需要进行单纯 AVR 的患者，使用微创免缝合 Perceval 主动脉瓣（n=50）或传统支架生物瓣膜（n=50）。所有手术均由同一位资深外科医师进行，免缝合 Perceval 主动脉瓣植入的主动脉阻断时间和体外循环时间分别比传统组缩短 39.4% 和 34%。

在临床实践中使用的免缝合装置的发展旨在使微创手术更容易。尤其是无缝线的 Perceval 瓣膜置换，最常采用微创胸骨 J 形切口和右侧小切口，两种入路均表现出良好的手术效果。

Perceval 瓣膜被证明是心脏外科医师所用器械里的一个有用工具，可以缩短主动脉阻断时间。右胸小切口免缝合主动脉瓣替换术的主要贡献在于，当主动脉的解剖位置不利于传统瓣膜缝合时，依然能使植入变得可行。

欧洲的一项多中心研究也证实了微创入路植入的简易性，该研究评估了 267 名通过胸骨小切口或全胸骨切口连续行 Perceval 免缝合主动脉瓣置换的患者，两组间主动脉阻断时间和体外循环时间无差异。

免缝合和快速释放的生物瓣膜通过提高植入便捷性从而缓解人们担忧。自从被引入主动脉瓣置换术的临床实践以来，免缝合主动脉瓣似乎提供了更高的可植入性和良好的血流动力学，特别是对主动脉解剖困难或老年患者行微创手术中，尤其值得推荐。免缝合主动脉瓣的植入越来越多，第一个有意义的发现已经公布并进行了分析。

免缝合瓣膜的支架符合主动脉的解剖结构，并在整个心动周期内保持运动。它的设计是为了分配应力，以尽量减少对主动脉根部损伤的风险。无须缝合即可将瓣膜固定到位，这有可能降低主动脉损伤的风险、缩短手术时间、加速患者康复。简化缝合环的瓣膜，当安装在专用的支架上，可改善其显露及外科医师对此的可控性。

在纽伦堡大学医院，2010 年 1 月— 2012 年3 月间 122 名患者接受了微创 Perceval 免缝合主动脉瓣置换术，122 名患者接受了 TAVI。倾向性匹配后，37 对可进行临床和超声分析[14]。出院前超声心动图显示 TAVI 组瓣周漏发生率较高。中位随访时，两组间生存率有显著差异（免缝合主动脉瓣组为 97.3%，TAVI 组为 86.5%，P=0.015）。在 TAVI 组中，有、无瓣周漏的患者间死亡率有显著差异。换句话说，在我们看来，切除病变的自体瓣膜可以通过避免瓣周漏来提高手术质量。

然而，这些发现共同表明，最近发展起来的外科和介入技术也可用于高危老年患者。考虑到新设备的高成本和患者的预期寿命有限，这个问题对医疗系统具有重大的经济意义。

牢记这一目标，我们进行了一项新的分析，共有 626 名患者分布在经导管主动脉瓣植入组（364 名）和无缝合组（262 名）。两组患者的临床和外科特征不具有可比性，许多患者处于"灰色地带"。因此，一种新的回顾性倾向评分分析是可行和需要的。对这 102 个配对样本，进行术后随访临床数据和成本数据分析[15]。此外，在更多患者、更长随访时间的二次分析中，TAVI

组患者发生瓣周漏的频率更高（34% vs. 6.9%，$P < 0.001$）且对存活率构成影响。但这项研究结果中最有趣的部分是医疗成本，如果不考虑瓣膜本身的成本，这两个手术的相关花费是相似的；如果包括瓣膜成本在内，免缝合方法可节约成本（22 451 欧元 vs. 33 877 欧元，$P < 0.001$）。

尽管 TAVI 的临床效果和效价方面仍存在一些未回答的问题，但近年来，手术途径的选择发生了变化，这导致了经股 TAVI 和经心尖入路 TAVI 的迅速增加。后者通常可微创进行，并发症较 TF 多，通常应用于因外周血管病变等并发症而不能接受 TF–TAVI 治疗的患者中[16, 17]。

尽管 TF 途径 TAVI 的趋势越来越大，关于 TAVI 和传统手术选择"灰区"的争论仍在持续，在第三项研究中，我们旨在比较 TF–TAVI 与单纯择期行免缝合主动脉瓣置换患者[18]。我们的结果表明，在这一队列研究中，微创免缝合主动脉瓣和 TF–TAVI 是安全有效的。然而，这两种技术出现了一些值得讨论的差异，如免缝合组有 3.8% 的患者在出院时出现瓣周漏，TF–TAVI 组有 32.9% 的患者在出院时出现瓣周漏（$P < 0.001$）。此外，免缝合组和 TF–TAVI 组的存活率分别为 97.5% 和 84.8%（$P=0.001$）。我们可以得出结论，TF–TAVI 和免缝合 AVR 都是治疗重症主动脉瓣狭窄的标准化、安全和有效的方法。TF–TAVI 是衰弱患者行外科主动脉瓣置换的一个有价值的替代方案。在没有并发疾病（如恶性肿瘤）和长期生存预期良好的患者中，微创 AVR 仍然是研究人群的首选方法，因为它与更好的长期结果相关。

我们认为，在 TAVI 时代，AVR 仍然必须被视为真正行之有效的治疗方案。TAVI 因无法切除主动脉瓣环钙化、自身病变瓣膜而被认为是一种"姑息性手术"，且与术后脑梗的高风险和显著影响生存的瓣周漏的高发生率有关。TAVI 对于不能接受手术的高危患者是一种非常有效的治疗选择，但由于可用的证据非常有限，它在中低危患者中的应用仍然值得怀疑。

目前，免缝合主动脉瓣是外科医师工具箱中的有益补充，是可在特殊的临床和解剖情况下被首选的生物瓣膜。自临床推广和获得 CE 认证以来，经验丰富的团队出于患者的安全考虑进一步扩大了 Perceval 免缝合主动脉瓣植入术的适应证，且证明了其可行性。一项前瞻性随机临床研究（PERSIST-AVR）将评估缩短手术时间是否与改善临床结果相关。如果真是这样，并且良好的长期耐久性得到证实，那么免缝合技术将可能成为主动脉瓣疾病外科治疗的新金标准，支持将其纳入未来的指南。

总之，对于这类患者群体最合适的治疗策略尚待明确，应采用多学科心脏团队共同讨论的方法来决定。我们相信免缝合主动脉瓣有可能缩短手术时间，未来的研究将确定这一优势是否也会转化为对高危患者更好的结果。与经导管主动脉瓣植入术相比，免缝合主动脉瓣置换术因没有或很低的主动脉瓣反流发生率而被证明可提高存活率。但是，只有比较两种手术技术的前瞻性随机对照研究才能得出关于这个问题的明确结论。

参 考 文 献

[1] Vahanian A, Alfieri O, Andreotti F, Antunes MJ, Baron-Esquivias G, Baumgartner H, et al. Guidelines on the management of valvular heart disease (version 2012): the Joint Task Force on the Management of Valvular Heart Disease of the European Society of Cardiology (ESC) and the European Association for Cardio-Thoracic Surgery (EACTS). Eur J Cardiothorac Surg. 2012;42:S1–44.

[2] Leon MB, Smith CR, Mack M, Miller DC, Moses JW, Svensson

LG, Tuzcu EM, Webb JG, Fontana GP, Makkar RR, Brown DL, Block PC, Guyton RA, Pichard AD, Bavaria JE, Herrmann HC, Douglas PS, Petersen JL, Akin JJ, Anderson WN, Wang D, Pocock S, PARTNER Trial Investigators. Transcatheter aortic-valve implantation for aortic stenosis in patients who cannot undergo surgery. N Engl J Med. 2010;363:1597e1607.

[3] Popma JJ, Adams DH, Reardon MJ, Yakubov SJ, Kleiman NS, Heimansohn D, Hermiller J Jr, Hughes GC, Harrison JK, Coselli J, Diez J, Kafi A, Schreiber T, Gleason TG, Conte J, Buchbinder M, Deeb GM, Carabello B, Serruys PW, Chenoweth S, Oh JK, CoreValve United States Clinical Investigators. Transcatheter aortic valve replacement using a self-expanding bioprosthesis in patients with severe aor tic stenosis at extreme risk for surgery. J Am Coll Cardiol. 2014;63:1972e1981.

[4] Reynolds MR, Magnuson EA, Wang K, Thourani VH, Williams M, Zajarias A, Rihal CS, Brown DL, Smith CR, Leon MB, Cohen DJ, PARTNER Trial Investigators. Health-related quality of life after transcatheter or surgical aortic valve replacement in high-risk patients with severe aortic stenosis: results from the PARTNER (Placement of AoRTic TraNscathetER Valve) Trial (Cohort A). J Am Coll Cardiol. 2012;60:548-58.

[5] Strauch JT, Scherner M, Haldenwang PL, Madershahian N, Pfister R, Kuhn EW, Liakopoulos OJ, Wippermann J, Wahlers T. Transapical minimally invasive aortic valve implantation and conventional aortic valve replacement in octogenarians. Thorac Cardiovasc Surg. 2012;60:335e342.

[6] Beckmann A, Funkat AK, Lewandowski J, et al. Cardiac surgery in Germany during 2014: a report on behalf of the German Society for Thoracic and Cardiovascular Surgery. Thorac Cardiovasc Surg. 2015;63:258-69.

[7] Johnston DR, Atik FA, Rajeswaran J, Blackstone EH, Nowicki ER, Sabik JF III, et al. Outcomes of less invasive J-incision approach to aortic valve surgery. J Thorac Cardiovasc Surg. 2012;144:852-8.e3.

[8] Martens S, Sadowski J, Eckstein FS, Bartus K, Kapelak B, Sievers HH, et al. Clinical experience with the ATS 3f Enable Sutureless Bioprosthesis. Eur J Cardiothorac Surg. 2011;40:749-55.

[9] Kocher AA, Laufer G, Haverich A, Shrestha M, Walther T, Misfeld M, et al. One-year outcomes of the Surgical Treatment of Aortic Stenosis With a Next Generation Surgical Aortic Valve (TRITON) trial: a prospective multicenter study of rapid-deployment aortic valve replacement with the EDWARDS INTUITY Valve System. J Thorac Cardiovasc Surg. 2013;145:110-5.. discussion 115-6

[10] Folliguet TA, Laborde F, Zannis K, Ghorayeb G, Haverich A, Shrestha M. Sutureless Perceval aortic valve replacement: results of two European centers. Ann Thorac Surg. 2012;93:1483-8.

[11] Santarpino G, Pfeiffer S, Schmidt J, Concistre G, Fischlein T. Sutureless aortic valve replacement: first-year single-center experience. Ann Thorac Surg. 2012;94:504-8.. discussion 508-9

[12] Santarpino G, Pfeiffer S, Concistré G, Grossmann I, Hinzmann M, Fischlein T. The Perceval S aortic valve has the potential of shortening surgical time: does it also result in improved outcome? Ann Thorac Surg. 2013;96:77e81.

[13] Santarpino G, Pfeiffer S, Vogt F, Hinzmann M, Concistrè G, Fischlein T. Advanced age per se should not be an exclusion criterion for minimally inva sive aortic valve replacement. J Heart Valve Dis. 2013;22:455e459.

[14] Santarpino G, Pfeiffer S, Jessl J, Dell'Aquila AM, Pollari F, Pauschinger M, Fischlein T. Sutureless replacement versus transcatheter valve implanta tion in aortic valve stenosis: a propensity-matched analysis of 2 strategies in high-risk patients. J Thorac Cardiovasc Surg. 2014;147(2):561-7.

[15] Santarpino G, Pfeiffer S, Jessl J, Dell'Aquila A, Vogt F, von Wardenburg C, Schwab J, Sirch J, Pauschinger M, Fischlein T. Clinical outcome and cost analysis of sutureless versus transcatheter aortic valve implantation with propensity score matching analysis. Am J Cardiol. 2015;116(11):1737-43.

[16] Biancari F, Rosato S, D'Errigo P, et al. Immediate and intermediate outcome after transapical versus transfemoral transcatheter aortic valve replacement. Am J Cardiol. 2016;117: 245-51.

[17] Blackstone EH, Suri RM, Rajeswaran J, et al. Propensity-matched comparisons of clinical outcomes after transapical or transfemoral transcatheter aortic valve replacement: a placement of aortic transcatheter valves (PARTNER)-I trial substudy. Circulation. 2015;131:1989-2000.

[18] Santarpino G, Vogt F, Pfeiffer S, Dell'Aquila AM, Jessl J, Cuomo F, von Wardenburg C, Fischlein T, Pauschinger M, Schwab J. Sutureless vs transfemoral transcatheter aortic valve implant: a propensity score matching study. J Heart Valve Dis. 2017;26:255-61.

第42章　主动脉瓣疾病的杂交手术比较：经左胸前下部小切口心尖途径主动脉瓣植入术与经右胸前上部小切口免缝合瓣膜植入术

Hybrid Procedures for Aortic Valve Disease: Transapical Aortic Valve Implantation Through Lower Left Anterior Mini–thoracotomy Versus Sutureless Valve Implantation Through Upper Right Anterior Mini–thoracotomy

Terézia B. Andrási　著

葛振伟　译　　胡盛寿　校

一、概述

目前，就创伤较小的微创入路而言，对合并多种疾病的老年主动脉瓣狭窄患者的最佳治疗方式尚无共识。

经心尖的经导管主动脉瓣植入术从左胸前壁小切口行主动脉瓣植入，它和经右胸前壁小切口行免缝合主动脉瓣置换术（RAMT-AVR）适应证相对较窄，普遍认为仅适用于少数不适合胸骨小切口或股动脉腔内操作的高危患者。

本章将回顾左胸前壁小切口经心尖路径行经导管主动脉瓣植入术和右胸前壁小切口免缝合主动脉瓣置换术的术前选择、操作特点及术后效果。

更好地了解这些新兴的微创技术可能会为更多的高危患者简化适应证的选择。

二、术前评估与患者招募

表 42-1 列出了 TA-TAVI 和 RAMT-AVR 的术前纳入和排除标准。尽管对 TA-TAVI 装置的更新改良增加了有效瓣口面积、降低了支架高度，从而改善了血流动力学特性[1-3]，但该术式仅适用于年龄大、左心室收缩功能差、存在严重并发症和高危解剖学异常而不适合传统主动脉瓣置换术的患者[4, 5]。先前的研究[1-5]显示，TA-TAVI 患者的平均 Log EUROSCORE Ⅰ 评分显著高于经股动脉 TAVI 患者（P=0.008），STS 评分也明显高于经股动脉 TAVI 患者（$P < 0.001$）。

快速植入瓣膜的主动脉瓣置换术的研发旨在缩短心肌缺血和体外循环的时间，并便于通过较小的切口进行手术操作。然而要想得到认可，它必须在血流动力学性能、与患者解剖结构（大小和形状）的匹配性、长期耐久性和不增加手术风险等方面达到或超过传统人工瓣膜的属性[6]。

表 42-1　RAMT-AVR 和 TA-TAVI 的纳入和排除标准

RAMT-AVR	TA-TAVI
纳入标准	**纳入标准**
• 自身主动脉瓣钙化性狭窄 • 狭窄合并关闭不全 • 既往主动脉瓣植入 • 横位心主动脉瓣 • 年龄 > 70 岁	• 严重的有症状的主动脉瓣狭窄 • 主动脉瓣缘对称性钙化 • 横位心主动脉瓣 • 主动脉瓣环直径 < 25mm • 进展性外周血管疾病 • 胸主动脉严重钙化 • 年龄 > 75 岁 • 高危患者 • Log EuroScore > 20%
排除标准	**排除标准**
• 非钙化性瓣膜病变 • 主动脉瓣二瓣叶畸形 • 主动脉瓣环 > 27mm • 窦管交界处狭窄 • 进展性主动脉和（或）窦管交界处钙化 • 单纯主动脉瓣关闭不全 • 主动脉根部瘤 / 升主动脉瘤 • 3 个月内的心内膜炎 • LV-EF < 25% • 再次手术（胸骨正中切口后） • 相关心脏手术	• 非钙化性主动脉瓣狭窄 • 主动脉瓣二瓣叶畸形 • 主动脉瓣环 > 25mm • 主动脉瓣下狭窄 • 肥厚性梗阻型心肌病 • 心内血栓或赘生物 • 未经治疗的冠状动脉疾病 • 心肌梗死 < 1 个月 • 心内膜炎 • LV-EF < 20% • 近期脑卒中史

主动脉瓣二瓣化畸形或非圆形主动脉瓣环的患者可能不适合采用 RAMT-AVR 或 TA-AVI。

TRANSFORM 研究[6] 提出冠状动脉或其开口位置异常、广泛的主动脉瓣环根部钙化、二尖瓣前叶或室间隔的显著钙化是免缝合瓣膜置换术的主要排除标准。此外，许多研究一开始就把经过胸骨正中切口、胸骨小切口、TAVI、需同期完成其他心脏手术（心房颤动消融除外）和二次手术的患者作为 RAMT-AVR 的排除标准。尽管如此，免缝合瓣膜已经在联合瓣膜手术或同期冠脉手术中使用[7]。

在 RAMT-AVR 和 TA-TAVI 术前应常规行胸腹部 CT 检查以评估如下变量：①主动脉和动脉钙化程度；②升主动脉相对于胸骨的位置；③主动脉瓣相对于升主动脉（水平的根部时）的位置。

胸部 CT 扫描应确定主动脉瓣环的中线位置，并评估主动脉瓣环与右侧第二肋间的距离及主动脉瓣环与胸骨的距离[8]。如果主动脉位于右侧且靠近肋间，则优选 RAMT-AVR；而如果主动脉位置居中或偏左，则首选微创胸骨切开术[9, 10]。手指直接够到主动脉瓣有助于瓣膜的正确放置，特别是在水平根部时。

准确测量瓣环的大小是 RAMT-AVR 和 TA-TAVI 手术成功的关键。在 RAMT-AVR 中瓣环大小可直接测量，而在 TA-TAVI 中，则是根据 CT 扫描来间接计算主动脉瓣环大小和主动脉根部的角度。

三、RAMT-AVR 和 TA-TAVI 的手术步骤

TA-TAVI 最初是由 Ye 等于 2006 年报道的[11]，是对不能经股动脉入路病例的一种替代手术路径（表 42-2）。该手术需要全身麻醉，最好在混合手术室进行。手术于第 5 或第 6 肋间（intercostal space，ICS）左前外侧小切口进胸，打开心包，暴露左心室心尖；穿刺点周围采用带特氟龙垫片或心包垫片缝线行双层荷包缝合；经心尖穿刺直接进入左心室，导引钢丝跨越主动脉瓣，瓣膜按照经股动脉途径植入。瓣膜植入成功后即可拔出鞘管，缝线在快速心室起搏下打结，以保持低压下完成打结。

Laufe 及其团队[12] 在经右胸肋间入路手术中率先使用 Intuity 瓣膜系统，并总结出了一些相应的特点和细节（表 42-2）。右胸第 2～4 肋间行 RAMT-AVR。无须切断肋骨，仅需要撑开肋间隙就可以很好地显露外侧纵隔，在纵行切开心包并悬吊后，行标准的升主动脉远端插管[7]，可以直接通过右心耳（right atrial appendage，RAA）插静脉引流管，当心耳难以显露时可行股静脉插管，

第 42 章　主动脉瓣疾病的杂交手术比较：经左胸前下部小切口心尖途径主动脉瓣植入术与经右胸前上部小切口免缝合瓣膜植入术

Hybrid Procedures for Aortic Valve Disease: Transapical Aortic Valve Implantation Through Lower Left Anterior Mini-thoracotomy Versus Sutureless Valve Implantation Through Upper Right Anterior Mini-thoracotomy

表 42-2　手术细节

	RAMT-AVR	TA-TAVI
术前 CT 扫描	胸骨 - 主动脉关系	主动脉瓣特性
外科切口	5～7cm 右侧第 2、3、4 肋间切口 无须切断肋骨 主动脉切口	5～7cm 左侧第 5、6 肋间切口 无须切断肋骨 左心室穿刺
插管部位	静脉——腹股沟或右心耳 动脉——升主动脉或腹股沟	静脉——腹股沟 动脉——腹股沟
主动脉瓣	主动脉瓣瓣叶切除 瓣环清除钙化	需要 / 不需要预扩张 瓣环球囊扩张
手术时间（min）	120～180	60～160

在头臂干起始处之前采用阻断钳阻断主动脉。

经主动脉根部或直接经冠状动脉开口顺行灌注停搏液。横行切开主动脉后探查，以标准术式切除钙化的主动脉瓣；瓣环钙化应避免过度清除，以免造成较大的瓣环缺损。在直接测量瓣环大小后，在每个主动脉瓣窦的最低点植入三根缝线，然后按照厂家的说明将其缝置在人工瓣缝合环相应位置，左心室、主动脉根部排气后缝合主动脉切口。手术前后常规行经食管超声心动图检查，以确定人工瓣膜位置是否合适，识别瓣周漏，并测量跨瓣压差。

Edwards Sapien 和 CoreValve 人工瓣膜主要用于 TA-TAVI 手术[13, 14]，而 Perceval S 和 Edwards Intuity 生物瓣膜主要作为免缝合瓣膜使用。

四、手术操作特点

研究表明，对于所有的心脏病患者来说，不管是低危还是高危，主动脉阻断时间 > 60min 和过长的体外循环时间都是手术死亡率和并发症发生率的独立预测因子[15, 16]。心肌缺血时间减少 20～30min，可显著降低严重的围术期并发症或死亡率[7]。

TRANSFORM 研究[6]显示主动脉阻断时间和体外循环时间相应减少，血流动力学表现优异。Bening 等[17]的研究显示采用 RAMT 可显著缩短主动脉阻断时间；而 Schlömicher[18]、Glauber 等[19]的研究显示在胸骨小切口手术中采用免缝合 Perceval S 瓣膜时，能将小切口主动脉瓣置换术的主动脉阻断时间缩短 28min。

同样，Wendler 等[20]报道，当省去主动脉瓣球囊扩张的步骤时，TA-TAVI 的手术时间显著缩短（75min vs. 122min，$P < 0.001$）。

Strauch 等[21]的研究显示，与采用主动脉瓣球囊扩张的常规 TAVI 相比，无球囊扩张的方法效果相当，并且有其潜在的安全优势，包括大大减少术中儿茶酚胺类药物的使用。

免缝合瓣膜植入虽然仍需主动脉阻断，但其瓣膜固定确切，在 RAMT-AVR 手术中，预留的缝线可将瓣膜固定在瓣环内，而 TA-TAVI 仍然存在较高的脱位和移位风险。但是 Gilmanov[7]强调，由于主动脉根部内无垫片和缝线，采用免缝合的方法应该植入更大尺寸的人工瓣膜，更少的主动脉根部操作及主动脉瓣环周围残留异物的减少可能是免缝合技术的真正优势[7]。

另外，许多外科医师担心在 TA-TAVI 中进行的针对心尖的外科操作会对左心室造成潜在的损害[22, 23]，但 Imnaze 等[24] 得出的结论是，尽管未评估生物学标志物的水平，但心尖部插管并不会对心脏组织造成显著的损害。

此外，发生血管并发症及 TAVI 术后需要循环支持，会使大出血的风险增加 3 倍[25]，穿刺鞘管直径仍然是 TAVI 术后 1 周内出血的预测指标；需要强调的是，经心尖入路仅是使出血风险增加 2 倍的中等预测因子[25]。

综上所述，TA-TAVI 手术的并发症发生，可能与左心室穿刺导致的心肌或二尖瓣损伤、出血、血流动力学干扰或呼吸功能损害及开胸疼痛相关[14]，而经皮静脉插管导致的右心室或心房出血和破裂也在 RAMT-AVR 手术中偶有发生[17]。

最后，也非常重要的是，术前左心室射血分数低的老年患者有术后胸腔积液风险，因而需要进行胸腔引流。由于 RAMT-AVR 需要打开右侧胸膜腔，而 TA-TAVI 需要打开左侧胸膜腔，两种技术均须在术中放置胸膜腔引流，这就很好地解决了这个问题。

五、术后效果

与需缝合的人工瓣膜相比，RAMT 入路的免缝合 AVR 显著减少了手术时间和呼吸机通气时间，且死亡率和并发症发病率均较低，从而获得了良好的手术效果和血流动力学结果[7]，因此成为 TA-TAVI 极具竞争力的替代方案。

两种术式结束后均常规行经食管超声心动图检查，以评估左心室功能，排除瓣周漏并通过测量主动脉瓣膜的有效开口面积和跨瓣压差来确认瓣膜功能（表 42-3）。

（一）左心室功能

术前左心室射血分数（LV-EF）低是 TA-

表 42-3 术后瓣膜功能与心律

出院时	RAMT-AVR		TA-TAVI
	Edwards Intuity	Perceval S	Edwards Sapien
平均压差（mmHg）	9～12	11～15	8～12
峰值压差（mmHg）	10～22	19	16～22
PPM > 2 发生率(%)	3～10	0～2	0～3
瓣周漏(%)	0.7～2.2	0～8	0.5～4
新发心房颤动(%)	12	4～7	14.5
永久起搏器植入(%)	4～12	2～6	7～9

PPM. 患者 – 瓣膜不匹配

TAVI 和 RAMT-AVR 预后不良的危险因素[26, 27]。对于严重左心室功能不全的患者，在 TAVI 中对心肌的任何进一步损害都可能大大降低预后结果，这也是许多医师担心在 TA-TAVI 中进行的心尖手术操作可能会损伤左心室功能的原因[22, 23, 28]。

据报道，与 TF-TAVI 相比，TA-TAVI 增加了心肌组织损伤的生物学标志物，并会造成进一步的左心室损伤。然而，这些研究并未特别关注到 EF 较低的患者[28, 29]。

Imnadze 等[24] 的数据表明，对于 EF 降低的患者，与经股动脉 TAVI 相比，TA-TAVI 并未显著影响预后。不应仅根据左心室功能低下就低估经心尖入路的可能性，这是因为入路对左心室功能恢复的影响很小或没有影响，而且目前尚不清楚左心室功能不全对 TAVI 术后心脏重构和 EF 恢复是怎样的影响。

与经股动脉 TAVI 相比，TA-TAVI 术后有更高的酶学异常[26]。然而，这种酶学异常可能表现为不影响死亡率的一过性心尖段功能障碍[28]。

D'Onofrio 等[27] 指出，即使在 TA-TAVI 术后出现某种程度的心脏功能损害，这跟最终明显降低后负荷产生的临床益处相比是微不足道的。不管是哪种手术入路，TAVI 术后患者的整体心肌纵向收缩均有改善[30]，这表明决定术后功能恢复的是术前的收缩功能损害，而不是入路的选择[31]。

Logstrup 等[32] 发现接受经心尖或经股动脉 TAVI 治疗的患者，1 年后心功能的改善是相当的。其他研究评估了 TAVI 后左心室重塑，发现经心尖和经股动脉入路在左心室质量减少[33] 方面没有差异，这一点特别有意义，因为已证明左心室质量指数的降低是 TAVI 后是否会再次住院的独立风险因素[34]。

Haverich 等的[35] 研究显示，应用 Intuity 瓣膜的免缝合 AVR3 年后，左心室质量显著下降，而且患者一般状态显著改善。

（二）患者 – 人工瓣膜不匹配

有效瓣口面积指数（iEOA） $< 0.65 cm^2/m^2$ 被认为是严重的患者 – 人工瓣膜不匹配，而 $iEOA < 0.85 cm^2/m^2$ 被认为是中度 PPM[36]。

与接受常规生物瓣膜的患者相比，免缝合瓣膜具有明显较低的跨瓣压差和较低的 PPM 比例[35, 37, 38]。

Mohty 等[39] 发现重度 PPM（ $EOA < 0.65 cm^2/m^2$ ）与 5 年和 10 年生存率下降（分别为 74% 和 40%）相关，明显比轻度和无 PPM 患者差（5 年和 10 年生存率分别为 84% 和 61%）。

在 Haverich 等[35] 的研究中，经超声心动图核心实验室计算 EOA 指数和严重 PPM 发生率在 1 年时分别为 $0.9 cm^2/m^2$ 和 3%，而 Hahn 等[40] 在 PARTNER 试验中报道了 1 年严重 PPM 的发生率为 30%。尽管 PARTNER 试验包括了具有预测术后 PPM 特征的高风险人群，如高龄、冠状动脉疾病、糖尿病和肾衰竭等[41]，但仅这些差异不足以解释严重 PPM 发生率增加 10 倍的原因。

Pibarot 和 Dumesnil[38] 认为，瓣环钙化和纤维化可能会限制人工瓣膜植入物的直径和人工瓣膜的结构支撑，这会占据主动脉根部的空间，并可能降低流出道的 EOA，导致 PPM。

在 Haverich 等[35] 的研究中观察到极低的 PPM 率，可能提示采用带覆膜支架的瓣环下定位通过加宽和重塑 LV 流出道可优化通过瓣膜入口的血流动力学特性。

Intuity 瓣膜的独特设计可能会降低 PPM 的风险，特别是对于主动脉根部较小的患者而言[42]。

（三）瓣周漏

瓣周漏对患者预后有重要影响。PARTNER 试验显示，即使是轻微的瓣周漏也与晚期死亡率密切相关[2]。Kodali 等[43] 报道，TAVI 术后 1 年和 2 年的 PVL 分别为 7% 和 6.9%，而常规外科 AVR 术后 1 年和 2 年的 PVL 分别为 1.9% 和 0.9%。Haverich 等[35] 的研究观察到 Edwards Intuity 瓣膜植入术后 1 年，中重度 PVL 发生率为 1.2%，与常规外科 AVR 后相当。

TRITON 试验[44] 的结果证实了使用免缝合 Edwards Intuity 快速完成 AVR 的安全性和有效性，在 RAMT-AVR 过程中去除钙化可以更好地密封瓣膜，减少 PVL。

此外，与标准外科生物瓣膜相比，Edwards Intuity 较低的 PPM 风险及术后较低的 PVL 发生率可能与其较小的瓣膜尺寸和更大的 EOA 结构设计有关[35]。

（四）跨瓣压差

在一项对 2576 名 AVR 后存活患者的研究中，主动脉瓣置换术后跨瓣压差升高可能导致持续性左心室肥厚和舒张功能障碍，从而增加 PPM 风险，降低生存率[45]。

Borger[46] 发现，与接受常规生物瓣膜的患者相比，使用 Edwards Intuity 患者的跨瓣压差明显较低，PPM 的比例也较低。

Bning 等[16] 和 Borger 等[47] 的研究结果显示，与标准支架瓣膜相比，尽管植入的瓣膜大小没有差异，但 Edwards Intuity 瓣膜在术后 3 个月的平均压差较低。

跨瓣压差的改善可能与左心室流出道内扩张的瓣膜下支架有关，该支架似乎优化了人工瓣膜的层流。Accola[48] 指出，RAMT-AVR 技术的重点不一定是植入的"速度"，而是植入的简便性和卓越的跨瓣压差，特别是对于较小尺寸的瓣膜而言。

然而，目前的研究数据（表 42-3）显示，TA-TAVI 和 RAMT-AVR 术后的跨瓣压差没有显著差异，这表明两种术式均选择了合适的适应证。

（五）心房颤动

TA-TAVI 和 RAMT-AVR 术后原有心房颤动和新发心房颤动对预后的影响尚不明确。

研究发现术前有 30.9% 的患者合并心房颤动，在 TAVI 术后 9.3% 的患者存在新发心房颤动，而术前合并心房颤动是 1 年死亡率的独立预测因素[49]。

（六）永久起搏器植入

瓣膜下支架球囊扩张是否对传导系统产生负面影响尚未得到评估。然而，先前的研究表明，术前节律紊乱与 RAMT-AVR 和 TA-TAVI 术后永久起搏器植入相关[50, 51]。在 TAVI 前安装永久起搏器的患者风险较高，这一点与术前合并单纯心律失常有显著差异[52]。

然而在 TRANSFORM 研究中，单纯性 AVR 患者植入新的永久起搏器的总体比率为 11.9%，而在欧洲针对单纯性 AVR 的 Intuity 研究中报道的新的永久起搏器植入率为 5%，而其余终点总体上相似[50]，这可能与本研究中观察到的术前传

导异常的高发生率有关。Dawkins 等[51] 研究发现，术前传导异常的患者需要新的永久性起搏器植入的可能性明显高于无术前传导异常的患者，分别为 16% 和 6%（P=0.004）。同样，在需缝合的瓣膜中，术前存在右束支传导阻滞[53] 时，起搏器植入率更高（11 倍）。值得注意的是，Intuity 瓣膜的新的永久性起搏器植入率分别为 2% 和 4%，低于 Perceval S 瓣膜的 7%[54, 55]。

与传统瓣膜相比，Intuity 的球囊扩张支架是否在左心室流出道内施加更大的径向力，从而导致传导异常而至患者植入起搏器的可能性更大，值得进一步研究。

（七）生存

RAMT-AVR 和 TA-TAVI 的老年患者均可获得生存益处（表 42-4）。值得注意的是，学习曲线和手术量对 TA-TAVI 后的患者生存率没有影响[56]。心力衰竭、肺炎和出血并发症是 TAVI 术后患者再次住院的几个原因。尽管接受 TA-TAVI 治疗的患者更有可能再次住院[57] 治疗，但 TA-

表 42-4　发病率和死亡率

术后 30 天	RAMT-AVR	TA-TAVI
中转率（%）	0.1～4.6	0.6～3
出血再次手术（%）	0.2～7	2～8
新发心房颤动（%）	4～12	14.5
起搏器植入（%）	1.7～9.9	1.5～10.2
脑卒中（%）	1.5～4	1.5～4
心内膜炎（%）	0	0
ICU 滞留时间（天）	1～2	0～2
住院时间（天）	3～10	2～7
30 天死亡率（%）	0～5	0～11.3～35.1
1 年死亡率（%）	1.9～6	4.7～20

第 42 章　主动脉瓣疾病的杂交手术比较：经左胸前下部小切口心尖途径主动脉瓣植入术与经右胸前上部小切口免缝合瓣膜植入术

Hybrid Procedures for Aortic Valve Disease: Transapical Aortic Valve Implantation Through Lower Left Anterior Mini-thoracotomy Versus Sutureless Valve Implantation Through Upper Right Anterior Mini-thoracotomy

TAVI 并不是初次入院期间院内死亡率的预测因子，而是再住院期间的院内死亡率预测指标。因此，在 TA-TAVI 研究中评估的较高死亡率（表 42-4）似乎是由于手术患者术前状态较差所致。在获得患者知情同意的情况下，接受 TA-TAVI 治疗的低危主动脉瓣狭窄患者，健康的生活质量在 5 年随访期内与常规外科 AVR 相比无差异[58]。

虽然对于 RAMT-AVR 的 TRANSFORM 研究[6] 显示，30 天的手术并发症发生率非常低，全因死亡率为 0.8%，但在采用非校正分析的研究中[17, 19]，较长的主动脉阻断时间会导致免缝合瓣膜术后死亡率和并发症发病率的增加。Nissinen 和他的团队[59] 提出了主动脉阻断的临界值为 150min，不同时间的死亡率分别为 1.8% vs. 12.2%。然而，许多复合因素导致了阻断时间和手术死亡率的共同增加，如术前评估手术风险较高、术中操作复杂和术中发生并发症等。

尽管如此，与 STS 数据库中未经调整的数据相比，Edwards Intuity 瓣膜植入具有较短的主动脉阻断时间和体外循环时间。Miceli 等[60] 在高危患者群体中将该技术与 Perceval S 瓣膜联合使用显示了良好的结果，早期死亡率为 0.7%。与胸骨小切口相比，同一组患者在术后心房颤动、通气时间和住院时间方面具有明显优势[61]。

既往 AF（16.3%）和 NOAF（14.6%）患者的 1 年死亡率显著高于窦性心律（6.5%，P=0.007）者，既往存在的 AF 能使 1 年内死亡率增加 2 倍；与其他抗血栓治疗方案[49] 相比，其不良影响与接受单一抗血小板治疗出院的患者相比尤为突出[49]，术后应根据最新的瓣膜疾病患者管理指南进行抗凝治疗[62]。

一项 Bayesian 网络 Meta 分析比较了胸骨小切口或肋间小切口的微创经典主动脉瓣置换术，发现肋间小切口 AVR 的主动脉阻断和体外循环时间较长，但临床结果与胸骨小切口相似[63]。

Barnhard 等[6] 强调，如果主动脉阻断时间和不良事件的相关性随着阻断时间超过临界值而变得更紧密，则可以认定 Intuity 瓣膜带来的益处将随着手术复杂程度的增加而增加。

六、结论

免缝合 RAMT-AVR 入路已成为 TA-TAVI 极具竞争力的替代方法，尤其适用于手术风险较高和体弱的老年患者的治疗。免缝合 AVR 的主要优点是快速植入、大大缩短了手术时间，以及在清除钙化的主动脉瓣环上精确落座。

免缝合技术可能会促进微创手术的普及，与传统的主动脉瓣置换术相比，不仅减少了手术切口而且减少了主动脉根部内的操作，同时降低了手术创伤。

而且，需要处理的复杂多个瓣膜病变或联合手术的患者、术前射血分数较低的患者，也将受益于快速植入瓣膜，而不是微创入路。

TA-TAVI 更推荐用于脑卒中或其他栓塞事件的高危患者，如严重外周动脉疾病患者或胸、升主动脉严重钙化的患者。

声明

无利益冲突。

参 考 文 献

[1] Leon MB, Smith CR, Mack M, Miller DC, Moses JW, Svensson LG, Tuzcu EM, Webb JG, Fontana GP, Makkar RR, Brown DL, Block PC, Guyton RA, Pichard AD, Bavaria JE, Herrmann HC, Douglas PS, Petersen JL, Akin JJ, Anderson WN, Wang D, Pocock S, PARTNER Trial Investigators. Transcatheter aortic–valve implantation for aortic stenosis in patients who cannot undergo surgery. N Engl J Med. 2010;363:1597–607.

[2] Smith CR, Leon MB, Mack MJ, Miller DC, Moses JW, Svensson LG, Tuzcu EM, Webb JG, Fontana GP, Makkar RR, Williams M, Dewey T, Kapadia S, Babaliaros V, Thourani VH, Corso P, Pichard AD, Bavaria JE, Herrmann HC, Akin JJ, Anderson WN, Wang D, Pocock SJ, PARTNER Trial Investigators. Transcatheter versus surgical aortic–valve replacement in high–risk patients. N Engl J Med. 2011;364:2187–98.

[3] Mack MJ, Leon MB, Smith CR, Miller DC, Moses JW, Tuzcu EM, Webb JG, Douglas PS, Anderson WN, Blackstone EH, Kodali SK, Makkar RR, Fontana GP, Kapadia S, Bavaria J, Hahn RT, Thourani VH, Babaliaros V, Pichard A, Herrmann HC, Brown DL, Williams M, Akin J, Davidson MJ, Svensson LG, PARTNER 1 trial investigators. 5–year outcomes of transcatheter aortic valve replacement or surgical aortic valve replacement for high surgical risk patients with aortic stenosis (PARTNER 1): a randomised con trolled trial. Lancet. 2015;385:2477–84.

[4] Miller DC, Blackstone EH, Mack MJ, Svensson LG, Kodali SK, Kapadia S, Rajeswaran J, Anderson WN, Moses JW, Tuzcu EM, Webb JG, Leon MB, Smith CR, PARTNER Trial Investigators and Patients, PARTNER Stroke Substudy Writing Group and Executive Committee. Transcatheter (TAVR) versus surgical (AVR) aortic valve replacement: occurrence, hazard, risk factors, and consequences of neurologic events in the PARTNER trial. J Thorac Cardiovasc Surg. 2012;143:832–43.

[5] Al–Attar N, Himbert D, Descoutures F, Iung B, Raffoul R, Messika–Zeitoun D, Brochet E, Francis F, Ibrahim H, Vahanian A, Nataf P. Transcatheter aortic valve implantation: selection strategy is crucial for outcome. Ann Thorac Surg. 2009;87:1757–62.

[6] Barnhart GR, Accola KD, Grossi EA, Woo YJ, Mumtaz MA, Sabik JF, Slachman FN, Patel HJ, Borger MA, Garrett HE Jr, Rodriguez E, McCarthy PM, Ryan WH, Duhay FG, Mack MJ, Chitwood WR Jr, TRANSFORM Trial Investigators. TRANSFORM (Multicenter Experience With Rapid Deployment Edwards INTUITY Valve System for Aortic Valve Replacement) US clinical trial: performance of a rapid deployment aortic valve. J Thorac Cardiovasc Surg. 2017;153:241–51.

[7] Gilmanov D, Miceli A, Ferrarini M, Farneti P, Murzi M, Solinas M, Glauber M. Aortic valve replacement through right anterior minithoracotomy: can sutureless technology improve clinical outcomes? Ann Thorac Surg. 2014;98:1585–92.

[8] Lenos A, Diegeler A. Minimally invasive implantation of the EDWARDS INTUITY rapid deployment aortic valve via a right minithoracotomy. Innovations (Phila). 2015;10:215–7.

[9] Bapat VN, Bruschi G. Transaortic access is the key to success.

EuroIntervention. 2013;9(Suppl):S25–32.

[10] Bruschi G, de Marco F, Botta L, Cannata A, Oreglia J, Colombo P, Barosi A, Colombo T, Nonini S, Paino R, Klugmann S, Martinelli L. Direct aortic access for transcatheter self–expanding aortic bioprosthetic valves implantation. Ann Thorac Surg. 2012;94:497–503.

[11] Ye J, Cheung A, Lichtenstein SV, Carere RG, Thompson CR, Pasupati S, Webb JG. Transapical aortic valve implantation in humans. J Thorac Cardiovasc Surg. 2006;131(5):1194–6.

[12] Laufer G, Wiedemann D, Vadehra A, Rosenhek R, Binder T, Kocher A. CMP27 mini–thoracotomy for sutureless–rapid–deployment aortic valve replacement: Initial single–center experience. Innovations (Phila). 2013;8:86–109.

[13] Lichtenstein SV, Cheung A, Ye J, Thompson CR, Carere RG, Pasupati S, Webb JG. Transapical transcatheter aortic valve implantation in humans: initial clinical experience. Circulation. 2006;114(6):591–6.

[14] Pascual I, Carro A, Avanzas P, Hernández–Vaquero D, Díaz R, Rozado J, Lorca R, Martín M, Silva J, Morís C. Vascular approaches for transcatheter aortic valve implantation. J Thorac Dis. 2017;9(Suppl 6):S478–87.

[15] Salis S, Mazzanti VV, Merli G, Salvi L, Tedesco CC, Veglia F, Sisillo E. Cardiopulmonary bypass duration is an independent predictor of morbidity and mortality after cardiac surgery. J Cardiothorac Vasc Anesth. 2008;22(6):814–22.

[16] Al–Sarraf N, Thalib L, Hughes A, Houlihan M, Tolan M, Young V, McGovern E. Cross–clamp time is an independent predictor of mortality and morbidity in low– and high–risk cardiac patients. Int J Surg. 2011;9(1):104–9.

[17] Bening C, Hamouda K, Oezkur M, Schimmer C, Schade I, Gorski A, Aleksic I, Leyh R. Rapid deployment valve system shortens operative times for aortic valve replacement through right anterior minithoracotomy. J Cardiothorac Surg. 2017; 12:27. https://doi. org/10.1186/s13019.

[18] Schlömicher M, Haldenwang PL, Moustafine V, Bechtel M, Strauch JT. Minimal access rapid deployment aortic valve replacement: initial single–center experience and 12–month outcomes. J Thorac Cardiovasc Surg. 2015;149:434–40.

[19] Glauber M, Miceli A, Gilmanov D, Ferrarini M, Bevilacqua S, Farneti PA, Solinas M. Right anterior minithoracotomy versus conventional aortic valve replacement: a propensity score matched study. J Thorac Cardiovasc Surg. 2013;145:1222–6.

[20] Wendler O, Dworakowski R, Monaghan M, MacCarthy PA. Direct transapical aortic valve implantation: a modified transcatheter approach avoiding balloon predilatation. Eur J Cardiothorac Surg. 2012;42:734–6.

[21] Strauch J, Wendt D, Diegeler A, Heimeshoff M, Hofmann S, Holzhey D, Oertel F, Wahlers T, Kurucova J, Thoenes M, Deutsch C, Bramlage P, Schröfel H. Balloon–expandable transapical transcatheter aortic valve implantation with or without predilation of the aortic valve: results of a multicentre

第 42 章　主动脉瓣疾病的杂交手术比较：经左胸前下部小切口心尖途径主动脉瓣植入术与经右胸前上部小切口免缝合瓣膜植入术

Hybrid Procedures for Aortic Valve Disease: Transapical Aortic Valve Implantation Through Lower Left Anterior Mini-thoracotomy Versus Sutureless Valve Implantation Through Upper Right Anterior Mini-thoracotomy

registry. Eur J Cardiothorac Surg. 2017; https://doi.org/10.1093/ejcts/ezx397.

[22] Bleiziffer S, Ruge H, Mazzitelli D, Hutter A, Opitz A, Bauernschmitt R, Lange R. Survival after transapical and transfemoral aortic valve implantation: talk ing about two different patient populations. J Thorac Cardiovasc Surg. 2009;138:1073–80.

[23] D'Onofrio A, Bizzotto E, Rubino M, Gerosa G. Left ventricular pseudoaneurysm after transapical aortic valve–in–valve implantation. Eur J Cardiothorac Surg. 2016;49:1010–1.

[24] Imnadze G, Hofmann S, Billion M, Ferdosi A, Kowalski M, Smith KH, Deutsch C, Bramlage P, Warnecke H, Franz N. Transapical transcatheter aortic valve implantation in patients with a low ejection fraction. Interact Cardiovasc Thorac Surg. 2018;26:224–9.

[25] Sun Y, Liu X, Chen Z, Fan J, Jiang J, He Y, Zhu Q, Hu P, Wang L, Xu Q, Lin X, Wang J. Meta–analysis of predictors of early severe bleeding in patients who underwent transcatheter aortic valve implantation. Am J Cardiol. 2017;120:655–61.

[26] Rodés–Cabau J, Gutiérrez M, Bagur R, De Larochellière R, Doyle D, Côté M, Villeneuve J, Bertrand OF, Larose E, Manazzoni J, Pibarot P, Dumont E. Incidence, predictive factors, and prognostic value of myocardial injury following uncomplicated transcatheter aortic valve implantation. J Am Coll Cardiol. 2011;57:1988–99.

[27] D'Onofrio A, Salizzoni S, Filippini C, Agrifoglio M, Alfieri O, Chieffo A, Tarantini G, Gabbieri D, Savini C, Immè S, Ribichini F, Cugola D, Raviola E, Loi B, Pompei E, Cappai A, Cassese M, Luzi G, Aiello M, Santini F, Rinaldi M, Gerosa G. Transapical aortic valve replacement is a safe option in patients with poor left ventricular ejection fraction: results from the Italian Transcatheter Balloon–Expandable Registry (ITER). Eur J Cardiothorac Surg. 2017;52:874–80.

[28] Barbash IM, Dvir D, Ben–Dor I, Badr S, Okubagzi P, Torguson R, Corso PJ, Xue Z, Satler LF, Pichard AD, Waksman R. Prevalence and effect of myocardial injury after transcatheter aortic valve replacement. Am J Cardiol. 2013;111:1337–43.

[29] Meyer CG, Frick M, Lotfi S, Altiok E, Koos R, Kirschfink A, Lehrke M, Autschbach R, Hoffmann R. Regional left ventricular function after transapical vs. transfemoral transcatheter aortic valve implantation analysed by cardiac magnetic resonance feature tracking. Eur Heart J Cardiovasc Imaging. 2014;15:1168–76.

[30] Trenkwalder T, Pellegrini C, Holzamer A, Philipp A, Rheude T, Michel J, Reinhard W, Joner M, Kasel AM, Kastrati A, Schunkert H, Endemann D, Debl K, Mayr NP, Hilker M, Hengstenberg C, Husser O. Emergency extracorporeal membrane oxygenation in transcatheter aortic valve implantation: a two–center experience of incidence, outcome and temporal trends from 2010 to 2015. Catheter Cardiovasc Interv. 2017; https://doi.org/10.1002/ccd.27385.

[31] Ando T, Takagi H, Grines CL. Transfemoral, trans apical and transcatheter aortic valve implantation and surgical aortic valve replacement: a meta–analysis of direct and adjusted indirect comparisons of early and mid–term deaths. Interact Cardiovasc Thorac Surg. 2017;25:484–92.

[32] Løgstrup BB, Andersen HR, Thuesen L, Christiansen EH, Terp K, Klaaborg KE, Poulsen SH. Left ventricular global systolic longitudinal deformation and prognosis 1 year after femoral and apical transcatheter aortic valve implantation. J Am Soc Echocardiogr. 2013;26:246–54.

[33] Ewe SH, Delgado V, Ng AC, Antoni ML, van der Kley F, Marsan NA, de Weger A, Tavilla G, Holman ER, Schalij MJ, Bax JJ. Outcomes after transcatheter aortic valve implantation: transfemoral versus transapical approach. Ann Thorac Surg. 2011;92:1244–51.

[34] Lindman BR, Stewart WJ, Pibarot P, Hahn RT, Otto CM, Xu K, Devereux RB, Weissman NJ, Enriquez–Sarano M, Szeto WY, Makkar R, Miller DC, Lerakis S, Kapadia S, Bowers B, Greason KL, McAndrew TC, Lei Y, Leon MB, Douglas PS. Early regression of severe left ventricular hypertrophy after trans–catheter aortic valve replacement is associated with decreased hospitalizations. JACC Cardiovasc Interv. 2014;7:662–73.

[35] Haverich A, Wahlers TC, Borger MA, Shrestha M, Kocher AA, Walther T, Roth M, Misfeld M, Mohr FW, Kempfert J, Dohmen PM, Schmitz C, Rahmanian P, Wiedemann D, Duhay FG, Laufer G. Three–year hemodynamic performance, left ventricular mass regression, and prosthetic–patient mismatch after rapid deployment aortic valve replacement in 287 patients. J Thorac Cardiovasc Surg. 2014;148:2854–60.

[36] Zoghbi WA, Chambers JB, Dumesnil JG, Foster E, Gottdiener JS, Grayburn PA, Khandheria BK, Levine RA, Marx GR, Miller FA Jr, Nakatani S, Quiñones MA, Rakowski H, Rodriguez LL, Swaminathan M, Waggoner AD, Weissman NJ. Zabalgoitia MRecommendations for evaluation of prosthetic valves with echocardiography and doppler ultrasound. J Am Soc Echocardiogr. 2009;22:975–1014.

[37] Bleiziffer S, Ali A, Hettich IM, Akdere D, Laubender RP, Ruzicka D, Boehm J, Lange R, Eichinger W. Impact of the indexed effective orifice area on mid–term cardiac–related mortality after aortic valve replacement. Heart. 2010;96:865–71.

[38] Pibarot P, Dumesnil JG. Hemodynamic and clinical impact of prosthesis–patient mismatch in the aortic valve position and its prevention. J Am Coll Cardiol. 2000;36:1131–41.

[39] Mohty D, Dumesnil JG, Echahidi N, Mathieu P, Dagenais F, Voisine P, Pibarot P. Impact of prosthesis–patient mismatch on long–term survival after aortic valve replacement: influence of age, obesity, and left ventricular dysfunction. J Am Coll Cardiol. 2009;53:39–47.

[40] Hahn RT, Pibarot P, Stewart WJ, Weissman NJ, Gopalakrishnan D, Keane MG, Anwaruddin S, Wang Z, Bilsker M, Lindman BR, Herrmann HC, Kodali SK, Makkar R, Thourani VH, Svensson LG, Akin JJ, Anderson WN, Leon MB, Douglas PS. Comparison of transcatheter and surgical aortic valve replacement in severe aortic stenosis: a longitudinal study of echocar–diography parameters in cohort A of the PARTNER trial (placement of aortic transcatheter valves). J Am Coll Cardiol. 2013;1:2514–21.

[41] Tasca G, Brunelli F, Cirillo M, Dalla Tomba M, Mhagna Z, Troise G, Quaini E. Impact of the improvement of valve area achieved with aortic valve replace ment on the regression

of left ventricular hypertrophy in patients with pure aortic stenosis. Ann Thorac Surg. 2005;79:1291–6.

[42] Theron A, Gariboldi V, Grisoli D, Jaussaud N, Morera P, Lagier D, Leroux S, Amanatiou C, Guidon C, Riberi A, Collart F. Rapid deployment of aortic bioprosthesis in elderly patients with small aortic annulus. Ann Thorac Surg. 2016;101:1434–41.

[43] Kodali SK, Williams MR, Smith CR, Svensson LG, Webb JG, Makkar RR, Fontana GP, Dewey TM, Thourani VH, Pichard AD, Fischbein M, Szeto WY, Lim S, Greason KL, Teirstein PS, Malaisrie SC, Douglas PS, Hahn RT, Whisenant B, Zajarias A, Wang D, Akin JJ, Anderson WN, Leon MB, PARTNER Trial Investigators. Two–year outcomes after transcatheter or surgical aortic–valve replacement. N Engl J Med. 2012;366(18):1686–95.

[44] Kocher AA, Laufer G, Haverich A, Shrestha M, Walther T, Misfeld M, Kempfert J, Gillam L, Schmitz C, Wahlers TC, Wippermann J, Mohr FW, Roth M, Skwara A, Rahmanian P, Wiedemann D, Borger MA. One–year outcomes of the Surgical Treatment of Aortic Stenosis With a Next Generation Surgical Aortic Valve (TRITON) trial: a prospective multicenter study of rapid–deployment aortic valve replace ment with the EDWARDS INTUITY Valve System. J Thorac Cardiovasc Surg. 2013;145:110–5.

[45] Head SJ, Mokhles MM, Osnabrugge RL, Pibarot P, Mack MJ, Takkenberg JJ, Bogers AJ, Kappetein AP. The impact of prosthesis–patient mismatch on long–term survival after aortic valve replacement: a systematic review and meta–analysis of 34 observa tional studies comprising 27 186 patients with 133 141 patient–years. Eur Heart J. 2012;33:1518–29.

[46] Borger MA. Minimally invasive rapid deployment Edwards Intuity aortic valve implantation. Ann Cardiothorac Surg. 2015;4:193–5.

[47] Borger MA, Moustafine V, Conradi L, Knosalla C, Richter M, Merk DR, Doenst T, Hammerschmidt R, Treede H, Dohmen P, Strauch JT. A randomized multicenter trial of minimally invasive rapid deployment versus conventional full sternotomy aortic valve replacement. Ann Thorac Surg. 2015;99:17–25.

[48] Accola KD. The Edwards Intuity Elite valve: not to repeal nor replace, but rather additive to surgical aortic valve replacement options. J Thorac Cardiovasc Surg. 2017;154:1903.

[49] Sannino A, Stoler RC, Lima B, Szerlip M, Henry AC, Vallabhan R, Kowal RC, Brown DL, Mack MJ, Grayburn PA. Frequency of and prognostic significance of atrial fibrillation in patients undergoing transcatheter aortic valve implantation. Am J Cardiol. 2016;118:1527–32.

[50] Borger MA, Dohmen PM, Knosalla C, Hammerschmidt R, Merk DR, Richter M, Doenst T, Conradi L, Treede H, Moustafine V, Holzhey DM, Duhay F, Strauch J. Haemodynamic benefits of rapid deployment aortic valve replacement via a minimally invasive approach: 1–year results of a prospec tive multicentre randomized controlled trial. Eur J Cardiothorac Surg. 2016;50(4):713–20.

[51] Dawkins S, Hobson AR, Kalra PR, Tang AT, Monro JL, Dawkins KD. Permanent pacemaker implantation after isolated aortic valve replacement: incidence, indications, and predictors. Ann Thorac Surg. 2008;85:108–12.

[52] Santarpino G, Pfeiffer S, Schmidt J, Concistrè G, Fischlein T. Sutureless aortic valve replacement: first–year single–center experience. Ann Thorac Surg. 2012;94:504–8.

[53] Vogt F, Pfeiffer S, Dell'Aquila AM, Fischlein T, Santarpino G. Sutureless aortic valve replacement with Perceval bioprosthesis: are there predicting factors for postoperative pacemaker implantation? Interact Cardiovasc Thorac Surg. 2016;22:253–8.

[54] Folliguet TA, Laborde F, Zannis K, Ghorayeb G, Haverich A, Shrestha M. Sutureless perceval aortic valve replacement: results of two European centers. Ann Thorac Surg. 2012;93:1483–8.

[55] Martens S, Sadowski J, Eckstein FS, Bartus K, Kapelak B, Sievers HH, Schlensak C, Carrel T. Clinical experience with the ATS 3f Enable® Sutureless Bioprosthesis. Eur J Cardiothorac Surg. 2011;40:749–55.

[56] D'Onofrio A, Rubino P, Fusari M, Salvador L, Musumeci F, Rinaldi M, Vitali EO, Glauber M, Di Bartolomeo R, Alfieri OR, Polesel E, Aiello M, Casabona R, Livi U, Grossi C, Cassese M, Pappalardo A, Gherli T, Stefanelli G, Faggian GG, Gerosa G. Clinical and hemodynamic outcomes of "all–comers" undergoing transapical aortic valve implantation: results from the Italian Registry of Trans–Apical Aortic Valve Implantation (I–TA). J Thorac Cardiovasc Surg. 2011;142:768–75.

[57] Panaich SS, Arora S, Patel N, Lahewala S, Agrawal Y, Patel NJ, Shah H, Patel V, Deshmukh A, Schreiber T, Grines CL, Badheka AO. Etiologies and predictors of 30–day readmission and in–hospital mortality during primary and readmission after transcath eter aortic valve implantation. Am J Cardiol. 2016;118:1705–11.

[58] Rex CE, Heiberg J, Klaaborg KE, Hjortdal VE. Health–related quality–of–life after transapical transcatheter aortic valve implantation. Scand Cardiovasc J. 2016;50:377–82.

[59] Nissinen J, Biancari F, Wistbacka JO, Peltola T, Loponen P, Tarkiainen P, Virkkilä M, Tarkka M. Safe time limits of aortic cross–clamping and cardiopul monary bypass in adult cardiac surgery. Perfusion. 2009;24:297–305.

[60] Miceli A, Santarpino G, Pfeiffer S, Murzi M, Gilmanov D, Concistré G, Quaini E, Solinas M, Fischlein T, Glauber M. Minimally invasive aortic valve replacement with Perceval S sutureless valve: early outcomes and one–year survival from two European centers. J Thorac Cardiovasc Surg. 2014;148:2838–43.

[61] Miceli A, Murzi M, Gilmanov D, Fugà R, Ferrarini M, Solinas M, Glauber M. Minimally invasive aortic valve replacement using right minithoracotomy is associated with better outcomes than ministernotomy. J Thorac Cardiovasc Surg. 2014;148:133–7.

[62] Butchart EG, Gohlke–Bärwolf C, Antunes MJ, Tornos P, De Caterina R, Cormier B, Prendergast B, lung B, Bjornstad H, Leport C, Hall RJ, Vahanian A, Working Groups on Valvular Heart Disease, Thrombosis, and Cardiac Rehabilitation and Exercise Physiology, European Society of Cardiology. Recommendations for the management of patients after heart valve surgery. Eur Heart J. 2005;26:2463–71.

[63] Phan K, Xie A, Tsai YC, Black D, Di Eusanio M, Yan TD. Ministernotomy or minithoracotomy for minimally invasive aortic valve replacement: a Bayesian network meta–analysis. Ann Cardiothorac Surg. 2015;4:3–14.

第五篇
未来的视角
Future Perspectives

第43章　主动脉瓣疾病药物治疗
Medical Treatment for Aortic Valve Disease

Aydin Huseynov　Michael Behnes　Ibrahim Akin　著

王　圣 译　　邵凤民 校

一、主动脉瓣狭窄与动脉粥样硬化

钙化导致的主动脉瓣狭窄是最常见的心脏瓣膜疾病，发生率为3%～9%，也是60岁以上患者瓣膜置换术的主要原因[1]。AS的自然史包括无症状潜伏期和随后的快速恶化期。心绞痛、呼吸困难和晕厥是AS的典型症状。症状的出现是一种预后不良的迹象，导致生存率迅速下降。因此，主动脉瓣重度狭窄出现症状需要更换瓣膜[2]。

传统上认为主动脉瓣硬化和纤维化是瓣膜狭窄的主要原因。尽管大家对AS病变都有所认识，但并不是所有的疾病机制都得到了很充分的研究。几种潜在的机制促进了疾病的进展，包括慢性炎症如动脉粥样硬化代表了AS发展的主要疾病机制。此外，严重症状的急性发作和冠状动脉疾病之间有很强的联系。对重度AS的组织学研究显示，大量的钙化、纤维化和脂质沉积与动脉粥样硬化相当[3]。由于AS和CAD都是与内皮细胞的增殖和钙化相关的退行性变过程，衰老过程和动脉粥样硬化性炎症似乎是这两种病变的始动性因素。高胆固醇血症和其他冠心病危险因素促使主动脉瓣钙化，尤其对于老年人来说[4]，在此理论基础上，人们大胆推出了对冠心病的保守治疗可能会减轻AS的发展和进展的假设。有人认为他汀类药物可能会抑制或减少钙化性AS的进展，甚至诱导病变逆转。

用兔建立的动物模型表明，高胆固醇血症可以促进高脂血症病变的进展。高胆固醇血症可诱导主动脉瓣的细胞增殖和钙化。此外，他汀类药物能够降低兔活体模型体内动脉粥样硬化的程度[5]。这些数据表明，这种治疗揭示了他汀类药物的潜在的作用，特别是在该疾病的早期疾病阶段，能延缓瓣膜发生严重AS和需要手术干预的时间。因此，他汀类药物在一些临床试验中仍被研究，包含已经发生AS的患者。

一些回顾性研究表明，他汀类药物可以减缓AS的进展。Bellamy等发现服用他汀类药物的AS患者病变进展明显减慢[6]。

Navaro等研究表明，未接受他汀类药物治疗的患者的主动脉瓣口面积平均每年减少$0.11cm^2$，该数据与所有AS患者的平均变化相当。然而，他汀类药物治疗组狭窄进展显著减少45%，每年狭窄率为$0.06cm^2$[7]。另一项研究，联合应用血管紧张素转化酶和他汀类药物对延缓瓣膜狭窄的影响，结果发现，他汀类药物可以显著减缓轻、中度AS患者的血流动力学进展，效果和重度AS者一样，而ACEI不能减缓其进展。作者认为他汀类药物的多效性或抗炎特性可能比其降低胆固醇的作用更重要[8]。

在所有这些研究中，与未接受他汀类药物

的患者相比，接受了他汀类药物治疗可以减缓 AS 的进展速率，这些研究大多都包括了轻度和中度的 AS 患者。相比之下，到目前为止只有一项研究表明他汀类药物治疗对严重狭窄患者的有益作用。一般来说，上述研究并没有证明 AS 病变程度的延缓与低密度脂蛋白（low-density lipoprotein，LDL）降低存在任何关联[8, 9]。

然而，第一次随机研究已经否定了他汀类药物（在 AS 中）的作用。第一项研究是 Scottish Aortic Stenosis and Lipid Lowering Trial，Impact on Regression（SALTIRE），旨在明确钙化性主动脉瓣狭窄[10]患者每天服用 80mg 阿托伐他汀强化降脂治疗是否会降低 CT 上主动脉瓣的钙化评分或多普勒超声中主动脉瓣血流速度。该研究为随机、双盲和安慰剂对照，包括一项降脂治疗的平行组试验。结果清楚表明，高剂量阿托伐他汀可降低血清 LDL 胆固醇浓度。出乎意料的是，没有阿托伐他汀改善 AS 病变的证据。此外，血清 LDL 胆固醇浓度与 AS 进展没有关系，临床终点事件没有减少。另一项包括了 1873 例轻度、中度无症状 AS 患者的随机、双盲试验，研究辛伐他汀加依折麦布和安慰剂比较对主要和次要临床结果的影响（SAES 研究）[11]，未发现他汀类药物/依折麦布治疗对主要结果的有益效果。

此外，另一随机临床试验 ASTROMER 研究还观察了瑞舒伐他汀对轻度－中度 AS[12]患者病情进展的影响。直到今天，还没有一个 RCT 能够证明由他汀类药物引发的大幅度的降脂治疗与 AS 的改善有任何关系。

人们对于他汀类药物无法治疗 AS 的机制展开了讨论。比较合理的一点是，动脉粥样硬化可能是 AS 发病机制的重要组成部分，然而粥样硬化在 AS 病变的早期占优势，而在后期，形态学改变才是至关重要的[7]。AS 的病理生理学与冠心病中存在的动脉粥样硬化有显著差异。AS 的

粥样硬化中持续的机械应力、高速血流作用和瓣膜组织弹性的丧失是其特征。因此，粥样硬化只是触发了 AS 的发展，而没有任何进一步的作用。这些假设可以解释为什么他汀类药物不能减缓瓣膜机械功能丧失和瓣膜钙化。

AS 的另一个重要方面是缺乏平滑肌细胞增殖和缺乏充满脂质的巨噬细胞（浸润），这会导致更早和更广泛的钙化[10]。降低脂质水平和稳定冠状动脉斑块是他汀类药物在 CAD 中的作用基础，但这可能对 AS 病变的影响很小。

相反，由于 AS 和冠心病的紧密联系，他汀类药物可能能够通过二级预防降低总体死亡率，以减少心血管不良事件，如心肌梗死[13]。

二、主动脉瓣狭窄与冠心病

AS 和 CAD 的联系是众所周知的。约 40% 的主动脉瓣置换术患者有严重冠心病，需要另外行冠状动脉旁路移植术[14]。他汀类药物被推荐用于确诊的冠心病和血浆 LDL-C 水平升高导致的动脉粥样硬化。他汀类药物将 LDL-C 水平降低至少 50%，似乎会阻止冠状动脉粥样硬化的进展，甚至会逆转病变[13]。AS 病情进展程度受 LDL 胆固醇水平的影响，在合并冠心病的患者中进展速度更快[15]。冠心病的二级预防可改善 AS 患者的预后。然而，没有任何统计学证据能够令人信服地解释这些巧合的问题。如，在 SEAS 研究中，排除了已知合并糖尿病和动脉粥样硬化（外周动脉或冠状动脉）患者，这是 AS 的两个主要危险因素，在解释本研究的阴性结果时，应该考虑到这一事实。相反，大多数结果是他汀类药物治疗效果良好的研究纳入了具有更多风险因素的 AS 患者，这或许指出并发症即是 AS 疾病进展被低估的一个因素的假设。因此，他汀类药物治疗可能对具有并发症的 AS 患者更有效[16]，重要

的是，在现实世界中，约有 2/3 的 AS 患者同时患有高胆固醇血症、冠心病或糖尿病[17]。因此，RCT 的研究应当向不合并动脉粥样硬化的患者人群转移。

AS 的病理生理学被认为是一个非常复杂的问题，高胆固醇血症是 AS 进展的一个倍增因素，这在一项瑞舒伐他汀影响主动脉瓣内皮功能的前瞻性但非随机的研究（RAAVE）中得到了证实，只有具有高胆固醇血症和瑞舒伐他汀治疗的患者才能从他汀类药物治疗中获益。对照组主动脉瓣面积变化为每年 $-0.10 \pm 0.09 cm^2$，而瑞舒伐他汀组为每年 $-0.05 \pm 0.12 cm^2$（$P=0.041$）[18]。

根据现行指南，强烈建议 AS 合并有高危因素患者服用他汀类药物[13, 16]，特别是主动脉瓣中重度狭窄的老年患者更有利于降低心血管死亡率。因此，不合并主动脉瓣狭窄的患者未来冠状动脉不良事件和既往心肌梗死的发生率更高[19]。目前尚不清楚他汀类药物是否能够改善主动脉瓣硬化或轻度 AS 的预后，因为这些患者通常被排除在大型研究之外。SEAS 研究和 ASTRONOMER 研究的设计具有足够实力，现实也是如此，但由于只招募轻中度 AS 患者，尽管 LDL 胆固醇水平降低的程度足够，但可能没有任何效果[18]。

因此，需要更多的前瞻性、随机试验来研究他汀类药物的影响，特别是在 AS 的早期阶段。

三、他汀类药物与心脏外科

他汀类药物对接受心胸外科手术的患者有几种有益的影响。最近的研究发现，他汀类药物可降低冠状动脉旁路手术（CABG）术后心房颤动的发生率[20]。另有研究表明，他汀类药物让接受 CABG 手术的患者获益，减少了术后不良心血管事件的发生[21]，可能的作用机制为减少炎症和氧化应激，改善血管内皮功能，降低术后高脂血症及血脂紊乱[22, 23]。CABG 手术后他汀类药物可能降低脑卒中、心房颤动的发生率，减少术后血小板增多症和血栓并发症的风险，使术后感染减少 33%，术后住院时间减少 20%。此外，术前他汀类药物治疗可能对 CABG 患者具有肾保护作用，减少静脉桥血管粥样硬化的发生[21]。

在接受心脏瓣膜手术的患者中也观察到他汀类药物的积极作用[24]。生物瓣膜早期钙化的问题是众所周知的。脂质蓄积和单核细胞浸润发生在猪生物瓣瓣叶组织中，类似于早期动脉粥样硬化。即使在没有钙化的情况下，这些改变的持续存在也会导致瓣膜结构的恶化[25, 26]。高胆固醇血症被视为生物瓣膜钙化的危险因素，甚至可能是钙化的必要条件。在一项对 144 例患者去除人工生物主动脉瓣或二尖瓣的研究中，去除瓣膜组的平均血清胆固醇水平明显高于非去除瓣膜[27]组（189mg/dl vs. 163mg/dl，$P < 0.0001$）。这提示高胆固醇血症为生物瓣钙化的危险因素，后者是需要再次置换的原因[25]。高胆固醇血症似乎是人工生物主动脉瓣或二尖瓣钙化的独立预测因子[28]。

据报道，他汀类药物能够减少人工生物主动脉瓣的退变。与无他汀类药物治疗相比，接受他汀类药物治疗的患者的生物瓣退变率明显较低[17]。作者认为，他汀类药物减缓生物瓣膜退变的有益作用不是由于其降脂作用，而是由于它们另外的多种作用，包括抗炎作用[17]。然而，一些回顾性研究表明，只有年轻才是再次手术的重要预测因子，而非高脂血症[29]。

此外，还对二叶型主动脉瓣进行了进一步的研究。二叶型主动脉瓣是最常见的先天性心脏畸形，发生在 1%～2% 的人群中。对这些患者改进管理可能会避免其发生 AS 和其他并发症，如主动脉根部扩张、主动脉瓣反流和主动脉瘤[28]。关于这些并发症，他汀类药物的一些有益效果是不错的。如前所述，他汀类药物可以降低 LDL 胆固醇，这是延缓 AS 进展的一个重要因素，假设 LDL 胆固醇是二叶型主动脉瓣叶硬化发生的关键机制，则他汀类药物就能够减轻主动脉瓣的钙化。此外，他汀类药物能抑制基质金属蛋白酶的产生，基质金属蛋白酶能够降解主动脉基质成分，这与动脉粥样硬化性主动脉瘤的形成有关[30]。

四、家族性高胆固醇血症中的主动脉钙化

家族性高胆固醇血症（familial hypercholes-terolemia，FH）是由 LDL 受体（*LDLR*）基因、载脂蛋白 B 基因或原蛋白转化酶（*PCSK9*）基因突变引起的常染色体遗传性疾病。因此，可能会出现高水平的 LDL[31]。未经治疗的纯合子 FH 的总胆固醇浓度可能极高［高达 1277mg/dl（33.2mmol/L）］，而主动脉瓣钙化的发生率可能高达 100%，通常是有症状的[32]。钙化评分与年龄存在强烈的联系，但与总胆固醇无关。因此，临床观察表明，一旦发生内皮下损伤，钙化的进展可能就不受胆固醇水平升高影响了[33]。早期的他汀类药物治疗能否阻止钙化性 AS 发展尚缺乏（研究）数据。由于他汀类药物未能降低 AS 的进展，所以迫切需要进一步的研究，以寻找抑制瓣膜钙化的治疗方案。

五、现代医学治疗方法

三个主要 RCT 的结果显示，降脂治疗在对改善 AS 的进展和临床结果方面均没有明显获益。鉴于这些证据，就需要有更多的研究来确定除 LDL 之外可以通过保守治疗来改变的其他危险因素。

脂蛋白（a）［Lp（a）］是一种脂蛋白亚类，是冠心病和脑卒中等动脉粥样硬化疾病的危险因素。Lp（a）可促进动脉粥样硬化性狭窄和血栓形成。之前认为 Lp（a）有助于促进伤口愈合[34]。Lp（a）血浆浓度水平是由其基因多变性和基因多态性决定的[35]。

Lp（a）在动脉粥样硬化和冠状动脉疾病中的作用得到了很好的研究[36]，而在 AS 中 LP（a）的作用最近才被研究。一项大型的全基因组相关性研究发现，LP（a）基因中的 SNP rs10455872 与欧洲人群的主动脉瓣钙化密切相关，并在不同的种族人群各自队列中观察到相同的结果[37]。持续 Lp（a）水平的升高会导致成年期主动脉瓣钙化的发生率显著增加，表明 Lp（a）参与主动脉瓣疾病的进展，如此而来监测 Lp（a）水平似乎是一个评估 AS 风险的合理方法。然而，降低 Lp（a）水平是否能降低 AS 的发生率或进展尚不清楚。靶向治疗将是未来调查性研究的重点。

由于 Lp（a）在他汀类药物治疗后没有显著改变，从而引发了对新的治疗药物如 PCSK9 抑制药和反义寡核苷酸的研究兴趣，两者能够靶向性地降低 Lp（a）[38]。PCSK9 的突变导致 LDL 受体的降解减少，故肝细胞中 LDL 胆固醇的摄取增加，从而降低循环中的 LDL 胆固醇水平，并可能保护心脏。在一项包括 103 083 名患者的研究中，观察到 PCSK9 R46L 失功性突变导致 Lp（a）水平降低，随之而来是 LDL 胆固醇水平降低，最终降低了 AS 的风险[39]。这些数据间接表明，AS 患者可能会从新的 PCSK9 抑制药的治疗中获益，而后者目前尚未进行研究。

除了 PCSK9 抑制药，其他一些药物可能存在降低 Lp（a）水平的可能性。如，烟酸和胆固醇酯转移蛋白抑制药安赛曲匹可以降低 Lp（a）水平。烟酸可以降低 Lp（a）到 40，就是说，尽管烟酸未能降低 LDL 水平，但可能会影响到 Lp（a）水平[40]。

胆固醇酯转移蛋白（cholesteryl ester transfer

protein，CETP）促进血浆中 HDL 颗粒和含粥样硬化载脂蛋白 B 颗粒之间胆固醇酯和甘油三酯的交换。安赛曲匹是一种口服活性 CETP 抑制药，目前正在 REVEAL 试验中研究。安赛曲匹联合他汀类药物治疗的临床疗效和安全性结果有待观察。

其他新的治疗靶点是瓣膜特异性信号通路，包括一种完全不同的治疗策略。它旨在实现一个理想的生物力学结果，恢复正常的主动脉瓣功能。关键蛋白的修饰可能是新型药物的潜在选择。如，对钠依赖性磷酸转运体的抑制可以逆转

LDL 的成骨功能。过氧化酶增殖剂激活受体 γ 激动药显示了在缓解高胆固醇血症小鼠钙化主动脉瓣疾病中脂质沉积的潜力[42]。然而，到目前为止，这种治疗策略尚未达到临床阶段。

总之，分子和遗传学研究表明，AS 不仅是衰老的结果，而且是一种病理生理代谢紊乱，这种紊乱具有几种潜在的治疗靶点，有多种候选基因，如 VDR、APOE、APOB、IL10 和 ESR1 等。但是，这需要在较大的样本中进行确认[43]。瓣膜性心脏病的遗传学研究可能为疾病的预防和治疗提供重要一步。

参 考 文 献

[1] Liebe V, Brueckmann M, Borggrefe M, Kaden JJ. Statin therapy of calcific aortic stenosis: hype or hope? Eur Heart J. 2006;27(7):773–8.

[2] Baumgartner H, Falk V, Bax JJ, De Bonis M, Hamm C, Holm PJ, et al. 2017 ESC/EACTS Guidelines for the management of valvular heart disease. Eur Heart J. 2017;38(36):2739–91.

[3] Otto CM, Kuusisto J, Reichenbach DD, Gown AM, O'Brien KD. Characterization of the early lesion of 'degenerative' valvular aortic stenosis. Histological and immunohistochemical studies. Circulation. 1994;90(2):844–53.

[4] Peltier M, Trojette F, Sarano ME, Grigioni F, Slama MA, Tribouilloy CM. Relation between cardiovascular risk factors and nonrheumatic severe calcific aortic stenosis among patients with a three–cuspid aortic valve. Am J Cardiol. 2003;91(1):97–9.

[5] Rajamannan NM, Subramaniam M, Springett M, Sebo TC, Niekrasz M, McConnell JP, et al. Atorvastatin inhibits hypercholesterolemia–induced cellular proliferation and bone matrix production in the rabbit aortic valve. Circulation. 2002;105(22):2660–5.

[6] Bellamy MF, Pellikka PA, Klarich KW, Tajik AJ, Enriquez–Sarano M. Association of cholesterol levels, hydroxymethylglu-taryl coenzyme–A reductase inhibitor treatment, and progression of aortic stenosis in the community. J Am Coll Cardiol. 2002;40(10):1723–30.

[7] Novaro GM, Tiong IY, Pearce GL, Lauer MS, Sprecher DL, Griffin BP. Effect of hydroxymeth–ylglutaryl coenzyme a reductase inhibitors on the progression of calcific aortic stenosis. Circulation. 2001;104(18):2205–9.

[8] Rosenhek R, Rader F, Loho N, Gabriel H, Heger M, Klaar U, et al. Statins but not angiotensin–converting enzyme inhibitors delay progression of aortic stenosis. Circulation. 2004;110(10):1291–5.

[9] Griffin BP. Statins in aortic stenosis: new data from a prospective clinical trial. J Am Coll Cardiol. 2007;49(5):562–4.

[10] Cowell SJ, Newby DE, Prescott RJ, Bloomfield P, Reid J, Northridge DB, et al. A randomized trial of intensive lipid–lowering therapy in calcific aortic stenosis. N Engl J Med. 2005;352(23):2389–97.

[11] Rossebo AB, Pedersen TR, Boman K, Brudi P, Chambers JB, Egstrup K, et al. Intensive lipid lowering with simvastatin and ezetimibe in aortic stenosis. N Engl J Med. 2008;359(13):1343–56.

[12] Chan KL, Teo K, Dumesnil JG, Ni A, Tam J, Investigators A. Effect of Lipid lowering with rosuvastatin on progression of aortic stenosis: results of the aortic stenosis progression observation: measur ing effects of rosuvastatin (ASTRONOMER) trial. Circulation. 2010;121(2):306–14.

[13] Piepoli MF, Hoes AW, Agewall S, Albus C, Brotons C, Catapano AL, et al. 2016 European guidelines on cardio-vascular disease prevention in clinical practice: The Sixth Joint Task Force of the European Society of Cardiology and Other Societies on Cardiovascular Disease Prevention in Clinical Practice (constituted by represen tatives of 10 societies and by invited experts) developed with the special contribution of the European Association for Cardiovascular Prevention & Rehabilitation (EACPR). Eur Heart J. 2016;37(29):2315–81.

[14] Ramaraj R, Sorrell VL. Degenerative aortic stenosis. BMJ. 2008;336(7643):550–5.

[15] Pohle K, Maffert R, Ropers D, Moshage W, Stilianakis N, Daniel WG, et al. Progression of aortic valve calcification: association with coronary athero–sclerosis and cardiovascular risk factors. Circulation. 2001;104(16):1927–32.

[16] Ge H, Zhang Q, Wang BY, He B. Therapeutic effect of statin on aortic stenosis: a review with meta–analysis. J Clin Pharm

Ther. 2010;35(4):385–93.

[17] Antonini–Canterin F, Hirsu M, Popescu BA, Leiballi E, Piazza R, Pavan D, et al. Stage–related effect of statin treatment on the progression of aortic valve sclerosis and stenosis. Am J Cardiol. 2008;102(6):738–42.

[18] Teo KK, Corsi DJ, Tam JW, Dumesnil JG, Chan KL. Lipid lowering on progression of mild to moderate aortic stenosis: meta–analysis of the randomized placebo–controlled clinical trials on 2344 patients. Canadian J Cardiol. 2011;27(6):800–8.

[19] Aronow WS, Ahn C, Shirani J, Kronzon I. Comparison of frequency of new coronary events in older persons with mild, moderate, and severe valvular aortic stenosis with those without aortic stenosis. Am J Cardiol. 1998;81(5):647–9.

[20] Elgendy IY, Mahmoud A, Huo T, Beaver TM, Bavry AA. Meta–analysis of 12 trials evaluating the effects of statins on decreasing atrial fibrillation after coronary artery bypass grafting. Am J Cardiol. 2015;115(11):1523–8.

[21] Paraskevas KI. Applications of statins in cardiotho racic surgery: more than just lipid–lowering. Eur J Cardiothorac Surg. 2008;33(3):377–90.

[22] Werba JP, Tremoli E, Massironi P, Camera M, Cannata A, Alamanni F, et al. Statins in coronary bypass surgery: rationale and clinical use. Ann Thorac Surg. 2003;76(6):2132–40.

[23] Merla R, Daher IN, Ye Y, Uretsky BF, Birnbaum Y. Pretreatment with statins may reduce cardiovascu lar morbidity and mortality after elective surgery and percutaneous coronary intervention: clinical evidence and possible underlying mechanisms. Am Heart J. 2007;154(2):391–402.

[24] Borger MA, Seeburger J, Walther T, Borger F, Rastan A, Doenst T, et al. Effect of preoperative statin therapy on patients undergoing isolated and combined valvular heart surgery. Ann Thorac Surg. 2010;89(3):773– 9; discussion 9–80

[25] Antonini–Canterin F, Zuppiroli A, Baldessin F, Popescu BA, Nicolosi GL. Is there a role of statins in the prevention of aortic biological prostheses degeneration. Cardiovasc Ultrasound. 2006;4:26.

[26] Ferrans VJ, McManus B, Roberts WC. Cholesteryl ester crystals in a porcine aortic valvular bioprosthesis implanted for eight years. Chest. 1983;83(4):698–701.

[27] Farivar RS, Cohn LH. Hypercholesterolemia is a risk factor for bioprosthetic valve calcification and explantation. J Thorac Cardiovasc Surg. 2003;126(4):969–75.

[28] Verma S, Szmitko PE, Fedak PW, Errett L, Latter DA, David TE. Can statin therapy alter the natural history of bicuspid aortic valves? Am J Physiol Heart Circ Physiol. 2005;288(6):H2547–9.

[29] David TE, Ivanov J. Is degenerative calcification of the native aortic valve similar to calcification of bioprosthetic heart valves? J Thorac Cardiovasc Surg. 2003;126(4):939–41.

[30] Thompson RW, Parks WC. Role of matrix metallo proteinases in abdominal aortic aneurysms. Ann N Y Acad Sci. 1996; 800:157–74.

[31] Brown MS, Goldstein JL. A receptor–mediated pathway for cholesterol homeostasis. Science. 1986;232(4746):34–47.

[32] Ten Kate GR, Bos S, Dedic A, Neefjes LA, Kurata A, Langendonk JG, et al. Increased aortic valve calcification in familial hypercholesterolemia: prevalence, extent, and associated risk factors. J Am Coll Cardiol. 2015;66(24):2687–95.

[33] Fantus D, Awan Z, Seidah NG, Genest J. Aortic calcification: novel insights from familial hypercholesterolemia and potential role for the low–density lipoprotein receptor. Atherosclerosis. 2013;226(1):9–15.

[34] Kamstrup PR, Tybjaerg–Hansen A, Nordestgaard BG. Elevated lipoprotein(a) and risk of aortic valve stenosis in the general population. J Am Coll Cardiol. 2014;63(5):470–7.

[35] Clarke R, Peden JF, Hopewell JC, Kyriakou T, Goel A, Heath SC, et al. Genetic variants associated with Lp(a) lipoprotein level and coronary disease. N Engl J Med. 2009;361(26):2518–28.

[36] Kamstrup PR, Tybjaerg–Hansen A, Steffensen R, Nordestgaard BG. Genetically elevated lipoprotein(a) and increased risk of myocardial infarction. JAMA. 2009;301(22):2331–9.

[37] Thanassoulis G, Campbell CY, Owens DS, Smith JG, Smith AV, Peloso GM, et al. Genetic associations with valvular calcification and aortic stenosis. N Engl J Med. 2013;368(6):503–12.

[38] Norrington K, Androulakis E, Oikonomou E, Vogiatzi G. Tousoulis D. Curr Pharm Des: Statins in Aortic Stenosis; 2017.

[39] Langsted A, Nordestgaard BG, Benn M, Tybjaerg–Hansen A, Kamstrup PR. PCSK9 R46L loss–of–function mutation reduces lipoprotein(a), LDL cholesterol, and risk of aortic valve stenosis. J Clin Endocrinol Metab. 2016;101(9):3281–7.

[40] Khera AV, Everett BM, Caulfield MP, Hantash FM, Wohlgemuth J, Ridker PM, et al. Lipoprotein(a) concentrations, rosuvastatin therapy, and residual vascular risk: an analysis from the JUPITER Trial (Justification for the Use of Statins in Prevention: an Intervention Trial Evaluating Rosuvastatin). Circulation. 2014;129(6):635–42.

[41] Group RC, Bowman L, Chen F, Sammons E, Hopewell JC, Wallendszus K, et al. Randomized Evaluation of the Effects of Anacetrapib through Lipid–modification (REVEAL)–A large–scale, randomized, placebo–controlled trial of the clinical effects of anacetrapib among people with established vascular disease: Trial design, recruitment, and baseline characteristics. Am Heart J. 2017;187:182–90.

[42] Hutcheson JD, Aikawa E, Merryman WD. Potential drug targets for calcific aortic valve disease. Nat Rev Cardiol. 2014;11(4):218–31.

[43] Bosse Y, Mathieu P, Pibarot P. Genomics: the next step to elucidate the etiology of calcific aortic valve stenosis. J Am Coll Cardiol. 2008;51(14):1327–36.

第 44 章　经导管主动脉瓣植入术用于单纯性主动脉瓣反流

Transcatheter Aortic Valve Implantation for Pure Aortic Regurgitation

Luca Testa　Matteo Casenghi　Francesco Bedogni　著

王　圣　译　　胡盛寿　校

经导管主动脉瓣植入术已于 2002 年为一名 57 岁严重钙化主动脉瓣狭窄并发心源性休克的男性患者进行实验性治疗[1]。目前，这种手术是中高危主动脉瓣狭窄患者传统手术的有效替代方法。与人工瓣膜和输送系统的改进开发的同时，操作人员开始探索这项技术在非标注的指征方面的可行性，如外科生物瓣膜的衰败（包括二尖瓣和主动脉瓣位）、解剖性二叶瓣、在特定情况下的肺瓣膜疾病。在非标注的 TAVI 应用指征中，特别引人关注的是是否能够经导管植入主动脉瓣人工生物瓣膜来治疗主动脉瓣反流的患者。

主动脉瓣反流是由主动脉瓣瓣叶疾病和（或）主动脉根部或升主动脉异常引起的，代表一种独特的瓣膜病，特征是左心室体积和压力增大。一般人群中 AR 的总体患病率为 4.9%～10%，中度或更严重的瓣膜疾病的患病率为 0.5%～2.7%[2, 3]。AR 的患病率随年龄增长而增加，重度病变在男性的发生率高于女性[4]。重度 AR 患者比一般的心力衰竭患者的死亡率更高，10 年内死亡率约 50%。一旦出现失代偿性心力衰竭的症状，无手术干预的患者死亡率每年高达 10%～20%[6]。

根据超声心动图参数，AR 可分为轻度、中度或重度，或根据发作时间分为急性（心内膜炎或主动脉夹层）和慢性病程。在西方国家，鉴于风湿病现在很罕见，严重的慢性、急性 AR 通常是由于先天性疾病，如二叶型主动脉瓣或退行性变（瓣环 - 主动脉扩张）。慢性 AR 也可分类为：①主动脉瓣狭窄合并大量反流；②无钙化的单纯的先天性主动脉瓣反流；③生物瓣退化导致主动脉瓣反流。在所有形式的慢性 AR 中，逐步增大的左心室通过维持较低的舒张末压和正常左心室总搏出量来补偿 AR 反流血液，而偏心肥厚抵消增加的后负荷。经过长时间的潜伏期后，左心室舒张末压增加，心肌灌注压力降低，心肌耗氧增加，导致呼吸困难和心绞痛等症状。

一、诊断

体格检查、心电图和胸部 X 线可能提供对严重 AR 并不总是特异性的线索。在临床上，可以发现全舒张期杂音、第三心音、收缩压突发升高和动脉压差变宽。左心室肥厚是心电图中严重 AR 的主要特征，而胸部 X 线可能显示心脏肥大。

超声心动图已成为描述瓣膜解剖结构、评估反流机制和评估主动脉瓣反流严重程度的主要因素。超声心动图中必须评估的基本方面包括：①瓣膜形态（三瓣叶、二瓣叶、单瓣叶或四瓣叶）；②主动脉瓣反流喷射方向的确定；③机制识别（对合不良、瓣叶脱垂或瓣叶挛缩）；④左心室功能和大小；⑤主动脉根部和升主动脉宽度。当超声心动图测量模棱两可时，可将磁共振成像用于量化反流分数。如果发生主动脉扩张，患者应在手术前进行门控多层计算机断层检查。

二、治疗

（一）药物治疗

对严重主动脉瓣反流的患者若不能通过手术缓解症状，可考虑血管扩张药治疗（如硝苯地平或血管紧张素转化酶抑制药）。已证明，β 受体拮抗药和氯沙坦可降低马方综合征患者的主动脉扩张率[7]。然而，β 受体拮抗药引起的心动过缓、舒张期延长和反流流量增加可能会引起人们对严重 AR 患者使用这类药物的担忧。医师必须记住，如果对无症状且有严重 AR 的患者进行保守治疗是合理的，那么症状的出现是主动脉瓣手术的明确指示。

（二）手术治疗

对于急性 AR 患者，需要紧急的手术干预。对于慢性严重 AR 患者，手术旨在缓解症状，防止心力衰竭，预防死亡，避免主动脉瘤患者的并发症。虽然没有比较 AR 重度患者的手术治疗和非手术治疗的随机试验数据，但强有力的观察证据表明，手术比单独进行药物治疗有优势。主动脉瓣置换术是主动脉瓣的常用干预措施，在单纯 AVR 手术时死亡率为 4%，在同期行冠状动脉旁路手术时死亡率为 6.8%[8]。主动脉瓣修复仅在特定的患者中进行（如二叶型主动脉瓣脱垂），但同二尖瓣修复相比其结果一般不占优势。合并升主动脉瘤者，同期行升主动脉置换术的死亡率为 1%～10%，这取决于主动脉瓣反流的严重程度和左心室功能病变程度[9]。欧洲心脏病学会 / 欧洲心胸外科协会的最新指南提示，对有严重 AR 无手术禁忌的有症状患者要进行手术干预，不论左心室射血分数（Ⅰ级 B 类）[10]。另一方面，无症状患者左心室功能受损（LVEF ≤ 50%）（Ⅰ级 B 类）或严重左心室扩张（左心室舒张末直径＞ 70mm 或左心室收缩末直径＞ 50mm）（Ⅱa 级 B 类）进行手术。无论主动脉瓣反流的严重程度如何，马方综合征患者和最大升主动脉直径＞ 50mm（Ⅰ级 C 类），应考虑手术治疗；当升主动脉最大直径：①≥ 45mm 的马方综合征合并其他危险因素时，或患有 *TGFBR1* 或 *TGFBR2* 基因突变（包括 Loeys–Dietz 综合征）；②≥ 50mm 的二叶畸形主动脉瓣膜，存在有额外危险因素或瓣膜狭窄；③≥ 55mm[10]，患者应手术治疗（Ⅱ级 C 类）。如果患者有主动脉瓣手术的指征，当最大主动脉直径为≥ 45mm（Ⅱa 级 C 类）时，应考虑同期行主动脉根部或升主动脉替换。

（三）经导管主动脉瓣植入术

尽管主动脉瓣置换术被认为是严重 AR 患者的治疗标准，但一项调查显示，只有 1/5 的严重 AR 和中度左心室收缩功能障碍的患者接受手术治疗。接受手术治疗的重度 AR 和左心室射血分数低于 30% 的患者比例更低，为 3%[11]。受主动脉瓣狭窄治疗的经验和良好结果的鼓舞，许多由于生物瓣退化引起的混合型主动脉病或 AR 患者已通过经导管主动脉瓣植入术成功治疗[12, 13]。尽管新一代装置和输送系统有所改善，但用 TAVI 治疗单纯重度 NAVR 仍为相对禁忌。TAVI 适合药物治疗后仍存在症状且合并外科手术禁忌的患者。

目前市场上提供的经导管装置可用于治疗钙化型主动脉狭窄。在这种情况下，由于三个平面的锚定作用（升主动脉、瓣膜瓣叶、主动脉瓣瓣环和左心室流出道）及金属支架框架和钙化瓣叶之间的摩擦力，这些装置在定位和输送阶段保持稳定。单纯 NAVR 患者通常出现主动脉根扩张、升主动脉扩张和椭圆形瓣环，可能超过市场上可用的经导管生物瓣膜尺寸范围。此外，缺乏瓣膜钙化、透视下自体瓣膜的可视化不理想、左心室的高收缩性和反流血液可能会限制装置在植入期间的定位控制。

注册数据和关于严重 NAVR 无法手术患者的报道已经公布，表明这种亚型患者的 TAVI 具有挑战性，但可能可行。相对于主动脉狭窄或混合型主动脉疾病患者，NAVR 患者预后明显较差，往往更年轻，NYHA 级别较高，严重肺动脉高压[6]。值得注意的是，主动脉瓣狭窄患者和主动脉瓣反流患者的常见风险评分（STS 和 logistic EuroSCORE）没有差异，这意味着风险评分在反流组中表现不佳[6]。来自 Franzone 等发表的 Meta 分析中数据表明在 79% 的病例中使用自膨生物瓣膜，而在 21% 的病例中使用球囊扩张装置[11]。根据瓣膜学术研究联盟的定义，手术成功率为 74%～100%，最常见的两种并发症为出现术后中重度瓣膜反流或需植入瓣中瓣[11]。值得注意的是，已经发现需要第二个瓣膜和主动脉瓣无钙化有强烈相关性[14]。使用初代自膨式瓣膜治疗单纯 NAVR 的初步报道显示，18.6% 患者需要第二个瓣膜，21% 患者术后出现 AR ≥中度[14]。Yoon 等在发表的评估 NAVR 患者行 TAVI 手术的最大一宗研究中报道，手术相关死亡率为 3.0%，开放手术率为 3.6%，冠状动脉阻塞率为 1.2%，主动脉根损伤发生率为 1.5%，需要再次干预治疗率为 4.2%，第二次瓣膜植入率为 16.6%，新

起搏器植入率为 18.2%[15]。术后 AR ≥中度和 AR ≤轻度与全因死亡率增加显著相关，死亡率分别为 46.1% 和 21.8%，再次住院治疗率分别为 66.0% 和 27.1%。多因素变量分析的全因死亡率预测因素包括术后 AR ≥中度、二尖瓣反流≥中度、左心室射血分数≤ 45% 和 STS 评分。值得注意的是，在 10 年的注册研究中，该设备的整体成功率从 61.3% 提高到 81.2%。作者将这一成功归因于新一代装置的开发，其可回收性、重新定位能力和外封裙边设计使第二个瓣膜植入率降低（12.2% vs. 24.4%），并降低了术后 AR ≥中度发生率（4.2% vs. 18.8%）。这些结果可降低 1 年心血管死亡率（9.6% vs. 23.6%），但未降低 1 年全因死亡率（20.6% vs. 28.8%）。此外，与早期设备相比，新一代设备往往与脑卒中风险更大相关（1.7% vs. 5.7%）（图 44-1）。这一结果可以解释为更频繁地使用不再商业化出售的经心尖通路的产品有关，如 JenaValve（JenaValve Technology，德国慕尼黑）和 DirectFlow（Direct Flow Medical，美国加州圣罗莎市）[15]。

随着新一代瓣膜的发展，改善结果的其他因素有优化的成像技术、操作者经验的丰富、更频繁地使用全身麻醉。术前经胸或经食管超声心动图和三维多层 CT 必须仔细检查瓣环和周围的解剖学。应根据瓣环周长和面积的测量来选择瓣膜的尺寸，建议应用增加 10%～20% 尺寸的瓣膜。当选用自膨式瓣膜时，建议应用周长超大尺寸（≥ 15%）的瓣膜，因为已证明这与手术后 AR ≥中度发生率降低有关[15]。

在装置释放期间，为了克服缺乏透视标记和增加设备的稳定性，操作人员应采取一些应急技巧。放置两根猪尾导管，一根在无冠状窦，另一根在左冠窦，可以确保准确定位并减少对比剂剂量（图 44-2A 和 B）。在使用自膨式瓣膜时，强烈建议使用快速起搏，因为它可以降低收缩压和

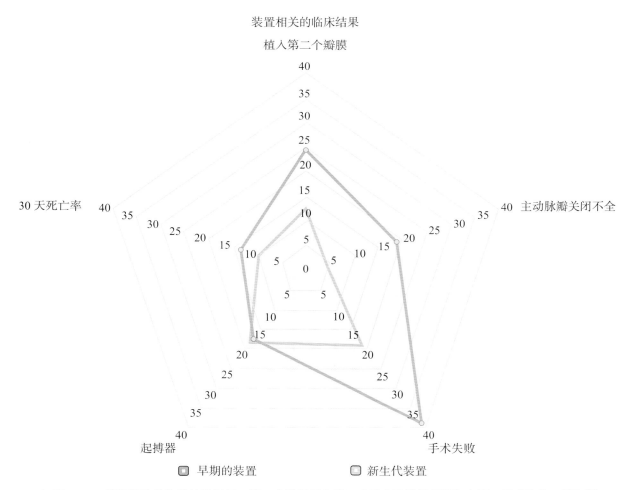

▲ 图 44-1　装置相关的临床结果显示，第二个瓣膜植入率、术后主动脉瓣反流≥中度、手术失败、植入新永久性起搏器、使用早期和新一代装置的 TAVI 术后 30 天死亡率 [15]

反流容积，从而提高装置的稳定性。在瓣膜植入后出现严重瓣周反流的患者，应考虑第二个瓣膜植入。事实上，在使用该装置的患者中，反流可能是由于瓣膜定位不正确或大小不合适造成的。由于这些原因，瓣膜成形术不太可能有任何好处，并可能会引起瓣膜性栓塞。应进行第二个瓣膜植入，固定第一个瓣膜，以便将其固定在适当位置，防止心室栓子栓塞（图 44-2C）。在特殊的情况下，使用第一个瓣膜作为位于第二个瓣膜的锚，使其固定于合适的位置，可以预先考虑"双瓣膜技术"。然而，除了成本之外，这项技术会造成冠状动脉开口阻塞的风险增加。

三、结论

单纯主动脉瓣反流的特点是临床和解剖情况的多变性。鉴于保守治疗患者的预后较差，尽管外科主动脉瓣置换术被认为是治疗 AR 的标准，TAVI 可能被认为在存在外科手术禁忌的患者中发挥作用。术前多形态成像评估是测量正确的瓣环大小和选择正确的瓣膜尺寸的基础。目前，尽管使用了新一代装置，但应用无适应证标识的 TAVI 装置治疗自体主动脉瓣关闭不全同使用有标识的设备相比效果更差。需要使用专门为治疗 AR 而设计的新型经导管瓣膜。未来的研究应集中在锚固机制、密封裙边、完全可回收性和超大

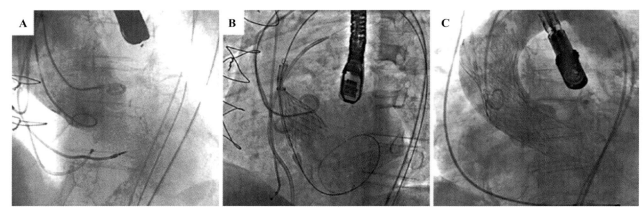

▲ 图 44-2　**A** 和 **B.** 双猪尾导管技术的实例，导管位于左冠窦和无冠状窦；**C.** 由于术后严重 **AR** 而植入第二个瓣膜；使用"鹅颈圈套器"技术固定已植入的第一个瓣膜

尺寸瓣膜上。此外，在最近发表的文章中描述的高心因死亡率和全因死亡率似乎也可以通过优化患者选择来改善。不可否认的是，当 TAVI 的临床效果还在被质疑时，已经有很多患有终末期疾病的患者来到了导管室（寻求治疗）。在判断患者为病入膏肓（因心源性死亡率太高而无法通过任何形式的治疗措施来改善）之前，我们应付之于更多的努力。

参 考 文 献

[1] Cribier A, Eltchaninoff H, Bash A, et al. Percutaneous transcatheter implantation of an aortic valve prosthesis for calcific aortic stenosis: first human case description. Circulation. 2002;106(24):3006–8.

[2] Singh JP, Evans JC, Levy D, et al. Prevalence and clinical determinants of mitral, tricuspid, and aortic regurgitation (the Framingham Heart Study). Am J Cardiol. 1999;83(6):897–902.

[3] Lebowitz NE, Bella JN, Roman MJ, et al. Prevalence and correlates of aortic regurgitation in American Indians: the Strong Heart Study. J Am Coll Cardiol. 2000;36(2):461–7.

[4] Dujardin KS, Enriquez–Sarano M, Schaff HV, Bailey KR, Seward JB, Tajik AJ. Mortality and morbidity of aortic regurgitation in clinical practice. A long–term follow–up study. Circulation. 1999;99(14):1851–7.

[5] Enriquez–Sarano M, Tajik AJ. Clinical practice. Aortic regurgitation. N Engl J Med. 2004;351(15):1539–46.

[6] Testa L, Latib A, Rossi ML, et al. CoreValve implantation for severe aortic regurgitation: a multicentre registry. EuroIntervention. 2014;10(6):739–45.

[7] Jondeau G, Detaint D, Tubach F, et al. Aortic event rate in the Marfan population: a cohort study. Circulation. 2012;125(2):226–32.

[8] Edwards FH, Peterson ED, Coombs LP, et al. Prediction of operative mortality after valve replacement surgery. J Am Coll Cardiol. 2001;37(3):885–92.

[9] Chaliki HP, Mohty D, Avierinos JF, et al. Outcomes after aortic valve replacement in patients with severe aortic regurgitation and markedly reduced left ventricular function. Circulation. 2002;106(21):2687–93.

[10] Baumgartner H, Falk V, Bax JJ, et al. 2017 ESC/ EACTS Guidelines for the management of valvular heart disease. Eur Heart J. 2017;38(36):2739–91.

[11] Franzone A, Piccolo R, Siontis GC, et al. Transcatheter aortic valve replacement for the treatment of pure native aortic valve regurgitation: a systematic review. JACC Cardiovasc Interv. 2016;9(22):2308–17.

[12] Abdelghani M, Cavalcante R, Miyazaki Y, et al. Transcatheter aortic valve implantation for mixed versus pure stenotic aortic valve disease. EuroIntervention. 2017;13(10):1157–65.

[13] Bedogni F, Laudisa ML, Pizzocri S, et al. Transcatheter valve–in–valve implantation using Corevalve Revalving System for failed surgical aortic bioprostheses. JACC Cardiovasc Interv. 2011;4(11):1228–34.

[14] Roy DA, Schaefer U, Guetta V, et al. Transcatheter aortic valve implantation for pure severe native aortic valve regurgitation. J Am Coll Cardiol. 2013;61(15):1577–84.

[15] Yoon SH, Schmidt T, Bleiziffer S, et al. Transcatheter Aortic Valve Replacement in Pure Native Aortic Valve Regurgitation. J Am Coll Cardiol. 2017;70(22):2752–63.

第45章 经导管主动脉瓣植入术的新生代产品
New Generation Devices for Transcatheter Aortic Valve Implantation

Laura Iop　Gino Gerosa　**著**

王　圣　**译**　　邵凤民　**校**

一、概述

早在 21 世纪初，人们在心脏内、外科领域就已经取得了巨大的技术进步，Cribier 等率先开展无须开胸及建立体外循环的人工瓣膜植入技术，但仅限于在心脏跳动的情况下借助造影和图像的引导（透视和超声心动图）完成[1]。经导管主动脉瓣植入术始创于 2002 年，正在逐渐成为治疗高危患者的常规技术，甚至有可能用于低危患者的瓣膜置换。

在当时，这项技术倍受瞩目。但事实上，经导管技术早已应用于心脏病（导管室）的诊断及球囊主动脉瓣成形[2]。早在被誉为 TAVR 之父的 Cribier 和 Leon 之前，Bonhoeffer 等已经在小羊动物模型和人体中，验证了将牛颈静脉瓣膜安装到支架上再通过经皮输送的方法植入到肺动脉瓣的可行性[3, 4]。早期，对经皮治疗主动脉瓣疾病的径路进行了广泛的尝试，但都没有成功[5, 6]。在 1992 年 Andersen 等将猪支架瓣膜植入到 9 例同种动物体内，无论在冠脉开口以上还是在开口以下，均无明显的狭窄或反流表现[7]。

因此，在人体上，通过类似的经皮方法实现主动脉瓣置换只是时间问题。Cribier 和他的同事们通过构思并完成第一个在退行性主动脉狭窄患者中的临床 TAVR 原型的植入，让这一刻提前

到来[1]。

如前所述，第一个 TAVR 装置采用不锈钢支架和心包材料实现。这个原型已经代表了对 Andersen 和 Bonhoeffer 等以前设计的装置的改进。特别是，对于 Andersen 等提出的模型，支架保持可行球囊扩张的特性和材料成分（不锈钢[1, 7]），但是有不同的管状外形设计（槽型对接[1] 而不是两团线包形状[7]）、不同的瓣叶组成（把猪主动脉瓣[7] 改为牛心包[8]），重要的是压缩（瓣膜）体积（41F[7] 与 24F[1]）。经皮路径也是各自不同，如 Cribier 等通过右股静脉顺行穿刺房间隔法[1]，而 Andersen 及其同事则使用逆行路径[7]。

最初由经皮瓣膜科技公司（美国新泽西）生产的临床 TAVR 原型装置，被 Edwards Lifesciences（Irvine，California，US）进一步开放升级，这个瓣膜的名称由第一人和后续的开发商名称组成，即 Cribier-Edwards®[1]，这样的瓣膜更替又经历了进一步优化。首先，Edwards Sapien® 瓣膜用牛心包制作瓣叶，并及时采用 Thermafix® 方法处理以防止钙化，用聚对苯二甲酸乙二醇酯衬袖覆盖 TAVR 瓣膜的流入道[8]。在欧洲和美国进行了几次临床研究如 REVIVE 和 PARTNER，结果表明这种治疗方式在心脏外科手术死亡率非常高的人群中效果良好。于 2007 年通过欧洲合格评定后，该瓣膜产品于 2011 年又获得 FDA 批

准，成为美国第一个获准应用的 TAVR 装置[9]。其后，衍生了 Sapien 的另外两个产品，即 XT 和 3，采用新的支架设计来减少输送系统直径和降低对冠状动脉开口的影响，以钴铬合金作为支架材料加以改进以提高其摩擦力，以及更好用的输送系统以方便释放[10]。Sapien3 也有一个外部聚合物裙边，以防止瓣周漏。

从 2004 年开始，Sapien TAVR 装置出现了竞争对手 CoreValve 瓣膜（Medtronic，Minneapolis，Minnesota，US），它们使用完全不同的压缩 - 释放模式，包含经股动脉和锁骨下动脉两个路径。使用镍钛合金通常被称为记忆合金作为支架，经证明是适合作为自膨胀支架的产品。因此开发了一种替代气囊的方案，支架可以通过降温增加记忆合金的可塑性来实现张开和压缩；在身体的生理温度下，初始的形态和强度状态可以恢复。瓣叶成分也不同［猪心包，用戊二醛和氨基酸油酸（AOA™）作为抗钙化处理］。CE 标志在 2007 年通过（和 Edwards Sapien 一致），而 FDA 的获批却在 10 年后才获得[11, 12]。继 CoreValve 后，Medtronic 对其 Evolut R 进行了改进，将形状调整为圆齿状，增加了裙边的覆盖范围，以减少瓣周漏。

最近，其他设备也进入了市场。Symetis（原来，Symetis，Ecublens，Switzerland；现在，Boston Scientific，Marlborough，Massachusetts，US）开发了 Acurate 装置，TA™ 瓣膜模型最初设想用于经心尖路径，而新的 neo™ 可以经股动脉输送。作为 TAVI 装置的两种替代品，镍钛合金用于制造支架，而组织材料分别采用猪心包和猪无冠瓣叶，前者用来制造经股动脉的 neo 产品，后者用于经心尖产品。Lotus™ 瓣膜是由同一公司生产的 TAVI 装置，是基于一个可控的、可机械扩展的支架设计，能够明显降低 PVL，这在其 Edge 款产品中效果特别显著[13]。另一种专

门用于治疗主动脉瓣反流的自膨式 TAVI 瓣膜是 JenaValve™ 系 统（JenaValve Technology GmbH，Munich，Germany），得益于其独特的锚定方式。事实上，最初的 JenaValve™ 是经心尖路径植入的，其获得了两次 CE 批准，即 2011 年用于主动脉瓣狭窄和 2013 年用于主动脉瓣反流[14]。第一个产品采用镍钛合金支架、猪主动脉瓣（瓣叶）和心包（裙边）制造。最近，JenaValve TAVR 系统通过改进支架设计和组织构成（完全为猪心包生物材料），以突破主动脉瓣输送导管的 32F 下限进而实现能够使用完整的主动脉根部。该系统目前正在全球范围内进行临床试验[14]。

目前，TAVR 这种经血管的手术不仅用来治疗主动脉瓣狭窄，而且可用于无瓣叶钙化的情况，即主动脉瓣反流。

本章旨在全面概述我们仍需面对的关于现有瓣膜装置所具有的实际和可能的缺点的挑战，也包括来自于尚未满足临床和社会经济需求的挑战，这很重要。这样不断改进的技术正在加速着 TAVR 装置向下一代高级产品的更迭。

二、对新技术的新（旧）挑战

尽管取得了令人难以置信的进步，TAVR 技术的广泛应用最初还是遇到了一些阻力，正如 Cribier 在 2012 年这一技术实现二十周年的纪念会所描述的那样[10]。

在第一次临床试验中已经出现了限制，经房间隔路径经验的缺乏似乎是几个中心的技术瓶颈。因此，在通过 Edwards Lifesciences 公司技术收购而引入的改进后不久，使用更常见的经股动脉逆行路线使 TAVR 更容易操作[10]。结果，使 TAVR 手术相对于传统心脏外科手术在高危患者的治疗中具有明显优势，并将该技术进一步推广到全球。

然而，除了对高危患者治疗的适宜性外，

TAVR 的引入并没有克服外科瓣膜置换所遇到的许多限制，即使是在第一代器械的改进之后。

（一）瓣膜的组织构成与瓣膜衰败

已广泛证明生物瓣膜的性能可以随时间推移被很多因素所影响。特别是，瓣膜衰败发生在经戊二醛处理的动物的生物组织（如猪主动脉根部、猪、牛和马的心包）发生钙化之后，这是一个漫长而隐秘的过程，直到出现严重的功能障碍。年龄、高活度钙代谢、机械应力、戊二醛细胞毒性（游离醛基向血液中释放、生物瓣膜组织坏死及导致钙化的触发成分的暴露，如 DNA 和磷脂）和（或）对未完全遮盖的来源于动物的异种抗原（如 α-gal）的免疫反应，现已被确定为对生物瓣膜衰败的发展至关重要的因素[15-17]。目前，瓣膜在人体可工作 10～15 年，因此已经采用了几种处理方法来预防或延缓钙化的发生，提高生物瓣膜置换术的耐久性，如在工业制造过程中，戊二醛处理的瓣膜原料进一步用二氨基酸油酸处理，遵循特的专利方式（如 AOA™），旨在中和非戊二醛的醛基或温和地加热以诱导蛋白质变性[18-20]。如前所述，用于构建 TAVR 装置的动物组织已经被用这样的方式进行处理。仍然没有足够的临床数据来评估这些处理方法的长期效果。因此，目前还没有关于 TAVR 瓣膜耐久性的信息。然而，迄今为止，导致瓣膜变性的其他组织相关性原因尚未得到解决。在长期的临床随访中，TAVR 装置是否具有与传统生物瓣膜相似的耐久性仍有待阐明。值得注意的是，在压缩 / 解压瓣膜阶段和植入时的机械应力可能会使瓣膜组织在戊二醛屏蔽中产生破口，从而暴露出异种抗原。事实上，这种假设对于传统生物瓣膜植入也有效，其特征是抗 α-gal 类免疫反应的增加[16, 17]。事实上，最近的文献显示，第一代 TAVR 装置在中期随访后已经显示出了退行性

变的倾向。Deutsch 等报道，7 年后超过 20% 的 Edwards Sapien 和 10% 的 CoreValve，即第一代 TAVR，发生了退变[21]。最近的一项 Meta 分析，包括了六项对几种 TAVR 装置性能的观察性研究，证明了术后 1 年 CT 检测到的瓣叶活动度下降（reduced leaflet motion，RLM）与增加的瓣膜结构衰败风险之间的关联。TAVR 术后观察到的极高的 RLM 发生率与外科瓣膜手术者发生率相当[28]。RLM 可能由血栓事件引起，正如超声心动图在有临床症状的病例中发现的那样。虽然血栓形成可能由多个因素（如释放期间和之后的机械应力[29]）触发，但血管翳形成、瓣叶破损和钙化表明瓣膜组织的构成成分 / 处理方法与 TAVR 瓣膜耐久性之间存在直接联系，这在经典手术中植入的瓣膜上已得到证明。这些观察结果也很可能与年轻患者的情况不匹配，因为到目前为止，TAVR 装置主要植入在老年人、无法手术的患者中。事实上，年龄因素并没有被考虑到其能对 TAVR 生物瓣膜衰败所产生的影响。

（二）大的患者群的花费和技术可用性

目前估计每年需对近 30 万的心脏瓣膜进行治疗干预，在未来的几十年还将大幅增加，这不仅是因为工业化国家民众预期寿命延长，而且还是由于风湿病仍然阴魂不散，它在全球的不发达地区肆虐，如非洲、亚洲和南美洲[30, 31]。特别是对于遭受这种疾病折磨的患者来说，大多数是年轻人，外科心脏瓣膜生物瓣置换手术是一种承担不起的治疗选择。事实上，在这些国家，TAVR 或其他治疗措施都不是由政府卫生机构资助的，医疗费用必须由有需要的普通公民支付。就目前 TAVR 技术[31]的成本而言，现在将其引入发展中国家在经济上是困难的，即使 TAVR 治疗相对容易操作、创伤性小且获益良多。

在西方国家，TAVR 也开始应用于低风险趋

势和（或）年轻患者。目前为止的观察研究不够长，不足以获得这类人群实际的 TAVR 耐久性信息。由于年龄对人工生物瓣膜寿命[32]的强烈影响，所以临床还是以经典外科手术作为主要首先，保留 TAVR 作为因瓣膜衰败需要再次治疗的第二选择（瓣中瓣）。

（三）瓣周漏

且不说高花费和可治疗人群受限的问题仍然没有解决，或者在一定程度上还加重了对传统手术的限制，伴随着 TAVR 技术的引入还产生了新的并发症。PVL 成为 TAVR 治疗人群的首要临床并发症[33-36]。根据 STS 和 ACC[36]的 TAVR 注册登记数据：2012 年，约 35% 的 TAVR 患者在术后 30 天或出院时被诊断为中度或重度主动脉瓣周反流；2015 年，这一比例略微下降了 2%。尽管为了预防 PVL 在装置中增加了裙边设计，但依然无法在 TAVR 瓣环和患者瓣膜根部几何结构之间建立完美的贴附，特别是当后者因钙化组织积聚变形时。

（四）永久性起搏器

约 10% 的接受 TAVR 的患者需要植入起搏器，这是因为手术过程损害了主动脉瓣环周围脆弱区域的电信号传导。尽管就装置对流出道的影响方面 TAVR 从设计上进行了很大的改进、治疗相关的心房颤动[37, 38]例数有所减少，但植入起搏器的比例没有随时间变化而发生任何改变[36]。

（五）并发症和并发症（神经系统、瓣膜血栓形成和手术相关并发症）

除了由于损伤传导系统最终需要起搏器植入外，TAVR 手术术中和术后都可能发生其他并发症。如前所述，血栓事件、脑卒中和（或）与过去手术相关的不良事件都会出现。

2015 年神经系统功能障碍发病率比 2012 年下降了 0.4%，临床上 30 天的脑卒中发生率持续保持在 1.9% 左右，亚临床的脑部微栓塞为 77%[36, 39]。

鲜有报道（1%）的是，因 TAVR 瓣膜植入引发的血栓可通过口服抗凝剂得到有效治疗。这种并发症可能会导致 RLM，这可能由瓣膜的金属支架表层触发（凝血）而形成和（或）在术前处于高凝状态的患者中发生。TAVR 装置的释放及定位不良和对自体瓣叶的封闭效果不佳也为血栓形成提供了有利条件。

冠状动脉开口阻塞发生率为 1%，但结果是致命的。

虽然经股动脉路径在操作方面优于经房间隔路径，但在髂动脉弥漫性钙化或患者特异性解剖变异（迁曲、狭窄）时，增加了血管夹层或破裂的风险。对于具有这些解剖或病理上异常的患者来说，就必须使用其他血管通路完成 TAVR。在这些情况下，经心尖、经颈动脉、经腋动脉和锁骨下动脉可作为瓣膜输送路径，另外也有进行经腔静脉和经主动脉入路的手术[43-47]。必须仔细分析患者的解剖特征，来选择最合适的瓣膜植入路径。

选择了最佳的植入路径，术者很少会因为缺乏经验而造成（对患者的）伤害。人们已经提出未来需要大型号的输送系统（19F～24F）[48, 49]，但往往忽视了病因。

（六）支架释放、重新定位和张力

TAVR 的第一代设备，是依赖于不锈钢支架和球囊扩张输送系统，影像导引和术者的专业技术对于高效率的瓣膜植入和预防瓣周漏的发生上至关重要。仅仅少数的 TAVR 装置报道有支架断裂的情况[50]。此外是因锚定不良（由于先前存在的钙化、瓣膜大小不匹配或定位不满意）发生 TAVR 瓣膜植入后移位[51-53]。随着技术的发展，出现了自膨式、可重新定位和可回收的支架、密封裙边和新型锚定方式的引入等，降低了瓣周漏发生的风险。

三、对理想 TAVR 装置的不懈追求

到目前为止，研发理想的 TAVR 装置仍然是工程师、心脏内科医师和心脏外科医师的一项持久的任务。总结所有已开发的装置的优点和缺点，优良的装置尽管包含了众多的优秀特征，但仍然没有充分考虑潜在的需求，而这些只有经历长期的临床随访后才会逐渐清晰。Harken 在 1989 年提出的十项原则中总结了这些特征，用以描述心脏瓣膜外科手术置换的理想替代物（材料和设计相结合的生物相容性和耐久性、理想的血流动力学性能、不长血栓、没有不良反应、没有并发症、容易释放和锚定确切）[54]。在 TAVR 技术所呈现的这项优点的基础上，仍在不断地进行着改进，旨在进一步降低操作系统对人体的损伤。现阶段，局部麻醉及不需要经食管成像是 TAVR 手术进一步的追求。其他尚未令人满意的方面，尤其关乎 TAVA 技术（作为独特的瓣膜置换模式）充分向临床应用上的转化问题，如成本效益、对所有年龄段的成功的长期应用、终末期瓣膜疾病的临床适应证。为了满足这些临床需求，几种新型装置目前正在进行测试或处于研究和开发阶段（表 45-1）。

（一）Sapien 和 CENTERA TAVR 系统

Sapien 3 是 Edwards Lifesciences 公司的最新产品。为了治疗主动脉瓣狭窄，采用该装置的瓣膜置换已经自 2013 年开始应用到人体当中[55]。Sapien 3 支架采用钴铬构造，用于气囊介导扩张，采用戊二醛处理的牛心包来重制瓣叶。除了这些特征外，Sapien 3 与其前身 SapienXT 明显不同，

具有优越的径向支撑支架，改进了支架几何结构（框架高度降低和支架镂空以避免阻塞冠状动脉开口），心室侧的聚邻苯二甲酸乙二醇酯裙边结构预防瓣周漏，最后是缩小了输送鞘直径（经股动脉通路为 14F～16F，经主动脉和经心尖路径为 18F～21F）。该装置有四种尺寸（20mm、23mm、26mm 和 29mm），用于主动脉瓣或二尖瓣置换术，并在 2014—2016 年 2 年时间内分别获得 CE 和 FDA 的批准，供高危和中危（瓣膜）狭窄患者使用。它也是唯一被批准用于 ViV 手术来处理退变的传统生物瓣膜[56]。目前，Sapien3 已植入数千多名患者，死亡率普遍较低，但同它的前期产品相比，起搏器植入率略有增加[43, 57-60]。此外，Sapien 3 手术的术后住院费用较低[61]，体现了该手术方法相对传统外科手术的成本效益。

2018 年 3 月，Edwards Lifesciences 公司启动了一项新的前瞻性临床研究，用于评估 Sapien 3 Ultra 产品[62]，目的是在患有严重钙化性主动脉瓣狭窄的中等风险人群中进行疗效评估，Sapien 家族的新装置的开法旨在进一步降低瓣周漏发生率，使用更高的聚合物密封裙边及独特的 14F 输送系统，便于释放，无须瓣膜（轴性）校准[63]。

Edwards Lifesciences 公司对自膨式的 TAVR 装置的研发结果最近已公开，即 CENTERA 瓣膜。CENTERA 使用镍钛合金作为支架，以戊二醛处理的牛心包作为瓣叶，有三种尺寸可用（18mm、21mm 和 23mm），并可通过电动的 14F 鞘管输送系统实现完全的回收和重新定位[63]。该临床研究在欧洲、澳大利亚和新西兰同期进行，结果发现死亡率和血管并发症发生率非常低，中度瓣周漏发生率和需要起搏器植入[64-66]。

（二）CoreValve TAVR 系统

Medtronic 公司对 CoreValve 系统进行了几次调整，这是第一个获得 FDA 批准的自膨胀 TAVR

表 45-1　TAVR 瓣膜的发展史

TAVR 瓣膜	支架特点	瓣叶材料	经血管途径	密封裙边	可用尺寸	CE 认证时间	FDA 认证时间	相关参考文献
Edwards Sapien	球扩式、不锈钢、不可重定位、不可回收	热固定/戊二醛处理的牛心包	经房间隔	无	20mm, 23mm, 26mm	2007	2011	[1, 8, 9]
Edwards Sapien XT	球扩式、钴铬合金、不可重定位、不可回收	热固定/戊二醛处理的牛心包	经股动脉、经心尖	无	20mm, 23mm, 26mm, 29mm	2010	2015	[10]
Edwards Sapien 3	球扩式、钴铬合金、不可重定位、不可回收	热固定/戊二醛处理的牛心包	经股动脉、经心尖、经升主动脉	有（聚对苯二甲酸乙二醇酯）	20mm, 23mm, 26mm, 29mm	2014—2016	2016	[10, 43, 55-61]
Edwards Centera	自膨式、镍钛合金、可重定位、可回收	热固定/戊二醛处理的牛心包	经股动脉	有（聚酯纤维）	18mm, 21mm, 23mm	2018	尚未得到认证	[63-66]
Medtronic CoreValve	自膨式、镍钛合金、不可重新定位、不可重新捕获	α-氨基油酸/戊二醛处理的猪心包	所有途径，除经心尖	无	23mm, 26mm, 29mm, 31mm	2007	2017	[11, 12, 33, 34, 37]
Medtronic Evolut R	自膨式、镍钛合金、可重定位、可回收、鞘管可重复使用	α-氨基油酸/戊二醛处理的猪心包	所有途径，除经心尖	有（α-氨基油酸/戊二醛处理的猪心包）	23mm, 26mm, 29mm, 34mm	2014—2016	2017	[67, 68]
Medtronic Evolut PRO	自膨式、镍钛合金、可重定位、可回收、鞘管可重复使用	α-氨基油酸/戊二醛处理的猪心包	所有途径，除经心尖	有（α-氨基油酸/戊二醛处理的猪心包）	23mm, 26mm, 29mm	2017	2017	[69, 70]
Medtronic Engager	自膨式、镍钛合金、锚定系统、可重定位、不可回收	α-氨基油酸/戊二醛处理的猪心包	经心尖	有（聚酯纤维）	23mm, 26mm	2013	尚未得到认证	[71-73]
Symetis-Boston Scient. Acurate TA	自膨式、镍钛合金、可重新定位、无鞘管	戊二醛处理的猪无冠瓣叶	经心尖	有（戊二醛处理的猪心包）	小号、中号、大号	2011	尚未得到认证	[74, 75]
Symetis-Boston Scient. Acurate neo TF	自膨式、镍钛合金、不可重新定位、无鞘管	生物固定/戊二醛处理的猪心包	经股动脉、经心尖	有（戊二醛处理的猪心包）	小号、中号、大号	2014	尚未得到认证	[74-76]
Symetis-Boston Scient. Acurate neo2	自膨式、镍钛合金、可重定位、可回收、无鞘管	生物固定/戊二醛处理的猪心包	经股动脉	有（经戊二醛处理的猪心包内、外裙边）	小号、中号、大号	尚未得到认证	尚未得到认证	[78, 79]

（续表）

TAVR 瓣膜	支架特点	瓣叶材料	经血管途径	密封裙边	可用尺寸	CE 认证时间	FDA 认证时间	相关参考文献
JenaValve	自膨式、镍钛合金、锚定系统、可重定位、可回收、无鞘管	戊二醛处理的猪主动脉瓣	经心尖	有（戊二醛处理的猪心包）	23mm、25mm、27mm	2012—2013 用于主动脉瓣狭窄和关闭不全	尚未得到认证	[14, 80-82]
JenaValve iteration	自膨式、镍钛合金、锚定系统、可重定位、可回收、无鞘管	戊二醛处理的猪主动脉瓣	经股动脉	有（戊二醛处理的猪心包）	23mm、25mm、27mm	尚未得到认证	尚未得到认证	[80-82]
St. Jude Medical–Abbott Portico TAVR	自膨式、镍钛合金、锚定系统、可重定位、可回收、鞘管不重复使用	Linx/戊二醛处理的牛心包	经股动脉、经升主动脉、经腋动脉	有（Linx/戊二醛处理的猪心包）	23mm、25mm、27mm、29mm	2012	尚未得到认证	[83, 84]
Boston Scientific Lotus	机械扩张式、编织镍钛合金、可重定位、可回收、鞘管不可重复使用	戊二醛处理的牛心包	经股动脉、经腋动脉、经升主动脉	有（聚氨酯/聚碳酸酯自适应密封裙边）	23mm、25mm、27mm	2013（2016 年被取消）	尚未得到认证	[86-91]
Boston Scientific Lotus Edge	机械扩张式、编织镍钛合金（深度防护）、可重定位、可回收、鞘管不可重复使用	戊二醛处理的牛心包	经股动脉	有（聚氨酯/聚碳酸酯自适应密封裙边）	21mm、23mm、25mm、27mm、29mm	2016	尚未得到认证	[13, 92, 93]
Direct Flow valve	介质诱导扩张式（膨胀）、涤纶聚酯、可重定位、可回收、鞘管不可重复使用	戊二醛处理的牛心包	经股动脉	有（聚酯纤维）	23mm、25mm、27mm、29mm	2013	尚未得到认证	[94, 95]
Venus A-valve	自膨式、镍钛合金、不可重定位、不可回收、鞘管不可重复使用	戊二醛处理的牛心包	经股动脉	无	23mm、26mm、29mm、32mm	尚未得到认证	尚未得到认证	[31, 96, 97]
Venibri I	自膨式、镍钛合金、可重定位、可回收、无须鞘管	干式戊二醛处理的牛心包	经股动脉	无	23mm、26mm、29mm、32mm	尚未得到认证	尚未得到认证	[98-100]
Venibri II	自膨式、镍钛合金、可重定位、可回收、无须鞘管	干式戊二醛处理的牛心包	经股动脉	有（干式戊二醛处理的牛心包）	23mm、26mm、29mm、32mm	尚未得到认证	尚未得到认证	[98-100]

TAVR. 经导管主动脉瓣置换术

瓣膜。并发症和其他品牌的第一代设备相同，如脑血管并发症和 PVL [10, 12, 33, 34, 37]。尽管 CoreValve 瓣膜已经拥有心包密封裙边，但它在 Evolut R 中得到了改进，高度更小，可通过 14F 鞘管输送，并重新设计流出道部分使 PVL 降到最低 [67, 68]。为了进一步减低瓣周漏发生，Medtronic 设计了 Evolut PRO，其特点是在瓣膜支架中使用更多的心包密封膜，能够增加植入瓣膜与自体瓣膜根部之间的贴合性。它有不同尺寸（23mm、26mm 和 29mm），使用 16F 输送系统，2017 年获得了 FDA 和 CE 的批准，但不能在加拿大进行临床使用 [69]。美国 8 个中心的 60 例主动脉瓣狭窄患者植 TAVR 瓣膜后，30 天的临床研究结果显示：优越的血流动力学，低死亡率，不到 30% 的手术患者出现中度 PVL，10% 的患者需要植入起搏器 [70]。

除了 CoreValve 系统，Medtronic 公司还开发了另一个第二代的 TAVR 瓣膜，即 Engager 系统，采用镍钛合金为支架的自膨胀技术、牛心包瓣叶和聚酯裙边。该瓣膜已在 2013 年通过 CE 认证。正如该 TAVR 瓣膜的商业名称，它拥有一个三键锚定系统，能够经心尖路径轻松高效植入。Falk 等对使用该装置的 30 例患者进行了研究，尽管在瓣膜性能、PVL 和起搏器植入方面观察到了优越的结果，但由于输送系统引起的夹层，有 4 名患者不得不接受外科手术治疗 [71]。在包含了 61 例患者的核心研究中，26% 的病例进行了起搏器植入 [72]；23mm 尺寸的瓣膜由于跨瓣压差太高、性能不佳，而退出了市场 [73]。

（三）Acurate TAVR 系统

类似于新一代的 CoreValve 装置，Acurate 也使用自膨胀的镍钛合金支架和预防 PVL 的心包裙边。Acurate TA 和 neo 都有 S、M 和 L 三个尺寸，并都使用 18F 的输送系统。尽管略有不同，Acurate TA 和 neo 瓣膜的支架具有特殊的设计，保证在释放时有确切的锚固和位置上的稳定性。Borgermann 等最近发表了关于 500 例植入 AcurateTA 患者的 SAVI-1 和 SAVI-2 注册登记研究的结果，术后 1 年随访发现有 2.6% 的病例存在中度 PVL [74]。Moellmann 等对 89 例患者采用 Acurate neo 治疗，1 年的随访发现，22.5% 死亡，4.5% 出现中度 PVL [75]。Hamm 等对两种装置在近 200 名患者中进行了 4 年的比较，在 1.9% 的病例中观察到了 PVL；在这些患者当中，与 Acurate TA 相比，Acurate neo 的 30 天死亡率略高，Acurate TA 对应的 1 年生存率偏低 [76]。与其他 TAVR 瓣膜相比，如 CoreValve，Acurate neo 瓣膜置换能降低起搏器植入率和 PVL 的发生率 [77]。

在 Boston Scientific 有限公司收购 Symetis 后，Acurate 新产品即 Acurate neo2™ 尝试运用于主动脉瓣狭窄患者。这款新的 TAVR 替代产品还没有上市，它改进了输送系统，还有内外密封裙边设计可以更加有效地防止 PVL 产生，正在欧洲等待 CE 的认证，并正在进行着 IDE 研究，以获得 FDA 在美国的批准 [78, 79]。

（四）JenaValve TAVR 系统

JenaValve 的特点是，除了定位键的作用外，通过引入一个夹持系统来固定到衰败的自体瓣膜，以增加正确的解剖定位的概率。第一代 TAVR 装置的可用尺寸为 23mm、25mm 和 27mm，通过 32F 导管进行输送 [14]。经心尖路径应用 JenaValve 获得的结果证明了新一代主动脉瓣植入装置在主动脉瓣狭窄和反流病例中都具有其安全性和有效性，并通过 CE 的认证 [80, 81]。由于只能通过心尖植入瓣膜，这一代装置没有得到广泛应用。

一种经股动脉应用的更先进的产品已经替代了该瓣膜，并且在第一次人体研究中证明了它适合用于单纯主动脉瓣反流的治疗 [82]。

（五）Portico TAVR 系统

Portico TAVR 瓣膜由 St. Jude 医疗公司开发，现被 Abbott Vascular 公司（Abbott Park，IL，US）收购。这种产品用 Linx™ 抗钙化技术处理的牛心包制成瓣叶和瓣周裙边，用大的镍钛合金结构制作自膨式支架，能够在植入完成前对 TAVR 瓣膜进行完全回收和重新定位。该产品高度设计得比较低，以期尽量减少起搏器的植入。可以分别经股动脉、经主动脉和经腋动脉路径完成，有四种尺寸可用，即两种小尺寸的（23mm 和 25mm）采用 18F 鞘管输送，另外两种（27mm 和 29mm）采用 19F[83]。

Manoharan 等招募了近 200 名患者，评估小尺寸的 Portico TAVR 瓣膜的安全性和临床效果，即 30 天死亡率较低（3.9%）、起搏器植入率 10%，这与其他商用产品相似。术后 30 天和 6 个月未发现严重的 PVL，在 1 年时达到 3%[83, 84]。Portico TAVR 瓣膜现在被 CE 批准在欧洲临床使用。

（六）Lotus TAVR 系统

在收购 Symetis Acurate 产品之前，Boston Scientific 公司已经投资了另一个 TAVR 项目，即 Lotus Valve 系统。该瓣膜的前身，即 Sadra™（Sadra Lotus Medical，Campbell，CA，US）于 2007 年首次得到临床应用[85]。在改进方面，Lotus Valve 系统有一点与众不同，其可扩张支架是机械操控，在释放后可以进行回收和重新定位。此外，其坚固的镍钛合金支架呈厚的网格样式并降低了高度，以减免对左心室流出道的任何影响；瓣叶是由牛心包制作；采用 Adaptive Seal™ 技术旨在降低瓣周漏的风险，聚氨酯 / 聚碳酸酯裙边能够与钙化瓣膜的不规则表面相适应。该产品已在几个临床研究中进行检验，以期验证了其性能可能并不比其他一些获批的产品

差[86-91]，并在 2013 年获得了 CE 认证。自 2016 年以来，由于手术后起搏器植入率特别高，已经退出了市场。为了克服这个难关，也是为了预防其他并发症，Boston Scientific 公司开发了 Lotus Edge™ 产品，概念上与第一个 TAVR 系统相同，采用 Depth Guard™ 技术加以改进，旨在进一步降低设备对 LVOT 的影响[13]。尽管改进很多，但是 Lotus Edge 在释放阶段遇到了技术性的问题，导致所有的产品统统召回[92, 93]。

（七）Direct Flow TAVR 系统

Direct Flow Medical 公司（Santa Rosa，US）构思并设计了一个全新的同名 TAVR 产品。该装置完全可回收、可重新定位，没有金属框架，而是使用智能的聚合物材料作支架。事实上，聚合物组合体可以通过注入生理性对比剂得到清楚地显示，通过与固化剂交换进行硬化，使支架材料快速固化到所需的三维几何形状。完全展开后，可精确定位并安全固定在受治患者的自体瓣膜上[94, 95]。虽然这个 TAVR 装置的 23mm 和 25mm 两个尺寸获得了 CE 的批准，但由于生产商的消失，在市场已经没有产品可用。

（八）Venus A-Valve 和 Venibri TAVR 系统：东方国家对 TAVR 的反应

中国独特的经股动脉 TAVR 产品是 Venus A 瓣膜（Venus Medtech Inc.，Hangzhou，China），在 2017 年获得了中国 FDA 的批准[96]。这种自膨式瓣膜由猪心包制成，最初在释放过程中不具备完全回收和重新定位的性能，现在已经在其迭代产品中实现。与 CoreValve 瓣膜的设计相似，它具有更高的径向力，使其更适合于严重钙化和二叶主动脉瓣病变[31, 97]。

Venibri 是另外一种不仅仅在东方国家受到临床关注的产品。它是由上述的 Venus Medtech Inc.

和 Colibri Heart Valve LLC（Broomfield，CO，USA）的合资企业生产，而后者是干纸巾技术的领导者[98]。实际上，第一代 Venibri 瓣膜产品的特点是镍钛合金支架的强化和猪心包瓣叶的脱水[99]。它的升级版本 Venibri Ⅱ 增加了密封裙边，并且也在欧洲的心脏中心进行测试[100]。

它的升级版本 Venibri Ⅱ 拥有一种密封裙边，正在欧洲医学中心进行测试[100]。

（九）聚合物和去细胞化心包作为升级的 TAVR 新型生物材料面世

到目前为止，TAVR 行业已经推出了几种改进升级的新装置，以尽量减少瓣周漏和术后并发症的发生。在悬而未决的问题中，如何制造出生物兼容性更佳、功能更优良的 TAVR 产品的问题仍有待解决。如当前讨论的那样，迫切需要生产出更好的替代产品，以达到更加持久的治疗效果，同时具有更为合理的直接和间接成本投入。

与传统的瓣膜手术一样，在 TAVR 工艺中探索新产品的工作也正在进行，主要的突破方向是在使用更具生物相容性的生物材料上，以及实现将人工瓣膜转化为有生命力的组织。为了避开戊二醛处理的心包瓣叶的局限性，聚合材料如 Dacron/ 苯乙烯－异丁烯－苯乙烯、多面体低聚硅氧烷和尿烷树脂都用来制作 TAVR（产品）[101-104]。特别是在体外研究[104]中进行对比发现，由后面这些多种聚合物组成的 TRISKELE 瓣膜，显示出流体动力学性能不劣于或等同于其他已经获批的 TAVR 产品，如 SapienXT 和 CoreValve[104]。

另一个基于聚合物材料的引人关注的概念是 JetValve，一种通过纺织制造工艺获得的纤维心脏瓣膜产品。生物混合支架是通过聚 4- 羟基丁酸盐和明胶的混合沉积得到，可以适当地调整，以重建瓣膜基质的特性。通过心尖路径进入右心

室流出道植入后，该瓣膜在绵羊体内 15h 的时间性能表现稳定[105]。必须在 LVOT 内进行更长时间的随访和评估，以充分了解该工艺在 TAVR 中应用的潜力。

目前正在进行临床测试的是 Xeltis（Xeltis BV，Eindhoven，the Netherlands）装置，这是另外一个基于静电纺织和内源性组织再生的生物工程概念，这种超分子聚合物的诞生获得了诺贝尔奖[106, 107]。该装置经心尖路径植入，不包含任何金属成分，它完全用聚氨酯与脲吡嗪酮超分子结合模体制造[107]。通过对比从 Sapien、CoreValve 和 LotusTAVR 等装置获得的临床数据与在绵羊模型中应用 Xeltis 产品产生的临床前数据，发现后者（与前者）在主动脉瓣位置的血流动力学表现基本相同，特别是 PVL 发生率等于或低于其他商业化的产品[108]。临床前模型中的这些优良的结果需要通过最初的临床应用加以验证，目前这种模型仅限于右心室流出道应用[106]。

在最近的纽约心脏瓣膜协会大会上[109]，Peter Zilla 医师进行了一个启发性的演讲，旨在再次动摇西方医学，主要针对其高昂的经济花费系统，在贫困国家是负担不起的。在这次大会上，与先前[110]一样，他展现了一种新型、非封闭的肝素化聚氨酯 TAVR，由 Strait Access Technologies 公司（Cape Town，South Africa）开发，这种相对便宜的解决方案用于治疗非钙化主动脉瓣反流，可以通过自定位、可自动回缩球囊准确定位，无须透视引导。

尽管拥有压缩顺应性改善和制造成本降低的明显优势，聚合物的使用仍可能受到限制，因为其内皮化不充分和再生性不强，以及在瓣膜组织重建上不太成功，还有在传统生物心脏瓣膜中已经证实的一些其他缺陷。一种更有效的解决方案是使用去细胞化的心血管组织，在制造过程中避免戊二醛处理，这个方法使组织构架的生成过

程完全没有炎症的、免疫的和钙化的触发，易于患者细胞定植生长，从而实际上给予了生命一个自像的、修复性的和能够适应的替代产品，具有更长的耐久性[111]。去细胞化心包是制造 TAVR 瓣膜的细胞相容性生物材料最近已得到证实，Ghodsizad 等用去细胞化心包和镍钛合金支架制成了一种 TAVR 装置，在生物反应器中通过磁力刺激，促进人脐血间充质细胞的再生[112]。

在意大利 Padua，我们还与 TECAS 联盟合作，启动了一个基于去细胞化心包的 TAVR 项目。初步的体外结果分析显示，即使在高反压情况下，这个瓣膜的血流动力学也显示不劣于市场上可用的 TAVR 产品（未公布数据）。

四、结论

尽管已经取得了巨大进展，而且到目前为止，在全球范围内都已接受 TAVR 可作为主动脉瓣狭窄或反流的治疗方法，但仍然有一些问题阻碍了该手术在临床上应用到全部的适应证和所有的年龄阶段。因此，探寻理想的替代产品仍然是任重道远。虽然如此，通过对这项工艺的主要构件进行的持续改进，就有望能很快开发出新一代的 TAVR 瓣膜产品来治疗主动脉瓣狭窄和反流。

参 考 文 献

[1] Cribier A, Eltchaninoff H, Bash A, Borenstein N, Tron C, Bauer F, et al. Percutaneous transcatheter implantation of an aortic valve prosthesis for calcific aortic stenosis: first human case description. Circulation. 2002;106:3006–8.

[2] Cribier A, Savin T, Saoudi N, Rocha P, Berland J, Letac B. Percutaneous transluminal valvuloplasty of acquired aortic stenosis in elderly patients: an alternative to valve replacement? Lancet. 1986;1:63–7.

[3] Bonhoeffer P, Boudjemline Y, Saliba Z, Hausse AO, Aggoun Y, Bonnet D, et al. Transcatheter implantation of a bovine valve in pulmonary position: a lamb study. Circulation. 2000;102:813–6.

[4] Bonhoeffer P, Boudjemline Y, Saliba Z, Merckx J, Aggoun Y, Bonnet D, et al. Percutaneous replacement of pulmonary valve in a right–ventricle to pulmonary–artery prosthetic conduit with valve dysfunction. Lancet. 2000;356:1403–5.

[5] Davies H. Catheter–mounted valve for temporary relief of aortic insufficiency. Lancet. 1965;285:250.

[6] Moulopoulos SD, Anthopoulos L, Stamatelopoulos S, Stefadouros M. Catheter–mounted aortic valves. Ann Thorac Surg. 1971;11:423–30.

[7] Andersen HR, Knudsen LL, Hasenkam JM. Transluminal implantation of artificial heart valves. Description of a new expandable aortic valve and initial results with implantation by cath–eter technique in closed chest pigs. Eur Heart J. 1992;13:704–8.

[8] Cribier A, Litzler P–Y, Eltchaninoff H, Godin M, Tron C, Bauer F, et al. Technique of transcatheter aortic valve implantation with the Edwards–Sapien heart valve using the transfemoral approach. Herz. 2009;34:347–56.

[9] Innovation at FDA: reports and fact sheets. https:// www.fda.gov/AboutFDA/Innovation/ucm454720. htm.

[10] Cribier A. Development of transcatheter aortic valve implan–tation (TAVI): a 20–year odyssey. Arch Cardiovasc Dis. 2012; 105:146–52.

[11] CoreValve™ system transcatheter aortic valve delivery catheter system compression loading system. https://www.accessdata.fda.gov/cdrh_docs/pdf13/ P130021S033C.pdf.

[12] Laborde J, Borenstein N, Behr L, Farah B, Fajadet J. Percutaneous implantation of the corevalve aor tic valve prosthesis for patients presenting high risk for surgical valve replacement. EuroIntervention. 2006;1:472–4.

[13] TAVI System Clinical Program—LOTUS Edge— Boston Scientific. http://www.bostonscientific.com/ en-EU/products/transcatheter–heart–valve/lotus-tavi valve–system/tavi-system–clinical–trials.html.

[14] JenaValve. http://www.jenavalve.com/about/

[15] Valente M, Bortolotti U, Thiene G. Ultrastructural substrates of dystrophic calcification in porcine bioprosthetic valve failure. Am J Pathol. 1985;119:12–21.

[16] Manji RA, Zhu LF, Nijjar NK, Rayner DC, Korbutt GS, Churchill TA, et al. Glutaraldehyde–fixed bioprosthetic heart valve conduits calcify and fail from xenograft rejection. Circulation. 2006;114:318–27.

[17] Naso F, Gandaglia A, Bottio T, Tarzia V, Nottle MB, D'Apice AJF, et al. First quantification of alpha–Gal epitope in current glutaraldehyde–fixed heart valve bioprostheses. Xenotransplantation. 2013;20:252–61.

[18] Chen W, Schoen FJ, Levy RJ. Mechanism of efficacy of 2–amino oleic acid for inhibition of calcification of glutaraldehyde–pretreated porcine bioprosthetic heart valves. Circulation. 1994;90:323–9.

[19] Padala M. A heart valve is no stronger than its weakest link: The need to improve durability of pericardial leaflets. J Thorac Cardiovasc Surg. 2018;156:207–8.

[20] Heart Valve Therapies—Surgical Valve Replacement|Medtronic. http://www.medtronic. com/us–en/healthcare–professionals/ therapies–pro cedures/cardiovascular/heart–valve–replacement. html.

[21] Deutsch M–A, Erlebach M, Burri M, Hapfelmeier A, Witt OG, Ziegelmueller JA, et al. Beyond the five year horizon: long–term outcome of high–risk and inoperable patients undergoing TAVR with first–generation devices. EuroIntervention. 2018;14:41–9.

[22] Pache G, Blanke P, Zeh W, Jander N. Cusp thrombosis after transcatheter aortic valve replacement detected by computed tomography and echocardiography. Eur Heart J. 2013;34:3546.

[23] Makkar RR, Fontana G, Jilaihawi H, Chakravarty T, Kofoed KF, De Backer O, et al. Possible subclinical leaflet thrombosis in bioprosthetic aortic valves. N Engl J Med. 2015;373:2015–24.

[24] Hansson NC, Grove EL, Andersen HR, Leipsic J, Mathiassen ON, Jensen JM, et al. Transcatheter aortic valve thrombosis incidence, predisposing factors, and clinical implications. J Am Coll Cardiol. 2016;68:2059–69.

[25] Yanagisawa R, Hayashida K, Yamada Y, Tanaka M, Yashima F, Inohara T, et al. Incidence, predictors, and mid–term outcomes of possible leaflet thrombosis after TAVR. JACC Cardiovasc Imaging. 2017;10:1–11.

[26] Vollema EM, Kong WKF, Katsanos S, Kamperidis V, van Rosendael PJ, van der Kley F, et al. Transcatheter aortic valve thrombosis: the relation between hypo–attenuated leaflet thickening, abnor mal valve haemodynamics, and stroke. Eur Heart J. 2017;38:1207–17.

[27] Chakravarty T, Søndergaard L, Friedman J, De Backer O, Berman D, Kofoed KF, et al. Subclinical leaflet thrombosis in surgical and transcatheter bioprosthetic aortic valves: an observational study. Lancet. 2017;389:2383–92.

[28] Makki N, Shreenivas S, Kereiakes D, Lilly S. A meta–analysis of reduced leaflet motion for surgical and transcatheter aortic valves: relationship to cerebrovascular events and valve degeneration. Cardiovasc Revasc Med. 2018;19(7. Pt B):868–73.

[29] Sun W, Li K, Sirois E. Simulated elliptical bioprosthetic valve deformation: Implications for asymmetric transcatheter valve deployment. J Biomech. 2010;43:3085–90.

[30] Bezuidenhout D, Williams DF, Zilla P. Polymeric heart valves for surgical implantation, catheter–based technologies and heart assist devices. Biomaterials. 2015;36:6–25.

[31] Hon JKF, Tay E. Transcatheter aortic valve implanta tion in Asia. Ann Cardiothorac Surg. 2017;6:504–9.

[32] Arsalan M, Walther T. Durability of prostheses for transcatheter aortic valve implantation. Nat Rev Cardiol. 2016;13:360–7.

[33] Sherif MA, Abdel–Wahab M, Stöcker B, Geist V, Richardt D, Tölg R, et al. Anatomic and procedural predictors of paravalvular aortic regurgitation after implantation of the Medtronic CoreValve biopros thesis. J Am Coll Cardiol. 2010;56:1623–9.

[34] Athappan G, Patvardhan E, Tuzcu EM, Svensson LG, Lemos PA, Fraccaro C, et al. Incidence, predic tors, and outcomes of aortic regurgitation after transcatheter aortic valve replacement: meta–analysis and systematic review of literature. J Am Coll Cardiol. 2013;61:1585–95.

[35] Holmes DR, Nishimura RA, Grover FL, Brindis RG, Carroll JD, Edwards FH, et al. Annual outcomes with transcatheter valve therapy: from the STS/ACC TVT Registry. Ann Thorac Surg. 2016;101:789–800.

[36] Grover FL, Vemulapalli S, Carroll JD, Edwards FH, Mack MJ, Thourani VH, et al. 2016 Annual Report of The Society of Thoracic Surgeons/American College of Cardiology Transcatheter Valve Therapy Registry. J Am Coll Cardiol. 2017;69:1215–30.

[37] Piazza N, Onuma Y, Jesserun E, Kint PP, Maugenest A–M, Anderson RH, et al. Early and persistent intraventricular conduction abnormalities and requirements for pacemaking after percutaneous replacement of the aortic valve. JACC Cardiovasc Interv. 2008;1:310–6.

[38] De Torres–Alba F, Kaleschke G, Diller GP, Vormbrock J, Orwat S, Radke R, et al. Changes in the pacemaker rate after transition from Edwards SAPIEN XT to SAPIEN 3 transcatheter aortic valve implantation: the critical role of valve implantation height. JACC Cardiovasc Interv. 2016;9:805–13.

[39] Uddin A, Fairbairn TA, Djoukhader IK, Igra M, Kidambi A, Motwani M, et al. Consequence of cerebral embolism after transcatheter aortic valve implantation compared with contemporary surgical aortic valve replacement: effect on health–related quality of life. Circ Cardiovasc Interv. 2015;8: e001913.

[40] Drexel T, Helmer G, Garcia S, Raveendran G. Management of left main coronary artery obstruction after transcatheter aortic valve replacement utilizing a periscope approach. Catheter Cardiovasc Interv. 2017;92(7):1444–8.

[41] Ramirez R, Ovakimyan O, Lasam G, Lafferty K. A very late presentation of a right coronary artery occlusion after transcatheter aortic valve replacement. Cardiol Res. 2017;8: 131–3.

[42] Sultan I, Siki M, Wallen T, Szeto W, Vallabhajosyula P. Management of coronary obstruction following transcatheter aortic valve replacement. J Card Surg. 2017;32:777–81.

[43] Herrmann HC, Thourani VH, Kodali SK, Makkar RR, Szeto WY, Anwaruddin S, et al. One–year clinical outcomes with SAPIEN 3 transcatheter aortic valve replacement in high–risk and inoperable patients with severe aortic stenosisclinical perspective. Circulation. 2016;134:130–40.

[44] Bapat V, Frank D, Cocchieri R, Jagielak D, Bonaros N, Aiello M, et al. Transcatheter aortic valve replacement using transaortic access: experience from the multicenter, multinational, prospective ROUTE registry. JACC Cardiovasc Interv. 2016;9:1815–22.

[45] Debry N, Delhaye C, Azmoun A, Ramadan R, Fradi S, Brenot P, et al. Transcarotid transcatheter aortic valve replacement: general or local anesthesia. JACC Cardiovasc Interv. 2016;9: 2113–20.

[46] Deuschl F, Schofer N, Seiffert M, Hakmi S, Mizote I, Schaefer A, et al. Direct percutaneous transaxillary implantation of

a novel selfexpandable transcatheter heart valve for aortic stenosis. Catheter Cardiovasc Interv. 2017;90:1167–74.

[47] Greenbaum AB, Babaliaros VC, Chen MY, Stine AM, Rogers T, O'Neill WW, et al. Transcaval access and closure for transcatheter aortic valve replacement. J Am Coll Cardiol. 2017; 69:511–21.

[48] Hines G, Jaspan V, Kelly B, Calixte R. Vascular complications associated with transfemoral aortic valve replacement. Int J Angiol. 2015;25:099–103.

[49] Dimitriadis Z, Scholtz W, Ensminger SM, Piper C, Bitter T, Wiemer M, et al. Impact of sheath diameter of different sheath types on vascular complications and mortality in transfemoral TAVI approaches using the Proglide closure device. PLoS One. 2017;12:e0183658.

[50] Cools B, Brown S, Budts W, Heying R, Troost E, Boshoff D, et al. Up to 11 years of experience with the Melody® valved stent in right ventricular outflow tract. EuroIntervention. 2018; 14(9):e988–94.

[51] Maroto LC, Rodríguez JE, Cobiella J, Silva J. Delayed dislocation of a transapically implanted aortic bioprosthesis. Eur J Cardio–Thoracic Surg. 2009;36:935–7.

[52] Nijhoff F, Agostoni P, Samim M, Ramjankhan FZ, Kluin J, Doevendans PA, et al. Optimisation of transcatheter aortic balloon–expandable valve deployment: the two–step inflation technique. EuroIntervention. 2013;9:555–63.

[53] Leon MB, Smith CR, Mack MJ, Makkar RR, Svensson LG, Kodali SK, et al. Transcatheter or surgical aortic–valve replacement in intermediate–risk patients. N Engl J Med. 2016; 374:1609–20.

[54] Harken DE. Heart valves: ten commandments and still counting. Ann Thorac Surg. 1989;48:S18–9.

[55] Binder RK, Rodés–Cabau J, Wood DA, Mok M, Leipsic J, De Larochellière R, et al. Transcatheter aortic valve replacement with the SAPIEN 3. JACC Cardiovasc Interv. 2013;6:293–300.

[56] Edwards SAPIEN 3 transcatheter heart valve|Edwards Lifesciences, https://www.edwards.com/devices/heart–valves/transcatheter–Sapien–3.

[57] Webb J, Gerosa G, Lefèvre T, Leipsic J, Spence M, Thomas M, et al. Multicenter evaluation of a next–generation balloon–expandable transcatheter aortic valve. J Am Coll Cardiol. 2014;64:2235–43.

[58] Husser O, Pellegrini C, Kessler T, Burgdorf C, Thaller H, Mayr NP, et al. Outcomes after trans catheter aortic valve replacement using a novel balloon–expandable transcatheter heart valve. JACC Cardiovasc Interv. 2015;8:1809–16.

[59] Kodali S, Thourani VH, White J, Malaisrie SC, Lim S, Greason KL, et al. Early clinical and echocar–diographic outcomes after SAPIEN 3 transcatheter aortic valve replacement in inoperable, high–risk and intermediate–risk patients with aortic stenosis. Eur Heart J. 2016;37:2252–62.

[60] Thourani VH, Kodali S, Makkar RR, Herrmann HC, Williams M, Babaliaros V, et al. Transcatheter aortic valve replacement versus surgical valve replacement in intermediate–risk patients: a propensity score analysis. Lancet. 2016;387:2218–25.

[61] Edwards SAPIEN 3 transcatheter valve demon strates significant cost savings over surgery in inter mediate risk patients | Edwards Lifesciences. https:// www.edwards.com/ns20171031.

[62] The SAPIEN 3 Ultra system in intermediate risk patients with symptomatic severe aortic stenosis, ClinicalTrials.gov. https:// clinicaltrials.gov/ct2/ show/NCT03471065.

[63] Edwards announces key events for PCR London valves 2017. https://www.edwards.com/ch–en/ ns20170924.

[64] Ribeiro H, Urena M, Kuck K–H, Webb JG, Rodés–Cabau J. Edwards CENTERA valve. EuroIntervention. 2012;8:Q79–82.

[65] Binder RK, Schäfer U, Kuck K–H, Wood DA, Moss R, Leipsic J, et al. Transcatheter aortic valve replacement with a new self–expanding transcatheter heart valve and motorized delivery system. JACC Cardiovasc Interv. 2013;6:301–7.

[66] Kim U, Blanke P, Windecker S, Kasel AM, Schäfer U, Walters D, et al. Computed tomography–based oversizing and incidence of paravalvular aortic regurgitation and permanent pacemaker implantation with a new generation self–expanding transcatheter heart valve. EuroIntervention. 2018;14(5):e511–8.

[67] Schulz E, Jabs A, Gori T, von Bardeleben S, Hink U, Kasper–König W, et al. Transcatheter aortic valve implantation with the new–generation Evolut R™: comparison with CoreValve® in a single center cohort. IJC Heart Vasc. 2016;12:52–6.

[68] Landes U, Bental T, Barsheshet A, Assali A, Vaknin Assa H, Levi A, et al. Comparative matched outcome of Evolut–R vs CoreValve transcatheter aortic valve implantation. J Invasive Cardiol. 2017;29:69–74.

[69] Medtronic Expands TAVR Access to More Patients With Symptomatic, Severe Aortic Stenosis Upon Intermediate Risk FDA Approval. http://newsroom. medtronic.com/phoenix. zhtml?c=251324&p=irol newsArticle&ID=2285395.

[70] Forrest JK, Mangi AA, Popma JJ, Khabbaz K, Reardon MJ, Kleiman NS, et al. Early outcomes with the Evolut PRO repositionable selfexpanding transcatheter aortic valve with pericardial wrap. JACC Cardiovasc Interv. 2018;11:160–8.

[71] Falk V, Walther T, Schwammenthal E, Strauch J, Aicher D, Wahlers T, et al. Transapical aortic valve implantation with a self–expanding anatomically oriented valve. Eur Heart J. 2011;32:878–87.

[72] Sundermann SH, Holzhey D, Bleiziffer S, Treede H, Jacobs S, Falk V. Second–generation transapical valves: the Medtronic Engager system. Multimed Man Cardio–Thoracic Surg. 2014;2014:mmu001.

[73] Del Valle R, Pascual I, Silva J, Avanzas P, Fernández–Suárez F, Moris C. Transapical implanta tion in the catheterization laboratory of the second generation engager aortic valve. Rev Esp Cardiol. 2016;69:442–54.

[74] Börgermann J, Holzhey DM, Thielmann M, Girdauskas E, Schroefel H, Hofmann S, et al. Transcatheter aortic valve implantation using the ACURATE TA system: 1–year outcomes and comparison of 500 patients from the SAVI registries. Eur J Cardio–Thoracic Surg. 2017;51:936–42.

[75] Möllmann H, Walther T, Siqueira D, Diemert P, Treede H, Grube E, et al. Transfemoral TAVI using the self–expanding ACURATE neoprosthesis: one–year outcomes of the multicentre

"CE–approval cohort". EuroIntervention. 2017; 13:e1040–6.

[76] Hamm K, Reents W, Zacher M, Kerber S, Diegeler A, Schieffer B, et al. Transcatheter aortic valve implantation using the ACURATE TA and ACURATE neo valves: a four–year single–centre experience. EuroIntervention. 2017;13:53–9.

[77] Schaefer A, Treede H, Schoen G, Deuschl F, Schofer N, Schneeberger Y, et al. Improving outcomes: case–matched comparison of novel second–genera tion versus first–generation self–expandable transcatheter heart valves. Eur J Cardio–Thoracic Surg. 2016;50:368–73.

[78] Boston Scientific Next Generation Acurate Neo2™ Aortic Valve System Demonstrates Favorable Outcomes In Clinical Practice. https://www.bos tonscientific.com/en–EU/news/newsroom–uk/ aortic–valve–disease/press–releases–2018/boston–next generation–acurate–neo2–aortic–valve–system–demon strates–favorable–outcomes–in–clinical–practice.html.

[79] PCR LV 2018: Favourable outcomes for next generation Acurate neo2 TAVI system. https:// cardiovascularnews.com/pcr–lv–2018–favourable–out comes–for–next–generation–acurate–neo2–tavi–system/.

[80] Treede H, Mohr F–W, Baldus S, Rastan A, Ensminger S, Arnold M, et al. Transapical transcatheter aortic valve implantation using the JenaValve system: acute and 30–day results of the multicentre CE–mark study. Eur J Cardiothorac Surg. 2012;41:e131–8.

[81] Seiffert M, Bader R, Kappert U, Rastan A, Krapf S, Bleiziffer S, et al. Initial German experience with transapical implantation of a secondgeneration transcatheter heart valve for the treatment of aortic regurgitation. JACC Cardiovasc Interv. 2014;7:1168–74.

[82] Schäfer U, Schirmer J, Niklas S, Harmel E, Deuschl F, Conradi L. First–in–human implantation of a novel transfemoral selfexpanding transcatheter heart valve to treat pure aortic regurgitation. EuroIntervention. 2017;13:1296–9.

[83] Portico™ Transcatheter Aortic Heart Valve | St. Jude Medical. https://www.cardiovascular.abbott/int/en/ hcp/products/structural–heart/porticoaortic–valve. html.

[84] Manoharan G, Linke A, Moellmann H, Redwood S, Frerker C, Kovac J, et al. Multicentre clinical study evaluating a novel resheathable annular functioning self–expanding transcatheter aortic valve system: safety and performance results at 30 days with the Portico system. EuroIntervention. 2016;12:768–74.

[85] Wendt D, Thielmann M, Shehada SE, Tsagakis K, Jakob H, El Gabry M. Editorial comment on the RESPOND study. J Thorac Dis. 2017;9:3587–9.

[86] Meredith I, Hood K, Haratani N, Allocco D, Dawkins K. Boston Scientific Lotus valve. EuroIntervention. 2012;8:Q70–4.

[87] Meredith IT, Worthley SG, Whitbourn RJ, Antonis P, Montarello JK, Newcomb AE, et al. Transfemoral aortic valve replacement with the repositionable Lotus Valve System in high surgical risk patients: the REPRISE I study. EuroIntervention. 2014;9:1264–70.

[88] Meredith IT, Walters DL, Dumonteil N, Worthley SG, Tchétché D, Manoharan G, et al. 1–Year outcomes with the fully repositionable and retrievable lotus transcatheter aortic replacement valve in 120 high–risk surgical patients with severe aortic stenosis. JACC Cardiovasc Interv. 2016;9:376–84.

[89] De Backer O, Götberg M, Ihlberg L, Packer E, Savontaus M, Nielsen NE, et al. Efficacy and safety of the Lotus Valve System for treatment of patients with severe aortic valve stenosis and intermediate surgical risk: Results from the Nordic Lotus–TAVR registry. Int J Cardiol. 2016;219:92–7.

[90] Zaman S, McCormick L, Gooley R, Rashid H, Ramkumar S, Jackson D, et al. Incidence and predictors of permanent pacemaker implantation following treatment with the repositionable Lotus transcatheter aortic valve. Catheter Cardiovasc Interv. 2017;90:147–54.

[91] Soliman OII, El Faquir N, Ren B, Spitzer E, van Gils L, Jonker H, et al. Comparison of valve performance of the mechanically expanding Lotus and the balloon–expanded SAPIEN3 transcatheter heart valves: an observational study with independent core laboratory analysis. Eur Heart J Cardiovasc Imaging. 2018;19:157–67.

[92] Boston Scientific recalls all lotus valves, including lotus with depth guard. https://www.tctmd.com/ news/boston–scientific–recalls–all–lotus–valves–including–lotus–depth–guard.

[93] Hahn RT. The Lotus valve: can it float above the muddy waters? Circulation. 2018;137:2568–71.

[94] Latib A, Maisano F, Colombo A, Klugmann S, Low R, Smith T, et al. Transcatheter aortic valve implantation of the direct flow medical aortic valve with minimal or no contrast. Cardiovasc Revasc Med. 2014;15:252–7.

[95] Bushnaq H, Raspé C, Öner A, Yücel S, Ince H, Sommer S–P. A new technique to implant a transcatheter inflatable, fully repositionable prosthesis in aortic stenosis with severe asymmetric calcification†. Interact Cardiovasc Thorac Surg. 2017;25:679–82.

[96] Song G, Jilaihawi H, Wang M, Chen M, Wang J, Wang W, et al. Severe symptomatic bicuspid and tricuspid aortic stenosis in China: characteristics and outcomes of transcatheter aortic valve replacement with the Venus–A valve. Struct Hear. 2018;2:60–8.

[97] Liu X–B, He Y–X, Liu C–H, Wang L–H, Gao F, Yu L, et al. First–in–man implantation of the retrievable and repositionable VenusA–Plus valve. World J Emerg Med. 2018;9:64–6.

[98] Venibri valve. https://www.colibrihv.com/ technology.

[99] Feng Y, Zhao Z–G, Baccaro J, Zeng MF, Fish RD, Chen M. First–in–man implantation of a pre–packaged self–expandable dry–tissue transcatheter aortic valve. Eur Heart J. 2018;39:713.

[100] Sievert H, Hofmann I, Vaskelyte L, Gafoor S, Bertog S, Matić P, Reinartz M, et al. Venibri: a new TAVI valve with dry leaflet technology. ICI Meeting 2017, Tel Aviv (Israel). https://events.eventact.com/ dan/28605/103520.pdf.

[101] Claiborne TE, Bluestein D, Schoephoerster RT. Development and evaluation of a novel artificial catheter–deliverable prosthetic heart valve and method for in vitro testing. Int J Artif Organs. 2009;32:262–71.

[102] Rahmani B, Tzamtzis S, Ghanbari H, Burriesci G, Seifalian AM. Manufacturing and hydrodynamic assessment of a novel aortic valve made of a new nanocomposite polymer. J

Biomech. 2012;45:1205–11.

[103] Rahmani B, Tzamtzis S, Sheridan R, Mullen MJ, Yap J, Seifalian AM, et al. A new transcatheter heart valve concept (the TRISKELE): feasibility in an acute preclinical model. EuroIntervention. 2016;12:901–8.

[104] Rahmani B, Tzamtzis S, Sheridan R, Mullen MJ, Yap J, Seifalian AM, et al. In vitro hydrodynamic assessment of a new transcatheter heart valve concept (the TRISKELE). J Cardiovasc Transl Res. 2017;10:104–15.

[105] Capulli AK, Emmert MY, Pasqualini FS, Kehl D, Caliskan E, Lind JU, et al. JetValve: rapid manufacturing of biohybrid scaffolds for biomimetic heart valve replacement. Biomaterials. 2017;133:229–41.

[106] Restorative Heart Valve Therapy: Xeltis' restorative approach. http://www.xeltis.com/ restorative–heart–valve–therapy/.

[107] Sijbesma RP, Beijer FH, Brunsveld L, Folmer BJ, Hirschberg JH, Lange RF, et al. Reversible polymers formed from self–complementary mono mers using quadruple hydrogen bonding. Science. 1997;278:1601–4.

[108] Miyazaki Y, Soliman M, Abdelghani A, Katsikis CN, Naz C, Lopes SP, et al. Acute performance of a novel restorative transcatheter aortic valve: preclinical results. EuroIntervention. 2017;13(12):e1410–7.

[109] Heart Valve Society, 2018 Scientific Meeting Program, http://heartvalvesociety.org/meeting/ abstracts/2018–program.cgi.

[110] Scherman J, van Breda B, Appa H, van Heerden C, Ofoegbu C, Bezuidenhout D, et al. Transcatheter valve with a hollow balloon for aortic valve insufficiency. Multimed Man Cardio–Thoracic Surg. 2018;2018

[111] Iop L, Gerosa G. Guided tissue regeneration in heart valve replacement: from preclinical research to first–in–human trials. Biomed Res Int. 2015;2015:432901.

[112] Ghodsizad A, Bordel V, Wiedensohler H, Elbanayosy A, Koerner MM, Gonzalez Berjon JM, et al. Magnetically guided recellularization of decellularized stented porcine pericardium–derived aortic valve for TAVI. ASAIO J. 2014;60:582–6.

第46章 用于 TAVI 的生物再生瓣膜：从临床前期到临床应用的未来世界

Biorestorative Valve for Transcatheter Aortic Valve Implantation: Tomorrow's World from Preclinical to Clinical

Rodrigo Modolo　Yosuke Miyazaki　Yoshinobu Onuma　Osama I. Soliman　Patrick W. Serruys　著
邵泽华　译　　胡盛寿　校

一、概述（生物再生瓣膜的原理）

随着经导管主动脉瓣植入术的患者选择向低风险、年轻患者延伸，经导管心脏瓣膜的长期耐久性问题日益凸显[1]。一系列临床研究测验了外科置换高风险甚至不到高风险分层患者的经导管主动脉瓣植入术，与外科主动脉瓣置换术相比取得了满意的结果[1-3]。最初，候选 TAVI 的患者是手术风险较高的老年人，由于预期寿命有限，与 TAVI 操作过程[4]的安全性相比，很少担心装置的长期耐久性。因此，在 THV 领域瓣膜长期耐久性的证据是有限的。然而，对于外科瓣膜来说，已知的是动物来源的瓣膜（如牛、牛、马瓣叶）容易随着时间发展发生退化并钙化，就意味着在生物瓣膜植入 10 年或 20 年后需要再干预[5]。在儿童和非成年患者心脏手术的领域，不仅是瓣膜的耐久性，而且瓣膜植入后的生长进程也被认为是一个需要关注的问题。对接受心包生物瓣膜 SAVR 患者的长期随访数据显示，与 80 岁以上的患者相比，50—65 岁的患者更易出现瓣膜退化[6]。

目前的生物瓣由戊二醛固定的动物心包制

作，会引发生物相容性问题和慢性炎症反应[7]。慢性炎症可通过巨噬细胞分泌细胞因子（如调骨素）引起钙化[8-10]。此外，这些外来材料可能是血栓栓塞、感染和瓣膜功能障碍（如狭窄或功能不全）的主要原因。

为了解决这些问题，再生性心脏瓣膜的概念应运而生，该瓣膜使用生物相容性材料，它可以降低异源性材料引起的血栓形成、炎症、钙化和快速恶化的固有风险。为了使瓣膜的材料恢复成自身（成分），一种称为内源性组织再生（endogenous tissue restoration，ETR）的技术得以开发。

就像本章中详细介绍的那样，随着内源性组织再生的进行，生物可吸收材料将逐渐被内源性组织所取代。因此，采用 ETR 技术的心脏瓣膜具有改善生物相容性、克服使用外来材料引起的瓣膜炎症问题的潜力。这样，从理论上讲，就可以解决瓣膜耐久性的主要问题。

贯穿本章，我们将就这项技术的全貌及迄今为止对应循环系统 ETR 概念的前期研究结果展开讨论。

二、内源性组织再生

内源性组织再生的基本原理实际上就是一种生物可吸收的物质逐渐被吸收，并渐进性地被机体自身的组织所取代。这项技术在过去的几十年里得到了广泛的研究，主要是三个领域的科学研究的结果，即超分子化学领域、静电纺丝领域和再生医学方面。

法国化学家 Jean-Marie Lehn 在这项技术的发展中发挥了关键作用。1987 年，他与 Donald Cram 和 Charles Pedersen 一起因合成穴状配体（各种阳离子的合成双环和多环多齿酸配体家族）[11] 而获得诺贝尔奖，并在超分子化学领域进行了创新[12, 13]。他的发现和努力为新型聚合物材料平台的发展指明了道路。基于此项技术，开发了可调材料平台，从中可以选择具有不同参数的各种各样的材料，如不同的机械强度和不同程度的生物吸收率等。

这项新技术的第二个组成部分是静电纺丝，这是一种纤维生产方法，它使用电力绘制聚合物溶液或聚合物熔体的带电线程，其纤维直径约几百纳米。

以随机的方式组装超分子聚合物，并使用静电纺丝技术，可以创建具有一些多孔结构的基质，可以很容易被内源性细胞穿透，如红细胞、成纤维细胞、肌成纤维细胞、血小板、巨噬细胞等（图 46-1）。

第三个成分是再生医学。总之，一个组织的自我再生基本上有三个阶段，即第一阶段为假体的植入，第二阶段为新组织的形成，第三阶段为功能性再生。

从病理生理学角度，ETR 定义为由患者自身的原生细胞替代可吸收材料。这是通过将这些细胞渗透到聚合物基质中而发生的，引发一系列级联事件，逐渐被自身组织取代。随着吸收的开始，瓣叶和管道被炎症细胞渗透，释放生长因子，促进平滑肌细胞渗透和基质的产生（蛋白聚糖、具有局部弹性组织的胶原蛋白）。组织形成和植入物吸收之间的平衡是这项技术成功的关键（图 46-2）。

在体内使用这项技术的主要结果来自在牛模型中植入带有瓣叶的移植物，称为肺动脉带瓣管道。

三、临床前结果：肺动脉带瓣管道

为了测试这项技术的可行性，Soliman 等报道了采用这种 ETR 技术的肺动脉带瓣管道（Xeltis BV，荷兰埃因霍温）在临床前环境下的性能。为此，研究者使用了 23 只成年羊（60～90kg），将应用了 ETR 技术的新装置与大家熟知的 Hancock® 生物带瓣管道（Medtronic Heart Valve Division，美国加州尔湾市）进行比较。

肺动脉带瓣管道长 5cm，有三个瓣叶，内径为 21mm（图 46-3）。该装置是通过全身麻醉开胸术植入的，作为肺动脉血管移植物，距离自体肺动脉瓣约 1cm（肺叶瓣已被手术切除）。血流动力学有以下数据：瓣膜峰值收缩压差为（25.6 ± 9.7）mmHg（3 个月）、（19.6 ± 7.1）mmHg（6 个月）和（10.0 ± 9.2）mmHg（24 个月），与对照组 Hancock 瓣膜（无 ETR 技术的标准瓣）相当。研究者得出结论，"XELTIS 肺动脉带瓣管道具有良好、持久的血流动力学性能（植入后 2 年），无管道狭窄 / 阻塞或严重反流"[14]。Bennink 等通过对这些材料的组织学评估，证实了这些数据。用内源性新形成的组织取代导管材料的组织学演示如图 46-4 所示。观察到内源性组织再生是按照时间顺序进行演变（3 个月、6 个月和 12 个月）的[15]。作者报道了 18 只动物的数据，只有 1 只应用 Xeltis 肺动脉带瓣管道的动物在 6 个月时有明显的钙化。没有发现导管的明显狭窄，

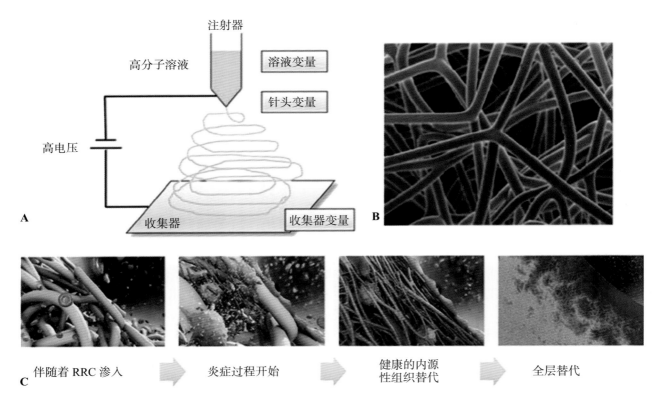

A

B

C 伴随着 RRC 渗入 → 炎症过程开始 → 健康的内源性组织替代 → 全层替代

▲ 图 46-1　**Xeltis 主动脉瓣的静电纺丝原理和 ETR 原理**

A. 静电纺丝原理：静电纺丝是一种广泛应用的纳米纤维静电生产技术，在此期间，使用电能制造直径从聚合物溶液 2nm 到几微米的聚合物纤维。这一过程是一个主要关注的焦点，因为它的多功能性和能力可连续生产纳米尺度的纤维，这很难使用其他技术标准实现。静电纺丝是一种相对简单的制造纳米纤维材料的方法，但有几个参数可以显著影响所产生的纳米纤维的形成和结构，如溶液变量、针头变量或收集器变量等，它们可以被操控以产生所需的材料。B. 静电纺丝产物的电子显微镜图像。C. ETR 的原理：植入物逐渐被血液成分（红细胞、血小板、巨噬细胞）、成母细胞和成纤维细胞及随后纤维的酶和氧化生物吸收渗透，并逐渐被内源性组织取代［经 Europa Digital & Publishing [17] 许可转载，引自 Miyazaki Y, Soliman OII, Abdelghani M, Katsikis A, Naz C, Lopes S, et al. Acute performance of a novel restorative transcatheter aortic valve: preclinical results. EuroIntervention. 2017; 13（12）: e1410–e7. ©2017 版权所有］

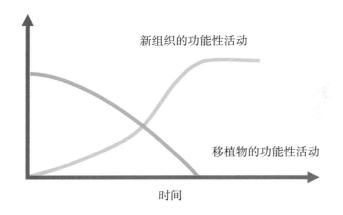

▲ 图 46-2　**内源性组织再生的示意图**

新组织形成（红线），与此同时，植入材料的完整性发生破坏（灰线）

却发现新内膜厚度在 6 个月时达到峰值，观察到炎症过程在 6 个月时达到峰值，降解过程在 12 个月时达到峰值；这与 Hancock 瓣膜的结果相反，其钙化更明显[15]。

这些在临床前环境中的初步结果为将来在临床环境中的验证铺平了道路，也为这项技术向主动脉瓣方向扩展研发铺平了道路。

四、临床前期结果：主动脉瓣

对于主动脉瓣位置，瓣叶上使用的技术与前

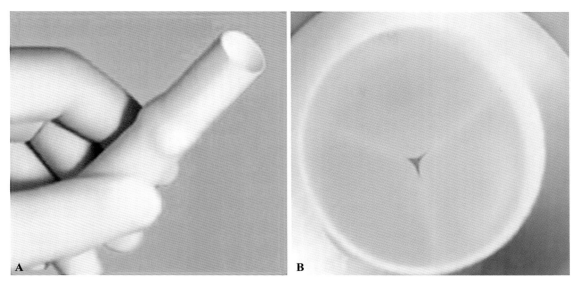

▲ 图 46-3 肺动脉带瓣管道（Xeltis BV，Eindhoven，the Netherlands）

管道的外侧观图片（A）以及从血流流出的方向（B）可以看到三个瓣叶[经 Europa Digital & Publishing [14] 许可转载，引自 Soliman OII，Miyazaki Y，Abdelghani M，Brugmans M，Witsenburg M，Onuma Y，et al. Mid-term performance of a novel restorative pulmonary valved-conduit: preclinical results. EuroIntervention. 2017；13（12）：e1418-e1427，©2017 版权所有]

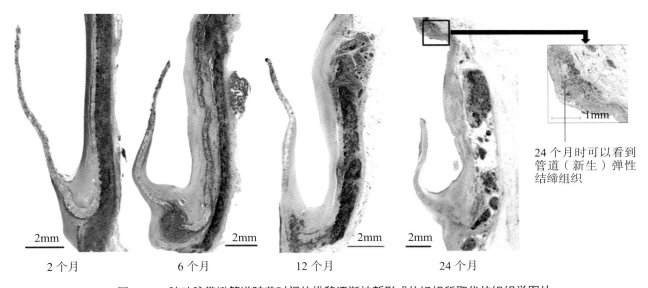

24 个月时可以看到管道（新生）弹性结缔组织

2 个月　　　　　　6 个月　　　　　　12 个月　　　　　24 个月

▲ 图 46-4 肺动脉带瓣管道随着时间的推移逐渐被新形成的组织所取代的组织学图片

Movat 染色的组织学图像：细胞核染色为蓝色 / 黑色，弹性结缔组织为黑色，胶原蛋白为黄色，蛋白多糖为绿色，肌肉为深红色。我们从这张由 Virmani R. 在法国巴黎举行的 2017 年 EuroPCR 大会上展示的图片中可以看到，在 24 个月时弹性结缔组织的形成（右插图显示局部细节）（经作者许可转载）

面描述的[16]相同。用静纺丝工艺合成的瓣叶被安装在一个可自膨式镍钛合金框架上（图 46-5）。

在最近的一份报道中，研究者展示植入绵羊的主动脉瓣的急性期表现。在本研究中，33 只

成年羊通过全身麻醉植入 Xeltis 主动脉瓣。手术过程由超声心动图，X 线透视和主动脉造影指导，植入的过程如图 46-6 所示，按照以下步骤：①定位，将猪尾导管插入到自体主动脉瓣瓣尖位

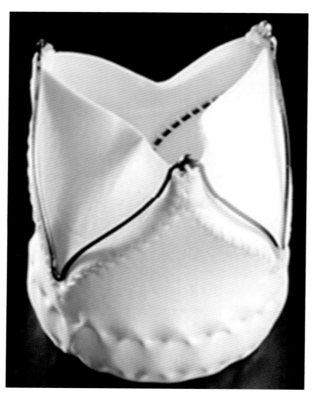

▲ 图 46-5　通过静电纺丝工艺制成的富含多孔微观结构的瓣叶，安装在一个可自膨胀的镍钛合金支架上，包含三个定位键，也是自体瓣叶夹持装置

经 Europa Digital & Publishing [17] 许可转载，引自 Miyazaki Y, Soliman OII, Abdelghani M, Katsikis A, Naz C, Lopes S, et al. Acute performance of a novel restorative transcatheter aortic valve: preclinical results. EuroIntervention. 2017; 13（12）: e1410-e7.©2017 版权所有

置作为参考；②在 X 线透视引导下经心尖途径输送瓣膜。打开瓣膜远端，然后轻轻拉动输送系统，将三个锚定臂（"定位键"）拉到瓣尖水平以下，然后完全展开（完成"加持过程"）和释放装置。在这项研究中未报道与 TAVI 手术相关的重大并发症发生 [17]。使用超声心动图和影像学技术评估瓣膜的血流动力学参数和植入后的反流程度 [17]。采用视频密度测量法对主动脉瓣反流进行定量评估，该方法是一种新的、准确的、经过充分验证的实用工具，它利用主动脉造影图像将主动脉根部的对比剂密度与反流到左心室流出道的对比剂密度进行比较。该技术已通过体外的

和在体的超声心动图及心脏磁共振检查验证，同时具有预后评估价值，关乎着临床结果和死亡率 [18, 19]。简单来说，利用专用软件（CAAS A-Valve, Pie Medical Imaging, the Netherlands）提供了参考区域（主动脉根部）和目标区域（左心室流出道）的时间密度曲线下面积。同时，计算目标区域的时间密度曲线下面积与参考区域的时间密度曲线下面积的比值，这与反流的比例相对应。从理论上讲，定量视频密度测量评估的范围为 0%～100% [18-23]。图 46-7 显示了 TAVI 后 28 只羊 VD-AR 的累积曲线 [17]。有 3 例显示反流率高于 17%（0.17），这是临床中判定预后不良的至关重要的预定临界值 [18, 19]。这三例显著反流的机制是：①通过超声心动图确定为瓣叶对合不良所致的瓣内反流；②瓣叶夹持不当。

由于 Xeltis 主动脉瓣瓣叶是用静电纺织技术制造的，瓣叶具有随机排列的多孔微纤维。尽管有人担心可能出现经瓣膜（透瓣叶）的反流，但在临床前研究中没有观察到明显的、超过轻度的经瓣膜反流。这是因为红细胞、纤维蛋白和其他蛋白物质渗透到瓣叶材料中，密封孔隙，降低了其渗透性。把采用这项工艺制作的肺动脉管道应用于 RVOT 的外科重建时，可以直接观察到这样的现象。外科术者看到血液通过管道壁的渗出通常会在几分钟后消失，最终没有任何出血（图 46-8）。

20 例 Xeltis 主动脉瓣植入后立即评估血流动力学表现。跨瓣膜峰值压差（pressure gradient, PG）为 7.4（6.0～8.9）mmHg，平均 PG 为 4.0（3.0～5.0）mmHg，有效瓣口面积为 2.2（1.6～2.5）cm²，这些数据与临床研究中的数据相当。尽管本研究是在临床前环境中进行的，与临床环境中报道的血流动力学参数相比，近期血流动力学表现是优异的 [24, 25]（表 46-1）。旨在评估 Xeltis 主动脉瓣远期性能的研究目前正在进行中。主动脉

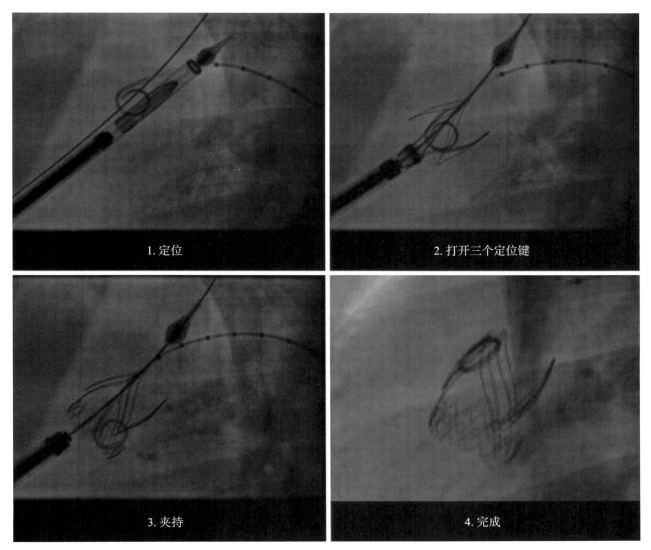

1. 定位

2. 打开三个定位键

3. 夹持

4. 完成

▲ 图 46-6　**Xeltis 主动脉瓣植入**

经 Europa Digital & Publishing [17] 许可转载，引自 Miyazaki Y，Soliman OII，Abdelghani M，Katsikis A，Naz C，Lopes S，et al. Acute performance of a novel restorative transcatheter aortic valve：preclinical results. EuroIntervention. 2017；13（12）：e1410-e7. ©2017 版权所有

造影、超声心动图和病理学评估将有助于更好地了解这项技术。

五、从临床前期到临床

对于采用了 ETR 工艺的主动脉位瓣膜来说，尚未开始临床试验。然而，儿科应用的管道（Fontan）和肺动脉带瓣管道正在进行临床当中的随访。Bockeria 等报道了 5 例患者（年龄在 4—12 岁）的首次临床经验，并通过超声心动图、CT 扫描和磁共振成像（包括 4D 血流）进行评估，他们的结论是，"使用新型可吸收移植物的初步临床经验显示：这种新材料有促进心血管外科进步的作用"。事实上，这些结果是人类身上发现的初步数据，更长期的随访和增加样本量是必要的。然而，为了检验这种材料与内源性组织的"生长"情况，对儿童患者进行长期的随访观察至关重要，从而验证这一工艺的理念。这种更好

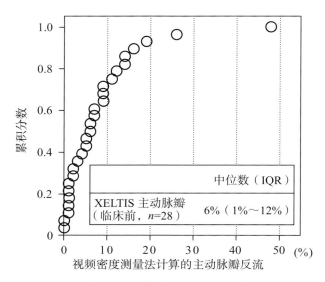

▲ 图 46-7　植入 Xeltis 主动脉瓣后，采用视频密度测量法进行的定量反流评估的累积分数分布

经 Europa Digital & Publishing [17] 许可转载，引自 Miyazaki Y, Soliman OII, Abdelghani M, Katsikis A, Naz C, Lopes S, et al. Acute performance of a novel restorative transcatheter aortic valve：preclinical results. EuroIntervention. 2017；13（12）：e1410–e7. ©2017 版权所有

的生物相容性可以减少与永久性植入物相关的并发症。

XPLORE- I 研究是第一个将 Xeltis 技术用于肺动脉带瓣管道进行右心室流出道重建的临床可行性研究（www.clinicaltrials.gov，NCT02700100）。XPLORE-II 研 究（www.clinicaltrials.gov，NCT 03022708）将在美国测试早期可行性，其中将招募 10 名患者。

六、结论

新的生物再生瓣膜是基于 ETR 概念发展起来的，是一种结合了超分子化学、静电纺丝和再生医学三个科学学科的工艺。肺动脉带瓣管道已在临床前环境中进行了测试，并且临床测试正在进行中。主动脉瓣已在临床前进行测试，预计稍

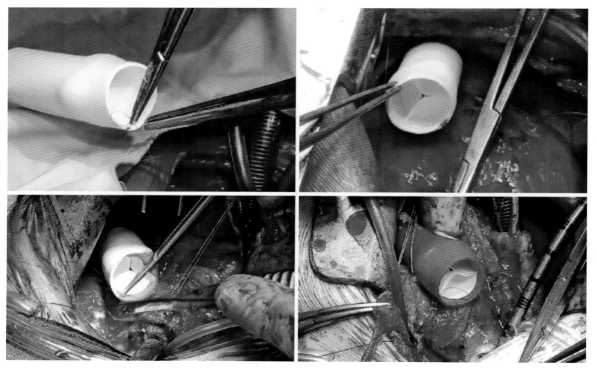

▲ 图 46-8　将肺静脉瓣管道植入到患者的右心室流出道

经 Europa Digital & Publishing [7] 许可转载，引自 Serruys PW, Miyazaki Y, Katsikis A, Abdelghani M, Leon MB, Virmani R，et al. Restorative valve therapy by endogenous tissue restoration：tomorrow's world? Reflection on the EuroPCR 2017 session on endogenous tissue restoration. EuroIntervention. 2017；13（AA）：AA68–AA77. ©2017 版权所有

表 46-1　当前市售瓣膜与 **Xeltis** 主动脉瓣血流动力学数据比较

	人体的临床研究数据				正常绵羊的临床前数据
	Edwards SAPIEN（26mm）[24]	CoreValve（26mm）[24]	Lotus[25]	Sapien 3[25]	Xeltis
峰值压差（mmHg）	15.8	15.5	20	18	7.4
平均压差（mmHg）	8.5	8.4	11	10	4.0
THV EOA（cm^2）	1.82	1.78	1.84	1.99	2.2

经 Europa Digital & Publishing [17] 许可转载，引自 Miyazaki Y, Soliman OII, Abdelghani M, Katsikis A, Naz C, Lopes S, et al. Acute performance of a novel restorative transcatheter aortic valve: preclinical results. EuroIntervention. 2017; 13（12）: e1410–e7. ©2017 版权所有

后在临床阶段进行测试。

这是一个新的概念，由于它有被内源性组织重建的可能性，看起来是应血管和瓣膜置换而生。这项工艺可能延长主动脉瓣生物瓣的使用寿命，正在进行的研究和临床试验有望证实这种工艺能解决当前设备的局限性问题。

参 考 文 献

[1] Reardon MJ, Van Mieghem NM, Popma JJ, Kleiman NS, Sondergaard L, Mumtaz M, et al. Surgical or transcatheter aortic–valve replacement in intermediate–risk patients. N Engl J Med. 2017;376(14):1321–31.

[2] Leon MB, Smith CR, Mack MJ, Makkar RR, Svensson LG, Kodali SK, et al. Transcatheter or surgical aortic–valve replacement in intermediate–risk patients. N Engl J Med. 2016;374(17):1609–20.

[3] Thyregod HG, Sondergaard L, Ihlemann N, Franzen O, Andersen LW, Hansen PB, et al. The Nordic aortic valve intervention (NOTION) trial comparing transcatheter versus surgical valve implantation: study protocol for a randomised controlled trial. Trials. 2013;14:11.

[4] Arsalan M, Walther T. Durability of prostheses for transcatheter aortic valve implantation. Nat Rev Cardiol. 2016;13(6):360–7.

[5] Bourguignon T, Bouquiaux–Stablo AL, Candolfi P, Mirza A, Loardi C, May MA, et al. Very long–term outcomes of the Carpentier–Edwards Perimount valve in aortic position. Ann Thorac Surg. 2015;99(3):831–7.

[6] Bourguignon T, Lhommet P, El Khoury R, Candolfi P, Loardi C, Mirza A, et al. Very long–term outcomes of the Carpentier–Edwards Perimount aortic valve in patients aged 50–65 years. Eur J Cardiothorac Surg. 2016;49(5):1462–8.

[7] Serruys PW, Miyazaki Y, Katsikis A, Abdelghani M, Leon MB, Virmani R, et al. Restorative valve therapy by endogenous tissue restoration: tomorrow's world? Reflection on the EuroPCR 2017 session on endogenous tissue restoration. EuroIntervention. 2017;13(AA):AA68–77.

[8] Cho HJ, Cho HJ, Kim HS. Osteopontin: a multifunctional protein at the crossroads of inflammation, atherosclerosis, and vascular calcification. Curr Atheroscler Rep. 2009;11(3):206–13.

[9] Scatena M, Liaw L, Giachelli CM. Osteopontin: a multifunctional molecule regulating chronic inflammation and vascular disease. Arterioscler Thromb Vasc Biol. 2007;27(11):2302–9.

[10] Manji RA, Ekser B, Menkis AH, Cooper DK. Bioprosthetic heart valves of the future. Xenotransplantation. 2014;21(1):1–10.

[11] von Zelewsky A. Stereochemistry of coordination compounds. From alfred werner to the 21st century. Chimia (Aarau). 2014;68(5):297–8.

[12] Lehninger AL. Supramolecular organization of enzyme and membrane systems. Naturwissenschaften. 1966;53(3):57–63.

[13] Lehn J–M. Supramolecular chemistry. Japan: VCH; 1995. isbn:3–527–29311–6.

[14] Soliman OI, Miyazaki Y, Abdelghani M, Brugmans M, Witsenburg M, Onuma Y, et al. Midterm performance of a novel restorative pulmonary valved conduit: preclinical results. EuroIntervention. 2017;13(12):e1418–e27.

[15] Bennink G, Torii S, Brugmans M, Cox M, Svanidze O, Ladich E, et al. A novel restorative pulmonary valved conduit in a chronic sheep model: mid–term hemodynamic function and histologic assessment. J Thorac Cardiovasc Surg. 2017;155:2591–601.

[16] Sijbesma RP, Beijer FH, Brunsveld L, Folmer BJ, Hirschberg JH, Lange RF, et al. Reversible polymers formed from self–complementary monomers using quadruple hydrogen bonding. Science (New York, NY). 1997;278(5343):1601–4.

[17] Miyazaki Y, Soliman OII, Abdelghani M, Katsikis A, Naz C, Lopes S, et al. Acute performance of a novel restorative transcatheter aortic valve: preclinical results. EuroIntervention. 2017;13(12):e1410–7.

[18] Tateishi H, Campos CM, Abdelghani M, Leite RS, Mangione JA, Bary L, et al. Video densitometric assessment of aortic regurgitation after transcatheter aortic valve implantation: results from the Brazilian TAVI registry. EuroIntervention. 2016;11(12):1409–18.

[19] Tateishi H, Abdelghani M, Cavalcante R, Miyazaki Y, Campos CM, Collet C, et al. The interaction of de novo and pre–existing aortic regurgitation after TAVI: insights from a new quantitative aortographic tech nique. EuroIntervention. 2017;13(1):60–8.

[20] Abdelghani M, Miyazaki Y, de Boer ES, Aben JP, van Sloun M, Suchecki T, et al. Videodensitometric quantification of paravalvular regurgitation of a transcatheter aortic valve: in vitro validation. EuroIntervention. 2018;13(13):1527–35.

[21] Miyazaki Y, Abdelghani M, de Boer ES, Aben JP, van Sloun M, Suchecki T, et al. A novel synchronised diastolic injection method to reduce contrast volume during aortography for aortic regurgitation assessment: in vitro experiment of a transcatheter heart valve model. EuroIntervention. 2017;13(11):1288–95.

[22] Abdel–Wahab M, Abdelghani M, Miyazaki Y, Holy EW, Merten C, Zachow D, et al. A novel angiographic quantification of aortic regurgitation after TAVR provides an accurate estimation of regurgitation fraction derived from cardiac magnetic resonance imaging. JACC Cardiovasc Interv. 2018; 11:287–97.

[23] Abdelghani M, Tateishi H, Miyazaki Y, Cavalcante R, Soliman OII, Tijssen JG, et al. Angiographic assess ment of aortic regurgitation by video–densitometry in the setting of TAVI: Echocardiographic and clinical correlates. Catheter Cardiovasc Interv. 2017;90(4):650–9.

[24] Spethmann S, Dreger H, Schattke S, Baldenhofer G, Saghabalyan D, Stangl V, et al. Doppler haemo–dynamics and effective orifice areas of Edwards SAPIEN and CoreValve transcatheter aortic valves. Eur Heart J Cardiovasc Imaging. 2012;13(8):690–6.

[25] Soliman OI, El Faquir N, Ren B, Spitzer E, van Gils L, Jonker H, et al. Comparison of valve performance of the mechanically expanding Lotus and the balloon–expanded SAPIEN3 transcatheter heart valves: an observational study with independent core laboratory analysis. Eur Heart J Cardiovasc Imaging. 2017;19:157–67.

第 47 章 关注经导管主动脉瓣植入术在低风险患者中应用

Focus on Transcatheter Aortic Valve Implantation in Low-Risk Patients

A. K. Roy B. Prendergast 著

邵泽华 译 胡盛寿 校

一、概述

自第一批患者参加 PARTNER I 试验以来仅仅十多年，经导管主动脉瓣植入术已成为严重主动脉瓣狭窄高风险老年患者和不适合常规外科主动脉瓣置换手术患者的治疗选择[1]。中风险患者人群随机试验的可靠数据同样显示出经股动脉途径进行 TAVI 的优势[2, 3]。此外，在临床实践中，目前来自欧洲和美国的注册登记显示，相当一部分中、低风险患者已经成功地接受了 TAVI 治疗[4]。

随着关注点转向低风险患者的循证治疗，正在进行的试验必须满足一些关键且不同的特点，如患者运动耐量提高、更长的预期寿命、更少的并发症和不同的解剖特征区别其他的临床试验。本章重点关注治疗低风险严重主动脉狭窄患者所面临的挑战，包括临床、手术、风险评分和患者特征方面。

二、低风险的定义

低风险患者的定义很复杂，但出于实践和指导目的，很大程度上取决于已完成或正在进行的随机试验和大规模注册研究的纳入标准。包括三个关键因素：①手术死亡率评分；②年龄；③对围术期风险可能产生确定影响的其他并发症（由正式的"心脏团队"评估确定）。以胸外科手术协会预测的死亡风险（STS-PROM）风险评分为研究目的的标准，围术期高死亡率风险 TAVI 通常定义为 STS 评分＞ 8%（占患者的 6%）、中等风险 STS 评分为 4%～8%（占患者的 14%）、低风险 STS 评分＜ 4%（占患者的 80%）。低风险的 PARTNER III 随机对照研究（SAPIEN 3 经导管心脏瓣膜在低风险主动脉瓣狭窄患者中的安全性和有效性，临床试验注册登记号 NCT02675114）将低风险定义为 STS ＜ 4%、手术死亡率＜ 2%，对于使用经股动脉入路的 Edwards Sapien 3 瓣膜，研究团队将低风险定义为手术死亡率＜ 4%。同样，Medtronic Evolut R 经导管主动脉瓣植入研究的低风险患者纳入标准（临床注册号 NCT02701283）规定，需要"经心脏团队评估并记录在案的 SAVR 低风险报告，其中低风险定义为多学科心脏团队评估的 30 天内 SAVR 的预测死亡风险＜ 3%"。NOTION-2 研究（严重主动脉瓣狭窄的外科低风险年轻患者经导管与外科主动脉瓣置换术的比较，临床研究注册登记号 NCT02825134）也将 STS 评分 < 4% 用于低风险纳入标准，该研究使用经股动脉入路 CE 认证的瓣膜。

关于这点，重要的是要明白任何常用的手术风险评分（STS-PROM、EuroSCORE、EuroSCORE Ⅱ、Logistic EuroSCORE）都是不完善的，并且对大多数 TAVI 人群的风险评估未达到最佳状态。此外，当前针对 TAVI 的特定风险评估模型缺乏重要的前瞻性对照研究的验证。总体而言，尽管有局限性，EuroSCORE 严重高估了手术死亡率，而 EuroSCORE Ⅱ 和 STS 更接近 TAVI 真实的临床结果。低风险人群的风险评分计算必须要考虑到影响最终死亡率和远期并发症的其他特性（表 47-1）。

表 47-1 影响低风险患者 TAVI 结局的临床、手术和瓣膜相关因素

手术风险评分	• STS-PROM • EuroSCORE Ⅱ • Logistic EuroSCORE
临床因素	• 主动脉瓣及其周围解剖：二尖瓣与三尖瓣钙化的程度和对称性 • 股动脉入路的复杂性或需要其他入路 • 瓷化主动脉 • 潜在的心电传导异常 • 合并冠心病且需要再血管化 • 出血与脑卒中风险及需要术后抗血小板 / 抗凝强制方案
手术因素	• 保留意识的镇静或全身麻醉 • 经股动脉或其他途径（颈动脉、锁骨下、腋下、经颅、经主动脉或经心尖） • 需要预 / 后扩张
瓣膜因素	• 瓣膜选择：球囊扩张瓣膜，自膨胀或可回收瓣膜 • 植入技术

无论风险评分如何，迄今为止，在已发表的主要随机研究中，接受 TAVI 治疗的患者平均年龄均处于同一水平（从极高风险到中 / 低

风险组）。对于极高风险，在 PARTNER Ⅰ B 和 US CoreValve 研究中，患者的平均年龄分别为 83.1 岁和 81.3 岁[5, 6]。同样，对于高风险，在 PARTNER Ⅰ A 和 US CoreValve 研究中，患者的平均年龄分别为 83.6 岁和 83.2 岁[1, 7]（表 47-2）。在中风险的 PARTNER Ⅱ A 和 SURTAVI 研究中，患者的平均年龄分别为 81.5 岁和 79.9 岁[3, 8]。即使在 NOTION 研究中，一项纳入了 70 岁或以上并随机分组所有患者的研究，平均年龄仍为 79.2 岁[9]。考虑到这一点，较低风险的 TAVI 并不仅仅意味着年轻的患者，因为一个 88 岁的严重主动脉瓣狭窄且无其他并发症的患者 STS 评分可能 < 2%（尽管从大型 STS 数据库的手术数据观察到，在低风险患者中越是年轻死亡率就越低）。这种趋势是否适用于 TAVI 患者仍有待观察。NOTION2 是唯一的招募年龄 ≤ 75 岁的低风险患者，同时 MEDTRONIC Registry（临床研究注册登记号 NCT02628899）专门研究了年龄 ≤ 65 岁的亚组。

正如来自中风险人群的研究所示，SAVR 会增加患者术后发生威胁生命的或致残性出血、Ⅲ 期急性肾损伤和新发心房颤动的风险，而 TAVI 则增加了术后瓣周漏，起搏器植入和大血管并发症发生率[8-11]。考虑到许多低风险 TAVI 患者也是较合适的外科手术患者，在经皮主动脉瓣技术能够真正应用于低风险患者之前，在一些关键指标的比较上，TAVI 与 SAVR 相比必须有明显且稳固的重大进步。更具挑衅性的是，随着 TAVI 死亡率（30 天内全因死亡率，PARTNER Ⅱ A S3 为 1.1%，NOTION 为 2.1%，PARTNER Ⅱ A 经股动脉途径亚组为 3.0%）降至相当于严重主动脉狭窄自然死亡的水平（每年 1%～2% 猝死），对无症状患者的提前干预成为一个严肃的问题。

表 47-2　主要 TAVI 随机研究中确定不同风险组的年龄和风险评分

风险分类	年龄（岁）	支持证据	实际研究 STS PROM（%）
极高风险（STS > 8%，LogEuroSCORE > 20%）	83.1±8.6	PARTNER Ⅰ B	11.2±5.8
	83.2±8.7	US CoreValve Extreme Risk	10.3±5.5
高风险	83.6±6.8	PARTNER Ⅰ A	11.8±3.3
	83.2±7.1	US CoreValve High Risk	7.3±3.0
中风险（STS 4%～8%，Log EuroSCORE 10%～20%）	81.5±6.7	PARTNER Ⅱ A（Sapien XT）	5.8±2.1
	79.9±6.2	SURTAVI（CoreValve 或 Evolut R）	4.5±1.5
中低风险	79.2±4.9	NOTION	2.9±1.6
低风险（STS < 4%，Log EuroSCORE < 10%）	无年龄限制	PARTNER Ⅲ	—
	无年龄限制	MEDTRONIC	—
	≤ 75 岁	NOTION 2	—

三、瓣周漏

TAVI 术后中度至重度瓣周漏仍然是一个重要的问题，CoreValve 注册登记中的发生率为 23.6%，与之相关的远期死亡率增加（63% vs. 51%，P=0.034）。新一代瓣膜完全可回收或采用裙边或改进的外形设计，显著降低了瓣周漏发生率，CoreValve Evolut R 的瓣周漏发生率为 5.3%～7.7%，Evolut PRO 的瓣周漏发生率为 0%～1.0%，Sapien 3 瓣膜瓣周漏发生率为 3.8%。尽管使用多层 CT 进行术前规划和精确瓣环测量已经有了很大的进展，但对于预期寿命较长或二瓣化主动脉瓣畸形的低风险人群，仍需要进一步降低瓣周漏的发生率。

四、永久性起搏器植入

随着 TAVI 植入率逐年呈指数级增长，对一些导致心电传导障碍及术后需植入永久性起搏器高危因素的理解也有显著提高。尽管如此，PPM 植入率在某些产品中发生率仍然很高。从患者角度预测 PPM 的因素包括二叶主动脉瓣、已有的右束支传导阻滞、无冠瓣瓣叶重度钙化和高位膜部室间隔[12]。在最开始的 PARTNER 注册研究中，使用球扩瓣进行 TAVI，且术前没有 PPM 植入，术后有 8.8% 的患者需要植入 PPM。除了已有的右束支传导阻滞外，人工瓣膜与流出道直径比值和左心室舒张末期直径也被确定为 PPM 植入的预测因素。

一些特定的产品特点（如瓣膜裙边厚度或框架高度）也可能决定了 PPM 的植入率，一些研究还表明，PPM 植入与预后不良有关。在最开始的 PARTNER 研究中，新发的需要植入 PPM 会导致住院时间延长和 1 年再住院率增高[5, 13, 14]。同样，对 5842 名接受 SAVR 的患者进行平均 11 年以上（5.8～16.5 年）的长期随访结果进行分析发现，术后早期起搏器植入会增加远期全因死亡事件的风险（HR=1.49，95%CI 1.20～1.84，$P < 0.001$）[14]。相反，最近的一项包括 11 项研究和 7032 例患者的 Meta 分析显示 PPM 与 1 年

全因死亡率无显著相关性（RR=1.03，95%CI 0.90～1.18，P=0.64，I^2=0%），这突出了与PPM植入相关的争议，尤其是在缺乏PPM植入的标准指征的情况下[15]。

这些结果是否适用于低风险患者尚待观察。低风险患者可能具有较少潜在的传导障碍疾病，加强对瓣膜植入深度重要性的认识、明确暂时性束支传导阻滞的管理和治疗指南，可能会降低这些患者TAVI后PPM的植入率。特别有趣的是，来自一组共1629例接受TAVI的中风险患者的长期数据显示[16]，其总的PPM植入率为19.8%（CoreValve为26.9%，Sapien为10.9%），大多数是在手术后72h内植入。但在4年的随访中，PPM组和非PPM组的全因死亡率或心血管相关死亡率无差异，但重要的是，心力衰竭再住院率（22.4% vs. 16.1%，调整HR=1.42，95%CI 1.06～1.89，P=0.019）和左心室功能无改善率在PPM植入组更高，可能与心肌收缩不同步有关。

理论上，可回收瓣膜能实现更高位置的植入（意味着更低的PPM植入率），尽管迄今为止LOTUS系统尚未证明这一点。实际上，在大多数自膨胀瓣膜系统中，PPM植入率仍高出很多。如，SURTAV研究中，与SAVR相比TAVI后的PPM植入率明显增高（Evolut R为26.7%，CoreValve为25.5%，SAVR瓣置换为6.6%）。相比之下，球扩瓣的PPM植入率相对较低（PARTNER Ⅱ A中Sapien XT 30天内发生率为8.5%，在1年时为9.9%，在2年时为11.8%；Sapien 3在30天时发生率为10.2%，在1年时为12.4%）[2]。尽管如此，许多人认为，对于低风险患者来说，这些发生率仍然高得令人无法接受，同时也提高了住院时长和总的手术费用。

TAVI术中或术后新发的左束支传导阻滞（left bundle branch block，LBBB）是低风险患者需要考虑的另一个重要因素。虽然LBBB在TAVI过

程中通常是一过性的，但持续性LBBB发生率约为55%[16]，可能与患者术前较高程度的房室传导阻滞和病态窦房结综合征有关。新发LBBB预示着需要植入PPM的风险增加2倍，一些研究表明，TAVI后LBBB或新发QRS持续时间＞160ms可能增加心源性猝死的发生率（分别为1.6%～3.3%，秩和检验P=0.007；3.0%～9.9%，秩和检验P=0.010）[17]。因此产生了几个问题：因为这些亚组总体死亡率不同于低风险人群，这会不会更加引起大家的关注？对于预期寿命更长的低风险患者，最佳的治疗方法是什么？预防性PPM植入对"高危"LBBB传导阻滞患者有作用吗？如果是这样的话，它对心力衰竭或心室收缩不同步的患者有什么临床影响？随着临床经验的积累，详细的观察研究将是至关重要的（表47-3）。

表47-3　TAVI后需要永久起搏器植入的主要预测因素 [a]

变量	多变量优势比
术前右束支传导阻滞	2.8～46.7
植入 Medtronic CoreValve（与 Edwards SAPIEN 瓣膜相比）	2.6～25.7
型号扩大 / 主动脉环 / 左心室流出道过大扩伸	1.02～1.5/1%
Ⅰ度房室传导阻滞	4.0～11.4

a. 经许可改编自 Auffret et al. Circulation 2017[16]

五、解剖因素

在年轻患者中二叶主动脉瓣狭窄的发生率通常较高，由于解剖结构和瓣膜性能的不确定性，BAV疾病通常被排除在低风险和中等风险TAVI研究之外。尽管如此，二叶主动脉瓣狭窄也可能发生在多达20%的80岁以上成年人中[18]。特殊风险包括瓣膜本身的不对称和严重的钙化、椭圆形瓣膜孔、低冠状动脉开口和相关的主动脉

病变，所有这些因素都使瓣膜大小和型号的选择更具挑战性。无冠瓣以下钙化可能会不可预测地影响植入瓣膜的位置，左冠瓣瓣叶钙化预示着需要 PPM 植入。瓣膜支架扩张导致瓣叶的不对称扩张和潜在的亚临床瓣叶血栓形成，引起了对瓣膜长期耐久性的进一步关注。然而，早期的注册登记研究数据是有希望的，51 例 BAV 患者使用 Sapien 3 瓣膜 TAVI，没有严重的瓣周漏发生，PPM 植入率为 23.5%，30 天死亡率是可接受的[18]。大规模研究非常必要也正在进行中。

六、脑卒中

不同文献报道的 TAVI 后脑卒中发生率差异很大（0.4%~5%），这取决于术者和心脏中心的熟练程度，也有一部分原因是直到最近仍缺乏对围术期脑血管事件的标准化定义[19]。PARTNER Ⅱ A 研究，中风险患者行 TAVI 和 SAVR 术后 30 天致残性脑卒中率分别为 3.2% 和 4.3%（P=0.20），1 年时为 5.0% 和 5.8%（P=0.46），2 年时 6.2% 和 6.4%（P=0.83）[3]。此外，SURTAVI 数据表明，TAVI 后 30 天（3.3% vs. 5.4%，秩和检验 P=0.031）和 2 年（6.3% vs. 8.0%，秩和检验 P=0.0143）的脑卒中发生率均低于 SAVR[8]。重要的是，生活质量指标表明，在 30 天时，TAVI 组卒中后患者 SF-36 体格改善比 SAVR 组快[8]。

区别围术期不良事件与中、长期不良事件发生率是重要的，因为后者的机制可能非常不同，这通常由心房颤动或合并的血管疾病引起，很少是瓣膜血栓形成或与结构性瓣膜退变（structural valve degeneration，SVD）相关的心内膜炎的结果。更轻巧的瓣膜、更小的传送系统和改进的可操纵性最大限度减少瓣膜输送和植入过程中与主动脉的不必要接触。同样，先开始球囊扩张不再

是 TAVI 术中的常规做法，通常只适用于小部分（<10%）预计会不利于瓣膜通过或支架张开的严重钙化或复杂瓣膜解剖结构的病例[20]。

进一步的鉴别能够区分有临床表现的脑卒中和由瓣膜植入或操作引起的无症状脑损伤的差异，以及它们对神经认知的潜在影响。CLEAN-TAVI 和 SENTINEL 研究是第一个专门研究脑栓塞保护装置效果的研究，两个研究都证明了其安全性和有效性，可以减少缺血性病变的范围（但对致残或非致残性脑卒中的发生率没有明显影响）[21, 22]。对于低风险患者，这种保护装置对长期神经认知功能的益处尚不清楚，因为神经功能障碍（如使用心理健康和生活质量评定法所评估的）不一定与弥散加权 MRI 可检测到的脑病变直接相关。随着研究重点转向更年轻、低风险的患者，脑栓塞保护装置的使用可能会在具有特定栓塞风险标志物的患者中更具体化，如左心房血栓、早发脑血管 / 颈动脉疾病、冗长瓣叶和主动脉弓粥样斑块。

七、耐久性、瓣叶血栓形成和瓣膜衰败

在决定将 TAVI 扩大范围应用到低风险患者中时，瓣膜的长期耐久性和结构性瓣膜退变（structural valve degeneration，SVD）的问题就变得至关重要，因为这些患者有着于比目前已有的研究（群体）更长的预期寿命。外科手术置换人工生物瓣膜患者的随访时间比目前 TAVI 患者的随访时间长，其关于瓣膜耐久性的数据可以为 TAVI 术后 SVD 的发生率提供参考及相关干预措施。一项对观察性研究的系统回顾显示，SAVR 可延长患者的中位生存期（<65 岁，16 年；65—75 岁，12 年；75—85 岁，7 年；85 岁以上，6 年）和同等的免于 SVD 发生率（10 年，

94.0%；15 年，81.7%；20 年，52%）[23]。SVD 可能由瓣膜变性、钙化、血栓形成、感染和血管翳形成引起，并导致与瓣膜相关的死亡或需要再次临床干预。表 47-4 总结了最近达成的适用于临床和研究目的的国际通行定义。

经导管瓣膜衰败通常是结构瓣膜退变、感染性心内膜炎、远期血栓栓塞、挛缩或血栓形成的结果，不同的原因需要不同的方法治疗，这些方法正在接受大规模的前瞻性验证[24]。然而，来自 PARTNER Ⅰ 的 5 年随访数据令人欣慰，这些数据表明 SAVR 和 TAVI 术后具有相似的死亡率和较低的因 SVD 导致的再次干预率。重要的是，如 2018 年美国心脏病学会上所报道，在 NOTION 研究队列的 5 年随访中，TAVI 后 SVD 的发生率显著低于 SAVR（3.6% vs. 21.5%，$P < 0.0001$）。

长期超声心动图评估已证实，TAVI 接受者的主动脉瓣面积在 3～5 年内保持稳定，优于 SAVR 对照组[25, 26]。但是，根据外科经验考虑到瓣膜的退化，需要更多时间来了解 TAVI 瓣膜衰败的潜在机制（及可能的预防策略），并确保在长达 10 年（或更久）的时间内功能或耐用性不会急剧下降。根据使用的瓣膜的品牌和类型不同，报道的

TAVR 结构性退变率为 0%～9.7%[26, 27]。瓣膜支架的膨胀能力（取决于各自的支架设计）及其对瓣叶的影响和对称性等因素也可能会影响到瓣叶的运动。但是，目前的长期随访研究很少，并且局限于第一代瓣膜——较大的多中心观察性研究正在进行当中。

亚临床瓣叶血栓形成的特点是瓣叶增厚伴或不伴瓣叶活动受限，使用 4D 对比增强计算机断层扫描可在多达 13% 的外科手术生物瓣膜和 TAVI 瓣膜的患者中观察到（这种现象）[29]。但是，该现象的临床意义及其与 SVD 的关系仍不清楚。双重抗血小板治疗没有保护作用，而抗凝治疗确实有保护作用（尽管长期抗凝可以预防的血栓栓塞事件比例尚不清楚）[30]。TAVI 围术期心房颤动也相对常见，但容易被忽视，也是血栓栓塞事件的可能来源[31]。正在进行的研究将有助于确定特定临床情况下抗血小板和抗血栓治疗的最佳方案，以及同期行左心耳封堵对心房颤动和高出血风险的 TAVI 患者的可能作用。

八、结论

那么，如何将这些考量转化为对每个患者

表 47-4　TAVI 结构瓣膜退化的定义 [a]

结构瓣膜退化（SVD）	定　义
中度血流动力学上的 SVD（满足其中任何一条）	• 平均跨瓣压差≥ 20mmHg 但＜ 40mmHg • 平均跨瓣压差较基线改变≥ 10mmHg 但＜ 20mmHg • 新发或较基线加重的中度主动脉瓣反流（＞ 1+/4+）
重度血流动力学上的 SVD（满足其中任何一条）	• 平均跨瓣压差≥ 40mmHg • 平均跨瓣压差较基线改变≥ 20mmHg • 新发或较基线加重的重度主动脉瓣关闭不全（＞ 2+/4+）
形态学 SVD（满足其中任何一条）	• 瓣叶完整性异常（如撕裂或冲击导致瓣膜内反流） • 瓣叶结构异常［如病理性增厚和（或）钙化导致瓣膜狭窄或中心性反流］ • 瓣叶功能异常［如活动障碍导致狭窄和（或）中心性反流］ • 结构 / 框架异常（如断裂） • 血流动力学和形态学 SVD

a. 改编自 Capodanno, Petronio, Prendergast et al. [28]

医疗诊治中的实用建议呢？目前的心脏团队在为低风险患者选择最佳的治疗方案时，要考虑许多与手术和瓣膜相关的问题，而这些选择很快将由正在进行的大规模随机研究的结果来提供证据支持。尽管通过谨慎地选择病例、使用多层 CT 扫描作为常规的术前计划及高效的临床路径（等措施），无疑会影响整体的疗效，但是对于低风险或年轻患者，临床医师仍必须考虑到工艺的局限性、瓣膜的性能和耐久性。只有在解决了有关耐久性和消除了已经提出的主要并发症问题时，TAVI 才能作为主动脉瓣狭窄治疗的金标准被接受。在此之前，由成熟的、以证据为基础的心脏团队根据每个患者的需求和期望做出的个体化决策仍然至关重要。

利益冲突

无披露声明。

Edwards Lifesciences 基金会无限制的研究资助；来自 Edwards Lifesciences 和 Boston Scientific 公司的资助。

参 考 文 献

[1] Smith CR, Leon MB, Mack MJ, et al. Transcatheter versus surgical aortic–valve replacement in high–risk patients. N Engl J Med. 2011;364(23):2187–98.

[2] Thourani VH, Kodali S, Makkar RR, et al. Transcatheter aortic valve replacement versus surgical valve replacement in intermediate–risk patients: a propensity score analysis. Lancet. 2016;387(10034):2218–25.

[3] Leon MB, Smith CR, Mack MJ, et al. Transcatheter or surgical aortic–valve replacement in intermediate–risk patients. N Engl J Med. 2016;374(17):1609–20.

[4] Sawaya FJ, Spaziano M, Lefevre T, et al. Comparison between the SAPIEN S3 and the SAPIEN XT transcatheter heart valves: a single–center experience. World J Cardiol. 2016;8(12):735–45.

[5] Leon MB, Smith CR, Mack M, et al. Transcatheter aortic–valve implantation for aortic stenosis in patients who cannot undergo surgery. N Engl J Med. 2010;363(17):1597–607.

[6] Popma JJ, Adams DH, Reardon MJ, et al. Transcatheter aortic valve replacement using a self–expanding bioprosthesis in patients with severe aortic stenosis at extreme risk for surgery. J Am Coll Cardiol. 2014;63(19):1972–81.

[7] Adams DH, Popma JJ, Reardon MJ. Transcatheter aortic–valve replacement with a self–expanding prosthesis. N Engl J Med. 2014;371(10):967–8.

[8] Reardon MJ, Kleiman NS, Adams DH, et al. Outcomes in the randomized CoreValve US pivotal high risk trial in patients with a society of thoracic surgeons risk score of 7% or less. JAMA Cardiol. 2016;1(8):945–9.

[9] Thyregod HG, Steinbruchel DA, Ihlemann N, et al. Transcatheter versus surgical aortic valve replacement in patients with severe aortic valve stenosis: 1–year results from the all–comers NOTION randomized clinical trial. J Am Coll Cardiol. 2015;65(20):2184–94.

[10] Sondergaard L, Steinbruchel DA, Ihlemann N, et al. Two–year outcomes in patients with severe aortic valve stenosis randomized to transcatheter versus surgical aortic valve replacement: the all–comers nordic aortic valve intervention randomized clinical trial. Circ Cardiovasc Interv. 2016;9(6).

[11] Popma JJ, Reardon MJ, Khabbaz K, et al. Early clinical outcomes after transcatheter aortic valve replacement using a novel self–expanding bioprosthesis in patients with severe aortic stenosis who are suboptimal for surgery: results of the Evolut R U.S. study. JACC Cardiovasc Interv. 2017;10(3):268–75.

[12] Maeno Y, Abramowitz Y, Kawamori H, et al. A highly predictive risk model for pacemaker implantation after TAVR. J Am Coll Cardiol Img. 2017;10(10 Pt A):1139–47.

[13] Nazif TM, Dizon JM, Hahn RT, et al. Predictors and clinical outcomes of permanent pacemaker implantation after transcatheter aortic valve replacement: the PARTNER (Placement of AoRtic TraNscathetER Valves) trial and registry. JACC Cardiovasc Interv. 2015;8(1 Pt A):60–9.

[14] Greason KL, Lahr BD, Stulak JM, et al. Long–term mortality effect of early pacemaker implantation after surgical aortic valve replacement. Ann Thorac Surg. 2017;104(4):1259–64.

[15] Meredith IT, Walton A, Walters DL, et al. Mid–term outcomes in patients following transcatheter aortic valve implantation in the CoreValve Australia and New Zealand Study. Heart Lung Circ. 2015;24(3):281–90.

[16] Auffret V, Puri R, Urena M, et al. Conduction disturbances after transcatheter aortic valve replacement: current status and future perspectives. Circulation. 2017;136(11):1049–69.

[17] Urena M, Webb JG, Eltchaninoff H, et al. Late cardiac death in patients undergoing transcatheter aortic valve replacement: incidence and predictors of advanced heart failure and sudden cardiac death. J Am Coll Cardiol. 2015;65(5):437–48.

[18] Frangieh AH, Kasel AM. TAVI in bicuspid aortic valves 'made easy'. Eur Heart J. 2017;38(16):1177–81.

[19] Lansky AJ, Messe SR, Brickman AM, et al. Proposed standardized neurological endpoints for cardiovascular clinical

trials: an academic research consortium initiative. J Am Coll Cardiol. 2017;69(6):679–91.

[20] Spaziano M, Sawaya F, Chevalier B, et al. Comparison of systematic predilation, selective predilation, and direct transcatheter aortic valve implantation with the SAPIEN S3 valve. Can J Cardiol. 2017;33(2):260–8.

[21] Haussig S, Mangner N, Dwyer MG, et al. Effect of a cerebral protection device on brain lesions following transcatheter aortic valve implantation in patients with severe aortic stenosis: the CLEAN-TAVI randomized clinical trial. JAMA. 2016; 316(6):592–601.

[22] Kapadia SR, Kodali S, Makkar R, et al. Protection against cerebral embolism during transcatheter aortic valve replacement. J Am Coll Cardiol. 2017;69(4):367–77.

[23] Foroutan F, Guyatt GH, O'Brien K, et al. Prognosis after surgical replacement with a bioprosthetic aortic valve in patients with severe symptomatic aortic stenosis: systematic review of observational studies. BMJ. 2016;354:i5065.

[24] Mylotte D, Andalib A, Theriault-Lauzier P, et al. Transcatheter heart valve failure: a systematic review. Eur Heart J. 2015;36(21):1306–27.

[25] Mack MJ, Leon MB, Smith CR, et al. 5-year outcomes of transcatheter aortic valve replacement or surgical aortic valve replacement for high surgical risk patients with aortic stenosis (PARTNER 1): a randomised controlled trial. Lancet. 2015;385(9986):2477–84.

[26] Barbanti M, Petronio AS, Ettori F, et al. 5-Year out comes after transcatheter aortic valve implantation with CoreValve prosthesis. JACC Cardiovasc Interv. 2015;8(8):1084–91.

[27] Foroutan F, Guyatt GH, Otto CM, et al. Structural valve deterioration after transcatheter aortic valve implantation. Heart. 2017;103(23):1899–905.

[28] Capodanno D, Petronio AS, Prendergast B, et al. Standardized definitions of structural deterioration and valve failure in assessing long-term durability of transcatheter and surgical aortic bioprosthetic valves: a consensus statement from the European Association of Percutaneous Cardiovascular Interventions (EAPCI) endorsed by the European Society of Cardiology (ESC) and the European Association for Cardio-Thoracic Surgery (EACTS). Eur Heart J. 2017;38(45):3382–90.

[29] Chakravarty T, Sondergaard L, Friedman J, et al. Subclinical leaflet thrombosis in surgical and transcatheter bioprosthetic aortic valves: an observational study. Lancet. 2017; 389(10087):2383–92.

[30] Makkar RR, Fontana G, Jilaihawi H, et al. Possible subclinical leaflet thrombosis in bioprosthetic aortic valves. N Engl J Med. 2015;373(21):2015–24.

[31] Jorgensen TH, Thyregod HG, Tarp JB, et al. Temporal changes of new-onset atrial fibrillation in patients randomized to surgical or transcatheter aortic valve replacement. Int J Cardiol. 2017;234:16–21.

第48章 结 论
Conclusion

Arturo Giordano Giuseppe Biondi-Zoccai Giacomo Frati 著

程兆云 张华坤 译 胡盛寿 校

每一个新的起点都源于另一起点的终点。

——Seneca

如同一对夫妇在生理上和心理上达到成熟时新的孩子会出生一样，当一门科技学科的相关学科发展成熟并为能为之进一步的突破打下坚实的基础时，这门学科就会看到诞生的曙光，同时这些相关学科的局限性也会显现出来。

经导管主动脉瓣植入术正是满足了这些条件，因为它从一开始就借鉴了无创心脏病学的建立（主要是病理生理学和影像学的洞察功能）、介入心脏病学（主要是设备小型化和其他工程技术的精细化）和心脏外科（主要是生物瓣膜和微创外科技术的进步）。因此，由 Alain Cribier 实施的第 1 例经导管主动脉瓣植入术概括了上述所有学科的优点，同时代表了从科学到医学实践方面真正转化的典范[1]。从起步阶段开始，与无法手术患者的药物治疗及外科高危、中危及最近进行的低危患者手术治疗相比，第一代经导管主动脉瓣植入装置取得了各种开创性的成果[2-6]。

尽管取得了这些突破，但经导管主动脉瓣植入领域仍在持续向前发展。通过浏览本书的目录，或阅读其中任何一章权威章节，都会透露出经导管主动脉瓣植入术将有望从主动脉瓣狭窄和退化的生物瓣膜的治疗扩大到单纯主动脉瓣反流的治疗信息，同时会认识到解决心血管炎症常见病理生理环境的重要性，而不仅仅是保持对血流动力学的关注。在进行个体化决策时，我们期望评分方法的重大改进，包括从不同维度评估患者手术风险和经导管主动脉瓣植入的适合性。此外，多方面、混合和融合成像将可能克服任何单一成像方式固有的局限性。进一步的关注点可能会在比较不常见但关键的领域，包括合并冠状动脉疾病、禁忌性风险和特定的生物标记物等。

为合适的患者选择合适的装置的难题需要专门的研究及对其结果进行正式和明确的综合（分析加以解决）[7, 8]，但个体化决策的制订、辨认每个装置的优势和劣势、当地专家的意见将很可能继续主导临床实践。同样，辅助装置和技术也需要进行正式测试，以比较其临床效果和性价比。不管临床心脏病医师和介入心脏病医师的能力如何，外科医师将继续在经导管主动脉瓣植入术的未来发挥关键作用。事实上，他们在患者选择、治疗和随访及创新和研究方面在团队中发挥的作用怎么强调都不为过。着眼于未来，从新一代介入装置到生物可吸收瓣膜，再到低风险患者，这些极具吸引力的新技术最终会被推向堂前。

我们的确希望，目前的工作将为经导管主动脉瓣植入术当前及未来的所有实施者和研究人员提供详细且合理的指导，以确保过去和现在的成功有望与将来的成功相提并论。

利益冲突

A. Giordano 博士曾为 Abbott Vascular 和 Medtronic 公司担任顾问。Biondi–Zoccai 教授曾为 Abbott Vascular 和 Bayer 公司担任顾问。

资金

无。

参 考 文 献

[1] Cribier A, Eltchaninoff H, Bash A, Borenstein N, Tron C, Bauer F, Derumeaux G, Anselme F, Laborde F, Leon MB. Percutaneous transcatheter implantation of an aortic valve prosthesis for calcific aortic stenosis: first human case description. Circulation. 2002;106:3006–8.

[2] Leon MB, Smith CR, Mack M, Miller DC, Moses JW, Svensson LG, Tuzcu EM, Webb JG, Fontana GP, Makkar RR, Brown DL, Block PC, Guyton RA, Pichard AD, Bavaria JE, Herrmann HC, Douglas PS, Petersen JL, Akin JJ, Anderson WN, Wang D, Pocock S, PARTNER Trial Investigators. Transcatheter aortic–valve implantation for aortic stenosis in patients who cannot undergo surgery. N Engl J Med. 2010;363:1597–607.

[3] Gilard M, Eltchaninoff H, Iung B, Donzeau–Gouge P, Chevreul K, Fajadet J, Leprince P, Leguerrier A, Lievre M, Prat A, Teiger E, Lefevre T, Himbert D, Tchetche D, Carrié D, Albat B, Cribier A, Rioufol G, Sudre A, Blanchard D, Collet F, Dos Santos P, Meneveau N, Tirouvanziam A, Caussin C, Guyon P, Boschat J, Le Breton H, Collart F, Houel R, Delpine S, Souteyrand G, Favereau X, Ohlmann P, Doisy V, Grollier G, Gommeaux A, Claudel JP, Bourlon F, Bertrand B, Van Belle E, Laskar M, FRANCE 2 Investigators. Registry of transcatheter aortic–valve implantation in high–risk patients. N Engl J Med. 2012;366:1705–15.

[4] Leon MB, Smith CR, Mack MJ, Makkar RR, Svensson LG, Kodali SK, Thourani VH, Tuzcu EM, Miller DC, Herrmann HC, Doshi D, Cohen DJ, Pichard AD, Kapadia S, Dewey T, Babaliaros V, Szeto WY, Williams MR, Kereiakes D, Zajarias A, Greason KL, Whisenant BK, Hodson RW, Moses JW, Trento A, Brown DL, Fearon WF, Pibarot P, Hahn RT, Jaber WA, Anderson WN, Alu MC, Webb JG, PARTNER 2 Investigators. Transcatheter or surgical aortic–valve replacement in intermediate–risk patients. N Engl J Med. 2016;374:1609–20.

[5] Reardon MJ, Van Mieghem NM, Popma JJ, Kleiman NS, Søndergaard L, Mumtaz M, Adams DH, Deeb GM, Maini B, Gada H, Chetcuti S, Gleason T, Heiser J, Lange R, Merhi W, Oh JK, Olsen PS, Piazza N, Williams M, Windecker S, Yakubov SJ, Grube E, Makkar R, Lee JS, Conte J, Vang E, Nguyen H, Chang Y, Mugglin AS, Serruys PW, Kappetein AP, SURTAVI Investigators. Surgical or transcatheter aortic–valve replacement in intermediate–risk patients. N Engl J Med. 2017;376:1321–31.

[6] Feldman TE, Reardon MJ, Rajagopal V, Makkar RR, Bajwa TK, Kleiman NS, Linke A, Kereiakes DJ, Waksman R, Thourani VH, Stoler RC, Mishkel GJ, Rizik DG, Iyer VS, Gleason TG, Tchétché D, Rovin JD, Buchbinder M, Meredith IT, Götberg M, Bjursten H, Meduri C, Salinger MH, Allocco DJ, Dawkins KD. Effect of mechanically expanded vs self–expanding transcatheter aortic valve replacement on mortality and major adverse clinical events in high–risk patients with aortic stenosis: The REPRISE III randomized clinical trial. JAMA. 2018;319:27–37.

[7] Biondi–Zoccai G, editor. Network meta–analysis: evidence synthesis with mixed treatment comparison. Hauppauge, NY: Nova Science Publishers; 2014.

[8] Biondi–Zoccai G, editor. Umbrella reviews. Evidence synthesis with overviews of reviews and metaepidemiologic studies. Cham, Switzerland: Springer International; 2016.